中国分子医学系列丛书

中国分子心肌病学

主编 余元勋 王爱玲 陈 森
何光远 王 勇

时代出版
时代出版传媒股份有限公司
安 徽 科 学 技 术 出 版 社

图书在版编目(CIP)数据

中国分子心肌病学／余元勋等主编. --合肥：安徽科学技术出版社，2017.6

(中国分子医学系列丛书)

ISBN 978-7-5337-6925-3

Ⅰ.①中… Ⅱ.①余… Ⅲ.①心肌病-分子生物学-研究 Ⅳ.①R542.203

中国版本图书馆 CIP 数据核字(2016)第 011466 号

中国分子心肌病学 主编 余元勋 等

出 版 人：丁凌云 选题策划：吴萍芝 责任编辑：吴萍芝
责任校对：盛 东 责任印制：廖小青 封面设计：冯 劲
出版发行：时代出版传媒股份有限公司 http://www.press-mart.com
安徽科学技术出版社 http://www.ahstp.net
(合肥市政务文化新区翡翠路 1118 号出版传媒广场，邮编：230071)
电话：(0551)63533323
印 制：安徽新华印刷股份有限公司 电话：(0551)65859178
(如发现印装质量问题，影响阅读，请与印刷厂商联系调换)

开本：889×1194 1/16 印张：28 字数：809 千
版次：2017 年 6 月第 1 版 2017 年 6 月第 1 次印刷

ISBN 978-7-5337-6925-3 定价：98.00 元

本书编委会

主　编　余元勋（瑞士苏黎世大学医学博士；安徽医学高等专科学校研究员，教授）
　　　　王爱玲（安徽医科大学第一附属医院主任医师，教授，博导）
　　　　陈　森（蚌埠医学院附属医院老年病科，副主任医师）
　　　　何光远（安徽中医药大学中西医结合医院，院长，副教授）
　　　　王　勇（安徽省立医院，副主任医师）
副主编　解　毅（美国国立卫生研究院，教授，医学博士）
　　　　徐　华（美国纽约州立大学，教授，医学博士）
　　　　杨善志（安徽医科大学第一附属医院，副主任医师）
　　　　李建平（安徽医学高等专科学校，副教授）
　　　　丁　平（华中科技大学同济医院，主任医师，教授）
　　　　徐　彬（安徽医学高等专科学校，副研究员）
　　　　李从圣（安徽医科大学第三附属医院/合肥市第一人民医院）
　　　　程景林（安徽医科大学第二附属医院急诊内科，副主任医师）
　　　　杨　春（南京军区总医院）
　　　　冯　俊（合肥市第二人民医院心内科）
　　　　陈多学（亳州市人民医院）
　　　　郭　增（安徽省第二人民医院重症医学科）
　　　　孙　震（巢湖市第二人民医院心内科）
　　　　张　静（合肥市第二人民医院心内科）
　　　　王　静（常州市第三人民医院心内科）
编　委　程京华（南京军区总医院）　冯　俊（六安市人民医院心内科）
　　　　梁有峰　孔德华　陈　根　解杨婧　何进舟　沐露霞　彭杰成　吴　颖

序

21 世纪初，人类基因组 DNA 测序的完成，有助于阐明一些疾病的遗传基础；进入后基因组时期，在蛋白质、基因、基因 SNP 等水平，对疾病的发病机制进一步深入研究；基础科学的研究进展，大大发展了信号通路、离子通道、细胞因子、基因芯片、治疗作用等的分析技术，由此可深入研究疾病的分子机制、分子分型、分子诊断、分子靶向治疗、个体化给药方法、疾病预后的分子预测、大样本临床随机对照试验（RCT）等。新的技术、新的仪器设备、新的方法不断应用于临床，迅速地促进了临床医学的发展。一些重要疾病的研究、诊断、治疗内容，已今非昔比。《中国分子医学系列丛书》的出版，无疑是近年来分子医学成果在医学界的一次精彩亮相，其中蕴藏着极为重大的学术感召力，是对医学专业精神的传承和发扬。

人生“七十而从心所欲，不逾矩”。由七十高龄的余元勋教授等著名专家共同编写的《中国分子医学系列丛书》，主要在分子、细胞层次水平上比较清楚地讲述一些重要疾病的信号分子、信号通路、细胞因子、离子通道等的重要改变，主要分子病理机制、分子药理机制、靶向治疗原理、新药作用等方面的进展；讲述一些重要疾病的主要临床诊断、治疗原则与目前防治的重要进展；《中国分子医学系列丛书》引用资料主要是 2006—2016 年的国内外文献及一些国内专家的研究成果、专家共识，反映了 21 世纪初在一些疾病防治领域的最新成果。这些成果中有些已达到了国际国内先进水平。

本书内容丰富，阐述具有全面性、条理性、逻辑性，注意联系基础研究与临床实践、中西医结合，在对重要疾病分子医学学说的系统化方面，已反映了比较前沿的水平，填补了国内分子医学专业图书的缺憾。近几十年来，由于临床与基础医学家的共同努力，使一些疾病的分子、细胞研究与临床的相关内容日益丰富，方法较为复杂，技术难度较高，其发展前景也十分广阔。

目前正值国内社会与经济发展的盛世，医学界需要这样深入总结、系统整理的分子医学丛书。本丛书可作为临床各级医师、医学研究人员的参考书，也能作为科研、教学、培养博士生与研究生的工具书。

是为序。

复旦大学　吴超群教授

2016 年 12 月

前　言

心肌病是严重影响人类健康的疾病之一，约占心脏病患者的5%。在儿童及青少年中，心肌病发病率较高。我国心肌发病率与死亡率近年呈明显上升趋势。这与遗传基因明显相关，加上社会老龄化的加快，使心肌病的猝死率明显上升。因此，应加强对心肌病的防治研究，介绍心肌病研究的进展，改善我国心肌病的规范诊断与治疗。有鉴于此，我们组织业内著名专家，对国内外资料进行搜集、总结，编写了本书。

本书除总结了近年来国内外对心肌病的研究进展外，主要在分子水平比较清楚地讲述：一是心肌病相关的主要发病机制、相关受体信号通路在疾病发生发展中的机制及诊断原则；二是心肌病相关的主要发病因素及其在疾病中的改变及治疗原则；三是心肌病相关的介质及其受体信号通路在疾病中的改变及演变规律；四是心肌病相关的药物作用、新药研发进展、临床诊断与处理原则等，可供临床工作者参考。

本书资料主要引用2006—2016年的国内外文献，反映了21世纪初在心肌病方面研究的最新成果，内容丰富，信息量大，阐述具有系统性、科学性、逻辑性，注意联系最新的基础研究成果与临床实践，在心肌病相关重要问题的知识系统化方面，已反映了国际、国内研究的先进水平，一些相关指南与专家共识，可作为临床各级神经科医师、老年科医师、药物研究人员、生命学科研究人员的参考书，能作为科研、教学、培养博士生与研究生的工具书。在每一章后面，还增加最新的进一步的国外参考文献，使之能对2016年左右的文献研究提供进一步的检索。

本书在出版过程中，得到了全国人大常委会有关部门、安徽省卫生与计划生育委员会、安徽出版集团、安徽医科大学、安徽中医药大学、安徽医学高等专科学校、全国众多著名专家的关心、帮助，在此特别表示衷心的感谢。

由于21世纪在心肌病方面的研究进展很快，新成果不断涌现，我们的编写难免存在不足之处，恳请前辈、同仁、广大读者多提指正意见，以便在再版时改进。

余元勋教授

2016年12月于合肥

目　录

第一章　心肌病概述

心肌病是除心脏瓣膜病、冠心病、高血压心脏病、肺源性心脏病、先天性心脏病、心脏肿瘤以外，以心肌病变为主的一组疾病，一般预后较差，常伴有持久的心肌损害及心肌功能不全。

近 20 年来，随着分子生物学、分子遗传学等的迅速发展，心肌病的基础及临床研究取得许多进展，对心肌病的病因、发病机制的认识及临床处理产生了积极的影响。但目前心肌病病死率及病残率仍较高，关注心肌病的病因诊断，加强多中心、多学科对心肌病的基础、临床的研究，对改善心肌病预后有重要意义。

一、心肌病的定义与分类

近 40 年来，随着人们对心肌病的不断认识，心肌病的定义、分类经历几次改变，与病因病理等研究的进展相关。

1968 年、1980 年世界卫生组织（WHO）定义心肌病为一种病因多样、具体不明的心脏疾病，常有心脏扩大伴心力衰竭；其中的原发性心肌病（病因不明、发生在心脏），分为扩张型心肌病（DCM）、肥厚型心肌病（HCM）、限制型心肌病（RCM）等；其中的特异性心肌病是病因明确的特异性系统疾病所致的心肌病，分为感染性心肌病、代谢性心肌病、全身系统疾病性心肌病、家族遗传性心肌病、过敏性心肌病、毒性反应性心肌病等，特异性心肌病不包括心脏瓣膜病、冠心病、高血压心脏病、肺源性心脏病、先天性心脏病、心脏肿瘤等。

1995 年世界卫生组织定义心肌病为伴有心功能障碍的心肌疾病；原发性心肌病分为扩张型心肌病（DCM）、肥厚型心肌病（HCM）、限制型心肌病（RCM）、致心律失常型右室心肌病（ARVC）、未分类心肌病等；特异性心肌病分为感染性心肌病、代谢性心肌病、全身系统疾病性心肌病、家族遗传性心肌病、过敏性心肌病、毒性反应性心肌病。未分类心肌病包括心肌致密化不全、心内膜弹力纤维增生、心脏无明显扩大的心功能不全、心肌线粒体病等。

鉴于现有心肌病分类混合了解剖（肥厚、扩张）、功能（限制）的概念，而近年来心肌病分子生物学研究的发展很快，2006 年美国心脏病协会（AHA）主要从分子遗传学角度重新定义心肌病：是一组临床表现多种多样的心肌疾病、有心肌结构异常和（或）心电异常、由各种不同原因（常为遗传原因）引起、常表现为心室肥厚或扩张的一组异质性心肌疾病，可导致心源性死亡或进行性心力衰竭；将心肌病分为原发性（仅限于或主要限于心肌）和继发性（全身系统性疾病的部分表现）。原发性心肌病包括：遗传性心肌病（肥厚型心肌病、致心律失常型右室心肌病、左室致密化不全、原发性心脏糖原累积病、心脏传导系统疾病、心肌线粒体病、心肌离子通道病）；遗传与非遗传的混合性心肌病（扩张型心肌病、限制型心肌病）；获得性心肌病（感染性心肌病、应激性心肌病、心动过速性心肌病）三类。继发性心肌病包括：浸润性疾病、药物/重金属/化学物中毒疾病、沉积性疾病、心内膜疾病、内分泌疾病、炎症性疾病（包括病毒性心肌炎发展为心肌病）、心面综合征（如 Noonan 综合征、着色斑病）、神经肌肉性疾病、营养缺乏性疾病、自身免疫性疾病等继发的心肌病。

2006 年美国心脏病协会（AHA）心肌病分类与以往不同的是，以疾病主要受累部位为第 1 层分类，以原发性、继发性加以区别；第 2 层分类则突出以家族遗传性、混合性、获得性为主线，强调遗传性的病因分类；首次将离子通道病列入原发性心肌病的范畴；明确指出心脏瓣膜病、高血压心脏病、先天性心脏病、冠心病、心脏肿瘤、肺源性心脏病等所致的心肌病变，不包括在继发性心肌病范畴内。

2008 年欧洲心脏病协会（ESC）就 1995 年世界卫生组织的心肌病分类的修订，发表了相关声明，重新定义心肌病：是心肌结构和功能异常的心肌疾病。对心肌病采用以病理生理主导分型，在以往扩张型心肌病（DCM）、肥厚型心肌病（HCM）、限制型心肌病（RCM）、致心律失常型右室心肌病（ARVC）、未分类心肌病的分类基础上，将心肌病分为五类（肥厚型、扩张型、致心律失常型、限制型、未分类型）；在五类中结合疾病是否有家族遗传性，再划分为家族遗传性心肌病和非家族遗传性两大类。欧洲心脏病协会这一分类，不采用原发性和继发性名称；否认单纯心电紊乱为心肌病，从而将离子通道病和传导系统疾病排除在心肌病之外，与以往临床习用的根据心室形态功能的分类较相近，但未包括婴儿时期较常见的原发性心内膜弹力纤维增生症；其分类中也重视遗传因素为心肌病主要发病原因，并应用在分类当中。这一分型的缺点在于，否认心脏外疾病导致继发性心肌病的特殊性，将不同的继发性心肌病简单地根据病理形态划分为不同亚类，如心脏淀粉样变就分别归入了肥厚型/限制型心肌病。多系统疾病导致的继发性心肌病，同原发心肌病有很大不同，这易造成诊断和治疗混乱。

美国心脏病协会（AHA）和欧洲心脏病协会（ESC）分别发布了不同的心肌病定义和分型建议，在分型的原则上，ESC 主要以病理生理为基础进行分型，AHA 强调原发性/继发性分型，但两者均把分子遗传机制纳入分型标准，均分为家族遗传性和非家族遗传性心肌病，这一点大家已达成共识。从临床实用性看，ESC 强调临床检查、形态学分型，较贴近临床；AHA 的分型虽采用遗传基础为主的分型，但同时保留形态学分型，也强调临床检查，但遗传检查目前在临床中较难实现。AHA 将离子通道病列入原发性心肌病，但离子通道病中，常有心律失常型心肌病、扩张型心肌病、心肌以外器官病变，可能引起概念混乱。中国自 1999 年接受 1995 年世界卫生组织心肌病定义和分型标准后，目前尚无新的统一的分型标准。中国网上已公开发布 2007 年中国心肌病诊治建议、2014 年 ESC 肥厚性心肌病诊治指南、2011 年美国肥厚性心肌病诊治指南、2013 年中国儿童心肌病基因检测建议、2015 年 AHA 致心律失常右室心肌病治疗专家共识等、2016 年中国心肌病 CMR 临床应用专家共识，有较好的临床参考价值，详细内容可由网上学习。

二、儿童心肌病流行病学

目前对儿童中的心肌病的发病率及自然史，正在进一步研究。近年在芬兰、澳大利亚、美国、加拿大进行了调查，有人报道，芬兰 1980—1991 年间＜20 岁人群中心肌病年发病率为 0.65/10 万，1991 年底的患病率为 6.1/10 万；心肌病中，扩张型心肌病（DCM）占 52%，肥厚型心肌病（HCM）占 37%，限制型心肌病（RCM）占 5%，致心律失常型右室心肌病（ARVC）占 2.5%，未分类型占 2.5%；89%扩张性心肌病患者有心力衰竭症状，61%肥厚型心肌病患者无症状。

2003 年报道，澳大利亚 1987—1996 年间＜10 岁人群中心肌病年发病率为 1.24/10 万，其中扩张型心肌病发病率为 0.73/10 万，肥厚型心肌病为 0.32/10 万，1996 年底患病率均为 7.84/10 万左右；澳大利亚心肌病患者中，扩张型心肌病占 58.6%，肥厚型心肌病占 25.5%，限制型心肌病占 2.5%，未分类型占 13.4%。

2007 年报道，美国、加拿大 1990—2003 年间≤18 岁人群中扩张型心肌病年发病率为 0.57/10 万（＜1 岁的年发病率高于年长儿）；1 年、2 年、5 年、10 年存活率分别为 87%、83%、77%、70%；无死亡或不需心脏移植的分别为 69%、61%、54%、46%。不同病因预后不同。≤18 岁人群中肥厚型心肌病年发病率为 0.47/10 万（＜1 岁的年发病率高于 1～18 岁），1 岁前诊断的肥厚型心肌病患者预后显著差于年长儿童，婴儿肥厚型心肌病伴心力衰竭者占 36%（1 岁以内死亡占 41%），1 岁以上肥厚型心肌病的患儿，年病死率为 1%。现有资料中，小儿心肌病的发病率不尽相同，与各个研究纳入标准不同有关。小儿扩张型心肌病的发病率为成年人的 10%，与小儿较少受慢性危险因素影响、遗传/环境因素对心脏影响需较长时间、成年人年龄跨度较大等因素有关。

研究发现，小儿心肌病经检查而能明确病因者占 30%～40%，在已明确的病因中，单纯家族性心肌病占 26%，神经肌病占 29%，先天性代谢缺陷占 15%，畸形综合征占 11.5%，心肌炎占 27%

(常见于扩张型心肌病);这些病因在肥厚型心肌病与扩张型心肌病中不尽相同。目前病因诊断率仍较低,可能由于心肌病的病因众多、特殊检查仅在少数医院可做(如疾病基因检测)。

家族性心肌病定义为先证者的三代亲属中,有≥2个相同心肌病临床表型患者或与先证者有相同基因同一突变而无心脏表现者。60%以上成人肥厚型心肌病患者、20%~50%儿童肥厚型心肌患者、30%限制型心肌病患者,有家族史。家族性致心律失常型右室心肌病,40%~50%与7个致病基因相关。心肌病常涉及多种基因缺陷,相关基因数量还在增加,但开展分子遗传学检测诊断较难,目前尚不普遍,尚不能在所有心肌病患者发现致病基因,有些检测结果不能明确与心肌病的关系。一些基因突变是否致病,也需要慎重确定。

先天性代谢缺陷(IEM)的发病率,在新生儿中为1/2 500以上,种类较多;5%先天性代谢缺陷合并心肌病,包括:糖原代谢异常(如糖原累积病Ⅱ型即Pompe病等)、脂肪酸代谢异常(如肉碱缺乏症等)、线粒体病(如Barth综合征、Kearns-Sayre综合征等)、有机酸代谢异常(如丙酸血症等)、氨基酸代谢异常、贮积病(如Fabry病等)。

有人报道855例儿童肥厚型心肌病;在明确病因的患者中,先天性代谢缺陷占34%,其中以糖原累积病Ⅱ型病最多。有人报道1 426例儿童扩张型心肌病,在明确病因的患者中,先天性代谢缺陷占11%,其中线粒体病较常见(46%),其次为肉碱缺乏症等。

先天性代谢缺陷大多累及多种器官,临床表现多种多样,发病较早,在感染、应激时代谢紊乱易加重。不同类型的先天性代谢缺陷,有时可合并肥厚型心肌病、扩张型心肌病、限制型心肌病、左室心肌致密化不全(LVNC)。在超声心动图检查中,先天性代谢缺陷合并肥厚性心肌病,常呈现心室肌肥厚、收缩功能降低、心室扩大;临床表现常有心律失常、肌无力、肝脏肿大、生长/运动/智力发育落后、抽搐等,心电图常显示P-R间期缩短、QRS波高尖、预激综合征、不同程度的传导阻滞等,血清转氨酶(ALT、AST)、血清肌酸激酶(CK)的活性水平升高。通常很难依靠临床特点区分,一般需要多种辅助检查,逐步分析、明确病因。

初始实验室检查应包括血清乳酸/血清酰基肉碱(串联质谱)/尿有机酸(气相色谱)的分析,包括血氨、肝功能、肾功能、血清电解质/糖/丙酮酸/酮体等的测定。低血糖、代谢性酸中毒、高氨血症,常提示存在先天性代谢缺陷。低酮性低血糖,常提示脂肪酸β氧化障碍。进一步确诊,需进行皮肤成纤维细胞的脂肪酸氧化定量分析、酶活性测定、基因突变检测。血清乳酸水平/丙酮酸水平的比值>25,常提示线粒体功能(氧化磷酸化)缺陷,进一步检查包括皮肤或肌肉的线粒体电子传递链分析、基因突变分析。血清乳酸水平/丙酮酸水平的比值<15,需考虑丙酮酸脱氢酶缺乏症。测定外周血白细胞、皮肤成纤维细胞、肌肉的α-1,4葡萄糖苷酶/酸性麦芽糖酶/α-半乳糖苷酶A/丙酮酸脱氢酶,分别对Pompe病、Fabry病、Leigh病的确诊十分重要。若考虑为贮积病,需进行尿黏多糖定性和电泳、尿寡糖筛检、骨骼系统X摄片、相关溶酶体酶活性检测。骨骼肌、肝脏、心肌的活检,对明确代谢性心肌病有重要意义。

有人报道,在儿童肥厚型心肌病已明确病因的患者中,神经肌病占30%,其中以Friedreich运动失调最多见(87.5%)。据报道,25%~50% Friedreich运动失调伴肥厚型心肌病;有时心脏病变可发生在神经系统症状出现前。在儿童扩张型心肌病已明确病因的患者中,神经肌病占26%,其中Duchenne肌营养不良占80%,Becker肌营养不良占10%,Emery-Dreifuss肌病占2%。Duchenne/Becker肌营养不良(DMD/BMD)是X染色体连锁遗传病,心脏表现包括心肌病、心律失常,其心肌病的发病率随年龄增长而增加;临床上心肌病表现明显一般发生在10~20岁;临床表现有先天性肌张力减低(松软婴儿综合征)、1岁以后出现肌无力、共济失调、肌强直,血清CK水平明显升高等,常提示神经肌病;进一步确诊需进行肌电图、肌肉活检,检测Duchenne/Becker肌营养不良基因突变。

病毒性心肌炎等可进展为扩张型心肌病,已被临床研究证实,该心肌炎是小儿扩张型心肌病的重要病因,占1/6~1/3。有人报道,1 426例儿童扩张型心肌病中病毒性心肌炎占16%,在明确病因的485例中病毒性心肌炎占46%。有人报道，儿童扩张型心肌病中，病毒性心肌炎占68%。促进病毒易感的遗传因素尚不清楚。心肌心内膜活检(EMB)为心肌炎症诊断的金标准。心肌心内膜活检时取标本的部位及多少、检查者的判断力差异，可影响诊断的敏感性。单纯心肌心内膜活检，仅能在5%～20%患者中发现病毒性心肌炎。目前心肌心内膜活检，常结合免疫组织化学、分子生物学技术，可特异性检测感染的病毒及自身免疫性心肌炎；心肌损伤时的生物标志物如CK、CK-MB、心肌肌钙蛋白(cTnT)，它们在血清中的水平常随病情严重程度增加而升高。35%～45%心肌肌钙蛋白水平升高者，心肌心内膜活检能确诊病毒性心肌炎。

近年来，心血管核磁共振(CMR)技术进展迅速，可显示心肌组织特征性改变，包括心肌炎时的组织水肿、充血、细胞坏死、纤维化等。心肌MRI延迟钆增强(LGE)成象，可反映心肌坏死、纤维化。心肌炎症时，心肌MRI延迟钆增强区常位于心侧壁、外膜下；而心肌缺血时，心肌MRI延迟钆增强区常位于心内膜下。心肌炎损伤时，心肌MRI延迟钆增强的表现，与病毒类型相关。依照Dallas标准，对临界性心肌炎，MRI延迟钆增强的灵敏度为44%，低于对活动性心肌炎的灵敏度84%。有报道，44%～95%心肌炎患者存在心肌MRI延迟钆增强。综合心肌水肿、充血、坏死(纤维化)3项指标，符合≥2项时，诊断或排除心肌炎症的准确性为78%，仅检查心肌MRI延迟钆增强的诊断或排除的准确性为68%。

目前心肌病患者的病因尚不清楚，临床处理仅限于对症治疗，如治疗心功能不全、心律失常、预防猝死等；随着对心肌病病因及发病机制认识的进展，针对病因治疗的研究已取得一定进展，如原发性肉碱缺乏症合并心肌病可用肉碱治疗，Pompe病、Fabry病合并心肌病可采用酶替代治疗。

儿童扩张型心肌病合并心力衰竭者，占全部患者的71%～90%，绝大部分患儿被诊断时已有心功能不全。地高辛、利尿剂、血管紧张素转换酶抑制剂的综合治疗，可缓解部分患儿的心功能不全；应用β肾上腺素受体(β受体)阻断剂治疗心力衰竭，已取得较好效果。第三代β受体阻断剂卡维地洛，为非选择性β/α受体的阻断剂，能降低全身及心脏的交感神经活性，有产生生理性一氧化氮、抗氧化剂作用，能抗活性氧，保护心脏；成人大样本(2 289例)随机对照研究发现，卡维地洛治疗后，随访平均10.4个月，病死率降低35%，1年累积死亡风险为11.4%(对照组18.5%)，住院天数明显减少；在降低病死率方面，卡维地洛效果优于美托洛尔。

2008年有人应用卡维地洛治疗原发性心内膜弹力纤维增生症心肌病患儿，治疗组的临床症状、超声心动图左心收缩功能指标改善好于对照组。与对照组比，国内有人应用卡维地洛治疗小儿扩张型心肌病，6个月后ROSS评分下降(11.94%：2.81%)，LVDD减小(3.2%：0.4%)，LVEF增加(21.5%：12.9%)都较明显，卡维地洛组40%获得临床好转；目前常在原有的抗心衰治疗(如地高辛、ACEI等)的基础上加用卡维地洛，每周或隔周逐渐增加剂量，一般均能获得临床症状、射血分数(EF)、左室短轴缩短率(FS)的改善。婴儿和儿童卡维地洛的血清除半衰期，一般较健康成人短50%。现有资料显示，卡维地洛可用于儿童扩张型心肌病慢性心力衰竭的治疗，有人应用的结果显示，射血分数EF值均较治疗前有明显改善；部分患者发生不良反应，包括心动过缓、低血糖、多汗等。卡维地洛治疗小儿心力衰竭的低剂量、高剂量组效果常无显著差异。

对无症状肥厚型心肌病患者，是否需用药治疗正在研究中。目前尚无资料证明，药物可改变肥厚型心肌病病程；出现劳力性呼吸困难、运动受限、伴运动激发出心室流出道梗阻的患者，可选择β受体阻断剂，可减慢心率，延长心脏舒张期，改善心室充盈，但不能降低静息时心室流出道压差；常用普萘洛尔、美托洛尔，普萘洛尔开始剂量为每天1.5～3 mg/kg，逐渐增加，如有心脏外的原因(如支气管痉挛、低血糖)，一般不宜用普萘洛尔，可给予美托洛尔。有心室流出道梗阻的患者，用维拉帕米要谨慎，其可能导致周围血管扩张、严重血流动力学合并症等。心脏症状明显、伴静息时心室流出道梗阻的患者，可用丙吡胺，其负性肌力作用，可缓解运动或静息时的心室流出道梗阻；由于丙吡胺可抑制迷走神经而加速房室传导，可合并给予β受体阻断剂。扩血管药物如硝苯地平、硝酸甘油、血管紧张素转换酶抑制剂、血管紧张素受体AT1R阻断剂，也可增加流出道梗阻，一般情况下不宜用于心室流出道梗阻患者。利尿剂可降低血容量、加重流出道梗阻症状，或因引发电解质紊乱而导致心律失常，一般不用。洋地黄类药物通常禁用，因可能促进心律失常。应避免丙吡胺与胺碘酮、丙吡胺与索他洛尔、奎尼丁与维拉帕米、奎尼丁与普鲁卡因酰胺等的联合用药。

切除导致流出道梗阻的肥厚肌肉，解除机械梗阻，修复二尖瓣反流，常能有效降低心脏流出道压力阶差，明显缓解心力衰竭；约10%肥厚型心肌病患儿经初次成功治疗后，可复发流出道梗阻。虽然有经验单位的手术病死率＜1%，手术治疗患者总数仍不是很多；要严格控制手术指征，儿童心脏流出道压力阶差＞50 mmHg，青少年＞70 mmHg 甚或＞100 mmHg，并有明显心功能不全者，才予以考虑手术。酒精消融尚不宜用于儿童肥厚型心肌病患者。中国网上已发布肥厚梗阻性心肌病室间隔心肌消融术2012年中国专家共识，可由网上获得资料，参考学习。

心肌病是导致儿童及成人心力衰竭常见的病因。药物治疗对严重难治性心力衰竭不能奏效时，心脏移植则成为较有效的措施。据国际心肺移植协会资料，近年来在11～17岁心脏移植组中，心肌病占75%；年龄1～10岁心脏移植组中，心肌病占50%；婴儿心脏移植组中，心肌病从20%增加至30%。心脏移植后，儿童扩张型心肌病的预后常得到改善。目前心脏移植后的1年生存率为85%，5年为75%，10年为72%，20年为40%。神经肌肉疾病、先天畸形综合征、先天性代谢缺陷引起的扩张型心肌病患者，存活率较低，一般不宜心脏移植；心肌炎性先天扩张型心肌病、家族性扩张型心肌病的患者，存活率相对较高，可进行心脏移植。

三、小儿原发性心肌病的研究进展

近年来小儿原发性心肌病发病率显著升高。一些地区肥厚型心肌病（HCM）发病率，已超过扩张型心肌病（DCM）；1974年日本报告肥厚型心肌病发病率为0.55/10万；1997年芬兰报告10～20岁儿童及青少年为2.9/10万；2003年报告，用超声心动图普查肥厚型心肌病发病率为200/10万，扩张型心肌病发病率为40/10万。2004年北京有专家报告，肥厚型心肌病发病率为180/10万，扩张型心肌病为19/10万。有人综合2003年左右有关小儿原发性心肌病文献13 516篇，肥厚型心肌病发病率为200/10万，扩张型心肌病发病率为36/10万。可看出，近年来肥厚型心肌病发病率增高，可能与使用超声心动图检测等相关。多年来认为，住院的肥厚型心肌病少于扩张型心肌病，说明肥厚型心肌病患儿有严重症状的可能少于扩张型心肌病，因此住院肥厚型心肌病患儿少于扩张型心肌病患儿；但通过超声心动图检查发现，肥厚型心肌病的发病率，显著高于扩张型心肌病的发病率。

致心律失常型右室心肌病（ARVC）和左室致密不全性心肌病（LVNC）都较少见。国外有文献报道，左室致密不全性心肌病发病率为14/10万。国外致心律失常型右室心肌病、左室致密不全性心肌病的发病率远高于国内；国内致心律失常型右室心肌病报告尚不多，左室致密不全性心肌病显著多于致心律失常型右室心肌病。国内外的差异原因不明。

近年来有很多有关心肌病的分类方案，其中争议最大的是目前是否应把遗传作为分类的依据。遗传是小儿原发性心肌病最主要的病因，尤其是肥厚型心肌病，2006年AHA分类中已提出，应将分子遗传学改变作为心肌病分类依据。有些学者对把遗传学改变作为分类依据的条件提出疑问：一是一些原发性心肌病与遗传的关系还很不明确；如有些患者超声心动图无心肌肥厚，但可有肥厚型心肌病致病基因的突变（为致病基因无症状携带者），而45%肥厚型心肌病患者目前不能检测到已知的致病基因，这些患者应进行临床诊断；二是确定是否遗传，要根据家族史和基因检测，基因检测只有少数医院能进行；三是目前发现的一些遗传改变，可能与心肌病的表型、预后不密切相关，心肌病基因治疗在临床应用尚需很长时间；目前把遗传学改变作为心肌病临床分类依据，正在进一步研究中。

多年来，肥厚型心肌病诊断是根据心室壁和（或）室间隔肥厚，超声心动图是最主要的诊断方法，对了解病情、估计预后、选择治疗措施有重要价值。但近年来有人提出，要结合遗传学改变制订肥厚型心肌病的诊断标准。有些人经超声心动图检查未见心肌肥厚，但有肥厚型心肌病致病基因突变，为未发病的致病基因携带者，应尽早给予干预。40%～50%临床表现为典型肥厚型心肌病的患者，检查不到肌节蛋白基因突变，对这些患者应进行临床诊断、治疗。目前检查致病基因突变，一般应作为肥厚型心肌病的辅助诊断方法。

2006年AHA分类把致心律失常型右室心肌病（ARVC）、左室致密不全性心肌病（LVNC），都列入遗传性心肌病，已确定5种基因突变，与ARVC家族性发病患者相关；ARVC多数是常染色体显性遗传，但一些ARVC不是常染色体显性遗传、或不是遗传病，可能与病毒感染有关。

左室致密不全性心肌病有家族聚集倾向，12%～50%有家族史，后者中多数符合常染色体显性遗传，少数符合常染色体隐性遗传、线粒体遗传；部分患者无家族史，常不能检测到基因突变。

2006年AHA分类把病毒性心肌炎和1型糖尿病患者婴儿的肥厚性心肌病，列为原发性心肌病，有人认为可能是错误的。病毒性心肌炎是全身性疾病的一部分，常引发继发性心肌病。1型糖尿病孕妇由于长期注射胰岛素，所生婴儿心肌肥厚，高体重，肝脏较大，其心肌肥厚是全身疾病的一部分，可能属继发性心肌病。

克山病是地方性心肌病，在我国16个省（自治区）流行，近年来已无急型、亚急型患者发生，但仍有一些慢型、潜在型的克山病发生；可能与缺硒相关，但缺硒不是克山病直接、唯一的病因，其证据有：一是克山病患者血硒、发硒水平不一定低于非克山病患者；二是用硒治疗克山病常无效；三是缺硒的心肌病变是较轻微的（常为超微结构的改变），而克山病心肌病常很重，可有心肌坏死、瘢痕、纤维化、出血等；四是缺硒不能解释克山病的流行病学特点；五是在某些亚急型克山病患儿多脏器内，可分离出一些病毒。因此，克山病可能不等于缺硒所致的心肌损害。

四、心肌病的诊断

由于病因尚不明确，心肌病的临床诊断还没有统一的诊断标准，通常是通过排除来确诊，辅助检查的方法主要有超声心电图、X线检查、磁共振成像等。近年来，心脏磁共振（CMR）成象在心肌病的诊断中应用逐渐增加，分辨率较高、能重建心室三维结构、可显示任意切面、可探查超声不能发现的解剖结构等。

1. 超声心电图

近年来，随着超声心动图研究取得进展，心脏彩色多普勒超声检查已成为诊断心肌病准确、无创、直观的首选方法，能根据心室的形态、功能进行分类，能为心肌病患者诊断和选择合适治疗方案提供较可靠的依据。

（1）心肌病时超声心动图检查

主要检查——

①左室收缩功能，测量左室大小、容积、室内压力变化速率、射血分数、二尖瓣与室间隔的距离（EPSS）、每搏心输出量等。

②左室舒张功能，测量二尖瓣前叶E-F斜率、跨二尖瓣和肺静脉多普勒频谱、二尖瓣环组织多普勒频谱速度，确定心室弛张受损和充盈受限。

③左室内血流传播速度（VP）、Tei指数（心肌做功指数），综合评价心肌的收缩功能、舒张功能，检查通过二尖瓣口、左室流出道的血流频谱。

④右室收缩功能，测量右室收缩时间（射血前期、射血期）。

⑤右室舒张功能，测量右室的等容舒张时间、三尖瓣血流频谱E/A比值；E/A＜1时，提示右心室舒张功能受损。

⑥瓣膜反流，如功能性二尖瓣反流，是可逆性左心室重构、收缩功能不会、左心室球形扩大的重要标志；而功能性三尖瓣反流，则是原发性右室收缩功能不全、右心室扩大、肺动脉高压的重要标志。超声心动图对功能性二尖瓣和三尖瓣的反流，可作出定量诊断。各种类型心肌病的超声心

动图均有其特点。

(2)扩张型心肌病

扩张型心肌病(DCM)临床较常见，超声心动图表现为全心扩大，以左室扩大较显著，室壁搏动弥散性减弱，心肌收缩无力，心排血量减少，导致进行性左室扩大，左心功能不全；由于左右心室增大，使房室瓣环增大，瓣环周围心房肌、心室肌的收缩功能异常，引起二尖瓣、三尖瓣的相对性关闭不全，左右心房内可见二尖瓣、三尖瓣的反流。

不同程度的二尖瓣关闭不全，可相应使左心房压增高、心肌变性/坏死/纤维化/弥漫损害，心肌松弛性、顺应性降低，引起左室舒张功能减退，疾病早期常表现为 E 峰<A 峰；如二尖瓣反流较严重，前负荷进一步加重，则舒张早期通过二尖瓣口的血流速度加快，可表现为“E 峰>A 峰”的“假性正常化”超声心动图频谱。当疾病发展到终末期心衰时，常出现“E 峰/A 峰比值≥2.0”，E 峰高尖，A 峰极低。

(3)肥厚型心肌病

肥厚型心肌病(HCM)常以心肌非对称性肥厚、心室腔变小为特征，分为肥厚型非梗阻性心肌病、肥厚型梗阻性心肌病、肥厚型心尖变形性心肌病等。

前两型超声心动图表现为：①左室壁肥厚；②室间隔非对称性肥厚，舒张期末室间隔厚度至少达 15mm，是左心室后壁厚度的 1.3～1.5 倍；③心室收缩期二尖瓣前叶常向室间隔方向移动，二尖瓣开放呈收缩期前向运动(SAM)征；④左心室容积为正常低限或缩小；⑤主动脉瓣收缩期开放。

肥厚型心尖变形性心肌病，一般以左心室乳头肌水平以下的心尖部心肌肥厚为特征，超声心动图可见心尖部室间隔、左室后下壁的明显增厚，可达 20～35mm，心尖部心室腔较狭小，室间隔自上而下逐渐增厚，其外形常呈“A”形。左室后下壁自上而下逐渐增厚，达心尖部最厚，致使心尖部闭塞，乳头肌的肥厚和延伸可加重心尖部的肥厚和狭小，舒张期左室腔有特有的“黑桃样”改变，左室流出道常无梗阻。在超声引导下，可进行非药物治疗，如外科室间隔减缩术、经皮无水酒精室间隔消融术。

(4)限制型心肌病

限制型心肌病(RCM)超声心动图特点为：①心内膜增厚，在心室内膜表面显示致密的回声带，反射增高；②心尖部有心腔长轴缩短、短轴相对延长的特异畸形。左、右心房多数增大，下腔静脉和肝静脉常增宽；③室间隔和室壁的活动幅度变小，收缩期增厚率<30%，舒张末期左室内径变小，舒张末期容量减小；④射血分数及短轴缩短率减小。

(5)致心律失常型右室心肌病

致心律失常型右室心肌病(ARVC)的病变，主要累及右心室前壁漏斗部、心尖部、后下壁，三者常构成“发育不良三角”；超声心动图特点为：右心室流出道扩张、右心室壁变薄，右心室前壁、调解束的肌小梁混乱。

(6)其他心肌病

①左心室致密化不全：其超声心动图特点为左心室有明显的肌小梁、有小梁间深隐窝，室壁常增厚，心外膜常致密变薄，而心内膜常增厚。一些患者可伴左心室扩张、收缩功能障碍。

②Tako-Tsubo 心肌病：其超声心动图特点为左室射血分数降低，伴左心室心尖部和前壁下段的运动减弱，而基底部可代偿性运动增强，形成心脏呈圆底、窄颈形。右心室室壁运动常异常。本病发病初期，左心室收缩功能可严重受损，但心功能常在 1 周内恢复。

③酒精性心肌病：由患者长期大量饮酒而引起，心腔内径常增大，可有心律失常、心衰；超声心动图可见左室、左房增大，心肌肥厚，室间隔、左室各壁内出现异常散在斑点状强回声，左心收缩功能降低。

④妊娠期心肌病(PPCM)：是指原无器质性心脏病的孕产妇，于妊娠最后 1 个月或产后 5 个月内，首次发生以累及心肌为主的心脏病；超声心动图可见左房、左室的扩大，室壁运动幅度降低，射

血分数(EF)值<35%;病情严重时,可合并存在肺动脉高压、右房右室扩大等。

超声心动图能提供心脏形态学、血流动力学、功能学方面的可靠信息,各种心肌病常有典型的超声心动图特征。超声心动图对心肌病的诊断、治疗方法的选择、患者预后的判定有重要价值。随着超声诊断技术的发展,心脏的超声检查能为心肌病的诊断发挥更好的作用。

2. 心脏磁共振

近年来,心脏磁共振(CMR)技术迅猛发展,已成为无创性评估心脏结构、功能的金标准。心肌病是一组由心脏部分腔室结构改变、心肌壁受损所导致的心脏结构/功能进行性障碍疾病。心脏磁共振可特征性显示心肌病的形态、功能改变。

心脏磁共振成像技术包括反转恢复、心脏电影成像、心肌灌注、延迟钆增强(LGE)等。反转恢复能使血液呈低信号,可突显心肌组织、血管壁。心脏电影成像可使血液呈高信号,能观察室壁运动。心肌灌注、延迟钆增强,可通过对比剂,使坏死心肌灌注缺损、延迟钆增强呈高信号。可同时使用心电、呼吸控制技术消除心脏搏动伪影。心脏磁共振成像技术在诊断和评价先天性心脏病、心脏瓣膜病、心肌炎、冠心病中发挥重要作用,且越来越受重视。

(1)扩张型心肌病

它在心脏磁共振成像上,有心室明显扩大、不同程度心肌肥厚、心室收缩功能减退;临床上以心脏扩大、心力衰竭、心律失常、栓塞为基本特征。目前常应用 MRI 延迟钆增强(LGE)对扩张型心肌病诊断、病情评估,是检查心肌纤维化、瘢痕的金标准。

有人对非缺血性扩张型心肌病进行延迟钆增强研究,发现心脏纤维化指数≥1.4,提示室壁运动不协调,敏感度、特异度分别是 92%、60%,回归分析显示,该指数≥1.4 是室壁运动不协调的独立预测因子。延迟钆增强主要集中在室间隔,相关分析发现,延迟钆增强区域范围大小,与射血分数负相关,能预测扩张型心肌病心血管事件的发生。

扩张型心肌病患者约 1/3 有家族遗传史。核纤层蛋白 A/C 突变基因是其多见的致病基因;通过心电图、延迟钆增强、电影成像发现,家族性遗传型扩张型心肌病常出现心脏传导异常、左心室扩张、收缩功能下降等,延迟钆增强区域范围大小与心肌运动异常、传导异常呈正相关。心脏磁共振成像技术联合血清脂质学指标,将更有利于核纤层蛋白 A/C 突变基因导致的扩张型心肌病的诊断。

(2)肥厚型心肌病

它主要是一组有心肌肌节蛋白基因突变、以心室肌肥厚为突出特征的原发性心肌病。

心脏磁共振延迟钆增强成像的研究表明,在肥厚型心肌病中,性别、左心室壁最大厚度、左心室质量、坏死心肌灌注缺损,是延迟钆增强区范围的独立预测因子,但仍有待进一步研究。延迟钆增强区范围,与肥厚型心肌病患者心源性猝死等相关。肥厚型心肌病由于表现型、基因型的异质性突出,较难有统一的评估病情的参数。

有人通过心脏磁共振电影成像对 172 例肥厚型心肌病患者研究,发现与对照组相比,二尖瓣前/后叶长度明显增加,见于肥厚型心肌病患者的所有年龄段,二尖瓣前叶长度与左心室流出道内径之比>2.0 与主动脉梗阻相关,认为二尖瓣前叶长度改变可能是肥厚型心肌病的主要表现,可作为心脏磁共振电影成像评估肥厚型心肌病的参数。

肥厚型心肌病引起的室壁收缩功能异常有异质性。有人利用延迟钆增强、刺激回波编码的位移(DENSE)发现,在肥厚心肌病的非延迟钆增强区、延迟钆增强区,都存在室壁收缩功能下降;推测影响肥厚型心肌病收缩功能的因素,可能不仅是心肌纤维紊乱,其他影响因素有待于进一步研究。

目前国内在心肌病诊断方面,延迟钆增强多数用于定性研究,国际上正用于定量研究;有人对 201 例肥厚型心肌病行 MRI 延迟钆增强灰阶阈值定量分析,认为 6 倍标准差法是定量评价肥厚型心肌病的一个客观方法,与平均数的 2 倍标准差法、4 倍标准差法、噪声的 2 倍标准差法等相比,6

倍标准差法与视觉评分法相关性最强，个体间的差异性最小。

(3)限制型心肌病

限制型心肌病是遗传性/非遗传性心肌病变或心内膜纤维化/心肌浸润型病变，能引起心脏充盈受阻、心脏舒张功能严重受损，而收缩功能常保持正常或仅轻度受损；与缩窄性心包炎临床表现几乎相同，但治疗又大相径庭，常给临床工作带来困扰。心脏磁共振成像上，相对心房容积比(RAR＝左心房容积/右心房容积)、延迟钆增强成象，可为上述两种疾病提供可靠的诊断参数，以RAR＝1.32为临界值，诊断缩窄性心包炎的敏感度为82.6%，特异度为86.4%。

(4)心肌致密化不全

心肌致密化不全是以心室内异常粗大的肌小梁、交错的深隐窝为特征、与基因异常相关的遗传性心肌病，临床表现与扩张型心肌病类似，心脏磁共振成像技术可鉴别这两种疾病。

研究发现，心肌致密化不全发生异常肌小梁的节段数，明显多于扩张型心肌病，且心肌致密化不全通常存在心尖段受累，而扩张型心肌病中通常并未发现该受累情况。心肌致密化不全病变占整个左心室20%以上，可作为左心室心肌致密化不全的一个诊断标准；有人报道，心脏磁共振成像技术诊断的敏感度、特异度均为93.7%。

研究发现，致密化不全的心肌面积，与左心室射血分数呈负相关，提示致密化不全是导致左心室功能降低的一种原因。研究还发现，心肌纤维化、瘢痕是在心肌致密化不全发展过程中出现的，故在婴幼儿时期，常观察不到延迟钆增强。

(5)致心律失常型右心室心肌病

致心律失常型右心室心肌病(ARVC)是一种原因不明的心肌疾病，其特征为右心室心肌细胞被脂肪组织或纤维脂肪组织进行性取代，致使右心室弥漫性扩张、收缩运动减弱，可伴心律失常、心力衰竭、猝死。

在心脏磁共振成像中，“手风琴”征是早期诊断ARVC的可靠标准。近年来发现ARVC相关突变蛋白广泛表达，推测ARVC的左心受累可能和右心受累同步进展。有人通过心脏磁共振成像标记技术，分析节段心肌收缩功能情况，可在ARVC早期，判断ARVC是否同时存在左心室受累。研究发现，ARVC组和可疑ARVC组的左心室壁收缩期峰值节段圆周应变，常较对照组降低；但仍需进一步研究。

心脏磁共振成像高度清晰，能全方位、多层面、复合分析心肌病，能对心肌病危险度准确分级，可指导治疗、跟踪随访。2010年美国心脏磁共振成像专家共识，已肯定其对心肌病的诊断价值，已作为心肌病诊断的首选检查，或至少等效于其他检查，详细内容可由中国网上获得。

五、心肌病的治疗

1. 扩张型心肌病的治疗

常给予洋地黄类药物、血管紧张素转换酶抑制剂、利尿剂、β受体阻断剂、抗心律失常药物，改善患者心功能，能使心脏缩小；由于上呼吸道感染是扩张性心肌病诱发心功能不全的常见病因，因此在易感染季节，还应及时使用抗生素等。

2. 肥厚型心肌病的治疗

一线药物为β受体阻断剂、钙通道阻断剂，对房颤的患者还应给予抗凝治疗；一般应避免使用正性肌力药物。

3. 限制型心肌病的治疗

有明确继发因素的限制型心肌病患者，可根据其原发病，进行对症支持治疗；对于原因不明的限制型心肌病患者，目前主要使用利尿药物、β受体阻断剂。

六、室性心律失常与心肌病

室性心律失常是心肌病患者死亡的主要原因之一。死亡危险常用的评估项目包括:病史、心电图、心功能、自主神经功能、反映心室复极化的指标等。对高危患者,植入埋藏式心律转复除颤器 ICD 是首选治疗。导管消融、药物治疗主要用于低危的室性心律失常患者,或作为植入埋藏式心律转复除颤器后的辅助治疗,以减少放电次数。

1. 心肌病并发室性心律失常

(1)肥厚型心肌病

它是一种原发性心肌遗传病,以心室肥厚为主,相对良性,年死亡率 1.3%,心源性猝死占其死亡原因的 51%;患者室性心律失常的发生率和心肌病变程度相关;心脏磁共振成像的延迟钆显影,可发现其心肌纤维化;后者可引发室性期前收缩、非持续性室性心动过速。对年龄小于 30 岁的患者,动态心电图检查中,非持续性室性心动过速阳性患者,一般其长期生存率降低。

(2)扩张型心肌病

扩张型心肌病主要表现为左室扩大、心功能不全,5 年死亡率约 20%,心源性猝死占其死亡原因的 30%;其室性心动过速大部分是瘢痕相关的折返性室性心动过速,少部分是束支折返性室性心动过速、局灶性室性心动过速;心肌病的病变主要位于瓣环周围,心外膜的病变常较心内膜明显。

(3)致心律失常型右心室心肌病

致心律失常型右心室心肌病(ARVC)的患病率约 1∶5 000,表现为右室心肌被纤维组织、脂肪组织取代,病变呈进展性,主要累及肺动脉瓣环、三尖瓣环周围的心肌,部分患者累及左室,心外膜病变明显重于心内膜,ARVC 患者常发病于 20～50 岁,是年轻人心源性猝死的主要原因之一。ARVC 患者的年死亡率是 2.3%,死亡原因除心源性猝死外还有心力衰竭。

2. 心肌病的室性心律失常危险评估

心肌病的室性心律失常危险评估,指患者发生致命性室性心律失常的危险性大小,目的在对患者进行危险分层,并指导治疗。常用的评估项目主要包括:病史、心电图、心功能、自主神经功能、反映心室复极化的指标等。

(1)肥厚型心肌病

总体来说,肥厚型心肌病患者致命性室性心律失常发生率不高,年发生率为 0.6%。晕厥病史、心源性猝死家族史、左室室壁厚度,是其心源性猝死的危险因素。研究发现,有晕厥病史患者的心源性猝死危险是无晕厥病史患者的 4.3 倍。

(2)扩张型心肌病

心功能可评估扩张型心肌病患者的室性心律失常危险,左室射血分数(LVEF)＜0.30 的患者,持续性室性心动过速(SVT)、心室颤动(VF)、心源性猝死的发生率升高;LVEF 每降低 10%,发生持续性室性心动过速、心室颤动、心源性猝死的相对危险增加 2.3 倍。反映自主神经功能的压力反射敏感性降低、反映心室复极异常的微伏级 T 波电交替阳性,都预示患者可发生致命性室性心律失常。

(3)致心律失常型右心室心肌病

室性心动过速病史、晕厥病史、心功能降低,是致心律失常型右心室心肌病(ARVC)患者,发生致命性室性心律失常的危险因素,无室性心动过速病史患者的年心源性死亡率为 0%;单纯有室性心动过速病史、无心功能不全患者的年心源性死亡率是 1.4%;同时伴有室性心动过速和心功能不全患者的年心源性死亡率为 4.7%。

3. 心肌病室性心律失常的治疗

对于心源性猝死高风险的心肌病患者,植入埋藏式心律转复除颤器(ICD)是治疗首选。导管消融、药物治疗主要用于心源性猝死低风险的室性心律失常患者或作为ICD后的辅助治疗。

(1)ICD及其适应证

对心肌病患者植入ICD时，主要预防伴持续性室性心动过速、血流动力学不稳定性室性心动过速、由不可逆因素导致的心房颤动；有不明原因晕厥史、电生理检查诱发出心房颤动/室性心动过速的患者，应植入ICD。扩张型心肌病患者LVEF<0.35、NYHA心功能分级Ⅱ～Ⅲ级，是植入ICD的Ⅰ类适应证。

植入ICD能一级预防心源性猝死危险。由于临床研究资料不足，目前并没有公认的肥厚型心肌病、致心律失常性右心室心肌病(ARVC)等患者ICD一级预防危险的评估标准。2008年ACC/AHA/HRS心律失常器械治疗指南指出，肥厚型心肌病心源性猝死的主要危险因素，包括心跳骤停史、自发持续性/非持续性室性心动过速、心源性猝死家族史、晕厥、左室室壁厚度>30 mm、运动中血压反应异常等。ARVC心源性猝死的危险因素包括：电生理检查诱发出室性心动过速、自发非持续性室性心动过速、男性、右室明显扩大、右室病变广泛；具备≥一项危险因素的患者，可接受ICD治疗；这种适应证的范围可能较宽泛，尤其是对于肥厚型心肌病患者，故需根据患者情况做选择。

(2)导管消融的适应证

束支折返性室性心动过速、分支折返性室性心动过速主要见于扩张型心肌病，导管消融能取得良好疗效。对无ICD适应证的心源性猝死低危患者，导管消融可作为药物治疗无效的有症状的持续性/非持续性室性心动过速、室性期前收缩的治疗选择。

对一些应用ICD的患者，其频繁放电会给患者带来痛苦，导管消融可作为辅助手段，能减少室性心动过速、心房颤动的发生。心肌病患者的室性心律失常的导管消融，难度在于部分患者术中心律失常难以诱发、诱发出的心动过速常不持续、血流动力学较不稳定。应用激动标测、起搏标测、三维标测系统，已使心律失常基质标测、消融成为可能，无需诱发心动过速也能进行消融。心律失常基质标测发现，无论是扩张型心肌病患者，还是ARVC患者，心外膜病变常重于心内膜病变，故部分心内膜消融无效的患者，应在心外膜进行标测、消融。

(3)药物治疗

无ICD适应证的患者，可选用药物控制室性心律失常。β受体阻断剂应为首选，要逐渐增加到较大的剂量，以获理想效果；无效可换胺碘酮、索他洛尔。当植入ICD的患者出现频繁室性心动过速、心房颤动时，也可采用药物治疗，索他洛尔效果较好，也可联用β受体阻断剂、胺碘酮，或单独静脉使用胺碘酮。

肥厚型心肌病患者的室性心律失常，可由心肌缺血、左室流出道梗阻诱发，β受体阻断剂、维拉帕米能降低心率、减弱心肌收缩力、改善心肌缺血、改善流出道梗阻。神经内分泌拮抗剂(β受体阻断剂、血管紧张素转换酶抑制剂、血管紧张素受体AT1R阻断剂、醛固酮受体拮抗剂)能改善扩张型心肌病患者的心室重构，改善室性心律失常基质，应作为大部分伴有心功能不全患者的常规治疗。

伴有持续性室性心动过速或心房颤动的ARVC患者，若不能接受ICD治疗，胺碘酮、索他洛尔的替代治疗为Ⅱa类推荐。所有的器质性心脏病患者，应避免应用Ⅰc类抗心律失常药。室性心律失常，是心肌病诊疗中的重要内容，应在正确评估患者发生恶性室性心律失常危险性的基础上，选择最佳的治疗方法。

(余元勋 郭 增 解 毅 徐 华)

进一步的参考文献

[1] LIPSHULTZ SE. Pediatric cardiomyopathies：causes，epidemiology，clinical course，preventive strategies and therapies[J]. Future Cardiol，2013，9(6)：817-848.

[2] KASSI M, NABI F. Role of cardiac MRI in the assessment of nonischemic cardiomyopathies[J]. Methodist Debakey Cardiovasc J, 2013, 9(3): 149-155.

[3] GIVERTZ MM, MANN DL. Epidemiology and natural history of recovery of left ventricular function in recent onset dilated cardiomyopathies[J]. Curr Heart Fail Rep, 2013, 10(4): 321-330.

[4] CAHILL TJ, ASHRAFIAN H, WATIKINS H. Genetic cardiomyopathies causing heart failure[J]. Circ Res, 2013, 113(6): 660-675.

[5] GUANARATNAM K. Review of cardiomyopathy imaging[J]. Eur J Radiol, 2013, 82(10): 1763-1775.

[6] MAHMOUD SA, POIZAT C. Epigenetics and chromatin remodeling in adult cardiomyopathy[J]. J Pathol, 2013, 231(2): 147-157.

[7] VARDAS PE, SIMANTIRAKIS EN, KANOUPAKIS EM. New developments in cardiac pacemakers[J]. Circulation, 2013, 127(23): 2343-2350.

[8] SAID SM. Surgical treatment of hypertrophic cardiomyopathy[J]. Expert Rev Cardiovasc Ther, 2013, 11(5): 617-627.

第二章　心肌细胞肥大、重构与心肌细胞凋亡

心肌细胞肥大是心肌细胞对负荷增加的反应。心肌细胞长期肥大后，可导致心肌细胞凋亡、心力衰竭。正常成人心脏约350 g（运动员约500 g），有20亿个细胞。病理性心脏肥大患者的心脏为约1 000 g，心脏>500 g时常有心肌细胞分裂、增殖增加，可有50亿个细胞，有时心肌细胞长度也增加（肌小节数量增多，Z线间距延长，肌小节延长）。心肌细胞的心钠肽/胰岛素样生长因子1/增殖细胞核抗原（PCNA）等的表达水平上调，可促进心肌干细胞合成蛋白质、分化为心肌细胞，能促进心肌细胞生长、增殖。

研究发现，心肌干细胞的标志物有：干细胞因子受体（c-Kit）$^{+}$、CD34^{+}、CD45^{-}、结蛋白$^{+}$、多药耐药蛋白（MDR1）$^{+}$、Sca-1^{+}、Ki－67^{+}等。心肌细胞内过多的蛋白，主要经泛素蛋白酶体、钙蛋白酶（可降解肌纤维蛋白等）、溶酶体蛋白酶（主要降解膜蛋白及胞外蛋白）而被降解。

一、心肌细胞肥大与心肌细胞凋亡

心肌细胞占心脏细胞总数的30%，但其体积占心脏总体积的75%左右。心肌细胞肥大是心肌细胞肌小节横向径（正常时5～7 μm）/纵向径（正常时约190 μm）增大的结果，这时心肌细胞体积增大、数量增加。心脏负荷过重时，许多心肌细胞的蛋白质合成增加、使细胞体积变大（心肌细胞肥大）、细胞增殖加快、心肌重量增加、心肌重构；心肌细胞肥大过度时，可引发心肌细胞凋亡。

心肌细胞肥大可分为：①生理性适应性心肌细胞肥大，主要是较长期运动锻炼后引起的；②病理性心肌细胞肥大，主要发生于心血管系统高内压负荷适应不良时。心肌细胞过度生长、增殖时，过度活化的蛋白激酶PI3K经糖原合成酶激酶3，能促进T细胞活化核因子（NF-AT）/GATA结合蛋白3磷酸化而离开细胞核，能抑制靶基因表达，可抑制蛋白质翻译启动因子EIF-2B的活性，能抑制Wnt/β-连环蛋白信号通路的活性，可下调蛋白质的合成，也可对心肌细胞肥大有负调控作用。中国网上已发布心肌肥大发生机制研究进展、心肌肥大的病理生理研究进展等，有较好的参考价值，详细内容可从网上学习。

1. 病理性心肌细胞肥大

整体心脏壁的病理性肥厚，可分为向心性心肌肥厚、离心性心肌肥厚；向心性心肌肥厚时，常有收缩期容量负荷加重，心肌细胞能高水平表达血管紧张素Ⅱ、内皮素1、心肌肌蛋白等，新产生的肌蛋白丝等被相互平行安置，使长形的心肌细胞增粗，导致向心性心肌肥厚、心肌重构、心壁增厚，心室腔相对变小；向心性心肌肥厚也可促进心钠肽、胎儿型肌动蛋白高水平表达，能抑制表达肌浆网膜三磷酸肌醇受体-钙离子通道蛋白，使肌浆网钙库钙离子进入细胞质减少，细胞质钙离子水平下调，肌球蛋白的ATP酶活性水平下调，减少降解ATP产能，心肌收缩力下调、收缩障碍；这时如舒张期容量负荷增加，心肌细胞能更高水平表达心肌肌蛋白、血管紧张素Ⅱ、内皮素1等，新产生的心肌肌蛋白丝延伸性安置，使心肌细胞伸长，心腔明显增大，可产生离心性心肌肥厚。

在向心性心肌肥厚/离心性心肌肥厚都存在时，易使心脏肥大、心壁厚度增加、心腔有所扩大；这时心脏纤维组织增加，与肾素-血管紧张素-醛固酮系统等信号通路活化相关。

病理性心脏壁肥厚的心肌细胞肥大，是对压力负荷增加（收缩期心壁压持续上升、心肌牵拉增强、机械力刺激增强，如高血压、瓣膜狭窄时）、容积负荷增加、肌小节蛋白突变、心肌梗死后心肌收缩力下调、神经体液因素改变等的代偿性反应，常与心力衰竭、心律失常、高死亡率相关；这时心肌细胞肥大相关的神经体液因素包括：

（1）高水平G蛋白耦联受体激动剂等，如肾上腺素、去甲肾上腺素、异丙肾上腺素、血管紧张素

Ⅱ、内皮素1、醛固酮。

(2)高水平炎症因子等，如肿瘤坏死因子 α(TNFα)、白介素 6(IL-6)、白细胞炎症因子(LIF)、心肌营养因子(CT-1)。

(3)高水平生长因子等，如碱性成纤维细胞生长因子(bFGF)、胰岛素样生长因子 1(IGF1)、血小板源性生长因子(PDGF)、转化生长因子 β_1($TGF\beta_1$)。

(4)高水平甲状腺激素 T_3/T_4、前列腺素 F_2、蛋白激酶 Cε 等。

这些神经体液因素，常能上调心肌细胞内钙离子/二酰甘油(DG)/蛋白激酶 Cε/胎儿型 β-肌球蛋白重链/胎儿型骨骼肌类 α 肌动蛋白的表达水平，可上调钙离子/蛋白激酶 C 信号通路活性，能抑制肌浆网钙泵活性，使心肌细胞质钙离子超载，可产生大量活性氧；这些神经体液因素，常能活化整合素 β/酪氨酸激酶 Src/黏附斑激酶 β(FAKβ)/白介素受体激酶/蛋白激酶 MAPK/PI3K 等的信号通路等，可促使整合素 β 经 Gαq 诱导钙调蛋白激酶Ⅱδ/β 等活化，再活化下游的蛋白激酶 MAPK，能上调胎儿型骨骼肌类 α 肌动蛋白、胎儿型 β 肌球蛋白重链的表达水平；这些神经体液因素，常能抑制、关闭细胞膜钾离子通道，激活、开放细胞膜 L 型电压门控钙通道、L 型电压门控钠通道，激活腺苷酸环化酶/磷脂酶 C/二酰甘油/蛋白激酶 Cε/蛋白激酶 MAPK 信号通路；这些神经体液因素，常能促进心肌细胞上调内皮素 1/成纤维细胞生长因子/转化生长因子 β_1/胰岛素样生长因子 1/心肌营养因子 1 等的表达水平。内皮素 1 水平上调，也可使蛋白激酶 PI3K-1A 的 p110γ 亚单位表达水平上调，能促进蛋白激酶 mTOR/p70S6K 信号通路活化，使一些受体的酪氨酸激酶磷酸化活化、受体信号通路活化，能上调内皮素 1、去甲肾上腺素、血管紧张素Ⅱ、蛋白激酶 ERK、离子通道、整合素、细胞骨架、生长因子受体、磷脂酶 C 的活性水平，结果可合成大量胎儿型骨骼肌类 α 肌动蛋白、胎儿型 β 肌球蛋白重链，能使心肌细胞肥大。内皮素 1、蛋白激酶 Cε、钙离子/钙调蛋白激酶Ⅱ、蛋白激酶 MAPK/PI3K/mTOR/p70S6K 病理性信号通路活性过度上调时，也可引发心肌细胞的凋亡、心力衰竭。

有人利用基因芯片分析心脏肥大时 3160 种基因的表达状况，其中 404 种基因发生表达水平改变；在运动锻炼后的生理性心肌细胞肥大中，胎儿型骨骼肌类 α 肌动蛋白水平未上调，主要有促进细胞生长、促进葡萄糖利用增强、促进对胰岛素敏感性增强、促进代谢增强的相关蛋白及热休克蛋白 1 等的表达水平上调(热休克蛋白 1 能拮抗心肌过度肥大及纤维化)。

基因芯片的分析研究发现，在舒张期容量负荷加重、收缩期压力负荷过度引发的病理性心肌肥大中，常有胎儿型骨骼肌类 α 肌动蛋白、蛋白激酶 MAPK/PI3K/mTOR/p70S6K、心钠肽/脑钠肽、内皮素 1、钙调蛋白激酶Ⅱ表达水平上调，有促氧化应激、促炎症、促凋亡相关的蛋白表达水平上调，如细胞间黏附分子 1、心脏/神经的顶部同系蛋白(HAND2)、早老素 1、血管性血友病因子 vWF、死亡受体 Fas、促凋亡因子 Bax、胱冬蛋白酶、超氧化物歧化酶 2 等。

2. 引起病理性心肌细胞肥大的信号分子的信号通路

研究发现，引起病理性心肌细胞肥大(有病理性心肌重构，如结构重构、功能重构、代谢重构、生化重构、电重构等)时，一些病理性刺激信号活化，包括机械牵拉信号、内分泌信号(去甲肾上腺素水平上调)、代谢信号(缺血、缺氧、活性氧增加)、心肌局部信号(肾上腺素、内皮素 1、血管紧张素Ⅱ、肿瘤坏死因子 α、转化生长因子 β 的水平上调)等。

许多引起心肌细胞肥大的信号，常有一些共同的信号通路改变，如内分泌信号通路、代谢信号通路、心肌局部信号通路等；常有 G 蛋白耦联受体、小 G 蛋白耦联受体、蛋白激酶 p38 MAPK/ERK、蛋白激酶 C、转录因子 STAT、胰岛素样生长因子 1 受体、转化生长因子 β 受体、核因子 NF-κB、蛋白激酶 PI3K/JAK、淋巴增强子结合因子 2(LEF2)、T 细胞活化核因子(NF-AT)等信号通路的活化。许多引起心肌细胞肥大的信号，常可引发即刻早期反应基因、应激基因表达增加，产生如转录因子 c-Fos/c-Myc/c-Jun、热休克蛋白 70、E26 癌蛋白样蛋白 1 等，常可引发一些生长因子如内皮素 1、肝素结合型表皮生长因子等的表达水平上调。许多引起心肌细胞肥大的信号，常可引发相关的结构/功能蛋白的表达，使代谢方式向胚胎型转化，能产生胎儿型β肌球蛋白重链、胎儿型骨骼肌类α肌动蛋白等。

许多引起心肌细胞肥大的信号，还可引发肌浆网膜钙泵、β肾上腺素受体的活性下调等，可引发病理性心肌细胞肥大的相关蛋白表达水平上调，如心钠肽/脑钠肽、血管紧张素原、肌小节组分蛋白、肌球蛋白轻链2、平滑肌型α肌动蛋白；能使α肌球蛋白重链表达水平下调（β肌球蛋白重链的ATP酶活性比α肌球蛋白重链低，α肌球蛋白重链主要为心肌供应能量）。许多引起心肌细胞肥大的信号，最后还可引发病理性心肌细胞肥大的后期相关蛋白的表达水平上调，如血管紧张素转换酶ACE、钠离子/钙离子交换体等的表达水平上调，但肌浆网钙泵活性水平下调；结果可导致心肌细胞蛋白质合成增加、细胞体积增大（心肌细胞肥大）、心肌细胞外基质细胞增殖、基质重构、心肌细胞伸长/肌小节增多、心肌干细胞转为心肌细胞增加，促进心肌细胞生长、增殖。

在病理性心肌细胞肥大中，促进心肌细胞肥大的转录因子，主要有GATA4、核因子NF-κB（抗凋亡）、心肌营养因子（CT-1）、白介素1/6、转录因子STAT3、转化生长因子β、凝血酶、神经调节蛋白、淋巴增强子结合因子2、细胞生长因子c-Myc等。抑制心肌肥大的转录因子，主要有叉头盒蛋白FoxO、神经生长因子1A结合蛋白（NAB1）、Kruppel样因子（KLF 5/15）、缺眼相关同源蛋白（Eya2）等。

高水平活性氧能上调血管紧张素Ⅱ的水平，可使硫氧还蛋白从凋亡信号调节激酶（ASK1）解离，结果ASK1可活化蛋白激酶p38MAPK/ERK/JNK信号通路，再促进表达蛋白激酶p70S6K/ERK1、核因子NF-κB、转录相关活化蛋白2（AP-2）、C/EBP同源蛋白10、淋巴增强子结合因子2C、T细胞活化核因子（NF-AT）、血管内皮生长因子，可诱导表达心肌细胞肥大标志物——转录因子c-Fos，再使相关蛋白合成增强、心肌细胞肥大；高水平的活性氧，还可活化内皮素1/蛋白激酶p38MAPK信号通路，能使胎儿型β肌球蛋白重链表达水平上调，也能下调促凋亡因子-死亡配体FasL、死亡受体Fas、肿瘤坏死因子α的水平，可抑制心肌细胞凋亡，能促进心肌细胞肥大。

心肌细胞病理性肥大过度时，高水平蛋白激酶p38MAPKα可促进心肌细胞凋亡。心肌过度应激时，主要经蛋白激酶JNK信号通路，能上调促凋亡因子-激活转录因子（ATF-2）、p53的活性水平，可促进心肌细胞凋亡。过氧化物酶体增殖物活化受体α激活剂非诺贝特（10 μmol/L），能负调节内皮素1/蛋白激酶p38MAPK信号通路，抑制心肌细胞肥大。

3. PI3K/Akt信号通路

各种心脏疾病（包括先天性心脏病、风湿性心脏病、高血压性心脏病、心肌炎等）的终末期，常有心壁肥厚，本质是心肌细胞蛋白质合成加快。过度心壁肥厚，常是心力衰竭的重要促进因素。

一般心肌细胞蛋白30天左右更新一次，心肌细胞肥大时，蛋白质合成水平常上调。研究发现，压力超负荷、大量运动后，心肌细胞胰岛素样生长因子1水平上调，能促进蛋白激酶PI3K1的表达，促进蛋白激酶Akt/mTOR/p70S6K、核因子NF-κB等活化，促进蛋白质合成水平上调，5～6天作用达高峰，可引发心肌细胞肥大。

糖尿病、高胰岛素血症、胰岛素抵抗、高血胆固醇时，能引发细胞产生活性氧，可抑制、关闭细胞膜K_{ATP}钾离子通道，能激活、开放细胞膜L型电压门控钙通道；可明显活化蛋白激酶PI3K/Akt/mTOR/p70S6K信号通路，能磷酸化活化蛋白激酶ERK、核因子NF-κB、cAMP反应元件结合蛋白、缺氧诱导因子1α，可上调心肌营养因子1、EIF4E-结合蛋白1的表达水平，促进蛋白质合成、促进心肌细胞生长与增殖、促进心肌细胞肥大。

心肌细胞肥大时，活化的蛋白激酶PI3K/Akt，能磷酸化抑制糖原合成酶激酶3β（该激酶能抑制肌浆网膜钙离子通道的开放，促凋亡），促进心肌细胞肌浆网膜钙离子通道的开放，使肌浆网钙库钙离子进入细胞质，使细胞质内钙离子增加，能促进心肌细胞生长、增殖、肥大。心肌急性缺血后，蛋白激酶PI3K/Akt/蛋白激酶C的活性水平上调4～6倍，能促进心肌细胞蛋白质的合成、修复心肌。

明显活化的蛋白激酶PI3K/Akt信号通路，能磷酸化抑制促凋亡因子Bad/胱冬蛋白酶9；也能磷酸化促凋亡因子叉头盒蛋白FoxO使之出细胞核，再被泛素蛋白酶体降解，可抑制叉头盒蛋白FoxO的促凋亡作用；能上调抗凋亡因子Bcl-2、Bcl-xL的水平，促进心肌细胞抗凋亡。给予K_{ATP}钾离子通道激活剂、开放剂，能使K_{ATP}通道激活、开放，细胞膜超极化，再抑制、关闭细胞膜L型电压门控钙通道，减少细胞质钙离子，可抑制蛋白激酶p70S6K的表达，改善心肌细胞肥大（表2－1）。

表2－1 PI3K/Akt信号通路的下游靶蛋白*

PI3K/Akt作用的靶蛋白	靶蛋白再作用的分子	PI3K/Akt信号通路的效应
mTOR	p70S6K1，EIF4E-BP1	促转录、促生长
JAK/STAT	Bcl-2，Bcl-xL	抗凋亡、促存活
蛋白激酶IKK	核因子NF-κB	促转录
叉头盒蛋白FoxO	14-3-3，TRAIL	抑制叉头盒蛋白FoxO，能抗凋亡
增殖抑制蛋白p27	周期素依赖性蛋白激酶2	抑制p27，能促进细胞周期转换
多药耐药蛋白2	促凋亡蛋白p53	抑制多重耐药蛋白2，能抑制凋亡，促修复DNA
糖原合成酶激酶3β	β-连环蛋白	促存活、抑制心肌肥大

* mTOR，雷帕霉素靶蛋白；EIF4E-BP1，翻译启动因子4E结合蛋白1；TRAIL，核因子相关的凋亡诱导配体

4. 白介素6/JAK/STAT信号通路

正常时心脏不产生白介素6(IL-6)。病理性心肌细胞肥大时，能产生大量白介素6，可经酪氨酸激酶JAK2及STAT1/3/5的信号通路，明显上调抗凋亡因子Bcl-xL/Bcl-2、周期素D1、转录因子c-Myc/c-Jun、血管内皮生长因子VEGF的表达水平；下调增殖抑制蛋白p27的表达水平，抑制细胞凋亡，促进细胞生长、增殖，能促进心肌细胞肥大。AG490能抑制酪氨酸激酶JAK2，维拉帕米、辛伐他汀、环孢素能下调磷酸化STAT的水平，可治疗心肌细胞肥大，抑制心肌重构，增强血管内皮细胞的抗损伤能力，下调血管内皮生长因子的水平，从而可为血管扩张后再狭窄等的防治提供一条新路。

心肌细胞肥大时，常有蛋白激酶C活化，可引发核因子NF-κB信号通路活化，再上调心钠肽/转录因子c-Myc的表达水平，可促进心肌细胞肥大。机械牵张力上调时可经脑钠肽，引发核因子NF-κB信号通路活化，再经生长抑制与DNA损伤诱导蛋白(GADA45-β)，抑制蛋白激酶JNK的促凋亡信号通路，能抗凋亡。炎症因子-配体CD40L/受体CD40的信号通路活化，可激活核因子NF-κB，促进心肌细胞肥大。心肌细胞肥大过度时，可导致心肌细胞凋亡。（表2－2）

表2－2 心肌肥厚时表达增加的蛋白

基因分类	表达增加的蛋白
转录因子	基因上游结合因子、转录因子c-Jun/JunB/c-Fos/c-Myc、早期生长应答蛋白1、淋巴增强子结合因子1、DNA结合抑制因子(ID-l)、转录因子GATA-4、转录因子Sp-1/3、碱性成纤维细胞生长因子、E26癌蛋白样蛋白1、糖蛋白gp130、STAT3、cAMP结合蛋白(CREB)
钠尿肽	心钠肽、脑钠肽
肌节蛋白	胎儿型β肌球蛋白重链、肌球蛋白轻链1α/2α、平滑肌α-肌动蛋白、胎儿型骨骼肌α-肌动蛋白
生长因子	内皮素1、胰岛素样生长因子1、肝素结合的表皮生长因子、转化生长因子β、血管紧张素Ⅱ、成纤维细胞生长因子、淋巴增强子结合因子2(LEF2)、T细胞活化核因子(NF-AT)、周期素D1、血管内皮生长因子、Wnt、β-连环蛋白

续表

基因分类	表达增加的蛋白
其他	肌细胞膜钠离子/钙离子交换体、三磷酸肌醇受体、钾离子通道 Kv1.4、心肌营养因子 1、膜联蛋白 A5、基质金属蛋白酶 1/9、钠离子/氢离子交换体、血管紧张素转换酶、微管蛋白、β-肾上腺素能受体激酶、前胶原 C 端肽 1、葡萄糖转运子、蛋白激酶 MAPK/PI3K/mTOR/p70S6K、钙调蛋白激酶Ⅱ、miRNA-195a/23/24/125b/199a/214、心脏/神经的顶部同系蛋白(HAND2)、早老素 1、细胞间黏附分子 1、血管性血友病因子、热休克蛋白 70、酪氨酸激酶 JAK/Src、蛋白激酶 ERK/p90S6K、磷脂酶 A_2、环氧合酶 2、NO 合成酶、蛋白激酶 C、C/EBP 同源蛋白 10、钙调蛋白、钙调磷酸酶、EIF4E-结合蛋白 1、白介素 6、抗凋亡因子 Bcl-xL/Bcl-2、过氧化物酶体增殖物激活受体 γ

二、心肌结构重构与心肌细胞凋亡

心肌结构重构指心肌发生形态、功能的重新调整、组合，包括亚细胞结构重构、组织重构、电重构、功能重构、代谢重构等，一般分为生理性结构重构(如运动锻炼后)与病理性结构重构。

心肌病理性结构重构时，能使心肌细胞功能下调、心肌细胞肥大、心肌细胞凋亡、心肌纤维增多、心肌代谢异常、心肌电活动异常，导致心肌收缩蛋白分布、心肌收缩装置、亚细胞结构、代谢通路、信号通路的改变，下调心肌收缩力，下调肌酸激酶、磷酸肌酸、ATP、钾离子通道蛋白的水平，心肌细胞膜外向钾离子电流减小，使心肌细胞膜内向钙离子电流增强，与心肌肥大程度、左心室功能下调程度相关(心肌中磷酸肌酸水平下调，可用核磁共振等方法确定)。因此胚胎性心肌蛋白合成、胶原沉积增加，可引发心血管弥漫性纤维化、心肌细胞凋亡、血中心钠肽/脑钠肽水平上调。在高血压患者心肌中，每 100 万个心肌细胞中有 11 个心肌细胞分裂，故左心室中有 6 万个分裂增殖细胞，一般增殖 10 年可使心肌细胞数量增加 20%～100%，可使心脏肥大 1 倍左右。

三、高血压左室重构与心肌细胞凋亡

1. 左室重构的实质

左室重构的实质为：①病理性心肌细胞肥大伴胚胎性基因再表达；②心肌细胞的凋亡与坏死；③细胞外基质过度沉积或降解减少。

2. 引起左室重构的因素

主要有血流动力学、神经内分泌-细胞因子系统的改变。神经内分泌-细胞因子系统的过度激活，对左室重构起关键作用，可造成心肌细胞凋亡、心功能恶化。左室重构过程中存在细胞凋亡，后者是一种程序性细胞死亡。近来的研究发现，长期严重高血压的主要靶器官中均存在细胞凋亡现象，而且细胞凋亡与心肌肥厚的严重程度相平行；推测细胞凋亡在左室重构中发挥重要作用，细胞凋亡能促进细胞数量减少、纤维化加重、结构重构，导致心衰。

3. 左室重构过程中心肌细胞凋亡的机制

(1)缺氧

长时间缺氧可引起心肌细胞凋亡，且随着缺氧时间的延长，心肌细胞的数量明显减少。高血压左室肥厚时，其心肌毛细血管稀疏，心肌供血减少、相对缺氧，引起心肌和血管内皮细胞凋亡。

(2)氧化应激

研究发现，氧化应激可诱导心肌细胞凋亡，可产生大量活性氧、活性氮，促进表达 p53，使 DNA 破坏、脂质过氧化，血管通透性增加，细胞质钙离子超载；激活钙离子依赖性内切酶、JNK(是一种压力激活蛋白激酶)，再使 ATF-2 的转录活化结构域活化，引起心肌细胞凋亡。

(3)体液因子与细胞因子

这是心肌细胞凋亡的重要决定因素。高水平 AngⅡ、AT1R 可引发心肌细胞凋亡，能通过丝裂原活化蛋白激酶磷酸酶 MKP-1、丝/苏氨酸磷酸酶 2A(PP2A)、酪氨酸磷酸酶(SHP-1)，使蛋白激酶 ERK 失活，而导致 Bcl-2 降解。

(4)压力负荷

压力负荷通过活化 AT1 受体、内皮素 1 受体、α_1-肾上腺受体等信号通路，诱发左室选择性表达 Gαq，导致心肌细胞凋亡；这时 Fas/TNF-α、caspases 凋亡通路活化。已证明抗高血压的药物可抗心肌细胞凋亡，尤其是抗神经-体液系统的药物。

(杨善志　陈　森)

进一步的参考文献

[1] KUPPUSAMY KT. MicroRNA regulation and role in stem cell maintenance, cardiac differentiation and hypertrophy [J]. Curr Mol Med,2013,34 (6):213-124.

[2] ZEBROWSKI DC, ENGLE FB. The cardiomyocyte cell cycle in hypertrophy, tissue homeostasis, and regeneration[J]. Rev Physiol Biolchem Pharmacol,2013,56(6): 245-256.

[3] MCLEAN BA. PI3K inhibitors as novel cancer therapies: implications for cardiovascular medicine[J]. J Card Fail,2013,19(4):268-282.

[4] TAKAHASHI K. Mechanobiology in cardiac physiology and diseases[J]. J Cell Mol Med, 2013, 17(2): 225-232.

[5] PERERA RK, NIKOLAEV VO. Compartmentation of cAMP signalling in cardiac myocytes in health and disease[J]. Acta Physiol(Oxf),2013,207(4):650-662.

[6] SHAMA N,HOWLETT J. Current state of cardiac amyloidosis[J]. Curr Opin Cardiol,2013,28(2):242-248.

[7] VAN BERLO JH. Signaling effectors underlying pathologic growth and remodeling of the heart[J]. J Clin Invest,2013,123(1):37-45.

[8] MENICK DR. Transcriptional pathways and potential therapeutic targets in the regulation of Ncx 1 expression in cardiac hypertrophy and failure[J]. Adv Exp Med Biol,2013,961:125-135.

[9] ALTIN SE,SCHULZE PC. Metabolism of the right ventricle and the response to hypertrophy and failure[J]. Prog Cardiovasc Dis,2012,55(2):229-233.

[10] ROSCA MG. Mitocondria in cardiac hypertrophy and heart failure[J]. J Mol Cell Cardiol,2013,55:31-41.

[11] WANG J,YANG X. The function of miRNA in cardiac hypertrophy[J]. Cell Mol Life Sci,2012,69(21):3561-3570.

[12] BANERJEE I. The association of cardiac ventricular hypertrophy with congenital hypertrophy[J]. Eur J Endocrinol,2012,167(5):619-624.

[13] BLSNT A,CZUBRYT MP. Promotion and inhibition of cardiac hypertrophy by A-kinase anchor proteins[J]. Can J Physiol Pharmacol,2012,90(9):1161-1170.

[14] KOHLI S. Transcription factors in heart: promising therapeutic targets in cardiac hypertrophy[J]. Curr Cardiol Rev,2011,7(4):262-271.

[15] HOU J,KANG YJ. Regression of pathological cardiac hypertrophy: signaling pathways and therapeutic targets [J]. Pharmacol Ther,2012,135(3):337-354.

第三章　心肌病相关的蛋白

应用显微镜、荧光探针标记技术等，可明确心肌细胞的分子组成、分布等。

一、心肌组织的蛋白

心脏有心内膜层（内皮层）、心肌层、心外膜层。心室肌细胞有分叉，能相互连接成网。心肌细胞内细肌丝的排列与心肌细胞的长轴一致；心肌细胞 80％有一个核，20％有两个核（心肌细胞肥大时较多见）。心肌细胞中的细肌丝，含有肌动蛋白、原肌凝蛋白、肌钙蛋白等，固定在 Z 线处；心肌细胞中的粗肌丝含有肌球蛋白，其一端的横突称横桥，粗肌丝固定在 M 线处。细肌丝间有大量线粒体、横管、肌浆网（肌浆网连接横管），有网状肌浆网，肌浆网膜有钙泵、钙离子通道，活化的受磷蛋白能促进钙泵把钙离子转移到肌浆网钙库；钙离子通道活化、开放，使钙离子进入细胞质，再使肌浆网钙库释放钙离子到细胞质；还有连接肌浆网、小球肌浆网。

心肌细胞的钙离子储存于肌浆网、线粒体、细胞核的钙库，能被释放、摄回。心脏由 30％心肌细胞与 70％非心肌细胞组成，而心肌细胞体积共占 70％，非心肌细胞体积共占 30％。非心肌细胞主要有成纤维细胞、神经纤维、肥大细胞、血管平滑肌细胞、血管内皮细胞、周细胞。心肌还有细胞外基质。

2014 年中国网上已发布心肌肌钙蛋白研究进展、心肌收缩蛋白的结构与功能研究进展、解耦联蛋白与心肌能量代谢研究进展等，有较好的参考价值，可从网上获得资料。

1. 心肌细胞外基质

心肌的细胞外基质（ECM）主要含有四类分子：胶原、非胶原糖蛋白、氨基聚糖（GAG）/ 蛋白聚糖、弹性蛋白。心肌细胞可合成Ⅳ型/Ⅵ型胶原蛋白、层连蛋白、蛋白聚糖。成纤维细胞能合成Ⅰ型/Ⅲ型胶原蛋白、纤连蛋白、骨膜蛋白（特异性成骨细胞因子 2）、基质金属蛋白酶。

血管平滑肌细胞能合成、分泌Ⅰ/Ⅲ/Ⅳ型胶原蛋白、层连蛋白、纤连蛋白。血管内皮细胞能合成、分泌Ⅳ型胶原蛋白、层连蛋白、纤连蛋白。肥大细胞能合成、分泌细胞因子（如白介素 6、肿瘤坏死因子 α、半乳糖凝集素 3、细胞间黏附分子 1、肌腱蛋白 C、血浆纤维蛋白溶酶、血栓结合素、骨桥蛋白、玻连蛋白、细胞黏合素、钙黏蛋白、选择素等）、生长因子、基质金属蛋白酶等。

心肌细胞外基质主要包括：Ⅰ/Ⅲ/Ⅳ/Ⅵ型胶原蛋白、层连蛋白、纤连蛋白、骨膜蛋白、基质金属蛋白酶、细胞因子、细胞外基质降解肽（来源于弹性蛋白、糖蛋白、胶原蛋白、层连蛋白的降解）、心肌细胞膜整合素（α1/3/5/6/7/10/11，β 1/3/5）等。成年人心肌细胞膜整合素主要为 α7β1D。整合素能与肌动蛋白形成复合物，把肌动蛋白定位在细胞膜，整合素-talin-vinculin-肌动蛋白复合物能传导力，整合素-migfilin-filamin-VASP 蛋白复合物参与靶基因表达。整合素与 G 蛋白耦联受体有协同作用。

2. 非心肌细胞

（1）成纤维细胞

它能与心肌细胞发生交互作用。在心肌组织中，2～5 个心肌细胞可形成一个板层结构，心肌细胞间以肌内膜包裹，板层间以肌周膜为分界，肌周膜外侧有肌外膜包绕。肌内膜由细胞外基质、成纤维细胞、毛细血管、肥大细胞形成，成纤维细胞能结合胶原纤维。成纤维细胞经缝隙连接蛋白 Cx45 的缝隙连接通道与其他成纤维细胞连接，成纤维细胞经缝隙连接蛋白 Cx43 的缝隙连接通道与心肌细胞连接。成纤维细胞可能经钙黏蛋白 11 与内皮细胞连接，介导血管内皮生长因子 VEGF-D 的信号通路。

（2）毛细血管

心脏结构中，一根毛细血管一般供应 1～2 个心肌细胞的血液，1 个心肌细胞周围一般有 3～4 根毛细血管。

（3）肥大细胞

心肌细胞外基质的驻留肥大细胞，正常时分泌基质金属蛋白酶、细胞因子、生长激素。活化的肥大细胞脱颗粒时，可释放 5-HT、腺苷、肝素、类胰蛋白酶、类糜蛋白酶、弹性蛋白酶、羧肽酶 A/B、组织蛋白酶、β-半乳糖苷酶、β-葡萄糖醛酸酶、中性白细胞趋化因子；肥大细胞脱颗粒时，还可分泌血小板激活因子、前列腺素 D、白三烯 B4/C4/D4、血栓素 A_2/B_2。肥大细胞也能分泌肿瘤坏死因子 α、白介素 1/6、转化生长因子 β、血管内皮生长因子（VEGF）、碱性成纤维细胞生长因子（bFGF）。心肌组织中激活肥大细胞的有高水平的内皮素 1、活性氧、补体 5a、神经肽、白介素 33 等。高水平白细胞炎症因子（LIF），经心肌营养因子 CT-1，可促进心力衰竭时心交感神经细胞转分化为副交感神经细胞。

3. 心肌细胞

人体重 68.8 kg 时，心脏重量约为 359 g；心肌细胞长度为 80～120 μm、宽度为 10～20 μm。由于心率的不同，心肌动作电位时程（APD）为 0.2～0.35 秒。心肌细胞质钙离子水平达 300 mmol/L 左右时，可引发钙波信号、心肌收缩。心肌细胞形成心房、心室，一些特殊部位也有心肌细胞，如窦房结、房室结、浦肯野纤维、左心房与肺静脉交界处的心肌袖、右心房与上腔静脉（SVC）/下腔静脉（IVC）交界处的心肌袖。神经丝蛋白是窦房结的标志蛋白。心钠肽（ANP）是心房肌的标志蛋白。窦房结/心房肌的心肌细胞无 T 管。

一般心肌细胞的细胞器的组成容积百分比为：肌原纤维占 54.8％，线粒体占 37.5％；肌原纤维中，一般肌球蛋白占 60％，肌动蛋白占 15％，肌原球蛋白占 10％，肌钙蛋白占 5％，其他占 10％。成人心肌细胞蛋白中，一般肌节蛋白占 58％，线粒体蛋白占 16％，细胞浆蛋白与骨架蛋白占 7％，核蛋白占 4％，内质网蛋白占 2％，细胞膜蛋白占 2％，核糖体蛋白等占 2％。

4. 心肌细胞膜

心肌细胞膜上有一些内陷小窝、T 管开口，细胞膜内侧面有群集的离子通道、受体等形成的颗粒，钾离子通道、钙离子通道常在 T 管内，氯离子通道常在 T 管口及 Z 线处（连接细胞骨架）。

心肌细胞膜在 Z 盘处每隔 1.2 μm 即内陷，形成横管（T 管）系统，T 管面积占细胞膜面积的 50％；T 管包绕每一根肌原纤维，在 Z 盘处形成网络结构。T 管中有细胞外基质蛋白，如纤连蛋白、层连蛋白、Ⅳ型胶原蛋白。T 管的细胞膜胞质侧有血影蛋白，跨膜部分有抗肌萎缩蛋白。T 管膜有 L 型电压门控钙离子通道、钠离子-钙离子交换体、钠泵。

一般一个心肌细胞有 L 型电压门控钙离子通道 191 600 个，心肌细胞膜有 47 900 个，T 管膜有 143 700 个；心肌细胞膜 L 型电压门控钙通道 10～35 个，能与 200 个肌浆网受体 RyR 形成聚合体，一个细胞膜共有 5 736 个聚合体，Z 盘处有 82 个聚合体，T 管与肌浆有 41 个聚合体。

在缺血再灌注后代偿性肥大的心肌细胞，T 管结构混乱，使肌浆网钙库释放钙离子缓慢、心肌收缩功能降低。心肌细胞膜内陷小窝处，有 GPCR（如二氢吡啶类钙通道受体、β1AR、β2AR、α1AR、M2 受体、M4 受体）、受体酪氨酸激酶（如血小板源性生长因子受体 PDGFR、血管内皮生长因子受体 VEGFR、表皮生长因子受体 EGFR）、各种离子通道，常与小窝蛋白形成复合物。高水平小窝蛋白能抑制蛋白激酶 ERK、内皮型一氧化氮合成酶 eNOS，能引发一些受体被细胞内吞。

5. 肌浆网

心肌细胞膜下的肌浆网（SR）是特化的滑面内质网，能控制细胞质钙离子水平；钙离子结合肌钙蛋白 C 亚单位时，导致心肌细胞内兴奋-收缩装置的蛋白质构象改变，粗/细丝相对滑动，产生心肌收缩。

心肌细胞的肌浆网包括：①连接型肌浆网（J-SR），与细胞膜、T 管膜形成二联体、三联体，与细胞膜 L 型电压门控钙通道连接，对调节细胞质钙离子水平很重要；②囊泡型肌浆网（C-SR），位于 I 带，含受体 RyR、肌钙集蛋白，是肌浆网钙离子释放位点；③网状肌浆网（N-SR），膜上含 SERCA（钙泵），能摄入细胞质钙离子到肌浆网钙库；④池状肌浆网。一些细胞膜关联蛋白（SLMAP）参与维持受体 RyR、L 型电压门控钙通道的膜耦联；如亲联蛋白 JPH1、JPH2 突变，能引发心肌细胞肥大、扩张性心肌病。

连接型肌浆网邻近线粒体（相隔 20 nm），连接型肌浆网与线粒体间有高电子密度桥（绳索结构），连接型肌浆网钙库释放的钙离子能被线粒体摄入，可直接调节线粒体内钙离子水平；线粒体释放的活性氧，能作用于兰尼碱受体 RyR（是氧化还原感受器）的半胱氨酸残基，能活化、开放 RyR，使肌浆网钙库钙离子进入细胞质。在缺血再灌注损伤时，连接型肌浆网经 RyR 的钙离子通道，释放大量钙离子到细胞质，能引发细胞质钙离子超载、扩大心肌损伤，能促进线粒体膜通透孔开放，促进细胞凋亡。

心力衰竭发生 T 管重塑时，RyR 沿 T 管分布的特征基本保留，但 L 型电压门控钙通道分布发生紊乱，导致 RyR、L 型电压门控钙离子通道共定位减少。

4 个 RyR 的聚合体形成连接型肌浆网的钙离子通道；RyR 单体分子量为 565 kD。RyR 有1 型（5037 个氨基酸残基）、2 型（4976 个氨基酸残基）、3 型（4872 个氨基酸残基），心肌中主要有 RyR2。

RyR 分子内包括：①N 端域；②中心域（能结合 Homer/FKBP12/FKBP12.6，可被钙调蛋白激酶Ⅱ磷酸化活化、开放）；③通道域（能结合钙调蛋白、钙离子、镁离子）；一些离子、小分子、蛋白等主要作用于 N 端域、中心域；RyR 有三个亮氨酸拉链基序（IZ），亮氨酸拉链基序 1 能结合蛋白磷酸酶 1，亮氨酸拉链基序 2 能结合蛋白磷酸酶 A2/PR130，亮氨酸拉链基序 3 能结合蛋白激酶 A/磷酸二酯酶 PDE4D3。

细胞质钙离子水平过高时，能通过 RyR 抑制因子如钙调蛋白、Sorcin、Homer 等抑制、关闭 RyR 的钙离子通道。Homer 为接头蛋白，能促进抑制、关闭 RyR。蛋白激酶 A/钙调蛋白激酶Ⅱ磷酸化 RyR 后，使 FKBP12/FKBP12.6 由 RyR 解离，能促使 RyR 活化、开放。经 L 型电压门控钙离子通道进入的钙离子，是使 RyR 活化、开放的主要因素。

RyR 是氧化还原感受器，有 100 个半胱氨酸残基，其中 20～50 个处于还原态，有约 12 个是活泼的，后者能以三种方法被氧化：亚硝基化、谷胱甘肽化、氧化，而形成二巯键；RyR 的钙调蛋白结合部位的 Cys^{3635}，可以被这三种方法氧化，促使钙调蛋白离开 RyR，使 RyR 开放增加。

RyR 的活泼半胱氨酸残基被亚硝基化、氧化后，一般引发 RyR 的钙离子通道对钙离子敏感、开放；RyR 的活泼半胱氨酸残基被谷胱甘肽化、氧化后，一般会降低镁离子对 RyR 的抑制作用，能引发 RyR 的钙离子通道开放增加。

心肌细胞连接型肌浆网也有 IP_3 受体 2（IP_3R2），对 IP_3 易敏感、活化、开放，细胞质钙离子在水平为 100 nmol/L 时，可完全结合、开放 IP_3 受体 2 的钙离子通道。在心肌细胞中，IP_3 受体 2 表达水平是 RyR 的 1%，故 IP_3 受体 2 不是调节细胞质钙离子水平瞬变的主导物。心肌细胞肥大时，IP_3 受体 2 表达水平升高。

肌浆网钙离子激活的 ATP 酶（SERCA 2a/2b/2c/2d，钙泵）由 ATP2A2 基因表达。ATP2A1 基因表达 SERCA1a/1b，主要表达于快缩型骨骼肌。心肌细胞主要表达 SERCA2a（有 994 个氨基酸残基），还有 SERCA 2b/2c。SERCA2a 表达水平与心肌细胞收缩时程相关，SERCA2a 表达水平升高时，舒张期时程缩短。甲状腺素 T_4 水平升高时，抑制表达受磷蛋白 PLB，促进表达 SERCA2a；甲状腺素 T_4 水平降低时，促进表达受磷蛋白 PLB，抑制表达 SERCA2a。细胞质抗凋亡因子 Bcl-2、造血细胞相关蛋白 Hax1，可调节表达 SERCA2a。S100A1、受磷蛋白 PLB、肌脂蛋白 SLN、心脏网状纤维、ERP57、carcalimenin、富含组氨酸的钙离子结合蛋白 HRC 等，能调节 SERCA2a 活性。蛋白激酶 A、钙调蛋白激酶Ⅱ能磷酸化受磷蛋白 PLB，降低受磷蛋白 PLB 对 SERCA2a 的抑制作用，再增强 SERCA2a 活性。蛋白激酶 C 能磷酸化活化受磷蛋白 PLB，再抑制

SERCA2a 活性。在心肌细胞肥大、细胞质钙离子水平明显升高时，肌脂蛋白 SLN 不与 SERCA2a 解离，能明显抑制 SERCA2a，促进心肌细胞质 Ca^{2+} 增加、心肌收缩、肥厚。

心肌细胞肌浆网膜有细胞内三聚体阳离子通道（TRIC-A/B），在 RyR 大量释放钙离子时，为维持心肌细胞肌浆网膜内外的电平衡，会通过细胞内三聚体阳离子通道，向肌浆网腔内流入钾离子。心肌细胞肌浆网膜有一种钙离子感受器 STIM1 蛋白，可感知肌浆网腔内钙离子水平，在肌浆网腔内钙离子排空时，能激活 STIM1 蛋白，引发细胞膜钙库耗竭操纵的钙离子通道（SOC）开放，使细胞外钙离子进入肌浆网腔内。心肌细胞肌浆网膜有 calumin，功能与 STIM1 蛋白相似。

心肌细胞膜 T 管耦联的肌浆网膜上，有肌浆网鞘脂钙释放蛋白 SCaMPER，能被细胞膜、肌浆网膜的鞘氨醇磷酸胆碱（SPC）激活，引发 RyR 释放钙离子，参与鞘脂介导的心肌收缩、肥厚。肌浆网腔内有肌钙集蛋白（CSQ）、富含组氨酸的钙离子结合蛋白 HRC、肌钙腔蛋白、肌钙网蛋白、钙腔蛋白、内质网蛋白 ERP57 等。肌钙集蛋白含量较多，1 分子肌钙集蛋白能结合 50 个钙离子，能提高钙库等的钙离子储存能力，高水平肌钙集蛋白能促进 RyR 释放储存的钙离子；肌钙集蛋白基因突变，可引发儿茶酚胺敏感性多型性室性心动过速（CPVT）。

6. 肌节

心肌细胞有收缩功能，一个心肌细胞内有 400 根肌原纤维；肌原纤维中的 1 500 根粗肌丝、3 000 根细肌丝的 I 与 A 带明暗相间，主要构成横纹；在纵向上，肌原纤维以大约 2 μm 间距划分为肌节，长度为 120 μm 的心肌细胞有约 60 个肌节。肌原纤维是心肌细胞兴奋-收缩耦联的最终效应器。成年人心肌细胞肌丝蛋白结构，包括 613 种蛋白质，主要有 23 种肌丝蛋白。肌原纤维是有明暗相间横纹的条索，可分为 I 带、A 带、M 带、Z 盘。两个 Z 盘间为 1 个肌节，即 1 个收缩单位。每个肌节含粗肌丝、细肌丝、巨肌丝、星云丝。

肌球蛋白（肌凝蛋白）占肌原纤维蛋白的 60%，由 2 条肌球蛋白重链（MHC，每条肌球蛋白分子量 230 kD，分为 α 型、β 型）与 4 条肌球蛋白轻链（MLC）组成，肌球蛋白轻链有 ATP 酶活性，能水解 ATP。研究发现，有三种肌球蛋白异构体，即有 2 条 α MHC 的 V1 型、有 1 条 α MHC+1 条 β MHC 的 V2 型、有 2 条 β MHC 的 V3 型。一些因素能使 V3 型向 V1 型转化，如发育、高水平生长激素/睾酮、运动、甲状腺功能亢进、低水平异丙肾上腺素、治疗剂量洋地黄、多巴酚丁胺等。在病理条件下，常使 V1 型向 V3 型转化，如老化、应激、饥饿、性激素水平降低、明显心室压力超负荷、容量超负荷、甲状腺功能降低、心肌萎缩、心力衰竭、心肌重塑、糖尿病、高水平异丙肾上腺素、阻断交感神经、中毒剂量洋地黄、阿替洛尔、L-NAMA（NO 合成酶抑制剂）。

7. 线粒体

每个心肌细胞约有 5 000 个线粒体，占心肌细胞体积的 35%左右，单个线粒体一般跨越 2～3 个肌节；缺氧时，单个线粒体可跨越 7 个肌节。成年人心肌细胞中，有细胞膜下线粒体、肌原纤维间线粒体、核周线粒体。线粒体的运动与融合，能促使把 ATP/线粒体 DNA 分布于整个心肌细胞。人线粒体蛋白有 1 000～1 500 种，已鉴定 1 098 种，其中 13 种蛋白质由线粒体基因表达。有人在心肌细胞线粒体中分析 615 种蛋白，功能分 15 类，81%功能已知，大部分的分子量为 20～30 kD，含量较高的有 ATP5A1、ATP5B、乌头酸水解酶（ACO2）、ANT1、ANT2、电压门控阳离子通道 VDAC 等。

电压门控阳离子通道 VDAC 是单孔通道，在线粒体外膜，有 VDAC 1/2/3，细胞质的丙酮酸、苹果酸、琥珀酸、NADH、ADP、磷酸，能经 VDAC 进入线粒体膜间隙，线粒体产生的 ATP 与亚铁血红素经 VDAC 进入细胞质。钙离子、钾离子、钠离子能进出 VDAC。VDAC 能促进磷酸肌酸激酶，把 ATP 转为磷酸肌酸而储存。SERCA2 能促进肌浆网、线粒体摄入钙离子。线粒体外膜的 β_3 肾上腺素受体活化后，能促使线粒体与肌浆网释放钙离子，最后可引发 SOC 使细胞外钙离子进入细胞肌浆网。

有人认为，线粒体能通过几种方式释放细胞色素 C，主要包括：

一是线粒体双层膜通透孔（mtPTP）开放，使线粒体基质水肿，胀破线粒体外膜，释放细胞色素 C；

细胞质高水平钙离子、活性氧，可促进线粒体双层膜通透孔开放；而 ADP、ATP、镁离子、sanglifehrinA、环孢素，能抑制线粒体双层膜通透孔开放。线粒体双层膜通透孔的孔道，包括 ANT、F1F0ATP 酶、苯二氮䓬受体、肌酸激酶、亲环蛋白、Bcl-2 家族成员、电压门控阳离子通道 VADC 等。

二是线粒体凋亡通道(MAC)，一般由 Bax 或 Bak(Bak 活化后能募集 Bax)形成。MAC 同源六聚体通道，能通过细胞色素 C、DDP、Timm8α 而与电压门控阳离子通道 VDAC1 形成多聚体孔道，MAC 开放时可释放线粒体双层膜间隙的细胞色素 C、AIF。Bnip3 转到线粒体外膜后，能引发选择性线粒体自噬。线粒体膜间隙的促凋亡蛋白包括：细胞色素 C、Smac/DIABLO、AIF、内切核酸酶 E 等。

线粒体内膜钙离子通道包括：线粒体钙离子单向转运体(MCU，有 MiCa、MCa1、MCa2)、DCC(DG 活化的阳离子通道)、受体 RaM、受体 mtRyR。线粒体内膜有钠钙交换体、氢钙交换体。线粒体内膜钾离子通道包括：ATP 敏感的钾离子通道(mtK_{ATP})、钙离子激活钾离子通道(mtK_{Ca})。

二、心肌病相关的蛋白

心肌病相关蛋白见表 3-1。

表 3-1　心肌病相关的蛋白

蛋白	与心脏疾病的关系
结蛋白	结蛋白是细胞骨架蛋白，有支撑细胞、转导信号作用，也与心肌收缩、再生、线粒体功能相关，能维持心肌细胞结构、功能。结蛋白缺失可导致心肌受损，结蛋白突变可导致扩张型心肌病、心功能受损。结蛋白在梗死边缘区心肌细胞、心衰/肥大的心肌细胞等中水平上调；而在缺血性心肌病心肌细胞中水平下调并可引起细胞骨架破坏
可溶性黏附分子	可溶性黏附分子可介导细胞间及细胞与基质接触、黏附。内皮功能失调时，血管细胞表达黏附分子，使血管细胞间黏附分子 1、细胞间黏附分子 1、E-选择素的水平上调，能促使单核细胞黏附内皮，并迁至内膜下摄取氧化型低密度脂蛋白 oxLDL，并可转化为泡沫细胞，是早期动脉粥样硬化损伤的标志。血中可溶性血管细胞间黏附分子 1、可溶性细胞间黏附分子 1、S/P-选择素的水平，均与血 HDL-C 水平负相关；与血三酰甘油、LDL-C 水平正相关。
钙依赖性磷脂结合蛋白	钙依赖性磷脂结合蛋白 AnnexinⅡ为细胞骨架蛋白，能与膜结构、mRNA 结合，参与 DNA 生物合成，是纤溶酶原和 t-PA 的受体，参与胞吐作用。脂蛋白(α)抑制纤溶酶原结合 AnnexinⅡ，能抑制纤溶酶的产生，导致纤维蛋白溶解障碍，促使发生进行性动脉粥样硬化。血中同型半胱氨酸水平升高会引起血栓，同型半胱氨酸会竞争性抑制 t-PA 和 AnnexinⅡ的结合，从而减少纤溶酶的作用，影响正常纤溶，使体内易形成血栓
凝血因子Ⅶ	大部分的冠脉缺血性事件(包括猝死、心肌梗死、不稳定型心绞痛)是因粥样斑块破裂触发血栓形成所致。凝血功能失调在冠心病的发病中起重要作用，尤其在外源性凝血途径中发挥主要作用，凝血因子Ⅶ是该途径中起关键作用的因子，凝血因子Ⅶ有 R353Q 多态性的 RR 型者，常有血中凝血因子Ⅶ水平升高，易发生动脉粥样硬化及冠脉狭窄
结缔组织生长因子(CTGF)	CTGF 高水平表达与某些增殖性或纤维化性疾病，如动脉粥样硬化、肺纤维化、肾纤维化、慢性肝硬化、胰腺炎、硬皮病等的发生发展相关。转化生长因子β可部分通过 CTGF 来发挥其作用。CTGF 可促进血管内皮细胞增殖、迁移、黏附，增加动脉粥样硬化中血管平滑肌细胞凋亡；CTGF 的受体是单核细胞表面的整合素 $\alpha M\beta_2$，CTGF 可促进单核细胞分化为巨噬细胞、再转为泡沫细胞，能促进形成动脉粥样硬化斑块

续表

蛋白	与心脏疾病的关系
内皮脂酶(EL)	EL 有磷脂酶活性，可水解高密度脂蛋白，降低血高密度脂蛋白水平，减少清道夫受体 1 介导的胆固醇的逆向转运，在血管壁还可促进 ApoE 相关脂蛋白的沉积及循环白细胞黏附、迁移，可致动脉粥样硬化发展。许多致动脉粥样硬化的细胞因子如白介素 1β、肿瘤坏死因子 α、血管壁张力和剪切力等，均能使 EL 水平上调，这时可能有利于被损伤的内皮的修复
caveolin1/3	心肌有 caveolin3(150 个氨基酸残基)，内皮细胞有 caveolin1(178 个氨基酸残基，能促进内皮细胞分化)，可结合、抑制内皮型 NO 合成酶，可结合、浓缩胆固醇并参与转运，可保持细胞内胆固醇水平的稳态，能促进 CD36 摄取高密度脂蛋白-胆固醇酯，可与清道夫受体 1 一起将高密度脂蛋白运至内皮细胞膜形成的 cavelae 小泡中，也可使胆固醇运出增加；能促信号转导、促胞吞，促增殖、促收缩，是支架蛋白。Caveolin3 水平上调时，易引发心肌肥大、动脉粥样硬化
胆固醇酯转运蛋白(CETP)	胆固醇酯转运蛋白介导胆固醇酯从 HDL 转向富含 ApoB 的低密度脂蛋白，能调节血清 HDL 水平；CETP 突变可导致动脉粥样硬化。用 Taq1 酶切 CETP 基因，可以产生 B1B1、B1B2、B2B2 三型，B1B1 型人的血清 HDL 水平较低，可增加动脉粥样硬化的危险性
对氧磷酶(PON1)	PON1 分子量为 45kD，可防止高密度脂蛋白被氧化；其基因发生 L55M、Q192R 突变后，可降低 PON1 活性，使氧化型高密度脂蛋白及氧化型低密度脂蛋白水平升高，易出现动脉粥样硬化
基质金属蛋白酶 3	基质金属蛋白酶基因第位 6 核苷酸 A 纯合子突变型，可使基质金属蛋白酶 3 表达水平下调，水解细胞外基质的活性下降，有利于血管细胞的细胞外基质的沉积，可导致动脉粥样硬化
白介素 6	白介素 6 是炎症细胞分泌的细胞因子，是炎症反应的重要调节物，能引发血管壁炎性损伤，白介素 6 基因启动子 Gnt174C 多态性中，GG 型可使炎症反应较强，能促进动脉粥样硬化
eNOS	内皮型 NO 合成酶(eNOS)依赖钙离子/钙调蛋白而被激活；内皮型 NO 合成酶基因突变，可使内皮型 NO 合成酶活性下降，如 Glu298Asp、Tnt-786C，可促进生理性一氧化氮产生减少，能促动脉粥样硬化发展
MTHFR	5,10-甲基四氢叶酸还原酶(MTHFR)能把叶酸转化为 5-甲基四氢叶酸，5,10-甲基四氢叶酸还原酶基因 Cnt677T 的 TT 型，能使血同型半胱氨酸水平较高，可促进动脉粥样硬化的发展
NPC1	C 型尼曼匹克蛋白 1(NPC1)突变能导致两种不同的结果：一方面 C 型尼曼匹克蛋白 1 纯合子突变时，能通过降低 ABCA1 的表达水平，可导致外周细胞磷脂和胆固醇流出减少，高密度脂蛋白形成减少，可增加动脉粥样硬化发病风险；另一方面 C 型尼曼匹克蛋白 1 杂合子突变时，一般不引发动脉粥样硬化中坏死的形成和巨噬细胞的凋亡
14-3-3	能结合蛋白激酶 C、糖原合成酶激酶 3、叉头盒蛋白 O、细胞周期调控相关蛋白、p53、Bad、胰岛素受体底物 1、G 蛋白、骨架蛋白等。心肌损伤时，14-3-3γ 水平上调(14-3-3 已发现 β/ε/γ/n/σ/τ/δ 等亚型)
NHE	钠离子/氢离子交换体(NHE)已发现 1～9 型，细胞内 60%氢离子由钠离子/氢离子交换体排出，心肌缺血时钠离子/氢离子交换体活性常明显上调，应用钠离子/氢离子交换体抑制剂可保护缺血受损的心肌，缓解心律失常，改善心功能，缩小心肌梗死范围
BNP(脑钠肽)	前 BNP 原有 131 个氨基酸残基，BNP 原有 108 个氨基酸残基，活性 BNP 有 32 个氨基酸残基。活性 BNP 促排钠利尿、舒张血管、维持心功能；其血水平升高与心室功能不全、左心衰竭、急性冠脉综合征、心肌缺血发生率/死亡率正相关，高血压时血 BNP 水平上调。BNP 由张力改变刺激的心室肌细胞分泌，可被肾、肺的内肽酶降解

续表

蛋白	与心脏疾病的关系
CNP	CNP 原有 126 个氨基酸残基，经 furin 酶降解后，CNP 含 22 个氨基酸残基，一般血水平为 30pg/ml，主要分布在血管内皮细胞，没有排钠利尿作用，为内皮超极化因子（EDHF）家族成员；受体为 NPR-A/B/C，能上调磷脂酶 C、cAMP，降血压、抑增殖、抑炎症。在高胆固醇/高血压/充血性心衰时及生理性一氧化氮、前列环素功能受损时，CNP 水平下调；CNP 水平上调可改善血管舒张机制、降高血压、改善心肌缺血、抗血管炎性增生、抗动脉粥样硬化
ANP	是心钠肽，在 ANPα/β/γ 中，ANPα 为主要活性分子，主要表达于心房，血 ANP 主要来源于心房。前 ANP 原有 152 个氨基酸残基，ANP 原有 150 个氨基酸残基，ANP 原经 corin 酶作用产生活性 ANP(有 32 个氨基酸残基)。活性 ANP 的血清除半衰期为 2 分钟，主要在肾、肺、肝由中性内肽酶降解。活性 ANP 经其受体/Gαi/鸟苷酸环化酶/cGMP/蛋白激酶 G 产生作用，能排钠利尿、舒张血管、降血压、抑增殖、抑炎症；高血压并发心功能不全、心肌肥大时，ANP 水平上调；cGMP 水平下调时，对 ANP 反应下调
GATA4	心肌肥大刺激因素如压力超负荷、缺氧、交感神经兴奋、精氨酸加压素、内皮素 1、血管紧张素Ⅱ等作用增强时，可明显上调 GATA4 的表达水平，再诱导 Bcl-2、ANP、BNP、CARP 等的表达，能促进 HLA、心肌肌钙蛋白 C、NCX1、肉碱棕榈酰转移酶 1β、A1 腺苷受体等蛋白合成水平上调，促进心肌肥大、心肌重构
miRNA	miRNA 是含 22 个核苷酸的内源性非编码 RNA，能与靶基因 mRNA 的 3′非翻译区结合，抑制翻译、促进靶基因 mRNA 的降解，调节心肌细胞增殖。过度表达 miRNA-21/23/24/125b/195/199a/214 及其下调 miRNA-29c/93/150/181b 可引发心肌肥大；过度表达 miRNA150/181b 可引发心肌体积变小
Sirtuin（Sir2 样蛋白）	属组蛋白去乙酰化酶（HDAC）Ⅲ型，可被白藜芦醇、黄酮类激活，促进 RNA 聚合酶Ⅰ转录因子/α-微管蛋白/p65 核因子 NF-κB/p300/过氧化物酶体增殖物激活受体 γ/乙酰 CoA 合成酶的表达，抑制 p53 的活性；Sirtuin 在心肌细胞表达水平上调，可抑制心肌细胞凋亡，改善充血性心力衰竭
TNF-α	低水平的肿瘤坏死因子（TNF-α）可介导心肌炎症反应，抗炎症细胞凋亡时通过 Akt1/2/3 及核因子 NF-κB 通路产生效应；过高水平肿瘤坏死因子 α 则介导心肌凋亡，促凋亡通路包括线粒体凋亡通路、蛋白激酶 JNK 通路
Wnt	Wnt/受体-卷曲蛋白/β-连环蛋白信号通路及卷曲蛋白/planter 细胞极性蛋白信号通路，参与心肌梗死后心肌的愈合、新生血管的形成，能刺激基质金属蛋白酶 2 的合成。Wnt 受体信号通路活性下调，与早发冠心病、动脉粥样硬化、高血压心脏病、代谢综合征有一定关系，能下调造血干细胞向心肌细胞分化的水平，能上调糖原合成酶激酶（GSK3β）而促心肌细胞凋亡、纤维化
Smad	Smad 家族是转录生长因子超家族成员，具有信号转导功能。不同 Smad 的信号激活和信号转导通路活化，在心肌梗死中有一定作用；转化生长因子 β 激活 Smad 后，可引起心脏重塑和心衰过程相关的纤维化、凋亡。在胎儿，高水平骨形态发生蛋白（BMP）能激活 Smad，可维持心脏正常发育
Apelin/APJ	Apelin 是 APJ 的配体，APJ 即为血管紧张素Ⅱ受体样蛋白、G 蛋白耦联受体，在心血管系统高水平表达。Apelin/APJ 信号通路活化可增强心肌收缩力、降低血压、促进新生血管形成、防护心肌缺血再灌注损伤、调控脂肪-胰岛素轴等作用。在治疗心力衰竭、高血压、缺血性心血管疾病、心肌缺血-再灌注损伤等方面具有很大的潜在作用

续表

蛋白	与心脏疾病的关系
β-AR	炎症反应是各类心脏疾病发生、发展的重要环节，各种炎症因子的释放和炎症细胞的浸润，在心肌梗死、心衰、心肌重构中发挥重要作用。β肾上腺素能受体(β-AR)是调节心脏功能的主要受体，研究发现，β肾上腺素能受体过度活化时，能经MAPK/白介素6/肿瘤坏死因子α/白介素1β/内皮型NO合成酶信号通路，导致许多炎症因子的水平上调，促炎症
AA	花生四烯酸(AA)主要由环氧合酶作用，而生成前列环素/血栓素 A_2，再经脂加氧酶作用，可生成白三烯，然后能经细胞色素p450代谢为HETES、EETS，HETES、EETS水平升高，与心肌缺血-再灌注(MIR)损伤相关
CD40/CD40L	易损斑块的破裂是主要的急性心血管事件，CD40/CD40L系统作为免疫反应和炎症反应的枢纽，其参与急性冠脉综合征等的发生发展、斑块破裂、血栓形成；阻断其信号转导，可抑制炎症反应、对动脉粥样硬化有一定的防治效果
PPAR	心肌纤维化是冠心病、高血压、心肌病等向终末期心脏病发展的必然过程，减缓纤维化，对改善患者的预后有重要意义。过氧化物酶体增殖物激活受体(PPAR)是广泛分布于组织的核转录因子，在调节糖、脂的再分布、代谢过程中发挥重要作用。其被激活后能够通过影响胶原代谢、RAS系统、细胞因子及炎症反应等减缓心肌纤维化的进展
肝脂酶	是肝细胞产生的一种糖蛋白，可水解脂蛋白中的TG、磷脂，使含胆固醇较多的高密度脂蛋白2转为小而密的高密度脂蛋白3；肝脂酶基因(nt-480)C→T后，可引发动脉粥样硬化发生发展
Fas/FasL	心肌细胞的凋亡和代偿性肥大是缺血性心力衰竭发展过程中的两个重要方面。研究发现，Fas通过AP-1信号通路也可引发心肌细胞肥大。但心肌缺血后，血中可溶性FasL水平明显上调经Fas能引发心肌细胞的凋亡
HSF1	热休克蛋白相关因子(HSF)1/2/4中，HSF1最具特征性，在热休克反应中也非常重要。HSF1的活性受HSF1的低聚状态、与DNA结合能力、翻译后修饰，转录能力等调控，多种化合物能调节HSF1在心肌细胞和其他组织中的表达，可保护心肌细胞，抗凋亡、抗炎、抗纤维化，还在发育、生殖中起一定作用
抵抗素	抵抗素是联系肥胖、胰岛素抵抗和2型糖尿病的新型脂肪细胞因子，主要参与炎症反应和免疫反应。动脉粥样硬化是一种慢性炎症性过程，高水平抵抗素可通过活化NF-κB、VCAM1、ICAM1、MCP1，参与动脉粥样硬化的发生、发展
ABCA1	心肌细胞膜ATP结合盒转运子(ABCA1)介导外周细胞内过量胆固醇外流到载脂蛋白，再将其胆固醇-载脂蛋白转入高密度脂蛋白，是调节血浆高密度脂蛋白水平及细胞内胆固醇水平的重要受体；ABCA1信号通路活化能诱发细胞胆固醇外流、抗凋亡、影响细胞骨架蛋白作用等
GDF15	生长分化因子(GDF15)是一种分泌蛋白，可抗肿瘤、抗器官损伤、抑制心肌肥厚，对缺血-再灌注中的心脏损伤亦有保护作用，是心脏保护因子，又称MIC1、NAG1、PDF、PTGFB
ERK	实验证明，MEK1/ERK1、2信号通路高度活化，可引起心肌肥厚，蛋白激酶ERK在心肌细胞中能激活下游的Elk-1、GATA4、p300、cAMP结合蛋白等，可促进细胞增殖；能抑制下游的环氧合酶2、Egr-1、ANF、蛋白激酶C、蛋白激酶RSK、FLICE等，可抑制细胞凋亡
NF-κB	核因子NF-κB信号通路活化后，可抗凋亡、引发细胞增殖，可明显增加钙调蛋白激酶、蛋白激酶C、蛋白激酶MAPK、Akt、白介素6、BNP、A20的表达，参与心肌肥大

续表

蛋白	与心脏疾病的关系
GPI	多种糖基化磷脂酰肌醇锚定蛋白(GPI)与动脉粥样硬化的发生、发展相关;GPI 中的 CD14 参与动脉粥样硬化的慢性炎症过程;T-钙黏素可作为低密度脂蛋白受体而与动脉粥样硬化联系密切;其他的糖基化磷脂酰肌醇锚定蛋白如 CD87 等,也参与动脉粥样硬化的细胞移行、黏附、凋亡和增殖等的调节
CRT	钙网蛋白(CRT)是内质网钙结合蛋白、分子伴侣,广泛分布,分子量 46kD,N 端域能结合 ATP、协助蛋白质折叠,P 域能促进钙离子结合纤溶酶原激活物抑制剂 1、穿孔素,C 域能与钙离子结合;主动脉狭窄、心肌肥大、心肌缺血等,可引发 CRT 表达水平上调,能促进生理性 NO 的合成增加,有保护作用
胰岛素	生理条件下胰岛素可上调腺苷、生理性 NO 水平,可舒张血管,增加心肌血流量;胰岛素抵抗时,高水平胰岛素经胰岛素受体、蛋白激酶 MAPK 信号通路,明显上调内皮素 1、血管细胞间黏附分子、游离脂肪酸、活性氧、蛋白激酶 C、核因子 NF-κB、血管紧张素Ⅱ的水平,收缩动脉血管,促进内皮功能紊乱
生长激素分泌素	胃内分泌细胞、下丘脑弓形核都能表达生长激素分泌素,并能通过生长激素分泌素受体(GHS-R),刺激垂体前叶释放生长激素(GH)、促进摄食/胰岛素分泌、下调炎症反应、增加冠脉血流、上调生理性一氧化氮的水平、抗心血管细胞凋亡。高血压时血生长激素分泌素水平常下调;慢性心力衰竭、心肌梗死、动脉粥样硬化、肺动脉高压时,血生长激素分泌素水平常上调
OPN	骨桥蛋白(OPN)是磷酸化的糖蛋白,分子量 66kD,有 RGD 氨基酸残基基序域,可结合整合素及细胞外基质,能被凝血酶降解、活化;也可结合受体 CD44。骨桥蛋白能促进破骨作用、内皮细胞增殖及迁移。在动脉粥样硬化、血管成形术后,OPN 水平常上调,能促进血管平滑肌细胞/外膜细胞的增殖、迁移,增殖过度时 OPN 可促凋亡
CARP	心锚定重复序列蛋白(CARP)是核转录辅因子,高水平的生长因子、GATA4、转化生长因子β,可上调 CARP 的表达水平,抑制细胞蛋白质合成、细胞生长。高水平的 Rac/p38MAPK,可下调 CARP 的表达水平。动脉粥样硬化、心肌肥大、心房颤动可上调 CARP 的表达水平,抑制心肌细胞肥大等
HSPG	硫酸乙酰肝素蛋白聚糖(HSPG)构成内皮细胞的基底膜、细胞膜、细胞外基质,分子量 220kD,由内皮细胞、细胞外基质细胞合成,能防止单核细胞入侵、清除活性氧、竞争三磷酸肌醇受体、抑制凝血酶原激酶、抗凝,抗增殖、抗迁移。HSPG 水平下调,与糖尿病肾病、糖尿病视网膜病、动脉粥样硬化时的细胞明显增殖相关,可促炎症、促免疫反应、促脑血管病变
UCP	解耦联蛋白(UCP)占线粒体蛋白的 7%,能下调线粒体内膜电位差,减少产生 ATP,可促进释放热能。糖尿病时,高水平游离脂肪酸能上调 UCP 的水平,能下调葡萄糖转运体 4 的水平;充血性心力衰竭、甲亢时,UCP 水平常上调,可引发心脏功能下调。培多普利能抑制心肌 UCP 的表达,可改善心力衰竭
NF-AT	钙离子/钙调磷酸酶/活化 T 细胞核因子(NF-AT1)信号通路活化后,能与核心结合因子(RUNX2)、碱性磷酸酶、骨形态发生蛋白、骨桥蛋白等一起,促进心瓣膜的发生、促进血管平滑肌分化;钙离子/钙调磷酸酶/活化 T 细胞核因子信号通路过度活化时,能上调单核细胞趋化蛋白 1、环氧合酶 2 的活性水平,促进心血管炎症、钙化
大麻信号通路	生理条件下,在脑内钙离子水平升高后,能经内源性大麻如 AEA、2-AG、noledinether、virhodamine、N-arachidonyl-多巴胺及其受体 CB1/Gαi、Gαo/AC/cAMP/蛋白激酶 A/环氧合酶 2、蛋白激酶 MAPK、蛋白激酶 C 信号通路,能下调食欲;也可经 CB2/Gαi、Gαo 作用于免疫组织、心血管内皮细胞/平滑肌细胞,能下调胰岛素抵抗、下调 HbA1c 水平。大麻信号通路过度活化,可引发肥胖、促进糖尿病

续表

蛋白	与心脏疾病的关系
PTEN	PTEN是特异性蛋白酪氨酸、丝/苏氨酸磷酸酶，可下调三磷酸肌醇、周期素D1的水平，抑制细胞生长。PTEN水平下调，可导致PI3K/Akt信号通路活化，可上调β肌球蛋白重链的水平，能促进心肌肥大；高水平氧化型低密度脂蛋白，能下调PTEN的水平，能导致血管平滑肌细胞增殖。辛伐他汀可上调PTEN的水平，抑制血管平滑肌细胞增殖
PDE	磷酸二酯酶PDE1C/2/3的C端催化域，可降解cAMP、cGMP，PDE1A/1B可降解cGMP；PDE的N端可结合钙离子/钙调蛋白。β肾上腺素受体激动剂能在心肌细胞，使PDE与β肾上腺素受体结合，可下调细胞质钙离子、cAMP、蛋白激酶A的水平，抑制蛋白激酶ERK/PI3K、心肌收缩力，能下调肺动脉高压，可抑制支架介入术后的血管再狭窄。
CYP2J2	属于CYP450家族，是单氧化酶，广泛分布，CYP2J2有至少20个成员，能把花生四烯酸氧化为14、15-EET/11、12-EET/8、9-EET/5、6-EET。11、12-EET等，能经PKA使心血管细胞K_{ATP}通道、K_{Ca}通道磷酸化激活、开放，可扩张肾血管。5-EET、6-EET等能使L型电压门控Ca^{2+}通道关闭，8-EET、9-EET等可抑制、关闭钠通道、氯离子通道。EGF等可上调14-EET、15-EET/PI3K信号通路的活性，促生长，能结合过氧化物酶体增殖物激活受体γ、抑制NF-κB、抗炎症。高盐可下调CYP2J2的水平，升高细胞质钙离子水平，能促进血管收缩、升血压。CVD时CYP2J2水平上调，有内皮极化因子的作用，能引发血压降低、可抗炎症、抗血凝
CD163	CD163分布在巨噬细胞的细胞膜，能结合Hb-结合珠蛋白复合物，是Hb的清道夫受体，可使Hb在巨噬细胞内，被血红素氧化酶(HO-1)降解为胆绿素、CO，胆绿素能抗脂质过氧化，CO能抗炎症，能稳定AS斑块。
HO-1	血红素氧化酶(HO-1)可产生CO，并能经鸟苷酸环化酶/cGMP降低高血压、恢复正常血压、减少缺血-再灌注损伤、抗氧化、抗动脉粥样硬化。HO-1活性水平下调，可导致右心扩大、血小板聚集与血栓形成、促进心肌细胞凋亡、促进心律失常，可导致白介素10水平下调而促炎症，能促血管平滑肌细胞增殖、促动脉粥样硬化。转HO-1基因有治疗动脉粥样硬化的作用
MIP-1α	巨噬细胞迁移抑制蛋白-1α(MIP-1α)是趋化因子，可经受体CCR1、CCR5、CCR9，募集、激活炎症细胞，能活化Gαi/蛋白激酶C、蛋白激酶B、蛋白激酶PI3K/Src，上调炎症因子白介素8、MIP-1α、趋化性细胞因子(RANTES)的水平，可促进血管新生，降低动脉粥样硬化斑块的稳定性
AIF-1	异体移植炎性因子-1(AIF-1)能激活巨噬细胞并产生大量诱导型NO合成酶、单核细胞趋化蛋白1，能促进动脉粥样硬化的发生、发展，可上调细胞内的增殖细胞核抗原(PCNA)、周期素A、周期素B、粒细胞集落刺激因子、CDK6、CDK7的表达，能促进细胞增殖，也能激活Rac-1、F-肌动蛋白，可促进血管平滑肌细胞迁移，易引发动脉粥样硬化
H_2S	心血管血管平滑肌细胞的CSE酶可产生H_2S，部分以气体分子存在，部分以NaHS分子存在，NaHS可产生H_2S。H_2S产生下调，与动脉粥样硬化斑块扩大相关；给予NaHS，可下调AKP、活性氧、骨桥蛋白、黏附分子、促炎症因子的水平，能上调NO的水平，降低过高血压，减少心肌缺血的损伤
HCHO	内源性甲醛(HCHO)由脂肪细胞、内皮细胞、平滑肌细胞的氨基脲敏感性胺氧化酶(SSAO)产生，有细胞毒性，高水平内源性甲醛可引发氧化应激，易损伤内皮，促进AS、糖尿病并发症；炎症时，SSAO在内皮细胞表面结合血管黏附蛋白(VAP-1)，能大量产生HCHO
ES	内皮抑素(endostatin，ES)是XⅧ型胶原的C端片段，能抑制血管新生、抑制内皮细胞增殖与迁移、促进低密度脂蛋白聚集、促进内皮细胞凋亡、抗动脉粥样硬化。ES水平下调可导致动脉粥样硬化斑块扩大、斑块内血管新生、低密度脂蛋白摄入增加，能抑制缓激肽上调生理性NO的水平，可促使冠脉收缩，促进支架术后再狭窄

续表

蛋白	与心脏疾病的关系
LPA	溶血磷脂酸(LPA)是水溶性甘油磷脂，可通过其受体 LPAR1～5/G 蛋白，导致腺苷酸环化酶活性下调，能促使 Ras/MAPK、PI3K、磷脂酶 C、Rho 活性上调，可促进细胞增殖或凋亡，促进血小板聚集、细胞骨架重构；溶血磷脂酸受体 LPAR1 有 364 个氨基酸残基，LPAR3 有 353 个氨基酸残基，分布于心血管、脑、胃肠、睾丸等。高水平 LPA 能促进斑块扩大、血栓形成，与急性心肌梗死相关
CT-1	心肌营养因子 CT-1 属于白介素 6 家族，有 201 个氨基酸残基，通过其受体/gp130/JAK 而活化 STAT3、蛋白激酶 ERK/PI3K/Akt，上调转录因子、核因子 NF-κB、热休克蛋白 56/70/90，促细胞生长、抗凋亡、抗炎症。心肌肥大、不稳定心绞痛、高血压、急性心肌炎、心肌梗死等时可导致 CT-1 水平上调，与疾病严重程度相关。
G-CSF	粒细胞集落刺激因子(G-CSF)是血液细胞生长因子，能动员骨髓干细胞、内皮祖细胞到心肌形成心肌细胞、修复心肌损伤，分子量 19.6kD，能由白介素-1、肿瘤坏死因子 α、内毒素等诱导巨噬细胞、内皮细胞、成纤维细胞、间质细胞产生。心肌梗死后，给予 5μg/kg 的 G-CSF，可治疗、改善心功能
HIF-1α	缺氧诱导因子-1α(HIF-1α)有 826 个氨基酸残基，有氧水平感受域(ODD)，在动脉粥样硬化斑块中 HIF-1α 水平常上调，可引发血管内皮生长因子水平上调，能促进血管新生、脂质过氧化、血栓形成，能促进斑块不稳定、易破裂

（陈　森　李建平　杨善志　程景林）

进一步的参考文献

[1] FAIRWEATHER TSJ. Selenium in human health and disease[J]. Antioxid Redox Signal, 2011, 14(7): 1337-1383.

[2] TURAN B. Role of antioxidants in redox regulation of diabetic cardiovascular complications[J]. Curr Pharm Biotechnol, 2010, 11(8): 819-836.

[3] MARINESCU V, MCCULLOUGH PA. Nutritional and micronutrient determinants of idiopathic dilated cardiomyopathy: diagnostic and therapeutic implications [J]. Expert Rev Cardiovasc Ther, 2011, 9(9): 1161-1170.

[4] ELIDRISSY AT, MUNAWARAH M, ALHARBI KM. Hypocalcemic rachitic cardiomyopathy in infants[J]. J Saudi Heart Assoc, 2013, 25(1): 25-33.

[5] WESTHOFF BM. Cardiovascular disorders in pregnancy: diagnosis and management[J]. Best Pract Res Clin Obstet Gynaecol, 2013, 27(6): 821-834.

[6] NANDA S, NELSON PC, MACKILLOP L. Cardiac disease in pregnancy[J]. Clin Med, 2012, 12(6): 553-560.

[7] SCHWARTZ P. Practical issues in the management of the long QT syndrome: focus on diagnosis and therapy [J]. Swiss Med Wkly, 2013, 33: 231-243.

[8] BOS JM. Left cardiac sympathetic denervation in long QT syndrome: analysis of therapeutic nonresponders[J]. Circ Arrhythm Electrophysiol, 2013, 6(4): 705-711.

[9] SCHWRTZ PJ, ACKERMAN MJ. The long QT syndrome: a transatlantic clinical approach to diagnosis and therapy[J]. Eur Heart J, 2013, 34(40): 3109-3116.

[10] MAISCH B, PANKUWEIT S. Current treatment options in (peri)myocarditis and inflammatory cardiomyopathy[J]. Herz, 2012, 37(6): 644-656.

第四章　肾素-血管紧张素受体信号通路与心肌病

一、概述

肾素-血管紧张素系统（RAS）参与体液调节、局部旁分泌/自分泌调节，参与心肌细胞稳态的维持，肾素-血管紧张素受体信号通路过度活化，可引发心肌细胞肥大/凋亡、心力衰竭、心律失常等。中国网上已发布RAS系统抑制剂治疗高血压的研究进展、RAS系统与房颤关系的研究进展、RAS信号转导通路、基于RAS信号通路的药物靶标研究进展等，有较好的临床参考价值，详细内容可由网上学习。

1. 肾素-血管紧张素系统的构成

肾素-血管紧张素系统的成员包括肾素、血管紧张素原、血管紧张素、相关的受体、酶等。生理条件下，经典的肾素-血管紧张素系统，由肾小球入球小动脉的近球细胞等分泌肾素，再将肝脏合成、分泌入血的血管紧张素原，水解成十肽血管紧张素Ⅰ（AngⅠ），然后被血浆或组织中（尤其是肺血管内皮表面）的血管紧张素转换酶（ACE）水解为八肽血管紧张素Ⅱ；十肽血管紧张素Ⅰ也可在血管紧张素转换酶2作用下，水解去血管紧张素Ⅰ的N末端亮氨酸残基，产生九肽血管紧张素1～9。血管紧张素Ⅱ可被血浆和组织中的氨基肽酶（LAP）、中性内肽酶（NEP），水解生成七肽血管紧张素Ⅲ、六肽血管紧张素Ⅳ。血管紧张素Ⅰ可在脯氨酰羧肽酶（PRCP）作用下、血管紧张素Ⅱ可在脯氨酰肽链内切酶（PEP）、脯氨酰羧肽酶、ACE2作用下，生成血管紧张素1～7（Ang1～7），再可在氨基肽酶、脯氨酰羧肽酶和中性内肽酶作用下生成六肽血管紧张素Ⅳ。心壁、血管壁等局部有肾素-血管紧张素系统除肾素以外的成员存在。

2. 血管紧张素的生理作用

血管紧张素Ⅰ不太具有生理活性。对体内多数组织而言，血管紧张素Ⅱ的生理作用很重要，主要包括：

——可使全身小动脉收缩、升高血压，能使静脉收缩、增加回心血量；

——可作用于交感神经末梢的突触前血管紧张素Ⅱ受体（AT1R），促进其突触囊泡释放递质去甲肾上腺素；

——可作用于交感缩血管中枢的血管紧张素Ⅱ受体，能使交感缩血管中枢兴奋，可下调减压反射，促进神经垂体释放血管升压素、缩宫素、促肾上腺皮质激素释放激素。生理情况下，循环中低水平的血管紧张素Ⅱ，与交感缩血管紧张性的维持有关；失血、脱水、应激时，血中血管紧张素Ⅱ水平上调，可通过中枢和外周交感机制，使血管收缩、血管阻力增加、血压升高、循环功能增强；

——可刺激肾上腺皮质球状带合成、释放醛固酮，再增加水钠潴留、增加循环血量。

一般Ang1～7表现出与血管紧张素Ⅱ相反的生物学效应，Ang1～7可经其受体Mas的信号通路，增强压力感受器引发减压反射的作用，能抑制血管平滑肌细胞增殖，可促进血管舒张，能促使前列腺素E_2/生理性一氧化氮的释放而拮抗血管紧张素Ⅱ、抗细胞凋亡。Ang1～7为血管紧张素Ⅱ的内源性生物效应抑制剂，能抑制心脏血管紧张素转换酶（ACE）介导的血管紧张素Ⅱ的生成。肾素-血管紧张素系统可形成血管紧张素转换酶-血管紧张素Ⅱ-AT1R轴，与血管紧张素转换酶2-Ang1～7 -受体Mas轴能相互制约；还有肾素原-肾素-肾素受体轴、醛固酮合成酶-醛固酮-醛固酮受体轴等。（图4－1）

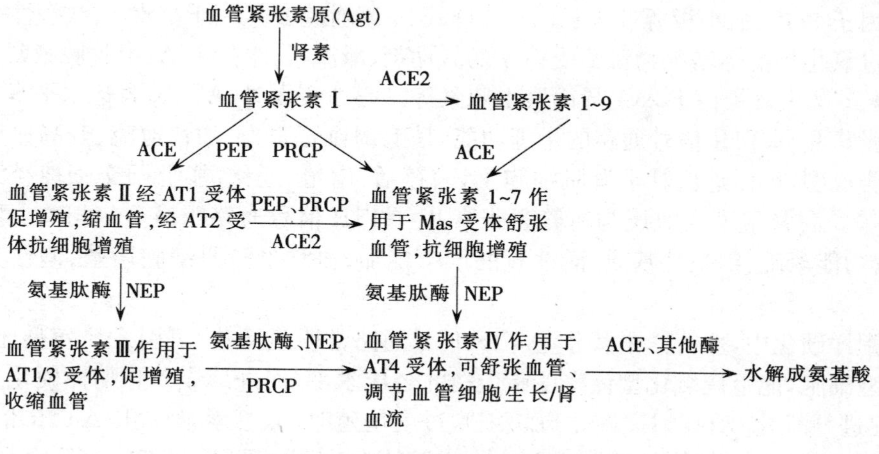

图4-1　肾素-血管紧张素系统

血管紧张素Ⅱ/Ⅳ使AT 1/4R过度活化后,可抑制血管紧张素转换酶产生血管紧张素Ⅱ,促细胞凋亡。

二、血管紧张素的AT1R/AT2R受体

血管紧张素受体已发现有AT1R/AT2R/AT3R/AT4R等,AT1R/AT2R有30%同源性。一般血管紧张素Ⅱ的作用主要经AT1R完成。AT1R基因的Ant1166C多态性等及AT1R过度激活,与高血压、心血管疾病的发生相关。

1. 血管紧张素受体AT1R

血管紧张素受体AT1R是与Gαq蛋白等耦联的受体,分为AT1aR、AT1bR,有359个氨基酸残基,分子量50kD,主要分布在心血管、脑血管等的细胞中。AT1R分子内有:

——N端胞外区,有四个半胱氨酸残基,可形成两个二硫键;氨基酸残基Asp^{74}、Tyr^{215}、Tyr^{292}是结合、活化Gαq蛋白的位点,氨基酸残基Asn^{4}、Asn^{188}、Asp^{176}是糖基化位点;

——中间部分,有7跨膜片段区(TM1～7区);

——胞内C端区。

血管紧张素Ⅱ可引发AT1R的酪氨酸残基$Tyr^{302、312、319、339}$磷酸化活化,AT1R激动剂可结合AT1R的氨基酸残基Phe^{301}而使AT1R活化,SH2域蛋白、蛋白激酶JAK、表皮生长因子受体、内囊小泡可结合AT1R的磷酸化的酪氨酸残基(p-Tyr^{319})。

血管紧张素Ⅱ结合AT1R后,AT1R能形成活化的三聚体,并在细胞膜局域化分布,AT1R三聚体较易结合Gαq蛋白,可增强AT1R信号通路活性,活化的Gαq能使AT1R的跨膜片段区1的Asp^{111}残基与跨膜片段区7的Tyr^{292}残基暴露而形成氢键,能活化AT1R。AT1R过度活化时,AT1R的氨基酸残基Thr^{332}、Ser^{338},能被G蛋白耦联受体激酶(GRK)磷酸化而受抑,并使AT1R与其结合的Gαq等解耦联、使AT1R被细胞内吞,使细胞对血管紧张素Ⅱ的敏感性下降,AT1R信号通路活性降低,可抑制产生血管紧张素Ⅱ。洛沙坦、坎地沙坦、氯沙坦等是AT1R阻断剂。

心血管中能上调AT1R表达水平的包括:过高水平的氧化型低密度脂蛋白(与动脉粥样硬化等的发生发展相关)、胰岛素、胰岛素样生长因子、孕酮、红细胞生成素、白介素1/6、肿瘤坏死因子α、cAMP、活化蛋白1/2(AP-1/2)、干细胞因子1、C反应蛋白(CRP)、糖皮质激素、细胞外高渗、缺氧、高血糖、高血胆固醇等,与高血压病等的发生发展相关。AT1R与缓激肽受体B_2形成的杂二聚体的水平上调,可增强血管平滑肌细胞对血管紧张素Ⅱ的敏感性,与先兆子痫的发生相关。AT1R也可与AT2R、$β_2$肾上腺素受体、多巴胺D_1受体等形成杂二聚体,可改变对血管紧张素Ⅱ的敏感性、反应性。

心血管中能下调 AT1R 表达水平的包括：过高水平的血管紧张素Ⅱ、表皮生长因子 EGF、成纤维细胞生长因子 FGF、血小板源性生长因子 PDGF、α-凝血酶、ATP、干扰素 γ、致病性一氧化氮、活性氧、他汀、过氧化物酶体增殖物激活受体 γ 的激动剂、雌激素、维生素 A、甲状腺激素 T_3/T_4、视黄酸、促凋亡因子-叉头盒蛋白 FoxO、异丙肾上腺素等。心力衰竭时，AT1R 表达水平常下调。

血管紧张素Ⅱ/AT1R 信号通路的生理功能，是上调血管张力、加快血流、升高血压，能使心血管细胞转为合成型，可促进血管平滑肌细胞生长、存活、增殖、迁移，能上调交感神经活性，上调血醛固酮水平等。高肾素型高血压与血管紧张素Ⅱ/AT1R 信号通路明显活化相关，可引发水钠潴留、血管内皮功能紊乱、细胞外基质/活性氧的产生增加、血管平滑肌细胞增殖、慢性炎症、心血管重构等。

在动脉粥样硬化中，血管紧张素Ⅱ/AT1R 信号通路常明显活化，可引发增殖型血管平滑肌细胞转为合成型细胞，能上调氧化型低密度脂蛋白的合成水平，促进形成动脉粥样硬化斑块、促进白细胞黏附，促进纤维化；动脉粥样硬化斑块细胞过度增殖时，血管紧张素Ⅱ/AT1R 信号通路常明显活化，也能促进斑块细胞凋亡、斑块破裂。在心脏缺血时，血管平滑肌细胞血管紧张素Ⅱ/AT1R 信号通路活化，能上调缺氧诱导因子、血管内皮生长因子的水平，可促进血管新生。

2. 血管紧张素Ⅱ受体 AT2R

血管紧张素Ⅱ受体 AT2R 有 363 个氨基酸残基，分子量 44kD，正常左心室中 AT1R 占 59%，AT2R 占 41%。在心脏中，AT2R 主要表达于心肌细胞、间质成纤维细胞、冠脉内皮细胞等。生理条件下，AT2R 信号通路活化后，能抑制蛋白激酶 A、抑制信号蛋白磷酸化，抑制细胞增殖、抑制血管收缩、抗利尿，这时 AT2R 信号通路与 AT1R 信号通路对抗。

血管紧张素受体阻断剂阻断 AT1R 后，高水平的血管紧张素Ⅱ能使 AT2R 信号通路活化，AT2R 经其 C 端结合的 Gαi 蛋白，可引发缓激肽/生理性一氧化氮/cGMP/蛋白激酶 G 水平上调，能舒张血管、下降血压、抑制心血管细胞增殖、抗动脉粥样硬化，并能促进肾血管舒张、保护肾脏。

研究发现，下调 AT2R 表达水平的因子包括：过高水平的生长因子、细胞质钙离子、血管紧张素Ⅱ、去甲肾上腺素、蛋白激酶 C 等。上调 AT2R 表达水平的因子包括：过高水平的白介素 1β、胰岛素、胰岛素样生长因子 1、干扰素调节因子 1、细胞外高水平钠离子等。

心脏间质纤维化、心脏高负荷、缺血、缺氧、心肌重构、心力衰竭、心肌梗死（急性心梗后 AT2R 活性水平上调 2 倍）时，常有 AT2R 表达水平上调，可引发缓激肽/生理性一氧化氮/cGMP/蛋白激酶 G 水平上调，能对抗 AT1R 的部分作用；但 AT2R 过度活化时，可使血管平滑肌细胞凋亡，易促使动脉粥样硬化斑块破碎，AT2R/AT1R 的比例过度上调时，可促进心力衰竭，这时阻断 AT2R 信号通路活性，可改善心衰。AT2R 的阻断剂有 PD123319 等。AT2R 与 AT1R 形成杂二聚体后，常可抑制 AT1R 信号通路活性，抑制细胞生长与增殖，减小心肌收缩力。

三、血管紧张素Ⅱ/AT1R 的多种信号通路

血管紧张素Ⅱ/AT1R 可通过多种信号通路，上调胰岛素样生长因子 1、白介素 1/6、肿瘤坏死因子 α、C 反应蛋白、鸟苷酸环化酶、红细胞生成素、孕酮、缺氧诱导因子、血小板源性生长因子、表皮生长因子受体、血管内皮生长因子、低密度脂蛋白、葡萄糖、成纤维细胞生长因子、凝血酶等的水平。血管紧张素Ⅱ/AT1R 可通过多种信号通路，下调生理性一氧化氮、ATP、干扰素 γ、视黄酸、叉头盒蛋白 FoxO 等的表达水平。

1. 经 Ras/MEK/MAPK 信号通路

血管紧张素Ⅱ/AT1R 经 Gαq/Ras/蛋白激酶 MEK/MAPK 信号通路，主要可促进靶基因表达、蛋白质合成、细胞生长、细胞增殖；血管紧张素Ⅱ/AT1R 经 Gαq 也能激活磷脂酶 C/蛋白激酶 C/Ras/蛋白激酶 MEK/ERK 信号通路，再磷酸化活化转录相关的活化蛋白 1、转录因子 Elk-1、核因子 NF-κB、蛋白激酶 RSK2/p70S6K、蛋白质翻译延长因子 EIF4E，促进合成蛋白质，促进细胞生

长、增殖、迁移；血管紧张素Ⅱ/AT1R 经 Gαq 还能激活 Rho/ROCK、Rac 信号通路，活化蛋白激酶 JNK，促进合成蛋白质，促进细胞生长；AT1R 经 Gαq/蛋白激酶 MAPKAPK2/Akt 信号通路，能活化蛋白激酶 p38MAPK，促进细胞合成蛋白质，促进细胞生长；AT1R 经 Gαq/接头蛋白 SHP2，能使蛋白激酶 JAK 结合 AT1R 的 Tyr^{319}，AT1R 再活化 STAT，促心血管细胞生长。

在心血管疾病中，血管紧张素Ⅱ/AT1R 信号通路高度活化时，可经蛋白激酶 Src 及上述机制，而过度激活多种信号通路，能促使心肌细胞肥大。在高血压病时，高水平的血管紧张素Ⅱ可经肿瘤坏死因子 α 介导 NADPH 氧化酶产生大量 H_2O_2、活性氧，使过氧亚硝阴离子、血小板源性生长因子、表皮生长因子受体、蛋白激酶 Akt 水平明显上调，能促进心肌细胞过度增殖。长期的血管紧张素Ⅱ/AT1R 信号通路高度活化，易使增殖型心肌细胞大量转为合成型心肌细胞，使心肌大量合成蛋白、蛋白多糖、细胞外基质，促使心肌细胞肥大、心壁肥厚。在动脉粥样硬化中，血管紧张素Ⅱ/AT1R 信号通路高度活化，可过度产生活性氧，能促使心血管细胞凋亡，可促进合成大量基质金属蛋白酶，降解细胞外基质，引发斑块破碎。

2. 经 PLC/IP_3、DG/PKC、钙离子/CaMK 信号通路

血管紧张素Ⅱ/AT1R 经 Gαq、Gα12、Gα13 等使磷脂酶 C(PLC)/ 三磷酸肌醇(IP_3)、二酰甘油(DG)/蛋白激酶 C(PKC)、钙离子/钙调蛋白激酶(CaMK)信号通路活化后，主要可促进血管收缩、蛋白质合成、细胞生长；产生的三磷酸肌醇能促使肌肉细胞内肌浆网的钙库，经开放的三磷酸肌醇受体-钙离子通道，释放钙离子到细胞质。高活性水平的钙离子/钙调蛋白激酶，可促进磷酸化细胞内的肌球蛋白轻链的 Ser^{19} 残基，能促进血管收缩；高活性水平的钙离子/钙调蛋白激酶，也可活化磷脂酶 A_2，产生大量花生四烯酸，再被细胞色素 p450 氧化酶作用形成 20-HETEs，可引发血管收缩。

研究发现，血管收缩过度时，蛋白激酶 Src/磷脂酶 D 信号通路活化，可上调溶血磷脂酸的水平，并过度活化蛋白激酶 C，能抑制血管紧张素Ⅱ/AT1R 信号通路的作用；心肌细胞释放大量转化生长因子 β(能促纤维化)，也可抑制血管紧张素Ⅱ/AT1R 信号通路的作用。

在心血管疾病中，长期的血管紧张素Ⅱ/AT1R 信号通路高度活化，可通过 Gαq 使钙离子/钙调蛋白激酶信号通路活化，再磷酸化激活 NADPH 氧化酶/黄嘌呤氧化酶，可引发生成活性氧。活性氧水平适度增加时，可上调内皮细胞一氧化氮合成酶、硫氧还蛋白等的水平，能抗氧化应激。活性氧水平明显增加时，能明显上调表皮生长因子受体信号通路、血小板源性生长因子受体信号通路、蛋白激酶 Akt 信号通路的活性，可促进心肌细胞肥大，能上调细胞因子如血管细胞间黏附分子(VCAM-1)、核因子 NF-κB 的表达水平，可诱导单核细胞聚集，促进慢性炎症。大量活性氧能上调过氧亚硝阴离子等的水平，可硝基化蛋白质的酪氨酸残基，能破坏蛋白质，也可破坏线粒体 DNA，使线粒体功能障碍、活化转化生长因子 β/Smad 信号通路、释放细胞色素 C/胱冬蛋白酶(caspases)/内切核酸酶 endoG 等促凋亡因子，能促进心血管细胞的凋亡，引发心肌纤维化，与糖尿病、高血压、心血管疾病的发生发展相关。

3. 经 Src、JAK、FAK 信号通路

血管紧张素Ⅱ/AT1R 经 Gαq 能使非受体酪氨酸激酶 Src/Ras、黏着斑激酶(FAK)的信号通路活化；主要可促使钙离子/钙调蛋白激酶使一些蛋白激酶活化，能磷酸化激活非受体酪氨酸激酶 Src/Ras 信号通路，可促使细胞迁移、增殖、肥大；激活的非受体酪氨酸激酶 Src，也可与黏着斑激酶及细胞骨架蛋白如桩蛋白等，形成黏着斑复合物；活化黏着斑激酶信号通路，能促进细胞骨架重构、细胞迁移、黏附、凋亡，可上调促炎症因子如核因子 NF-κB、细胞间黏附分子(ICAM)、血管细胞间黏附分子(VCAM)、单核细胞趋化蛋白 1、趋化因子 CCR2、C 反应蛋白等的水平，促炎症。

4. 经胰岛素受体信号通路

研究发现，血管紧张素Ⅱ/AT1R 经胰岛素受体信号通路，主要可调节代谢、合成等。在表皮生长因子等刺激下，血管紧张素Ⅱ/AT1R 信号通路可与胰岛素受体信号通路的信号相互交叉作用，能上调胰岛素受体底物蛋白的酪氨酸残基的磷酸化水平，使胰岛素受体信号通路活性上调，促进蛋白质等合成；但长期高度活化的血管紧张素Ⅱ/AT1R信号通路，可上调胰岛素受体底物蛋白的丝氨酸残基的磷酸化水平，下调胰岛素受体底物的酪氨酸残基的磷酸化水平，下调胰岛素受体信号通路的活性。

5. 经 FasL/Fas/胱冬蛋白酶信号通路

长期高度活化的血管紧张素Ⅱ/AT1R，可经死亡受体的配体（FasL）/死亡受体（Fas），上调促凋亡因子 p53 的表达水平，下调抗凋亡因子 Bcl-2 的表达水平，使胱冬蛋白酶等活化，可降解细胞骨架、DNA 修复因子、酶、细胞周期蛋白、DNA 等，能促使细胞凋亡；可通过肿瘤坏死因子α介导产生大量活性氧，激活细胞的线粒体凋亡信号通路、死亡受体 Fas 凋亡信号通路，能促进胰岛素抵抗、糖尿病、心血管病、肾病时细胞的凋亡及致病效应。环孢素能稳定线粒体膜，抑制血管紧张素Ⅱ诱导的线粒体双层膜通透孔开放，减少线粒体释放细胞色素 C、胱冬蛋白酶等，可抑制线粒体凋亡信号通路的活性。

四、局部组织中的肾素-血管紧张素系统

心壁、血管壁、脑、肾等局部组织中，有肾素-血管紧张素系统除肾素以外的成员存在，并能作用于局部组织血管紧张素受体；但血中肾素可被摄入心血管壁等局部组织的细胞而促进产生血管紧张素Ⅰ。一些局部组织有类肾素酶如促黑素、组织纤溶酶原激活物、天冬氨酸水解酶，可促使血管紧张素原形成血管紧张素Ⅰ。局部组织的血管紧张素Ⅰ除由血管紧张素转换酶催化形成血管紧张素Ⅱ外，还可由糜蛋白酶（广泛分布，由肥大细胞、内皮细胞、间质细胞合成）、组织蛋白酶 D 等催化形成血管紧张素Ⅱ。

心血管壁等局部的肾素-血管紧张素系统的受体，有肾素原受体、肾素受体、血管紧张素Ⅰ/Ⅱ/Ⅲ/Ⅳ的受体（AT1R/AT2R/AT3R/AT4R）、血管紧张素 1～7 受体（Mas）、醛固酮受体；相关的酶还有肾素原合成酶、醛固酮合成酶、血管紧张素转换酶等。心血管壁等局部组织可通过旁分泌/自分泌，调节肾素-血管紧张素系统成员在局部与血中的水平，影响心血管等的活动。在心血管壁局部组织中，肾素-血管紧张素系统的组分，可形成血管紧张素转换酶（ACE）-血管紧张素Ⅱ-AT1R 轴，及血管紧张素转换酶 2（ACE2）- 血管紧张素 1～7 - Mas 轴等，而相互拮抗；还发现肾素可活化肾素受体信号通路，醛固酮可活化醛固酮受体信号通路。在临床上给予血管紧张素转换酶抑制剂、血管紧张素受体 AT1R 阻断剂，可阻断全身的肾素-血管紧张素系统、局部的肾素-血管紧张素系统的活性；应用几周后，肾、血管、心、脑中血管紧张素Ⅱ/AT1R 信号通路的活性下调，能治疗心血管疾病、高血压、心力衰竭、糖尿病肾病等。

1. 血管的肾素-血管紧张素系统

一般动脉壁可产生少量肾素，其余肾素-血管紧张素系统的成分，也都可在血管中表达。大/小动脉和静脉的血管壁的肾素/血管紧张素原主要来自于血浆，肾素结合内皮细胞、血管平滑肌细胞等的肾素受体后，能促使表达血管紧张素转换酶，使血管紧张素Ⅰ形成血管紧张素Ⅱ，并可活化 AT1R 信号通路，使 NADPH 氧化酶产生大量活性氧，上调细胞质钙离子水平、下调血管紧张素 1～7 的水平，而诱发血管收缩，能升高血压，促使血管壁肥厚或产生炎症，可明显上调血小板源性生长因子和胰岛素样生长因子 1 的水平，上调蛋白激酶的活性，下调生理性一氧化氮的水平，引发内皮功能障碍、高血压；并可导致血管重构、血管平滑肌细胞增殖、表皮生长因子受体及醛固酮受体活化，促进纤维化，参与高血压、动脉粥样硬化的发生发展。

血管紧张素Ⅱ还能促进血管壁中的肾上腺素能神经末梢，释放大量去甲肾上腺素，促进血管内皮细胞释放大量内皮素，抑制生理性一氧化氮的生成，并促进血管收缩。血管紧张素Ⅱ也可通过磷酸肌醇激酶 PI3K/蛋白激酶 Akt 信号通路，上调转录因子 c-Fos/c-Myc 的表达水平，促进蛋白质合成，上调生长因子的水平，能导致血管平滑肌细胞增殖、分化、迁移。高水平血管紧张素Ⅱ过

度活化血管紧张素的AT4R时，可促进血管内皮细胞产生纤溶酶原活化抑制物1(PAI-1)，促进血小板聚集、黏附，促血栓形成。在动脉粥样硬化血管平滑肌细胞中，血管紧张素Ⅱ/AT1R信号通路常过度活化。

血管收缩过度时给予血管紧张素受体AT1R阻断剂后，内皮细胞中高水平的血管紧张素Ⅱ，可经AT2R信号通路，上调缓激肽的表达水平，能活化缓激肽受体B2信号通路，促进内皮细胞的血管紧张素转换酶2，使血管紧张素Ⅱ生成血管紧张素1～7，并结合Mas受体。缓激肽受体B2/血管紧张素1～7受体Mas信号通路活化后，可上调内皮细胞一氧化氮合成酶/生理性一氧化氮活性水平，能使生理性一氧化氮扩散入血管平滑肌细胞，引发血管舒张，可改善内皮功能、降血压、下调活性氧产生的水平、拮抗血管紧张素Ⅱ/AT1R信号通路。血管收缩过度时，高水平血管紧张素Ⅱ也可通过刺激内皮细胞，产生大量内皮舒张因子(生理性一氧化氮)，使血管内皮细胞膜上的血管紧张素的AT4R兴奋，导致血管舒张。研究发现，促进内皮细胞的血管紧张素转换酶2-血管紧张素1～7-Mas轴活化后，血管紧张素Ⅱ对不同血管的净作用及对器官血流量的总影响，取决于上述机制之间的平衡关系。

2. 心血管的肾素-血管紧张素系统

心脏内存在局部的肾素-血管紧张素系统，心脏中的肥大细胞可产生一些肾素；心脏成纤维细胞及血管内皮细胞可产生血管紧张素转换酶；局部心肌细胞/成纤维细胞可产生血管紧张素原，也可从血中摄取血管紧张素原。心肌细胞、成纤维细胞、交感神经末梢，可表达血管紧张素的AT1R。在心脏各部分，肥大细胞产生的糜蛋白酶、组织蛋白酶G、激肽释放酶(其作用不能被血管紧张素转换酶抑制剂阻断)与心肌细胞产生的血管紧张素转换酶，可使血管紧张素Ⅰ形成血管紧张素Ⅱ。

心肌产生的血管紧张素Ⅱ能以自分泌/旁分泌方式，直接作用于心肌细胞膜的血管紧张素受体AT1R，上调细胞质钙离子水平，产生正性肌力作用，能通过旁分泌方式，促进心交感神经末梢释放去甲肾上腺素，再经β_1肾上腺素能受体/腺苷酸环化酶/cAMP/蛋白激酶A信号通路，使心肌细胞膜T管等处的L型电压门控钙通道激活、开放，使钙离子进入细胞质内，并促使肌浆网膜兰尼碱受体-钙离子通道/三磷酸肌醇受体-钙离子通道的开放，促使肌浆网钙库释放钙离子到细胞质；钙离子/钙调蛋白激酶也可使细胞膜L型电压门控钙通道、兰尼碱受体-钙离子通道磷酸化活化、开放，间接增强心肌肌力。心肌产生的高水平血管紧张素Ⅱ，也可直接、间接引起冠状动脉收缩。心脏局部血管紧张素转换酶-血管紧张素Ⅱ-AT1R轴过度活化，可引发心肌肥大及纤维化。

心肌血管紧张素Ⅱ/AT2R信号通路活化后，能扩张冠状动脉，抑制心肌细胞增殖，并能在心肌细胞增殖过度时，诱导心肌细胞凋亡；心肌血管紧张素Ⅱ/AT2R信号通路的这种作用，一般只有当血管紧张素受体AT1R被阻断后(如给予血管紧张素受体AT1R阻断剂等时)才起作用。心肌血管紧张素Ⅱ/AT2R信号通路活化后，可产生大量生理性一氧化氮，激活可溶性鸟苷酸环化酶/cGMP/蛋白激酶G信号通路，能扩张血管、引发对心肌的保护作用；大量的生理性一氧化氮能拮抗血管紧张素Ⅱ/AT1R信号通路，减少心肌肥大、减少水钠潴留、下调细胞增殖，减少缺血再损伤。

在动脉粥样硬化中，血管紧张素Ⅱ/AT1R信号通路高度活化后，可激活磷酸肌醇激酶PI3K/蛋白激酶Akt信号通路，上调转录因子c-Fos/c-Myc的水平，促进蛋白质合成、细胞增殖；也能促进心交感神经末梢释放去甲肾上腺素；也可促使NADPH氧化酶产生大量活性氧，活化表皮生长因子受体信号通路、醛固酮受体信号通路，促进细胞生长、增殖；心肌过度牵拉时，可在局部上调血管紧张素原/血管紧张素Ⅱ/AT1R的水平，引发心肌细胞的增殖信号，促进细胞生长、增殖；均可促进心脏肥大、成纤维细胞增殖、纤维化。

一般情况下，心脏局部肾素-血管紧张素系统活性水平有所上调，常不足以诱导心肌细胞肥大，这时如果有心肌牵拉力增加、表皮生长因子受体活化等，可协助诱导心肌细胞肥大。高水平血管紧张素Ⅱ能促使交感神经大量释放去甲肾上腺素，可使心肌细胞大量合成、释放转化生长因子β；

高水平去甲肾上腺素经 β_1 肾上腺素能受体信号通路，可引发心肌细胞肥大；转化生长因子 β 经转化生长因子 β 受体信号通路，能导致细胞外基质增加。在心肌细胞肥大时，心肌细胞常下调 11β 羟类固醇脱氢酶 2(HSD11B2)活性，不能把一些糖皮质激素代谢转化为皮质醇，高水平的糖皮质激素反而能促进醛固酮结合醛固酮受体，活化醛固酮受体信号通路，促进心肌细胞进一步肥大。高水平血管紧张素Ⅱ能刺激心肌细胞产生大量活性氧，损伤心肌；也能促使醛固酮结合醛固酮受体，活化醛固酮受体信号通路，抑制肾小管水通道蛋白的合成，易导致水钠潴留，造成心力衰竭；给予醛固酮受体阻断剂安替舒通/依普利酮可改善心力衰竭。

五、ACE2-Ang1～7-Mas 轴

2000 年以来的研究发现，血管紧张素转换酶 2(ACE2)-血管紧张素 1～7-Mas 轴，与血管紧张素转换酶-血管紧张素Ⅱ-AT1R 轴能相互对抗。血管紧张素转换酶 2 基因在 X 染色体，表达有 805 个氨基酸残基、分子量 120kD 的Ⅰ型膜结合糖蛋白，分布较局限，如分布在睾丸、肾脏、心脏、冠脉、胃肠、脑、肺、血管等，主要表达于血管内皮细胞、血管平滑肌细胞、近端肾小管上皮细胞、脑星形胶质细胞等。血管紧张素转换酶 2 在内皮细胞表达水平较高，在血管平滑肌细胞表达水平较低。血管紧张素转换酶 2 的分子内含信号肽区、N 端区、基质金属蛋白酶锌离子结合催化区、单跨膜结构区、胞内尾区；血管紧张素转换酶 2 的 N 端区，与血管紧张素转换酶的 N 端区有 48%的同源性。血管紧张素转换酶 2 主要以胞外酶形式存在，能切断 11 种蛋白底物多肽链末尾的 Pro-X(X 为疏水氨基酸)间的肽键，可降解掉底物多肽链的 1 个氨基酸残基，血管紧张素转换酶 2 的底物有血管紧张素Ⅰ/Ⅱ、des-Arg9-缓激肽、apelin13、dynorphinA(1～13)、β-casamorphin，血管紧张素转换酶 2 不能降解缓激肽，对经典的血管紧张素转换酶抑制剂不敏感；它主要可使血管紧张素Ⅱ降解为血管紧张素 1～7(中性内肽酶、氨基肽酶、脯氨酰羧肽酶也有此作用)；血管紧张素转换酶 2 也可使血管紧张素Ⅰ降解为血管紧张素 1～9，再被血管紧张素转换酶降解为血管紧张素 1～7，但这条通路的活性是上述主要通路活性的 1/400 左右。被组织基质金属蛋白酶降解产生的可溶性血管紧张素转换酶 2 的分子量为 85kD，能与血管内皮细胞结合。血管紧张素转换酶基因在 17 号染色体，表达有 1306 个氨基酸残基、分子量 120kD 的羧肽酶，分子内有 2 个羧肽酶区(区内有基质金属蛋白酶域，可结合基质金属蛋白酶，血管紧张素转换酶可降解底物多肽链羧基端的 2 个氨基酸残基，底物有血管紧张素Ⅰ、缓激肽)、跨膜结构区、膜锚定区、胞内尾区。

血管紧张素转换酶 2 还可降解强啡肽、去精氨酸缓激肽、运动升压素等。血管紧张素转换酶 2-血管紧张素 1～7-Mas 轴，可调节心血管功能、调节水盐平衡、扩张血管、降血压、利尿、利钠、抑制细胞增殖等，能促进实现对心脏局部肾素-血管紧张素系统、心脏功能的精细调节，能与血管紧张素转换酶(ACE)抗衡。血管紧张素转换酶 2 可上调过氧化物酶体增殖物活化受体 γ，改善胰岛素抵抗；也可上调内皮细胞缓激肽 B2 受体、生理性一氧化氮的水平，改善内皮功能、舒张血管。血管紧张素转换酶 2 活性水平过度上调时，血管紧张素Ⅱ/AT1R 可经蛋白激酶 MAPK 信号通路，下调血管紧张素转换酶 2 的活性。给予血管紧张素受体 AT1R 阻断剂如坎地沙坦、奥美沙坦，或给予血管紧张素转换酶抑制剂如赖诺普利，或给予反式维甲酸(每天 10～20 mg/kg)，可上调血管紧张素转换酶 2 的活性水平。血管紧张素转换酶 2 也是 SARS 病毒的受体，给予 N-(2 氨乙基)-1-氯马克仑，可抑制 SARS 病毒结合血管紧张素转换酶 2，抑制 SARS 病毒相关病变的发生发展。血管紧张素转换酶 2 的特异性抑制剂是 DX512、C16、DX600、MLN-4760。血管紧张素1～7的受体 Mas 高水平时可与 AT1R 形成杂二聚体，并抑制 AT1R 信号通路的活性，上调生理性一氧化氮的水平，能保护心肌。

高血压病时，交感中枢、心脏、血液、肾内的血管紧张素转换酶 2 的活性水平，与高血压负相关。血管紧张素转换酶 2 基因的多态性，与高血压相关。心力衰竭时，心脏血管紧张素转换酶 2 的活性水平上调，有保护心肌细胞的作用，可减少纤维化。心肌梗死区边缘的心肌细胞血管紧张素

转换酶2的活性水平上调，也有保护心肌细胞的作用。糖尿病肾中，血管紧张素转换酶(ACE)活性水平上调/血管紧张素转换酶2活性水平下调，与高血压、高血糖、高血肌酐、尿蛋白增加、血HbA1c高水平相关；肾小球上皮细胞、足细胞产生血管紧张素转换酶2增加时，可减少肾小球纤维化、减少蛋白尿。但血管紧张素转换酶2在心脏过度表达，也可导致心脏传导阻滞和致死性室性心律失常，可明显下调心脏组织的血管紧张素Ⅱ、缝隙连接蛋白(如Cx40、Cx43，Cx40是心脏传导组织的主要蛋白，Cx43是心室肌细胞间主要的连接蛋白，有信号转导作用)的水平。在扩张型心肌病与缺血性心肌病所致心衰的心脏中，血管紧张素转换酶2与血管紧张素转换酶(ACE)的表达均较正常心脏明显增加，揭示了血管紧张素转换酶2可能参与心衰的病理生理过程。

血管紧张素1～7的分子量为899D，一般主要在心脏生成和降解，心脏是其靶器官之一，血管紧张素1～7是心脏局部肾素-血管紧张素系统中的心血管保护肽，有拮抗血管紧张素Ⅱ的作用，血管紧张素1～7能舒张血管、保护心脏/血管内皮/肾，可抑制心肌重构，血管紧张素1～7能促进排钠利尿、抗心肌细胞肥大/纤维化，可抗血栓形成/心律失常，能促进心肌梗死区恢复，增强压力感受器对减压反射的敏感性，抑制血管平滑肌细胞增殖，血管紧张素1～7能促进前列腺素E_2、生理性一氧化氮的释放，扩血管，抗凋亡。但血管紧张素1～7和血管紧张素Ⅱ对脑的有些效应则相似，如血管紧张素1～7也可促进下丘脑、神经垂体释放血管升压素、发生抗利尿效应。

血管紧张素1～7的受体Mas，是癌基因mas的表达产物，是视紫红质组G蛋白耦联受体，受体Mas有325个氨基酸残基，它活化后，可经胰岛素受体底物/蛋白激酶PI3K/Akt信号通路，使内皮细胞一氧化氮合酶产生大量生理性一氧化氮。受体Mas信号通路活化后，能下调非受体酪氨酸激酶Src/NADPH氧化酶的活性等，减少产生活性氧，可下调巨噬细胞的CD40/CD40L信号通路的促炎症活性，增强蛋白磷酸酶SHP2、前列腺素E_2保护内皮细胞的作用，能舒张血管，抗动脉粥样硬化；受体Mas信号通路活化后，可促进胰岛素受体底物的酪氨酸残基的磷酸化，上调胰岛素受体信号通路的活性，改善胰岛素抵抗；也可抑制蛋白激酶ERK、Rho信号通路的过度活化，改善心肌重构；受体Mas信号通路活化后，能抑制钙调蛋白激酶/T细胞活化核因子NF-AT信号通路活性，抑制心肌细胞肥大、增殖、纤维化；也能下调酪氨酸激酶Src信号通路、NADPH氧化酶信号通路、蛋白激酶C信号通路的过度活化，抑制远端肾小管上皮细胞膜的钠泵，抑制钠离子重吸收，故可利尿。

血管紧张素1～7/Mas信号通路活化后，可抑制血管紧张素Ⅱ/血管紧张素受体AT1R激活蛋白激酶p38MAPK信号通路，能下调炎症因子、炎症反应、动脉粥样硬化。血管紧张素1～7可抑制血压交感中枢，引起血压下调。血管紧张素1～7/Mas信号通路活化，能改善缺血处的心肌收缩功能，促进局部释放缓激肽和前列腺素E_2，抗血栓形成；能使心肌细胞膜延迟整流性钾离子通道开放、钾离子外流增加，上调外向钾离子电流，加速心肌复极化，缩短动作电位时间，抑制、关闭细胞膜L型电压门控钙通道，减少心肌细胞质的钙离子超载；能下调受损肾中的转化生长因子β_1的水平，抑制肾小球纤维化，保护肾脏。

血管紧张素1～7可被氨基肽酶、NEP降解为血管紧张素Ⅳ，再被血管紧张素转换酶(ACE)降解。使用血管紧张素转换酶抑制剂后，血管紧张素1～7水平上调，血管紧张素Ⅱ水平下调；使用血管紧张素受体AT1R阻断剂后，血管紧张素1～7水平上调，血管紧张素Ⅱ水平也上调。研究发现，血管紧张素转换酶2缺乏时，血管紧张素Ⅱ及缺氧诱导因子1水平上调，心肌可缺血、缺氧、功能下调。Mas缺乏时，心肌收缩力下调、心输出量下调。

六、肾素-血管紧张素系统改变与心血管疾病

肾素-血管紧张素系统，有其全身性的作用、局部性的作用；全身性作用包括：调控血压、影响细胞对胰岛素的敏感性、调控细胞代谢、调控心血管疾病风险因子如纤溶酶原活化放抑制剂1的水平等；局部作用包括：调控心血管重构、炎症、氧化应激、血栓形成、血管通透性、血管细胞增殖、细

胞凋亡等。

血管紧张素Ⅱ/AT1R/蛋白激酶JNK信号通路活化后，可使胰岛素受体底物1的酪氨酸残基磷酸化受抑，增加胰岛素受体底物1的丝氨酸残基磷酸化，抑制胰岛素受体信号通路活性。缓激肽1～9(是血浆α2球蛋白)/缓激肽受体B2信号通路活化后，可促进胰岛素受体的酪氨酸残基磷酸化，抑制胰岛素受体底物1的丝氨酸残基磷酸化，使胰岛素受体信号通路活化，可增加葡萄糖的摄入、上调生理性一氧化氮的水平。

在缺血性疾病血管新生中，血管紧张素Ⅱ/AT1R信号通路活化后，可促进缺氧诱导因子活化血管内皮生长因子受体信号通路，促使内皮细胞一氧化氮合成酶合成大量生理性一氧化氮，促进血管新生。在缺血性疾病血管新生中，血管紧张素Ⅱ/AT1R信号通路活化后，可经血栓素 A_2 上调前列腺素 H_2 的水平，再被环氧合酶2作用形成前列腺素 H_2 的产物，可活化血管内皮生长因子，再促使血管新生；血管紧张素Ⅱ/AT1R信号通路活化后，也可经碱性成纤维细胞生长因子，促使血管新生；当血管新生过度时，过高水平的血管紧张素Ⅱ可抑制血管新生，能明显上调内皮素的表达水平，可促进炎症及血栓形成。当血管紧张素Ⅱ/AT1R信号通路过度活化后，经蛋白激酶C核心结合因子，能促进产生大量磷酸甘油，诱导血管平滑肌钙化。

在糖尿病中，高水平的血管紧张素Ⅱ，可活化蛋白激酶JNK信号通路，使胰岛素受体底物1的酪氨酸残基磷酸化受抑，促进胰岛素受体底物1的丝氨酸残基磷酸化，能抑制胰岛素受体信号通路活性，抑制葡萄糖转运体4，使葡萄糖摄入细胞受阻，易产生胰岛素抵抗；也可经缺氧诱导因子1，活化血管内皮生长因子受体信号通路，易促进血管新生，引发糖尿病的心、肾、脑、视网膜的血管新生并发症。应用血管紧张素受体AT1R阻断剂奥美沙坦(每次20 mg，每天1次，口服)或血管紧张素转换酶抑制剂，可改善糖尿病血管并发症的症状。

高水平血管紧张素Ⅱ经AT1R，能促进炎症细胞增殖、炎症反应、纤维化，参与多种慢性疾病的发生发展，与高血压病、动脉粥样硬化、心肌肥厚、肾脏疾病、肝纤维化、门脉高压症等的发生发展相关；给予血管紧张素受体AT1R阻断剂可减轻之。例如在肝纤维化过程中，肝星状细胞为肝内形成血管紧张素Ⅱ的主要来源；高水平血管紧张素Ⅱ可激活肝星状细胞，再募集、活化浸润的炎症细胞，加强炎症反应，增加血管通透性，能促进慢性肝病、肝纤维化的发生发展。肝星状细胞高水平自分泌、旁分泌的血管紧张素Ⅱ，结合血管紧张素受体AT1R后，主要通过活性氧信号通路、核因子NF-κB信号通路、蛋白激酶MAPK信号通路、小G蛋白Rho信号通路、酪氨酸激酶Src/蛋白激酶PI3K信号通路，上调促炎症因子的水平，如血管细胞间黏附分子1、细胞间黏附分子1、白介素6、单核细胞趋化蛋白1等，参与炎症过程，刺激血管新生，促进成纤维细胞生长，合成大量细胞外基质蛋白，促进肝脏纤维化。高水平血管紧张素Ⅱ/AT1R，也可激活、开放肝细胞膜L型电压门控钙通道，使钙离子进入细胞质，使细胞质钙离子水平升高；钙离子/钙调蛋白激酶可通过活化ROCK信号通路，而诱导肝星状细胞增殖、收缩，使肝内门脉阻力增大。高水平血管紧张素Ⅱ/AT1R，也可通过Ras/蛋白激酶ERK1、ERK2/EGR1/血小板源性生长因子信号通路，促进肝星状细胞的活化、增殖，促进合成细胞外基质；也可通过蛋白激酶ERK信号通路，上调活化蛋白AP-1的水平，促进表达Ⅰ型胶原。高水平血管紧张素Ⅱ/AT1R，能通过蛋白激酶C对NADPH氧化酶亚单位p47Phox的磷酸化，可活化NADPH氧化酶，诱导大量形成活性氧；能通过蛋白激酶C磷酸化活化细胞内的蛋白激酶Akt/MAPK信号通路，能活化核因子NF-κB信号通路及活化蛋白AP-1信号通路，从而促进DNA的合成、细胞迁移、Ⅰ型胶原的合成、炎症细胞因子的分泌，促进转化生长因子β使肝纤维化。以上促肝炎症、促肝纤维化的效应，可被NADPH氧化酶抑制剂如NAC等阻断。高水平血管紧张素Ⅱ/AT1R，可使纤维化的肝脏中的基质金属蛋白酶活性降低，能导致胞外基质胶原降解减少，可刺激肝星状细胞增殖，增加合成、分泌胶原，进而加重肝脏纤维化。肝脏纤维化的最终形成，主要表现为细胞外基质含量的明显增加。

血管紧张素Ⅱ也是生长因子，高水平血管紧张素Ⅱ可经一些G蛋白耦联受体、胰岛素样生长因子1受体(IGF-1R)、血小板源性生长因子受体(PDGFR),再经蛋白激酶PI3K/ERK活化血管紧张素Ⅱ/AT1R信号通路的下游信号分子;高水平血管紧张素Ⅱ也可经肝素结合型表皮生长因子受体/基质金属蛋白酶2/9,活化血管紧张素Ⅱ/AT1R信号通路下游信号分子;高水平血管紧张素Ⅱ也能经表皮生长因子受体/内皮素1活化血管紧张素Ⅱ/AT1R信号通路下游信号分子;其结果与高血压、动脉粥样硬化、心肌肥大的发生发展相关。在临床中,阻断血管紧张素Ⅱ信号通路的上述作用,可改善心血管病变。血管紧张素转换酶、血管紧张素Ⅱ/AT1R信号通路的过度活化,可促进胰岛素抵抗、糖尿病性心血管病、动脉粥样硬化、炎症、心血管疾病等,给予血管紧张素转换酶抑制剂、血管紧张素受体AT1R阻断剂可减轻之。

血管紧张素转换酶家族成员,对血管紧张素Ⅰ加工产生血管紧张素Ⅱ等的过程,在不同组织略有不同;在心脏,主要由血管紧张素转换酶产生血管紧张素Ⅱ;在动脉粥样硬化斑块主要由血管紧张素转换酶和糜蛋白酶(作用较大)产生血管紧张素Ⅱ。血管紧张素转换酶/血管紧张素转换酶2可竞争作用于血管紧张素Ⅰ。抑制血管紧张素转换酶2活性后,可上调血管紧张素Ⅱ水平并引发心肌收缩力增加。血管紧张素Ⅱ可被氨基肽酶、中性内肽酶分解成血管紧张素Ⅲ。血管紧张素Ⅲ是脑中RAS系统的主要效应蛋白,可活化血管紧张素受体AT1R,控制血压。血管紧张素Ⅱ是血管紧张素受体AT1R主要的激动剂,高水平血管紧张素Ⅲ/Ⅳ、过大的应切力等,也可激活血管紧张素受体AT1R。

心肌血管紧张素Ⅱ/AT1R信号通路过度活化,可引发心脏成纤维细胞产生胶原蛋白等、促进心肌重构。血管紧张素Ⅱ致胶原增生的信号通路为:高水平血管紧张素Ⅱ/AT1R经Gαi使蛋白激酶ERK 1/2信号通路活化,能上调转录因子c-Fos、活化蛋白AP-1、转化生长因子β、胶原蛋白等的表达水平;AT1R结合的Gαi-GTP与Gβγ解离后,Gβγ能迅速活化酪氨酸激酶,可经钙离子/钙调蛋白激酶,使蛋白激酶PI3K/Akt信号通路、酪氨酸激酶Pyk 2信号通路、酪氨酸激酶Src信号通路活化,并能把接头蛋白Shc的酪氨酸残基磷酸化,随后可激活蛋白激酶Ras /ERK 1/2信号通路,可上调转录相关的活化蛋白AP-1、转化生长因子β的水平,能促进胶原增生。高水平血管紧张素Ⅱ/AT1R激活表皮生长因子受体后,可经磷脂酶Cγ活化磷酸肌醇信号通路,并水解细胞膜的二磷酸肌醇成为三磷酸肌醇与二酰甘油。三磷酸肌醇能激活、开放肌浆网三磷酸肌醇受体-钙离子通道,使肌浆网钙库迅速释放钙离子,使细胞质钙离子水平上调,高活性水平的钙离子/钙调蛋白激酶使酪氨酸激酶Src活化后,又能经磷脂酶Cγ激活磷酸肌醇信号通路,促进细胞增殖。高水平二酰甘油激活蛋白激酶C后,能再激活c-Raf/蛋白激酶p38MAPK信号通路,促炎症;也可上调转录因子c-Fos、转化生长因子β的表达水平,促进胶原增生。激活的蛋白激酶ERK,可使血清反应因子的三聚体磷酸化,再与c-Fos基因启动子的血清反应因子反应元件结合,能上调c-Fos、转化生长因子β的表达水平,促进胶原增生。高水平血管紧张素Ⅱ/AT1R,可激活酪氨酸激酶JAK/STAT1a信号通路,上调诱导因子Sis、转录因子c-Fos/c-Jun、转化生长因子β的表达水平,促胶原增生。

磷脂酶C、酪氨酸激酶Src、钙离子/钙调蛋白激酶等的信号通路,可相互依赖、相互激活、加强效应。MAPK相关磷酸酶可使蛋白激酶ERK等的酪氨酸/ 苏氨酸残基去磷酸化而失活。应用血管紧张素受体AT1R阻断剂、血管紧张素转换酶抑制剂、转化生长因子β受体阻断剂、蛋白激酶MAPK/ERK拮抗剂(PD98059),能抑制血管紧张素Ⅱ的促胶原合成作用,能防治高血压、心/脑梗死、心力衰竭的心肌胶原增生,有良好疗效,足量的血管紧张素转换酶抑制剂比低剂量效果更好。

心肌肥大中,血管紧张素受体AT1R的活化,可依赖或不依赖配体血管紧张素Ⅱ。在心血管病变中,有时血管紧张素受体AT1R也可引发自身抗体,并可作用于AT1R胞外袢部分,可引发蛋白激酶ERK磷酸化活化、上调细胞质NADPH氧化酶/纤溶酶原激活物抑制剂1(PAI-1)/白介素6/钙离子/组织因子的水平,促进血管平滑肌收缩,促进炎症,能引发高凝状态;拮抗血管紧张素受体AT1R自身抗体可改善之。血管紧张素受体AT1R的结合蛋白等,也可调节AT1R在心血管、肾细胞表面的数量，能促使AT1R被内吞、再循环到细胞膜；也可使血管紧张素受体AT1R内化、失活，能抗高血压。血管紧张素受体AT1R二聚体的组成改变，也可影响AT1R信号通路的作用。

肾（尤其是近端肾小管）与高血压密切相关。当血管紧张素受体AT1R被AT1R阻断剂阻断后，血肾素/血管紧张素Ⅱ的活性水平上调，并可活化AT2R信号通路，可抑制肾内血管紧张素Ⅱ经AT1R的致高血压作用；血管紧张素Ⅲ也可活化AT2R并导致钠利尿、抗高血压。

RAS系统的血管紧张素Ⅱ/AT1R/醛固酮信号通路活化，在高血压、心肌梗死后的心肌纤维化和心肌重构中起重要作用，可促进心肌成纤维细胞增殖，上调转化生长因子β、胶原、细胞外基质的合成水平，抑制基质金属蛋白酶降解细胞外基质，促进炎症及心肌僵硬，促进心肌舒张功能下调、心肌缺血、心律失常、心源性猝死。高活性水平的血管紧张素转换酶2、血管紧张素1～7，可抑制心肌纤维化和心肌重构，改善心脏功能。血管紧张素转换酶抑制剂主要通过抑制血管紧张素Ⅱ的产生，而抗心肌纤维化和抗心肌重构，也能下调醛固酮、转化生长因子β引发的细胞外基质蛋白沉积。血管紧张素受体AT1R阻断剂能阻断AT1R、上调血管紧张素转换酶2及血管紧张素1～7的水平，可逆转心肌重构和改善纤维化；血管紧张素受体AT1R阻断剂与血管紧张素转换酶抑制剂联用有效。AVE0991是血管紧张素1～7类似物，能保护心肌。

代谢综合征时，心肌细胞对血管紧张素原的利用增加，能产生大量血管紧张素Ⅱ，可促使血管平滑肌细胞的增殖。在动脉粥样硬化斑块中，血管紧张素Ⅱ/AT1R信号通路明显活化，可抑制胰岛素受体信号通路的活性、升高血糖水平、促进肝及脂肪组织产生血管紧张素原、血管紧张素Ⅱ，高水平血管紧张素Ⅱ能引发交感神经兴奋、水钠潴留、超重，可增加血管及肾对血管紧张素Ⅱ的敏感性，能增加局部RAS的作用。

高血糖可促进血管紧张素Ⅱ诱导蛋白激酶ERK、酪氨酸激酶JAK/STAT信号通路活化，明显激活蛋白激酶C，可促进NADPH氧化酶产生大量活性氧，促炎症，促凋亡。在代谢综合征时，生理性一氧化氮产生受损，可引发内皮细胞功能紊乱、对血管紧张素Ⅱ敏感，易引发动脉粥样硬化、血管重构、炎症、血栓形成、血管平滑肌细胞增殖、RAS活化；能使血C反应蛋白水平上调，可诱导血管紧张素受体AT1R在斑块表达增加，能促进斑块形成速度增加4～5倍，可促进1、2型糖尿病/心血管疾病的发生发展。

急性心肌梗死（AMI）后心肌血管紧张素转换酶水平，与梗死范围呈正相关。但急性心肌梗死后心肌的高水平血管紧张素Ⅱ，主要由血循环而来，心肌组织摄取血管紧张素Ⅱ的增加，由血管紧张素受体AT1R活化而引发。一般在急性心肌梗死后，可给予血管紧张素转换酶抑制剂，能减少急性心肌梗死的死亡率。给予血管紧张素转换酶、血管紧张素受体AT1R阻断剂（如厄贝沙坦每次150 mg，每天1次，口服），可减少斑块巨噬细胞浸润、减少胶原形成、抑制代谢综合征血管病的发生，效果比钙通道阻断剂好，可下调血管细胞内纤维蛋白原/纤溶酶原激活物抑制剂1/基质金属蛋白酶的水平，减低血管壁厚度，增强乙酰胆碱诱导的血管舒张，抑制血管紧张素转换酶降解缓激肽1～9，能上调缓激肽/缓激肽受体B2信号通路的活性，下调胰岛素受体底物1的$Ser^{307、312、616}$残基的磷酸化，促进胰岛素受体对胰岛素受体底物1的酪氨酸残基的磷酸化，增加骨骼肌中胰岛素受体底物1与蛋白激酶PI3Kp85亚单位的结合，促进葡萄糖转运体（GLUT4）转位至细胞膜，促进心肌/骨骼肌摄入葡萄糖，改善胰岛素抵抗。

七、肾素原与肾素

肾素原可在体内广泛产生（肾内、肾外各1/2，也产生于心脏、冠脉平滑肌细胞等）。肾素原在内肽酶作用下，去掉43个氨基酸残基而产生肾素。生理条件下血肾素水平<1 pmol/L，血肾素原水平则高出其十几倍。肾素是可溶性的有天冬酰胺残基的蛋白酶，有二叶体结构，二叶体间有血管紧张素原结合位点。肾素原受体在体内广泛表达，有350个氨基酸残基，分子内N端区能结合可溶性肾素，C端区有20个氨基酸残基。

肾素原受体结合肾素原后，可形成肾素原受体二聚体，再与溶酶体辅蛋白 2、内质网Ⅰ型跨膜蛋白结合为复合物，然后能磷酸化活化 ERK 1/2 蛋白激酶、热休克蛋白 27、转化生长因子 β_1、纤溶酶原活化物抑制剂 1，能在局部促进产生血管紧张素原、肾素。在高血压脑卒中、糖尿病肾病时的肾内，肾素原受体、血管紧张素Ⅰ、血管紧张素Ⅱ水平都上调，可引发肾脏纤维化、上调蜗牛同源蛋白 snail-1 的表达水平、可使肾脏受损。肾素原受体过度活化能使脑、肾受损，可给予肾素原二叶体相关肽持续滴注，能抑制肾素原受体信号通路的活性。

八、肾素抑制剂

肾素抑制剂可从源头阻断 RAS，能有效减少血中血管紧张素Ⅰ、血管紧张素Ⅱ、肾素（减少 60%）、醛固酮（减少 21%）、脑钠肽（减少 25%），但不抑制血管紧张素转换酶、血管紧张素原，缓激肽水平无明显变化，没有长期使用血管紧张素转换酶抑制剂后的血管紧张素Ⅰ累积现象，也没有有长期使用血管紧张素受体 AT1R 阻断剂后的血管紧张素Ⅱ累积现象，产生的血管紧张素Ⅱ能及时被血管紧张素转换酶 2 降解形成 Ang1～7，可保护细胞。已发现的肾素抑制剂，有瑞米吉仑、依那吉仑，但口服后生物利用度较小。新的肾素抑制剂有阿利吉仑。肾素抑制剂降血压时，有肾素水平依赖性，不会骤降血压，一般能降低收缩压 11～16 mmHg，能降低舒张压 8～12 mmHg，扩血管作用可超过血管紧张素转换酶抑制剂和血管紧张素受体 AT1R 阻断剂。阿利吉伦可与血管紧张素转换酶抑制剂、血管紧张素受体 AT1R 阻断剂、利尿剂、钙通道阻断剂联用，副作用较小。2014 年中国网上已发布肾素释放机制及肾素抑制剂研究进展、阿利吉伦在心血管病中应用的研究进展、非肽类肾素抑制剂研究进展等，有较好的临床参考价值，详细内容可由网上学习。

1. 依那吉仑与瑞米吉仑

依那吉仑是第 1 代较强的二肽类肾素抑制剂，剂量按体重每次 0.03～1 mg/kg，因为依那吉仑易被蛋白酶降解，临床应用价值较低。是第 1 代肾素抑制剂，瑞米吉仑口服有首过效应，生物利用度较低；瑞米吉仑易被蛋白酶降解，临床应用价值较低。

2. 阿利吉仑

阿利吉仑（锐思力）2007 年在美国上市，为口服的非肽类肾素抑制剂，易溶于水，口服后能降低血肾素、血管紧张素Ⅱ水平，能抑制血肾素活性 50%～80%，抑制血管紧张素原转为血管紧张素Ⅰ/Ⅱ，阿利吉仑抑制血肾素活性的作用与血肾素水平相关。阿利吉仑有较高的可溶性和亲水性，口服生物利用度为 16%左右，第 7～8 天血水平达稳态，口服阿利吉仑后，3～6 小时血水平达峰值，血清除半衰期为 23.7 小时。阿利吉仑部分经肝微粒体细胞色素 p450 氧化酶（CYP3A4）氧化代谢，91%阿利吉仑以原形通过胆管系统再由粪排出，通过尿液排泄不到 1%。在血浆中与血浆蛋白仅中等度结合（平均血浆蛋白结合率为 49.5%），血浆水平在 10～500 ng/ml，这个特性使其有较长的血清除半衰期。在每天 40～640 mg 剂量范围内，血药水平与剂量呈正相关。服用阿利吉仑同时进食一般能提高药效。糖尿病患者和健康者药代动力学比较无差异。在亚洲人和高加索人中有相似的药代动力学和药效学。

阿利吉仑一般每次 150～300 mg，每天 1 次，口服，阿利吉仑与洛伐他汀、华法林、呋塞米、地高辛、塞布来昔、雷米普利、血管紧张素受体 AT1R 阻断剂等相互不影响。阿利吉仑降低血压的作用可维持 24 小时，能减少早晨的血压波动。阿利吉仑耐受性较好，可抑制利尿剂、血管紧张素转换酶抑制剂引发的肾素增多，能改善慢性心力衰竭的症状，可治疗中度高血压。治疗高血压时，阿利吉仑每天 150～300 mg，可下调左心肥厚、减少蛋白尿（减少 50%）、下调血肾素水平（而噻嗪类利尿剂、血管紧张素转换酶抑制剂、血管紧张素受体 AT1R 阻断剂可使血肾素水平上调），能抑制炎症反应及纤维化；其不良反应有疲劳、头痛、头晕、腹泻等。富马酸阿利吉仑片，150 mg/片，300 mg/片。

肾素抑制剂可以阻滞 RAS 系统活化的开始阶段，可提供新的治疗高血压的药物疗法。阿利吉仑是一种可口服、非蛋白、低分子量的肾素抑制剂。肾素-血管紧张素-醛固酮系统在血压调节和容量稳定上有着关键的作用，对其的抑制是抗高血压、充血性心力衰竭、慢性肾功能衰竭等发病的有效方法。阿利吉仑有较好的药理学特性，目前已用于治疗高血压。

应用阿利吉仑时，血浆肾素、血管紧张素Ⅰ、血管紧张素Ⅱ水平的降低，与阿利吉仑剂量呈正相关。对 Ang Ⅱ的抑制效果，每天 150 mg 阿利吉仑与每天 20 mg 依那普利/150 mg 厄贝沙坦相当。每天 40 mg 阿利吉仑对血/尿醛固酮水平无影响，每天 80 mg 或更大剂量可降低血/尿醛固酮水平。对轻/中度高血压患者，阿利吉仑可和氢氯噻嗪、雷米普利、厄贝沙坦联合治疗。每天 150 mg阿利吉仑单独治疗能降低血浆肾素活性的 65%；而雷米普利和厄贝沙坦单独治疗，分别使血浆肾素活性升高 90%和 175%。阿利吉仑与氢氯噻嗪、雷米普利、厄贝沙坦联合应用改善 24 小时血压控制时，没有增加血浆肾素活性，反而保持血浆肾素活性在较低的水平或者降低。肾素抑制剂联合血管紧张素受体 AT1R 阻断剂，可以协同作用于肾素系统。

临床上阿利吉仑主要应用于治疗高血压。在与厄贝沙坦的对比试验中发现，阿利吉仑(每天 150 mg)在短期治疗时，与厄贝沙坦(每天 150 mg)的降压效果、安全性、耐受性基本一致。研究显示，双氢克尿噻可协同阿利吉仑抗高血压。达到较好降压效果的阿利吉仑和双氢克尿噻联合用药的每天剂量分别为 300 mg 和 25 mg；阿利吉仑单一疗法的有效率，每天 75 mg 时为 51.9%，每天 300 mg 为 63.9%，这与双氢克尿噻常规剂量的疗效相当。有人治疗 1 123 例轻、中度高血压患者，结果显示，阿利吉仑和缬沙坦联合应用比单服任一种药物的抗高血压效果明显，比缬沙坦/氢氯噻嗪合用组效果显著，在耐受性方面与单一药物和安慰剂组相似；但将来还要进一步研究。

证据表明，抑制原发性高血压的 RAS 可预防心血管系统并发症。在心血管事件的一级预防和二级预防中，血压的降低是决定性的。阿利吉仑的某些特性对心血管系统和肾脏有保护作用，可抑制冠状动脉和肾脏动脉的肾素受体信号通路活性，能减少血管并发症。一般肾素抑制剂比血管紧张素转化酶抑制剂的肾脏血管舒张作用强。阿利吉仑、大剂量缬沙坦，比小剂量缬沙坦能更有效降低血压和白蛋白尿，能更显著改善左心室肥大，有更好的肾脏保护作用。

研究表明，阿利吉仑在高血压患者有很好的耐受性，其不良反应发生率相当低。最常见的不良反应是乏力、头痛、头晕、腹泻。在阿利吉仑每天 300 mg 水平左右，不良反应的发生不随药物剂量的增加而增加。然而每天 600 mg 阿利吉仑，与安慰剂组比，有高一些的腹泻发生率。阿利吉仑是高选择性的 RAS 抑制剂，并不影响缓激肽或 P 物质的代谢，所以没有 ACEI 引起的咳嗽或血管性水肿的不良反应。阿利吉仑的不良反应与 ARB 相当。其在肝脏疾患的患者中有很好的耐受性，肝损伤不影响阿利吉仑的药代动力学。肝脏疾病的患者服用阿利吉仑也不需要调整剂量。尽管阿利吉仑安全性较好，但它对肾功能、心力衰竭和糖尿病患者的血清钾水平的影响还需研究。阿利吉仑和 ACEI 或 ARB 联合治疗对 RAS 完全抑制的潜在危害，还需要谨慎地评价，特别对肾素依赖性的血压和肾功能不全、接受环氧合酶抑制剂、肾动脉狭窄、麻醉的患者。

阿利吉仑提供了一个新的抑制 RAS 方法，是一种口服吸收较好、血清除半衰期较长的肾素抑制剂，可降低血压，有很好的耐受性，不良反应与安慰剂和 ARB 相当；能与导致反应性血浆肾素活性增加的利尿药、ACEI 或 ARB 联合用药，展现协同作用。阿利吉仑被证实对靶器官有保护作用。这些均表明其是一种有潜能的新型降压药，但还需要更多的循证资料证实这些特性能够转化为对长期病死率和发病率的益处。

九、中性内肽酶-血管紧张素转换酶双重抑制剂(血管肽酶抑制剂)

中性内肽酶-血管紧张素转换酶双重抑制剂(血管肽酶抑制剂)，可下调血管紧张素Ⅱ、中性内肽酶活性水平，上调缓激肽、心钠肽、肾上腺髓质素的水平，可降低高血压、改善肾血流、改善内皮功能、促进尿钠排泄，能抑制 RAS 系统过高的活性，抑制有害的交感神经过度兴奋。中性内肽酶-血管紧张素转换酶双重抑制剂如奥马曲拉(2000 年在美国上市)，对充血性心力衰竭、高血压有效。中性内肽酶与血管紧张素转换酶部分基团相似，因此奥马曲拉可同时抑制两者，能抑制血管紧张素的产生，可明显降低收缩压，在降低舒张压方面优于氨氯地平、赖诺普利，但有时可引发血管神经性水肿。

血管肽酶抑制剂是单一结构的化合物分子，具有双重的抑制作用，即抑制血管紧张素转化酶和中性内肽酶的活性，能降低肾素 - 血管紧张素 - 醛固酮系统的活性，减少血管紧张素Ⅱ及醛固酮的生成；阻止中性内肽酶降解心钠肽（ANP）、脑钠肽（BNP）、缓激肽，从而产生利尿排钠、增加血管舒张的作用，其作用比单用血管紧张素转化酶抑制剂或中性内肽酶抑制剂更有效。

血管内皮细胞和神经体液系统，在调节血管张力、产生血管活性物质、调节血细胞黏附中发挥重要作用。研究发现，在一些患者中，血管紧张素转换酶（ACE）或中性内肽切酶（NEP）的抑制剂单药，治疗高血压或充血性心力衰竭的疗效不佳，两者合用后效果较好，导致同时抑制这两种酶系统的药物的开发。NEP 是内皮细胞表面的锌金属肽酶，具有与血管紧张素转换酶类似的结构和催化部位。NEP 是钠尿肽降解的主要的酶。钠尿肽系统为肾素-血管紧张素系统的内源性抑制剂。血管紧张素转换酶和 NEP 的双重金属肽酶抑制剂，称为血管肽酶抑制剂，其代表药有奥马曲拉、法西多曲、山帕曲拉、GW660511X、MDL-100240、格莫曲拉、GW796406、CGS35601、AVE7688、S21402、CGS30008、RB105 等，为治疗心力衰竭和高血压等心血管疾病提供了新的、有利的治疗策略。

血管肽酶抑制剂是一类单一结构化合物分子，能同时抑制血管紧张素转换酶（ACE）和中性内肽酶（NEP）的活性，能增加血管舒张性、降低肾素-血管紧张素-醛固酮系统活性、提高体内钠尿肽及缓激肽的浓度及活性。

血管紧张素转换酶是一种广泛分布于人体内的含锌的肽酶，是 RAS 中的限速酶，能催化血管紧张素Ⅰ转化为血管紧张素Ⅱ；后者是 RAS 的主要活性物质，有强的血管收缩作用，能使心室后负荷增加，导致心肌肥厚、纤维化、心室重构、心肌细胞凋亡，可促进释放去甲肾上腺素、肾上腺素、血管加压素、醛固酮，高水平醛固酮可使自主神经系统功能失调。血管紧张素转换酶与激肽酶Ⅱ为同一类酶，可降解具有扩张血管、拮抗 Ang Ⅱ、抑制血管及心肌细胞生长的缓激肽。血管肽酶抑制剂可通过抑制血管紧张素转换酶 ACE，抑制产生 Ang Ⅱ、增高缓激肽水平，而扩张血管、改善心功能。

钠尿肽是一组调节血容量和血压的多肽激素，包括心钠肽（ANP）、脑钠肽（BNP）、C 型利钠肽（CNP），共同组成一个心血管内分泌系统。心钠肽在血管容量增加、心肌张力升高时，由心房反应性产生、分泌，通过动脉/静脉扩张、肾脏钠/氯/水排出增加，降低血管内容量和压力。心钠肽还可减少 Ang Ⅱ、肾素刺激的醛固酮的释放，抑制交感神经系统活性。脑钠肽最初从脑中分离，研究发现，在心室压增加或心室容量扩大时，其主要在心室的心肌细胞合成，其作用与心钠肽相似，能拮抗 RAS、促进尿钠排泄、减少水钠潴留、抑制交感神经系统活性等，还能特异性调节压力负荷和心室的收缩功能。C 型利钠肽主要由血管内皮分泌，能舒张血管，且不受一氧化氮合酶抑制，可能是内源性抗损伤因素之一，在心血管疾病的发生、发展中有着重要的病理、生理意义。钠尿肽主要被存在于内皮细胞表面的含锌的肽酶-NEP 降解。

NEP 是肽类激素降解酶，其带有的锌原子处于酶的活性中心部位。NEP 可作用于多肽链的氨基端，使多肽链水解。NEP 广泛分布于内皮细胞、血管平滑肌细胞、心肌细胞、肾脏上皮细胞、纤维母细胞，还存在于肺、肠、肾上腺、脑等。钠尿肽主要被 NEP 降解，NEP 还能降解肾上腺髓质素和缓激肽。NEP 选择性抑制剂，可提高钠尿肽及缓激肽的水平，使血管扩张，心排出量增加，醛固酮水平下降，抑制 RAS，降低心脏前/后负荷，延缓心肌重构，改善心力衰竭患者的心功能；提高缓激肽水平，能增加体内一氧化氮的含量，抑制内皮素的基础合成，从而抑制血管平滑肌和内皮细胞增殖及血管收缩。

1. 奥马曲拉

1999 年报道了第一种强效血管肽酶抑制剂奥马曲拉，它由美国开发，已完成心衰和高血压的

Ⅲ期临床试验，一般每次 5～40 mg，每天 1 次。奥马曲拉胶囊 10 mg/粒。奥马曲拉抑制产生缩血管物质如 AngⅡ，升高内源性血管扩张肽类如 ANP、BNP、缓激肽的水平，可抑制血管收缩、钠潴留及心肌肥厚；可使血管扩张、增加钠排出、抗心肌肥厚、降压、改善心功能、保护靶器官。奥马曲拉口服吸收较快，0.5～2 小时血水平达峰值，血清除半衰期为 14～19 小时，3～4 天可达稳定水平。研究发现，奥马曲拉的降压、改善心肌肥厚和心功能的作用，优于福辛普利；奥马曲拉可减少心肌间质性纤维化、心肌细胞凋亡，降压作用比 ACEI 强。在每天 80 mg 奥马曲拉、10 mg 氨氯地平、20 mg 赖诺普利的临床试验中，Ⅰ期高血压可降至正常的比例分别为 71%、51%～60%、51%，对Ⅱ期高血压分别为 40%、17%～26%、17%。

研究表明，奥马曲拉的生物利用度良好，能有效延长心肌缺血患者运动持续时间，改善缺氧有强效和长效的降压作用，很有前途。在与依那普利对照实验中发现，奥马曲拉能降低慢性心力衰竭及高血压患者的发病率及死亡率，但会出现血管性水肿等不良反应。

2. 法西多曲

它由法国开发，是生成 alatrioprilat 的口服前体药，抑制 ACE 和 NEP 酶活性的 IC50 值分别是 9.8 nmol/L、5.1 nmol/L，目前处于Ⅲ期临床试验阶段。在心力衰竭模型中，用法西多曲进行长期治疗，能改善心肌肥厚、提高存活率，能降低高血压，升高血浆 ANP 水平，可使肾脏排尿、排钠、排泄 cGMP，这些作用呈剂量相关性，能改善肾功能。研究表明，法西多曲对肾素依赖性和容量依赖性高血压有效，在轻、中度原发性高血压患者中能持久降低血压。

3. 山帕曲拉

它是 ACE 和 NEP 双重抑制剂，正处于高血压和心力衰竭的Ⅱ期临床研究阶段。山帕曲拉抑制 ACE 和 NEP 的 IC50 值分别是 1.2 nmol/L、8.0 nmol/L；药理实验显示，其可抑制心室纤维化，逆转心室重构，改善心衰时的血流动力学，能抑制 AngⅡ的升压反应，降低平均动脉压，能持久利尿、利钠、由尿排泄 cGMP；轻、中度高血压患者给予山帕曲拉后，呈现剂量相关的利尿及对 ACE 和 NEP 的抑制作用，血压下降可维持至少 24 小时。

4. GW660511X

GW660511X 目前处于高血压和心力衰竭的Ⅱ期临床试验阶段，有良好的安全性和耐受性，能同时抑制 ACE 和 NEP，增加血浆中 ANP、cGMP，可使尿排泄 cGMP 。临床研究表明，当其剂量为每天 200 mg 时，对轻/中度高血压患者，是一种有效的抗高血压药物。

5. MDL-100240

它是 MDL100 173 的前体药，目前正在进行对高血压和心力衰竭的Ⅲ期临床试验，其抑制 ACE 和 NEP 的 IC50 值分别是 0.08 nmol/L、0.11 nmol/L。临床研究表明，其能减少 ACE 的活性，可降低 AngⅡ的水平，增加血浆肾素活性，加强心钠肽的作用。注射本品后，尿钠排泄量增加，血管收缩压持续降低，能防止和逆转高血压引起的心室重构和代偿性心肌肥大。因此 MDL-100240 主要被用于高血压及充血性心力衰竭等心血管疾病的治疗。

6. 格莫曲拉

它目前正处于对高血压和心力衰竭的Ⅱ期临床研究阶段。体外试验表明，其能强效且持久抑制 ACE 和 NEP，降压效果良好。在低钠饮食期间，格莫曲拉呈肾保护作用，但效果比赖诺普利差。格莫曲拉的生物利用度为 49%；在尿液和粪便中没有发现格莫曲拉，表明该化合物在体内代谢。

7. 艾尔帕曲

它可改善血管和神经功能，目前正处于对高血压的Ⅲ期临床试验和对糖尿病肾病的Ⅱ期临床试验阶段。给予艾尔帕曲 12 周，发现其能使糖耐量增加、神经纤维增加。研究发现，艾尔帕曲每天 25 mg 时，与其他肾素-血管紧张素系统阻断剂比，具有较好的药效。该结果促进了对高血压、慢性肾病蛋白尿、慢性心力衰竭的血管肽酶抑制剂长期作用的进一步临床研究。

8. CGS35601

它是一种单分子血管肽酶抑制剂，能抑制血管紧张素转换酶、中性内肽酶、内皮素转换酶 1/3，其各自的 IC50 值分别是 22 nmol/L、2 nmol/L、55 nmol/L。研究发现，CGS35601 在正常血压、高血压及 2 型糖尿病大鼠中，呈现出很好的安全性，能有效降低血压、调节血管张力。

9. GW796406

它是一种血管肽酶抑制剂，在体外研究中发现，它对中性内肽酶与血管紧张素转换酶具有接近于 3 倍的选择性。

10. S21402

它是 RB105 的活性代谢物，其抑制 ACE 和 NEP 的 IC50 值分别是 4.5 nmol/L、1.7 nmol/L。S21402 在低血容量患者中呈现出促尿钠排泄作用，且不影响血压或肾小球滤过率；在这些情况下，S21402 对内分泌、血管、肾的作用，不同于 ACE 抑制剂。

以上正在研究开发的血管肽酶抑制剂中，奥马曲拉是研究得最多的药物；一些药虽然处于不同的研究阶段，但都体现出对高血压和心力衰竭等心血管疾病的有利作用。血管肽酶抑制剂是同时抑制 NEP 和 ACE 的一类新型心衰及高血压治疗药物，通过减少 Ang Ⅱ，升高血钠尿肽、缓激肽的水平，能扩张血管、防止心肌肥厚及心室重构，可改善心功能。其独特的作用机制及良好的临床效果使其将成为治疗心衰和高血压的重要药物。但血管肽酶抑制剂在治疗心血管疾病时，会产生血管性水肿不良反应，须进一步对目前已有的血管肽酶抑制剂类药物的安全性进行更准确的评价。随着深入的研究，相信可以使其不良反应越来越少，安全性更高，有效性更好，甚至可以研究开发出更多的三重抑制作用的血管肽酶抑制剂，有望使其成为治疗高血压及心衰等心血管疾病的主要药物。

十、糜蛋白酶抑制剂研究进展

在一些心血管疾病中，心脏、肺、冠状动脉、主动脉的 60%的血管紧张素Ⅱ，可由肥大细胞（为主）、内皮细胞、间质细胞的糜蛋白酶（丝氨酸蛋白酶）降解血管紧张素Ⅰ而形成（由 ACE 产生 40%）；因此长期使用血管紧张素转换酶抑制剂后，可见血中血管紧张素Ⅱ水平仍然很高。

糜蛋白酶是一种糖蛋白，有 2 条肽链，由 3 个二硫键连接在一起，分子量 30 kD，有 19 个氨基酸残基的引导肽域；糜蛋白酶不降解血管紧张素Ⅱ、缓激肽、P 物质、脑啡肽等。高水平的糜蛋白酶，可上调转化生长因子 β 的水平，再促进表达糜蛋白酶再水解Ⅰ型胶原的肽键，形成成熟的胶原纤维，能促进纤维化。高水平的糜蛋白酶，能水解白介素-1β 前体的肽键而产生活化的白介素 1β，可促炎症。高水平糜蛋白酶，能水解干细胞因子 1 前体，形成有活性的干细胞因子 1，能促进肥大细胞趋化（糜蛋白酶是一种强趋化剂）。高水平糜蛋白酶，能水解基质金属蛋白酶 1 前体的肽键，形成有活性的基质金属蛋白酶 1，能降解基质，促进心血管组织重构。高水平糜蛋白酶，能水解低密度脂蛋白中的 ApoB，也能水解高密度脂蛋白中的 ApoE，可使被糜蛋白酶水解反应修饰的低密度脂蛋白、高密度脂蛋白，易进入巨噬细胞，并促进形成泡沫细胞。高水平糜蛋白酶，还能上调内皮素表达、纤维化的水平，可下调缓激肽、P 物质的表达水平，促进斑块的炎症反应、血管成形术后的再狭窄，参与心肌肥大。

糜蛋白酶抑制剂包括：一是肽类抑制剂，二是非肽类抑制剂。糜蛋白酶抑制剂，从结构分包括：①醛/酮类抑制剂；②硼酸类抑制剂；③二苯磷酸酯类抑制剂；④磺酰氟化物类抑制剂；⑤氯甲酮类抑制剂。糜蛋白酶特异高效降解血管紧张素Ⅰ的反应，能被糜蛋白酶抑制剂所抑制。

长期使用血管紧张素转换酶抑制剂后，血中血管紧张素Ⅱ水平降低缓慢或上调（血管紧张素转换酶抑制剂无法完全阻断血管紧张素Ⅱ的产生）时，可给予糜蛋白酶抑制剂如曲尼司特（TNL）、TY-51184 等，能抑制糜蛋白酶降解血管紧张素Ⅰ，抑制产生血管紧张素Ⅱ。曲尼司特（甲氧桂氨酸）是由南天竹提取物开发的新药，是肥大细胞稳定剂，能阻断细胞膜钙离子通道，抑制肥大细胞释放炎症因子，抗过敏，抗炎症，且不影响乙酰胆碱、组胺、5-HT 的作用。

曲尼司特口服易吸收，2～3 小时血水平达峰值，血清除半衰期为 6 小时，生物利用度约为 93%，体内的代谢产物主要是曲尼司特 4 位脱甲基产物及葡萄糖醛酸结合体，最后从尿中排出。曲尼司特一般每次 100 mg，每天 3 次。曲尼司特在抑制糜蛋白酶的同时，还能下调转化生长因子 β_1 的水平、抗纤维化。在抗纤维化时，也可给予巨噬细胞膜稳定剂如 SUN2C8257、NK3201，能下调转化生长因子 β_1 的水平、抗纤维化、抗血管狭窄。曲尼司特的不良反应有损伤肝功能等。曲尼司特胶囊 100 mg/粒。

曲尼司特能抑制肥大细胞和嗜碱性粒细胞的基质金属蛋白酶，稳定细胞膜，阻止其脱颗粒和释放组胺、5-羟色胺等过敏反应介质，抗过敏；能降低血清 IgE 水平，可抑制 IgE 与抗原结合后促使肥大细胞释放化学介质，抑制过敏反应发生，治疗后血 IgE 水平降低；能抑制抗原抗体反应，使血过敏原水平降低。曲尼司特能减少外周血嗜酸性粒细胞数，抑制过敏性疾病中嗜酸性粒细胞增多的炎症过程，抑制释放相关化学介质，抑制过敏反应相关慢反应物质的释放，可抑制瘢痕中成纤维细胞的增殖，抑制转化生长因子 β，使胶原合成减少，而对正常的成纤维细胞则无影响，此与皮质类固醇对皮损处及正常皮肤成纤维细胞的胶原合成均有抑制不同。曲尼司特能通过免疫调节作用，间接抑制某些免疫效应。

曲尼司特可抑制糜蛋白酶的释放及其介导的 Ang Ⅱ 的生成。糖尿病心肌病主要表现为心肌细胞增生、肥大、凋亡、间质胶原沉积，其中心肌纤维化是糖尿病心肌病的特征性改变。有人建立糖尿病大鼠模型，观察到曲尼司特对糖尿病心肌病大鼠心肌损伤有保护作用，能改善高血糖、多饮多尿、精神萎靡、体重降低、心脏重量指数、心肌肥厚、心肌胶原纤维增多、心脏舒张/收缩功能异常，提示可抑制心肌纤维化，改善糖尿病心脏功能。转化生长因子 β_1 水平升高，参与糖尿病心肌病的发生发展，参与心肌纤维化发生的早期过程，转化生长因子 β_1 及其受体，在心脏的心肌细胞和非心肌细胞均有过度表达，与心室的重构、心肌纤维化相关。曲尼司特稳定细胞膜，防止其细胞脱颗粒和释放组胺等化学介质。最初作为抗过敏药广泛应用于变态反应性疾病，如支气管哮喘和过敏性鼻炎的治疗。近年研究发现，曲尼司特有抗纤维化的作用，能调节胶原合成代谢，抑制产生转化生长因子 β_1，减少后者诱导细胞外基质的产生与合成。

十一、醛固酮与心血管疾病

醛固酮由肾上腺皮质球状带细胞分泌。研究发现，心血管、脑也能分泌醛固酮，已发现醛固酮受体存在于心血管中。局部组织中的高水平醛固酮，能促进钠离子内流入细胞质，可引发异常的细胞膜动作电位，易导致细胞膜钙离子通道开放，使细胞内钠离子、钙离子负荷增加，可促进氧化应激、心血管纤维化、心血管重构、冠状动脉周围炎，可上调炎症因子如细胞间黏附分子 1、环氧合酶 2、骨桥蛋白、单核细胞趋化蛋白 1、胶原、肿瘤坏死因子 α、NADPH 氧化酶的水平，能下调生理性一氧化氮的水平。高水平醛固酮经醛固酮受体(MR)，活化蛋白激酶 p38MAPK 信号通路，可上调心肌成纤维细胞的内皮素受体、结缔组织生长因子、基质金属蛋白酶、活性氧的产生水平，可活化酪氨酸激酶 JAK2/STAT 信号通路，上调血管紧张素转换酶、血管紧张素Ⅱ的水平，促进心肌纤维化。高水平醛固酮经醛固酮受体，可使钠泵活性水平下调(可给予螺内酯使之活性水平上调)，能上调细胞质内钠离子、钙离子的水平，使心肌细胞膜钾离子外向电流 I_{to} 水平下调、动作电位晚期复极化延长、动作电位时程延长、钙离子内向电流上调、心肌电重构、心室异位电活动增加，易引发心律失常。

慢性心力衰竭时给予血管紧张素转换酶抑制剂后，血醛固酮水平先下调；长久给予血管紧张素转换酶抑制剂后，血醛固酮水平常上调，可达正常人血醛固酮水平的 20 倍(为醛固酮“逃逸”现象)；对没有高钾血症的慢性心力衰竭患者(血钾水平应≤5.0 mmol/L)，可给予醛固酮受体阻断剂螺内酯(每天 20～40 mg)及选择性醛固酮受体阻断剂依普利酮(每天 200 mg)、依那普利拉(每次

1.25 mg)等，可改善慢性心力衰竭、心梗后左室功能障碍(死亡率下调 20%)，能改善血管内皮功能，可防止非梗死区的心肌纤维化，能使血Ⅰ型原胶原 N-端前肽(PⅠNP)水平下调 17%，Ⅰ型原胶原 C-端前肽(PⅠCP)水平下调 12%，高钾血症发生较少(5%)；其中依普利酮等的抗雄激素/孕激素样副作用较少。

1. 螺内酯

螺内酯(安体舒通)是保钾低效利尿剂，结构与醛固酮相似，能竞争性结合醛固酮受体，抑制醛固酮诱导产生胶原蛋白等，可减少钠离子的重吸收与钾离子的分泌，抑制钠离子/钾离子交换，有利尿作用。螺内酯口服时生物利用度为 90%，螺内酯口服后经 24 小时开始生效，2～3 天效果达高峰，血浆蛋白结合率为 90%，80%在肝代谢，血清除半衰期为 18 小时。螺内酯代谢物坎利酮有活性，能治疗血醛固酮水平上调的水肿患者。开始每天螺内酯 100 mg，分 2 次口服，有的患者每天可应用 400 mg。螺内酯每片 20 mg。坎利酮可口服，每天 50～200 mg，分 1～3 次服。

小剂量螺内酯与 ACEI 类的贝那普利联用，可改善糖尿病心肌病心力衰竭患者的心功能，提高射血分数，疗效较肯定、较安全，值得临床推广。糖尿病心脏病是糖尿病患者致死的主要原因之一，尤其是在 2 型糖尿病患者中。广义的糖尿病心脏病包括冠心病、糖尿病心肌病、糖尿病心脏自主神经病变等。糖尿病患者，常加速发生动脉粥样硬化性心脏病和心肌病，并常有高血糖、脂质代谢异常、高血压、胰岛素抵抗、高胰岛素血症等，可导致心脏的器质性和功能性改变，从而增加心力衰竭的发病率。研究表明，心力衰竭的早期，常已有神经内分泌系统的激活，这种交感神经系统、肾素-血管紧张素-醛固酮系统等的过度激活，是慢性心力衰竭不断进展的重要因素。因此阻滞神经内分泌系统的过度激活，已成为治疗心力衰竭的关键。

贝那普利是一种前体药，水解后成活性物质，可抑制血管紧张素转换酶，阻止血管紧张素Ⅰ转化成血管紧张素Ⅱ，从而起到扩张血管作用；还能抑制醛固酮、抑制交感神经兴奋性，改善心室及血管的重构，抗心力衰竭；但文献报道，在治疗过程中会发生醛固酮逃逸现象，使用醛固酮阻滞剂螺内酯能避免醛固酮逃逸现象发生，提高疗效。现已证实，心肌有醛固酮受体，醛固酮受体阻断剂能阻断醛固酮导致的心肌纤维化、心肌肥厚、心功能不全。有人采用贝那普利和螺内酯联用，结果显示，可明显改善糖尿病心脏病心力衰竭患者的 LVEF，改善心功能。由于糖尿病心脏病心力衰竭患者多有器官退行性改变，常使用小剂量螺内酯，心率和血清钾无异常改变，能避免 β 肾上腺素受体阻断剂减慢心率的不良反应，疗效肯定、安全，是临床治疗糖尿病心脏病心力衰竭的良好方案。醛固酮能激活 ACE，再增加局部 Ang Ⅱ含量，导致心肌肥大和凋亡。螺内酯可通过抑制线粒体凋亡信号通路，改善心肌细胞线粒体功能，从而抑制心肌细胞凋亡；有人发现，心肌细胞凋亡常在 24 小时内即可被阻抑，细胞质钙离子水平恢复正常，螺内酯还可减轻血管周围纤维化，有心肌保护作用。

2. 坎利酸钾

坎利酸钾是醛固酮受体阻断剂，可溶于水，pH 低于 8 时易析出，坎利酸钾的利尿作用、不良反应与螺内酯相似，每次坎利酸钾可缓慢静脉注射 200 mg(3 分钟)，每天 2～3 次，每天剂量应低于 800 mg。坎利酸钾应用生理盐水稀释后应用，可预防心律失常。醛固酮受体阻断剂还有美利酸钾及丙利酸钾，活性较高，40 mg 相当于螺内酯 100 mg。一般给予丙利酸钾每天 40 mg。坎利酸钾注射液200 mg/20 ml。

醛固酮受体阻断剂可与血管紧张素转换酶抑制剂、血管紧张素受体 AT1R 阻断剂、阿司匹林、他汀类等合用，治疗中/重度心力衰竭、急性心梗后左室功能障碍、顽固性高血压(1、2、3 级高血压患者伴有原发性醛固酮增多症占 2%、8%、13%，易有顽固性高血压)、糖尿病有蛋白尿者等；醛固酮受体阻断剂可用于血管紧张素转换酶抑制剂/血管紧张素受体 AT1R 阻断剂/利尿剂联合降压治疗效果不佳者(每天可加用螺内酯 20 mg)。目前也已发现一些醛固酮合成酶的抑制剂。

(李从圣　程景林)

进一步的参考文献

[1] ROSENBAUGH EG. Antioxidant-based therapies for angiotensin II-associated cardiovascular diseases[J]. Am J Physiol Regul Integr Comp Physiol, 2013, 303(5): 20-28.

[2] CLARKE C. Regulayion of cardiovascular remodeling by the counter regulatory axis of the renin-angiotensin system[J]. Future Cardiol, 2013, 9 (1): 23-38.

[3] WIYSONGE CS. Beta-blockers for hypertention[J]. Cochrane Database Syst Rev, 2012, 23(3): 34-43.

[4] OCARABZA MO, JALIL JE. Protective role of the ACE2/Ang-(1-7) axis in cardiovascular remodeling[J]. Int J Hypertens, 2012, 34(5): 45-56.

[5] JOHN M. ACEIs, ARBs, or DRI for adults with hypertention[J]. Comparative Effectiveness Review, 2011, 34 (5): 36-48.

[6] VON LUEDER TG, KRUM H. RAAS inhibitors and cardiovascular protection in large scale trials[J]. Cardiovasc Drugs Ther, 2013, 27(2): 171-179.

第五章　肾上腺素能受体信号通路与心肌病

一、概述

肾上腺髓质占整个肾上腺的28%，在发生上，肾上腺髓质细胞相当于交感神经的节后神经元，只是没有神经轴突，但仍接受交感神经节前纤维的支配，能分泌肾上腺素和去甲肾上腺素进入血液，因此属于内分泌细胞；由于这些细胞内的颗粒呈嗜铬反应，故称为嗜铬细胞。中国网上已发布2012年β受体阻断剂在心血管疾病应用专家共识、肾上腺素受体研究进展、β_3肾上腺素受体研究进展、肾上腺素受体临床研究进展、β_1及β_2肾上腺素受体研究进展、β受体阻断剂的研究进展等，有较好的参考价值，可由网上获得。

（一）肾上腺髓质激素

肾上腺髓质嗜铬细胞分泌儿茶酚胺类激素，主要以肾上腺素、去甲肾上激素为主，另外还有多巴胺等。肾上腺素、去甲肾上腺素、多巴胺的结构中都有一个儿茶酚基，因此属于儿茶酚胺类。肾上腺髓质中分泌肾上腺素的细胞和分泌去甲肾上腺素的细胞的比例为9∶1，肾上腺髓质分泌肾上腺素和去甲肾上腺素量的比例为4∶1。

肾上腺素和去甲肾上腺素都来源于酪氨酸，酪氨酸首先在酪氨酸羟化酶的作用下生成多巴，多巴在多巴脱羧酶的作用下生成多巴胺，多巴胺进一步在β-多巴胺羟化酶的作用下生成去甲肾上腺素，去甲肾上腺素在苯乙醇胺-N-甲基转移酶(PNMT)的作用下发生甲基化，成为肾上腺素。儿茶酚胺通过单胺氧化酶、儿茶酚胺-O-甲基转移酶(COMT)作用，可转化为香草扁桃酸(VMA)而灭活。肾上腺髓质和交感神经节后纤维的去甲肾上腺素合成过程是一致的，不同之处在于肾上腺髓质的嗜铬细胞，存在大量的苯乙醇胺-N-甲基转移酶，可使去甲肾上腺素甲基化为肾上腺素；由于苯乙醇胺-N-甲基转移酶只存在于肾上腺髓质和神经组织，因此其他组织中的肾上腺素都是从血液中摄取的。

血液中的肾上腺素主要来自肾上腺髓质，而去甲肾上腺素可由肾上腺髓质产生和由肾上腺素能神经纤维末梢释放。肾上腺髓质嗜铬细胞还分泌一种多肽激素，即肾上腺髓质素，有52个氨基酸残基，其第12和第16位氨基酸残基间由二硫键连接，形成环状结构，有明显的降血压作用，还可减少肾小管对钠离子的重吸收、利尿，可能在高血压的发病机制中起一定作用。

血肾上腺素和去甲肾上腺素的生理作用，取决于组织主要表达何种肾上腺素能受体(AR)。肾上腺素能受体有α型和β型，α肾上腺素能受体(αAR)存在于血管平滑肌，α肾上腺素能受体信号通路通过磷酸肌醇系统(蛋白激酶PI3K)等发挥缩血管作用。β肾上腺素能受体(βAR)信号通路通过cAMP/蛋白激酶A系统、MAPK等发挥作用。β肾上腺素能受体分为$\beta_1/\beta_2/\beta_3/\beta_4$型，存在于心肌的$\beta_1$肾上腺素能受体，能经Gαs刺激腺苷酸环化酶/蛋白激酶A/蛋白激酶C/钙离子信号通路活化，介导对心肌的正性变力和正性变时作用；存在于气管和血管平滑肌的β_2肾上腺素能受体，能经Gαi刺激蛋白激酶MAPK信号通路活化，介导对平滑肌的舒张作用。去甲肾上腺素和肾上腺素可对心脏和血管产生一些不同的作用。去甲肾上腺素对α肾上腺素受体的作用，强于对β_1肾上腺素受体的作用，去甲肾上腺素对β_2肾上腺素受体的作用很小；去甲肾上腺素通过β肾上腺素受体/Gαs/腺苷酸环化酶/蛋白激酶A/蛋白激酶C/钙离子信号通路，能增强心脏收缩力，加快心率、心电传导；去甲肾上腺素通过α肾上腺素受体使血管收缩。在整体动物，给予去甲肾上腺素可先引起血压升高，由于血压升高引起压力感受器反射，这一反射效应超过去甲肾上腺素本身正性变时的效应时，能导致心率减慢。

研究发现，肾上腺素对 α/β_1/β_2 肾上腺素受体都有较强的作用。肾上腺素通过 β_1 肾上腺素受体/Gαs/腺苷酸环化酶/蛋白激酶 A/蛋白激酶 C/钙离子，增强心脏的收缩力并加快心率；肾上腺素通过 β_2 肾上腺素受体/蛋白激酶 MAPK，能舒张骨骼肌、冠脉、肝脏的血管，这种舒血管作用常超过肾上腺素对其他部位的缩血管作用，因此总的外周阻力降低；心肌中的 β_2 肾上腺素受体占 40%。

2. 去甲肾上腺素和肾上腺素都能促进糖和脂肪的代谢

去甲肾上腺素和肾上腺素均可通过 β_2 肾上腺素受体促进肝糖原、脂肪的分解和氧化，升高血糖，使能量产生增加。糖皮质激素对去甲肾上腺素和肾上腺素促进糖和脂肪代谢的作用有辅助作用。

3. 肾上腺髓质激素在机体的应急反应中起重要作用

交感神经系统兴奋引起的全身性效应，和肾上腺髓质肾上腺素、去甲肾上腺素引起的全身性效应是一致的。在应急情况下，如失血、缺氧、剧痛、寒冷、强烈的情绪反应(恐惧、焦虑等)，交感神经和肾上腺髓质两者都被激活，使全身许多功能被调动起来，应付紧急情况；因此有人将它们称为交感-肾上腺髓质系统。交感神经末梢释放的去甲肾上腺素和肾上腺髓质释放的肾上腺素、去甲肾上腺素，使全身处于一种警觉、应激状态，同时引发肺通气增加、心肌收缩力加强、心率加快、血流发生重新分配、骨骼肌/心肌的血流量增加、肝糖原和脂肪分解加强、提供能量等，还可作用于肺部 β_2 肾上腺素受体，舒张支气管、抑制肥大细胞释放组胺，这些反应都有利于机体应付紧急情况。

(二)肾上腺髓质激素的分泌受交感神经系统调控

肾上腺髓质受交感神经节前纤维支配，交感神经节前纤维释放的乙酰胆碱通过 N 型胆碱能受体，促进肾上腺髓质细胞合成和分泌肾上腺髓质激素；交感神经兴奋时，肾上腺髓质激素分泌增多。此外糖皮质激素可通过诱导表达 β 多巴胺羟化酶和苯乙醇胺-N-甲基转移酶，促进合成肾上腺髓质激素。

肾上腺皮质的血液流经髓质后才进入体循环，这一解剖特点有利于糖皮质激素促进髓质肾上腺髓质激素的合成；ACTH 也可间接通过糖皮质激素促进合成肾上腺髓质激素。当肾上腺髓质细胞内多巴胺和去甲肾上腺素达一定水平时，能以负反馈形式，抑制酪氨酸羟化酶的活性；肾上腺髓质细胞内肾上腺素含量达一定水平时，可负反馈抑制苯乙醇胺-N-甲基转移酶活性；这种调节机制可在一定程度上维持去甲肾上腺素和肾上腺素的合成和分泌的稳态。

二、肾上腺素受体的结构

对 β 肾上腺素受体的基因已有研究，如 β_2 肾上腺素受体基因(ADRB2)长 5.2 kb，定位在染色体 5q31，为单拷贝基因，编码 413 个氨基酸残基的 β 肾上腺素受体，已发现至少 4 种单核苷酸多态性(SNP)，单倍体型 Gly16Arg + Gln27Glu 较常见，与药物疗效的个体差异相关。β_1 肾上腺素受体基因(ADRB1)与 β_2 肾上腺素受体基因结构相似，都只有 1 个外显子。β_3 肾上腺素受体基因定位于 8 号染色体，有 2 个外显子、1 个内含子。肾上腺素受体属于 G 蛋白耦联受体 A 组成员，有 N 端区(有糖基化位点)、7 跨膜片段区(可结合细胞膜)、3 个胞内环(与 G 蛋白耦联)、3 个胞外环(其中某些半胱氨酸残基可相互形成二硫键)、C 端区。2013 年中国网上已发布 β_3 肾上腺素受体研究进展等。

三、α_1 肾上腺素受体

α_1 肾上腺素受体(α_1AR)广泛表达，介导机体内源性儿茶酚胺的多数反应，主要引发心血管平

滑肌收缩、瞳孔扩大、肝糖原分解、膀胱括约肌收缩、促进交感神经传导。α_1 肾上腺素受体的 α_1A、α_1B、α_1D 亚型的内源性配体相似，都是去甲肾上腺素、肾上腺素、异丙肾上腺素、去氧肾上腺素等。α_1 肾上腺素受体（α_1AR）结合磷脂酶 C 水解二磷酸肌醇产生三磷酸肌醇的能力，依次为 α_1A>α_1B>α_1D。生理条件下 α_1DAR 在细胞膜的量较少。

1. 概述

α_1 肾上腺素受体广泛分布，生理条件下主要由 α_1A/α_1B 肾上腺素受体促进心脏合成蛋白、正性变力、升高血压。老年后，α_1B 肾上腺素受体在动脉中表达水平明显上调、可升高血压，老年人给予 α_1A 肾上腺素受体/α_1D 肾上腺素受体阻断剂常难以产生效应。

2. α_1 肾上腺素受体的信号转导

（1）磷酸肌醇-钙离子信号通路

α_1 肾上腺素受体经 Gαq 激活磷脂酶 C，使二磷酸肌醇水解生成三磷酸肌醇，三磷酸肌醇再促使肌浆网膜三磷酸肌醇受体-钙离子通道开放，使肌浆网钙库释放钙离子，细胞质内钙离子水平升高后，能促进细胞膜 L 型电压门控钙通道开放，引发细胞外钙离子内流，促进心血管收缩。二磷酸肌醇水解生成的二酰甘油经活化蛋白激酶 C，再磷酸化活化心肌细胞肌球蛋白轻链激酶，能介导心肌正性肌力作用。α_1A 肾上腺素受体主要动员肌浆网钙库释放钙离子（作用较强），而 α_1B 肾上腺素受体和/α_1D 肾上腺素受体主要使细胞外钙离子内流。

（2）磷脂酶 A_2-花生四烯酸信号通路

α_1 肾上腺素受体经 Gαq 激活磷脂酶 A_2，参与花生四烯酸释放、代谢、形成前列腺素 D_2 等；磷脂酶 A_2 也可促进产生二酰甘油，激活蛋白激酶 C/蛋白激酶 MAPK（ERK、JNK、p38 MAPK），促进蛋白质合成，促进细胞生长。

（3）酪氨酸激酶信号通路

α_1 肾上腺素受体经 Gαq 可促使酪氨酸激酶激活磷脂酶 C、磷脂酶 D。生理情况下，内源性去甲肾上腺素和肾上腺素，主要通过 β_1 肾上腺素受体介导心肌正性变力效应；心血管疾病时，β_1 肾上腺素受体的心肌正性变力效应减弱时（如充血性心力衰竭或应用 β_1 肾上腺素受体阻断剂时），α_1 肾上腺素受体的正性变力、促心肌肥大、促心肌增殖作用则相应增加。

3. α_1AR 与 AT1R 在心血管的交互作用

心血管中血管紧张素Ⅱ/血管紧张素受体 AT1R 活化，可下调 α_1 肾上腺素受体的表达水平，能下调 α_1 肾上腺素受体与去甲肾上腺素的结合力。心血管去甲肾上腺素/α_1 肾上腺素受体活化，可下调血管紧张素受体 AT1R 的表达水平，能下调 AT1R 与血管紧张素Ⅱ的结合。在心血管中，α_1 肾上腺素受体与血管紧张素受体 AT1R 相互抑制、控制平衡；但这种作用在有心血管疾病时可改变。

四、α_2 肾上腺素受体

1. 概述

α_2 肾上腺素受体分 α_2A（α_2D）肾上腺素受体、α_2B 肾上腺素受体、α_2C 肾上腺素受体等亚型。

α_2 肾上腺素受体三种亚型的 7 跨膜片段区，有 50%～75%同源性（α_2D 肾上腺素受体是 α_2A 肾上腺素受体的变异体），α_2 肾上腺素受体分子内还有 3 个胞外环及 3 个胞内环。第一胞内环促进 α_2 肾上腺素受体嵌入细胞膜。第二胞内环和第三胞内环与 G 蛋白耦联。第三胞内环中共含 19 个丝氨酸残基、苏氨酸残基，可能与受体的磷酸化有关。α_2 肾上腺素受体的 N 端区胞外部分可结合配体。

2. α_2 肾上腺素受体的分布

α_2 肾上腺素受体主要存在于中枢神经系统和外周组织交感神经末梢突触前膜，生理条件下的

心脏、阻力血管、微血管，有 α_2 肾上腺素受体的少量表达。在缺氧、酸中毒、代谢产物蓄积等条件下，α_2 肾上腺素受体表达水平能被高水平血管紧张素Ⅱ、内皮素等升高。

3. α_2 肾上腺素受体的信号通路

α_2 肾上腺素受体是一类细胞膜表面糖蛋白，通过 Gαi 下调腺苷酸环化酶/ cAMP /蛋白激酶 A 信号通路活性，关闭细胞膜 L 型电压门控钙通道，下调细胞质内钙离子水平，开放细胞膜钾离子通道，引起细胞膜超极化和细胞兴奋性降低，可抑制神经元的兴奋性。给予 α_2A 肾上腺素受体激动剂，作用于脑内血管控制区如孤束核和外侧网状核，能抑制中枢交感神经元释放去甲肾上腺素，可降低高血压。高血压时，孤束核等中 α_2A 肾上腺素受体活性水平降低。

五、β 肾上腺素受体

1. 分型

β_1/β_2/β_3/β_4 肾上腺素受体每一亚型由特定的基因编码，β_1/β_2/β_3/β_4 肾上腺素受体结构相似。

2. β 肾上腺素受体在血管系统的分布与功能

(1)β 肾上腺素受体的分布、结构、功能

β 肾上腺素受体是参与心脏功能活动最重要的肾上腺素受体。β_1 肾上腺素受体遍布于整个心脏，约占心脏 β 肾上腺素受体的 3/4。β_2 肾上腺素受体则主要存在于心室、心房、浦肯野纤维、窦房结，约占心脏 β 肾上腺素受体的 1/4；β_2 肾上腺素受体在窦房结的密度比右心房高出 2.5 倍，β_2 肾上腺素受体更多地参与心率和心律的调节。心房中 β_1 肾上腺素受体和 β_2 肾上腺素受体量的比例为(60%～70%)：(30%～40%)，而在心室为(70%～80%)：(20%～30%)。心衰时心脏中 β_1 肾上腺素受体量：β_2 肾上腺素受体量的比例为 60%：38%。

生理条件下，β_1 肾上腺素受体在介导心脏功能中占主导地位，激动后可引起心脏正性变力、正性变时；异丙肾上腺素主要经 β_1 肾上腺素受体作用。心力衰竭时，β_1 肾上腺素受体水平下调，β_2 肾上腺素受体水平上调，β_2 肾上腺素受体优先结合 Gαi，能保护心肌、舒张血管、抗凋亡；β_2 肾上腺素受体与 Gαs 结合很少。β_2 肾上腺素受体结合 Gαi 后，可使心肌收缩力下降，出现代偿性心率加快，心肌耗氧量增加，心排血量下调，心肌功能降低。

一般外周血管平滑肌，主要有 β_2 肾上腺素受体；在冠状动脉、脑动脉、骨骼肌血管的平滑肌，主要有 β_1 肾上腺素受体，小部分属 β_2 肾上腺素受体；在大隐静脉血管平滑肌主要有 β_1 肾上腺素受体。大多数血管同时有 α_1 肾上腺素受体与 β 肾上腺素受体，由交感神经末梢释放的去甲肾上腺素及由肾上腺髓质释放于血的肾上腺素，通过 α_1 肾上腺素受体引起血管收缩，而通过 β 肾上腺素受体引起血管舒张，因此，总效应取决于血管中 α_1 肾上腺素受体与 β 肾上腺素受体的分布、数量。一般外周血管 β_2 肾上腺素受体密度、数量高于 α_1 肾上腺素受体，因而一般外周血管对去甲肾上腺素及肾上腺素主要呈缩血管效应。冠状动脉、脑动脉、骨骼肌血管 β_1 肾上腺素受体密度、数量高于 α_1 肾上腺素受体，对去甲肾上腺素及肾上腺素主要呈舒血管效应。

(2)β 肾上腺素受体的结构

β 肾上腺素受体都有细胞外的 N 端区、7 跨膜片段区(含 TM1 域～TM7 域)、3 个胞外环(e1～e3)、3 个胞内环(i1～ i3)、细胞内的 C 端区。

β_2 肾上腺素受体含 413 个氨基酸残基，分子量 46.5kD，是典型的 A 组 G 蛋白耦联受体成员。β_2 肾上腺素受体的细胞外 N 端区，可糖基化；其 e1 胞外环的半胱氨酸残基 Cys^{106} 及 e2 胞外环的半胱氨酸残基 $Cys^{190、191}$ 参与结合配体；胞外环的某些半胱氨酸残基可连成二硫键，形成稳定的配体结合口袋结构；半胱氨酸残基 Cys^{341} 可被棕榈酰基化，并使受体 C 端易插入细胞膜。TM1 域～TM6 域能与激动剂结合。2 个 β_2 肾上腺素受体单体的 TM5 域/TM6 域易形成二聚体。i3 胞内环可结合 Gαs，然后能激活腺苷酸环化酶/cAMP/蛋白激酶 A 信号通路及磷脂酶 C/三磷酸肌醇/钙离子

信号通路。C末端参与受体结合信号分子的作用。i2、i3胞内环改变，和β_2肾上腺素受体脱敏有关。

β_2肾上腺素受体在细胞膜中以活化构型或失活构型并存，两者间保持平衡；当β_2肾上腺素受体耦联的$G\alpha s$而与$G\beta\gamma$分离时，β_2肾上腺素受体呈活化构型，可活化腺苷酸环化酶/cAMP/蛋白激酶A信号通路；当没有激动剂存在时，β_2肾上腺素受体常呈静息态、失活构型，这时少量活化的β_2肾上腺素受体可维持腺苷酸环化酶/cAMP/蛋白激酶A信号通路的基础活性水平。β_2肾上腺素受体阻断剂可诱发β_2肾上腺素受体为失活构型，不能再耦联$G\alpha s$。当高水平激动剂促进β_2肾上腺素受体被蛋白激酶A将i3胞内环及C端的半胱氨酸残基过度磷酸化后，β_2肾上腺素受体与$G\alpha s$结合减少，可使β_2肾上腺素受体脱敏。

(3)β_3肾上腺素受体的结构

β_3肾上腺素受体主要存在于皮下脂肪组织(为主)、大网膜、胃肠道，也存在于心脏、胆囊、支气管平滑肌、骨骼肌、肝脏、膀胱、白色脂肪组织；β_3肾上腺素受体激动剂，能有效增加白色脂肪组织脂解，能促进白色脂肪组织释放脂肪酸，促进脂肪酸氧化，促进减肥。棕色脂肪组织细胞含大量解耦联蛋白1，β_3肾上腺素受体激动剂可提高解耦联蛋白1的表达水平，刺激氧化磷酸化解耦联，促进产热，结果可抗肥胖，同时可增加脂肪组织对胰岛素的敏感性，对2型糖尿病有治疗作用。在心脏，特异性激动剂经β_3肾上腺素受体/$G\alpha i$可介导负性肌力作用；心力衰竭时，心肌细胞中β_3肾上腺素受体水平上调，促进心力衰竭的发生发展。

β_3肾上腺素受体的氨基酸残基序列，与β_1/β_2肾上腺素受体氨基酸残基序列的同源性分别为51%、46%。β3肾上腺素受体有408个氨基酸残基，属于G蛋白耦联受体，有7跨膜片段区(含TM1～TM7域，TM 3/4/5/6域可结合配体)、N端区、C端区(半胱氨酸残基Cys^{361}是棕榈酰化位点)、三个胞外环(参与配体与受体结合，e2胞外环的半胱氨酸残基Cys^{110}和e3胞外环的半胱氨酸残基Cys^{189}间可形成二硫键以稳定分子)、三个胞内环(i2胞内环、i3胞内环等能结合$G\alpha$)。β_3肾上腺素受体i3胞内环，没有和蛋白激酶A、β肾上腺素受体激酶(βARK)、G蛋白耦联受体激酶(GRK2)作用的丝氨酸/酪氨酸的残基的磷酸化位点，因此β_3肾上腺素受体对这3种激酶及β_1/β_2肾上腺素受体的激动剂不反应。目前已知β_3肾上腺素受体有β_3a、β_3b肾上腺素受体亚型。

β_3肾上腺素受体有一些独特的药理学特性：①β_3肾上腺素受体与传统的β肾上腺素受体阻断剂亲和力较高，作用效能较强。②激动剂作用于β_3肾上腺素受体，不易引起β_3肾上腺素受体脱敏。③β_3肾上腺素受体与内源性儿茶酚胺的亲和力较低，需要较高水平的儿茶酚胺才能激活β_3肾上腺素受体。但当交感神经长期兴奋、慢性心力衰竭时，心肌β_3肾上腺素受体常活化、β_1/β_2肾上腺素受体活性常下调。β_3肾上腺素受体活化时，能激活、开放延迟整流钾通道，可关闭细胞膜L型电压门控钙通道，使细胞质内过高的钙离子水平下调，能改善左室舒张功能，可减少室性心动过速的发生；β_3肾上腺素受体活化时，可经$G\alpha i$抑制腺苷酸环化酶/cAMP/蛋白激酶A信号通路，降低去甲肾上腺素对心脏的作用，抑制交感神经活性，减慢心率，增加心舒张期储备；β_3肾上腺素受体活化时，可代偿收缩功能损伤，抑制过度的正性肌力作用，下调心脏耗氧量，阻止细胞质内钙离子超载的毒性，常抑制心肌肥大与纤维化；β_3肾上腺素受体活化时，能激活内皮细胞型一氧化氮合成酶，产生大量生理性一氧化氮，引起平滑肌细胞内cGMP/蛋白激酶G活性水平升高，解除血管痉挛，促进血管舒张、扩张冠脉，降低外周阻力；大量生理性一氧化氮又可减弱心肌细胞β_2肾上腺素受体对交感神经和儿茶酚胺刺激的应答反应，能阻止β_1、β_2肾上腺素受体过分活化，这些都可延缓心力衰竭的发展，起保护心肌的作用。④β_3b肾上腺素受体能与$G\alpha s$和$G\alpha i$耦联，而β_3a肾上腺素受体只能与$G\alpha s$耦联。⑤心脏β_3肾上腺素受体被β_1或β_2肾上腺素受体阻断剂如氧烯洛尔、吲哚洛尔作用时，β_3肾上腺素受体未被灭活，常可被部分激活；β_3肾上腺素受体对β肾上腺素受体阻断剂如普萘洛尔和纳多洛尔则表现出低亲和力、一般反应较小。

但过高水平β_3肾上腺素受体激动剂，也可激活β_1肾上腺素受体/β_2肾上腺素受体信号通路，易引起心力衰竭等；也可使蛋白激酶A过度活化、开放囊性纤维化跨膜转导调节因子的Cl^-通道，促使大量Cl^-内流，可引发心律失常。在心力衰竭晚期，由于β_1肾上腺素受体和β_2肾上腺素受体活性水平的持续下调，β_3肾上腺素受体活性水平的明显持续上调，可促进心肌细胞凋亡、心功能严重恶化。这时应用β_3肾上腺素受体阻断剂可能较有利。

3. 肾上腺素受体的多态性

原发性高血压属于多基因遗传病，呈遗传易感性与环境因素共同作用的发病模式。已发现β肾上腺素受体基因的单核苷酸多态性至少几十种，与30%～50%人群的血压变异相关。

β_1肾上腺素受体基因的Gly389Arg单核苷酸多态性，位于C端区的Gαs耦联部位，Arg^{389}等位基因型，可增强腺苷酸环化酶/cAMP信号通路活性，与男性高血压相关。β_1肾上腺素受体基因的单核苷酸多态性还有Ser49Gly、Gly389Arg、Ala59Ser、Arg399Cys、His402Arg、Thr404Ala、Pro418Ala，都较少见；Ser49Gly、Arg399Gly多态性，可使β_1肾上腺素受体阻断药（比洛索尔、阿替洛尔、美托洛尔）的降压效果较明显。

β_2肾上腺素受体基因的Arg16Gly、Gln27Glu多态性，可导致舒张压、平均动脉压升高，与高血压相关，可增加2型糖尿病患者发生高血压的危险性。我国人群的β_2肾上腺素受体基因第252位核苷酸G→A多态性与原发性高血压相关，β_2肾上腺素受体基因第1239位核苷酸A→G多态性与老年高血压有关，β_2肾上腺素受体基因5′调控区第1023位核苷酸G→A多态性与重度高血压相关。

β_3肾上腺素受体基因已发现至少20种多态性，其Trp64Arg多态性，可减弱β_3肾上腺素受体的活性，与胰岛素抵抗、年龄增长所致的腹型肥胖、血压升高相关；我国2型糖尿病高血压患者β_3肾上腺素受体基因Arg64等位基因频率为19%，明显高于非高血压患者的7%，与男性2型糖尿病患者的高血压相关。α_2肾上腺素受体3个氨基酸插入/缺失（I/D）多态性，位于α_2肾上腺素受体i3胞内环；中国汉族人的插入（I）等位基因型与男性收缩压升高及高血压病相关。

4. β_1肾上腺素受体的信号通路

应激、炎症等时，肾上腺素作用于β_1肾上腺素受体后，二聚体β_1肾上腺素受体与配体的结合力明显增高，再经β_1肾上腺素受体耦联的Gαs，能激活腺苷酸环化酶/cAMP/蛋白激酶A信号通路，蛋白激酶A通过磷酸化、开放细胞膜L型电压门控钙通道，促使钙离子流入细胞质，再促使肌浆网钙库经开放的兰尼碱受体（RyR）-钙离子通道，释放钙离子入细胞质，使心肌收缩力增强；Gαs蛋白本身也可直接促进L型电压门控钙通道/钠通道的开放，上调细胞质钙离子/钠离子水平，活化磷脂酶D，使心肌细胞肌球蛋白轻链磷酸化，增强肌收缩力，结果可使心肌兴奋性增强、正性肌力、正性传导，使心输出量增加。而在舒张期，蛋白激酶A可磷酸化受磷蛋白再脱离$SERCA_{2a}$，再使肌浆网膜钙泵（$SERCA_{2a}$）的活性增加，促进舒张期肌浆网对细胞质钙离子的摄取；蛋白激酶A磷酸化肌钙蛋白1，可降低肌钙蛋白1与钙离子的亲和力，进一步加速心肌的舒张，可促进糖原分解代谢等，能使肝、肾、骨骼肌、冠脉的血管舒张、血流增加。β_1肾上腺素受体也可和细胞骨架相互作用，如β抑制蛋白、锚定蛋白79/150等。β_1肾上腺素受体结合锚定蛋白79/150后，能促使蛋白激酶A活化。雌激素可上调β_1肾上腺素受体/Gαs/腺苷酸环化酶/AMP/蛋白激酶A信号通路的活性水平；结果能抗心肌凋亡，有心肌保护作用。

β_1肾上腺素受体所介导的信号通路活化后也需要及时静息，以便使受体重新恢复反应性。β_1肾上腺素受体信号通路静息时，发生去甲肾上腺素水平下降、特异性磷酸二酯酶对cAMP水解增加、β_1肾上腺素受体对去甲肾上腺素脱敏、抑制β_1肾上腺素受体二聚化；给予β_1肾上腺素受体阻断剂等时，β_1肾上腺素受体易形成单体，使β_1肾上腺素受体信号通路活性下调。但过高水平激动剂作用于β_1肾上腺素受体后，β_1肾上腺素受体的激酶活化可使β_1肾上腺素受体磷酸化，再结合β抑制蛋白并阻止β_1肾上腺素受体结合Gαs，能导致β_1肾上腺素受体被内吞入细胞内，降低细胞膜

β_1 肾上腺素受体数量，降低对去甲肾上腺素的敏感性。

β_1 肾上腺素受体信号通路持续过度活化时，可通过 β 抑制蛋白募集酪氨酸激酶 Src，进而激活 Ras/蛋白激酶 MAPK 信号通路，促进蛋白合成、心肌肥厚、心肌重构；细胞质高水平的钙离子，可激活钙调蛋白激酶Ⅱ，促进心肌细胞增殖；蛋白激酶 A 过度磷酸化受磷蛋白后，可引起心肌梗死、心力衰竭、心肌重构等；β_1 肾上腺素受体可从耦联 Gαs 转而耦联 Gαi，也可使 β 抑制蛋白转到 β_1 肾上腺素受体激酶磷酸化的 β_1 肾上腺素受体上，再通过 Gαi 招募磷酸二酯酶 4，把 cAMP 形成 5′AMP，5′AMP 再和酪氨酸激酶 Src/网格蛋白组成复合物，能活化蛋白激酶 JNK 信号通路，促进心肌细胞凋亡；还可通过 Gαs /钙离子/钙调蛋白激酶Ⅱ信号通路，促进内质网应激凋亡信号通路活化，上调胱冬蛋白酶 12 等促凋亡因子的水平，也能促进心肌细胞凋亡，与慢性心肌肥大的心力衰竭相关。β1 肾上腺素受体选择性阻断剂有 CGP20712A 等，已应用于临床。

长期心脏容量/压力超负荷，能使 β_1 肾上腺素受体表达水平下调，不能活化 Gαs/腺苷酸环化酶/cAMP/蛋白激酶 A 信号通路，心脏合成成人型心脏蛋白减少，转而能合成胚胎型心脏蛋白，可改变心肌细胞形态，降低收缩功能，引起心室重构、心室肥大、心力衰竭。在慢性心力衰竭患者中，已发现部分患者血中 β_1 肾上腺素受体的自身抗体水平上调，与左室舒张期末/收缩期末的过度扩张、左室射血分数降低、心力衰竭相关。合并肾损害的高血压病患者，50%有血 β_1 肾上腺素受体自身抗体水平上调，可能与高血压心力衰竭相关。糖尿病时，由于产生 β_1 肾上腺素受体自身抗体(57.1%)，可参与引发糖尿病心肌病。

5. β_2 肾上腺素受体的信号通路

在激动剂作用下，两个 β_2 肾上腺素受体经 TM5 域/TM6 域相互作用，可形成二聚体，该二聚体与配体的结合力明显增高，可活化 Gαs/腺苷酸环化酶/cAMP/蛋白激酶 A，可使小动脉、小静脉、冠脉的钙离子水平降低而都舒张。缺血预处理可活化 β_2 肾上腺素受体信号通路。β_2 肾上腺素受体激动剂一般不能引起心肌细胞的收缩蛋白、受磷蛋白、肌钙蛋白、糖原磷酸酶激酶的磷酸化，主要松弛支气管平滑肌，增强支气管纤毛运动。β_2 肾上腺素受体也可和细胞骨架蛋白相互作用，如 β 抑制蛋白、锚定蛋白 79/150 等。

心力衰竭时，β_2 肾上腺素受体不结合 Gαs，反而可与 Gαi 耦联，进一步抑制腺苷酸环化酶/cAMP/蛋白激酶 A 信号通路活性、减少细胞质钙离子，使心肌收缩力下调；β_2 肾上腺素受体激酶 2，可使 β_2 肾上腺素受体的 C 端的一些 Ser/Thr 残基磷酸化失活，使 β_2 肾上腺素受体与 Gαs、配体结合减少，磷酸化失活的 β_2 肾上腺素受体可结合 β 抑制蛋白，促进 β_2 肾上腺素受体被细胞内吞，易被泛素蛋白酶体降解；β_2 肾上腺素受体这时也可结合磷酸二酯酶 4，下调 cAMP/蛋白激酶 A/钙离子活性水平；结果都使心肌收缩力下降。长期高水平激动剂作用 β_2 肾上腺素受体时，可引起受体磷酸化、解耦联、内吞化，使 β_2 肾上腺素受体/Gαs/腺苷酸环化酶/cAMP/蛋白激酶 A/钙离子信号通路活性下调，能导致心肌收缩力下降；这时 β_2 肾上腺素受体可经 Gβγ/酪氨酸激酶 Src/Ras/蛋白激酶 ERK 信号通路，促进心肌细胞肥大。β_2 肾上腺素受体/Gαi 也可经磷脂酶 A_2/磷脂酶 C/三磷酸肌醇/蛋白激酶 PI3K/Akt 信号通路，促进心肌细胞肥大；如果该信号通路过度活化时，可上调胱冬蛋白酶的表达及心肌细胞凋亡；能促进花生四烯酸形成大量神经酰胺，而引发心肌细胞凋亡。

6. β_3 肾上腺素受体的信号通路

在心脏 β_3 肾上腺素受体主要与 Gαi 耦联，β_3 肾上腺素受体/Gαi/内皮细胞型一氧化氮合成酶/一氧化氮/cGMP/蛋白激酶 G 信号通路活化后，能促使细胞膜 L 型电压门控钙通道关闭，可引发细胞质钙离子减少、心肌收缩力下调，有负性变力作用；同时由于 cGMP/磷酸二酯酶Ⅱ活化，可促进 cAMP 降解，抑制肌酸磷酸激酶，下调心肌肌力、减少耗氧、保护心脏；能引起脂肪分解；可促使生理性一氧化氮产生增加，扩张血管。在心力衰竭的心脏，β_3 肾上腺素受体水平上调、负性变力作用常更为明显。

β_3 肾上腺素受体的选择性激动剂包括：①苯乙醇胺类药物，包括 BRL37344、SR5861IA 等；②芳香羟基丙醇胺类药物，如 CGP12177A（是 β_1/β_2 肾上腺素受体阻断剂和 β_3 肾上腺素受体的弱激动剂 ）、氰化吲哚洛尔。β_3 肾上腺素受体可被微摩尔/升（μmol/L）水平的儿茶酚胺激活，比激动 β_1 肾上腺素受体/β_2 肾上腺素受体有更高的水平。β_3 肾上腺素受体可被非选择性 β 肾上腺素受体拮抗剂如布拉洛尔阻断，亦可被选择性 β_3 肾上腺素受体阻断剂 SR59230A 所阻断（较理想）。

心力衰竭的演变发展与 β_3 肾上腺素受体活性水平相关。心力衰竭早期，心脏 β_3 肾上腺素受体/Gαi 活性水平增加，刺激内皮细胞型一氧化氮合成酶产生生理性一氧化氮，可阻止 β_1、β_2 肾上腺素受体对心脏的过度正性肌力的作用，可增加舒张功能、舒张期储备，是防止心肌细胞损伤的一种补救途径；这时一般不应使用 β_3 肾上腺素受体阻断剂。在心力衰竭晚期，这种代偿机制失去作用，由于交感神经系统活性明显增高，长期高水平去甲肾上腺素能使 β_1、β_2 肾上腺素受体的表达水平明显下调，而 β_3 肾上腺素受体在心室肌的表达水平可增加 2～3 倍，能在心力衰竭晚期加重心力衰竭；这时给予 β_3/α_1 肾上腺素受体阻断剂如卡维地洛，降低外周阻力，可改善心力衰竭的心肌组织收缩和舒张功能，逆转左心室重构，降低住院率及病死率，也有抗肥胖作用。

在心力衰竭晚期时，第 3 代 β 肾上腺素受体阻断药如卡维地洛有以下几种药理作用：①能阻断 β_3 肾上腺素受体受体（阻断 β_3 肾上腺素受体的作用是拉贝洛尔的 33 倍），大剂量时可阻断细胞膜钙离子通道，减慢心率，降低心肌氧耗，纠正交感神经支配不均造成的心室壁运动异常；②通过上调心肌的 β_1、β_2 肾上腺素受体受体表达水平，恢复 β_1、β_2 肾上腺素受体/腺苷酸环化酶信号通路的活性，改善 β_1、β_2 肾上腺素受体对儿茶酚胺的敏感性，因此对心输出量、心率影响较小；③抑制肾素-血管紧张素-醛固酮系统，减轻水钠潴留，逆转心室重构；④阻断 α_1 肾上腺素受体，扩张血管，减轻心脏负荷；⑤清除活性氧、抗氧化，能抑制平滑肌细胞的增殖和迁移，从而延缓心室重构。

在部分心衰患者血清中，存在抗 β_3 肾上腺素受体胞外第二环/第一环的 IgG 类自身抗体，有 β_3 肾上腺素受体激动剂样效应，能负性变力、负性变，可抑制左心室的收缩和舒张，使心功能进一步恶化。

7. β 肾上腺素受体信号系统对心力衰竭中心肌细胞凋亡的作用

研究显示，心肌梗死后心力衰竭中的心肌细胞凋亡，主要由 β_1 肾上腺素受体信号通路活化而介导，可促进心力衰竭。一般 β_2 肾上腺素受体信号通路活化，常同时激活促凋亡和抗凋亡，但主要经 Gαi/蛋白激酶 PI3K/Akt 信号通路促进细胞生存、保护心肌、减少缺氧和活性氧引发的凋亡。但心力衰竭时，持续且明显的 β_2 肾上腺素受体信号通路活化；能活化细胞内钙离子/钙调蛋白激酶Ⅱ信号通路，可促进开放 L 型电压门控钙通道，使细胞质内钙离子过多，可诱发心肌细胞凋亡。

（孙 震 陈 森）

进一步的参考文献

[1] MUTHUMALA A. Role of beta adrenergic receptor polymophysms in heart failure: systematic review and meta-analysis[J]. Eur J Heart Fail, 2008, 10 (1): 3-13.

[2] SCHIATTARELLA GG. Novel concepts in beta-adrenergic receptor signaling: therapeutic options for heart failure[J]. G Ital Cardiol(Rome), 2010, 11(3): 221-228.

[3] FLYNN R, ALTIER C. A macromolecular trafficking complex composed of beta2-adrenergic receptors, A-kinase anchoring protein and L-type calcium channels[J]. J Recept Signal Transduct Res, 2013, 45(3): 66-78.

[4] VON HOMEYER P, SCHWINN DA. Pharmacogenomics of beta-adrenergic receptor physiolgy and response to beta-blockade[J]. Anesth Analg, 2011, 113 (6): 1305-1318.

[5] KOBIKA BK. Structural insights into adrenergic receptor function and pharmacology[J]. Trends Pharmacol Sci, 2011, 32(4): 213-218.

[6] TALAN MI. Beta-AR agonists in treatment of chronic heart failure: long path to translation[J]. J Mol Cell Cardiol, 2011, 51(4): 529-533.

第六章　β肾上腺素受体阻断剂

一、概述

β肾上腺素受体阻断剂(β受体阻断剂),选择性与细胞膜β肾上腺素受体结合,竞争性阻断β肾上腺素受体激动剂儿茶酚胺等与β肾上腺素受体结合,从而阻断β肾上腺素受体信号通路。在β肾上腺素受体阻断剂存在的情况下,β肾上腺素受体激动剂,需要较高水平,才能引起β肾上腺素受体的反应。β肾上腺素受体阻断剂能减慢心率、减少心肌做功与氧耗,能用于治疗心绞痛、心肌梗死、高血压、心力衰竭等,应用β肾上腺素受体阻断剂治疗高血压已有40多年历史。2013年中国网上已发布β受体阻断剂的研究进展、$β_3$受体阻断剂卡拉洛尔研究概况、$β_3$受体激动剂研究进展、超短效$β_1$受体阻断剂兰地洛尔的研发和应用、$β_2$受体结构研究进展等,有较好的参考价值,可从网上学习。

表6-1　$β_1/β_2$肾上腺素受体介导的效应

组织	主要受体	效应
心脏		
窦房结	$β_1/β_2$	增加心率
房室结	$β_1/β_2$	加快房室传导速度
心房	$β_1/β_2$	增加心房肌收缩力
心室	$β_1/β_2$	增加心室肌收缩力、传导速度及室性自搏心律
动脉	$β_2$	促进血管扩张
静脉	$β_2$	促进血管扩张
骨骼肌	$β_2$	促进血管扩张、增加骨骼肌收缩力、促糖原分解
肝脏	$β_2$	促进糖原分解及糖原异生
胰腺(β细胞)	$β_2$	促进分泌胰岛素及胰升糖素
脂肪细胞	$β_1$	促进脂肪分解
支气管	$β_2$	促进支气管扩张
肾脏	$β_1$	促进释放肾素
膀胱及输尿管	$β_2$	松弛膀胱及输尿管
膀胱逼尿肌	$β_2$	松弛膀胱逼尿肌
子宫	$β_2$	松弛子宫肌
胃肠道	$β_2$	松弛胃肠道平滑肌
神经末梢	$β_2$	促进神经末梢分泌去甲肾上腺素
甲状旁腺	$β_1$、$β_2$	促进分泌甲状旁腺素
甲状腺	$β_2$	促进T_4转为T_3

(一)β受体阻断剂的化学结构及与功能的关系

研究发现,普萘洛尔治疗心绞痛和高血压有效,这为β受体阻断剂应用于治疗心血管疾病开辟了方向。β受体阻断剂的化学结构,一般由芳香族环状结构(常是儿茶酚)和乙醇胺侧链组成,芳香族环状结构上连接物的不同,决定β受体阻断剂的内在拟交感活性、膜稳定作用、心脏选择性,能决定对β受体的激动作用或阻断作用;乙醇胺侧链中非对称碳原子上羟基位置的差异,主要决定β受体阻断剂和β受体的亲和力;结果可导致药理学方面的多样性;芳香族环状结构可以是苯环、萘环(如普萘洛尔)、其他芳香环、杂环。芳香族环状结构α位碳原子侧链上的仲胺或叔胺,与药物和β

受体的亲和力也有关。中间链的长度、$-O-CH_2-$，与β受体阻断剂的阻断作用强度有关。

根据对β受体作用的选择性，β受体阻断剂可分为选择性 β_1 受体阻断剂、非选择性β受体（$\beta_1+\beta_2$）阻断剂，也有少数兼有α受体阻断剂/β受体阻断剂作用。根据与β受体的亲和力等，也可评估β受体阻断剂的效价强度。通过衡量对异丙肾上腺素或运动诱发的心动过速的抑制作用，可评价β受体阻断剂的效价强度。效价强度是指能引起等效反应的β受体阻断剂相对水平，与β受体阻断剂的最大效应值或临床疗效不完全相同。在临床上，为取得同样有效的β受体阻断作用，不同的β受体阻断剂所需的剂量也不同。

（二）β受体阻断剂的分类

根据β受体阻断剂的药物动力学，可将β受体阻断剂分为三大类：第一类从肝脏代谢清除，血清除半衰期较短，脂溶性，易透过血脑屏障；第二类从肾脏清除，血清除半衰期较长，水溶性，不易透过血脑屏障；第三类从肝脏、肾脏清除的比例相近，半脂溶性半水溶性。

有些β受体阻断剂有活性代谢产物，药物疗效为本身及其代谢产物的疗效之和，如醋丁洛尔。也可根据β受体的选择性、亲脂性、是否具有内在拟交感活性（ISA）及膜稳定性等作用对β受体阻断剂进行分类。（图 6－1，表 6－2）

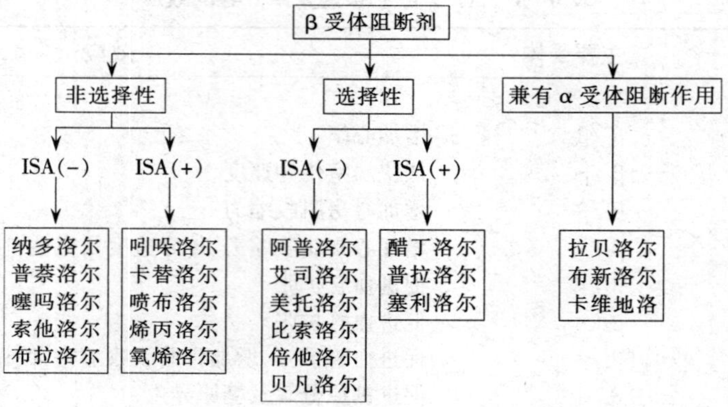

图 6－1　基于心脏选择性及内源性拟交感活性的β受体阻断剂分类

表 6－1　肾上腺素能受体阻断剂的分类和药效特性的比较

类型和代表药	选择性	内在拟交感活性（ISA）	效价强度	膜稳定作用
1类　β_1、β_2 受体阻断剂				
1A类　无内在拟交感活性类				
普萘洛尔	—	—	1	＋
噻吗洛尔	—	—	6～100	—
纳多洛尔	—	—	2～4	—
索他洛尔	—	—	0.1～0.33	—
布拉洛尔	—	—	1	＋
1B类　有内在拟交感活性类				
二氢异丙肾上腺素	—	＋＋＋	0.1	＋
吲哚洛尔	—	＋＋	6～15	＋
氯烯洛尔	—	＋	2	＋
阿普洛尔	—	＋	0.33	＋
莫普洛尔	—	＋	1	＋
托利洛尔	—	＋	1	＋
卡替洛尔	—	＋	10	—
硝苯洛尔	—	＋	0.04	—

续表

类型和代表药	选择性	内在拟交感活性	作用强度	膜稳定作用
丙萘洛尔	－	＋	0.1	＋
2类 β_1 受体阻断剂				
2A类 无内在拟交感活性类				
阿普洛尔	＋	－	0.5～1	－
美托洛尔	＋	－	1	－
妥拉洛尔	＋	－	1	－
倍他洛尔	＋	－	4(人)	±
2B类 有内在拟交感活性类				
普拉洛尔	＋	＋	0.5	－
醋丁洛尔	＋	＋	0.5	＋
3类 α、β受体阻断剂				
拉贝洛尔	－	＋	0.25	±
卡维地洛	－	－	0.75	－

1. β受体阻断剂的膜稳定作用

β受体阻断剂的膜稳定作用，能抑制钙离子、钠离子大量进入细胞，有心脏抑制作用、抗心律失常作用，一般较大剂量的β受体阻断剂可引发膜稳定作用；但某些β受体阻断剂如普萘洛尔、醋丁洛尔等在中等剂量时，即可产生膜稳定作用，能明显缩短心肌细胞动作电位时程、抑制左室收缩功能，因此普萘洛尔、醋丁洛尔等不要应用大剂量。

2. β_1 受体阻断剂的心脏选择性

β_1 受体阻断剂能选择性阻断心脏的 β_1 受体，而对支气管、外周小动脉等的 β_2 受体的阻断作用相对较弱。选择性的 β_1 受体阻断剂，用于伴慢性阻塞性肺部疾病、哮喘的心脏病患者更安全，介导支气管收缩的作用较小；但剂量大到一定水平后，β_1 受体阻断剂的选择性即消失；对某些高敏的慢性阻塞性肺部疾病患者，选择性的 β_1 受体阻断剂，也可诱发支气管收缩、急性哮喘发作。适量的选择性 β_1 受体阻断剂，亦适用于需要 β_1 受体阻断剂的糖尿病心肌病患者，因为一般不抑制 β_2 受体介导的糖原分解代谢，可避免运动后低血糖。小剂量 β_1 受体阻断剂，一般不阻断 β_2 受体介导的小动脉扩张效应，在某些外周血管性疾病患者需要滴注肾上腺素时，联用选择性 β_1 受体阻断剂，能使肾上腺素经 β_2 受体介导外周小动脉扩张，而无过度升高血压的副作用。

3. β受体阻断剂的内在拟交感活性

有内在拟交感活性的β受体阻断剂，在抑制内源性儿茶酚胺与 β_1/β_2 受体结合的同时，还能轻度激活 β_1/β_2 受体本身，引起心脏的轻度兴奋，可引发心率加快、心输出量增加、血管扩张、血压下降，可抵抗β受体阻断剂引发的心脏抑制作用。吲哚洛尔有75％的拟交感活性，普拉洛尔有40％的拟交感活性，美托洛尔有5％左右的拟交感活性。非选择性β受体阻断剂如普萘洛尔等，没有这种内在拟交感活性。有内在拟交感活性的β受体阻断剂，用于治疗心律失常、心绞痛、心肌梗死、高血压患者时，降低心排出量的作用较小。β受体阻断剂吲哚洛尔和醋丁洛尔，在阻断β受体的同时，有部分内在拟交感活性，使其降低心率的作用不明显，故不适用于冠心病心绞痛和急性心肌梗死伴心率加快的患者。在对心肌梗死二级预防时，无内在拟交感活性的β受体阻断剂能降低死亡率的30％，还能经内皮细胞型一氧化氮合成酶，产生生理性一氧化氮，可使 β_3 受体信号通路激活，具有血管保护作用。

4. 兼具α受体阻断特性

有些β受体阻断剂，还可兼阻断α受体，如卡维地洛、拉贝洛尔，能兼使外周血管阻力降低、扩血管，有利于维持心脏排血量，可改善患者的糖代谢，能用于治疗高血压、心绞痛、慢性心力衰竭；对血压不高的糖尿病患者及高血压病患者，应用时要慎防其明显降压。

5. 增强生理性一氧化氮活性

第 3 代脂溶性 β_1 受体阻断剂奈必洛尔(Neb)，还能促进内皮细胞一氧化氮合成酶产生生理性一氧化氮，对治疗高血压有效；奈必洛尔无内在拟交感活性，无膜稳定作用；1997 年于德国上市，1999 年在英国上市，2004 年在美国上市，能选择性阻断 β_1 受体的作用，舒张血管时很少引发支气管收缩；奈必洛尔是混合消旋体，其右旋体阻断 β_1 受体作用是其左旋体阻断 β_1 受体作用的100 倍；奈必洛尔的其他作用由 2 种旋光异构体共同产生。奈必洛尔能扩张血管，降低外周阻力与血压，降低心脏后负荷，能增加对运动的耐受力，还可改善左心功能、大动脉扩张性、动脉顺应性，能保护心脏，无明显负性肌力作用；奈必洛尔能减慢心率、增加每搏输出量，可使左室舒张末期压下调，使心力衰竭患者心脏射血分数增加。

2007 年有人报告，不论单用或联用奈必洛尔，都能长期有效控制高血压，对于肥胖与非肥胖的患者同样有效，且不引起糖/脂代谢改变，对轻/中度高血压患者能使舒张压下降 7.7～11.5 mmHg；口服奈必洛尔后即可降低血压，口服 2 周后可使大部分患者较好地降低血压。一般每次 5 mg，每天 1 次；奈必洛尔连用 6 个月的效果与阿替洛尔相似；奈必洛尔也可应用于治疗心绞痛与充血性心力衰竭，可改善心脏功能。研究发现，传统 β 受体阻断剂常在降低心率后可降低心排出量；但奈必洛尔能增加心排出量，副作用较少。盐酸奈必洛尔每片 2.5 mg。

奈必洛尔有较强的 β_1 受体阻断作用，又能经促进产生生理性一氧化氮介导血管扩张，可逆转内皮功能异常，没有一般 β 受体阻断剂干扰糖代谢的缺点。在欧洲，奈必洛尔已用于治疗原发性高血压、稳定型轻/中度慢性心力衰竭，能有效降低血压，降低中老年心力衰竭的死亡率和住院率，是当前疗效较佳的 β 受体阻断剂之一；在美国，目前它仅限于高血压的临床治疗，而国内尚未引进该药。奈必洛尔治疗高血压和心力衰竭有一些特性。

奈必洛尔右消旋体对 β_1 受体阻断作用较强，左消旋体具有内皮依赖性的血管扩张作用。在心肌组织中奈必洛尔对 α_1 和 α_2 受体几乎没有作用。研究表明，奈必洛尔有抗氧化作用，可增加生理性一氧化氮的生物利用度，能使血管舒张，改善内皮功能。奈必洛尔能经 β_2/β_3 受体、雌激素受体介导释放 NO，可抑制平滑肌细胞增殖，调节白细胞和血小板的相互作用，能良好降压，有效改善左室射血分数(LVEF)。一些研究发现，卡维地洛增加 LVEF 的作用大于奈必洛尔(35.5%：20.7%)。

奈必洛尔口服能很快吸收(食物不影响其吸收)。在服药后 4 小时可达到血水平峰值，6 小时达最大作用，一般可在 1 天内达到稳定的血药水平，可维持 2～8 小时。奈必洛尔的 2 种消旋体的血浆蛋白结合率均为 98%(大部分结合白蛋白)。奈必洛尔通过肝代谢可被细胞色素 p450 氧化酶(CYP2D6)作用，因为该酶有遗传多态现象，所以奈必洛尔的生物利用度、消除半衰期等均有个体差异性；个体可有快代谢型和慢代谢型，它们的血药水平和代谢水平是不同的，奈必洛尔在快代谢者中生物利用度为 96%，在慢代谢者中为 12%；在二者中，奈必洛尔的清除半衰期也是不同的，在快代谢者中为 13 小时，而在慢代谢者中为 56 小时；在用药 1 周后，奈必洛尔代谢物 38%经尿液排泄，48%经粪便排泄，由尿液重吸收的原形药物＜15%。奈必洛尔可治疗高血压，和其他 β 受体阻断剂(比索洛尔、阿替洛尔)比，能较有效降低血压，并且有统计学意义；和其他抗高血压药(赖诺普利、氨氯地平、硝苯地平、恩那普利)比，奈必洛尔较有效。已证明奈必洛尔能有效治疗中/老年慢性心力衰竭(CHF)，使死亡率和心血管疾病住院率降低，LVEF 明显改善；高血压患者中的推荐剂量是 5 mg/d，要求在每天同一时间服用。奈必洛尔也可和其他抗高血压药同时服用，如氢氯噻嗪，可产生累加效果。但没有相关试验证实奈必洛尔可用于肝损伤患者及儿童/青少年患者中。在治疗心力衰竭时，奈必洛尔的剂量需要逐渐增加至合适剂量，推荐起始量为 1.25 mg/d，间隔 1～2 周增至 2.5 mg/d。在服用奈必洛尔同时，可以服用其他心血管药，但在开始用奈必洛尔治疗前，其他心血管药的剂量要达到稳定状态。在临床上，一般对奈必洛尔有较强的耐受性。服药后常见的不良反应有：疲劳、头痛、呼吸困难、感觉异常、眩晕。

综上所述，奈必洛尔是一种有效的抗高血压药，能有效降低中老年心力衰竭的死亡率和住院率，可作为治疗轻/中度高血压和中/老年心力衰竭的一线药物，但奈必洛尔在国内还没有广泛用于临床，所以对奈必洛尔有很大的研究空间。

二、β受体阻断剂的药代动力学特性

（一）概述

β受体阻断剂由于芳香族环状结构的不同，在胃肠道的吸收程度、肝脏的首过清除效应、脂溶性强弱、血浆蛋白结合率高低、体内分布容积大小、脑与心脏的水平高低、在肝脏的生物转化率高低、代谢物药理活性大小、肾脏清除率高低等方面，存在显著差异，会影响其临床用途。心肌的β受体中有20%～30%的 β_2 受体，其余主要为 β_1 受体。（表6－3，表6－4）

表6－3　不同β受体阻断剂药代动力学特点

药物名称	吸收程度（%）	生物利用度（%）	肝脏的首过清除	药物血浆水平差异	β受体阻断剂的血浆水平	血浆蛋白结合率（%）	脂溶性
醋丁洛尔	>90	≈40	有	7倍	0.2～2.0μg/ml	25	低
阿替洛尔	≈50	≈40	无	4倍	0.2～2.0μg/ml	<5	低
贝他洛尔	>90	≈80	无	2倍	0.005～0.05μg/ml	50	低
比索洛尔	≈90	≈88	无	—	0.005～0.02μg/ml	≈33	低
卡他洛尔	≈90	≈90	无	2倍	40～160ng/ml	23～30	低
卡维地洛	>90	≈30	有	5～10倍	10～100ng/ml	98	中
艾司洛尔（静注）	—	—	—	5倍	0.15～1.0μg/ml	55	低
拉贝洛尔	>90	≈33	有	10倍	0.7～3.0μg/ml	≈50	中
美托洛尔	>90	≈50	有	10倍	50～100ng/ml	12	中
缓释美托洛尔	>90	65～70	有	10倍	35～323ng/ml	12	中
纳多洛尔	≈30	≈30	无	7倍	50～100ng/ml	≈30	低
奈必洛尔	>90	12～96	有	7倍	1.5ng/ml	98	高
氧烯洛尔	≈90	19～74	有	5倍	80～100ng/ml	80	中
喷布洛尔	>90	≈100	无	4倍	5～15ng/ml	80～98	高
吲哚洛尔	>90	≈90	无	4倍	50～100ng/ml	57	中
普萘洛尔	>90	30～70	有	20倍	50～100ng/ml	93	高
缓释普萘洛尔	>90	30～40	有	20～30倍	20～100ng/ml	93	高
索他洛尔	≈70	≈90	无	4倍	1.0～3.2μg/ml	0	低
噻吗洛尔	>90	≈75	有	7倍	5～10ng/ml	≈10	低一中

表 6-4 不同β受体阻断剂用于高血压治疗时在体内清除的特点

药物名称	血清除半衰期	主要代谢途径	活性代谢产物	肾脏受损时药物的蓄积
醋丁洛尔	3～4 小时	肾脏(40%原药经肝脏)	有	有
阿替洛尔	6～9 小时	肾脏	无	有
贝他洛尔	15 小时	肝脏	无	有
比索洛尔	9～12 小时	肝脏+肾脏	无	有
卡维地洛	7～10 小时	肝脏	有	无
卡他洛尔	5 小时	肾脏(约 50%原药经肝脏)	有	无
艾司洛尔(静注)	9 分钟	血中的酯酶等	无	有
拉贝洛尔	3～4 小时	肝脏	无	无
美托洛尔	3～4 小时	肝脏	无	无
缓释美托洛尔	6～8 小时	肝脏	无	无
纳多洛尔	14～24 小时	肾脏	无	无
奈必洛尔	8～27 小时	肝脏	无	有
氧烯洛尔	2～3 小时	肝脏	无	无
喷布洛尔	27 小时	肾脏	无	无
吲哚洛尔	3～4 小时	肾脏(约 40%原药经肝脏)	无	无
普萘洛尔	3～4 小时	肝脏	有	无
缓释普萘洛尔	10 小时	肝脏	有	无
索他洛尔	8～10 小时	肾脏	无	有
噻吗洛尔	4～5 小时	肾脏(约 20%原药经肝脏)	无	无

(二)脂溶性/水溶性β受体阻断剂的药代动力学特点

在药理上，β受体阻断剂可分为以下几类：

——口服脂溶性β受体阻断剂，如美托洛尔、普萘洛尔、噻吗洛尔、卡维地洛等，胃肠吸收率较高，主要由肝脏代谢和清除，有较强的肝脏首过效应，口服时生物利用度较低(10%～30%)，血浆蛋白结合率为 98%；个体间肝细胞色素 p450 氧化酶的基因多态性，可影响脂溶性β受体阻断剂的代谢过程及肝脏首过效应；肝血流量降低、老年、慢性充血性心力衰竭、肝硬化、肝功能不全的患者，应减少脂溶性β受体阻断剂的剂量。脂溶性β受体阻断剂的口服剂量，通常要比静脉注射剂量大很多倍。脂溶性β受体阻断剂的血清除半衰期较短(1～5 小时)，但其临床疗效的持续时间往往较长，易透过血脑屏障，在脑组织中常有较高水平，能抑制下丘脑的交感神经信号输出，可预防心脏性猝死，但中枢性副作用如幻觉、倦怠等较多；飞行员、潜水员等在操作时间内应慎用之，以选用水溶性β受体阻断剂为好。治疗高血压时，一般脂溶性β受体阻断剂每天给药 1 或 2 次；缓释型的美托洛尔/普萘洛尔，只需每天服药 1 次，血浆水平较平稳；夜间服用 1 次，可减少血压昼夜波动，能减轻高血压的晨峰，可提供 24 小时的血压控制，减少心血管/脑血管的事件。中国 46 000 例急性心肌梗死患者美托洛尔治疗后的停药率、严重不良反应率，与西方人不存在人种差异；但应用仍要因人而异。

——水溶性β受体阻断剂的主要代表，如阿替洛尔、纳多洛尔等胃肠吸收率较低，主要以原形或活性代谢产物从肾脏清除，肾功能正常个体间生物利用度差异较小，但老年人、肾功能不全患者应减少剂量；水溶性β受体阻断剂血清除半衰期为 6～24 小时，每天给药 1 次。水溶性β受体阻断剂与在肝脏代谢的药物常无相互作用，几乎不透过血脑屏障，较适用于飞行员、潜水员等应用。

——半脂溶性/半水溶性β受体阻断剂，如比索洛尔、吲哚洛尔等，能同时经肝脏及肾脏清除、比例相等，肝脏首过效应较低；半脂溶性/半水溶性β受体阻断剂易进入中枢神经系统。

——超短效的β受体阻断剂，已经用于临床，如艾司洛尔是选择性 β_1 受体阻断剂(静注)，血清除半衰期 7～15 分钟，可迅速被血液红细胞酯酶、肝酶降解，疾病状态对其血清除半衰期的影响较

小,超短效的β受体阻断剂可用于围术期高血压和室上性心动过速患者的治疗。(表6-5)

表6-5　β-受体阻断剂的分类、药理学特性、每天剂量和用法

中文名称	β_1选择性	脂溶性	内在拟交感活性	β受体阻断作用	膜稳定性	每天剂量(mg)	每天服药次数
醋丁洛尔	+	+	+	-	+	200.0~800.0	2~3
阿替洛尔	++	-	-	-	-	25.0~100.0	1~2
倍他洛尔	++	-	-	-	+	10.0~40.0	1
比索洛尔	++	+	-	-	-	2.5~10.0	1
卡维洛尔	-	++	-	+	++	12.5~50.0	2
美托洛尔	++	++	-	-	-	50.0~200.0	2~3
纳多洛尔	-	-	-	-	-	20.0~240.0	1
奈比洛尔	++	+++	-	-	-	2.5~10.0	1
普萘洛尔	-	+++	-	-	++	40.0~240.0	2~3
噻吗洛尔	-	++	-	-	-	10.0~40.0	2
拉贝洛尔	-	++	+	+	-	200.0~800.0	2~3
索他洛尔	-	-	-	-	-	40.0~160.0	2

β体阻断剂的使用剂量与其不良反应的发生密切相关;用小到中等剂量β受体阻断剂,可减少不良反应、能很好耐受;大剂量β体阻断剂易发生不良反应,常见有恶心、呕吐、轻度腹泻等,偶见过敏性皮疹和血小板减少。研究证实,第2代β受体阻断剂如美托洛尔、比索洛尔的耐受性,已提高到80%以上;第3代β受体阻断剂如卡维地洛的耐受性,已提高到90%以上。

三、β受体阻断剂的副作用

(一)诱发或加重支气管哮喘

大剂量β受体阻断剂如普萘洛尔,可导致支气管收缩、呼吸道阻力增加,故禁用于支气管哮喘及支气管痉挛性慢性阻塞性肺疾病患者;其他一般慢性阻塞性肺疾病患者,可根据病情谨慎用选择性β_1受体阻断剂如美托洛尔,这时益处大于潜在的危险性。

具有内在拟交感活性的选择性β_1受体阻断剂如吲哚洛尔或兼有α受体阻断作用的β受体阻断剂,增加气道阻力的作用较小。但大剂量选择性β_1受体阻断剂的选择性常丧失,也可抑制β_2受体,增加气道阻力,因此支气管哮喘患者必要时应使用低剂量β_1选择性受体阻断剂,同时合并使用β_2受体激动剂如沙丁胺醇(舒喘灵)等以防止支气管痉挛。

(二)抑制心脏功能

β_1受体阻断剂阻断心脏β_1受体后,能使心功能全面抑制,可减慢心率、抑制心脏异位起搏点、减慢传导、延长房室结不应期;急性心肌梗死患者静脉给药及慢性心力衰竭患者口服时,β_1受体阻断剂罕有心血管不良反应发生。有心功能不全、窦性心动过缓、房室传导阻滞、窦房结/房室结功能受损的患者对β_1受体阻断剂敏感性增高时,较易引起重度心功能不全、肺水肿、房室传导阻滞、严重心动过缓、停搏等,应减小β_1受体阻断剂的剂量。

(三)外周血管收缩和痉挛

由于非选择性β受体阻断剂如普萘洛尔,不能阻断血管α受体、不能阻断血管收缩,而又可通过阻断周围血管β_2受体导致周围血管收缩、降低局部血流、下调局部肢体温度,能引发皮肤苍白、发绀、两足剧痛、脚趾溃烂和坏死、间歇性跛行、雷诺现象、周围血管疾病。但冠心病合并周围血管

疾病的患者，应用有血管扩张作用的选择性 β_1 受体阻断剂等，不良反应就可减少。

（四）停药反跳现象

冠心病及慢性心力衰竭患者，在长期应用 β_1 受体阻断剂后如突然停药，常可使原来的病症加重、易有停药反跳，出现血压升高、心律失常、心绞痛加剧、急性心肌梗死；停药反跳现象与 β_1 受体表达水平长时间上调、突然停药后易导致 β_1 受体信号通路过度兴奋有关，也与血中儿茶酚胺增加、血小板聚集等有关。因此在病情控制后，应逐渐减量停药。

（五）对糖、脂代谢的影响

糖尿病患者服用β受体阻断剂后，低血糖时可不易表现出应有的交感兴奋现象如颤抖、心动过速等；可选用有内在拟交感活性的β受体阻断剂，能使低血糖的交感兴奋效应易于表现。糖尿病合并高血压患者长期服用非选择性β受体阻断剂如普萘洛尔、噻吗洛尔、纳多洛尔，可对糖、脂代谢产生一些不良影响，可使血三酰甘油/血极低密度脂蛋白/血糖/血 HbA1c/血游离脂肪酸的水平升高、血高密度脂蛋白水平下调、对胰岛素敏感性下降，与阻断 β_2 受体、降低肾上腺素相关脂蛋白脂肪酶的活性有关；这时推荐使用高度选择性 β_1 受体阻断剂如比索洛尔等，能维持血胆固醇、极低密度脂蛋白水平正常，改善蛋白的糖基化、内皮的损伤，对血糖、血 HbA1c、血脂影响较小，一般不引发血糖、血脂水平升高，可显著改善糖尿病合并高血压患者的胰岛素敏感性、降低尿微量白蛋白；有时可推荐部分选择性 β_1 受体阻断剂，如美托洛尔及阿替洛尔。有 α/β 受体阻断作用的卡维地洛或阻断 β_2 受体而有内在拟交感活性的奈必洛尔，一般也不引发血糖、血脂水平升高。非选择性β受体阻断剂能阻断 β_3 受体、抑制脂肪分解、可引发患者体重增加。

（六）中枢神经系统反应

脂溶性β受体阻断剂如普萘洛尔、美托洛尔易进入中枢，可引起中枢神经系统的不良反应，包括疲劳、头痛、失眠、多梦、幻觉、抑郁等，故精神抑郁的患者忌用普萘洛尔等。水溶性β受体阻断剂如阿替洛尔、吲哚洛尔，很少进入中枢，中枢不良反应较少。患者的疲劳可能与骨骼肌血流减少有关。

（七）性功能障碍

部分β受体阻断剂可促进阳痿和性欲下降，发生率约为 5%以下。年轻男性高血压患者应用较大剂量的阿替洛尔（每天 100 mg）后，发生性功能障碍的危险可增加。

（八）其他不良反应

β受体阻断剂如普拉洛尔长期应用后，可产生自身免疫反应如眼-皮肤黏膜综合征，应警惕；β受体阻断剂其他的不良反应有胃肠不适、腹泻、皮疹、牛皮癣恶化；醋丁洛尔、吲哚洛尔、拉贝洛尔等偶见抗核抗体阳性；普拉洛尔、醋丁洛尔偶可引发狼疮综合征。

（九）β受体阻断剂的禁忌证

β受体阻断剂禁用于严重失代偿性左心室功能不全、窦性心动过缓、中度房室传导阻滞、支气管哮喘患者；心肌梗死及肝功能不全患者慎用。β受体阻断剂的相对禁忌证包括症状性低血压、一般性心力衰竭。非选择性β受体阻断剂能增加冠状动脉收缩，无阻塞性病变的血管痉挛性心绞痛，也属相对禁忌证。心力衰竭伴病态窦房结综合征、Ⅱ度/Ⅲ度房室传导阻滞而心动过缓的患者，置入起搏器后，常可接受β受体阻断剂治疗，并非β受体阻断剂的绝对禁忌证；糖尿病或下肢间歇性跛行患者，亦非β受体阻断剂的绝对禁忌证。

(十)β受体阻断剂与其他药物之间的相互作用

β受体阻断剂与其他药物之间可有相互作用，应根据药物相互作用特点，增减剂量。铝盐、考来烯胺、考来替泊等，可减少β受体阻断剂的吸收。饮酒、吸烟、苯巴比妥、利福平，能增加脂溶性β受体阻断剂的肝脏首过代谢效应，联用时需增加剂量。西咪替丁、肼苯达嗪能增加普萘洛尔的生物利用度，减小肝脏首过代谢效应。合用维拉帕米/地尔硫䓬、合用抑制窦房结/房室传导功能的抗心律失常药物时，要注意β受体阻断剂的心率下调反应。β受体阻断剂与其他降压药物间常有协同降压效应。β受体阻断剂与吲哚美辛与非固醇类抗炎药物联用时，它们可减小β受体阻断剂的降压效果(表6-6)。

表6-6　β阻断剂与其他药物之间的相互作用

药物名称	药代动力学间的相互作用	药效学间的相互作用	预防措施
酒精	增加肝脏的首过清除效应	无	可能需增加脂溶性β阻断剂剂量
吸烟	增加肝脏的首过清除效应	无	可能需增加脂溶性β阻断剂剂量
α受体阻断剂	无	增加首剂低血压反应	合用时应谨慎
氢氧化铝凝胶	降低β阻断剂的吸收	无	常不改变临床疗效
氨茶碱	抑制β阻断剂的作用	无	应监测患者反应
胺碘酮	无	增加负性变时作用	应监测患者反应
氨苄西林	降低β阻断剂利用度	无	可能需增加β阻断剂剂量
ARB	无	促进降压/支气管痉挛	应监测患者反应
ACEI	无	促进降压/支气管痉挛	应监测患者反应
非二氢吡啶类钙通道阻断剂	降低肝脏对β阻断剂的首过清除效应，降低对钙通道阻断剂的清除	增加房室传导阻滞/负性肌力/低血压的危险	尽管不良反应较低，但应尽量避免合用
西咪替丁	降低肝脏对脂溶性β阻断剂的清除	无	联合应用应谨慎
可乐定	无	非选择性β受体阻断剂，可使撤药反应加剧	仅用选择性的β_1受体阻断剂或拉贝洛尔
地西泮	降低地西泮的代谢	无	应监测患者反应
洋地黄类	无	加剧心动过缓和房室传导阻滞	应监测患者反应
肾上腺素	无	促进高血压和心动过缓	谨慎合用肾上腺素与选择性的β_1受体阻断剂
麦角生物碱	无	尽管较常合用，但可导致严重的高血压	应监测患者反应
肼屈嗪	降低肝脏对脂溶性β阻断剂的清除	增加降压反应	需谨慎联合应用
异丙肾上腺素	无	降低药理学效应	避免联合应用或联用选择性的β_1受体阻断剂
左旋多巴	无	是左旋多巴正性肌力作用的拮抗剂	应监测患者反应
利多卡因	脂溶性的β阻断剂降低肝脏对利多卡因的清除	增加利多卡因毒性	联合使用应谨慎，应降低利多卡因剂量
甲基多巴	不明显	增加高血压反应	应监测升高血压的反应
单胺氧化酶抑制剂	不确定	增加低血压反应	禁止联用

续表

药物名称	药代动力学间的相互作用	药效学间的相互作用	预防措施
硝酸酯类	无	增加低血压反应	应监测患者反应
奥美拉唑	无	无	无
苯巴比妥	增加脂溶性β阻断剂的肝脏代谢	无	可能需增加β阻断剂剂量
苯妥英钠	无	抑制心功能	谨慎联用
利血平	无	促抑郁，可能增加对β阻断剂的敏感性	监测下联用
雷尼替丁	不明显	无	应监测患者反应
三环类抗抑郁药	无	抑制负性肌力和负性变时反应/增加低血压发生的可能性	与索他洛尔应谨慎使用，因可延长QT间期
Ⅰ类抗心律失常药	普罗帕酮和奎尼丁降低脂溶性β阻断剂的清除	丙吡胺是强力负性肌力和负性变时药物	谨慎合用，与索他洛尔合用可增加危险，因可延长QT间期
华法林	降低华法林的清除	无	应监测患者反应

四、临床应用

(一)高血压病

β肾上腺素受体阻断剂是治疗高血压的基础药物，可有效控制原发性高血压，患者耐受性良好，可单独使用，也能与利尿剂、钙通道阻断剂、血管紧张素转换酶抑制剂等配伍使用，以提高疗效。β_1 受体主要分布在心脏，β_2 受体主要分布在血管、支气管等。因此宜使用中等剂量的选择性 β_1 受体阻断剂治疗高血压，如阿替洛尔、美托洛尔、比索洛尔等，或α/β受体阻断剂卡维地洛。

β受体阻断剂治疗高血压可长期获益，控制血压的疗效是明确的；中国已将β受体阻断剂列为次于利尿剂等的第二类降压药(一线药物)。应采用适当剂量、适当减慢心率，如阿替洛尔或美托洛尔每天50～100 mg、比索洛尔每天5～10 mg、卡维地洛每天25～50 mg。

这些β受体阻断剂宜与二氢吡啶类钙通道阻断剂或噻嗪类利尿剂联用；三者联用是目前降压幅度较强的治疗方案；这些β受体阻断剂可抑制肾小球旁器的球旁细胞释放肾素，故对RAS系统活性水平较高的患者较适用；β受体阻断剂也可与血管紧张素转换酶抑制剂或血管紧张素受体AT1R阻断剂合用。但对心力衰竭和冠心病患者给予β受体阻断剂，尚缺少获得长期益处的大规模临床试验证据。β受体阻断剂对老年人高血压的降压疗效相对较差。一般在降低收缩压方面，β受体阻断剂不如钙通道阻断剂和血管紧张素受体AT1R阻断剂。

β受体阻断剂治疗高血压及相关心血管病的机制，包括：

——可阻断血管交感神经末梢突触前膜 β_2 受体，减少血管交感神经末梢释放去甲肾上腺素，降低外周血管阻力，特别是有内在拟交感活性(醋丁洛尔)、兼有α受体阻断作用(卡维地洛)的 β_2 受体阻断剂，可改善血管顺应性。

——阻断心脏交感神经末梢突触前膜 β_1 受体，减少交感神经末梢释放去甲肾上腺素，可调整压力感受器的作用，抑制运动等引发儿萘酚胺的升压反应；适当水平的 β_1 受体阻断剂，能适度降低心肌收缩力、心脏排出量、收缩压、耗氧量、心率，可延长心室舒张期充盈，增加冠脉舒张期灌注，减少心肌缺血，减少劳力型心绞痛，减轻心肌梗死后心室重构，保护心脏；能减少异位兴奋，提高心室自激动阈值，使房室传导时间、房室结不应期，延长，可减少心律失常的发生，降低心力衰竭患者的猝死发生率等；能改善左心室结构、功能，减少心室扩大。

——阻断肾小球旁器的球旁细胞膜 β_1 肾上腺素受体，能减少产生、分泌肾素、血管紧张素Ⅱ、醛固酮，能抑制 RAS 系统活性，降低血容量，减轻高水平儿茶酚胺引起的低钾血症。

——β受体阻断剂可抑制儿茶酚胺引起脂肪分解、减少释放游离脂肪酸，减少心肌氧化应激。

——β受体阻断剂能抑制心肌细胞凋亡、血小板聚集、血管平滑肌细胞增殖，能预防机械性应力使斑块破裂。

——β受体阻断剂能降低中枢交感神经兴奋性，特别是脂溶性β受体阻断剂（比索洛尔、美托洛尔），可通过血脑屏障，抑制下丘脑交感中枢，产生降血压作用。

——新型β受体阻断药奈必洛尔，还可通过促进血管内皮释放生理性一氧化氮，而舒张血管。目前的各种β受体阻断剂都有近乎相等的降压效应，能使心脏排出量下降 15%～20%，肾素释放约减少 60%（表 6－7）。

表 6－7　β受体阻断剂的血流动力学特性*

类型	β受体非选择性	β_1 受体选择性
有内在拟交感活性β受体阻断剂		
	静息时心率↓	静息时心率↓
	运动时心率↓	运动时心率↓
	静息时血压↓	静息时血压↓
	运动时血压↓	运动时血压↓
	静息时心排出量↓	静息时心排出量↓
	运动时心排出量↓	运动时心排出量↓
	外周阻力↓	外周阻力↓
	如氧烯洛尔	如普拉洛尔
无内在拟交感活性β受体阻断剂		
	静息时心率↓	静息时心率↓
	运动时心率↓	运动时心率↓
	静息时血压↓	静息时血压↓
	运动时血压↓	运动时血压↓
	静息时心排出量↓	静息时心排出量↓
	运动时心排出量↓	运动时心排出量↓
	外周阻力↓	外周阻力↓
	如普萘洛尔	如比索洛尔
α/β受体阻断剂		
	静息时心率↓	
	运动时心率↓	
	静息时血压↓	
	运动时血压↓	
	静息时心排出量 0	
	运动时心排出量↓	
	外周阻力↓	
	如拉贝洛尔	

* ↑：增加；↓：减少；0：无变化

上述的β受体阻断剂适用于高血压患者，但选择何种β受体阻断剂，取决于药物效应、代谢特点、患者的合并疾病等。β受体阻断剂可治疗合并一些疾病的高血压：①合并窦性心动过速、心房颤动的高血压；②伴有心排出量增加持续多年、有高动力循环/震颤/偏头痛的高血压患者，可减少心排出量；③高度焦虑（有震颤、出汗、静息时心率较快）、交感神经张力较高、高度紧张兴奋、高动力型的中/青年的高血压、快速心律失常合并高血压、应激/焦虑伴高血压，能同时降低血压/心率；

④围术期应激状态的高血压、手术前后高血压，可减少心血管事件等；⑤对血管紧张素转换酶抑制剂不能耐受或有禁忌的年轻高血压患者，可给予β受体阻断剂。β受体阻断剂对于年轻的高血压病患者，特别是高肾素活性和高心排血量者疗效较好。

上述的β受体阻断剂可参加高血压药物联合治疗；选择性 β_1 受体阻断剂，对支气管和血管上的 β_2 受体的影响较小，可减少不良反应；β受体阻断剂常从较小的剂量逐渐增加，以达到较大的降压效应，提倡小至中等剂量给药；β受体阻断剂降压时，不论单用或与其他降压药联用，给药后的几小时内，即可降低高血压患者卧位/坐位的收缩压/舒张压，也可降低单纯收缩期高血压患者安静时及运动时的血压。

上述的β受体阻断剂用于临床30年来，一直为治疗高血压的一线药物。但2005年，脂溶性低的阿替洛尔的一项荟萃分析结果显示，与其他药物治疗组比较，阿替洛尔组患者发生脑卒中的危险升高16%。因此当前应优先选择脂溶性、较高选择性的 β_1 受体阻断剂如美托洛尔、比索洛尔及具有较明显扩血管作用的卡维地洛。

2006年145 811例高血压患者的临床荟萃分析显示：β_1 受体阻断剂在<60岁人群其降压效果与其他降压药物相似，心血管事件发生率及病死率较>60岁人群显著减少，能改善患者的长期临床转归，可降低病死率、脑卒中率、心肌梗死率、心力衰竭发生率等；选择性 β_1 受体阻断剂与血管紧张素转换酶抑制剂或钙通道阻断剂有相似的心血管保护作用，在减少心肌梗死和心脏性猝死方面甚至更有益。（表6-8）

表6-8 常用β受体阻断剂的药理学分类及口服剂量

β受体阻滞剂	ISA	脂溶性	水溶性	静脉应用	每次口服剂量及次数
1. 非选择性 β_1/β_2 受体阻断剂					
西利洛尔	+				2.00～600 mg，每天1次
卡替洛尔	+	低	+		2.5～20 mg，每天1次或2次
纳多洛尔	0	低	+		40～320 mg，每天1次
喷布洛尔	+	中			20～80 mg，每天1次或2次
吲哚洛尔	+	高			10～40 mg，每天2次
普萘洛尔	0	高		+	40～180 mg，每天2次
索他洛尔	0	低	+	+	20～40 mg，每天1次或2次
噻吗洛尔	0	高			5～40 mg，每天2次
替索洛尔	0				10～20 mg，每天1次
波吲洛尔	+				0.5～4 mg，每天1次
布库洛尔	0				5～10 mg，每天3次
阿普洛尔	+				50～100 mg，每天4次
比凡洛尔	0				10～30 mg，每天3次
氟司洛尔	0		+		1 mg或0.5～10 μg/(kg·min)
2. 选择性 β_1 受体阻断剂					
醋丁洛尔	+	中			200～800 mg，每天1次或2次
阿替洛尔	0	低	+	+	25～100 mg，每天1次
倍他洛尔	0	低			5～20 mg，每天1次
比索洛尔	0	中			10～20 mg，每天1次
塞利洛尔	+	中			200～600 mg，每天1次
艾司洛尔	0	低	+	+	仅用于静脉，50～100 μg/(kg·min)

续表

β受体阻滞剂	ISA	脂溶性	水溶性	静脉应用	一般口服剂量
美托洛尔	0	高		+	50～100 mg,每天1次或2次
萘必洛尔	0				2.5～5 mg,每天1次
贝凡洛尔	0				200 mg,每天1次
塞他洛尔	+				15～60 mg,每天1次
氨磺洛尔(还与多巴胺 D_2 受体结合)					10～30 mg,每天2次
3. α_1 和β受体阻断剂					
布新洛尔	+	中			25～100 mg,每天2次
卡维地洛	0	中			12.5～50 mg,每天1～2次
拉贝洛尔	+	低	+		200～400 mg,每天2次
阿替洛尔	+	低			50～100 mg,每天1次
艾司洛尔	0	静滴0.05～0.3 mg/(kg·min)			
拉贝洛尔	+	静滴20 mg/min			2～10 mg,每12小时1次
美托洛尔	0	静滴2.5～5 mg/min;最多3次			25～100 mg,每12小时1次
普萘洛尔	0	静滴0.1～0.2 mg/(kg·min)			80～240 mg,每天1次或
阿罗洛尔		10～15 mg,每天2次			

(二)急性心肌梗死

β受体阻断剂治疗的4种适应证为:①心力衰竭,可降低死亡率;②急性心肌梗死;③冠心病心绞痛,有抗心律失常及抗心绞痛效应;④合并糖尿病的高血压,对于糖、脂代谢影响较小。急性心肌梗死(AMI)时,无β受体阻断剂禁忌证的患者,都可口服β受体阻断剂,为I类推荐。若患者有缺血性心前区痛、反复缺血、血压过高、伴心动过速/心律失常,可考虑静脉应用。(表6-9,表6-10)

表6-9 β受体阻断剂静脉应用参考

药物	静脉应用负荷剂量	后续维持剂量
阿替洛尔	2.5～5 mg,1～5 min内注射完	口服,25～100 mg/d
艾司洛尔	0.5 mg/kg,1～5 min内注射完	静脉滴注,0.05～0.3 mg/(kg·min)
拉贝洛尔	20 mg,2 min内注射完	静脉滴注,2～10 mg/min
美托洛尔	2.5～5 mg,2 min内注射完,最多3次	口服,25～100 mg/12h
普萘洛尔	0.15 mg/kg,1～5 min内注射完	静脉滴注,0.1 mg/(kg·min);口服,80 mg/d

* 剂量仅供参考,因人而异,需密切观察血压、心率及其他临床情况。

表6-10 急性心肌梗死中β受体阻断剂的应用

情景/指征	推荐类别	证据水平
静脉应用		
缓解缺血性心前区痛	Ⅰ	B
控制高血压、窦性心动过速	Ⅰ	B
预防心脏性猝死	Ⅰ	B
控制持续性室性心动过速	Ⅰ	C
控制室上性快速心律失常	Ⅰ	C
限制心肌梗死范围	Ⅱa	A
无禁忌证的所有患者	Ⅱb	A
口服应用		
无禁忌证的所有患者	Ⅰ	A

β受体阻断剂能减少心肌梗死范围及致命性心律失常，可缓解心区疼痛，降低心脏性猝死率；β受体阻断剂减少心肌梗死范围及致命性心律失常的作用机制为：①减慢心率，降低收缩压、心室收缩力，降低心肌耗氧量；②延长冠状动脉舒张期充盈；③降低血游离脂肪酸水平；④冠脉血流重新分配到易损的心内膜下区域；⑤减少血小板黏附、聚集；⑥提高室颤阈；⑦缩小心肌梗死范围；⑧减少心脏破裂；⑨降低再梗死率。

β受体阻断剂在冠心病心绞痛、心律失常、心力衰竭、心肌梗死后的二级预防、治疗中的地位毋庸置疑；一般慢性稳定型冠心病患者，都应使用β受体阻断剂（有禁忌证者不用），以改善心肌缺血、预防心肌梗死、改善生存率；研究发现，早期应用普萘洛尔、美托洛尔、噻吗洛尔等，均可降低心肌梗死的复发率和猝死率。

据52项研究结果的荟萃分析显示，静脉注射β受体阻断剂，短期内心肌梗死的死亡率从4.3%降到3.7%。有人临床试验治疗45 852例急性心肌梗死患者，静脉注射美托洛尔治疗后再口服1个月，急性心肌梗死患者的再梗死率下降18%，室颤率下降17%，但入院1天内心源性休克率增加30%左右。因此有的研究不支持早期静脉用β受体阻断剂，认为应在急性心肌梗死患者血流动力学稳定后，才应用β受体阻断剂。

有人对35 000例心肌梗死后患者的二级预防研究发现，急性心肌梗死后的所有患者，只要无禁忌证，推荐长期口服β受体阻断剂普萘洛尔、美托洛尔、噻吗洛尔、醋丁洛尔、卡维地洛，能降低急性心肌梗死后心脏疾病相关死亡率/心脏性猝死率的20%～25%；但阿普洛尔、阿替洛尔、氧烯洛尔、扎莫特罗常未显示益处。

有人研究82项长期随访的结果发现，在急性心肌梗死后长期口服β受体阻断剂、阿司匹林、溶栓药物、血管紧张素转换酶抑制剂，可降低急性心肌梗死后的死亡率；对200 000例心肌梗死患者的回顾性分析发现，上述联合用药可降低死亡率、疗效较明显，对低危、年轻、既往无心肌梗死后血管再通术史、心室功能正常的患者，β受体阻断剂效果与传统标准疗法相似。慢性稳定性冠心病患者，可联用他汀、β受体阻断剂。在左室射血分数≤40%的冠心病心肌梗死后患者中应用β受体阻断剂，可减少心律失常相关的死亡，能减少心脏停搏、心力衰竭。左室收缩功能不全的心肌梗死后患者，可给予卡维地洛＋急性心肌梗死标准治疗，能降低死亡危险。

表6-11 心肌梗死后二级预防β受体阻断剂的应用

情景/指征	推荐类别	证据水平
无禁忌证的所有患者，期限不定	Ⅰ	A
改善存活率	Ⅰ	A
防止再梗死	Ⅰ	A
预防心脏性猝死	Ⅰ	A
预防/治疗晚发室性心律失常	Ⅱa	B

（三）心绞痛

β受体阻断剂对心绞痛疗效良好，能减少心绞痛的发作，改善运动耐量。不稳定型心绞痛患者给予β受体阻断剂后，发生急性心肌梗死的危险性下降13%。对慢性稳定型心绞痛无心肌梗死史或无高血压病史的患者，阿替洛尔与硝苯地平效果无差别；美托洛尔与维拉帕米的效果也无差别；都能在6周内减少心肌梗死的发作，可降压、降低心血管病终点事件的发生率。

研究发现，在慢性稳定型心绞痛患者控制心肌缺血时，比索洛尔可能较硝苯地平更有效。对慢性心绞痛、有心肌缺血、有高血压、有心肌梗死史、心功能较差的患者，β受体阻断剂应作为首要选择，可控制运动引起的心绞痛，改善运动能力，减少缺血性事件。合用硝酸酯类、β受体阻断剂，比单用硝酸酯类或β受体阻断剂常更有效。

（四）急性冠脉综合征

无ST段抬高的急性冠脉综合征患者，应尽早用β受体阻断剂，能控制心肌缺血，预防急性心肌梗死/再梗死；用β受体阻断剂60天组的患者，死亡率明显下降；高危患者应选β受体阻断剂静脉滴注。急性冠脉综合征后，只要无禁忌证，所有患者都应长期服用β受体阻断剂作二级预防。非Q波型心肌梗死患者，使用β受体阻断剂后死亡危险降低。应用β受体阻断剂后，伴糖尿病的冠心病患者较不伴糖尿病的冠心病患者常更获益，可降低病死率，提高生存率。

（五）心力衰竭

生理条件下，心脏中 β_1 受体：β_2 受体＝4：1（心肌疾病时可有所改变）。（表6－12）

表6－12　心脏中的3种β受体亚型主要特征*

受体	氨基酸残基数量	磷酸化激酶	特异性激动剂	特异性拮抗剂	G蛋白	效应分子
β_1 受体	477	PKA，βARK	扎莫特罗	美托洛尔	Gαs	AC、CaMKⅡ
β_2 受体	413	PKA，βARK	丙卡特罗	IC118551	Gαs，Gαi	AC、PI3K
β_3 受体	408	一（激动剂直接活化）	BRL37344，CGP1213	SR59230A	Gαs，Gαi	GC、NOS

* β_3AR、β_2AR有Gαs、Gαi双耦联特征，而 β_1AR主要经Gαs起作用。PKA，蛋白激酶A；βARK，β受体蛋白激酶；AC，腺苷酸环化酶；GC，鸟苷酸环化酶；CaMKⅡ，钙调蛋白激酶；PI3K，磷酸肌醇激酶；NOS，NO合成酶

β受体阻断剂可治疗多种收缩性/舒张性心力衰竭，如心肌梗死合并的轻/中度心力衰竭、扩张型心肌病/肥厚型心肌病/甲亢心脏病的心力衰竭等。在心力衰竭早期，交感神经适度兴奋，能引发β受体信号通路活化，使心脏能适应负荷增加、心肌细胞可适度肥大，能增加心输出量/心率/收缩力，在心脏可接受的范围内，这有利于机体；但贫血/心瓣膜病/室间隔缺陷的血容量过大、高血压病/心瓣膜病变时的血压过高、冠心病心肌梗死时的心力衰竭，常先引发 β_1 受体表达水平明显上调、细胞膜 β_1 受体密度明显上升，引发Gαs/腺苷酸环化酶/cAMP/蛋白激酶A信号通路、钙离子/钙调蛋白激酶Ⅱ信号通路的活化，可促进心肌细胞肥大。在早期心力衰竭中，水平上调2～3倍的 β_2 受体，能经Gαi（表达水平也上调）/蛋白激酶PI3K/Akt信号通路，协同抗心肌细胞凋亡，蛋白激酶Akt/钙调蛋白激酶Ⅱ能活化内皮细胞型一氧化氮合成酶、引发产生生理性一氧化氮，可保护心血管；心脏的 β_1 受体信号通路和 β_2 受体信号通路发生作用，可能存在时间上的先后性。在早期心力衰竭中，β_3 受体表达水平上调，可激活钙调磷酸酶信号通路，使磷酸化的转录因子GATA-4/β-连环蛋白/T细胞活化核因子（NF-AT）水平下调，产生心肌保护作用，介导负性变力作用，能防止心肌的超负荷，减少氧消耗，节约能量；可活化内皮细胞型一氧化氮合成酶、产生生理性一氧化氮，可改善心脏舒张，能通过增加舒张储备，代偿心脏收缩功能的异常；生理性一氧化氮能引发血管扩张，降低外周阻力，减轻心脏负荷，改善微循环、心肌缺血；结果能共同改善早期心力衰竭。

当交感神经持续兴奋、分泌去甲肾上腺素后，β_1 受体信号通路持续过度活化，能促进心肌细胞过度肥大、细胞凋亡、心力衰竭；心肌过度肥大转化为心力衰竭时，G蛋白耦联受体激酶（GRK2）活化，可使 β_1 受体磷酸化失活、内吞化；β抑制蛋白活化，也可使 β_1 受体失活、内吞化，可降低 β_1 受体的对儿茶酚胺的反应。β_1 受体信号通路持续过度活化时，应给予 β_1 受体阻断剂。

但有支气管哮喘、基础心率＜60/分钟、有周围血管疾病、有Ⅱ度或以上房室传导阻滞、心脏功能Ⅳ级、症状极严重的心力衰竭患者，不适宜应用β受体阻断剂；这时患者 β_1 受体表达水平明显下调（使心肌收缩力下调）、β_3 受体和Gαi表达明显水平上调，可介导明显的负性变力，减小心肌收缩功能，这时给予β受体阻断剂易促进心力衰竭的严重恶化。

β受体阻断剂治疗心力衰竭的机制包括：①使心率减缓，增加冠脉舒张期充盈时间，有利于改善缺血性心力衰竭；②降低心脏耗需量，能抗氧化应激；③有抗心律失常活性，可减少猝死；④能增

加心肌储备；⑤可抑制过高水平的儿茶酚胺引起细胞凋亡、坏死（β_1 受体过度兴奋经 Gαs/腺苷酸环化酶/cAMP/蛋白激酶 A 信号通路，可引起心肌细胞凋亡；β_1 受体阻断剂能抑制心肌细胞凋亡）；⑥抑制交感神经系统-肾素-血管紧张素系统；⑦增加心钠肽及脑钠肽的合成、分泌，有心肌保护作用，能改善心肌功能。⑧可减少肌浆网钙库释放钙离子。

慢性心力衰竭患者应用β受体阻断剂要谨慎，目前能用于慢性心力衰竭治疗的，一般为卡维地洛、比索洛尔、美托洛尔，需从小剂量开始，逐渐加到靶剂量或患者能耐受的最大剂量。全部收缩性、稳定型、轻/中/重度慢性心力衰竭（不论有无心肌缺血）、左室射血分数下降、NYHA Ⅱ/Ⅲ级、NYHA Ⅰ级伴 LVEF＜40％的患者，一般要终身应用β受体阻断剂（除非有禁忌证）；NYHA Ⅳ级患者在病情稳定后，也可应用β受体阻断剂；在慢性心力衰竭尚保持左室收缩功能的患者，亦可用β受体阻断剂；结果可抑制 β_1 受体信号通路过度活化。有液体潴留的慢性心力衰竭患者，一般先应用利尿剂，在体液潴留改善后，β受体阻断剂要早些与血管紧张素转换酶抑制剂合用。联用卡维地洛、依那普利，可舒张血管、减慢心率，治疗 2 个月后能改善左室功能，较安全，一般维持卡维地洛给予每天 25 mg，可降低交感兴奋性；联用卡维地洛、血管紧张素受体 AT1R 阻断剂亦好，可治疗中度心力衰竭，使心力衰竭患者存活率提高；单用疗效不佳。

推荐从小剂量开始应用美托洛尔缓释片（每次 12.5 mg，每天 1～2 次）或普通片（每次 6.25 mg，每天2～3 次）、比索洛尔（每天 1.25 mg）、卡维地洛（每次 3.125 mg，每天 2 次）。一般应每2～4 周加 1 次剂量，并需密切观察血压、心率、一般情况。心率应控制在 55～60 次/分钟。有人报道，15 000 例心力衰竭患者长期应用卡维地洛、比索洛尔、美托洛尔后，可降低总体死亡率约 35％，能降低心血管病相关的死亡率、猝死率，可防止从Ⅱ～Ⅳ级心功能进展到心力衰竭、死亡。

美托洛尔、比索洛尔疗效不错，作用较持久，可逆转心肌重构；在使心力衰竭患者存活率提高方面，美托洛尔常更有效。β受体阻断剂美托洛尔对扩张型心肌病的心力衰竭，有明显的治疗作用，其机制包括：①改善心脏舒张功能；②缓解由儿茶酚胺引起的心脏损害；③抑制前列腺素 D 或肾素所致的缩血管作用；④使β受体表达水平上调，恢复心肌对内源性儿茶酚胺的敏感性。

β受体阻断剂也可用于舒张性心力衰竭，如在伴高血压/左室肥大/心肌梗死/快速房颤的心力衰竭患者中，可给予兼有 β_2 受体激动作用（抗凋亡）的 β_1 受体阻断剂（降低心率），这可能有助于对心力衰竭的治疗。应注意，有内在拟交感作用的β受体阻断剂扎莫特罗，在中/重度心力衰竭患者中可增加死亡率 25％。

（六）心律失常

β受体阻断剂可阻断儿茶酚胺加快心率，能延长房室结不应期，阻断钙离子内流入心肌细胞，常可治疗快速室上性/室性的心律失常，尤其对运动/情绪紧张/激动所致的心律失常及对心肌缺血、强心苷中毒引起的心律失常，疗效较好。

（1）窦性心动过速。β受体阻断剂可应用于某些心率较快、有症状的患者，尤其在运动、焦虑、心肌梗死、有甲状腺功能亢进、有高动力状态、心力衰竭后的患者，β受体阻断剂可以减慢窦性心率。

（2）室上性心动过速。β受体阻断剂能有效抑制房性期前收缩，可减慢心率、抑制房性心动过速；在交感神经张力增高如手术后，β受体阻断剂可防止心律失常复发。但严重呼吸道阻塞性疾病引起的多源性房速，给予β受体阻断剂无效且属禁用。

房室交界区折返性心动过速，为阵发性室上性心动过速的常见类型，通常可静脉注射美托洛尔、阿替洛尔、索他洛尔、噻吗洛尔，能降低心率，可使之转复为窦性心律或有助于刺激迷走神经措施的成功，可预防反复发作的房室交界区折返性心动过速。

口服β受体阻断剂，对由激动、运动诱发的阵发性室上性心动过速很有效。口服长效型的普萘洛尔/美托洛尔/阿替洛尔/纳多洛尔/索他洛尔，对预防心肌梗死后等的阵发性室上性心动过速也有效，可抑制阵发性室上性心动过速复发，能预防缺血-再灌注损伤早期的室性/室上性心动过速，减少室颤的发生。患者心率较快时，心率应控制在60～70次/分钟。β受体阻断剂也可用于局灶性交界区室上性心动过速及非阵发性交界区室上性心动过速。

(3)预激综合征，可用β受体阻断剂治疗。

(4)心房扑动用β受体阻断剂转复为窦性心律一般无效，但可控制心率，适用于稳定的心房扑动患者。

(5)心房颤动。β受体阻断剂能有效控制、预防心房颤动发作，可控制心室率，能转复为窦性心律及在转复后维持窦性心律。β受体阻断剂能减少心力衰竭/急性心肌梗死/高血压患者的心房颤动的发生。对高水平肾上腺素的应激状态下(如术后)的心房颤动，为快速控制心室率，可静脉注射美托洛尔、阿替洛尔、普萘洛尔、艾司洛尔。心房颤动合并甲亢、急性心肌梗死、慢性稳定型冠心病、妊娠时，β受体阻断剂可迅速控制心率，建议静脉注射艾司洛尔。长期应用β受体阻断剂，可控制心房颤动患者的交感神经张力，最有效的为索他洛尔、纳多洛尔、阿替洛尔。对运动引起的心动过速，阿替洛尔较地高辛更有效，一般可联用β受体阻断剂及地高辛。对于非心脏手术后的心房颤动，静脉注射应用艾司洛尔，比地尔硫䓬能更快地转复心房颤动为窦律，也能减少转复窦律后的复发。

(6)室性心律失常。β受体阻断剂能有效控制交感兴奋引发的室性心律失常，包括由应激/急性心肌梗死/围术期/心力衰竭等引起的室性心律失常。多数β受体阻断剂，能有效控制室性期前收缩，静脉注射普萘洛尔、索他洛尔、美托洛尔及口服阿替洛尔，都能有效控制室速，可有效预防急/慢性心肌缺血、心力衰竭、心肌病等的心律失常导致的猝死，可控制室性心律失常；但β受体阻断剂对有心脏停搏史的室性心律失常患者，有引发心脏性猝死的危险性。

(7)长QT综合征。非缺血或非药物引起的长QT综合征患者的室性心律失常，常与运动或应激相关，可给予β受体阻断剂(死亡率为9%)，而未治疗或其他治疗组死亡率为60%左右。

(8)儿茶酚胺敏感性多形性室速。在无心脏结构异常而有家族晕厥史的儿茶酚胺敏感性多形性室速患者中，约1/3可产生心脏性猝死；患者运动试验或注射异丙肾上腺素时，易引起儿茶酚胺敏感性多形性室速；目前β受体阻断剂为唯一有效的治疗药物(治疗后，死亡率为10.5%)，而未治疗者死亡率为48%左右。β受体阻断剂可用于一级、二级预防心脏性猝死，可使心脏性猝死率减少43%～51%。(表6-13)

表6-13 应用β受体阻断剂预防心脏性猝死的指南*

疾病/临床情况	指征	推荐类别	证据水平
急性心肌梗死	一级预防	Ⅰ	A
急性心肌梗死后	有心力衰竭或左室功能障碍	Ⅰ	A
急性心肌梗死后	二级预防	Ⅰ	A
急性心肌梗死后	室颤/室速复苏后自发性持续室速	Ⅱa	C
心力衰竭	一级与二级预防	Ⅰ	A
扩张型心肌病	一级与二级预防	Ⅰ	B
心肌肌桥	一级预防	Ⅱa	C
长QT综合征	一级预防(有症状时)	Ⅰ	B
长QT综合征	二级预防(β受体阻断剂+ICD)	Ⅰ	C
长QT综合征	一级预防(无症状时)	Ⅱa	C
高水平儿茶酚胺引起室速	一级与二级预防	Ⅱa	C
右室心肌病	一级预防	Ⅱb	C
置入除颤器后	二级预防	Ⅱa	C

*推荐类别Ⅰ，为证据有效；推荐类别Ⅱ，为治疗有益、证据或有分歧；Ⅱa，为有证据/有效；Ⅱb，为证据未很好确定；推荐类别Ⅲ，为证据无益甚至有害。证据水平A，证据来自多项随机临床试验或荟萃分析；证据水平B，证据来自单项随机临床或大型非随

机研究；证据水平C，证据来自专家共识、小型研究、回顾性研究、注册成果。

（七）可用β受体阻断剂的其他心脏疾病等

推荐可用β受体阻断剂的其他疾病还有：慢性肾病高血压、冠心病、肥厚型心肌病、缺血性心肌再灌注损伤、二尖瓣狭窄合并心动过速、主动脉夹层与动脉瘤、法洛四联症、甲亢、偏头痛、门静脉高压症、食管静脉曲张出血、精神病、高血压合并脑卒中、青光眼、肌震颤、酒精中毒等。

扩张型心肌病患者可应用β受体阻断剂，能降低扩张型心肌病患者的死亡率。对有症状的二尖瓣脱垂患者，β受体阻断剂可作为首选药物。不推荐常规用β受体阻断剂预防猝死。心肌肌桥患者有缺血、室性心律失常、易发生心脏性猝死时，能用β受体阻断剂改善症状。主动脉夹层与动脉瘤患者，可用β受体阻断剂静脉注射（普萘洛尔、美托洛尔、阿替洛尔、拉贝洛尔、艾司洛尔），以迅速降血压、降脉压，并严密监测血压、心率、靶器官灌注，剂量因人而异；有严重高血压的患者可联用硝普钠静脉滴注。

对使用起搏器及ICD的患者，可给予β受体阻断剂作不良反应的二级预防。目前或过去有心肌缺血史的患者，用β受体阻断剂可控制血压、心律失常、高血压，能用于围术期、围血管外科手术期，以预防缺血事件及心律失常。但围术期高危患者一般少用β受体阻断剂，必要时用比索洛尔或阿替洛尔。妊娠期应选择不影响子宫收缩的β受体阻断剂，要没有致畸胎作用，可用于妊娠合并高血压/二尖瓣狭窄/肺动脉高压/主动脉缩窄/缺血性心脏病/室上性或室性心律失常的患者，并且可持续到分娩。

近年已将普萘洛尔用于治疗甲亢，甲亢时儿茶酚胺的作用过度活化，可引起β受体信号通路活化，特别是心脏方面，因此应用β受体阻断剂治疗效果较明显，普萘洛尔作用较强。噻吗洛尔局部应用可减少房水形成，降低眼内压，已用于治疗原发性开角型青光眼；新的治疗青光眼的β受体阻断剂，有左布诺洛尔、美替洛尔等的滴眼药。

（八）β_1受体阻断剂对心血管系统的保护作用

短暂给予去甲肾上腺素，可引发β_1受体信号通路短暂活化（细胞质产生短暂的钙离子水平上调），能产生药物预适应保护作用（包括早期/晚期的预适应，这时蛋白激酶p38MAPK信号通路活性下调），抗凋亡。但如引发β_1受体信号通路长期、过度活化，可产生大量活性氧，能引发心肌凋亡，这时可给予β_1受体阻断剂，抗心肌细胞凋亡。

五、常用β受体阻断剂

（一）非选择性β受体阻断剂

1. 普萘洛尔

普萘洛尔（心得安），是芳氧丙醇胺类β受体非选择性阻断剂，是等量的左旋/右旋异构体的消旋品，左旋体阻断β受体的作用是右旋体的50～100倍，是Ⅱ类抗心律失常药物。普萘洛尔是脂溶性药物，一般口服吸收率大于90%；但肝病患者门静脉高压时，常引起小肠黏膜水肿，可使吸收延缓；门静脉吻合术后可使药物直接进入全身循环，避免首过效应，生物利用度可高出正常人的数倍。

普萘洛尔主要在肝脏代谢为4-羟普萘洛尔（仍有一定β受体阻断作用），首过消除率60%～70%，生物利用度为30%。口服后血清除半衰期为2～5小时；老年人肝肾功能减退后，血清除半衰期可延长；当长期或大剂量应用时，其生物利用度可提高。血浆蛋白结合率大于90%。易于透过血脑屏障，也可通过乳汁分泌。其代谢产物90%以上经肾排泄。不同个体口服相同剂量的普萘洛尔，血浆药物水平最高可相差25倍，这可能是由于肝脏消除功能的差异所致。因此临床用药需从小剂量开始，逐渐增加到适当剂量。

普萘洛尔具有较强的β受体阻断作用，对 β_1 受体和 β_2 受体的选择性很低，无内在拟交感活性，有膜稳定作用。用药后可经窦房结使静息时的心率减慢，可减慢房室结传导、延长有效不应，使 P-R 间期延长，使心肌收缩力和心排出量降低，心肌耗氧量减少，能改善心肌代谢，提高运动耐力；降低血压的作用出现较缓，数周后达最大降压作用，可减轻高血压心肌肥厚，但可提高支气管阻力。

普萘洛尔能用于治疗心律失常、心绞痛、高血压、甲亢等，应用广泛，不良反应不多；对窦性心动过速效果最好，但对于嗜铬细胞瘤引起的窦性心动过速，应在使用α受体阻断剂的基础上再用此药。长期服用普萘洛尔，能降低血中肾素、血管紧张素Ⅱ、去甲肾上腺素的水平，故对心输出量偏高、血肾素水平较高的高血压患者有较好的疗效，也适用于伴有心脑血管病的高血压患者，轻型高血压可单独使用普萘洛尔。老年人因肝功能及血浆蛋白含量常下调，用药时常有副作用如眩晕、嗜睡、心动过缓、低血压、传导阻滞等。为防止心脏功能紊乱，老年人服用普萘洛尔应注意从小剂量开始。

普萘洛尔禁用于充血性心衰、高血压合并支气管哮喘、慢性阻塞性肺疾病患者；高血压合并心力衰竭、心脏扩大者不宜使用，对原有传导阻滞者可使其加重。普萘洛尔有中枢抑制作用，可引起视触幻觉等，有抑郁症状的患者应慎用。使用普萘洛尔应注意首次剂量综合征，首次剂量可使少数患者心肌收缩力受到严重抑制而出现血压下降、心率过缓，以致心脏停搏而死亡；还应注意停药综合征，部分高血压患者长期服用此药，突然停药，可发生心动过速、血压突然升高；有些冠心病患者长期服药突然停药后可引起心肌梗死，甚至死亡；故停药应在两周内逐渐减量至最后停用。

普萘洛尔与消心痛合用可降低心肌耗氧量与心脏负荷，提高防治心绞痛的效果；与奎尼丁合用对窦性心动过速有协同疗效，但对心肌的抑制作用增强；与酚苄明合用治疗中/轻度高血压有协同降压作用，还可以减慢酚苄明引起的心动过速。普萘洛尔与氯丙嗪合用时，氯丙嗪可抑制普萘洛尔被很快代谢，能增强对心血管的抑制，易造成显著的血压下降；普萘洛尔与利血平和胍乙啶合用时易引起体位性低血压；普萘洛尔与降糖药合用可加强降糖药的作用，有发生严重低血糖的危险；普萘洛尔与普鲁卡因合用，心肌抑制作用加强，可引起血压骤降；普萘洛尔与可乐定合用对心脏功能抑制加剧，一般不宜合用。

2. 纳多洛尔

纳多洛尔（羟萘心安）对 β_1 受体和 β_2 受体的选择性大致相同，阻断作用持续时间较长；在体内代谢不完全，主要以原形从肾脏排泄，血清除半衰期达 10～12 小时，可每天给药 1 次。肾功能不全时可在体内蓄积，应注意调整剂量。纳多洛尔无膜稳定性、无内在拟交感活性，作用强度约为普萘洛尔的 6 倍，纳多洛尔的其他作用与普萘洛尔相似。纳多洛尔可增加肾血流量，肾功能不全且需要β受体阻断药的患者可首选此药。纳多洛尔是长效剂，能抑制窦房结自律性，延长房室结不应期，减慢传导，能降低血肾素水平，对心肌的抑制作用较弱，不能通过血脑屏障，能治疗室性心律失常、心绞痛、高血压。

3. 噻吗洛尔

噻吗洛尔（噻吗心安）是已知作用于心脏的强β受体非选择性阻断剂，无内在拟交感活性，无膜稳定作用，作用强度是普萘洛尔的 8 倍，能抑制窦房结、房室结的传导，提高房颤域。有中等程度的首过消除效应。常用噻吗洛尔滴眼剂降低眼内压，治疗青光眼，可减少房水的生成；噻吗洛尔 0.1%～0.5%溶液的疗效与毛果芸香碱 1%～4%溶液相近，每天滴眼两次即可，20 分钟眼内压降低，1～2 小时达作用高峰，持续 24 小时；无缩瞳和调节痉挛等不良反应，眼部应用时对心率和血压无明显影响；其副作用常发生于易感的哮喘、心功能不全患者。噻吗洛尔口服后 2 小时血水平达高峰，血清除半衰期为 4～5 小时，可治疗高血压、冠心病心绞痛、心律失常，能预防偏头痛。

4. 吲哚洛尔

吲哚洛尔(心得静)作用大部分类似普萘洛尔,但作用强度为普萘洛尔的6～15倍,有较强的内在拟交感活性,主要激活心血管平滑肌细胞β_2受体(心室肌内β_1受体与β_2受体比例为74∶26,心房肌内为86∶14),能促进产生一氧化氮,导致心血管舒张功能改善,可降低高血压,抑制心肌过度收缩。射血分数低于35%、心功能Ⅲ或Ⅳ级的患者,给予1.3年吲哚洛尔治疗后,结果可降低病死率、入院率、心血管原因的病死率。

此类药物还有索他洛尔、布拉洛尔、氧烯洛尔、阿普洛尔、莫普洛尔、托利洛尔、卡波洛尔、硝苯洛尔、丙萘洛尔等。

(二)选择性β_1受体阻断剂

1. 阿替洛尔

阿替洛尔(氨酰心安)和美托洛尔对β_1受体有相似的选择性阻断作用,无内在拟交感活性,无膜稳定性,对β_2受体作用较弱,很少增加呼吸道阻力,但对哮喘患者仍需慎用。阿替洛尔是长效有心脏选择性的β_1受体阻断剂,能抑制希-浦系统、房室结的传导、自律性,提高房颤域。

一次口服阿替洛尔100 mg,3小时后血水平达峰值,24小时还有50%阻断作用,血清除半衰期为8小时,每天口服一次即可,口服3天后可见效,吸收快,吸收率为45%;与血浆蛋白结合率为5%,90%以原形由肾排出。阿替洛尔每天75～600 mg的降压效果,优于普萘洛尔每天60～480 mg。此类药物还有妥拉洛尔、倍他洛尔、醋丁洛尔等。

有人应用美托洛尔缓释剂对慢性心力衰竭3 991例患者试验1年,结果总体病死率为7.2%,病死相对危险性下降34%,心血管总体病死率下降38%,心力衰竭引起的病死率降低49%,猝死率降低41%。老年高血压患者给予美托洛尔、阿替洛尔,能使患者总体死亡率、脑卒中率、心力衰竭率、心脏性猝死率等明显下降。

在高血压患者一级预防心血管猝死的临床试验中,美托洛尔组与噻嗪类利尿剂组血压下降相似,但美托洛尔组死亡率较低。在无心肌梗死史、心绞痛、心力衰竭的高血压患者,阿替洛尔组与噻嗪类利尿剂组比,预防卒中及心力衰竭较好。

血管紧张素转换酶抑制剂、噻嗪类利尿剂、β受体阻断剂、钙通道阻断剂,对心血管保护的作用相似,常可降低左室质量及室壁厚度,氯沙坦与阿替洛尔尽管血压控制效果相似,但氯沙坦降低左室肥厚、心肌梗死、脑卒中(降低25%)、心血管死亡的一级联合终点下降率更好;阿替洛尔的心血管死亡的一级终点下降率可能差一点。β受体阻断剂与长效钙通道阻断剂联用,降压效果明显,心血管死亡的一级终点下降率较高;在老年或肥胖高血压患者,阿替洛尔可与利尿剂联用。

2. 美托洛尔

美托洛尔无内在拟交感作用,无膜稳定作用,对β_1受体有选择性阻断作用,对β_2受体阻断作用仅为普萘洛尔的1/500,美托洛尔对外周血管、支气管的β_2受体阻断作用不明显。因此美托洛尔不影响血管扩张及重要脏器的血供,有利于对高血压、心绞痛、心肌梗死的长期治疗,作用与普萘洛尔相似而较弱,美托洛尔能抑制窦房结、房室结的传导性与自律性,能减少房颤发生。

美托洛尔口服吸收快、吸收率为50%,1小时血水平达峰值,常不与血浆蛋白结合,血清除半衰期为5小时,需每天口服2～3次,单剂美托洛尔24小时已无阻断β_1受体的作用。抗高血压时常给予美托洛尔每天100 mg,分2次服;7天后作用达高峰。治疗慢性心力衰竭时,开始给予美托洛尔每天6.25～12.5 mg,可逐渐增加到每天美托洛尔150～200 mg;美托洛尔还能应用于治疗心律失常、心绞痛、心肌梗死等。

(三)α受体/β受体阻断剂

本类药物对α受体/β受体的阻断作用选择性不强,但对β受体的阻断作用强于对α受体的阻断作用。临床主要用于高血压的治疗，以拉贝洛尔为代表。

1. 拉贝洛尔

拉贝洛尔是水杨酸胺衍生物，是兼有经 α_1 受体直接扩张血管作用的β受体阻断剂。拉贝洛尔口服易吸收，大部分被首过消除，生物利用度为 20%～40%，口服后血药水平个体差异大，容易受胃肠道内容物的影响。拉贝洛尔的血清除半衰期为 4～6 小时，血浆蛋白结合率为 50%，代谢物及少量原形经肾脏排泄。透析时不能排出拉贝洛尔。

拉贝洛尔在化学结构上有四种立体异构体（RR/RS/SR/SS），每一种异构体可显示不同的药理学活性，阻断受体的选择性各不相同，RR 型主要阻断β受体（但对 β_2 受体具有某些内在拟交感活性），可引起血管舒张；SR 型几乎没有β受体阻断作用，对 α_1 受体的阻断作用较强，能抑制支气管收缩；RS 型几乎没有对 α_1、β受体的阻断活性；SS 型缺乏对β受体的阻断作用。盐酸拉贝洛尔每片 50 mg。盐酸拉贝洛尔注射液 5 mg/10 ml。

临床应用的拉贝洛尔为消旋混合物，兼有β受体/α_1 受体阻断作用，口服时阻断 2 种受体的作用比例为3∶1，静脉注射时为 7∶1。β受体阻断作用约为普萘洛尔的 1/2.5，对 α_1 受体的阻断作用为酚妥拉明的 1/10～1/6，对β受体的阻断作用强于对 α_1 受体阻断作用的 5～10 倍。由于对 β_2 受体有直接作用，可使肾血管舒张，肾血流量增加，拉贝洛尔能降低卧位血压、降低外周阻力，一般不降低心排出量、心搏量；但大剂量拉贝洛尔时也可使立位或运动时的心输出量明显降低，能引起直立性低血压、心率明显较慢。

口服拉贝洛尔多用于中/重度高血压、心绞痛，静脉注射拉贝洛尔可用于治疗高血压危象（有人认为，β受体阻断剂中，拉贝洛尔可应用在高血压急症、围术期高血压、术后高血压时的静脉给药，拉贝洛尔对儿童、孕妇及脑出血者忌用静脉注射）。拉贝洛尔的常见不良反应有眩晕、乏力、恶心等。哮喘及心功能不全患者禁用拉贝洛尔。拉贝洛尔注射液不能与葡萄糖盐水混合滴注。

2. 奈必洛尔

奈必洛尔 2007 年在美国上市，是第 3 代有高度选择性的 β_1 受体阻断剂（阻断 β_1 受体的作用，是阻断 β_2 受体作用的 300 倍，不结合α受体），有独特的作用机制，能经过 β_2/β_3 受体促进血管内皮细胞释放生理性一氧化氮，无内在拟交感作用，无膜稳定作用。奈必洛尔在产生扩张血管作用时，很少引发支气管收缩；奈必洛尔可引发冠脉扩张，能减少氧化应激，扩张冠脉等的血水平较低，敏感性较高。奈必洛尔是对应的消旋体，其中的右旋体阻断 β_1 受体的作用是左旋体的 100 倍。盐酸奈比洛尔每片 2.5 mg。

奈必洛尔能扩张血管、降低外周阻力、降低血压，可改善左心室功能，改善大动脉的扩张性/顺应性。奈必洛尔可减轻心脏肥厚，增加运动耐力，无明显的负性肌力作用，奈必洛尔对心脏有保护作用，主要能使心率下调、心搏量增加、左心室舒张末压下调，使心力衰竭患者心脏射血分数增加。奈必洛尔可刺激血管内皮产生生理性一氧化氮而发挥血管舒张反应，奈必洛尔可能更适用于那些同时伴有内皮功能障碍的高血压病及有慢性心力衰竭的患者。

1 次口服奈必洛尔 5 mg 后即可降压，6 小时作用达高峰，作用可维持 8 小时。奈必洛尔口服易吸收，生物利用度为 10%～96%，血浆蛋白结合率为 98%，0.5～4 小时血水平达峰值，在快代谢患者、慢代谢患者，奈必洛尔的血清除半衰期分别为 12 小时、19 小时，大部分奈必洛尔形成葡萄糖苷酸代谢物，部分经肝细胞色素 p450 氧化酶（CYP2D6）氧化代谢，代谢物有活性，代谢物可经肝、肾排出。2 周后大多数高血压可被控制。奈必洛尔每天 5 mg 降压疗效相当于阿替洛尔每天 50 mg。

一般奈必洛尔口服，开始时每次 5 mg，每天 1 次，连用 6 个月，效果与阿替洛尔相似。奈必洛尔用于心绞痛、充血性心力衰竭时，每次 5 mg，每天 1 次，连服 2 周后，可改善心脏功能。奈必洛尔长期治疗对血脂、血糖水平无影响；奈必洛尔对轻/中度高血压病患者，每次 5 mg，每天 1 次，即可显著降低血压，能改善心室重构；奈必洛尔也能用于慢性心力衰竭患者的治疗，可降低心脏前/后负荷，增加心肌收缩力，显著改善患者的预后。老年人及肾功能不全的患者，开始时奈必洛尔每次2.5 mg，每天1次。奈必洛尔的不良反应有头痛、疲劳、胸痛、衰弱等。盐酸奈比洛尔每片2.5 mg、5 mg、10 mg、20 mg。

3. 卡维地洛

卡维地洛是一个同时具有$\alpha_1/\beta_1/\beta_2$受体阻断活性的第三代β受体阻断剂，有高亲脂性，高水平时能阻断钙离子通道，可抗氧化；卡维地洛是左旋体和右旋体的混合物，血浆右旋体水平一般是左旋体的2.5倍，左旋体有α_1/β受体阻断作用；右旋体只有α_1受体阻断作用，可扩张血管、降低外周阻力、降低血压；口服卡维地洛对α_1受体和对β受体的阻断作用的比例为1∶10（口服拉贝洛尔为1∶3），因此对α_1受体阻断而引起的不良反应明显比拉贝洛尔少。卡维地洛与β_1受体亲和力是与β受体为6～39倍。卡维地洛每片10 mg。

卡维地洛无内在拟交感活性，无膜稳定性，阻断β受体的作用是拉贝洛尔的3～5倍，为普萘洛尔的3倍。卡维地洛大剂量时还能阻断钙离子通道，可减少细胞质钙离子，卡维地洛可改善心舒张功能，能降低肾上腺素的心肌毒性，可改善左心室灌注，对心率、糖代谢、脂代谢影响不大。卡维地洛可抑制交感神经兴奋和儿茶酚胺分泌，能减慢心率，抑制心肌过度收缩，降低心肌耗氧量，防止心动过速。卡维地洛及其代谢产物有强抗氧化作用，长期口服能抑制去甲肾上腺素氧化形成毒性物，可抑制心肌细胞凋亡；卡维地洛有α_1受体阻断作用，可降低周围血管的阻力，引发血管扩张、降低血压。卡维地洛口吸取 的生物利用度为30%，血清除半衰期为8.5小时，血浆蛋白结合率为亲和力98%。

卡维地洛已批准用于治疗原发性高血压、稳定性心绞痛、心肌梗死、慢性充血性心力衰竭，可明显改善症状，提高生活质量，降低死亡率。用药时卡维地洛应从小剂量开始，首次5 mg，然后每次5 mg，每天2次；根据病情需要，每2周每次可增量2.5 mg，最大剂量可用到每次50 mg，每天2次。卡维地洛不影响患者运动能力，产生效应比奈必洛尔快。但卡维地洛有增加体重、升高血总脂水平的副作用。

（1）治疗充血性心力衰竭

心力衰竭时交感神经系统常明显兴奋，卡维地洛可阻断去甲肾上腺素激活β受体，延缓心肌重构；也能阻断α_1受体，引起血管扩张，降低外周阻力，减轻心脏后负荷。卡维地洛对严重心力衰竭的患者作用较明显，即使在最高危组（左室射血分数<15%和多次住院的患者），也能明显缩短住院时间，耐受性良好。常以小剂量递增方式口服卡维地洛，心功能可随剂量增加而逐步改善，每天用药30～40 mg，10～12周时疗效最明显（显效率88.8%），明显优于有人报导，规治疗组（显效率48.8%），总体有效率为93.3%，住院期间病死率为3.3%，明显低于常规治疗组（13.3%）。试验表明，卡维地洛长期治疗心力衰竭的效应，与其短期治疗时的负性肌力、抑制交感神经系、使左室功能短暂减退的作用不同，常有抗氧化应激作用；治疗>3个月时，左室射血分数明显增加；4～12个月心脏重量减轻，心脏形状趋于正常，出现心室重塑逆转。

（2）治疗高血压

口服卡维地洛2小时后，收缩压、舒张压分别下降12.5%、11.5%；与经典的β受体阻断剂明显不同，这时卡维地洛常不引起反射性心动过速，相反心率略下降，心脏血液动力学、左心室功能改善，左心室收缩末期内径缩小，平均周径纤维缩短率改善，提示血压下降激发的交感兴奋，足以抵消卡维地洛对心脏的抑制作用，能使左心室收缩功能增强，射血分数上升。卡维地洛不降低胰岛素敏感性，可能有利于高血压伴胰岛素抵抗/Ⅱ型糖尿病患者的治疗。

卡维地洛可用于轻/中度高血压的治疗，但又有不同于其他β受体阻断剂的特点，治疗24周后，24小时平均血压、白昼/夜间平均血压、血压负荷值均显著下降，收缩压、舒张压的谷峰比值分别降低54.1%和65.6%，总体有效率为76.9%（对照药拉贝洛尔为57.1%），卡维地洛长期治疗后有稳定的降压效果。卡维地洛与其他单纯的血管扩张剂相比，卡维地洛降压时诱导的肾素释放增加、交感活力增强等效应，可被卡维地洛的β受体阻断作用阻止。

用硝苯吡啶控释片＋卡维地洛治疗慢性肾衰合并高血压的患者，降压幅度明显，且24小时尿蛋白、血肌酐、血内皮素1的水平均下降，安全有效。卡维地洛治疗轻/中度高血压的疗效，一般等价于其他β受体阻断剂、钙通道阻断剂、血管紧张素转换酶抑制剂、利尿剂。

(3)治疗冠心病

卡维地洛在减慢心率、降低血压的同时，能使心肌缺血率减少75%，因而可用于治疗不稳定心绞痛。急性心肌梗死时心肌活性氧大量生成，可损伤心肌；卡维地洛可通过清除活性氧而保护心肌、减少心律失常的发生，略减慢心率，降低心室壁张力，降低心肌耗氧，提高患者生存率。

卡维地洛用药4周后心绞痛发作次数减少，心肌缺血改善，临床总体有效率达94.1%，心血管危险事件发生率降低，耐受性良好。在发生伴有左室功能不全的急性心肌梗死后，早期应用卡维地洛能预防左室重构，治疗3个月时，心肌肥厚程度明显减小。大剂量卡维地洛可阻断钙离子通道、下调细胞质钙离子超载、抑制钙调蛋白酶，可使心肌缝隙连接蛋白(Cx40)增加、分布均一，卡维地洛可使心率变慢、耗氧量减少，增加对缺血缺氧的耐受性，卡维地洛能抗心律失常。

(四)兰地洛尔

研究发现，兰地洛尔是一种新型超短效选择性β_1受体阻断剂，也作用于β_2受体，是艾司洛尔的衍生物，有较高的心脏选择性，2002年在日本上市，主要用于围手术期治疗手术时的心动过速(心房颤动、心房扑动、窦性/室上性心动过速)、高血压、心肌梗死、房性/室性心律失常等的紧急处理。兰地洛尔对心脏的负性变时作用比艾司洛尔略强，而负性变力作用比艾司洛尔弱，是围手术期一种更安全的β_1受体阻断剂，无内源性交感活性、无膜稳定作用，兰地洛尔能抑制交感神经活性，在有效降低心率的同时，对血压、左室舒张压、收缩压与心率乘积无明显影响，能保护缺血的心肌。注射用盐酸兰地洛尔50 mg/支。

兰地洛尔易被红细胞/肝脏的酯酶和血浆假性胆碱酯酶快速水解，血清除半衰期为3.5分钟，口服停药后能快速消除。兰地洛尔对心脏抑制作用起效快(约为30秒)。4小时几乎完全经肾脏排泄，24小时体内仅剩7%～8%。兰地洛尔代谢产物去甲基兰地洛尔没有活性，在体内24小时可残留80%左右。肝功能损伤的患者，兰地洛尔血药水平升高42%。

0.3 mg/(kg·min)静脉给予兰地洛尔对血压无影响，而相同剂量的艾司洛尔可引起明显的低血压；但1 mg/(kg·min)静脉给予兰地洛尔可使血压下降20%，用药10分钟后可使血压明显降低、有剂量依赖性的心排出量降低；但兰地洛尔联用米力农时，心排出量、外周血管阻力常能维持正常。

兰地洛尔用于治疗手术时快速心律失常(房颤、房扑、窦性/室上性心动过速)时，先在1分钟内静脉注射负荷剂量0.125 mg/kg，然后以0.01～0.04 mg/(kg·min)静脉滴注维持，约2分钟达到最大血药水平(160 μg/L)，6分钟即可达到血稳态水平；如果不通过静脉注射负荷剂量仅持续静脉滴注兰地洛尔，15分钟后可达到血稳态水平；应根据心率和血压调节给药速度，对围术期室上性心律失常的有效率为80.3%，对围术期房颤和房扑的有效率为60.0%；兰地洛尔可抑制肾上腺素引起的室性心律失常，降低心率，而对血压影响较小。兰地洛尔可治疗布比卡因心脏毒性引发的心律失常，而普萘洛尔没有此作用。

高水平的兰地洛尔(100 μg/L以上)、艾司洛尔(50 μg/L以上)对缺血缺氧的心肌有抗氧化作用(不依赖对β_1受体的阻断强度)。兰地洛尔能抑制脂质、蛋白质、核酸被氧化，可预防心肌细胞凋亡，能明显改善缺血的心肌的收缩力，可恢复缺血后的心脏功能。

目前麻醉诱导期插管前持续静脉滴注兰地洛尔0.01～0.04 mg/(kg·min)，能减少气管插管引起的交感神经兴奋的心血管反应，能剂量依赖性减少心率增加，而不影响血压、心排出量、左室射血分数、体循环/肺循环阻力。兰地洛尔不影响2%异氟烷麻醉时的作用强度，但能节省异氟烷麻醉剂量，安全，可恢复冠脉血流、提高心脏功能。在晶体停跳液中加兰地洛尔进行心脏灌注，能明显改善缺血后主动脉血流的恢复，有心肌保护作用。

（五）艾司洛尔

艾司洛尔是目前围手术期最常用的 β_1 受体阻断剂，对支气管 β_2 受体作用轻微，对心脏抑制的起效时间约为 9 分钟（比兰地洛尔慢）；作用比兰地洛尔弱一些，达到相同心率降低的治疗剂量兰地洛尔为 3 mg/kg、艾司洛尔为 5 mg/kg。只能静脉注射，10～30 分钟血水平达稳态；传输后 β 受体阻滞作用可维持 10～20 分钟。

艾司洛尔因其超短效、心脏选择性高，广泛用于围手术期控制心动过速，且呈剂量依赖性降低心率，艾司洛尔对左室舒张压、收缩压无明显影响。艾司洛尔可降低异氟烷的肺泡气最低有效浓度 26%，可减少丙泊酚、氧化亚氮、吗啡在麻醉时所需的用量。但艾司洛尔降低血压的同时，交感神经兴奋性常增强，易引起心率反射性加快；大剂量的艾司洛尔可直接抑制心肌，易引起低血压、心功能衰竭，因而应用被限制。

（六）伊布利特

伊布利特 1997 年在美国上市，是一种新的速效、安全的Ⅲ类抗心律失常药物，为 β 受体阻断剂的同系物，是甲基磺胺类化合物，其作用机制为阻断钾离子通道，抑制复极时快钾通道的钾离子外流，可促进平台期形成内向的慢钠电流及慢钙电流。伊布利特能延长复极化的时间，可轻度减慢窦性节律、房室传导，能延长 QT 间期。伊布利特仅供静脉注射，血清除半衰期为 6 小时，快速分布到细胞外液，大部分在肝代谢，主要用于快速转复心房颤动及心房扑动。富马酸伊布利特注射液 1 mg/瓶。

1. 伊布利特的临床应用

伊布利特对转复心房颤动/心房扑动有效，在 0.010 mg/kg、0.025 mg/kg 剂量静脉注射时，终止心房扑动、心房颤动的比例分别为 33%、46%，而安慰剂组为 3%。伊布利特用药后至心房扑动、心房颤动终止时间为 10～70 分钟，80%的心房扑动、心房颤动在 30 分钟内转复；伊布利特可延长旁路传导的有效不应期，给予伊布利特 2 mg 静脉输注 15 分钟，结果常在给药后 8 分钟能使旁路传导终止，QT 间期延长；伊布利特是安全治疗预激综合征伴旁路传导的有效药物。

给予 60～80 岁严重器质性心脏病患者伊布利特 1 mg 静脉注射 2 次（间隔 10 分钟），10～50 分钟内 78%的心房扑动和 80%的心房颤动转复为窦性心律，30 分钟内 QT 间期延长 17.1%。伊布利特对心房颤动/心房扑动伴有心力衰竭患者的转复成功率较高。伊布利特对儿童心房颤动患者也有很好疗效，较安全可靠。心房颤动患者直流电转复失败者，给予静脉注射 1 mg 伊布利特后，再次进行直流电转复，结果直流电转复的成功率可上调，还能保护心功能。

对窦房结病变植入双腔起搏器的持续性心房颤动患者设定起搏模式（起搏频率为 90 次/分钟），予以静脉注射伊布利特 1～2 mg 后，常可转复成功，没有发生多形性室速，疗效良好。对心脏手术后出现心房颤动的患者，伊布利特和胺碘酮的疗效相似。

2. 伊布利特对不同心肌组织的作用

伊布利特能抑制窦房结复极时钾离子外向电流，能延长窦房结细胞的动作电位时间，但应谨慎用于有窦房结功能障碍的患者。伊布利特可延长房室结的有效不应期，能抑制希-浦系统的传导，可延长心肌细胞的有效不应期、动作电位时程、QT 间期。伊布利特对心房的作用比对心室更明显，终止房性心律失常的效果，常比终止室性心律失常的效果更好。

3. 伊布利特的不良反应

静脉注射伊布利特转复心房颤动/心房扑动时，发生最多、最重的不良事件为多形性室性心动过速，其中包括尖端扭转性室速（4.3%），常发生在静脉给药后 40 分钟内，故早期心电监测十分必要;其不良反应还有室性期前收缩、低血压、束支传导阻滞、心动过缓、单形性室性心动过速等。小剂量伊布利特以束支传导阻滞和低血压多见(1.8%),大剂量伊布利特则以多形性室性心动过速多见(0.9%)。伊布利特心脏以外的不良反应较少,有恶心(<2%)、头痛,胸痛,呕吐、眩晕等。

(杨 春 张 静)

进一步的参考文献

[1] LYMPEROPOULOS A. GRK2 inhibibion in heart failure:something old,something new[J]. Curr Pharm Des,2012,18(2):186-191.

[2] FLYNN R,ALTIER C. A macromolecular trafficking complex composed of β_2-adrenergic receptors,A-kinase anchoring proteins and L-type calcium channels[J]. J Recept Scgnal Transduct Res,2013,45(4):314-356.

[3] SCHIARRAEWLLA GG. Novel concepts in beta- adrenergic receptor signaling:therapeutic options for heart failure[J]. G Ital Cardiol (Rome),2012,11(3):221-228.

[4] VON LUEDER TG,KRUM H. RAAS inhibitors and cardiovascular protection in large scale trials[J]. Cardiovasc Drugs Ther,2013,27(2):171-179.

[5] YAMAGUCHI K,SATA M. The clinical usefulness of RAAS inhibitors in hypertensive patients[J]. Nihon Rinsho,2012,70(9):1571-1576.

[6] STOHR R,MARX N. Renin-angiotensin-aldosterone system antagonists and the prevention of type 2 diabetes mellitus[J]. Curr Pharm Des,2012,18(7):958-962.

[7] VEGLIC F. Combinations of renin-angiotensin-aldosterone system antagonists:true advantage[J]. Curr Pharm Des,2012,18(7):952-957.

[8] JOHN M. Adding ACEI and/or ARBs to standard therapy for stable ischemic heart disease:benefits and harms [J]. Comparative Effectiveness Review,2010,5(4):235-245.

[9] SPINAR J,VITOVEC J. All ABRs in the treatment of cardiovascular diseases[J]. Vnitr Lek,2012,58(10):755-780.

[10] HERAN BS. ABRs for heart failure[J]. Cochrane Database Syst Rev,2012,4 (5):231-241.

[11] VIJAYRAHAVAN K,DEEDWANIA P. RAAS blockade for cardiovascular disease prevention[J]. Cardiol Clin,2011,29(1):137-158.

第七章　α 肾上腺素受体阻断剂

α 肾上腺素受体阻断剂（α 受体阻断剂），能选择性与 α 肾上腺素受体结合，其本身不激动或较少激动 α 肾上腺素受体，却能阻断递质或外源性受体激动剂与 α 肾上腺素受体结合，从而阻断 α 肾上腺素受体的作用。中国网上已发布 α_1 受体阻断剂研究进展、α_1 受体亚型研究进展、选择性 α_2 受体激动剂在心肺复苏中的研究进展、α_2 受体激动剂研究进展等，有一定参考价值，详细内容可由网上获得。

一、α 受体阻断剂的分类

根据 α 受体阻断剂对受体亚型的选择性不同，可将其分为三类：

第 1 类是低选择性 α_1/α_2 受体阻断剂，包括：一是短效类，如酚妥拉明、妥拉唑啉。二是长效类，如酚苄明；还有麦角类。能降压，副作用是可引发心律失常。

第 2 类是 α_1 受体选择性阻断剂，能选择性阻断 α_1 受体，如哌唑嗪、多沙唑嗪、曲马唑嗪、特拉唑嗪、柯南次碱、乌拉地尔等。能扩张血管，降血压（称肾上腺素作用翻转）。

第 3 类是 α_2 受体选择性阻断剂，能选择性阻断 α_2 受体，如育亨宾、萝芙素。促进释放交感递质。

表 7-1　α 受体阻断剂的分类

类型	药 物	选择性
低选择性 α 受体阻断剂	酚妥拉明（短效，竞争性）	$\alpha_1>\alpha_2$
（α_1/α_2 阻断剂）	妥拉唑啉（短效）	$\alpha_1>\alpha_2$
	酚苄明（长效，非竞争性）	$\alpha_1>\alpha_2$
	麦角类生物碱	$\alpha_1\approx\alpha_2$
α_1 受体选择性阻断剂	哌唑嗪（竞争性）、多沙唑嗪、曲马唑嗪、特拉唑嗪	α_1
	柯南次碱、乌拉地尔、阿夫唑嗪、异克舒令	
	莫西赛利、坦索罗辛、奈哌地尔、可乐定	
	丁咯地尔、莫索尼定、噻美尼定、托洛尼定	
	胍那苄、降压平、坦洛新	
α_2 受体选择性阻滞剂	育亨宾（竞争性）	α_2
	萝芙素	α_2

应用 α 受体阻断剂，可治疗合并前列腺肥大、哮喘的高血压病患者。低选择性 α 受体阻断剂能扩张小动脉，可治疗嗜铬细胞瘤引起的高血压、充血性心力衰竭、肺水肿；外周动脉血管痉挛时，可给予甲磺酸酚妥拉明 15～30 mg，加于 5％葡萄糖液中，以 0.1～0.5 mg/分钟静脉滴注；然后注射用甲磺酸酚苄明每天可给予 10～20 mg。不良反应有直立性低血压、心动过速、水钠潴留（长期用时）、头晕、咳嗽等。

二、常用的选择性 α_1 受体阻断剂

选择性 α_1 受体阻断剂能阻断血管平滑肌中交感神经末梢突触的 α_1 受体，可抑制内源性升压物质儿茶酚胺的缩血管作用；该 α_1 受体阻断剂可导致静脉扩张，能扩张小动脉而使外周阻力、血压下降，并可反射性引起心率加快、心排出量增加；该 α_1 受体阻断剂降血压的作用强度，取决于患者用药时的交感神经兴奋性等，卧位时其作用较直立位时弱；在低血容量时，该 α_1 受体阻断剂降低血

压的作用较明显，易反射性引起心率加快、心排出量增加；一般不影响 β_2 受体的心脏作用。多沙唑嗪、哌唑嗪、特拉唑嗪，可阻断膀胱、前列腺的平滑肌 α_1 受体，可降低膀胱括约肌等的张力、降低尿道阻力。选择性 α_1 受体阻断剂的血清除半衰期较长，一般口服，每天 1 次；因为本类药物不影响 β_2 受体，与肾上腺素联用时阻断 α_1 受体后，结果肾上腺素能使 β_2 受体舒张血管的效应充分表现出来，而转为有降压作用。

α_1 受体阻断剂对去甲肾上腺素能神经末梢突触前膜上 α_2 受体作用较弱，不经 α_2 受体促进神经末梢释放去甲肾上腺素、不加快心率。临床也可用哌唑嗪、特拉唑嗪、多沙唑嗪等，治疗顽固性心功能不全。应用 α_1A 型受体阻断剂盐酸坦素罗辛，可使肾动脉 α_1A 型受体信号通路活性水平下调，能使肾淤血改善，也能对抗肾缺血后的应激损伤。

（一）坦洛新

坦洛新结构与其他 α_1 受体阻断药不同，生物利用度较高，血清除半衰期为 9～15 小时；坦洛新口服 7 天后，半衰期稍延长；血药水平在第 4 天达稳态。坦洛新对 α_1A 受体的阻断作用，远强于对 α_1B 受体的阻断作用。坦洛新对尿道、膀胱颈、前列腺的平滑肌有高度选择性抑制作用，其抑制尿道内压上调的作用，是其抑制血管舒张压上调的 13 倍。坦洛新口服后较少引发直立性低血压。

临床上坦洛新可应用于治疗轻/中度良性前列腺增生，能改善尿频、夜尿增多、排尿困难，疗效较高；对心率和血压没有明显影响。一般口服，每次 0.2～0.4 mg，每天 1 次，饭后服。盐酸坦洛新缓释胶囊每粒 0.2 mg。

（二）哌唑嗪

1. 药理作用

哌唑嗪为外周小动/静脉选择性突触后膜 α_1 受体阻断剂，对 α_2 受体阻断作用为对 α_1 受体阻断作用的1/1 000，是喹唑啉衍生物。哌唑嗪能扩张外周血管平滑肌，降低外周血管阻力 24%（与美托洛尔相似），对立位、卧位血压均有中度降低作用；哌唑嗪能扩张静脉，可降低心脏前负荷，也能扩张动脉，降低心脏后负荷；哌唑嗪能治疗高血压、慢性充血性心力衰竭、心肌梗死性心力衰竭，可使左心室舒张末压下降，改善心功能；哌唑嗪治疗心力衰竭起效较快，对肾血流量与肾小球滤过率影响较小，可阻断膀胱颈、前列腺、尿道的 α_1 受体，减轻前列腺增生患者的排尿困难。哌唑嗪能使血总胆固醇、载脂蛋白 B 水平降低；哌唑嗪不作用于 α_2 受体，对心脏有负性频率作用，降压时很少发生反射性心动过速，对心排出量影响较小；哌唑嗪不增加肾素分泌，不影响糖/脂代谢，不影响中枢神经系统。

哌唑嗪口服吸收完全，生物利用度 60%左右；哌唑嗪口服 0.5～1 小时起效，2 小时血药水平达峰值，血清除半衰期为 2.5～4 小时（心力衰竭时血清除半衰期可延长达 6～8 小时），降压作用能持续 6～10 小时。在血中 90%哌唑嗪与 α_1 酸性糖蛋白结合，少部分游离存在于血中；肺、心血管的哌唑嗪水平较高，脑中较低。哌唑嗪主要在肝脏经去甲基化、共价结合反应后，随胆汁、粪便排泄；尿排出的哌唑嗪占 10%。心力衰竭时，哌唑嗪血清除率比正常人为低；哌唑嗪不易透析清除。哌唑嗪初次口服时可有不良反应，如头痛、眩晕等。盐酸哌唑嗪每片 1 mg。

2. 临床应用

——高血压：哌唑嗪可常规治疗高血压，较安全、有效，哌唑嗪与利尿剂、β 受体阻断剂合用可提高疗效，对合并肾功能衰竭的患者有效。哌唑嗪口服，一般首剂 0.5 mg，睡前服用；然后可哌唑嗪每次1 mg，每天 2～3 次；以后哌唑嗪可达每次 3～5 mg，每天 2～4 次。哌唑嗪每天剂量超过 20 mg后，疗效不会进一步增加。7 岁以下，哌唑嗪每次 0.25 mg，每天 2～3 次；7～12 岁，哌唑嗪每次 0.5 mg，每天 2～3 次，按疗效调整剂量。

——充血性心力衰竭：哌唑嗪减轻心脏前/后负荷的作用类似静脉滴注硝普钠，可达到长效硝酸酯和肼苯达嗪联用的疗效，但哌唑嗪促心脏功能指数的增加不及硝普钠，哌唑嗪可作为停用硝普钠后的口服替代药物。

——嗜铬细胞瘤：哌唑嗪对血儿茶酚胺水平增高、严重高血压的患者的降压效果较显著，可单用或与β受体阻断剂联用，也可在手术前使用。

——雷诺血管现象：其交感神经张力较高，给予哌唑嗪阻断 α_1 受体，可抑制交感神经兴奋性增高所引起的血管过度收缩。

——前列腺肥大：可给予哌唑嗪口服。

3. 不良反应

哌唑嗪可引起晕厥、直立性低血压等首次反应，通常在首次剂量后 30～90 分钟发生，与合用其他降压药、低钠饮食、剂量过大、禁食、血容量不足等相关，晕厥偶尔发生在心室率为 100～160 次/分钟时。将哌唑嗪首次剂量改为 0.5 mg，临睡前服用，可防止晕厥；在给哌唑嗪的前一天，一般应停止使用利尿剂，可减轻哌唑嗪首次剂量现象。哌唑嗪晕厥反应有自限性，多数情况下不会再发生。目眩和嗜睡也易发生在哌唑嗪首次剂量的服药后，因此在首次剂量或加量后第 1 日，应避免驾车和危险性工作。目眩可发生于体位由卧位变为立位时，缓慢起床可避免。目眩在饮酒、长时间站立、运动、天热时可出现，故在上述情况下应慎用哌唑嗪。哌唑嗪不良反应的发生率为 5%～10%，依次为眩晕、头痛、嗜睡等，多发生在服药初期，可耐受。哌唑嗪剂量加大时，建议在睡前卧床时给药，不要做快速起立动作，以避免直立性低血压。哌唑嗪与其他抗高血压药如钙通道阻断剂、噻嗪类利尿药、β受体阻断剂联用时，应使用每一种药物的最小有效剂量，长期治疗时可将哌唑嗪减为每次 1～2 mg，每天 3 次。

哌唑嗪剂量必须按个体化原则，以降低血压的反应为准。肾功能不全时（尤其老年人）应减小哌唑嗪剂量，起始剂量以每次 1 mg，每天 2 次为宜。肝病患者应减小哌唑嗪剂量。在长期治疗心力衰竭时，可出现哌唑嗪耐药，早期是由于降压后反射性交感兴奋，可暂增加哌唑嗪剂量；后期是由于水钠潴留，宜加利尿剂或暂停哌唑嗪，改用其他血管扩张药。老年人对哌唑嗪的降压作用比较敏感，应加以注意。

4. 药物相互作用

哌唑嗪与非固醇类抗炎药如吲哚美辛、拟交感类药物同用，可使哌唑嗪的降压作用减弱。哌唑嗪与以下药物合用时无不良反应发生：地高辛、胰岛素、苯乙双胍、甲苯磺丁脲、氯磺丙脲、妥拉磺脲、氯氮䓬、地西泮、丙磺舒、普鲁卡因胺、阿替洛尔、奎尼丁、丙氧芬、阿司匹林、保泰松。

（三）特拉唑嗪

1. 药理作用

特拉唑嗪能阻断血管平滑肌细胞膜的交感神经末梢突触后 α_1 肾上腺素受体（对 α_1 受体亲和力是 α_2 受体的 100 倍），其化学结构与哌唑嗪相似、作用稍弱，不影响心率、心脏输出量、肾血流量。特拉唑嗪可使外周动脉血管、膀胱颈、前列腺、前列腺包膜的平滑肌松弛，可降低尿道阻力、压力及膀胱阻力，能减轻排尿困难。

高血压患者服特拉唑嗪后，可缓慢产生降压作用。特拉唑嗪长期使用后作用持续维持，可降低平均收缩压 5.3～12 mmHg；特拉唑嗪联用利尿剂后，可降低平均收缩压 12.3 mmHg，舒张压也有一定降低。特拉唑嗪还可使血清总胆固醇水平降低 2%～5%、低密度脂蛋白/极低密度脂蛋白水平降低 3%～7%。特拉唑嗪能改善前列腺增生、尿道功能，可拮抗去氧肾上腺素诱导的前列腺的平滑肌收缩。

特拉唑嗪口服后 1～2 小时可完全吸收，生物利用度为 90%，1 小时血药水平达峰值，血清除半衰期为 12 小时。特拉唑嗪一般每天口服 1 次，开始每晚睡前口服 1～2 mg，以后可增加为 5～20

mg。特拉唑嗪血浆蛋白结合率为90%，食物很少影响特拉唑嗪生物利用度。特拉唑嗪给药量的约40%经尿液排泄，60%经粪便排出。特拉唑嗪首次口服不良反应较少。

2. 临床应用

单用特拉唑嗪，可治疗轻/中度高血压。特拉唑嗪口服后15分钟内血压逐渐降低，2小时后可使血压明显降低，药效持续24小时。特拉唑嗪作用与哌唑嗪疗效无明显差异。特拉唑嗪给药剂量应视患者个体血压反应而调整。为避免特拉唑嗪首剂现象，开始服特拉唑嗪时应在晚上就寝时，而后逐渐增加剂量。仅有极少数患者特拉唑嗪剂量增至20 mg才有效。一旦中断服特拉唑嗪数日，再开始服用，还需从小剂量开始。在特拉唑嗪联用利尿剂、钙通道阻断剂、其他抗高血压药时，其用量可适当减少。特拉唑嗪能改善良性前列腺肥大患者的尿路阻塞症状（应先排除前列腺癌）。特拉唑嗪常见的不良反应有体虚无力、恶心、眩晕、头痛等。

肾功能损伤患者，无需改变特拉唑嗪剂量；加用噻唑类利尿药或其他抗高血压药时，应减少特拉唑嗪的剂量，以防止发生低血压。建议特拉唑嗪不用于有排尿晕厥史的患者。特拉唑嗪引发的直立性低血压，在良性前列腺增生患者的发生率，常较高血压患者的发生率高，其中老年患者较年轻患者易发生。特拉唑嗪首次用药（常发生在初始用药30～90分钟内）、停药后重新给药时，易发生眩晕、轻度头痛、瞌睡；建议在给予特拉唑嗪初始剂量12小时内或剂量增加时，应当避免从事驾驶或危险工作。如果发生眩晕，应将患者平卧，在必要时采用支持疗法；眩晕前偶尔会出现心动过速（心率120～160次/分钟），与直立性低血压有关，患者站立前应稍坐片刻，但连续用特拉唑嗪后不易发生该反应。使用特拉唑嗪等时，可引起阴茎异常勃起，医治不及时可导致永久性阳痿。联用特拉唑嗪、血管紧张素转化酶抑制剂、利尿剂的患者，发生眩晕较多，应注意观察，发生低血压者应减少特拉唑嗪剂量。特拉唑嗪与镇痛药、抗炎药、强心苷、降糖药、抗心律失常药、抗焦虑药、镇静药、抗菌药、糖皮质激素、治疗痛风药联用时，不会产生相互作用。

3. 使用方法

——高血压患者：首次剂量为晚上睡前服用特拉唑嗪1 mg，尽量防止首剂低血压；应用1周后，特拉唑嗪每天剂量可加倍，以达预期效应。常用维持量为每次5～10 mg，每天1次。特拉唑嗪每天剂量超过20mg未见效果增加。治疗重度高血压、顽固性心功能不全患者时，特拉唑嗪可联用利尿剂、β受体阻断剂。

——良性前列腺增生患者：应根据药物的反应来调整特拉唑嗪给药剂量。一般特拉唑嗪首次剂量为睡前服用1 mg。1周或2周后特拉唑嗪每天剂量可加倍，以达预期效应。特拉唑嗪常用维持量为每次5～10 mg，每天1次。特拉唑嗪给药2周后症状明显改善。特拉唑嗪剂量超过每天10 mg，常未能引起进一步的症状缓解。在治疗4周后应进行疗效总结。特拉唑嗪每次增加剂量都可能发生暂时的不良反应。如果不良反应持续存在，应考虑减少给特拉唑嗪的剂量。

（四）多沙唑嗪

多沙唑嗪对血管平滑肌突触后α_1受体阻断的作用强度，为哌唑嗪的1/2，但作用时间较长；多沙唑嗪能降低外周阻力、扩张外周血管、降低血压，还能松弛膀胱颈、前列腺、前列腺包膜的平滑肌，可降低尿道阻力，缓解排尿困难。多沙唑嗪可使高血压患者的站立及卧位血压下降10 mmHg左右，常不影响心率及心排出量，能增加肾血流量、改善脂代谢。

多沙唑嗪口服易吸收，1小时起效，3.6小时血药水平达峰值，5～6小时作用达最大，持续24小时。多沙唑嗪生物利用度为65%，血清除半衰期为11小时。单用多沙唑嗪可治疗轻/中度高血压、慢性心力衰竭，尤其适用于合并高脂血症/糖尿病/呼吸道疾病/外周血管病的患者。多沙唑嗪一般能使收缩压下降15～20 mmHg，舒张压下降12～15 mmHg；1～2周后开始显效；服用16周后常能明显降低与控制患者的全天血压，降压最大效应在上午。长期应用多沙唑嗪每天2～4 mg、4年以上，可降低血总胆固醇/三酰甘油/低密度脂蛋白的水平，能升高血高密度脂蛋白水平。多沙唑嗪少见耐药现象。多沙唑嗪对良性前列腺增生有效。一般每次 0.5～1 mg，每天 1 次，每晚口服；可逐渐增加为每次 2～4 mg，每天 1 次，以后再调整剂量。甲磺酸多沙唑嗪每片 1 mg。

（五）曲马唑嗪

曲马唑嗪是选择性 α_1 受体阻断剂，脂溶性小，与 α_1 受体亲和力较小，曲马唑嗪下降血压的作用较缓和，能直接扩张血管，曲马唑嗪还可降低肾血管阻力，对心率无影响。高血压患者口服曲马唑嗪后，效果与哌唑嗪相似，对立位性高血压较卧位性高血压更有效。一般曲马唑嗪口服，每次 25～300 mg，每天 2～3 次；引发直立性低血压较少；曲马唑嗪一般从小剂量开始，根据血压水平调整曲马唑嗪剂量。

（六）乌拉地尔

1. 药理作用

乌拉地尔有中枢和外周双重的作用；乌拉地尔在外周可阻断交感神经突触后 α_1 受体、抑制儿茶酚胺的缩血管作用，降低外周阻力，降低心脏前/后负荷；在中枢能兴奋 5-HT 受体 1A，下调血管中枢的活性，使外周交感神经张力降低，降血压，可抑制因交感兴奋引起的血压升高及心率加快。乌拉地尔对静脉扩张的作用大于对动脉的扩张作用。乌拉地尔在降低血压时，不影响颅内压、心率，可改善心输出量/心搏出量、降低肾血管阻力，增加肾血流量。常应用于治疗轻、中、重度高血压及充血性心力衰竭，能改善良性前列腺肥大引发的尿道梗阻症状。一般乌拉地尔口服，每次 30～90 mg，每天 2 次；疗程一般不超过 7 天。如同时还用其他抗高血压药物及有饮酒、腹泻、呕吐，可增强乌拉地尔的降压作用。乌拉地尔可用于高血压急症时，静脉注射后血清除半衰期为 2.7 小时，血浆蛋白结合率为 80%。60%乌拉地尔通过肾脏排泄，其余由胆管排出。排泄物约 10%为药物原形，其余为代谢产物（无活性）。乌拉地尔缓释胶囊 30 mg/粒，注射液 25 mg/5ml。

2. 临床应用

高血压患者服用乌拉地尔后降压效果常较明显，单用乌拉地尔与其他抗高血压药物效果相似。静脉注射乌拉地尔通常用于治疗高血压危象、极重度高血压、充血性心力衰竭、难治性高血压。

高血压患者服用乌拉地尔后，可出现头痛、头晕、恶心、出汗、心律不齐、呼吸困难等症状，其原因多为血压降得太快所致，通常在数分钟内即可消失，一般无需中断治疗。过敏反应（如皮肤发红）较少见。如果乌拉地尔不是最先使用的降压药，在使用本品之前应间隔一段时间，必要时应减小剂量，以防血压骤降。同时使用西咪替丁，可使乌拉地尔血药水平上升 10%～15%。

3. 使用方法

一是缓慢静脉注射乌拉地尔 10～50 mg，常在 5 分钟内降压，如疗效不满意，可重复用乌拉地尔；维持降压效果时，可静脉滴注，将乌拉地尔 250 mg 加入生理盐水或含生理盐水的右旋糖酐 40 中；也可将乌拉地尔 100 mg 加入输液泵，稀释到 50ml（＜4 mg/ml），以 2～6 mg/分钟输液；一般维持于 9 mg/小时，可给一次或多次（卧位），一疗程不＞7 天。二是口服，乌拉地尔口服每次 15～40 mg，每天 2 次。一疗程不＞7 天。

（七）其他 α_1 受体阻断剂

包括：阿夫唑嗪（每天 7.5～12.5 mg，分 3 次服）、异克舒令（治疗脑血管痉挛时，可给予每次 20 mg，每天 2 次）、莫西赛利（治疗脑血管痉挛时，可给予每次 30 mg，每天 3 次）、坦索罗辛（高血压伴前列腺肥大时，可给予每次 0.2 mg，每天 1 次）、奈哌地尔（高血压伴前列腺肥大时，可给予每次 25～50 mg，每天 2 次）、可乐定（可复方组成降压气雾剂；高血压伴偏头痛时，可给予每次 0.075～

0.15 mg，每天 3 次；可达每天 0.2～0.8 mg）、莫索尼定（治疗高血压时，每次 0.2～0.4 mg，每天 1 次；可达每天 0.6 mg）、噻美尼定（治疗高血压时，每次 1 mg，每天 2 次）、利美尼定（治疗高血压时，每次 1 mg，每天 1 次）、托洛尼定（高血压伴偏头痛时，每次 0.75～1.5 mg，每天 2 次）、胍法辛（为中枢神经系统降压药物，开始每次 0.5～1 mg，每天 1 次；可达每天 3 mg）、胍那苄（为中枢神经系统降压药物，开始每次 4 mg，每天 2 次；可达每天 8～64 mg）、降压平（每次 4～8 mg，每天 3～4 次，为对动脉/静脉都有扩张作用的 α_1 受体阻断剂）。盐酸丁咯地尔为对静脉有扩张作用的 α_1 受体阻断剂。

三、α_1 受体阻断剂治疗作用的研究

（一）治疗高血压

α_1 受体阻断剂治疗高血压时，能选择性阻断血管平滑肌细胞膜的突触后 α_1 受体，可舒张小动脉/静脉，能降低外周阻力（在降低外周血管阻力方面，比 β 受体阻断剂更接近生理反应），α_1 受体阻断剂可降低交感神经系统兴奋性，对突触前膜的 α_2 受体没有亲和力，α_1 受体阻断剂不促进去甲肾上腺素的释放，没有加快心率和释放肾素的作用，对心脏的 β 受体没有作用，不下调心肌收缩力，不出现心率减慢。α_1 受体阻断剂能抑制神经节突触后 α_1 受体对儿茶酚胺的反应，可降低血压，这对小动脉平滑肌重构前有血管平滑肌痉挛、血管阻力增加的患者，尤其有效。α_1 受体阻断剂的降压效应与氢氯噻嗪、普萘洛尔、硝苯地平等相同，能安全降压，适用于轻/中度高血压患者。α_1 受体阻断剂能改善胰岛素抵抗，因此适用于伴有糖尿病、肥胖症的高血压患者。

高血压危象包括高血压急症和高血压亚急症。高血压急症的特点是血压＞180/120 mmHg 并伴进行性靶器官功能不全，需立即进行降压治疗，以阻止出现高血压脑病、颅内出血、急性心肌梗死、急性左室衰竭伴肺水肿、不稳定性心绞痛、主动脉夹层动脉瘤。高血压急症患者应进入 ICU 监护室，持续监测血压，尽快应用适合的降压药，应在 1 小时内使平均动脉压迅速下降，但不要超过 25%；应在以后的 2～6 小时内，渐使血压降至 160/（100～110）mmHg（血压过低可引起肾、脑、冠脉缺血），使临床情况稳定。在之后的 24～48 小时，可逐步降低血压达到 135/85 mmHg 。

乌拉地尔治疗高血压急症，起效较快，疗效确实，安全性较好，可降低外周阻力。乌拉地尔抑制交感神经张力，降压作用强，对心率无明显影响，对肝肾无明显不良作用，肾血流量不变。乌拉地尔作用时间较短，停药后降压作用很快消失。主动脉夹层患者，给予乌拉地尔后应将收缩压迅速降至 100 mmHg 左右（如能耐受）。

（二）治疗嗜铬细胞瘤

98%嗜铬细胞瘤患者有阵发性高血压，平时血压不高，发作时血压骤升，收缩压可达 200～300 mmHg，舒张压可达 130～180 mmHg；一般发作历时数秒至 2 小时，时间长的患者可达 16～24 小时。早期 2～3 个月发作 1 次，之后愈发愈频，且历时愈久愈加重，一日之间可复发数次，甚至 10～20 次，有时可转为持续性高血压伴阵发性加剧。

α_1 受体阻断剂酚妥拉明、酚苄明、乌拉地尔等是临床上常用的治疗嗜铬细胞瘤药物。怀疑嗜铬细胞瘤的患者，如静脉注射酚妥拉明 5 mg，2～3 分钟内血压下降可超过 35/25 mmHg，且持续 3～5 分钟以上，则高度怀疑该病。酚妥拉明持续静脉滴注（每分钟 0.5～1 mg），可用于嗜铬细胞瘤患者手术前控制血压，起始剂量为酚妥拉明每次 2～5 mg，每天 2 次；此后可根据血压逐渐加量至酚妥拉明每天 40～80 mg，术前至少用 2 周以上。哌唑嗪、特拉唑嗪、多沙唑嗪和乌拉地尔等为选择性 α_1 受体阻断剂，均可用于嗜铬细胞瘤手术前控制血压，乌拉地尔还可用于嗜铬细胞瘤高血压危象的治疗。

(三)治疗妊娠高血压

妊娠高血压可应用选择性 α_1 受体阻断剂酚妥拉明,对于胎盘的血流影响较小,可静脉滴注,能降低血压。

(四)治疗急/慢性心功能不全

静脉滴注乌拉地尔(开始每分钟 2 mg,维持速度为每小时 9 mg),对于急性左心衰竭患者,可明显减轻心脏后负荷,能使心排血量增加,左室舒张末期压力和外周血管阻力下降,血流动力学明显改善,动脉血氧分压增高。乌拉地尔可迅速改善临床症状和体征,不影响心肌收缩力,对心率影响较小;适用于血压升高的急性左心功能不全患者,可使外周阻力降低 33%,心排血量增加 29%,肺动脉压力也有所下降,心搏出量增加。静脉滴注乌拉地尔,对于慢性心功能不全患者,尤其是射血分数较低的患者也有较好疗效。

(五)治疗围术期高血压

乌拉地尔在围术期控制血压有良好的作用,包括全麻手术气管插管和拔管、心脏瓣膜置换术、冠状动脉旁路移植、妊高征剖宫产、高血压脑出血手术、甲状腺手术、肾脏和肾上腺手术等,均能良好控制血压,乌拉地尔起效较快、作用较强、调控血压较方便,安全性较好,对心功能和心率无明显不利影响。

四、高血压治疗中 α_1 受体阻断剂的联合用药

α_1 受体阻断剂目前很少单用于高血压治疗,因为对靶器官保护作用的循证证据不充分,易产生直立性低血压(尤其在老年人首次单用时),长期服用 α_1 受体阻断剂易导致水钠潴留,降低疗效,这导致 α_1 受体阻断剂常退居到抗高血压的二线药物之列。在高血压的治疗中,通常 α_1 受体阻断剂应与其他药物联合应用。

(一)α_1 受体阻断剂合并 β 受体阻断剂

α_1 受体阻断剂加用 β 受体阻断剂,对合并缺血性心脏病患者的高血压治疗有益,可减少 β 受体阻断剂的用量,能减轻 β 受体阻断剂所致的心排出量下降。在多沙唑嗪加用阿替洛尔治疗组,71%的患者血压得到控制,而单用阿替洛尔组,仅 36%的患者血压得到控制。阿替洛尔加用特拉唑嗪也安全有效,治疗 10 周后,可使卧位血压降低 8.5 mmHg,立位血压降低 10 mmHg。

(二)α_1 受体阻断剂合并血管紧张素转换酶抑制剂

依那普利(每天 10 mg)加用多沙唑嗪(每天 4 mg),常有协同降压效应,与单用依那普利或多沙唑嗪相比,联用组血压下降更为显著。用卡托普利或依那普利未能控制血压的患者,加用多沙唑嗪后,可使 93%患者血压得以控制。

(三)α_1 受体阻断剂合并钙通道阻断剂

α_1 受体阻断剂、钙通道阻断剂具有不同的舒张血管机制,α_1 受体阻断剂可部分拮抗由钙通道阻断剂引起的交感兴奋不良反应,两者联用可减弱血管对血管紧张素Ⅱ和盐酸去氧肾上腺素的反应,有协同降压效应。联用哌唑嗪/多沙唑嗪(每天 2～4 mg)＋氨氯地平(每天 5～10 mg),比单用的降压作用更为显著。

（四）α_1 受体阻断剂合并利尿剂

α_1 受体阻断剂、利尿剂有协同降低血压的作用，利尿剂可减轻长期应用 α_1 受体阻断剂引起的水钠潴留。在用氯噻酮治疗的高血压患者，加用多沙唑嗪后，可使收缩压进一步降低。氯甲噻唑＋特拉唑嗪治疗后，患者卧位和立位血压可降低 16.0/11.2 mmHg，而且可减轻利尿对于血糖、血脂、血钾和尿酸的不良作用。

五、α_1 受体阻断剂降压以外的作用

（一）逆转心室肥厚

α_1 受体阻断剂有逆转心室肥厚的作用，机制包括：

——改善血流动力学，能通过阻断血管平滑肌交感神经末梢 α_1 受体，降低外周阻力，降低心脏后负荷，从而逆转心室肥厚。

——能直接阻断心脏 α_1 受体，哌唑嗪等可抑制蛋白激酶 ERK 信号通路的活化，抑制去甲肾上腺素介导的心肌细胞肥大。

——能通过抑制交感神经兴奋性，减少去甲肾上腺素的释放。

——乌拉地尔可通过兴奋中枢 5-HT 受体 1A，降低交感神经中枢的兴奋性。

——能改善能量代谢，乌拉地尔能显著提高冠心病患者缺血心肌内的 ATP 等的水平，能改善心肌产生能量，促进能量的利用和储存，能直接作用于心肌肌浆网，使钙泵活力增加，可下调心肌细胞质的钙离子超载。

（二）抑制血管内膜细胞增殖

应用多沙唑嗪控释片每天 4 mg、治疗 28 天，能明显抑制动脉内膜细胞的增殖，可使动脉粥样硬化斑块面积减小，管腔扩大，减轻血管狭窄，呈剂量依赖性；能抑制冠脉平滑肌细胞的细胞周期 G1→S 转换，并可上调周期素激酶抑制蛋白 p27 的水平，能抑制内膜细胞增殖。

（三）抗动脉粥样硬化

研究发现，应用多沙唑嗪等的患者，血管内膜下脂质堆积明显减少，多沙唑嗪能抑制动脉粥样硬化的进展，可降低氧化型低密度脂蛋白的水平，减轻血管狭窄，并可减少缺血再损伤后的梗死面积。

（四）对血管活性物质的影响

研究发现，α_1 受体阻断剂乌拉地尔，可显著降低血去甲肾上腺素、内皮素 1、神经肽 Y 水平，升高血降钙素基因相关肽水平，可能的机制包括：①乌拉地尔能通过降低延髓心血管中枢交感兴奋性，从而减少去甲肾上腺素、内皮素 1 和神经肽 Y 的释放，间接抑制交感神经系统，强化扩张血管活性物质如降钙素基因相关肽、前列环素的作用；②乌拉地尔能通过阻断 α_1 受体的功能，造成降钙素基因相关肽大量释放入血，从而能有效地拮抗内皮素 1 的生物学效应，同时发挥降钙素基因相关肽扩张周围血管/冠状血管及正性肌力的作用，能减轻心脏负荷和心肌耗氧量。乌拉地尔可减少细胞质内钙离子超载，使血流动力学状况明显改善。

（五）α_1 受体阻断剂治疗前列腺增生的机制

良性前列腺组织增生主要引起尿道梗阻，有前列腺平滑肌张力增高。前列腺上有丰富的交感

和副交感神经分布。前列腺平滑肌的收缩，主要由 α_1 肾上腺素能受体所介导。随着前列腺组织增生，α_1 肾上腺素能受体活性水平上调，从而增强前列腺平滑肌的张力，使尿道梗阻症状明显，与动力性梗阻密切相关。这时前列腺平滑肌中 α_1A 受体占 70%，而 α_1B 受体和 α_1D 能受体分别占 27%和 3%；α_1A 受体的作用为主。α_1 受体阻断剂如特拉唑嗪、阿夫唑嗪等，能通过阻断 α_1 受体，可有效松弛膀胱颈、前列腺、尿道部的平滑肌，而不影响逼尿肌功能，从而解除前列腺增生症的尿道梗阻症状，同时又能使前列腺体积缩小，还能改善膀胱储尿功能（其作用是通过抑制 C 型传入神经纤维实现的）。特拉唑嗪、阿夫唑嗪等已成为改善良性前列腺增生下尿道梗阻症状的一线用药，一般要持续治疗 6 个月以上才有显著疗效，用于前列腺增生治疗的主要是选择性 α_1 受体阻断剂或 α_1A 受体阻断剂；还有助于排出尿路结石、缓解输尿管绞痛。α_1 受体阻断剂加用坦洛新，一般可使下尿路结石的排出率提高 30%以上。

六、α_2 受体阻断剂

α_2 受体阻断剂育亨宾，可增加中枢、外周交感神经兴奋性，增加交感神经末梢释放去甲肾上腺素，继而激动心脏的 β_1 受体和血管的 α_1 受体，可产生升压作用。某些血管也存在 α_2 受体，但循环中的去甲肾上腺素，主要是兴奋 α_1 受体。而神经末梢释放的去甲肾上腺素，则主要兴奋 β_1 受体、α_1 受体。选择性阻断交感神经末梢突触前膜的 α_2 受体，可促进释放去甲肾上腺素，兴奋脑桥血管交感中枢，继而激动心脏 β_1/α_1 受体，产生升压作用。

α_2 受体阻断剂育亨宾也可阻断胰岛 α_2 受体，促进释放胰岛素；还可阻断膀胱及前列腺的括约肌的 α_2 受体，降低括约肌张力。育亨宾有中枢作用与外周作用，易进入中枢神经系统，阻断 α_2 受体，可促进去甲肾上腺素从神经末梢释放，增加交感神经兴奋性，导致血压升高，心率加快，拮抗 5-HT 的作用。因此可用于治疗男性性功能障碍及糖尿病患者的神经病变。

七、α_1/α_2 受体阻断剂

（一）酚妥拉明

酚妥拉明为咪唑啉衍生物，能以氢键、离子键与 α 受体疏松结合，可被大剂量儿茶酚胺或拟肾上腺素药在 α_1/α_2 受体水平上竞争拮抗。

1. 药理作用

酚妥拉明为短效 α 受体阻断药，对 α_1 受体和 α_2 受体的亲和力相同，较大剂量时能完全阻断 α 受体。静脉注射酚妥拉明时，能直接使外周血管扩张，尤其是小动脉与毛细血管，使血管阻力降低，血压下降。可增加外周血容量，能增加组织血流量，改善微循环，可降低肺动脉压；酚妥拉明常能在降低血压后反射性兴奋心脏，促进去甲肾上腺素释放，可导致心肌收缩力增强、心率加快、心排出量增加，但酚妥拉明有时可致心律失常。

酚妥拉明能阻断 5-HT 受体，可激动 M 型乙酰胆碱受体，能促进释放乙酰胆碱，可激动组织胺受体 H1/H2，能促进肥大细胞释放组胺。酚妥拉明还可扩张血管、兴奋胃肠道平滑肌。

酚妥拉明生物利用度较低，口服效果仅为注射给药的 20%。酚妥拉明口服给药后 30 分钟血药水平达峰值，作用维持 3～6 小时。酚妥拉明大多以无活性代谢物从尿中排泄。酚妥拉明静脉注射 2 分钟后可产生降低血压的作用，作用能持续 10～15 分钟。酚妥拉明肌肉注射后，15～20 分钟起效，作用能持续 3～4 小时。酚妥拉明静脉注射、肌肉注射的作用比口服强 4 倍。

3. 临床应用

——治疗外周血管痉挛性疾病：如肢端动脉痉挛的雷诺综合征、血栓闭塞脉管炎、冻伤后遗症。

——去甲肾上腺素滴注外漏：静脉滴注去甲肾上腺素外漏时，可致缺血、剧痛、坏死，可用酚妥拉明 10 mg 溶于 10～20 ml 生理盐水中，做局部浸润注射。

——治疗休克，在补足血容量基础上，酚妥拉明能扩张血管，降低外周阻力，增加心输出量，并使机体的血液重新分布，可改善内脏组织血流灌注，解除微循环障碍，能明显降低肺血管阻力，对肺水肿具有较好的疗效。可将酚妥拉明和去甲肾上腺素联用，以对抗去甲肾上腺素强大的 α_1 受体激动作用，使血管收缩作用不至过分剧烈，并保留去甲肾上腺素对心脏 β_1 受体的激动作用，使心收缩力增加，脉压增大，提高其抗休克的疗效，减少毒性反应。一般用酚妥拉明 2～5 mg 和去甲肾上腺素 1～2 mg，加入 500 ml 生理盐水中静脉滴注，主要用于感染/中毒性休克、心源性休克。

——治疗急性心肌梗死和顽固性充血性心力衰竭：酚妥拉明能解除心功能不全时小动脉和小静脉的反射性收缩，降低外周血管阻力，降低心脏前/后负荷，降低左心室充盈压，增加心排出量，酚妥拉明能使心功能不全、肺水肿、全身性水肿得以改善。

(5)嗜铬细胞瘤：嗜铬细胞瘤的鉴别诊断和手术过程中，可突然发生高血压危象；突然停用可乐定或应用单胺氧化酶抑制药的患者，食用富含酪胺食物（如巧克力）后也可出现高血压危象；这时可用酚妥拉明。

4. 不良反应与注意事项

大剂量酚妥拉明可引起直立性低血压；注射酚妥拉明时，可产生心动过速、心律失常，可诱发或加剧心绞痛。酚妥拉明其他不良反应尚有腹痛、恶心、呕吐等消化道反应，可诱发或加剧消化道溃疡。冠心病、胃炎和胃十二指肠溃疡患者慎用。一般患者可耐受酚妥拉明 40 mg 的剂量。甲磺酸酚妥拉明分散片 40 mg/片。甲磺酸酚妥拉明注射液 10 mg/1ml。

（二）妥拉唑啉

妥拉唑啉为短效 α 受体阻断药，对 α_1/α_2 受体的阻断作用与酚妥拉明相似，但较弱；妥拉唑啉有罂粟碱样直接松弛血管平滑肌的作用，能扩张周围血管尤其是小动脉与毛细血管，妥拉唑啉能使外周血流量增加，对血压影响不大，有拟胆碱样作用。妥拉唑啉能阻断 5-HT 受体。妥拉唑啉能兴奋心脏和胃肠道平滑肌，也可增加胃肠液、唾液、泪液、汗液的分泌，增强胃肠道蠕动。但妥拉唑啉降压作用不稳定。

临床上妥拉唑啉主要用于肢端外周血管痉挛性疾病、手足端发绀、血栓闭塞性静脉炎、冻疮、动脉硬化，妥拉唑啉也用于治疗嗜铬细胞瘤以控制症状。妥拉唑啉不良反应与酚妥拉明相似，但发生率较高，有皮肤潮红、寒战、心动过速、直立性低血压、消化性溃疡等。妥拉唑啉一般口服，开始给予 12.5 mg，每天 1～2 次，以后可增加到每次 25～50 mg，每天 4 次。也可皮下、肌肉、静脉注射。盐酸妥拉唑啉每片 25 mg。

（三）酚苄明

酚苄明为人工合成品，属氯乙胺基烷类。酚苄明进入体后，分子中的氯乙胺基环化，形成乙撑亚胺基，后者与 α 受体能以共价键结合，即使应用大剂量的去甲肾上腺素也难以完全拮抗其作用，须待药物从体内清除后，作用才能消失，故称为长效的非竞争性 α 受体阻断药。

酚苄明起效较慢、作用强而持久，可阻断 α_1/α_2 受体，舒张血管，降低外周血管阻力，明显降低血压，其作用强度与血管受去甲肾上腺素能神经控制的程度有关。酚苄明明显降低血压后，可引发心率加快。对处于静卧的正常人，酚苄明的扩张血管和降压作用常不明显，常表现为舒张压略下降。当交感神经张力较高、血容量较低、直立时，酚苄明可引起明显的降压作用和心率加快，后者系由血压下降引起反射及持久阻断突触前膜 α_2 受体而促进释放去甲肾上腺素的结果；高水平酚苄明有弱的抗 5-HT 和抗组胺作用。

临床上酚苄明主要用于治疗外周血管痉挛性疾病、嗜铬细胞瘤、休克。酚苄明口服吸收率达

20%～30%，因刺激性较强，不作肌内或皮下注射，仅作静脉注射。静脉注射 1 小时可达最大效应。酚苄明脂溶性较高，大剂量酚苄明可积蓄于脂肪组织，然后缓慢释放，排泄较慢。酚苄明血清除半衰期约为 24 小时，一般每天给予 1 次。酚苄明主要经肝脏代谢才起效，因此起效较缓慢。酚苄明随尿和胆汁排泄，12 小时约排出 50%，24 小时约排泄 80%，一次给药，作用可维持 3～4 天。

由于酚苄明能阻断 α_2 受体，可抑制输精管、精囊、射精管的蠕动，使射精的副交感神经作用延迟，能延长性交时间，可治疗早泄。酚苄明也可阻断膀胱颈、尿道、前列腺包膜的 α_2 受体，能改善前列腺增生引发的排尿困难，口服酚苄明后 12～72 小时可使症状改善，能防止尿潴留。盐酸酚苄明每片 10 mg。

酚苄明主要不良反应是直立性低血压、心动过速、鼻塞、口干等。空腹酚苄明大剂量口服时，易致恶心、呕吐等。酚苄明尚有嗜睡、全身无力、疲乏等症状。治疗休克时，必须先补充血容量，然后缓慢静脉注射酚苄明，并密切观察病情变化和纠正血压。

（五）丁咯地尔

丁咯地尔是非选择性竞争性 α_1/α_2 受体阻断剂，有弱的钙通道阻断剂作用，能扩张周围血管，降低周围血管阻力，抑制血小板聚集，改善红细胞变形性，降低血黏稠度；丁咯地尔能改善微循环，增加外周或脑血管缺血组织的血流，可提高组织的抗缺氧能力，能增加红细胞的 ATP 与 cAMP，可改善红细胞的变形功能，改善脑的微循环，能增加脑血流量，减少缺血再灌注损伤等，在治疗缺血性脑血管病、脑循环障碍、血管性痴呆、各种眩晕症、糖尿病相关并发症、其他周围神经血管疾病等方面有效，效果比桂利嗪、氟桂利嗪、尼麦角林好。丁咯地尔一般口服，每次 150～200 mg，每天 2～3 次；丁咯地尔肌肉注射或静脉注射时，每天 50～200 mg，丁咯地尔也可静脉滴注。盐酸丁咯地尔每片 150 mg。

1. 临床应用

（1）脑血管疾病

——脑梗死：与一般血管扩张剂不同，丁咯地尔能增加缺血区的灌注量，可减轻神经元细胞质钙离子超载，保护神经细胞，减轻脑损害，对已发生血栓的患者有治疗作用，能抑止急性脑梗死血栓的发展，避免病情加重，丁咯地尔治疗出血性脑梗死的危险性较低，出血量较少，较安全、有效。丁咯地尔联用低分子肝素治疗短暂性脑缺血发作也有效。

——血管性痴呆：丁咯地尔可改善患者的脑循环，保护神经组织，改善神经功能缺损，促进认知、记忆、识别，可抗抑郁，能促进生活能力的康复。丁咯地尔治疗 8 周后，评分均有改善，与尼莫地平相比，治疗更为有效，安全性较好，是治疗血管性痴呆较为有效的药物。

——其他脑血管疾病：丁咯地尔促进神经功能恢复，在微创治疗出血性脑卒中的基础上，加用丁咯地尔有较好的疗效，能降低全血黏稠度，增加红细胞变形能力，能改善微循环，减少淤血和水肿，恢复神经功能；丁咯地尔配合微创术能迅速解除占位效应，降低颅内压，促进血肿吸收，降低致残率和病死率，可治疗出血性脑卒中、颅脑损伤，可提高生存质量、降低死残率、促进神经功能恢复，能改善颅脑损伤、脑动脉硬化后的头晕、头痛、记忆力减退等；丁咯地尔可改善中枢神经细胞的功能，能促进学习能力的恢复，改善脑循环及脑电图。新生儿缺氧缺血性脑病，是儿童脑瘫的主要原因，丁咯地尔治疗有效率为 94%，能改善行为，无明显不良反应，治疗显效较快，疗程较短。丁咯地尔能治疗中度缺氧缺血性脑病、椎基底动脉供血不足，可控制椎-基底动脉供血不足所致的眩晕。丁咯地尔联合应用银杏达莫、培他司汀等疗效较好。

（2）糖尿病并发症及其他周围神经病变

丁咯地尔可治疗早期糖尿病肾病，与银杏达莫联用能明显改善老年糖尿病下肢血管病变、心脑血管病，可防治老年糖尿病血管并发症。丁咯地尔和甲钴胺联合治疗糖尿病胃肠神经病变时，有协同作用；丁咯地尔能改善 2 型糖尿病患者血黏稠度、红细胞变形能力，抑制血小板聚集，能增加对胰岛素的敏感性，可协助降糖；丁咯地尔对中毒性周围神经损伤也有效。

(3)精神分裂症

精神分裂症患者在使用抗精神病药基础上加用丁咯地尔后，有助于提高患者的认知功能，能使部分受损的神经元得以恢复，可提高疗效。

(4)其他

丁咯地尔能降低心肌酶的渗出，有效增加心脏指数，提高心脏射血分数，增强心肌收缩力，能改善心功能，使患者住院时间明显缩短，是一种较安全、有效的心功能保护剂。超声雾化丁咯地尔治疗干燥性咽炎，总体有效率达 91%，可改善咽部黏膜微循环，使腺体分泌增加，能消除咽部干燥和异物感，阻断向萎缩性咽炎的发展进程。

2. 不良反应

丁咯地尔在用药过程中大多数安全有效，极少的不良反应有头晕、面色潮红、低血压等，耐受性较好。

（王　静）

进一步的参考文献

[1] WOODCOCK EA. Cardiac alpha 1-adrenergic drive in pathological remodelling[J]. Cardiovasc Res, 2008, 77 (3): 452-462.

[2] BROADLEY KJ, PENSON PE. The role of alpha- and beta- adrenoceptor stimulation in myocardial ischemia [J]. Auton Autacoid Pharmacol, 2004, 24 (4): 87-93.

[3] COTTINGGHAM C, WANG Q. Alpha2 adrenergic receptor dysregulation in depressive disorders: implications for the neurobiology of depression and antidepressant therapy[J]. Neurosci Biobehav Rev, 2012, 36 (10): 2214-2225.

[4] VON LUEDER TG, KRUM H. RAAS inhibitors and cardiovascular protection in large scale trials[J]. Cardiovasc Drugs Ther, 2013, 27(2): 171-179.

第八章　血管紧张素受体 AT1R 阻断剂

血管紧张素Ⅱ(AngⅡ)与血管紧张素Ⅱ的受体(AT1～AT4 受体)相互作用后，能产生各种药理效应。血管紧张素Ⅱ的 AT1 受体主要分布于心脏、血管、脑组织、肾脏。血管紧张素Ⅱ的 AT2 受体主要分布于肾上腺髓质和脑组织。

血管紧张素Ⅱ的心血管作用主要由 AT1 受体(AT1R)信号通路介导。血管紧张素Ⅱ的生成除通过血管紧张素转换酶(ACE)代谢途径外，相当部分的血管紧张素Ⅱ通过非血管紧张素转换酶途径(糜蛋白酶等途径)形成。血循环中血管紧张素Ⅱ的增加，以由血管紧张素转换酶代谢途径来源的血管紧张素Ⅱ为主。而组织中的血管紧张素Ⅱ则以由糜蛋白酶等代谢途径来源的血管紧张素Ⅱ为主，心室组织中 80%的血管紧张素Ⅱ、血管组织中 70%的血管紧张素Ⅱ，由糜蛋白酶等代谢途径生成。血管紧张素转换酶抑制剂(ACEI)不能抑制糜蛋白酶等代谢途径生成的血管紧张素Ⅱ，而 AT1R 阻断剂能特异性与 AT1R 结合，阻断不同代谢途径生成的血管紧张素Ⅱ作用于 AT1R，从而抑制血管紧张素Ⅱ的心血管作用。此外，血管紧张素转换酶抑制剂可导致缓激肽、P 物质堆积，能引起咳嗽等不良反应。AT1R 阻断剂无咳嗽、血管神经性水肿等不良反应。

最初发现的血管紧张素Ⅱ的 AT1 受体(AT1R)阻断剂为沙拉新，因其属肽类不能口服，且作用时间较短，限制了其临床应用。非肽类血管紧张素 AT1R 阻断剂(ARB)中，氯沙坦是最早上市的，随后上市的有缬沙坦、厄贝沙坦、替米沙坦、坎地沙坦、奥美沙坦等，具有受体高亲和力、选择性强、口服有效、作用时间长等优点。AT1R 阻断剂结构中的四唑环和咪咪环上的羧基，能与血管紧张素Ⅱ的 AT1R 结合，因此氯沙坦(无羧基)只有在肝脏转化为 EXP-3174 后才有作用，故起效较慢；缬沙坦结构中虽然有羧基，但是它在开放的咪唑环上，故作用相对较弱。

虽然不同 AT1R 阻断剂的作用机制相似，但是它们的药代动力学并不一样。例如坎地沙坦酯为前体药物，能在小肠内的吸收过程中被迅速且完全地水解为坎地沙坦；该活化过程不依赖肝脏代谢，因此其血水平很少见到个体差异，且在治疗过程中存在明显的量一效关系。各种 AT1R 阻断剂中，以替米沙坦的血清除半衰期最长，为 18～24 小时。

然而 AT1R 阻断剂作用时间长短还受 AT1R 阻断剂对 AT1R 的选择性亲和力、结合牢固度、结合后的解离速度的影响。在选择性亲和力上，氯沙坦对 AT1R 的亲和力比对 AT2R 的亲和力大约高 1 000 倍，而替米沙坦大约高 3 000 倍，厄贝沙坦高 8 500 倍以上，坎地沙坦高 10 000 倍，缬沙坦高 30 000 倍。在结合牢固度上，坎地沙坦和奥美沙坦与 AT1R 的结合牢固度最高，然后依次是替米沙坦、EXP3174(氯沙坦的代谢产物)、缬沙坦。缬沙坦和 AT1R 的结合较易解离。

AT1R 阻断剂家族成员的降压疗效相似。但在轻/中度高血压患者中，厄贝沙坦、替米沙坦可能比氯沙坦和缬沙坦的降压效果更好；奥美沙坦的降压效果优于氯沙坦、缬沙坦。有人对 11 281 例的 AT1R 阻断剂抗高血压临床试验所做的荟萃分析的结果表明，上述药物中，缬沙坦降低收缩压和舒张压的幅度都是最小的。2008 年中国网上发布了中国 ARB 防治卒中专家共识，目前网上还发布了 ARB 的药理作用及合理用药、ARB 的市场概况等，有较好的参考价值，详细内容可从网上学习。

一、血管紧张素受体 AT1R 阻断剂的药理作用

(一)氯沙坦

氯沙坦为联苯四咪唑杂环类化合物，1995 年在美国上市，是选择性 AT1R 阻断剂，它自身和它

主要的活性代谢物 EXP-3174 能阻断血管紧张素Ⅱ与 AT1R 的结合，可拮抗血管紧张素Ⅱ的全部作用，与 AT1R 结合牢固、选择性亲和力与特异性较高，没有激活剂的作用，对血管紧张素转换酶没有作用。对血管/心脏组织的血管紧张素Ⅱ自分泌、旁分泌部位的 AT1R 受体，有较高的选择性拮抗作用，能阻断血管收缩、交感神经兴奋、醛固酮分泌，可降低外周阻力、血容量、血压，其降压效能与血管紧张素转换酶抑制剂依那普利相似，能缓解心肌肥大，可增加肾血流量，能扩张血管，减轻心脏后负荷，对充血性心力衰竭有效。在治疗心肌梗死时，其作用与卡托普利相同，能降低左心室舒张末压。在治疗高血压与心力衰竭时，其效果与血管紧张素转换酶抑制剂相似。由于不抑制血管紧张素转换酶，不产生缓激肽或 P 物质，不引发咳嗽。

氯沙坦不影响心血管离子通道，不抑制降解缓激肽的激肽酶Ⅱ，不影响血管紧张素Ⅱ及缓激肽的代谢过程；氯沙坦能促进尿酸排泄，降低血尿酸水平。一般口服，每次氯沙坦 50～100 mg，每天 1 次。氯沙坦钾每片 50 mg。

氯沙坦口服吸收良好，经肝首过代谢后能转变为活性代谢产物 EXP-3174 等，生物利用度为 33%，血中氯沙坦水平及 EXP-3174 水平，分别能在 1 小时及 3～4 小时达峰值，血清除半衰期分别为 2 小时和 6～9 小时；EXP-3174 的作用较氯沙坦强 10～40 倍。氯沙坦及 EXP-3174 的血浆蛋白结合率都≥99%；血浆清除率氯沙坦高于 EXP-3174，肾清除率也是氯沙坦高于 EXP-3174。氯沙坦及 EXP-3174 常经胆汁和尿液排泄。氯沙坦适用于治疗原发性高血压，其降血压的作用不如坎地沙坦。

对大多数患者，氯沙坦通常起始量（每次 50 mg）和维持量（稍高）为每天 1 次；治疗 3～6 周可达到最大降压效果，在部分患者中，氯沙坦剂量增加到每次 100 mg、每天 1 次时，可产生进一步的降压作用。对血容量不足的患者（如合用大剂量利尿剂），可考虑采用氯沙坦每次 25 mg，每天 1 次的起始剂量。对老年患者、肾损害、做血液透析的患者，不必调整氯沙坦起始剂量。对有肝功能损害的患者，应考虑使用较低维持剂量的氯沙坦。

氯沙坦可同其他抗高血压药物一起应用，也可与食物同时服用，耐受性良好，不良反应轻微且短暂，与安慰剂类似，氯沙坦极少发生因药物不良反应而终止治疗；氯沙坦不良反应主要有头晕、皮疹，1%的患者可发生与剂量有关的直立性低血压。血容量不足的患者氯沙坦联用大剂量利尿药时，易发生症状性低血压；在使用氯沙坦治疗前，应先纠正低血压及血容量不足，使用较低的起始剂量氯沙坦；肝硬化患者氯沙坦的血水平明显增高，故应考虑使用较低维持剂量氯沙坦。对于双侧/单侧肾动脉狭窄的患者，使用氯沙坦可增加血尿素氮/血肌酐含量，停止氯沙坦治疗后可恢复。孕妇在怀孕中/后期使用氯沙坦时，易使正在发育的胎儿受到损伤，甚至死亡。氯沙坦的有效性和安全性没有年龄差异。氯沙坦和钾剂合用时，可导致血钾升高。非固醇类抗炎药吲哚美辛，可降低氯沙坦的抗高血压作用。氯沙坦及其活性代谢产物，都不能通过血液透析而清除，不适用于左心收缩功能不全/进行性肾损害的高血压患者。

（二）缬沙坦

缬沙坦是联苯四咪唑杂环类化合物，1996 年在美国上市，其药理作用与氯沙坦相似（对 AT1R 80 mg 24 小时后抑制活性 80%），是一种口服有效的、选择性 AT1R 阻断剂，缬沙坦能阻断血管紧张素Ⅱ与 AT1R 的结合，能抑制血管收缩，减少醛固酮的释放，可产生降压作用；缬沙坦不影响血管紧张素转换酶、肾素、其他受体、钠离子通道、血缓激肽、血总胆固醇/TG/血糖/尿酸水平，缬沙坦不易引发干咳，在降低高血压时不影响心率。

单剂口服缬沙坦后，2 小时起效，3 小时左右血药水平达峰值，4～6 小时降压效果明显，可维持 24 小时以上，血清除半衰期为 6 小时，缬沙坦治疗 2～4 周后能达最大降压疗效，可长期保持疗效；缬沙坦与噻嗪类利尿剂联用，可增强降压效果。突然终止缬沙坦治疗时，常不引起高血压反跳等。缬沙坦有效降低血压的剂量为每天 80 mg，相当于依那普利每天 20 mg、赖诺普利每天 5～20 mg、阿替洛尔每天 50～100 mg，缬沙坦应用 8 个月后能明显减轻左心肥大，因此也可治疗充血性心力衰竭。

缬沙坦口服易吸收，生物利用度为 25％左右，进餐时服用缬沙坦可使缬沙坦的血药水平峰值降低 50％左右。在持续给缬沙坦后，血中缬沙坦常无明显蓄积。缬沙坦静脉注射后，不能广泛分布于全身组织，它与血清白蛋白的结合率为 95％；83％缬沙坦经胆汁以原形排泄，因此缬沙坦的血水平与肝功能关系较小，无淤胆的肝功能不全患者不必调整剂量。胆汁性肝硬化或胆管梗阻患者，缬沙坦的排泄减慢，应下调剂量。在＞65 岁的患者，缬沙坦的血清除半衰期延长 35％，但不需调整剂量；性别对缬沙坦的药代动力学无影响。缬沙坦 13％从肾尿液排泄，因此轻/中度肾功能不全患者不必调整剂量。缬沙坦不能经透析清除，故在肾脏疾病的透析患者需减少用药剂量。缬沙坦胶囊每粒 80 mg。

缬沙坦适用于轻/中度原发性高血压，剂量与年龄、性别无关，缬沙坦可在进餐或空腹时服用，建议每天同一时间用药（如早晨）。缬沙坦一般口服，每次 80～160 mg，每天 1 次；缬沙坦用药2 周，常能达确切降压效果。降压效果不满意时，缬沙坦剂量可增加至每次240～320 mg，每天 1 次，或加用利尿剂。

缬沙坦的不良反应较轻微，与安慰剂相似，很少引起咳嗽，其不良反应主要有头痛、头晕、血红蛋白/血细胞比容降低、中性粒细胞减少，偶见血清肌酐/钾/总胆红素等水平及肝功能指标的升高。严重肾衰竭（肌酐清除率＜10 ml/分钟）的患者禁忌用缬沙坦。低血钠和血容量不足的患者（如大剂量应用利尿剂）开始应用缬沙坦治疗时，可能会出现症状性低血压。对轻/中度肝功能不全患者，缬沙坦的剂量每天不应超过 80 mg；孕妇、哺乳期妇女禁用缬沙坦。

（三）替米沙坦

替米沙坦为选择性 AT1R 阻断剂，1998 年上市，与 AT1R 有选择性高亲和力，可阻断 AT1R（80 mg 24 小时后可抑制活性 40％）、抑制血管紧张素Ⅱ的作用，其药理作用与氯沙坦相似；替米沙坦可降低血醛固酮水平，不影响心率、血肾素水平、离子通道。其分子结构与吡格列酮相似，有激活过氧化物酶体增殖物激活受体 γ 的作用，可达到吡格列酮改善糖代谢作用的 25％～30％。

替米沙坦口服吸收迅速，生物利用度为 42％，不太受食物影响，血清除半衰期为 18～24 小时。替米沙坦口服后 3 小时起效，降压作用可维持 24 小时；替米沙坦连续用药 4 周，停药后降压作用可维持 1 周。替米沙坦血浆蛋白结合率为 99.5％，97％以葡萄糖醛酸结合形式或原形经胆管随粪便排出，长期应用未见有蓄积作用，但不能经血液透析清除。应用替米沙坦 4～8 周后，才发挥最大药效，在加大剂量时应注意此点。

替米沙坦可用于治疗原发性高血压，一般口服每次 20～80 mg，每天 1 次，替米沙坦联用其他降压药时可增强效果。替米沙坦的注意事项同其他沙坦类。用药 3 个月后，与氯沙坦组相比，替米沙坦组患者空腹血糖水平、胰岛素水平以及糖耐量均显著改善。替米沙坦的不良反应有腹泻、血管性水肿、瘙痒等，干咳的发生率明显较低。盐酸替米沙坦每片 40 mg。

（四）厄贝沙坦

厄贝沙坦 1997 年在美国等上市，是口服的选择性 AT1R 阻断剂（150 mg 24 小时后可抑制活性 40％），可降低血醛固酮水平。厄贝沙坦的药理作用与氯沙坦相似，效果比氯沙坦强 3～10 倍。单用推荐剂量的厄贝沙坦时，不抑制血管紧张素转换酶；代谢产物无活性。厄贝沙坦在每天 10～600 mg 的范围内，其作用有剂量相关性。

厄贝沙坦口服易吸收，1.5～2 小时血水平达峰值，3～6 小时达最大降压作用，可持续 24 小时，厄贝沙坦生物利用度为 60％～80％，血清除半衰期为 11～15 小时。按厄贝沙坦每天 1 次的服药方法，3 天内可达血稳态水平。厄贝沙坦长期给药时，血中积蓄有限（＜20％）。女性高血压患者，给予厄贝沙坦后的血药水平较高，然而其血清除半衰期和血浆内积蓄没有差异，不需调整药物剂量。在≥65 岁的高血压患者，厄贝沙坦的血清除半衰期无明显改变，不需调整剂量。厄贝沙坦及其代谢物主要由胆管/粪排泄，由尿排泄代谢物的 18%及原形的 2%。在肾功能损害/血液透析/轻中度肝硬化的患者，厄贝沙坦的药动力学参数没有明显改变，一般无需调整剂量。血液透析不能清除厄贝沙坦。

厄贝沙坦适用于治疗原发性高血压，厄贝沙坦禁忌证、注意事项同其他沙坦类药物。通常厄贝沙坦初始剂量为每天 150 mg，一次口服；根据病情可增至每天 300 mg，一次口服；饮食对服药无影响；厄贝沙坦每天 150 mg 比每天 75 mg 能更好地控制 24 小时的血压。但对进行血液透析、年龄超过 75 岁的患者，厄贝沙坦起始剂量可考虑用每天 75 mg。使用厄贝沙坦每天 150 mg 不能有效控制血压的患者，可将厄贝沙坦剂量增至每天 300 mg，或联用噻嗪类。在伴 2 型糖尿病的高血压病患者中，厄贝沙坦治疗起始剂量应为每天 150 mg，维持量可为每天 300 mg，以使患者肾脏受益。厄贝沙坦每片 75 mg。

利尿剂和其他抗高血压药物与厄贝沙坦联用时，降血压效果可增强．厄贝沙坦可和长效钙通道阻断剂、β 肾上腺素受体阻断剂、噻嗪类利尿剂安全联用。首次使用厄贝沙坦之前，已用过大剂量利尿剂者，应用厄贝沙坦后易导致低血压。厄贝沙坦合用保钾利尿剂/补充含钾的盐/补充能增加血清钾水平的肝素钠等，可导致血清钾水平增高，因此不建议联用。

成年人厄贝沙坦剂量达每天 900 mg 时，连续 8 周后，可表现有低血压、心动过速、心动过缓。在接受厄贝沙坦治疗的患者中，不良反应总体较轻，且为暂时性。在妊娠期的头 3 个月，最好不使用厄贝沙坦；在计划妊娠前应转换为合适的替代治疗。在妊娠期的第 4～9 个月，厄贝沙坦能直接作用于肾素-血管紧张素系统，可引起胎儿和新生儿的肾衰竭，能使胎儿头颅发育不良和胎儿死亡。因此厄贝沙坦禁用于孕妇及哺乳期妇女。

（五）坎地沙坦

坎地沙坦 1998 年在美国上市，是联苯四咪唑杂环类衍生物，口服后在体内代谢为有活性的代谢物 CV-11974 而发挥作用，是竞争性阻断剂，与 AT1R 有选择性高亲和力，结合牢固，离解较慢，作用较持久。坎地沙坦阻断血管紧张素Ⅱ升压的作用，比氯沙坦及其代谢物 EXP-3174 分别高 48 倍、12 倍。坎地沙坦代谢物 CV-11974 的血清除半衰期为 9～11 小时，血浆蛋白结合率为 99.5%。

坎地沙坦明显阻断 AT1R，能抑制外周血管收缩，降低外周阻力，可抑制肾上腺分泌醛固酮，能使左心室重量减轻，不影响心排血量、射血分数、肾血管阻力、肾血流量、肾小球滤过率、脑血流量。

口服坎地沙坦后 2 小时起效，4～6 小时血水平达峰值，以后缓慢下降；坎地沙坦降压作用维持 24 小时，口服 4 周后可达最大降压效果。坎地沙坦可通过肝脏代谢，其 12%形成代谢产物后从尿中排泄。老年人、肾功能障碍、肝功能障碍患者，常无坎地沙坦蓄积现象。

坎地沙坦适用于原发性高血压患者。成人坎地沙坦起始剂量每次 4 mg，每天 1 次；维持剂量每次 8 mg，每天 1 次；最大剂量每次 16 mg，每天 1 次。坎地沙坦降压效果相当于氯沙坦每天 100 mg，或依那普利每天 10～20 mg。坎地沙坦每片 8 mg。

坎地沙坦不推荐在儿童中使用。坎地沙坦不良反应同其他沙坦类药物。严重肝损害、胆汁淤积、孕妇、肾衰竭、高钾血症、有妊娠可能的妇女都禁用坎地沙坦；使用坎地沙坦治疗前，应纠正体液；严重肾功能损害、肾动脉狭窄、主动脉瓣/二尖瓣狭窄、梗死性肥厚性心肌病患者慎用坎地沙坦。哺乳期妇女也应避免使用，必须使用时应停止哺乳。坎地沙坦与保钾利尿剂螺内酯、氨苯蝶啶、补钾药物合用时，易出现高血钾，特别是在肾功能障碍的患者。坎地沙坦与袢利尿剂合用时会显著增强降压作用，应从小剂量开始，谨慎用药。

（六）奥美沙坦酯

奥美沙坦酯 2002 年在美国上市，是一类前体药物，经胃肠道吸收后，能在小肠壁很快水解为有活性的奥美沙坦，为选择性 AT1R 阻断剂（20 mg 24 小时后抑制活性 61%），能阻断血管紧张素Ⅱ的缩血管作用，可降低血压。

奥美沙坦酯单次口服给药（最大剂量至每次 320 mg）或多次口服给药（最高剂量可至每次 80 mg）后，均可在 3～5 天内达到稳态血药水平，长期给药也无蓄积作用。奥美沙坦酯口服后生物利用度为 26%左右，1～2 小时血药水平达峰值，进食不影响奥美沙坦的生物利用度，血浆蛋白结合率为 99%，不易透过红细胞膜。奥美沙坦酯转化为奥美沙坦后，不再进一步代谢，血消除半衰期约为 13 小时，35%～50%从尿液中排出，其余经胆汁从粪便排出。奥美沙坦酯最大血药水平在年轻患者和老年患者（≥65 岁）中相似。在多次用药的老年患者中，可观察到奥美沙坦酯有轻度蓄积，血水平可升高 33%，肾清除率则减少 30%左右。中度肝功能损害患者的奥美沙坦酯最大血药水平增高。严重肾功能损害（肌酐清除率小于 20 ml/min）的患者，多次给奥美沙坦酯后，血药水平大约为正常肾功能患者的 3 倍。

奥美沙坦酯的适应证为原发性高血压，收缩压一般降低 15 mmHg，舒张压一般降低 6.2 mmHg，其疗效优于氯沙坦每天 50～100 mg，耐受性较好；奥美沙坦酯不良反应比氯沙坦少，剂量应个体化。在血容量正常的患者中，作为单药治疗的奥美沙坦酯，通常推荐起始量为每次 20 mg，每天 1 次；对经 2 周治疗后仍需进一步降低血压的患者，剂量可增至每次 40 mg，每天 1 次。剂量大于每次 40 mg，每天 1 次，常未显示出更大的降压效果。进食不影响奥美沙坦酯吸收。奥美沙坦酯可与利尿剂等抗高血压药物联用。

奥美沙坦酯不良反应同其他沙坦类药物，1%患者有头晕症状。单/双侧肾动脉狭窄患者有血肌酐/血尿素氮水平升高者、妊娠、哺乳的妇女，应禁止使用本品。血容量不足、低血钠患者（使用大剂量利尿剂时）在首次服用奥美沙坦酯后，可能会发生症状性低血压，必须恢复血容量并在血容量监护下使用该药治疗；药物过量可表现有低血压和心动过速。奥美沙坦酯每片 20 mg。

（七）依普沙坦

口服依普沙坦后的生物利用度为 13%，口服易吸收，空腹服药 1～2 小时血药水平达峰值，血浆蛋白结合率为 98%，血清除半衰期为 5～9 小时，长期服用依普沙坦无蓄积作用，依普沙坦主要以原形从胆管和肾脏排出，老年、肝功能不全患者不需调整依普沙坦剂量。

依普沙坦是非联苯非四唑类 AT1R 阻断剂，能选择性阻断交感神经末梢的 AT1R，能使去甲肾上腺素释放减少，可抑制 RAS 系统、血管收缩，对以收缩压升高为主的高血压患者尤其有效，可抑制肾功能不全患者的交感神经过度兴奋，有肾保护作用，能使血小板功能正常化，可增加纤溶活性，降低动脉粥样硬化的风险；依普沙坦不通过细胞色素 p450 氧化酶系代谢，也不抑制该酶系的活性。

依普沙坦的适应证为原发性高血压患者，剂量应个体化。在血容量正常的患者中，作为单一治疗的药物，通常推荐起始剂量为每次 600 mg，每天 1 次；2～3 周后可达最大降压效果；依普沙坦每天 600～1 200 mg，能降低收缩压/舒张压、缩小脉压，血压控制作用持续较久。研究报道，高血压卒中患者在相同血压水平时，依普沙坦比尼群地平更能有效降低心、脑血管事件发病率和死亡率。不良反应与注意事项同其他沙坦类药物。

二、血管紧张素受体 AT1R 阻断剂在抗高血压病中的应用

血管紧张素受体 AT1R 阻断剂是 20 世纪 90 年代出现的新的抗高血压药物，目前应用的有 10 余种，对 RAS 抑制较完全，疗效好而稳定，耐受性好，安全可靠，副作用较小，易为高血压患者、特别是老年患者接受，阻断血管紧张素Ⅱ与 AT1R 结合的作用比血管紧张素转换酶抑制剂更完

全;能导致血中血管紧张素Ⅱ水平上调,通过 AT2R 能抗血管细胞增殖,可促进血管扩张,AT2R 信号通路活化后,有拮抗 AT1R 信号通路的功能,能抑制心肌细胞增殖、肥大,可促进心肌细胞分化,能扩张血管及降低血压,保护心脏、血管;能减少血管紧张素Ⅱ引发的心肌细胞凋亡,可抑制血管紧张素Ⅱ经 AT4R 刺激内皮细胞释放纤溶酶原激活物抑制剂 1、抑制血栓形成;应用较广泛,适用于不能耐受血管紧张素转换酶抑制剂引发咳嗽的患者,对高血压病患者的心脏、血管和肾脏有直接的保护作用。

AT1R 阻断剂不增加缓激肽的水平,一般不会产生咳嗽和血管性水肿,但也因此而不能产生一氧化氮的心血管保护作用。因此以氯沙坦为母核,与硝酸酯类一氧化氮供体杂合,合成了一系列一氧化氮 - 沙坦杂合药物,它同时有选择性 AT1R 阻断剂的活性和缓慢释放一氧化氮的作用,降压效果与氯沙坦相似,同时表现出释放一氧化氮、逆转心肌细胞肥大的作用,对缺血再灌注损伤的心血管有保护作用。

AT1R 阻断剂和血管紧张素转换酶抑制剂比较,AT1R 阻断剂的优点为:①RAS 系统可被较完全抑制;②降压疗效不受血管紧张素转换酶基因多态性的影响;③有良好的耐受性。而血管紧张素转换酶抑制剂的下列作用,是 AT1R 阻断剂所没有的:①血管紧张素转换酶抑制剂能减少缓激肽降解,促进体内缓激肽及前列环素的合成和分泌,可保护心血管;②能增加血管紧张素 1～7 的水平,该物质有舒张血管、降压、抗动脉粥样硬化等作用。

AT1R 阻断剂的降压作用平稳、持久,有助于控制清晨高血压,其对肾功能正常患者、肾功能不全患者、伴 2 型糖尿病的老年患者的降压疗效均已证实,不良反应少且呈一过性。对 2 416 例高血压病患者治疗 1 年后,厄贝沙坦组的坚持率为 60.8%,而 β 受体阻断剂组为 49.7%,钙通道阻断剂组为 43.6%,血管紧张素转换酶抑制剂组为 42%,利尿剂组为 34.4%。

AT1R 阻断剂不影响血糖和血脂代谢,可保护心脏、肾脏、血管,能降低心血管事件/脑卒中的发生率,可减轻左室肥厚,能降低房颤发生率。AT1R 阻断剂与抗心律失常药物联用,可减少复律后房颤的复发。在治疗心衰方面,AT1R 阻断剂明显减少 LVEF＜40%的慢性心衰患者的心衰再住院率,可减少全因死亡率、微量蛋白尿、胰岛素抵抗,能使新发生的糖尿病减少。在心力衰竭和冠心病一、二级预防方面,AT1R 阻断剂的总体疗效与血管紧张素转换酶抑制剂相近,但血管紧张素转换酶抑制剂仍然是治疗心力衰竭的基石,急性心肌梗死患者应首选管紧张素转换酶抑制剂。

2006 年日本 4728 例高血压高危患者,接受坎地沙坦每天 4～8 mg 或氨氯地平每天 2.5～5 mg 治疗,经过 3 年随访,结果两组的主要终点降压、预防脑卒中的作用无明显差异;氨氯地平组血压下降更显著,收缩压和舒张压分别比缬沙坦组多下降 1.8 mmHg 和 1.5 mmHg。缬沙坦组患者心衰、糖尿病发生率显著减少,但与氨氯地平组相比,缬沙坦组增加 19%的心肌梗死相对危险,增加 13%的脑卒中相对风险,这与缬沙坦阻断血管紧张素受体后,使血管紧张素Ⅱ水平升高较多相关。对于高危的高血压患者,AT1R 阻断剂治疗的总体心脏预后未能优于钙通道阻断剂。

在对老年患者认知功能和预后的研究中发现,坎地沙坦组在降低血压的同时,能降低高血压老年患者脑卒中的发病率,可维持其认知功能。厄贝沙坦组对肾脏的保护作用优于氨氯地平组(两者降压程度相似时);但厄贝沙坦组使心肌梗死的发病率增加一些。AT1R 阻断剂和血管紧张素转换酶抑制剂尽管降压效果相似,但对冠脉血管事件的作用可能迥异,血管紧张素转换酶抑制剂的某些心血管保护作用,AT1R 阻断剂仍不能替代。

三、AT1R 阻断剂与其他抗高血压药物的联合应用

国际高血压学会指出,利尿剂、β 肾上腺素受体阻断剂、钙通道阻断剂、血管紧张素转换酶抑制剂、AT1R 阻断剂等,单独应用的降压效果并无明显差异;大多数患者都会为达到降压目标而接受 2 种或以上的药物治疗。但这些药物应该如何选择优化组合才能取得最好疗效,目前暂无明确建议,建议治疗时个体化用药。

(一)AT1R 阻断剂联合利尿剂

AT1R 阻断剂能降低血压、抗细胞增殖、减少醛固酮分泌等。噻嗪类利尿剂为降压治疗的基础用药,能抑制肾小管的钠离子重吸收,减少血容量,同时能开放血管平滑肌细胞膜钾通道,关闭L型电压门控钙通道,舒张血管。因此两者降压作用互补:噻嗪类利尿剂可增加 AT1R 阻断剂的降压疗效;AT1R 阻断剂可通过阻断 RAS 系统、阻断醛固酮的保钠排钾作用,减少噻嗪类利尿剂排钾引发的低钾血症,可促进尿酸的排泄,减少高尿酸血症。

AT1R 阻断剂不影响缓激肽的水平,咳嗽较少;AT1R 阻断剂联合利尿剂长期治疗的耐受性,显著优于血管紧张素转换酶抑制剂联合利尿剂,可应用于大多数高血压患者,并能获得更高的降压达标率,可显著减少心血管事件的发生,改善高血压患者的预后,且能防止糖尿病新发;在防治高血压合并左心室肥大患者脑卒中时,较β受体阻断剂 + 利尿剂效果好;在防治心力衰竭时,较钙通道阻断剂+利尿剂好,是防治心力衰竭的理想组合。

研究结果显示,应用 AT1R 阻断剂后,血浆、心肌组织的血管紧张素Ⅱ水平过度升高时,再加上高水平利尿剂激活 RAS 系统可使血管紧张素Ⅱ分泌增加,结果过高水平的血管紧张素Ⅱ可与 AT1R 阻断剂竞争结合 AT1R,能使 AT1R 阻断剂的作用减弱,因此剂量应适中。

高水平醛固酮是胶原沉积、胶原纤维化、血管僵硬、心肌重构的启动因素,AT1R 阻断剂降压的同时,能抑制心血管中的醛固酮合成并能逆转心室重构、逆转心肌纤维化。AT1R 阻断剂联合小剂量螺内酯治疗,可促进心血管胶原代谢更新、减低血管阻力,改善血管顺应性、心肌重构,发生高血钾的危险性相对较低,将是未来高血压治疗的一个重要联合用药方案。

(二)AT1R 阻断剂联合钙通道阻断剂

AT1R 阻断剂联合钙通道阻断剂,也是美国和欧洲一些高血压病治疗指南推荐的。钙通道阻断剂能抗动脉粥样硬化、预防脑卒中,能改善内皮功能,适用于老年高血压患者。AT1R 阻断剂与钙通道阻断剂联用,可发挥各自优势,增加降压效果,增强抗动脉粥样硬化作用,改善糖/脂代谢异常,使心血管事件发生率下降,能保护心、脑、肾,可减少高血压伴肾损害患者的尿蛋白,防治脑卒中,能延迟、逆转动脉硬化,改善内皮功能、血管顺应性,可用于不同年龄、不同阶段的高血压患者,禁忌证较少,不良反应较小,长期应用不影响血糖、血脂、心率等,可成为较好的抗高血压联合用药方案。老年高危高血压患者常伴有大动脉弹性的下降,这些患者在降压的同时应注意动脉弹性的改善,长效钙通道阻断剂如氨氯地平联合长效 AT1R 阻断剂,在改善血管结构、大动脉弹性方面有较好的优势。

(三)血管紧张素转换酶抑制剂联合 AT1R 阻断剂

血管紧张素转换酶抑制剂联合 AT1R 阻断剂,两者共同作用于 RAS 系统,对血管紧张素Ⅱ作用的阻断很彻底,能抑制心肌肥厚,改善心脏功能;贝那普利联合氯沙坦治疗高血压,能改善左心室重构。血管紧张素转换酶抑制剂只能减少血管紧张素转换酶依赖性的血管紧张素Ⅱ生成(占心脏组织中血管紧张素Ⅱ总量的 23%),长期使用血管紧张素转换酶抑制剂时,血管紧张素Ⅱ仍然能由糜蛋白酶、组织蛋白酶、激肽释放酶等形成,一般在血管紧张素转换酶抑制剂治疗后 4 个月左右,血管紧张素Ⅱ逐步恢复到治疗前水平(血管紧张素Ⅱ逃逸现象),往往与心衰患者的预后不良相关。AT1R 阻断剂则通过选择性地阻断 AT1R,可抑制任何途径来源的血管紧张素Ⅱ的有害作用,同时使高水平血管紧张素Ⅱ通过 AT2R 介导血管舒张与组织保护作用。

有人研究将 14 703 例心肌梗死合并心功能障碍患者,随机分入缬沙坦组(每天 320 mg)、卡托普利组(每天 150 mg)、缬沙坦 + 卡托普利组(缬沙坦每天 160 mg + 卡托普利每天 150 mg),治疗 24 个月后结果显示,三组间全因死亡率、心血管死亡率、再次心肌梗死率、心力衰竭住院率之间,并无显著性差异。缬沙坦的临床获益相当于卡托普利的 99.6%。但缬沙坦＋卡托普利治疗可完全阻断血管紧张素Ⅱ的作用，但与单用缬沙坦或卡托普利治疗相比，并未显示出显著改善预后的作用，而不良事件的发生率增加，包括低血压和肾功能恶化。

有人研究 25 620 例心血管疾病患者，接受 AT1R 阻断剂替米沙坦每天 80 mg 与雷米普利每天 10 mg联合治疗，随访 55 个月，结果联合治疗组较单用雷米普利组并没有进一步降低主要心血管终点事件的发生率，反而发现低血压、晕厥、高钾血症、肾功能不全有所增加。因此两个研究得出相似的结果，血管紧张素转换酶抑制剂联合 AT1R 阻断剂，未能提供比单用 ACEI 更多的临床获益；相反，临床不良事件增加。目前一般不支持联合使用血管紧张素转换酶抑制剂＋AT1R 阻断剂的治疗方案。

四、血管紧张素受体 AT1R 阻断剂的临床应用

血管紧张素受体 AT1R 阻断剂的临床应用较广泛，包括：

(1)能应用于大部分高血压患者，降低血压较平稳、持久，无首剂现象，无明显蓄积，尤其适用于合并肾损伤、糖尿病的高血压患者。但应慎重应用于血容量不足、肝功能受损、单双侧肾动脉狭窄的患者。

(2)充血性心力衰竭，但未证实优于血管紧张素转换酶抑制剂；未应用过血管紧张素转换酶抑制剂、能耐受血管紧张素转换酶抑制剂的高血压患者，一般不先应用 AT1R 阻断剂。心力衰竭患者对 β 肾上腺素受体阻断剂禁忌时，可给予 AT1R 阻断剂与血管紧张素转换酶抑制剂联用。AT1R 阻断剂较易引发低血压、高血钾等。

(3)左室肥厚，AT1R 阻断剂治疗左室肥厚，有剂量依赖性。

(4)保护肾脏，伊贝沙坦、氯沙坦可明显减少糖尿病、肾功能正常的高血压病患者的蛋白尿。

(5)防止心血管重构，如氯沙坦。

(6)降低脑卒中的发生率，如氯沙坦。

(7)阻断钙离子通道，抗心肌电重构。

(8)减少肾小管对尿素的重吸收，如氯沙坦。

(9)防治糖尿病，如替米沙坦。

（陈多学）

进一步的参考文献

[1] VON LUEDER TG, KRUM H. RAAS inhibitors and cardiovascular protection in large scale trials[J]. Cardiovasc Drugs Ther, 2013, 27(2): 171-179.

[2] YAMAGUCHI K, SATA M. The clinical usefulness of RAAS inhibitors in hypertensive patients[J]. Nihon Rinsho, 2012, 70(9): 1571-1576.

[3] STOHR R, MARX N. Renin-angiotensin-aldosterone system antagonists and the prevention of type 2 diabetes mellitus[J]. Curr Pharm Des, 2012, 18(7): 958-962.

[4] VEGLIC F. Combinations of renin-angiotensin-aldosterone system antagonists: true advantage[J]. Curr Pharm Des, 2012, 18(7): 952-957.

[5] JOHN M. Adding ACEI and/or ARBs to standard therapy for stable ischemic heart disease: benefits and harms [J]. Comparative Effectiveness Review, 2010, 5(4): 235-245.

[6] SPINAR J, VITOVEC J. All ABRs in the treatment of cardiovascular diseases[J]. Vnitr Lek, 2012, 58(10): 755-780.

[7] HERAN BS. ABRs for heart failure[J]. Cochrane Database Syst Rev, 2012, 4 (5): 231-141.

[8] VIJAYRAHAVAN K. RAAS blockade for cardiovascular disease prevention[J]. Cardiol Clin, 2011, 29(1): 137-158.

第九章　血管紧张素转换酶抑制剂

血管紧张素转换酶抑制剂(ACEI)在1977年首次人工合成，目前临床应用的至少有20种，能阻断RAS系统，逆转血管壁/心脏的重构，预防充血性心力衰竭，可减少糖尿病发生，减缓糖尿病肾病的发展，改善胰岛素抵抗，对糖/脂肪代谢无不良作用，是唯一拥有全部6个适应证(有心力衰竭、心肌梗死后、冠心病高危因素、糖尿病、慢性肾病及预防卒中复发)的一线抗高血压药物；能通过抑制血管紧张素转换酶(ACE)的活性，降低心血管壁血管紧张素Ⅱ含量，舒张血管、降压，不引起水钠潴留、心率加快、体位性低血压，不影响器官的血流灌注，有靶器官保护作用；能显著降低患者心血管事件的发生率和病死率，已被用于高血压、心肌梗死等适应证患者的治疗及高危人群的二级预防。

用于临床的血管紧张素转换酶抑制剂主要包括：①第1代药物，如有1个巯基的卡托普利；由于相关的巯基较易被氧化，抑制血管紧张素转换酶活性中心巯基结合锌离子的时间相对较短，需频繁给药。②第2代药物，如依那普利、培哚普利、雷米普利、西拉普利、苯那普利等，以羧基替代了巯基，抑制血管紧张素转换酶活性中心巯基结合锌离子的时间相对较长，副作用明显减少。③第3代药物，如赖诺普利、福辛普利，以磷酸基替代巯基，抑制血管紧张素转换酶活性中心巯基结合锌离子的时间更长，水溶性较强，作用更优。

血管紧张素转换酶(ACE)不是生成血管紧张素Ⅱ的专一酶，血管紧张素Ⅱ还有其他生成旁路，包括糜蛋白酶、组织蛋白酶G、激肽释放酶等，能产生心血管组织血管紧张素Ⅱ的65%；长期应用血管紧张素转换酶抑制剂(一般4个月后)，可导致血管紧张素Ⅰ堆积，再经其他旁路生成血管紧张素Ⅱ，能使血、心血管中的血管紧张素Ⅱ水平逐渐回升到治疗前水平，出现血管紧张素Ⅱ逃逸现象，因而可影响血管紧张素转换酶抑制剂的疗效。同时，血管紧张素转换酶抑制剂不只抑制血管紧张素转换酶，还抑制激肽酶Ⅱ降解缓激肽、脑啡呔、P物质、神经降压素等，可引起血管性水肿、干咳等副作用。给予血管紧张素转换酶抑制剂后，大多1小时内出现降压效应，但可能需几周才达到最大降压效应。

血管紧张素转换酶抑制剂的作用机制包括：①通过抑制心血管中的血管紧张素转换酶，使血管紧张素Ⅱ生成减少，可抑制心血管的肾素-血管紧张素-醛固酮系统，能舒张血管；②抑制激肽酶Ⅱ降解缓激肽和其他的激肽，能使缓激肽积聚，再通过β_2肾上腺素受体，促进血管内皮细胞产生生理性一氧化氮、cGMP、前列环素等，能舒张血管、降压、抗动脉粥样硬化、保护内皮细胞；③增加Ang1～7的形成，可拮抗血管紧张素Ⅱ的作用；能减少醛固酮的分泌，减少水钠潴留，增加肾血流量；可抗活性氧损伤心血管，抑制内皮细胞形成内皮素等；④抑制交感神经末梢分泌去甲肾上腺素，抑制血管收缩，增加冠脉血供，减轻心肌缺血；⑤抑制结缔组织生长因子、血管细胞间黏附分子1等的表达，抑制动脉粥样硬化；⑥降低肾血管阻力，增加肾血流量，促进排出水、钠；⑦增强缓激肽、前列环素的作用，可抑制血小板凝集，防止血栓形成；⑧作用于中枢神经系统，能增加产生缓激肽、P物质、阿片样多肽、心钠肽，结果能扩张血管、通过中枢神经系统降低外周阻力、降低血压。全反式维甲酸能促进心、肾表达血管紧张素转换酶2，能增加Ang1～7的形成，可减少血管紧张素Ⅱ的产生，能使血压下降，保护心血管。

肾素是促进血管紧张素原产生血管紧张素Ⅰ的天冬氨酸蛋白酶。目前美国上市的阿利吉仑，是一种非肽类、口服的第二代肾素抑制剂，能抑制RAS系统的肾素，其降压作用为肾素依赖性，大剂量给药只会延长作用时间，不会导致血压骤降。与血管紧张素转换酶抑制剂相比，阿利吉仑更能减少血管紧张素Ⅱ的生成。阿利吉仑与利尿剂、血管紧张素转换酶抑制剂、血管紧张素受体

AT1R 阻断剂联用，对 RAS 的抑制有协同作用。

一、血管紧张素转换酶抑制剂的药理作用

血管紧张素转换酶抑制剂的药理作用包括：抗高血压，减轻心血管重构，改善心力衰竭，抗动脉粥样硬化，稳定纤溶系统，减少心肌缺血，改善胰岛素抵抗，改善脂代谢，减轻左心室肥大。

因此血管紧张素转换酶抑制剂可防治：①各种高血压及伴高血压的各种心血管疾病；②冠心病与其他动脉粥样硬化性心血管疾病；③急性心肌梗死，尤其是非 ST 段抬高的急性心肌梗死；④慢性收缩性心力衰竭、无症状性左心室收缩功能下调、舒张性心力衰竭、瓣膜性心脏病心力衰竭，能提高心力衰竭患者对洋地黄的敏感性；⑤预防心血管病发生、中风复发；⑥糖尿病，可改善胰岛素抵抗；⑦慢性肾脏疾病；⑧心律失常，减少猝死；⑨其他作用，如治疗原发性醛固酮增多症/类风湿关节炎/肾移植后红细胞增多症（都可给予卡托普利，每次 25 mg，每天 3 次），抗血凝，调脂，辅助镇痛，改善甲亢症状等。

二、不同血管紧张素转换酶抑制剂的临床特点

目前，在我国常用的血管紧张素转换酶抑制剂有：卡托普利、依那普利、培哚普利、西拉普利、贝那普利、雷米普利、福辛普利、赖诺普利，结构可分前述的三大类，有不同的药代动力学特点如组织分布、清除方式，从而对各种器官功能产生不同的作用。有羧基的血管紧张素转换酶抑制剂，与心血管组织血管紧张素转换酶的亲和力较高，有巯基或磷酸基的血管紧张素转换酶抑制剂的亲和力较低；亲和力依次为：贝那普利＞喹那普利＞雷米普利＞培哚普利＞赖诺普利＞依那普利＞福辛普利＞卡托普利；亲和力越高，对血管紧张素转换酶的阻断越完全，治疗功能较好。但治疗心肌梗死时，喹那普利、贝那普利、赖诺普利等的效果相似。所有普利类药物都可治疗慢性心功能不全、高血压合并糖尿病、心肌梗死，均可减少尿蛋白，延缓肾功能损害。由于福辛普利有肝/肾双途径排泄作用，对轻/中度肾功能不全患者可能更合适。雷米普利和培哚普利适用于冠心病二级预防的证据较充分。对脑卒中的二级预防证据，已见于培哚普利。贝那普利在中国应用较广，培哚普利、赖诺普利在欧美应用较广。ACEI 的等效降血压剂量：依那普利 10 mg，西拉普利 2.5 mg，奎那普利 15 mg，雷米普利 2.5 mg，苯那普利 7.5 mg，培哚普利 4 mg，螺普利 6 mg，福辛普利 15 mg，卡托普利 50 mg。

培哚普利 1988 年在法国上市，为含羧基的血管紧张素转换酶抑制剂，是强效与长效前体药物，作用与雷米普利相当，比依那普利、赖诺普利稍强。培哚普利能增加心输出量，降低心脏后负荷，增加肾血流量，促进排钠。培哚普利口服易吸收，在肝内几乎全部代谢为有活性的二羧酸培哚普利拉而发挥作用，培哚普利与二羧酸培哚普利拉的血清除半衰期，分别为 3 小时、10 小时。培哚普利口服后 4 小时可抑制组织血管紧张素转换酶活性 90%，抑制 70%活性的作用可持续 24 小时。培哚普利能治疗高血压、充血性心力衰竭。培哚普利一般口服，每次 4～8 mg，每天 1 次；效果与依那普利每天 10～20 mg 相当、稍高于卡托普利每天 50～100 mg。对心力衰竭患者，培哚普利首剂时较少引发低血压反应。培哚普利叔丁胺盐每片 2 mg。培哚普利吲哒帕胺注射液每支 2 mg。

雷米普利 1989 年在法国上市，为含羧基的血管紧张素转换酶抑制剂，是强效与长效前体药物，抑制血管紧张素转换酶的作用比依那普利强，雷米普利能保护血管内皮细胞，有抗动脉粥样硬化、心肌肥大的作用。雷米普利口服后易吸收，在体内代谢为以羧基为活性基团的雷米普利拉而发挥作用。雷米普利口服后 1～2 小时起效，6 小时作用达高峰，血浆蛋白结合率为 73%，血清除较慢，与心血管的血管紧张素转换酶结合很牢，解离较慢，作用持续 24 小时。研究发现，雷米普利可应用于治疗高血压、充血性心力衰竭、心肌梗死，能降低死亡率约 27%，可改善预后。雷米普利一般口服，每次 2.5～10 mg，每天 1 次。雷米普利每片 1.25 mg。

贝那普利 1990 年上市，为含羧基的血管紧张素转换酶抑制剂，是强效与长效前体药物，抑制

血管紧张素转换酶的作用与雷米普利相当，比依那普利、赖诺普利强，贝那普利能增加心脏输出量，可降低心脏后负荷，能增加肾血流量，增加排出钠离子，可改善肾功能，贝那普利口服吸收较快，在肝内可代谢为有活性的二羧酸基贝那普利拉而发挥作用，口服后 1 小时起效，4 小时达最大效应，治疗初期血清除半衰期为 3 小时，治疗末期血清除半衰期为 24 小时，作用可持续 24 小时以上。贝那普利一般口服，每次 10～20 mg，每天 1 次。贝那普利可治疗高血压、充血性心力衰竭、糖尿病肾病；可与利尿剂联用。盐酸贝那普利每片 10 mg。

三、血管紧张素转换酶抑制剂的安全性和依从性

血管紧张素转换酶抑制剂的不良反应较轻微，耐受性良好。一些血管紧张素转换酶抑制剂是前体药，口服吸收后在肝脏转化为活性产物后，才起降压作用；在肝脏有疾病时，须使用赖诺普利、卡托普利等非前体药。

四、血管紧张素转换酶抑制剂的不良反应

1. 咳嗽

最常见，文献报道其发生率为 10%～30%，常在用药几天至几周开始发生，与给药的剂量无关。为无痰干咳，随用药时间的延长干咳可逐渐慢慢缓解，部分患者因此不能耐受血管紧张素转换酶抑制剂治疗，其发生可能与激肽酶被血管紧张素转换酶抑制剂 ACEI 抑制，使缓激肽、前列腺素水平升高而引发咳嗽。咳嗽的频度与严重度均分为 5 级，依那普利引起咳嗽的频度为 2.55，严重度为 1.94，发生率为 27%；而福辛普利引起咳嗽的频度为 0.95，严重度为 0.77，发生率为 12%，咪哒普利的咳嗽发生率相对较低。因此，服用依那普利咳嗽较重的患者可试用福辛普利、咪哒普利，或改用血管紧张素受体 AT1R 阻断剂。

2. 高血钾

在肾功能不全时，患者应用血管紧张素转换酶抑制剂后易发生高血钾，与醛固酮作用被抑制有关；一般服药后 1 周开始检查肾功能，血钾过高应停用血管紧张素转换酶抑制剂，并按高钾血症处理原则及时排钾，这时口服补钾应非常慎重，一般应减少补钾的剂量；对重度心力衰竭患者合用血管紧张素转换酶抑制剂和小剂量螺内酯时，应密切注意血钾上调，必要时减少血管紧张素转换酶抑制剂的剂量。

3. 高血肌酐

使用血管紧张素转换酶抑制剂后头 2 个月内，血肌酐水平可上升，升幅≤30%为正常反应，勿停药；但如果用药过程中升幅为 30%～50%，则提示肾缺血，应停用血管紧张素转换酶抑制剂，并努力寻找病因、设法解除，以使血肌酐水平下调，再应用血管紧张素转换酶抑制剂，否则不宜再用。血清肌酐水平大于 265 μmol/L 时，应避免使用血管紧张素转换酶抑制剂。

4. 低血压

在血管紧张素转换酶抑制剂治疗开始的头几天或增加剂量时，较易发生低血压，特别是肾素-血管紧张素系统高活性的心力衰竭患者。发生首剂低血压者，常为有明显低钠血症（血钠水平＜130 mmol/L）、前几天大量使用利尿剂、老年人。首剂给药如果出现症状性低血压，只要没有明显的体液潴留现象，可减少利尿剂、放宽对食盐的限制。

5. 其他不良反应

包括皮疹、味觉改变、白细胞减少、血管神经性水肿。血管神经性水肿发生率为 0.1%，但可出现喉头水肿，应予注意，多见于首次用药治疗最初 24 小时内，有血管神经性水肿的患者，应终生避免应用所有种类的血管紧张素转换酶抑制剂；口服依那普利、卡托普利时发生率较高。一般培哚普利、贝那普利的药物耐受性＞卡托普利、福辛普利＞依那普利。

血管紧张素转换酶抑制剂在下列的情况慎用，包括：重度血容量减少、重度主动脉瓣/二尖瓣

的狭窄(可发生血压显著下降)、限制性心包炎、重度充血性心衰(NYHA4 级)、肾性高血压尤其是单/双肾肾动脉狭窄、原因未明的肾功能不全者。

妊娠期/哺乳期妇女、妊娠高血压患者，绝对禁用血管紧张素转换酶抑制剂，因可使胎儿畸形。血管紧张素转换酶抑制剂的禁忌证还有：高钾血症(>6 mmol/L)、严重肾功能衰竭、严重梗阻型肥厚型心肌病、对血管紧张素转换酶抑制剂过敏而发生血管神经性水肿、有严重副作用而不能耐受、使用血管紧张素转换酶抑制剂后发生无尿性肾衰竭者。

对血清肌酐水平> 265 μmol/L、高钾血症、收缩压<90 mmHg 的患者，要先进行对症治疗，恢复后才能使用血管紧张素转换酶抑制剂。轻度高钾血症、血清肌酐水平<265 μmol/L、轻度低血压(收缩压为 90 mmHg)时，可应用血管紧张素转换酶抑制剂。单侧肾动脉狭窄对侧肾功能正常的患者，可应用血管紧张素转换酶抑制剂，但需从最小量用起，并应密切监测血压及血清肌酐水平。

五、血管紧张素转换酶抑制剂治疗的循证医学证据

1. 抗高血压

肾素-血管紧张素-醛固酮系统(RAS)，在高血压的形成中发挥重要作用。血管紧张素Ⅱ在 RAS 中处于核心位置，是内源性升压物质，也是动脉粥样硬化的启动因素。血压越高，局部血管机械刺激和损伤作用越大，可激活局部血管紧张素Ⅱ的生成，引发血管重构，导致血压升高、血管损伤。血管紧张素转换酶抑制剂作为单药治疗，对 60%～70%高血压患者有效，血管紧张素转换酶抑制剂降低血压的效应相当于利尿剂、β_1 肾上腺素受体阻断剂，但常不如钙通道阻断剂。限盐或加用利尿剂，可增加血管紧张素转换酶抑制剂的疗效；如限盐同时加用利尿剂，则 80%～85%的患者可获得较好的降压效果。血管紧张素转换酶抑制剂能防止由利尿剂产生的低血钾症和继发性高醛固酮血症。血管紧张素转换酶抑制剂也可与钙通道阻断剂及 β_1 肾上腺素受体阻断剂合用，以增加疗效，对于治疗严重性/急进性高血压较有效。血管紧张素转换酶抑制剂对中枢神经系统和自主神经的功能没有不良影响，不影响性功能，血脂水平常无明显改变，血浆尿酸水平可轻度下降，多数血管紧张素转换酶抑制剂可减少胰岛素抵抗并对糖代谢有益，对冠脉疾病及血管性损害的危险因素的影响是中性的或有利。

血管紧张素转换酶抑制剂对高血压患者靶器官的损伤有改善作用。左室肥厚是高血压的严重并发症之一，并被证实为加重冠心病、心力衰竭、脑卒中等心脑血管疾病的独立危险因素，因此不仅要降血压也要减少左室肥厚。血管紧张素转换酶抑制剂能减少血管紧张素Ⅱ的产生，可阻断血管紧张素Ⅱ和醛固酮的促细胞增殖作用，并增强缓激肽抑制心脏重构的作用，可减轻心肌细胞肥大和纤维化，能降低心力衰竭患者的病死率。血管紧张素转换酶抑制剂降低左室肥厚指数的效果较显著(12%)，其次为钙通道阻断剂(11%)、利尿剂(8%)、β_1 肾上腺素受体阻断剂(5%)。血管紧张素转换酶抑制剂和钙通道阻断剂在逆转原发性高血压患者左室肥厚方面作用较强。

全球高血压病患者伴糖尿病率为 10%～20%，中国高血压病患者伴糖尿病率已高达 50%左右。糖尿病患者高血压时应保护肾脏，要严格控制血压、减少尿白蛋白，要阻断血管紧张素Ⅱ的作用。血管紧张素转换酶抑制剂扩张肾小球出球小动脉的作用，大于其扩张肾小球入球小动脉的作用(入球小动脉可能主要依靠缓激肽扩张)，故能有效降低肾小球内压，降低肾脏高灌注，减少尿蛋白排泄。

高血压是促进慢性肾病发展的关键因素之一，大多数高血压病患者可发生肾脏病变；血压 135/85 mmHg 的患者，发生终末肾衰竭的危险性，较正常血压个体高出 2 倍；血压≥180/110 mmHg的患者，发生终末肾衰竭的危险性，较正常血压个体高出 12 倍；控制高血压对于延缓慢性肾病的进展有重要作用。慢性肾病的血压应控制在 130/80 mmHg 以下(平均动脉压<97 mmHg)。尿蛋白≥1 g/天时，血压应该控制在 125/75 mmHg 以下(平均动脉压<92 mmHg)。血管紧张素转换酶抑制剂或血管紧张素受体 AT1R 阻断剂应为首选降压药(肾动脉狭窄除外)。目

前认为，凡肾功能不全伴蛋白尿，无论有无高血压、糖尿病，一般选用血管紧张素转换酶抑制剂或血管紧张素受体 AT1R 阻断剂，但应注意密切观察肾功能的变化及有无禁忌证。

2. 糖尿病

血管紧张素转换酶抑制剂能改善 1 型、2 型糖尿病患者的肾功能下降，减轻蛋白尿，机制包括：①降低血压，减轻肾损伤；②明显舒张出球小动脉，降低肾小球高滤过；③改善肾小球滤过膜的功能；④减少产生细胞因子、炎症因子；⑤减少氨的形成，⑥减少补体在肾的聚集。血管紧张素转换酶抑制剂能改善 1 型、2 型糖尿病患者的胰岛素抵抗，改善心血管功能，可使糖尿病患者的急性心肌梗死减少 63%，心血管事件减少 51%，总体死亡率减少 43%，糖尿病合并高血压相关的死亡率减少 32%；这些与减少心血管重构等相关。血管紧张素转换酶抑制剂能改善胰岛功能，可使新发糖尿病减少 14%～34%。

美国糖尿病学会指南建议：对于 1 型糖尿病伴不同程度蛋白尿的患者，无论其是否伴有高血压，首选血管紧张素转换酶抑制剂延缓肾病进程（A 类证据）；对于 2 型糖尿病伴高血压或微量蛋白尿的患者，血管紧张素转换酶抑制剂或血管紧张素受体 AT1R 阻断剂均可延缓大量蛋白尿的发生（A 类证据）。在卡托普利、赖诺普利、培哚普利、雷米普利等的临床治疗试验中，高血压患者有糖尿病肾病者治疗后，微量蛋白尿较安慰剂组减少；血管紧张素转换酶抑制剂能延缓此类患者血肌酐清除功能的下降，能长期减缓慢性肾衰竭的进展、改善胰岛素抵抗。

微量白蛋白尿是肾功能损害的最早的临床征象，糖尿病伴微量白蛋白尿患者，在 10 年内 30%～45%可进展至临床蛋白尿。微量白蛋白尿为糖尿病、高血压、慢性肾脏病患者及普通人群的心血管并发症率、肾脏预后、死亡率的独立预测因子。2006 年有人对肾性糖尿病并发症进行药物预防试验，发现血管紧张素转换酶抑制剂可预防 2 型糖尿病患者发生微量白蛋白尿。有人研究 1 204 例尿白蛋白排泄率＜20 μg/分钟、合并高血压的 2 型糖尿病患者，被随机分为群多普利组、维拉帕米组、两药联合组、安慰剂组；研究的主要终点是发展为持续性微量白蛋白尿；在平均 4 年的随访中，联合治疗组和群多普利组分别有 5.7%和 6.0%的患者出现持续性微量白蛋白尿，均显著低于维拉帕米组（11.9%）和安慰剂组（10.0%）。血管紧张素转换酶抑制剂不但能治疗糖尿病的微量白蛋白尿，还能预防糖尿病和心血管病患者微量白蛋白尿的发生。血管紧张素转换酶抑制剂的肾脏保护作用，不完全依赖其降压作用；研究提示，血管紧张素转换酶抑制剂上调缓激肽水平等的保护作用不容忽视。非二氢吡啶类钙通道阻断剂，则没有预防微量白蛋白尿的作用。对有高血压的 2 型糖尿病患者，应立即开始血管紧张素转换酶抑制剂治疗，能使糖尿病患者的急性心肌梗死率减少 63%，总体死亡率减少 43%，糖尿病相关死亡率减少 32%。

3. 慢性收缩性心力衰竭

对慢性收缩性心力衰竭，血管紧张素转换酶抑制剂的适应证包括：①全部左室收缩功能下调的患者，包括无心力衰竭症状的患者，一般要终身应用血管紧张素转换酶抑制剂；②心肌梗死后左室收缩功能下调；③有心力衰竭高发风险，如心血管疾病伴糖尿病患者，可用血管紧张素转换酶抑制剂预防心力衰竭的发生；④伴有舒张性心力衰竭，治疗数周至数月后，可使症状有一定改善；⑤瓣膜狭窄心脏病的心力衰竭。血管紧张素转换酶抑制剂能提高对洋地黄的敏感性，能改善左室功能不全或慢性心力衰竭，可改善左心室重构，减少心力衰竭的进行性加重，能预防或延迟心力衰竭症状的出现，可提高轻、中、重度心力衰竭患者的生存率。2003 年有人研究分析 6 个抗高血压临床试验的 25 756 例患者的治疗，发现血管紧张素转换酶抑制剂治疗组降低血压比钙通道阻断剂治疗组低 1.1 mmHg，但心力衰竭相对危险却降低 18%；血管紧张素转换酶抑制剂治疗组总体死亡率降低 23%，死亡或心力衰竭恶化住院的发生率降低 35%；可明显提高有症状的心力衰竭患者的运动耐力，能提高生活质量。美国已批准卡托普利、依那普利、赖诺普利、雷米普利、福辛普利、奎那普利等用于慢性收缩性心力衰竭的治疗，已成为治疗慢性收缩性心力衰竭的基础药物，是标准治疗的主要药物。

4. 冠心病与动脉粥样硬化

血管紧张素转换酶抑制剂治疗心绞痛的作用未被证实，但能减少有高血压、高水平低密度脂蛋白、低水平高密度脂蛋白的冠心病/动脉粥样硬化患者的心血管事件的发生率与死亡率，能常规应用于冠心病患者（包括有症状的慢性稳定性心绞痛患者，可预防心肌梗死）及外周血管动脉粥样硬化疾病患者，可舒张血管、减轻心肌缺血、保护内皮功能、抗动脉粥样硬化、稳定纤溶系统、防止血栓形成、降低过高的血压、减轻心肌重构、防治心力衰竭、改善胰岛素抵抗、保护肾脏。高脂溶性的血管紧张素转换酶抑制剂如培哚普利、喹那普利、雷米普利，较易进入动脉粥样硬化斑块并产生治疗作用。

5. 急性心肌梗死

血管紧张素转换酶抑制剂能延缓心肌梗死后心室重塑，阻止心室扩大的发展，国际上 9 项大规模多中心随机对照临床试验对 108 118 例心肌梗死患者观察，其中部分是早期患者（起病36 小时内），给予短期血管紧张素转换酶抑制剂治疗；部分是后期患者（起病后≥3 天）、给予长期血管紧张素转换酶抑制剂治疗；研究证实能减少心肌梗死范围的扩展及心室扩大，能恢复左室功能，降低患者的总体死亡率 26％，可减少心肌梗死再发生率 20％，能减少心力衰竭再入院率 27％，在急性心肌梗死早期和后期应用，均可降低总体病死率、降低心力衰竭事件的发生率、降低心肌梗死患者的再梗死率。

血管紧张素转换酶抑制剂适用于急性心肌梗死初始期及出院后，在溶栓治疗使病情稳定后，要尽早长期口服血管紧张素转换酶抑制剂，能降低发病 7 天内的死亡率。一般应用卡托普利，首剂 6.25 mg，2 小时后给 12.5 mg；能耐受者 12 小时后给 25 mg，然后每次 50 mg，每天 2 次，治疗 28 天；出院后，每次 50 mg，每天 3 次，共治疗 6 周。

应用赖诺普利时，首剂 2.5～5 mg，24 小时后给 5 mg，能耐受者然后每次 10 mg，每天 1 次，治疗 6 周。应用雷米普利时，首剂每次 1.25～2.5 mg，每天 2 次；能耐受者 2 天后每次 2.5～5 mg，每天 2 次；维持治疗时每次 5 mg，每天 2 次，治疗 6 周。血管紧张素转换酶抑制剂也可给予非 ST 段抬高、有左室收缩功能下调、有慢性心力衰竭的急性心肌梗死患者，患者出院后应长期应用血管紧张素转换酶抑制剂。

6. 慢性肾脏病

对高血压病（正常血糖）患者在同等级降低血压的前提下，各种不同降压药物延缓慢性肾脏病（CKD）进展的作用，可能完全一致；使用血管紧张素转换酶抑制剂还能减少蛋白尿、延缓慢性肾脏病的进展。对出现肾功能损害、舒张压＞95 mmHg 的患者，雷米普利比氨氯地平更能显著减少肾衰竭的危险性。在蛋白尿每天超过 300 mg 的患者中，雷米普利治疗组终点事件发生率，比氨氯地平组减少 48％，肾功能损伤、晚期肾疾病的死亡率降低 50％。

无论患者初始的蛋白尿水平如何，血管紧张素转换酶抑制剂均能延缓高血压肾病患者蛋白尿的增加。在慢性肾脏病晚期（血清肌酐水平超过 265.2 μmol/L）时，多数临床医生担心使用血管紧张素转换酶抑制剂不利于肾功能改善，且可能上调血钾水平；但给予较大剂量贝那普利（每天 20 mg）口服，能使晚期肾功能不全患者发展至终末期肾衰竭的危险性减少 43％，且未增加高钾血症等不良反应的发生率，能用于血清肌酐水平超过 265.2 μmol/L 的Ⅳ期慢性肾脏病患者，可延缓慢性肾脏病的进展，减少肾透析，可使死亡率下降 31％～71％，临床终点事件率减少 22％～46％。由于能舒张肾小球出球小动脉而降低肾滤过率，因此严重肾功能衰竭、肾血管阻塞、肾血管硬化的患者，不要使用血管紧张素转换酶抑制剂，以免加重肾衰竭。赖诺普利能降低慢性肾病患者血三酰甘油水平。

7. 心血管疾病一/二级预防

冠状动脉搭桥手术后，给予喹那普利每天 40 mg，治疗 1 年，能减少心血管事件 80％左右；也可给予雷米普利每天 5～10 mg，治疗 1 年。血管紧张素转换酶抑制剂能预防中风，能使中风减少

32%左右。血管紧张素转换酶抑制剂能防治心律失常，能使心律失常致猝死率减少 20%左右。

8. 其他

血管紧张素转换酶抑制剂能改善甲亢。卡托普利与螺内酯合用，可治疗原发性醛固酮增多症。类风湿关节炎应用卡托普利每次 25 mg，每天 3 次，12～14 周，有效率为 91.4%左右。肾移植后应用卡托普利每次 25 mg，每天 3 次，2～8 周，能抑制红细胞增多症。雷米普利能降纤溶酶原激活物抑制剂 1 水平 44%左右，有抗凝血作用。

（孔德华　梁有峰）

进一步的参考文献

[1] VON LUEDER TG, KRUM H. RAAS inhibitors and cardiovascular protection in large scale trials[J]. Cardiovasc Drugs Ther, 2013, 27(2): 171-179.

[2] YAMAGUCHI K, SATA M. The clinical usefulness of RAAS inhibitors in hypertensive patients[J]. Nihon Rinsho, 2012, 70(9): 1571-1576.

[3] STOHR R, MARX N. Renin-angiotensin-aldosterone system antagonists and the prevention of type 2 diabetes mellitus[J]. Curr Pharm Des, 2012, 18(7): 958-962.

[4] VEGLIC F. Combinations of renin-angiotensin-aldosterone system antagonists: true advantage[J]. Curr Pharm Des, 2012, 18(7): 952-957.

[5] JOHN M. Adding ACEI and/or ARBs to standard therapy for stable ischemic heart disease: benefits and harms [J]. Comparative Effectiveness Review. 2010; 5(4): 235-245.

[6] SPINAR J, VITOVEC J. All ARBs in the treatment of cardiovascular diseases[J]. Vnitr Lek, 2012, 58(10): 755-780.

[7] HERAN BS. ARBs for heart failure[J]. Cochrane Database Syst Rev, 2012, 4(5): 231-241.

[8] VIJAYRAHAVAN K, DEEDWANIA P. RAAS blockade for cardiovascular disease prevention[J]. Cardiol Clin, 2011, 29(1): 137-158.

第十章　Ca^{2+}信号通路与心肌病

细胞钙离子的分布改变、转移，是产生钙离子信号的基础，能对细胞功能进行调节。钙离子在细胞内有结合钙离子、游离钙离子；结合钙离子占细胞内钙离子的 99%，主要分布于细胞核、线粒体、内质网(肌浆网)、细胞膜，细胞质的游离钙离子很少。

细胞质游离钙离子水平与细胞外钙离子水平、细胞内钙库(细胞核、线粒体、内质网的钙库)钙离子水平间，有一定差别。细胞外钙离子水平为 100～1 000 μmol/L，细胞静息状态的细胞质钙离子水平为 0.1 μmol/L。在一些刺激作用下，细胞膜钙离子通道开放，使细胞外钙离子进入细胞内，使细胞质钙离子水平明显上调，产生钙离子信号。线粒体/内质网(肌浆网)的钙库的钙离子水平，比细胞静息状态的细胞质钙离子水平高几倍，在刺激使线粒体、内质网的膜钙离子通道开放后，线粒体/内质网(肌浆网)钙库的钙离子进入细胞质，也能使细胞质钙离子水平明显上调，产生钙离子信号。钙离子为细胞第二信使，钙调蛋白(CaM)是钙离子的受体，是一种钙离子结合蛋白。钙离子大多通过结合、激活钙调蛋白而发挥对各种细胞的作用(肌肉收缩除外)。

一、钙离子/钙调蛋白激酶信号通路

1. 钙离子/钙调蛋白激酶信号通路的活化

钙调蛋白是可溶性球蛋白，有 148 个氨基酸残基，分子量 19kD。细胞静息时，钙调蛋白无活性；细胞活动时，在细胞质钙离子水平升高后，钙调蛋白能结合、感受钙离子水平升高的信号，使构型改变，能活化钙离子/钙调蛋白激酶信号通路。乙酰胆碱、儿茶酚胺、加压素、血管紧张素、胰升糖素、三磷酸肌醇(IP_3)、活性氧(ROS)、活性氮(RNS)等，能经 G 蛋白耦联受体(GPCR)/ 磷脂酶 Cγ 产生三磷酸肌醇，使线粒体/内质网(肌浆网)的膜钙离子通道开放，线粒体/内质网(肌浆网)的钙库的钙离子进入细胞内，能使细胞质钙离子水平升高。当钙离子水平超过 10 μmol/L 水平时，钙调蛋白与 4 个钙离子结合，构型改变而被激活，并可激活钙调蛋白依赖的钙调蛋白激酶(CaMK)。钙离子/钙调蛋白/钙调蛋白激酶信号通路，主要参与调节细胞周期、细胞分化、肌肉收缩、胞吐、胞吞、分泌、受精、化学趋化、突触传递、突触可塑性、突触囊泡循环、免疫(T 细胞激活等)、神经递质释放、视觉信号传递、蛋白质合成、糖原分解等，钙离子/钙调蛋白/钙调蛋白激酶信号通路活化后，一般有正性作用。

钙离子水平在细胞质升高后，可经酪氨酸激酶 Src、钙调蛋白/钙调蛋白激酶Ⅱ，介导细胞膜表皮生长因子受体(EGFR)等的酪氨酸激酶的酪氨酸残基磷酸化，再通过接头蛋白 Shc/Grb2/SOS，激活 Ras /蛋白激酶 ERK 1/2；蛋白激酶 ERK 1/2 可进入细胞核，通过磷酸化转录因子包括 cAMP 反应元件结合蛋白(CREB)、ETS 癌蛋白(Elk1)等，上调靶基因表达，促细胞生存；cAMP 反应元件结合蛋白相关的通路还有：cAMP/蛋白激酶 A/cAMP 反应元件结合蛋白；钙调蛋白激酶Ⅳ/cAMP 反应元件结合蛋白；cAMP/蛋白激酶 A/MAPK/cAMP 反应元件结合蛋白；Ras/MAPK/cAMP 反应元件结合蛋白等。

钙离子结合钙调蛋白/钙调蛋白激酶Ⅱ后，Ras 鸟苷酸释放因子(RasGRF)可促使 Ras 结合 GTP 而激活 Ras；也可经抑制 Ras 的抑制物(SynGAP)，而激活 Ras；还可经蛋白激酶 C，激活 Ras。磷脂酶 Cγ 产生的二酰甘油可活化蛋白激酶 C，再活化 Ras。Ras 在细胞膜，可招募和激活 Raf-1、Raf-B(蛋白激酶 MAPKKK)，再激活蛋白激酶 MEK/ERK，能促进细胞活化、增殖。

细胞内钙离子/钙调蛋白/钙调蛋白激酶Ⅱ信号通路过度活化时，可使内质网应激(ERS)应答蛋白 GRP78/94、CHOP、生长停滞与 DNA 损伤诱导蛋白(GADD34)、IRE1、PERK、激活转录因子(ATF)、固醇调控元件结合转录因子(SREBP)等水平上调，促进线粒体释放细胞色素 C，激活胱冬蛋白酶 7/12、钙离子依赖性钙蛋白酶、蛋白激酶 JNK、叉头盒蛋白(FoxO)、巨噬细胞刺激蛋白(MST1)、锌结合蛋白(KEAP1-NRF2)、黏着斑酪氨酸激酶(Pyk2)、糖原合成酶激酶 3 等,能使 ECH 相关蛋白(KEAP1)的 $Cys^{151、273、288}$ 残基被氧化、活化,而抑制核受体因子(NRF2),可阻断 DNA 修复;也能诱发线粒体双层膜通透孔开放,并促细胞凋亡。

2. 钙信号的终止

细胞质中的钙离子结合钙结合蛋白如贮钙蛋白、肌钙网蛋白后,可缓冲、降低细胞质高水平的钙离子,使其不任意扩散,可调控钙离子信号。细胞质中的未被缓冲的游离钙离子,能产生生物效应。

终止强而持久的细胞质游离钙离子水平升高信号,一般需要经细胞膜钙泵(Ca^{2+}-ATP 酶、PMCA 1/2/3/4)、细胞膜钠离子-钙离子交换体(NCX)、内质网膜上的钙泵(Ca^{2+}-ATP 酶,SERCA 1/2/3)、线粒体膜的单向运输体(uniportor)等,将细胞质游离钙离子排出细胞外或导入细胞内的内质网、线粒体、细胞核的钙库。

钙离子信号通路的组成成员,还有钙离子通道、钙离子通道调节三联体(triadin)、钙离子通道连接体(junkin)、抗药蛋白(sorcin)、FK506 结合蛋白(FKBP12 等)、受磷蛋白(phospholamban)、IRAG(三磷酸肌醇受体相关蛋白激酶 G 底物)、IRBIT、兰尼碱受体(RyR)通道复合物(由 spinophilin、PR130、蛋白激酶、集钙蛋白组成)、钙泵等。

二、细胞质钙离子水平的上调及钙结合蛋白

1. 细胞质钙离子水平的上调

细胞静息态时,细胞质液体中游离钙离子水平很低,仅为 20～100 nmol/L。与钙离子出入细胞质相关的主要有:钙离子载体(Ca^{2+} ionophore)、二氢吡啶受体钙离子通道(DHP 受体 L 型电压门控钙离子通道)、肌浆网兰尼碱(ryanodine)受体-钙离子通道、肌浆网/线粒体膜/核膜/质膜的三磷酸肌醇(IP_3)受体 - 钙离子通道、肌浆网钙池耗竭操纵的细胞膜钙离子通道(SOC)等。肌浆网三磷酸肌醇受体 - 钙离子通道的三磷酸肌醇受体,常为四聚体,三磷酸肌醇受体 N 端有三磷酸肌醇结合域,后者有钙离子结合部位。兰尼碱受体分子量 550kD,有钙离子、ATP、钙调蛋白、FK506 结合蛋白(FKBP12)的结合部位。

刺激细胞后,瞬时内能使细胞外钙离子通过细胞膜 L 型电压门控钙离子通道(VDCC)等进入细胞,细胞质钙离子/钙调蛋白激酶再刺激磷脂酶 C 产生三磷酸肌醇,三磷酸肌醇再作用于肌浆网膜的三磷酸肌醇受体-钙离子通道、兰尼碱受体-钙离子通道等,释放肌浆网钙库的钙离子到细胞质;三磷酸肌醇门控的三磷酸肌醇受体-钙离子通道,主要受水平升高的三磷酸肌醇与钙离子正性调节。兰尼碱门控的兰尼碱受体 RyR - 钙离子通道,还受环化 ADP 核糖的正性调节。环化 ADP 核糖可增进兰尼碱受体 RyR -钙离子通道对兰尼碱的敏感性,也可促使细胞膜钙库耗竭操纵性钙离子通道开放,使细胞外钙离子进入肌浆网钙库、细胞质。钙离子还能经物理力操纵性钙离子通道流入细胞质。辅酶 NADPⅡ也能促进钙离子流入细胞质,上调细胞质钙离子水平。基质反应分子 1(STIM1)是单跨膜 EF 手型蛋白,见于肌浆网腔中,是肌浆网的钙离子感受器,当肌浆网膜钙离子通道活化时,基质反应分子 1 移至肌浆网-细胞膜连接处,能经其 C 端的富含赖氨酸残基域和细胞膜钙库耗竭操纵性钙离子通道结合,并和 Orai1、瞬间受体电位阳离子通道(TRPC1)组成复合物,可结合细胞膜。Orai1 是细胞膜钙库耗竭操纵性钙离子通道的亚单位,可促进瞬间受体电位阳离子通道 1、细胞膜钙库耗竭操纵性钙离子通道开放,辅助基质反应分子 1/瞬间受体电位阳离子通道 1/细胞膜钙库耗竭操纵性钙离子通道插入细胞膜脂筏结构中。三磷酸肌醇可结合辅助基质反应分子 1/瞬间受体电位阳离子通道 1/细胞膜钙库耗竭操纵性钙离子通道/Orai1 复合物,活化、开放细胞膜钙库耗竭操纵性钙离子通道,并使这些感受器分子、效应蛋白,沿细胞骨架聚合、运动、局限,使钙离子经细胞膜钙库耗竭操纵性钙离子通道流入细胞质、肌浆网钙库。

细胞膜、肌浆网的瞬时离子通道,含瞬时离子通道蛋白,可被伸展、牵拉,在渗透压改变、温度

变化及 G 蛋白、蛋白酪氨酸激酶等作用下活化时可形成二聚体，并能结合辅因子，调节瞬时离子通道的定位、开关、表达，调节钙离子的进入细胞及调节钙离子信号。细胞膜的瞬间受体电位阳离子通道（TRPC1），也是一种细胞膜钙库耗竭操纵性钙离子通道。瞬时离子通道 1/4 可被三磷酸肌醇活化，再激活细胞膜其他瞬时离子通道、细胞膜钙库耗竭操纵性钙离子通道；活化的瞬时离子通道 3/6/7 则可根据细胞质钙离子水平，调节钙离子进入细胞质的速度，TRPC1 离子通道、细胞膜钙库耗竭操纵性钙离子通道的开放；常可形成瞬时离子通道 1/3、瞬时离子通道 1/3/7、瞬时离子通道 1/4 复合物，由于瞬时离子通道复合物不同，可引发对钙离子的反应不同。脂筏 LRD 可促使瞬时离子通道结合其他瞬时离子通道、结合细胞膜钙库耗竭操纵性钙离子通道中的其余蛋白，瞬时离子通道 $aa^{322\sim349}$ 肽段、$aa^{781\sim789}$ 肽段，可结合小窝蛋白 1；小窝蛋白 1 的 $aa^{82\sim101}$ 肽段可结合骨架蛋白-冷激域蛋白（CSD），便于在细胞内定位。

钙离子对三磷酸肌醇/兰尼碱门控的钙离子通道具有双相作用；当细胞质钙离子水平上升时，最初经钙调蛋白激酶Ⅱ促进磷脂酶 C 产生三磷酸肌醇，显示正性作用，能促进三磷酸肌醇受体-钙离子通道及兰尼碱受体-钙离子通道的开放。当细胞质钙离子水平过度升高时，则显示为负性作用，能抑制三磷酸肌醇受体-钙离子通道及兰尼碱受体-钙离子通道的开放，以保证钙库释放有限的钙离子，产生有意义的钙离子信号，又避免过量钙离子的细胞毒性作用。

2. 钙离子结合蛋白

细胞内钙离子结合蛋白，是转导钙离子信号、调节酶反应、调控蛋白间相互作用的关键分子，包括 EF 手型蛋白、钙离子/磷脂结合蛋白、钙离子储存蛋白、钙离子传感器蛋白等。

（1）EF 手型蛋白

该蛋白的钙离子结合域有 EF 手型的氨基酸残基基序，后者由 40 个氨基酸残基构成，形成螺旋-环-螺旋结构，环有 12 个氨基酸残基。不同的 EF 手型蛋白具有 2、3、4 或 6 个 EF 手型基序，能结合钙离子，调节多种细胞功能。

（2）钙离子/磷脂结合蛋白

钙离子/磷脂结合蛋白与细胞膜磷脂结合后，可使钙离子/磷脂结合蛋白活化；钙离子/磷脂结合蛋白包括膜联蛋白和 C 2 区结构蛋白。膜联蛋白有Ⅰ～Ⅻ型，是钙离子依赖的磷脂结合蛋白，具有保守的中心结构域，后者由 4 个同源重复序列组成，每个重复序列有 70 个氨基酸残基，以钙离子依赖的方式，可逆地和细胞膜磷脂结合。膜联蛋白的 C 端为核心功能域，内含 4 个内联蛋白折叠位点，位点内有 G-X-G-T-D-E 氨基酸残基基序。

膜联蛋白的 N 端为可变域，与其功能有关；N 端序列及长度，在不同的膜联蛋白中各不相同，主要调节膜联蛋白与配体的相互作用，调控膜联蛋白与细胞膜结合；N 端也可和 S100 家族蛋白相互作用，S100 也可部分整合入膜联蛋白中心结构域而使膜联蛋白失活。在与钙离子（或膜）结合的状态下，膜联蛋白构型改变，N 端域可暴露出来发挥活性作用。膜联蛋白在细胞静息时，大部分定位于细胞质内的细胞膜旁边，当细胞质液体中钙离子水平升高时，常可转位至细胞膜，可介导细胞膜融合、促进细胞分泌、控制激素与递质释放、抑制磷脂酶 A_2 与蛋白激酶 C 活性、参与细胞增殖与分化、调节离子通道活性。

蛋白分子内含 C2 区者，称 C2 区结构蛋白。C2 区类似 cAMP 的钙离子/磷脂结合区；C2 区结构蛋白包括：通常型蛋白激酶 C α/β/γ、细胞质磷脂酶 A_2、磷脂酶 C β/γ/δ 、GTP 酶激活蛋白（GAP）、突触结合蛋白、Rab 亲和蛋白（囊泡转运的接头蛋白）等。（表 10－1）

表 10－1　C2 区结构蛋白

蛋白	分子量（kD）	调节点
通常型 PKCα/β/γ	76～78	调节细胞周期、分化、生长、胞纳/胞吐、肌肉收缩、基因表达、肿瘤发生
突触结合蛋白	43～65	调节胞吐作用

续表

蛋白	分子量(kD)	调节点
细胞质磷脂酶 A 2	85	催化磷脂 sn-2 位的水解,释放脂肪酸及花生四烯酸
磷脂酶 C		水解肌醇 PI、一磷酸肌醇 PIP、二磷酸肌醇 PIP2,产生脂质第二信使 IP_3
Cβ	150～154	
Cγ	145～148	
Cδ	85～88	
GTP 酶激活蛋白(GAP)	120	下调 Ras 蛋白结合 GTP 的水平
Rab 亲和蛋白	78	囊泡转运的接头蛋白,调控囊泡运输

(3)钙离子储存蛋白

研究表明,在三磷酸肌醇或环化 ADP 核糖作用下,钙离子可从肌浆网钙库的储存蛋白中释放。钙离子储存蛋白具有钙离子高结合容量和钙离子低亲和性。类肌集钙蛋白(CSLP)除具有钙离子储存蛋白功能外,还有二硫化物异构酶的活性。肌浆网集钙蛋白可与雄激素、维甲酸、糖皮质激素的核受体、整合素 α 亚单位等结合,能参与信号转导的调节。

(4)钙离子结合蛋白的功能

钙离子结合蛋白种类繁多,其生理功能包括调节肌肉收缩、突触囊泡循环、神经递质释放、信号转导、T 细胞激活、细胞增殖、NO 的产生、促糖原分解、促蛋白合成等。

①肌肉收缩:肌钙蛋白 C(TnC)是横纹肌细胞中的钙离子传感器蛋白,在细胞质低钙离子水平时处于失活态。神经冲动引起横纹肌兴奋收缩时,肌膜与横管系统去极化,导致细胞外钙离子经细胞膜开放的二氢吡啶受体 L 型电压门控钙离子通道内流,促使肌浆网钙库经兰尼碱受体-钙离子通道和三磷酸肌醇受体-钙离子通道可释放钙离子,使细胞质游离钙离子水平升高;当钙离子水平上升到 10～100 μmol/L 时,肌钙蛋白 C 即活化并结合钙离子,引起肌钙蛋白复合体(肌钙蛋白 C/肌钙蛋白 I/肌钙蛋白 T)构型变化,解除肌钙蛋白 I 的抑制作用,使肌钙蛋白 T 可导致肌球蛋白发生位移,暴露肌动蛋白的肌球蛋白结合位点,促成在 ATP 存在时肌动蛋白与肌球蛋白的相互结合,发生横桥摆动,致使粗肌丝和细肌丝相对滑行,横纹肌发生收缩。

肌球蛋白轻链激酶(MLCK),是钙离子/钙调蛋白激酶。在静息细胞中,肌球蛋白轻链激酶的假底物域,遮盖其催化活性域,维持自身抑制状态。当细胞质内游离钙离子水平上升时,肌球蛋白轻链激酶与钙离子/钙调蛋白的结合会引起构型变化,促使肌球蛋白轻链激酶假底物域从催化活性域移去,从而使肌球蛋白轻链激酶自身的 Ser^{991} 残基磷酸化,活化的肌球蛋白轻链激酶催化 Mg^{2+}-ATP 的 γ-磷酸基,转移至肌球蛋白轻链的 Mg^{2+}-ATP 酶活性域 Ser^{19} 残基上,使肌球蛋白轻链的 Mg^{2+}-ATP 酶活性显著增加,导致平滑肌收缩。蛋白激酶 C、蛋白激酶 A1 也能使肌球蛋白轻链激酶的 Ser^{991} 残基磷酸化。

②突触囊泡循环与神经递质释放:钙离子/钙调蛋白/钙调蛋白激酶Ⅱ激活突触后递质受体通道后 10 分钟内,就可诱导神经细胞内即刻早期基因表达,表达的转录因子 c-Fos/c-Jun 可形成转录相关的活化蛋白(AP-1),作用于靶基因启动子的 AP-1 反应元件,上调靶基因的表达;神经细胞内表达的 cAMP 反应元件结合蛋白(CREB)、增强子结合蛋白(EBP)、激活转录因子(ATF)磷酸化活化后,可作用于靶基因启动子的 cAMP 反应元件,上调靶基因的表达。钙调蛋白激酶Ⅱ可催化突触蛋白 1 的磷酸化,调节突触囊泡循环与神经递质释放。

在神经末梢内,突触囊泡的突触蛋白 1,是突触囊泡胞吐作用中的钙离子感受器,由球状头部和伸展的尾部构成,突触蛋白 1 头部亲脂部分,进入突触囊泡脂质双层膜,而其亲水性尾部则与肌球蛋白丝结合。突触蛋白 1 含 3 个磷酸化位点,位点 1 的 Ser^{9} 残基可被钙调蛋白激酶Ⅱ的 α 亚单位或蛋白激酶 A 磷酸化,其磷酸化后能微弱促进突触蛋白 1 与肌动蛋白丝的解离。但是突触蛋白

1 的位点 2 的 Ser^{566} 残基和位点 3 的 Ser^{603} 残基，被钙调蛋白激酶Ⅱ的 α 亚单位磷酸化后，有利于对突触蛋白 1 的高磷酸化，使高磷酸化的突触蛋白 1 可与肌动蛋白丝完全解离。神经细胞兴奋可引起钙离子流入细胞内，激活钙调蛋白激酶Ⅱ，使突触蛋白 1 发生高磷酸化，能促使突触囊泡与肌动蛋白丝解离而进入可释放池，可发生突触囊泡与突触前膜融合和胞吐，导致神经递质释放。

③T 细胞激活：在抗原、佛波酯等与 T 细胞受体作用时，经细胞膜钙离子载体进入细胞的钙离子，形成钙离子/钙调蛋白复合物，能活化钙调磷酸酶，促使 T 细胞活化核因子(NF-AT)胞质区去磷酸化并发生核内转位，NF-AT 与核转录因子 c-Jun/c-Fos 形成复合物后，能促进表达白介素 2，使 T 细胞激活；同时活化的钙调磷酸酶，可使 IκB 激酶 (IKK)活化，促使 IκB 磷酸化而降解、与 NF-κB 解离，促使核因子 NF-κB 进入细胞核，能促进表达白介素 2，使 T 细胞激活。免疫抑制剂他克莫司(FK506)与环孢素可抑制钙调磷酸酶，阻断白介素 2 表达、阻断 T 细胞激活。

三、钙调蛋白及钙离子/钙调蛋白激酶

1. 钙调蛋白

钙调蛋白(CaM)是高度保守的酸性蛋白质，分子量 16.8 kD，为一条多肽链，有 4 个 EF-手型，都可结合钙离子。钙调蛋白由 148 个氨基酸残基组成，分子呈哑铃形。N 端哑铃含 A/B 区与 C/D 区形成的螺旋-环-螺旋结构(EF 手型)，C 端哑铃含 E/F 区与 G/H 区形成的螺旋-环-螺旋结构(EF 手型)，这两对螺旋-环-螺旋结构(4 个 EF-手型)，有 4 个钙离子结合位点，可结合 4 个钙离子。在细胞质低钙离子水平(0.1～1 μmol/L)时，钙调蛋白处于失活状态，呈关闭构型；当细胞质钙离子水平上升到 10～100 μmol/L 时，钙调蛋白与钙离子结合，引起钙调蛋白构型重排，使钙调蛋白的每对 EF-手型结构间形成约 36°夹角，转变为开放构型，促使疏水基暴露，钙调蛋白分子内相互可发生疏水作用，使钙调蛋白的假底物域对自身的抑制被解除而激活。

不结合钙离子的钙调蛋白失活态与钙离子结合的钙调蛋白活化态间的相互转变，是控制细胞活动的一种分子开关。钙离子浓度 0.5～15 μmol/L 时，钙调蛋白较适合作为细胞的钙离子受体。钙离子/钙调蛋白/钙调蛋白激酶，可通过上调转录因子 c-Myc/c-Fos 的表达，促进细胞周期 G_1/S 期转换，促进 DNA 复制及 mRNA 的产生。有丝分裂后期细胞质适当水平的钙离子/钙调蛋白，不与微管中微管蛋白连接的 τ 因子结合，可使微管蛋白形成二聚体及微管结构，有利于有丝分裂。

2. 钙离子/钙调蛋白激酶

钙离子/钙调蛋白激酶(CaMK)是 Ser/Thr 蛋白激酶。最近发现钙调蛋白激酶的激酶，可催化钙调蛋白激酶级联反应，放大钙调蛋白介导的钙离子信号转导，活化钙离子相关信号通路。

(1)钙调蛋白激酶Ⅱ的分子结构

钙调蛋白激酶Ⅱ是由 $\alpha/\beta/\gamma/\delta$ 亚单位组成的异质多聚体，钙调蛋白激酶全酶分子含 10～12 个亚单位，分子量 500～650 kD。$\alpha/\beta/\gamma/\delta$ 亚单位各由不同的基因编码生成，却有相似的分子结构；一般亚单位的 N 端为催化区(含底物结合域、ATP 结合域、催化域)；中间为调节区，包括自磷酸化域、自抑制域(假底物域)、钙调蛋白结合域；自磷酸化域中有自身磷酸化位点，α 亚单位为 Thr^{286} 残基，$\beta/\gamma/\delta$ 亚单位为 Thr^{287} 残基。C 端为结合区，可参与亚基的装配和亚细胞定位。

(2)钙调蛋白激酶的底物

钙调蛋白激酶分两型：①专一功能型，有钙调蛋白激酶Ⅲ、肌球蛋白轻链激酶(促进肌肉收缩)、糖原磷酸化酶激酶(促进糖原分解)、延长因子 2 激酶(e2F 激酶，促进蛋白合成)等；②多功能型，有钙调蛋白激酶Ⅰ/Ⅱ/Ⅳ/Ⅴ。

一般钙调蛋白激酶可活化约 100 种蛋白(底物)，如腺苷酸环化酶、磷酸酶激酶、钙调神经磷酸酶、磷酸二酯酶、cAMP-嗅通道蛋白、谷氨酸脱羧酶、一氧化氮合成酶、钙调蛋白激酶Ⅰ～Ⅴ、神经调节蛋白、细胞骨架相关蛋白、RNA 结合蛋白、分子伴侣蛋白、其他蛋白激酶、磷酸化酶、糖原合成酶、肌球蛋白轻链激酶、磷酸化酶激酶等。

钙调蛋白激酶Ⅱ底物更加广泛，还有突触蛋白1、酪氨酸羟化酶、cAMP反应元件结合蛋白(CREB)、肌浆网膜钙离子通道的兰尼碱受体/三磷酸肌醇受体、色氨酸羟化酶、肌浆网受磷蛋白、Tau蛋白、微管相关蛋白-2(MAP-2)、蛋白磷酸酶、钙离子转移酶、核内转录因子等。钙调蛋白激酶Ⅱ底物的磷酸化位点有氨基酸残基基序R-X-X-S/T，与钙调蛋白激酶Ⅱ底物的专一性相关。钙调蛋白激酶Ⅲ的底物还有蛋白质翻译启动因子Ⅱ(EIF2)，可促进蛋白质翻译。

(3)钙调蛋白激酶Ⅱ的活化机制

钙调蛋白激酶Ⅱ活化是经假底物域的自身抑制被解除而实现的。细胞静息时，自抑制域(假底物域)掩蔽催化域，可阻止底物、ATP等结合催化域，阻止催化域使底物磷酸化，可使钙调蛋白激酶Ⅱ处于自身抑制状态。钙调蛋白激酶Ⅱ的氨基酸残基第290～309肽段，可与底物结合。钙调蛋白激酶Ⅱ的氨基酸残基第281～309肽段，可与ATP结合。细胞质内钙离子水平升高时，能促使钙离子/钙调蛋白与钙调蛋白激酶Ⅱ的钙调蛋白结合域结合，导致钙调蛋白激酶Ⅱ构型变化，解除了假底物域对催化域的掩蔽，从而使钙调蛋白激酶Ⅱ自身磷酸化活化；自身磷酸化的钙调蛋白激酶Ⅱ经蛋白磷酸酶作用后，可去磷酸化而失活。钙调蛋白激酶Ⅱ的假底物域，与钙调蛋白结合域的氨基酸残基序列有部分重叠。

(4)钙调蛋白激酶Ⅱ的功能

钙调蛋白激酶Ⅱ是多功能激酶，可使突触蛋白1磷酸化，调节囊泡循环与递质释放；钙调蛋白激酶Ⅱ能使酪氨酸羟化酶磷酸化活化，可促进儿茶酚胺类神经递质的合成；钙调蛋白激酶Ⅱ能使cAMP反应元件结合蛋白磷酸化活化，增高靶基因的表达水平；钙调蛋白激酶Ⅱ可使肌浆网膜兰尼碱受体/三磷酸肌醇受体的钙离子通道磷酸化、开放，促进钙离子释放；钙调蛋白激酶Ⅱ能使受磷蛋白磷酸化，导致肌浆网Ca^{2+}-ATP酶活化，增加钙离子的摄取；钙调蛋白激酶Ⅱ可使Tau蛋白与微管相关蛋白磷酸化，促进微管装配、有丝分裂；钙调蛋白激酶Ⅱ能使肌球蛋白轻链激酶活化、与钙离子/钙调蛋白结合，引起肌球蛋白轻链激酶构型变化，促使肌球蛋白轻链激酶假底物域从催化活性域移去，从而使肌球蛋白轻链激酶的Ser^{991}残基磷酸化，活化的肌球蛋白轻链激酶催化Mg^{2+}-ATP的γ-磷酸基，转移至被肌动蛋白活化的肌球蛋白轻链的Mg^{2+}-ATP酶域Ser^{19}残基上，使Mg^{2+}-ATP酶活性增加，导致平滑肌收缩。

四、钙离子/钙调蛋白磷酸酶

1. 分子结构

钙离子/钙调蛋白磷酸酶(钙调磷酸酶，CN)可被钙离子/钙调蛋白激酶Ⅱ激活，是Ser/Thr蛋白磷酸酶，为A、B亚单位组成的异二聚体；A亚单位有525个氨基酸残基，分子量61 kD，含B亚单位结合域、催化域、钙调蛋白结合域、假底物域，磷酸化活化位点是Ser^{411}残基。B亚单位有168个氨基酸残基，分子量19 kD，B亚单位钙离子结合域含4个EF手型结构，与钙调蛋白有35%的同源性。钙离子/钙调蛋白磷酸酶存在同工酶，编码A亚单位基的有3个基因(CNA α/β/γ)，编码B亚单位的有2个基因(CNB α/β)。

2. 酶活性的调节

钙离子/钙调蛋白磷酸酶的催化域，结合2个二价金属离子后激活，激活还需要一些二价金属离子参与，如Mn^{2+}、Zn^{2+}、Fe^{2+}、Mg^{2+}、Ni^{2+}。钙离子/钙调蛋白结合钙离子/钙调蛋白磷酸酶的A/B亚单位后，能解除钙离子/钙调蛋白磷酸酶假底物域的自身抑制作用。钙调蛋白激酶Ⅱ可磷酸化活化钙离子/钙调蛋白磷酸酶。钙离子/钙调蛋白磷酸酶经部分水解，可转变为不依赖于钙离子的活化的钙调蛋白磷酸酶。FK506/FK506结合蛋白、环孢素/亲环素可抑制钙离子/钙调蛋白磷酸酶。

3. 功能

钙离子/钙调蛋白磷酸酶是Ser/Thr蛋白磷酸酶。在佛波酯作用细胞时，或抗原使T细胞受体活化时，细胞质内的钙离子水平上调，钙离子 /钙调蛋白活化钙离子/钙调蛋白磷酸酶，并促使 T 细胞活化核因子（NF-AT）去磷酸而转入核内，T 细胞活化核因子与转录因子 c-Jun/c-Fos 形成复合物后，可上调白介素 2、NMDA 受体的表达。

五、钙离子依赖和钙离子不依赖的囊泡胞吐分泌

钙离子通过钙通道流入神经细胞内后，使细胞质钙离子水平短暂升高，在囊泡胞吐分泌的调控中起重要作用，能调控突触传递、囊泡融合、囊泡胞吐分泌。在神经递质由囊泡释放前，囊泡需要融合于细胞膜活性区。当动作电位到达神经末梢后，细胞膜 L 型电压门控钙通道开放，大量钙离子流入细胞质，在微秒内细胞质中增多的钙离子，被缓冲、扩散于打开的钙离子通道口附近，形成一个钙离子微区，引起局部钙离子水平瞬间升高，从而激活位于钙离子通道中的钙结合蛋白-钙传感器（如神经细胞钙离子传感器 NCS）等，钙离子传感器能感受到钙离子微区内钙离子水平的升高，并能将钙离子内流的信号，转换成胞吐分泌囊泡的融合信号，触发胞吐分泌囊泡与细胞膜融合，进行分泌。分泌囊泡和钙通道之间的距离、钙离子水平梯度的改变、钙通道开口附近形成的钙离子微区等的钙离子信号的强度，和囊泡胞吐分泌作用的强度相关。

严格来讲，单个钙离子通道开放造成的钙离子扩散，形成钙离子纳区，钙离子纳区在距离钙离子通道开口 20nm 以内，局部钙离子水平随距离钙离子通道开口变远而急剧下降，最高水平处有几百 μmol/L。多个钙离子通道，簇状聚集于约 1 μm^2 的细胞膜面积并能开放而产生较大的钙离子扩散，形成钙离子微区，钙离子微区的游离钙离子水平在 1 至几百 μmol/L 之间变化，这取决于多个钙离子纳区的叠加；钙离子微区在距离钙离子通道开口 200 nm 以内。钙离子水平自细胞膜钙离子通道开口处，向细胞内逐渐扩散，钙离子水平形成径向梯度降低，径向梯度末的钙离子水平约为 1 μmol/L，囊泡、钙离子结合蛋白等常存在于此。

六、钙离子传感器

对神经细胞和内分泌细胞而言，囊泡胞吐分泌的速率，对细胞质内钙离子水平的 3 或 4 次方，存在正比依赖关系；对钙离子的敏感性，由钙离子结合蛋白-钙离子传感器通过自身变构而产生；改变钙离子传感器对钙离子的敏感性，会对囊泡胞吐分泌的速率和量产生较大的影响。

钙离子传感器蛋白一般有 4 个 EF-手型结构，其中 3 个可与钙离子结合。钙离子传感器蛋白主要有 14 种，分为 5 类：A 类：调频蛋白（Frequenin）；C 类：恢复蛋白（存在于视网膜）；D 类：粒钙蛋白结合蛋白（GCAPs）；E 类：电压门控钾离子通道亚单位（KChIPs）。而 B 类钙离子传感器蛋白主要有：绒毛蛋白（IP1/2/3，存在于小脑的普肯野细胞）、突触钙结合蛋白（存在于突触囊泡）、神经钙结合蛋白、海马钙结合蛋白（存在于海马的锥体神经元），相互同源性为66％～94％；许多 B 类钙离子传感器如绒毛蛋白 1/3、神经钙结合蛋白、海马钙结合蛋白都具有十四酰基，易结合钙离子而活性增加，并易于从细胞质转运到细胞膜；当细胞质游离钙离子水平在 300 nmol/L 以上并维持几秒钟时，常可使钙离子转运加快，在钙离子刺激下，突触钙结合蛋白可通过与磷脂/突触融合蛋白相互作用，导致囊泡与细胞膜等融合。研究表明，突触蛋白 SNARE、蛋白激酶 C、二磷酸肌醇在钙离子传感器调控、触发分泌递质中，也起着调控作用。如在神经内分泌细胞中，二磷酸肌醇可调控其效应物突触钙结合蛋白、钙磷蛋白（CAPS）等与膜融合装置的相互作用，改变钙离子传感器突触钙结合蛋白等与突触蛋白 SNAP25 的作用，改变囊泡胞吐分泌对钙离子的敏感性，会对递质分泌的速率和量产生影响。钙离子调节蛋白绒毛蛋白水平与阿尔茨海默症及癫痫的发病相关。阿尔茨海默症患者大脑皮层的绒毛蛋白 1/3 表达水平显著降低，使绒毛蛋白 1 结合、激活膜上的鸟苷酸环化酶产生 cGMP 减少，使绒毛蛋白 3 结合细胞色素 b5 减少，可使绒毛蛋白 1/3 从细胞质转运到细胞膜减少，能导致神经元 Tou 蛋白的过度磷酸化及缠结，可能在钙离子介导的神经退化中有重要作用。

有神经保护作用的钙结合蛋白D水平升高，可增加神经元对绒毛蛋白1/3下调的耐受。绒毛蛋白1/3、海马钙结合蛋白，是神经元细胞凋亡的抑制因子，与神经元凋亡抑制蛋白相互作用后，可激活磷脂酶D、蛋白激酶MAPK，促进细胞抗凋亡。神经钙结合蛋白δ可通过钙离子依赖的模式，直接与转录相关活化蛋白(AP-1)和微管蛋白等作用，促进细胞抗凋亡。

七、突触后受体介导的信号转换与钙离子

突触后化学/电信号转换可分为两种形式：一种是细胞膜离子型受体通道介导的快速信号转换；另一种是细胞质第二信使介导代谢型受体通道的信号转换。

对于细胞膜离子型受体通道介导的快速信号转换，释放到突触间隙的神经递质，主要是兴奋性递质，如乙酰胆碱、谷氨酸；还有抑制性递质γ氨基丁酸、甘氨酸。当突触后膜去极化并释放原受阻于受体阳离子通道口的镁离子后，谷氨酸等与突触后膜上的离子型受体通道结合，可引起受体阳离子通道如N-甲基-D-天冬氨酸(NMDA)受体自身的构型改变，激活大量阳离子通过NMDA受体通道进入细胞质，包括大量钙离子及少量钠离子、钾离子；这一跨膜阳离子流，能引发局部细胞膜跨膜电位改变，并介导化学信号/电信号转换，形成快突触传递；这在极短的时间(约数毫秒)内就可完成，且不涉及细胞内的一系列化学级联反应。内流的钙离子作为第二信使，触发一系列钙调蛋白/钙调蛋白激酶的磷酸化；如作用维持数小时乃至数日时，钙离子/钙调蛋白/钙调蛋白激酶，也能上调特异蛋白如脑神经营养因子等的表达水平，产生突触传递的长时程增强效能，这对于信息蛋白的长时间储存和记忆有十分重要的意义。

第二信使介导信号经代谢型受体通道的跨膜离子流中；占大多数的情况是，神经递质和递质的G蛋白耦联受体结合后，通过激活G蛋白，产生大量第二信使钙离子，作用于代谢型受体通道；如谷氨酸/γ氨基丁酸(GABA)/5-羟色胺等结合受体后，通过活化G蛋白并经cAMP/蛋白激酶A、蛋白激酶PI3K/Akt、花生四烯酸，能上调蛋白激酶活性、上调细胞质内钙离子水平，使代谢型受体通道开放。占小部分的情况是，激素、肽类递质，与代谢型酪氨酸激酶受体结合后，能引发代谢型酪氨酸受体自身磷酸化，上调蛋白激酶活性、上调细胞质内第二信使钙离子的水平、使代谢型受体通道开放；经第二信使钙离子介导的慢突触反应常需要数秒至数分钟。代谢型受体不但可以开放离子通道，有时也会通过关闭离子通道来调节细胞膜跨膜电位。

八、钙库耗竭操纵的钙离子通道

钙库耗竭操纵的细胞膜钙离子通道(SOC)，是非兴奋性细胞的钙离子通道之一，涉及钙离子内流因子等；细胞激活时的钙离子内流因子可作用于钙离子非依赖性的磷脂酶A，其信号通路为钙离子内流因子/钙离子非依赖性的磷脂酶A_2/钙调蛋白/Lyso磷脂酶/SOC。当肌浆网钙库钙离子排空后，在耗竭的钙库中产生钙离子内流因子，再由内质网释放入细胞质后，扩散至细胞膜并使钙离子非依赖性的磷脂酶2除去钙调蛋白而被激活，再使细胞产生Lyso磷脂酶，可激活细胞膜的SOC，使细胞外钙离子流入肌浆网钙库。

三磷酸肌醇可激活细胞膜的SOC开放，能激活两种形式的钙离子内流：①三磷酸肌醇直接激活与SOC连接的三磷酸肌醇受体，使后者发生构型改变，促使与之连接的SOC开放，引发钙离子流入细胞肌浆网钙库；②三磷酸肌醇激活肌浆网钙离子通道-三磷酸肌醇受体，并引起肌浆网钙库释放钙离子，这种释放的钙离子，能激活连接的三磷酸肌醇受体，使SOC开放，导致钙离子流入细胞肌浆网钙库。

细胞膜SOC连接的蛋白有：Gαq、Gαi1、小窝蛋白1、磷脂酶Cγ、瞬间受体电位阳离子通道P(TRPP)、冷激域蛋白(CSD)、细胞膜钙泵(PMCA)、三磷酸肌醇受体、蛋白激酶C、M型乙酰胆碱受体、肌浆网膜钙泵等。肌浆网钙通道接近的细胞膜SOC，主要在脂筏LRD域(LRD域含胆固醇结合蛋白、小窝蛋白1)被调节。脂筏含鞘磷脂、二磷酸肌醇、胆固醇、花生四烯酸、cAMP、一氧化氮

合成酶、脂酰乙醇胺、钙离子信号蛋白、调节蛋白、骨架蛋白、接头蛋白-活性C激酶受体(RACK1)、突触相关蛋白(SAP90),并形成复合物,保持一种流动性,可结合骨架蛋白、调节钙离子信号、调节G蛋白耦联受体活性、细胞极化、运输胆固醇、水解蛋白质,可促进细胞收缩,产生钙信号波,有利于细胞膜信号交流。小窝蛋白1是一种钙离子传感器分子,可结合、抑制钙离子信号蛋白。瞬间受体电位阳离子通道P、肌浆网的三磷酸肌醇受体-钙离子通道、兰尼碱受体-钙离子通道、细胞膜钙泵、肌动蛋白等,也对SOC发挥重要作用。磷脂酶Cγ、钙调蛋白、肌动蛋白、骨架蛋白HOMER、活性C激酶受体1、突触相关蛋白SAP90,能与cAMP、一氧化氮合成酶、二磷酸肌醇形成复合物,在脂筏LRD域停泊,可使肌浆网的三磷酸肌醇受体-钙离子通道/兰尼碱受体钙离子通道,接近细胞膜SOC。

(陈　根　解杨婧)

进一步的参考文献

[1] CAPIOD T. The need for calcium channels in cell proliferation[J]. Recent Pat Anticancer Drug Discov,2013,8:4-17.

[2] CHATTIPAKORN N. Calcium channel and iron uptake into the heart[J]. World J Cardiol,2011,3:215-218.

[3] OUDIT GY. Role of L-type Ca^{2+} channels in iron transport and iron-overload cardiomyopathy[J]. J Mol Med (berl),2006,84:349-364.

[4] SWULIUS MT,WAXHAM MN. Ca^{2+}/calcimodulin-dependent protein kinases[J]. Cell Mol Life Sci,2008,65:2637-2657.

第十一章　心肌的钙离子通道

钙离子通道几乎存在于所有的可兴奋细胞，在正常静息条件下，心肌细胞内的钙离子水平很低。钙离子通道分为：①电压门控钙离子通道；②受体门控钙离子通道。窦房结细胞、房室结细胞、心肌细胞等的0/2/4相动作电位，常由钙离子通道 I_{Ca} 电流引发。

Ca^{2+} 流入心肌细胞质的钙离子通道包括——

(1)经细胞膜电压门控 Ca^{2+} 通道，引发细胞外 Ca^{2+} 的内流，如电压门控 Ca^{2+} 通道 L/T/N/P 型等；

(2)膜受体门控 Ca^{2+} 通道，如肌浆网膜的三磷酸肌醇受体(IP_3R)-Ca^{2+} 通道/兰尼碱受体(RyR)-Ca^{2+} 通道、线粒体膜的三磷酸肌醇受体-Ca^{2+} 通道/兰尼碱受体-Ca^{2+} 通道；

(3)细胞膜内质网钙库耗竭操纵的 Ca^{2+} 通道(SOC)等；

(4)细胞外 Ca^{2+} 渗入细胞质的细胞膜 Ca^{2+} 通道，与某些高血压相关(这时血 Ca^{2+} 的水平下调)；

(5)细胞内高 Na^+ 与细胞外 Ca^{2+} 经 Na^+-Ca^{2+} 交换体进行交换(这与洋地黄正性肌力的作用机制相关)。

细胞质内 Ca^{2+} 的外流的 Ca^{2+} 通道包括——

(1)细胞膜的 Ca^{2+}-ATP 酶(钙泵，SERCA)，能消耗 ATP 把细胞质内高水平 Ca^{2+} 排出细胞外；

(2)肌浆网膜 Ca^{2+}-ATP 酶(钙泵)，能消耗 ATP 把细胞质内 Ca^{2+} 转入肌浆网 Ca^{2+} 库；

(3)线粒体膜通过 Na^+/Ca^{2+} 交换，可把 Ca^{2+} 转入线粒体 Ca^{2+} 库。在不同组织、细胞，细胞 Ca^{2+} 的通道有一些不同，细胞的膜稳定性(静息、开放、灭活状态的维持)也有不同，对钙通道阻断剂的反应也常不同。

一、电压门控型 Ca^{2+} 通道

根据不同的电生理、药理学、分子结构特点，电压门控型 Ca^{2+} 通道可分为 L、T、N、P、Q、R 型。心肌有 L、T 型，其中 T 型电压门控型 Ca^{2+} 通道属细胞膜低电位激活 Ca^{2+} 通道，活化时其膜电位阈值较低。L、N、P、Q、R 型属细胞膜高电位激活 Ca^{2+} 通道，活化时其膜电位阈值较高，在低膜电位时失活。

电压门控型 Ca^{2+} 通道一般由 α_1 亚单位(起主要功能，分子量 175～250 kD)、α_2 亚单位(分子量 143 kD)、β 亚单位($\beta_{1\sim4}$，有调节作用，分别由 CACNB1～4 基因表达，分子量 53～70 kD)、γ 亚单位($\gamma_{1\sim8}$，分子量 30 kD，分别由 CACNG 1～8 基因表达)、δ 亚单位($\delta_{1\sim4}$，分子量 24～27 kD，分别由 CACND 1～4 基因表达)构成。

α_1 亚单位分子内，有 6 跨膜片段区(含 S1～S6 域)，S5 域/P 环/S6 域组成 Ca^{2+} 孔道，P 环有特异性氨基酸残基基序，能对 Ca^{2+} 通过产生选择性；S4 域有亲水性，是电压感受器，S4 域的氨基酸残基序列中每隔 2 个氨基酸残基，就有一个带正电荷的 Arg 残基或 Lys 残基。当心肌细胞膜产生去极化2 相动作电位、细胞膜电位变为－40 mV 时，S4 域构象发生变化、移动，从而开放 Ca^{2+} 通道，使细胞外 Ca^{2+} 内流，形成 $I_{Ca\text{-}L}$ 电流；膜电位为＋10 mV 时，内流 Ca^{2+} 离子电流最大；细胞膜复极化、膜电位恢复到静息状态时，Ca^{2+} 通道在 100 毫秒左右逐渐关闭，可产生缓慢衰减的尾 Ca^{2+} 电流。

已发现的 α_1 亚单位包括 Ca_v1.1～1.4 类(对应于 α_{1S}、α_{1C}、α_{1D}、α_{1F}，在 L 型电压门控型 Ca^{2+} 通道中分布)、Ca_v 2.1～2.3 类(对应的 α_{1A} 在 P/Q 型电压门控型 Ca^{2+} 通道中分布、α_{1B} 在 N 型电压门

控型 Ca^{2+} 通道中分布、α_{1E} 在 R 型电压门控型 Ca^{2+} 通道中分布）、$Ca_v3.1$～3.3 类（对应于 α_{1G}、α_{1H}、α_{1I}，在 T 型电压门控型 Ca^{2+} 通道中分布）；前两类是细胞膜高电位激活型，后一类是细胞膜低电位激活型。一些 α_1 亚单位有选择性剪切异构体。电压门控型 Ca^{2+} 通道一般能结合钙调蛋白。α_{1A}～α_{1I} 及 α_{1S}，由 CACNA1A～CACNA1I 基因编码。

1. L 型电压门控 Ca^{2+} 通道

L 型电压门控 Ca^{2+} 通道（α 亚单位可由 $Ca_v1.2$～1.4 的一种组成，或由 $Ca_v1.1/\alpha_{2\delta}/\beta_{3A}$ 的一种组成，$Ca_v1.2$ 在心肌分布，$Ca_v1.1$ 在神经细胞分布），是细胞外 Ca^{2+} 内流的重要的 Ca^{2+} 通道，广泛分布于心房、心室、房室结、窦房结、血管平滑肌细胞等，有电压门控活化及细胞质 Ca^{2+} 水平依赖性活化的特点；β 肾上腺素受体信号通路高度活化时，L 型电压门控 Ca^{2+} 通道的电压门控活化作用常丧失，而细胞质 Ca^{2+} 水平依赖性活化起主要作用；L 型电压门控 Ca^{2+} 通道 Ca_v1 基因突变时，L 型电压门控 Ca^{2+} 通道激活、开放增加，Ca^{2+} 流入明显增加，动作电位时程延长。心脏的 L 型电压门控 Ca^{2+} 通道功能紊乱，常引发 Ca^{2+} 流入明显增加，参与心力衰竭、心肌缺血缺氧、心肌肥大、心律失常。血管的 L 型电压门控 Ca^{2+} 通道功能紊乱，主要引发血管平滑肌收缩，参与高血压、动脉粥样硬化的发生发展。

L 型电压门控 Ca^{2+} 通道激活较慢（20～30 毫秒）、作用时间较长，通过的电流较大（25 ps，是心肌细胞动作电位 0/2/4 相的主要电流），失活较慢（100～300 毫秒，依赖于细胞膜电位、细胞质 Ca^{2+} 水平的降低），受 G 蛋白调节；接受心脏电压信号刺激后，L 型电压门控 Ca^{2+} 通道常参与心血管兴奋-收缩耦联反应。二氢吡啶类钙通道阻断剂（DHP-CCB）能阻断该通道，故 L 型电压门控 Ca^{2+} 通道又称为二氢吡啶敏感的 Ca^{2+} 通道；各种钙通道阻断剂如维拉帕米、地尔硫䓬也能阻断 L 型电压门控 Ca^{2+} 通道。给予 I_{to} 钾离子通道阻断剂如 4-AP，可促进 L 型电压门控 Ca^{2+} 通道开放。

构成 L 型电压门控 Ca^{2+} 通道（以 $Ca_v1.2$ 为例）的 α 亚单位，主要是 α_{1C} 亚单位（分子量 170 kD），L 型电压门控 Ca^{2+} 通道还有 α_2 亚单位（分子量 150 kD）、β 亚单位（55 kD）、γ 亚单位（32 kD）、δ 亚单位（18.4 kD）。

细胞质 Ca^{2+} 水平上调并结合钙调蛋白后，Ca^{2+}/钙调蛋白复合物能使 L 型电压门控 Ca^{2+} 通道的孔口相应变大；L 型电压门控 Ca^{2+} 通道的孔口，能随细胞膜电位升高而开放。S3 域/P 环/S4 域组成 Ca^{2+} 通道的孔口，是 Ca^{2+} 的滤器，P 环有 T-X-谷氨酸残基-X-W 氨基酸残基基序，能选择性使 Ca^{2+} 通过。α_{1C} 亚单位 C 端有 Ca^{2+}/钙调蛋白结合位点 IQ 氨基酸残基基序，结合 Ca^{2+}/钙调蛋白后，能促进 Ca^{2+} 通道的活化、开放。镉离子与锌离子可结合 Ca^{2+} 孔道，可抑制、关闭 L 型电压门控 Ca^{2+} 通道。Gαo 能结合、开放 L 型电压门控钙通道。

L 型电压门控 Ca^{2+} 通道广泛分布于心房及心室肌细胞膜上，尤以 T 管上含量最丰富，是心肌细胞膜最主要的 Ca^{2+} 通道。细胞内高水平 Ca^{2+} 激活 $Ca_v1.2$，主要经形成 Ca^{2+}/钙调蛋白复合物，结合 α_{1C} 亚单位 C 端 IQ 氨基酸残基基序。Ca^{2+}/钙调蛋白复合物活化 CaMKⅡ后，CaMKⅡ能使 $Ca_v1.2$ 的 α/β 亚单位多处磷酸化而引发 Ca^{2+} 通道活化、开放。交感神经兴奋、去甲肾上腺素、异丙肾上腺素等，可经 β 肾上腺素受体/Gαs/腺苷酸环化酶/cAMP/蛋白激酶 A，使 L 型电压门控 Ca^{2+} 通道的 α 亚单位磷酸化活化、能使 Ca^{2+} 通道开放；细胞质高水平 Ca^{2+}，可经 β 肾上腺素受体/Gαs/磷脂酶 C/三磷酸肌醇，使肌浆网三磷酸肌醇受体-Ca^{2+} 通道开放，使肌浆网钙库释放 Ca^{2+} 到细胞质；心肌细胞（主要是慢反应心肌细胞）兴奋、细胞膜去极化后，Na^+ 入细胞内，可引发 Na^+/Ca^{2+} 交换，使细胞质 Ca^{2+} 水平升高；加上 Ca^{2+} 通道又开放、能产生内向 Ca^{2+} 流，结果可形成较大的动作电位、形成动作电位长平台期，能为其他离子电流的活动提供条件。细胞质 Ca^{2+} 水平升高（钙瞬变），能引起心肌的兴奋耦联性收缩；高水平 Ca^{2+} 能起第二信使作用，可引发钙调蛋白激酶活化，再促进肌浆网兰尼碱受体-Ca^{2+} 通道开放。在窦房结、房室结、心房肌，高水平乙酰胆碱能经 M2 乙酰胆碱受体/Gαi/鸟苷酸环化酶/cGMP，抑制腺苷酸环化酶/cAMP/蛋白激酶 A、抑制 L 型电压门控 Ca^{2+}

通道的β亚单位磷酸化活化、抑制 Ca^{2+} 通道开放。

L型电压门控 Ca^{2+} 通道过度激活、开放时，能引发细胞质钙离子超载、动作电位时程明显延长、平台期电位明显上调，与早后去极化、迟后去极化引发快速心律失常、心房颤动等相关；L型电压门控 Ca^{2+} 通道过度激活、开放时，能引发心房电重构及收缩功能重构；细胞质钙离子超载，可使钙调磷酸酶(calcineurin，CaN)降解缝隙连接蛋白 Cx40，使 Cx40 水平下调，而 Cx43/45 水平上调，结果可发生缝隙连接蛋白重构，能促进心房颤动。

L型电压门控 Ca^{2+} 通道的阻断剂有：①苯烷基胺类，如维拉帕米等；②苯丙噻氮䓬类，如地尔硫䓬等；③二氢吡啶类，如硝苯地平、尼群地平、尼卡地平、尼莫地平、尼古地平等；④杂类，如苄普地尔(bepridil)等。目前还有 L/T/N 型的 Ca^{2+} 通道阻断剂正在研究中。

2. T型电压门控 Ca^{2+} 通道

T型电压门控 Ca^{2+} 通道的α亚单位可由 $Ca_v3.1$/$Ca_v3.2$/$Ca_v3.3$ 中的一种组成，在心肌细胞、神经细胞分布；在细胞膜较低电压时即可激活，有利于在接近细胞静息态进行心脏起搏、兴奋神经元，能在细胞膜超极化时迅速失活，易于调节。阻断心血管系统的T型电压门控 Ca^{2+} 通道，能改善细胞质钙离子超载，扩张冠脉与外周血管，降低血压，减慢窦房结性心率，阻滞交感神经末梢兴奋，抑制心肌重构。阻断肾的T型电压门控 Ca^{2+} 通道，能同时扩张肾小球的出球小动脉/入球小动脉，降低肾小球内压，抗细胞增殖，抑制肾素分泌，减轻蛋白尿，可保护糖尿病肾功能。T型电压门控 Ca^{2+} 通道阻断后，可抑制脊髓背根神经末梢的痛觉递质的释放，能产生镇痛作用；也能抑制交感神经兴奋诱导的心脏病。

T型电压门控 Ca^{2+} 通道(由 $Ca_v3.1$、$Ca_v3.2$ 基因编码α亚单位)广泛分布，常表达于传导系如窦房结(引发窦房结动作单位的Ⅳ相自动去极化、Ca^{2+} 内流、心脏起搏)、房室结、浦肯野纤维膜(Ca^{2+} 通道密度较高)，心室肌细胞内极少(对心肌收缩没有多少作用)，细胞膜T型电压门控 Ca^{2+} 通道的密度，一般比L型电压门控 Ca^{2+} 通道的低，与心肌细胞的自律性相关，是低电压激活型 Ca^{2+} 通道(其活化一般对细胞质 Ca^{2+} 水平无依赖性)，在 −60 mV 时不要其他辅助亚单位协助，α亚单位即可被激活(此激活电位接近静息电位的较负的膜电位，L/N/Q/R/P型电压门控 Ca^{2+} 通道激活电位是 −20 mV)，通过的电流 $I_{Ca\text{-}T}$ 较小(常为自律细胞的起搏电流)，时间较短；复极化时T型电压门控 Ca^{2+} 通道失活较慢，可形成尾电流。

T型电压门控 Ca^{2+} 通道开放后，Ca^{2+} 进入细胞质，能活化钙调蛋白/钙调蛋白激酶，能增加心肌细胞的自律性及收缩力。心肌肥大、心力衰竭时，高水平的胰岛素样生长因子1/内皮素1/血管紧张素Ⅱ等，能经蛋白激酶C促进心房、心室的心肌细胞重新大量表达成人性T型电压门控 Ca^{2+} 通道、胚胎性T型电压门控 Ca^{2+} 通道，减少L型 Ca^{2+} 通道的开放，易引发心脏疾病。

T型电压门控 Ca^{2+} 通道及其α亚单位的基本结构，与L型电压门控 Ca^{2+} 通道相似，S3～S4域跨膜段组成的P环内，有特异性氨基酸残基，可选择性使 Ca^{2+} 通过。T型电压门控 Ca^{2+} 通道开放时，细胞外 Ca^{2+} 内流形成 $I_{Ca\text{-}T}$ 电流，参与心肌动作电位，能产生心电图T波及其效应，对维持心肌组织的自律性及引领心电发生、传导有重要意义。T型电压门控 Ca^{2+} 通道糖基化后，活性、开放水平下调。

高水平内皮素1、钙调蛋白激酶Ⅱ、血管紧张素Ⅱ、蛋白激酶C，可激活、开放T型电压门控 Ca^{2+} 通道。高水平多巴胺、心钠肽等，能抑制、关闭T型电压门控 Ca^{2+} 通道。T型电压门控 Ca^{2+} 通道的阻断剂有 Ni^{2+}、二氢吡啶类钙通道阻断剂、β肾上腺素受体激动剂，能使心率减慢；但还在继续研究中。

一般外周血管平滑肌细胞有L/T型电压门控 Ca^{2+} 通道。肾入球小动脉有L型 Ca^{2+} 通道、出球小动脉没有L型 Ca^{2+} 通道，给予L型 Ca^{2+} 通道阻断剂如硝苯地平等仅舒张肾入球小动脉，肾小球内压反而升高；给予新型L/T型 Ca^{2+} 通道阻断剂如马尼地平等，能同时舒张肾小球的入球小动脉/出球小动脉，能降低肾小球内压，治疗肾性高血压有效，还能下调醛固酮、炎症、肾素的水平，扩张冠脉等。

二、细胞膜上的钠钙交换体

细胞膜上的钠离子/钙离子交换体（NCX），包括 NCX1、NCX2、NCX3 亚型，属于钠离子/钙离子双向交换体家族的 SLC8 组，静息时主要使心肌细胞兴奋后细胞质高水平的 Ca^{2+} 排出，钠离子/钙离子交换体都是大容量、快速离子交换蛋白。钠离子/钙离子交换体 1 与心肌细胞 Ca^{2+} 信号转导的关系最大，并分布于心室肌细胞的 T 管膜、肌膜、闰盘，能维持心肌细胞的 Ca^{2+} 稳态；钠离子/钙离子交换体 1 是一种糖基化的跨膜蛋白，分子量 108kD，钠离子/钙离子交换体 1 分子内有 N 端区、C 端区、11 跨膜片段区（含 TM1～TM11 域）；TM2 域/P 环/TM3 域能形成 Ca^{2+} 通道孔，孔的 P 环内部结构有特异的氨基酸残基，能选择性使 Ca^{2+} 通过；TM4～TM5 域间的胞内环有 Ca^{2+} 感受器，可结合 Ca^{2+} 并交换出 Na^{+} 离子等。钠离子/钙离子交换体 1 分子内，还有 2 个 CLD 调节域、1 个自抑制域。

研究发现，钠离子/钙离子交换体 1（钠钙交换体 1）有两种工作模式，其一是 Ca^{2+} 外流模式，其二为 Ca^{2+} 内流模式。钠钙交换体 1 的钠离子/钙离子交换以细胞内 Ca^{2+} 外流模式工作时，钠钙交换体 1 结合细胞外 3 个钠离子后变构，能将钠离子转运到细胞内，接着钠钙交换体 1 结合细胞内的 1 个 Ca^{2+} 后变构，再将 Ca^{2+} 转运出细胞外，转运出 Ca^{2+} 的能力比细胞膜 Ca^{2+} 泵强 10 倍。在正常心肌细胞舒张期中，钠钙交换体 1 能协助肌浆网钙泵 SERCA2a 转运细胞质的 Ca^{2+} 入肌浆网；钠钙交换体 1 能使 20%～30% 的 Ca^{2+} 通过钠钙交换体 1 转运至肌浆网内，可降低细胞质内 Ca^{2+} 水平而使心肌舒张。但钠离子转入细胞内过多时，可抑制钠钙交换体 1，并活化钠-钾-ATP 酶、转出钠离子。钠钙交换体 1 的钠离子/钙离子交换以细胞外 Ca^{2+} 内流模式工作时，钠钙交换体 1 结合细胞外 1 个 Ca^{2+} 入胞内，同时排出 3 个钠离子；Ca^{2+} 入胞内过度时，可导致舒张期细胞质钙离子超载、心律失常。

钠钙交换体 1 能被 ATP、胞外钠离子水平影响其活性。高水平去甲肾上腺素、血管紧张素Ⅱ经蛋白激酶 A、钙调蛋白激酶Ⅱ能磷酸化钠钙交换体 1 的 Ser 残基，上调钠钙交换体 1 转 Ca^{2+} 入细胞的活性；钠钙交换体 1 转入 Ca^{2+} 过多时，可引发心肌肥大；钠钙交换体 1 转入 Ca^{2+} 的活性的阻断剂，有 KB-R7943 等及蛋白磷酸酶 PP1 等。高水平受磷蛋白可结合钠钙交换体 1 的 N 端，并抑制钠钙交换体 1 转 Ca^{2+} 入细胞。心肌细胞的钠钙交换体 1、钠-钾-ATP 酶都可被锚定蛋白 B 锚定在细胞膜上，锚定蛋白 B 基因突变引发的 I425G 突变、锚定蛋白 E 基因突变引发的 L1622I 突变，可导致钠钙交换体 1、钠-钾-ATP 酶脱离细胞膜而进入细胞质，而不能转出 Ca^{2+}，能使细胞质内 Ca^{2+} 水平上调，易引发早期后除极（EAD-4）型心律失常。

三、细胞膜上的钙泵

体内的膜 ATP 酶分为 F、V、P、ABC 型。心肌细胞的膜 P 型 ATP 酶有钠-钾-ATP 酶、H^{+}-ATP 酶、细胞膜 Ca^{2+}-Mg^{2+}-ATP 酶（钙泵）、肌浆网膜 Ca^{2+}-Mg^{2+}-ATP 酶（钙泵）等；细胞膜/肌浆网膜的钙泵，能被细胞质内高水平 Ca^{2+} 激活。心肌细胞膜的钙泵，每消耗 1 个 ATP，能主动转运 2 个 Ca^{2+} 排出细胞质，同时有 2～3 个 H^{+} 进入细胞质。心肌的膜 P 型 ATP 酶，一般有磷酸酶域、磷酸化域、ATP 结合域、10 跨膜片段域等。

1. 细胞膜的钙泵

细胞膜的钙泵（PMCA）至少有 1～4 型，其活性决定于其周围的磷脂类化合物的作用。细胞膜 PMCA 与 Ca^{2+} 亲和力较高，但转运 Ca^{2+} 量比钠离子/钙离子交换体小；静息时 PMCA 与钠离子/钙离子交换体相互协同，排出细胞质的 Ca^{2+}，共同维持心肌静息状态细胞质的低 Ca^{2+} 水平。心肌开始舒张时，细胞质 Ca^{2+} 水平较高，主要靠钠离子/钙离子交换体将 Ca^{2+} 从细胞质转运到细胞外；

随着细胞质 Ca^{2+} 水平的降低，钠离子/钙离子交换体的作用减弱，由细胞膜的 PMCA 在 Ca^{2+}/Mg^{2+} 存在的条件下，降解 ATP 产生能量，再继续将 Ca^{2+} 运出心肌细胞。细胞膜的 PMCA 主要受钙调蛋白/钙调蛋白激酶、蛋白激酶 A、蛋白激酶 C 的磷酸化而活化。细胞膜的钙泵相关蛋白等与 Ca^{2+}/蛋白激酶结合力较高，能被高水平 Ca^{2+} 激活。

2. 肌浆网钙泵

肌浆网钙泵(SERCA)已发现 1/2/3 型，骨骼肌肌浆网钙泵是 SERCA1a。心肌肌浆网钙泵是 SERCA2a，占肌浆网膜蛋白的 40%～50%，有 Ca^{2+} 结合位点和使 ATP 水解的位点。只要细胞质中有 ATP、Ca^{2+}，肌浆网钙泵就能转运细胞质的 Ca^{2+} 到肌浆网钙库，使肌浆网膜两侧 Ca^{2+} 水平相差 10 000 倍，并可使肌浆网排出氢离子到细胞质(但一般不形成肌浆网膜两侧氢离子水平的明显差别)及引发心肌舒张。

在心肌，SERCA2a 能被细胞质内的高水平 Ca^{2+}/钙调蛋白激活(钙调蛋白能阻断 SERCA2a 的 C 端自抑制域的作用)，上调肌浆网钙库的 Ca^{2+} 储存、减少细胞质 Ca^{2+} 超载；cAMP/蛋白激酶 A、钙调蛋白激酶 Ⅱ 能使受磷蛋白磷酸化灭活而离开 SERCA2a(受磷蛋白一般结合、抑制 SERCA2a)，能促进 SERCA2a 活化，并从细胞质摄取 Ca^{2+} 到肌浆网钙库，可降低细胞质 Ca^{2+} 水平、引发心肌舒张。受磷蛋白基因突变引发的 R9C 等突变，可引发扩张性心肌病。

四、心肌细胞内肌浆网钙库储钙的释放

心肌兴奋时，一部分 Ca^{2+} 由胞外进入，但细胞质增加的 Ca^{2+} 大部分来源于肌浆网钙库储钙的释放。肌浆网有三磷酸肌醇受体-Ca^{2+} 通道及兰尼碱受体-Ca^{2+} 通道的开关，可调节细胞质 Ca^{2+} 水平，能调节心肌收缩/舒张。兰尼碱受体-钙离子通道主要在可兴奋细胞表达，三磷酸肌醇受体-钙离子通道则广泛表达。

1. 心肌肌浆网膜三磷酸肌醇受体-Ca^{2+} 通道

心肌肌浆网膜三磷酸肌醇受体与兰尼碱受体有同源性；心肌肌浆网膜三磷酸肌醇受体是同四聚体，在心肌已发现三磷酸肌醇受体 1～3 型，每个单体三磷酸肌醇受体的 N 端能结合 1 个三磷酸肌醇。一般刺激心肌细胞后，瞬时内能使胞外 Ca^{2+} 通过细胞膜 L 型电压门控 Ca^{2+} 通道等进入细胞质，细胞质内高水平 Ca^{2+} 能刺激磷脂酶 C 产生三磷酸肌醇，三磷酸肌醇再作用于肌浆网膜三磷酸肌醇受体-钙离子通道、兰尼碱受体-钙离子通道等，促进释放肌浆网钙库的 Ca^{2+} 到细胞质(钙致钙释放)；而小量肌浆网膜 Ca^{2+} 通道开放(钙火花)的总和，形成大量肌浆网膜 Ca^{2+} 通道开放的钙瞬变信号。高水平 Ca^{2+} 及三磷酸肌醇，正性调节、开放三磷酸肌醇受体-Ca^{2+} 通道，在神经、体液调节心肌功能中有重要作用。适当水平的 ATP 能促使三磷酸肌醇受体-钙离子通道开放，但过高水平的 ATP 能竞争三磷酸肌醇结合位点，而促使三磷酸肌醇受体-钙离子通道关闭。蛋白激酶 A 能磷酸化抑制、关闭三磷酸肌醇受体-钙离子通道。活化的 α_1 肾上腺素受体、内皮素 1 可促进三磷酸肌醇受体-钙离子通道活化、开放。

2. 心肌肌浆网兰尼碱受体-钙离子通道

心肌肌浆网兰尼碱受体-钙离子通道的表达水平，一般明显高于三磷酸肌醇受体-钙离子通道的表达水平，心肌收缩所需的 Ca^{2+} 主要由兰尼碱受体-钙离子通道供给，兰尼碱受体-钙离子通道释放 Ca^{2+} 也较快。心肌肌浆网兰尼碱受体-钙离子通道的钙离子通道部分，是由 565kD 的单体形成的四聚体，4 个 C 端区形成 Ca^{2+} 孔道。兰尼碱受体-钙离子通道 1(结合 FK506 结合蛋白 12，移开 FK506 结合蛋白 12 后能激活、开放通道)分布于骨骼肌、脑等；兰尼碱受体-钙离子通道 2(结合 FK506 结合蛋白 12.6，移开 FK506 结合蛋白 12.6 后能激活、开放通道)分布于心肌、脑等；兰尼碱受体-Ca^{2+} 通道 3(结合 FK506 结合蛋白 12，移开 FK506 结合蛋白 12 后能激活、开放通道)分布于脑、脾、心肌等；功能基本相似。

兰尼碱受体-钙离子通道的钙离子通道蛋白单体分子内，有 N 端区(有细胞骨架作用)、跨膜片

段区（含 S4～S11 域）、handle 区、clamp 区、bridge 区、中心区等；N 端区与中心区相结合，可抑制钙离子通道孔开放。N 端区能结合 ATP、蛋白激酶 A、磷酸二酯酶/细胞膜蛋白激酶 A 锚定蛋白、钙扣押蛋白磷酸酶、钙调蛋白（1∶1 结合）、未结合 Ca^{2+} 的钙调蛋白、FK506、FK506 结合蛋白 12/FK506 结合蛋白 12.6（1∶1 结合后，能关闭兰尼碱受体-Ca^{2+} 通道）的结合部位，可形成复合物调控 Ca^{2+} 通道，使细胞质 Ca^{2+} 水平可变动于几个 μmol/L 的范围内，引发钙离子信号。

细胞质 Ca^{2+} 水平为＜0.1 μmol/L 时，能关闭兰尼碱受体-钙离子通道。细胞质 Ca^{2+} 水平为 0.1～1 μmol/L 时，能促进兰尼碱受体-钙离子通道开放。细胞质 Ca^{2+} 水平为 1 μmol/L 以上时，可关闭兰尼碱受体 1-钙离子通道。细胞质 Ca^{2+} 水平为 3 μmol/L 以上时，可关闭兰尼碱受体 2/3-钙离子通道。兰尼碱受体-钙离子通道激活、开放后，能被连接素、肌集钙蛋白、三联蛋白结合为复合物，高水平连接素能抑制、关闭兰尼碱受体-钙离子通道。

1 个肌浆网膜兰尼碱受体-钙离子通道蛋白，常与 1 个细胞膜 L 型电压门控钙通道结合，在心肌细胞膜去极化后，Ca^{2+} 经 L 型电压门控钙通道进入细胞内后，可诱导兰尼碱受体-钙离子通道释放大量钙离子并结合肌钙蛋白 C，这是介导心肌兴奋-收缩耦联完成的最后步骤，可导致心肌收缩。

儿茶酚胺可通过蛋白激酶 A 磷酸化兰尼碱受体 2-钙离子通道，从而抑制兰尼碱受体 2-钙离子通道与 FK506 结合蛋白 12.6 结合，促使兰尼碱受体 2-钙离子通道开放、释放 Ca^{2+}，促进 Ca^{2+}/钙调蛋白激酶Ⅱ活化、开放 L 型电压门控钙通道，并使 Ca^{2+} 进入细胞质。细胞质 Ca^{2+} 水平过高时，易被钙调蛋白结合，减少细胞质游离的 Ca^{2+}。蛋白激酶 A 过度磷酸化兰尼碱受体 2 时，可形成 Ca^{2+} 漏并使肌浆网内钙库的 Ca^{2+} 耗尽，使心肌对 Ca^{2+} 反应的水平下调。维拉帕米、JTV-519（Ca^{2+} 通道固化剂）等能促进 FK506 结合蛋白 12.6 结合、关闭兰尼碱受体 2-钙离子通道，能减少钙漏、抗心律失常。

蛋白激酶 C、蛋白激酶 G、钙调蛋白激酶Ⅱ也可磷酸化兰尼碱受体 1/2，能促使 FK506 结合蛋白 12.6 从兰尼碱受体 1/2 离去，使兰尼碱受体 1/2-钙离子通道活化、开放，在心脏引起正性肌力/正性心率作用；钙调蛋白激酶Ⅱ也能磷酸化受磷蛋白，解除受磷蛋白对兰尼碱受体 2-钙离子通道的抑制，能促进兰尼碱受体 2-钙离子通道开放释放 Ca^{2+}。

细胞质水平稍上调的 Ca^{2+}、兰尼碱（nmol/L 时为激动剂）、环腺苷二磷酸核糖（是兰尼碱受体的激活剂，cADPr）、咖啡因（能上调环腺苷二磷酸核糖）、ATP（下调兰尼碱与兰尼碱受体的结合）、适当上调的生理性一氧化氮（使兰尼碱受体的 Cys^{3635} 残基被 NO 硝基化）、氟烷等，可激活、开放兰尼碱受体-钙离子通道。细胞质过高水平 Ca^{2+}、兰尼碱（＞1 μmol/L 时为抑制剂）、钌红、硝苯呋海因、普鲁卡因、Mg^{2+}、过度上调的致病性一氧化氮等，可抑制、关闭兰尼碱受体-钙离子通道。

兰尼碱受体 2 基因突变引发的 Ser^{2802} 残基突变，可使 FK506 结合蛋白 12.6 释放兰尼碱受体 2，可激活、开放兰尼碱受体-钙离子通道，促进肌浆网钙库释放 Ca^{2+}，延迟复极化。兰尼碱受体 2 基因突变引发的 R4496C 突变，可引发双向性室性心律不齐。

强心苷中毒时，能直接使兰尼碱受体-钙离子通道过度开放，使细胞质钙离子超载，易引发多形性心动过速、心律失常性右心功能不全。

心力衰竭时，蛋白磷酸酶 PP1/PP2A、磷酸二酯酶 4D3 活性水平下调，兰尼碱受体 2 去磷酸化减少，同时伴有 β_1 肾上腺素受体/cAMP/蛋白激酶 A 活性水平上调，能磷酸化兰尼碱受体 2，从而抑制 FK506 结合蛋白 12.6 与兰尼碱受体 2 的结合，促进经兰尼碱受体 2-钙离子通道活化、开放、释放 Ca^{2+}，促进心肌肥大；兰尼碱受体 2 被蛋白激酶 A 过度磷酸化并结合 FK506 结合蛋白 12.6 后，能促使兰尼碱受体 2-钙离子通道关闭，可导致细胞质内 Ca^{2+} 减少，能引发心肌收缩力下降及心衰。因此兰尼碱受体-钙离子通道，可作为心血管疾病治疗药物可能的靶。

高水平血管紧张素Ⅱ、内皮素 1、去甲肾上腺素等，均可经它们的 G 蛋白耦联受体的酪氨酸激酶活性，活化磷脂酶 C，产生二酰甘油、三磷酸肌醇，三磷酸肌醇能使肌浆网三磷酸肌醇受体-钙离子通道和兰尼碱受体-钙离子通道释放钙离子。三磷酸肌醇受体-钙离子通道的 Ca^{2+} 释放的速度和数量，均低于兰尼碱受体-钙离子通道。兰尼碱受体 2 的-SH 基团形成二硫键、活性下调，与糖尿病性心肌病的发生发展相关。

五、心肌中肌浆网钙库 Ca^{2+} 的储存

舒张期细胞质内 Ca^{2+} 水平下降的 70%～75%，是由于肌浆网钙泵摄取 Ca^{2+} 并储存入肌浆网。同时心肌细胞质、肌浆网内有钙结合蛋白，如 FK506 结合蛋白、钙蛋白酶、钙调磷酸酶(CaN)、钙调蛋白(CaM)、早老素Ⅰ、肌钙蛋白等，都可结合、储存钙，钙结合蛋白结合 Ca^{2+} 的容量较大，可使游离的 Ca^{2+} 水平降低，能将 Ca^{2+} 储存起来。心肌细胞细胞核、线粒体的钙库也能储存 Ca^{2+}。

六、钙通道病

1. 兰尼碱受体-钙离子通道基因突变

家族型、多形性室速可为兰尼碱受体-钙离子通道基因突变所致，突变的兰尼碱受体-钙离子通道开放增强，肌浆网钙库的 Ca^{2+} 流入细胞质增多，易诱发心律失常。兰尼碱受体-钙离子通道基因突变，也可导致中央轴空症、恶性高热、LEMS 综合征、重症肌无力等。

2. 心律失常性右室心肌病

心律失常性右室心肌病患者中，兰尼碱受体-钙离子通道基因多态性的发生率明显升高，兰尼碱受体-钙离子通道开放增加，肌浆网钙库的 Ca^{2+} 流入细胞质增多，肌浆网钙库 Ca^{2+} 易耗竭，最终可引起室性心律不齐、右室心肌病、心脏扩大、心力衰竭。

3. L 型电压门控钙通道基因突变

L 型电压门控钙通道基因突变，易引发心房颤动、多形性室速、心源性猝死；$Ca_v1.2$ 的基因突变表达的 R406G 突变的 α_{1C} 亚单位，可引发长 QT 综合征 8 型。L 型电压门控钙通道 CACNA1A3 基因表达的 α_{1S} 亚单位突变，可引发低钾周期性麻痹及发作性共济失调Ⅰ型；CACNA1F 基因表达的 α_{1F} 亚单位突变，可引发先天性夜盲。CACNG3 基因突变，可引发脑组织、视网膜中钾通道功能紊乱。CACNL1A4 基因突变，可引发偏瘫型偏头痛及共济失调Ⅱ型。

4. 钙转运异常

心力衰竭时钙稳态失衡，钠离子/钙离子交换体活性上调、受磷蛋白磷酸化后而离开兰尼碱受体减少、兰尼碱受体-钙离子通道开放又关闭不严、SERCA2a 活性下调、肌浆网钙库 Ca^{2+} 储量下调、L 型电压门控钙通道与兰尼碱受体-钙离子通道失耦联引发的钙信号下调，动作电位时程延长等，都可促进心力衰竭；肌浆网钙库 Ca^{2+} 漏，能作为局部的脉冲发生器，可活化钠离子/钙离子交换体，并引发细胞内高钠离子，易导致房颤。心肌缺血再灌注时，缺血可导致细胞内 ATP 水平下调、细胞质钙离子超载；缺血再灌注时细胞质高氢离子、高钠离子、钙离子超载，都易促心肌细胞凋亡。

5. 中草药对心肌钙通道的作用

已发现黄连素、银杏叶苦内酯、二乙酰基莲心碱、当归、人参三醇类皂甙、三七皂苷单体、关附甲素、灯盏花素、白花前胡甲素、白藜芦醇等，可抑制、关闭 L 型电压门控钙通道，有抗心律失常的作用。作用于钠离子、钾离子、钙离子通道抗心律失常的中草药还有葛根素、甘松乙醇提取物、粉防己碱、钩藤碱、莲心碱、苦参总碱、丹皮酚、大豆肽、山莨菪碱、大黄素、大蒜素、冬虫夏草、青蒿素等。

七、钙通道阻断剂

钙通道阻断剂(CCB)能选择性阻断钙离子通道(但不激活其)，抑制细胞外 Ca^{2+} 内流，降低细胞质内 Ca^{2+} 水平。

1. 钙通道阻断剂的分类

选择性钙通道阻断剂按化学结构分类包括：①苯烷胺类(至少有 7 种)，如维拉帕米(主要作用

于心肌细胞、窦房结、房室结)、盖洛帕米、泰尔帕米;②1,4-二氢吡啶类(至少有 27 种),如硝苯地平(主要作用于血管、冠脉的平滑肌)、尼群地平、氨氯地平、非洛地平、贝尼地平,还有主要作用于脑血管平滑肌的尼卡地平、尼莫地平(是第二代钙通道阻断剂,它们对血管的选择性更强);③苯并噻氮䓬类,如地尔硫䓬(主要作用于窦房结、房室结、血管平滑肌)。如非选择性钙通道阻断剂有:①氟桂利嗪类,如桂利嗪、利多氟嗪、氟桂利嗪(主要作用于周围血管平滑肌);②普尼拉明类;③哌克昔林类都能负性收缩、负性心率。

按照作用位点将钙通道阻断剂分类:

——Ⅰ类,选择性作用于 L 型电压门控钙通道,药效较高,能阻断 90%L 型电压门控钙通道电流,但不影响钠离子通道/镁离子通道的电流;根据其化学结构特点,又分为 4 亚类:Ⅰa 类,二氢吡啶类:常能与各类抗高血压药物合用,如硝苯地平、尼卡地平、尼群地平、氨氯地平、尼莫地平等。Ⅰb 类,苯并噻氮䓬类:如地尔硫䓬、克仑硫䓬、二氯呋利等。Ⅰc 类,苯烷胺类:如维拉帕米、加洛帕米、噻帕米;Ⅰd 类,粉防己碱类等。

——Ⅱ类,选择性作用于 L 型电压门控钙通道未知位点的,有 SR33557、HOE166、McN6186;

——Ⅲ类,选择性阻断一些其他亚型电压门控钙通道,有局麻、除颤、抗心律失常作用;主要阻断 T 型电压门控钙通道的有脉博地尔、氟桂利嗪、粉防己碱、米贝地尔、苯妥英钠;主要阻断 N 型电压门控钙通道的有齐考诺肽(ziconotide 非阿片类镇痛药)、芋螺毒素;主要阻断 P 型电压门控钙通道的,有漏斗网型蜘蛛毒素;主要作用于肌浆网兰尼碱受体-钙离子通道的,有兰尼碱、哌克昔明、维罗卡宁。

——Ⅳ类,非选择性钙通道阻断药物:有芬地林、普尼拉明、苄普地尔、卡罗维林、桂利嗪、氟桂利嗪、桂哌剂特。

——Ⅴ类,作用于其他类钙通道的阻断药物:如阻断受体门控性钙离子通道(兴奋性氨基酸钙离子通道、受体耦联钙离子通道、血管紧张素耦联钙离子通道、核苷酸耦联钙离子通道)。

2. 钙通道阻断剂的作用位点

(1)Ⅰa 类

二氢吡啶类如硝苯地平,能结合 L 型电压门控钙通道 α_1 亚单位的Ⅲ跨膜区 S5 域/S5～S6 连接袢/S6 域的膜内侧部分、Ⅳ跨膜区的 S6 域胞外侧与 P 区相连处,常能从细胞外侧阻断 L 型电压门控钙通道,主要抑制失活、关闭状态的 L 型电压门控钙通道,因而Ⅰa 类的二氢吡啶类药物,对 L 型电压门控钙通道开放频率的依赖性较小,对心脏的心率和心脏传导的影响较小;但Ⅰa 类的二氢吡啶类药物对细胞膜电压依赖性较强,有利于对病变血管的选择性作用;在相同的治疗剂量下,可使高血压患者的血压下降,而对正常血压的影响较小。

(2)Ⅰb 类

地尔硫䓬类能结合、作用于形成 L 型电压门控钙通道口的Ⅳ跨膜区的 P 区、Ⅳ跨膜区的 S5 域～S6 域连接袢的细胞膜外侧部分。

(3)Ⅰc 类

苯烷胺类如维拉帕米,能结合、作用于与 L 型电压门控钙通道 α_1 亚单位Ⅳ跨膜区的膜内侧及相连的胞内 N-端,从而阻断 L 型电压门控钙通道,在其发挥作用前,须通过钙离子通道进入细胞;L 型电压门控钙通道活化、开放的次数越多(心率越快),维拉帕米越易进入细胞、越易阻断 L 型电压门控钙通道;因此维拉帕米可治疗室上性心动过速、减慢房室传导。维拉帕米作用于开放状态的 L 型电压门控钙通道,具有频率依赖性。

3. 钙通道阻断剂的作用机制

(1)钙离子通道状态依赖性结合

钙通道阻断剂与钙离子通道的结合,与钙离子通道状态、钙通道阻断剂的理化性质关系密切。钙通道阻断剂能状态依赖性地结合钙离子通道(调制受体模型)。一般钙离子通道有三种状态:静息态、激活态、失活态。

细胞静息时,钙离子通道处于静息态;去极化期间,较多的钙离子通道处于激活、开放态。细胞超极化期间,较多的钙离子通道处于失活、关闭态。亲水性的Ⅰb类的维拉帕米和地尔硫䓬,易与活化、开放的L-型电压门控钙通道结合,抑制通道开放。疏水性的Ⅰa类硝苯地平,易与失活、关闭状态的L-型电压门控钙通道结合,延迟失活、关闭状态的L-型电压门控钙通道的恢复,使较多的L-型电压门控钙通道稳定在失活、关闭态,从而减少对钙离子通道的利用度。

(2)钙离子通道频率依赖性结合

Ⅰ类钙通道阻断剂对L型电压门控钙通道的阻断可分为:张力依赖性阻断和频率依赖性阻断。细胞长时间在静息态时,Ⅰ类钙通道阻断剂易产生持续性张力依赖性阻断,Ⅰ类钙通道阻断剂的张力依赖性阻断强度顺序,依次为Ⅰa>Ⅰb>Ⅰc。在一定范围内,心脏起搏频率越快,一些Ⅰ类钙通道阻断剂的阻断作用越强,此为频率依赖性阻断。Ⅰ类钙通道阻断剂的频率依赖性阻断强度顺序,依次为Ⅰc>Ⅰb>Ⅰa。

(3)钙通道阻断剂对通道钙电流的瞬时增加作用

许多钙通道阻断剂对钙通道表现为双向作用,即除了对钙通道的阻断作用外,在某些情况下可对钙通道产生一些激活作用。二氢吡啶类硝苯地平/苯烷胺类维拉帕米,在心肌和血管平滑肌细胞,有时能瞬时增加钙电流20%,能使钙离子通道激活、开放时间延长,关闭时间缩短。

4. 体内过程

钙通道阻断剂口服均能吸收,但因肝脏首过消除较强(几乎所有的钙通道阻断剂,均在肝脏被细胞色素p450氧化酶代谢为无活性的物质,然后经肾脏排出),生物利用度一般较低,其中氨氯地平生物利用度为60%～65%。硝苯地平、维拉帕米、地尔硫䓬的血清除半衰期较短,约为4小时,但其缓释制剂和第二代二氢吡啶类药物如非洛地平、尼群地平等的血清除半衰期较长,药效可保持24小时,因此每天给药1次即可。根据药代动力学及药效学特性不同,又可将每类钙通道阻断剂分为第一代、第二代和第三代化合物。(表11-1)

表11-1 钙通道阻断剂的分类

组别	第一代	第二代		第三代
		新剂型(Ⅱa)	新化合物(Ⅱb)	
二氢吡啶类	硝苯地平	硝苯地平缓释剂	贝尼地平,伊拉地平	氨氯地平
	尼卡地平	尼卡地平缓释剂	马尼地平,尼伐地平	拉西地平
	尼群地平	非洛地平缓释剂	尼莫地平,尼索地平	
苯二氮䓬类	地尔硫䓬	地尔硫䓬缓释剂		
苯基烷氮类	维拉帕米	维拉帕米缓释剂	戈洛帕米	

第一代钙通道阻断剂,起效快,短效,略负性心肌传导、负性心肌收缩力,需多次给药,副作用较多,可引起反射性交感神经兴奋,导致心肌耗氧量增加、促发心律失常,对心脏病患者有一定风险;但对脑卒中的预防效果良好,可降压、治疗心绞痛等。

第二代钙通道阻断剂,其中Ⅱa类基本上为第一代钙通道阻断剂的缓释剂,而Ⅱb类则为新药;与第一代钙通道阻断剂相比,第二代钙通道阻断剂作用较持久,降压作用较强;然而第二代钙通道阻断剂药代动力学不够理想:①第二代钙通道阻断剂24小时降压作用有波动;②第二代钙通道阻断剂活性易迅速降低、作用易很快消失;③第二代钙通道阻断剂有间断的自主神经系统激活作用;④控释剂型第二代钙通道阻断剂并不是100%释放。尼索地平抗心绞痛较快。

第三代钙通道阻断剂平稳起效、谷峰水平比值高,有长效作用,例如氨氯地平血清除半衰期达35～50小时,每天1次,用量小,活性大,可降压、抗心绞痛不会因导致血压下降而引起心脏和外周的交感神经激活，而这种激活通常是第一、二代钙通道阻断剂的副作用，较安全。

5. 钙通道阻断剂的药理作用

（1）对心脏的作用

——负性肌力作用：钙通道阻断剂常通过抑制、关闭 Ca^{2+} 通道，抑制 Ca^{2+} 内流入心肌细胞，使心肌细胞质内 Ca^{2+} 减少，抑制 Ca^{2+}-肌钙蛋白 C 的相互作用，呈现负性肌力作用。在不明显影响心肌兴奋、细胞膜去极化的情况下，钙通道阻断剂可剂量依赖性地降低心肌收缩力，使心肌兴奋-收缩部分脱耦联，降低心肌耗氧量。钙通道阻断剂如二氢吡啶类、地尔硫草、维拉帕米，还有负性频率、负性传导作用，能降低血压，继而使交感神经活性增高，抵消部分负性心肌肌力作用。硝苯地平的这一作用较明显，可能超过其负性肌力作用，故而表现有轻微的正性肌力作用；硝苯地平扩张血管作用较强，对窦房结和房室结的负性作用较弱（一般二氢吡啶类药物在整体用药时，常不表现负性频率和负性传导作用），有时能反射性加快心率。

而地尔硫草和维托帕米明显具有负性肌力、负性频率、负性传导作用，能延长房室结不应期，延缓房室结传导，故临床上可用于室上性心动过速和心房颤动的治疗；地尔硫草和维托帕米对缺血心肌有保护作用，可逆转左室肥厚，能减少缺血心肌细胞质的钙离子，避免缺血心肌细胞坏死，能起保护心肌的作用。

——负性频率和负性传导作用：窦房结和房室结等慢反应细胞的 4 相缓慢自动除极，由 T 型电压门控钙通道控制 Ca^{2+} 内流而引发，而 0 相去极化由 L 型电压门控钙通道调控的细胞外 Ca^{2+} 内流而引发。

钙通道阻断剂能降低窦房结起搏点的兴奋性、放电频率，延长窦房结起搏点的有效不应期，能使折返环经房室结产生的室上性心动过速中止，可减慢房室结的传导速度，减慢心率，这是钙通道阻断剂治疗室上性心动过速的基础。钙通道阻断剂的这种负性频率作用，常可被血压下降引起的反射性心率加快所抵消，所以钙通道阻断剂治疗窦性心动过速时的疗效欠佳。

——保护心肌作用：①直接作用，钙通道阻断剂可减少细胞质钙离子超载，减少 ATP 的分解，减少细胞坏死，能保护心肌的结构与功能的正常。②间接作用，钙通道阻断剂能扩张冠状动脉、增加心脏供血，其负性肌力作用可减少心脏做功，减轻心肌损伤，有抗血小板聚集的作用，参与对心肌的保护。钙通道阻断剂能降低血压、减小心脏的室壁应力，从而降低心肌耗氧。

（2）对血管平滑肌的作用

因血管平滑肌的肌浆网钙库贮量较小（与心肌细胞不同），血管收缩时所需要的 Ca^{2+} 主要来自细胞外，故血管平滑肌对钙通道阻断药很敏感，能明显舒张血管（主要舒张冠脉和阻力动脉，可治疗心绞痛和高血压）。二氢吡啶类舒张动脉血管、降压作用较明显，还能扩张外周血管、肾小动脉，对静脉作用较小、不增加静脉容量，不易引起直立性低血压。对脑动脉较敏感的尼莫地平，能舒张脑动脉，增加脑血流量。钙通道阻断剂可舒张外周血管，解除其痉挛，可用于治疗外周血管痉挛性疾病。钙通道阻断剂能阻断 Ca^{2+} 内流入血管平滑肌细胞，保护血管内皮细胞结构和功能，减轻血管钙化，抑制血管平滑肌增殖，可抗动脉粥样硬化。血管内皮细胞含 Ca^{2+} 通道不多，钙通道阻断剂作用后有一些改善内皮功能的作用，与钙通道阻断剂通过抑制钙调蛋白/钙调蛋白激酶信号通路有关，能明显抑制血管壁增厚，延缓血管狭窄的发生。硝苯地平、地尔硫草、维拉帕米舒张冠脉较明显。

钙通道阻断剂能使外周血管阻力降低，血压下降；这些作用以二氢吡啶类钙通道阻断剂最明显；当冠状动脉处于收缩状态时，二氢吡啶类的这种舒张作用很明显，能降低冠状动脉阻力，增加冠状动脉血流量，对以冠状动脉痉挛为主的变异型心绞痛效果较好，是抗心绞痛治疗的有效药物。二氢吡啶类钙通道阻断剂有高度血管选择性，易扩张冠状动脉，并改善侧支循环，易扩张脑、肾、肠系膜及肢体血管。还能松弛呼吸道、消化道、泌尿道、子宫的平滑肌。

（3）对血流动力学的影响

钙通道阻断剂的血流动力学效应，因所用药物不同而有差异，但不论用药前血压水平如何，钙通道阻断剂均能较快地降低血压、降低全身外周血管阻力，对心、脑血管的舒张作用比对其他血管强。钙通道阻断剂扩张血管的效果，与治疗前小动脉血管床的阻力相关，用药前小动脉血管床阻力、血压越高，钙通道阻断剂一般降压幅度越大。钙通道阻断剂长期用药后，在高血压患者可见持续性降压作用；而在血压正常者，钙通道阻断剂的降压作用极弱。

不同钙通道阻断剂降压时，对心率及心排出量影响不同。短效硝苯地平，常可因引发血压下降而反射性引起交感神经兴奋，用药后可立即加快心率，使心排出量增加，长期用药时仍有持续作用，常伴有血去甲肾上腺素水平升高，心率增快、心肌收缩力增强、心排出量增加、心功能加强；至少部分由心脏后负荷降低、反射性心脏兴奋所致。

长效二氢吡啶类药物(如硝苯地平长效制剂)降压作用起效相对缓慢，血药水平波动较小，血压控制较平稳，交感神经活性变化不明显，反射性心率增快较少。对于伴有或不伴有高血压的缺血性心脏病患者，不同长效二氢吡啶类药物舒张冠状动脉的作用是等同的。

维拉帕米由于抑制窦房结自律性及房室结传导，常减慢心率，但并不降低心排出量；维拉帕米适用于高血压伴室上性心动过速的冠心病患者。有左室射血功能严重受损的患者，对维拉帕米的负性肌力作用较敏感，不宜使用。

地尔硫䓬对心脏的作用介于硝苯地平与维拉帕米之间，地尔硫䓬能降低外周阻力而使血压下降，地尔硫䓬降压剂量时，可引发心肌收缩力降低，窦房结兴奋性下降、房室传导减慢；地尔硫䓬可增加心/肾血流量，对骨骼肌血流量影响较少，适用于高血压伴室上性心动过速的冠心病患者。

(4)对脑、肾血流的影响

亲脂性较强的二氢吡啶类药物拉西地平、尼莫地平、尼卡地平，易通过血脑屏障，能对脑血管选择性扩张，常在尚未明显降低血压时即可改善脑循环，在局部脑血管痉挛性收缩时作用尤为明显，易稳定增加脑血流量、对脑细胞缺血性损伤有保护作用；临床上，亲脂性较强的二氢吡啶类药物，主要用于脑血管病的治疗，其体循环降压的效力甚微。

高血压病患者常有肾血管阻力增加、肾血流量降低。依福地平能同等程度地舒张肾小球入球小动脉和出球小动脉，地尔硫䓬和尼群地平主要可舒张出球小动脉；结果都能使肾小球血流量、滤过率增加，排钠利尿，肾小球内压降低；同时由于钙通道阻断药降低血压，可防止肾小球动脉内压过高、肾小球过度滤过，可安全地改善肾血流，保护肾脏。钙通道阻断剂对支气管、胃肠道、输尿管、子宫的平滑肌，有一定的松弛作用。(表 11-2)

表 11-2 钙通道阻断剂的心血管效应的比较*

效应	维拉帕米	硝苯地平	尼莫地平	尼卡地平	地尔硫䓬
负性心肌肌力作用	4	1	1	0	2
负性心率作用	5	1	1	1	5
负性心肌传导作用	5	0	0	0	4
舒张血管作用	4	5	5	5	3

*0～5 指作用强度由弱到强的程度。

(5)抗动脉粥样硬化作用

细胞质高水平钙离子参与动脉粥样硬化的病理过程，如平滑肌细胞增殖、脂质沉积、纤维化，钙通道阻断剂可干扰这些过程：一是减少钙离子内流，钙通道阻断剂能减轻细胞质钙离子超载造成的动脉壁损害；二是抑制生长因子促平滑肌细胞增殖，抑制细胞外基质合成，增加血管壁顺应性；三是抑制脂质过氧化；四是增加细胞质 cAMP 含量，提高溶酶体酶等的蛋白质水解活性，能增加富含胆固醇的脂蛋白的清除，减少细胞内胆固醇，减少低密度脂蛋白的过氧化，改善动脉壁脂蛋白的代谢，抑制斑块发生发展；五是钙通道阻断剂可保护血管内皮细胞，减少细胞内氧化应激，抑制血管平滑肌细胞增殖、迁移，抑制中性粒细胞、巨噬细胞、血小板激活。钙通道阻断剂抗动脉粥样硬化的作用，与其降低血压的作用不相平行；与其他降压药物相比，在降压效果一致的情况下，钙通道阻断剂能明显延缓动脉内膜中层增厚，具有血管保护作用。硝苯地平可降低细胞内胆固醇水平。

（6）对红细胞和血小板结构与功能的影响

①对红细胞的影响：红细胞膜富含磷脂成分，红细胞细胞质内高水平钙离子，能激活磷脂酶降解磷脂，破坏红细胞膜结构，使红细胞膜脆性增加，易发生溶血。钙通道阻断剂能抑制钙离子流入红细胞细胞质，保护钙泵/钠泵活性，减轻细胞质钙离子超载，可增加红细胞变形能力，防止红细胞发生溶血，降低血黏度。

②对血小板活化的抑制作用：血小板活化后，细胞膜钙离子通道开放→细胞质钙离子水平升高→肌动蛋白收缩→膜受体暴露，易引发血小板聚集。钙通道阻断剂可阻断血小板细胞膜钙离子通道，减少钙离子内流，抑制血小板的第一时相可逆性聚集，也抑制血小板的第二时相不可逆性聚集，抑制血小板活性产物的合成、释放，增加血小板膜磷脂，稳定血小板膜；如地尔硫䓬能抑制血栓素的产生，可抑制由 ADP、5-HT 等所引起的血小板聚集；地尔硫䓬能改善血管内皮功能，使生理性一氧化氮、前列环素合成增加，可减少血小板聚集、改善组织血流。

③对肾脏功能的影响：钙通道阻断剂降低血压时，较少伴有水钠潴留作用。在高血压病患者，尼卡地平和非洛地平在降血压时，能明显增加肾血流量，排钠利尿、保护肾脏，对伴有肾功能障碍的高血压病和心功能不全的患者的治疗较有效。

（7）对左心室肥厚的作用

病理性左心室肥厚常见于高血压患者等，可导致心脏猝死、心肌梗死、心力衰竭，钙通道阻断剂治疗高血压时，往往在血压尚未完全控制时，已见病理性左心室肥厚逆转，还可减少心脏内源性血管紧张素Ⅱ、内皮素-1、儿茶酚胺等的释放，有助于减轻病理性左心室肥厚。

（8）对血脂血糖的影响

钙通道阻断剂能降低血 β 血小板球蛋白的水平，升高血高密度脂蛋白及载脂蛋白 A-Ⅰ/A-Ⅱ的水平，能降低血载脂蛋白 E、低密度脂蛋白的水平，下调血低密度脂蛋白/高密度脂蛋白的比值、载脂蛋白 B/A-Ⅰ的比值，能治疗高血压合并高血脂。

（9）对内分泌的作用

神经细胞分泌的激素与旁分泌因子也参与心血管疾病的发生。钙通道阻断剂能抑制垂体分泌加压素、促肾上腺皮质激素、醛固酮，能抑制交感神经末梢释放去甲肾上腺素，有微弱的非特异性抗交感神经作用，能抑制血神经肽 Y 水平升高，促进血神经降压素水平升高，有利于降压。

（10）抗炎作用

钙通道阻断剂可明显抑制血栓素的活性，减轻炎症组织的出血、坏死，可稳定肥大细胞膜、阻止细胞脱颗粒，抑制淋巴细胞转化、抑制白介素 2 的产生，减轻炎症。

（11）改善内皮细胞功能的作用

内皮细胞功能的障碍，可导致血浆内皮素水平的升高与生理性一氧化氮水平的下降，易引起血压升高、加重血管内皮的损伤。高水平内皮素可激活、开放 L 型电压门控钙通道，能激活磷脂酶 C/三磷酸肌醇，再促进肌浆网钙库释放储存的钙离子，促使血管收缩；可促进原癌基因表达而致心肌细胞肥大，促进血管紧张素Ⅱ释放增多，参与左室肥厚的形成，可损害心脏。钙通道阻断剂能阻断钙离子内流，降低血浆内皮素水平，升高血浆生理性一氧化氮水平，改善内皮细胞功能，能降压和保护靶器官。

（12）不良反应

钙通道阻断剂相对比较安全，但作用较广泛，选择性相对较低。钙通道阻断剂的不良反应，与其导致血管扩张、心肌抑制等有关，一般有颜面潮红、头痛、眩晕、恶心、便秘、多尿等，随着用药时间的延长，症状可减轻。

钙通道阻断剂较严重的不良反应有：低血压、心动过缓、房室传导阻滞、心功能抑制等。钙通道阻断剂单用时直立性低血压并不常见，主要见于钙通道阻断剂与其他降血压药物联用时，多发生于老年患者，必要时降低药物剂量。心动过速主要见于二氢吡啶类，为药物扩血管后反射性激活交感神经所致，与β肾上腺素受体阻断剂合用可减少其发生，两者有协同作用。研究发现，8 350例高血压患者曾接受中剂量（每天30～50 mg）、高剂量（每天60～80 mg）短效硝苯地平用于冠心病预防，可略增加冠心病死亡率；地尔硫䓬、维拉帕米也有类似情况；因此心肌梗死患者不宜使用短效硝苯地平等。

6. 钙通道阻断剂的应用

钙通道阻断剂可通过对心脏的负性肌力、负性频率、负性传导及舒张动脉，对心绞痛、高血压、快速心律失常、心肌肥厚、脑卒中、肾功能受损、肺动脉高压、舒张性心脏功能不全、冠脉缺血再灌注损伤等治疗；其适应证包括：老年高血压、收缩期高血压、心绞痛、冠心病（常伴血脂紊乱、高尿酸血症等）、糖尿病、周围血管疾病、妊娠高血压；尤其适合于卒中高危的亚洲人。本药缓释片按一级速率释放，先多后平；其控释片按零级速率恒定释放。

（1）高血压

抗高血压药物包括：一线药物血管紧张素转换酶抑制剂（ACEI）、血管紧张素受体AT1R阻断剂（ARB）、钙通道阻断剂（CCB）、利尿剂及二线药物β受体阻断剂、α受体阻断剂。钙通道阻断剂降低血压较可靠，对血中脂、糖、尿酸、肌酐、电解质等的水平无不良作用，尤其适用于年龄较大、收缩压较高、低肾素型、外周血管阻力较高的高血压患者，能减少脑血管并发症的发生。

在预防高血压脑卒中时，钙通道阻断剂（如地尔硫䓬、拜新同）一般比利尿剂及β肾上腺素受体阻断剂疗效好，能使高血压卒中发生率降低26.8%，全部心脏事件发生率降低34.6%，冠心病事件发生率降低32.5%，全因死亡率降低30.4%，心血管死亡率降低33.2%，癌症发生率降低36.4%左右。

钙通道阻断剂治疗高血压效果的个体差异较小，对血压＜140/90 mmHg的患者有效率为80.4%，效果较肯定，其中二氢吡啶类如硝苯地平、尼卡地平、尼莫地平等，扩张外周血管、脑血管的作用较强，可长期用于治疗重度高血压，外周阻力可下降30%～40%，肺循环阻力也下降，故适合于并发心源性哮喘的高血压危象患者。维拉帕米和地尔硫䓬可用于轻、中度高血压。

临床应用时应根据具体病情选用适当的药物，如兼有冠心病的患者，以选用硝苯地平为宜；伴有脑血管病者，宜选用尼莫地平；伴有快速型心律失常者，最好选维拉帕米。这些钙通道阻断剂可单用，也可与其他药物如β受体阻断药普萘洛尔合用，以消除硝苯地平因扩血管作用所产生的反射性心动过速；钙通道阻断剂也可与利尿药合用以消除水钠潴留，并加强降压效果。

钙通道阻断剂治疗高血压的特点：

——钙通道阻断剂在东方人群中降压疗效较为突出。中国有人观察5万多例高血压患者中的降压疗效，随访10周后，完成非洛地平治疗方案的患者的血压达标率（舒张压≤90 mmHg）为86.97%，而非洛地平治疗期间按医嘱服药的患者的血压达标率为95.6%，血压达标疗效的个体差异较小。

——钙通道阻断剂对老年患者有较好降压疗效。老年收缩期高血压较多见，多有高血容量、低肾素、大动脉顺应性降低，有较高的脑卒中风险，适用钙通道阻断剂治疗，同时能减少脑卒中事件的发生。荟萃分析发现，二氢吡啶类能使老年收缩期高血压患者总体死亡率下降32%、脑卒中和心肌梗死发生率分别下降37%和25%，二氢吡啶类疗效与患者收缩压的明显下降有关。年龄≥55岁老年收缩期高血压的初始治疗，应首选钙通道阻断剂、利尿剂。

——钙通道阻断剂降压起效迅速，可使高危高血压患者血压尽快达标，可改善远期预后。研究发现，高危高血压患者如果在治疗的头6个月内，收缩压不能控制在140 mmHg以下，患者发生脑卒中、心血管疾病的危险性，会比降到140 mmHg以下的患者明显增加；氨氯地平组、缬沙坦组使血压达到同一水平所需时间不一样，氨氯地平降压更迅速；缬沙坦降压不够迅速。

——钙通道阻断剂应用范围广泛。高钠摄入不影响钙通道阻断剂的降压疗效，故适用于嗜盐的中国北方人；使用非类固醇类抗炎药时，不干扰钙通道阻断剂的降压效果；钙通道阻断剂对嗜酒的高血压患者，常有较显著的降压作用。

二氢吡啶类只有相对禁忌证，没有绝对禁忌证，这有助于提高对高血压的治疗率和控制率。对 65 岁以上的高血压患者，二氢吡啶类心血管病年发病风险率是 2%，心力衰竭发病风险率是 1%，糖尿病发病风险率是 1.1%。钙通道阻断剂治疗这部分患者的成本-效果比较合理，应作为一线药物，适用于各种年龄的高血压患者及合并有糖尿病和冠心病的高血压患者。55 岁以上的高血压患者应首选二氢吡啶类，也可选用噻嗪类利尿剂。

有人对 162 341 例高血压患者的治疗进行荟萃分析，发现钙通道阻断剂降低收缩压的幅度较大，能减少除心力衰竭外的主要心血管事件，使患者发生脑卒中和冠心病的相对风险较低，可降低脑卒中相对风险 12%（中国高血压病患者脑卒中的发生率是心肌梗死发生率的 4～8 倍）。研究报道，中国高血压患者使用钙通道阻断剂治疗后，可使致死性脑卒中的风险降低 44%～55%，使脑卒中后脑痴呆的风险下降 50%，可预防脑卒中。

有人用血管内超声直观诊断方法证实，氨氯地平能延缓冠状动脉/颈动脉的粥样硬化进展；在降压幅度相似的情况下，氨氯地平对斑块体积的逆转作用，优于依那普利。应用长效二氢吡啶类药物，慢性稳定性心绞痛患者的死亡/心血管事件发生率减少 11%，新发的心力衰竭发生率减少 29%，高血压终点事件风险减少 13%，心绞痛住院风险减少 41%；提示在稳定型冠心病治疗常规基础上，加用长效二氢吡啶类钙通道阻断剂可能是有利的选择。

以长效钙通道阻断剂为主体联合血管紧张素转换酶抑制剂的治疗方案，通过长期积极的血压控制，能有效降低心血管死亡风险，已确立了在各类高血压患者（冠心病、糖尿病患者、老年高血压）中的治疗地位，可使死亡和总体冠脉事件的风险减少 14%，脑卒中风险减少 23%，心血管死亡风险减少 24%，新发糖尿病风险减少 32%；此联合治疗方案对中国患者疗效更佳、易获益，有推广意义。

老年高血压患者合并症较多，血压难以控制时可给予长效二氢吡啶类的氨氯地平、非洛地平，不增加心率，能降低 24 小时平均血压。老年高血压患者合并稳定性心绞痛/心力衰竭时，也可给予氨氯地平、非洛地平。老年高血压患者合并房颤时，可联用β受体阻断剂。老年高血压患者合并心动过缓时，可给予短效二氢吡啶类的硝苯地平。老年高血压患者肺水肿、严重左室心脏功能不全时，避免应用维拉帕米、地尔硫䓬（有负性肌力作用）。急性血压过高的高血压患者，可给予地尔硫䓬 10 mg，1 分钟内静脉注射完，然后以 5～15 μg/(kg・min)静脉滴注。

（2）快速心律失常

三代钙通道阻断剂减慢心率的作用程度有一些差异。维拉帕米和地尔硫䓬减慢心率的作用较明显；硝苯地平减慢心率的作用较差，甚至反射性加速心率，故硝苯地平不用于治疗心律失常。维拉帕米减少 Ca^{2+} 流入心肌细胞，减慢心肌细胞膜去极化；一般给予维拉帕米 5～10 mg 用 10～20 ml的 5%葡萄糖注射液稀释，缓慢静脉注射；无效时 20～30 分钟后可重复一次，总量不超过 20 mg；地尔硫䓬可治疗房性期前收缩、房室结内折返性心动过速、房性心动过速、房扑、房颤、特发性室速等，但预激综合征禁用。钙通道阻断剂治疗室上性心动过速及后除极触发活动所致的心律失常，有较好效果。

（3）缺血性心绞痛

长效钙通道阻断剂/短效钙通道阻断剂＋β受体阻断剂，可治疗稳定性心绞痛、变异型心绞痛。缺血性心绞痛患者不能应用硝酸酯、β受体阻断剂时，可应用长效地尔硫䓬（扩张冠脉血管、降低心脏耗氧量，可给予每次 45～90 mg，每天2 次，口服），一般少选维拉帕米（有负性心肌肌力作用）。

钙通道阻断剂对各型心绞痛都有不同程度的疗效：

——变异型心绞痛：它常在休息时如夜间或早晨发作，由冠状动脉痉挛所引起。给予硝苯地平疗效较佳；

——稳定型（劳累性）心绞痛：它常见于冠状动脉粥样硬化患者，休息时并无症状，此时心脏的血液供求关系较平衡。劳累时心脏做功增加，血液供不应求，可导致心绞痛。钙通道阻断剂能通过舒张冠脉、减慢心率、降低血压、减少心肌收缩而发挥治疗效果；三代钙通道阻断剂均可使用。欧洲有人证实，最佳基础心绞痛治疗＋硝苯地平控释片对7 665例稳定型心绞痛患者有较好的安全性，还能为患者的心血管预后带来一定益处；平均随访5年，与最佳基础心绞痛治疗＋安慰剂组比，两组患者的一级安全性终点没有显著性差别。

——不稳定型心绞痛：它较为严重，昼夜都可发作，由动脉粥样硬化斑块形成/破裂、冠脉张力增高所引起。维拉帕米和地尔硫䓬的疗效较好，硝苯地平宜与β受体阻断剂合用。

（4）心肌肥厚

高血压心肌肥厚时，可给予钙通道阻断剂；肥厚型梗阻性心肌病、扩张型心肌病时，首选β受体阻断剂；也可在应用强心剂、利尿剂、血管紧张素转换酶抑制剂的基础上，应用维拉帕米缓释片（每天120～360 mg，1～2年）、地尔硫䓬（每天90～180 mg，1～2年）。

（5）脑血管病

脑血流不足时，易引发神经细胞内钙离子超载，可给予长效钙通道阻断剂（如氨氯地平）2～4年，能减少清晨高血压，延缓动脉粥样硬化发展，减少动脉壁厚度，减少脑血管意外，改善脑血流，能使脑卒中发生率比给予β受体阻断剂、利尿剂的患者减少38%～57%。脑血流不足时，也可给予尼莫地平缓释片，每天60～120 mg，分3次服，可服1个月。尼莫地平缓释片、氟桂利嗪等能显著舒张脑血管，增加脑血流量，可治疗短暂性脑缺血发作、脑血栓形成、脑栓塞。

（6）肺动脉高压

长效钙通道阻断剂（如氨氯地平每天30 mg、地尔硫䓬每天720 mg，分次口服）对15%肺动脉高压有效。

（7）舒张性心脏功能不全

维拉帕米、地尔硫䓬的缓释片可用于治疗舒张性心脏功能不全，给予这些长效钙通道阻断剂治疗舒张性心脏功能不全是安全的。

（8）肾功能受损

肾功能受损的患者，应先控制血压（应＜130/80 mmHg）、控制血糖，再给予钙通道阻断剂。钙通道阻断剂虽不是慢性肾病的强适应证，但是钙通道阻断剂对血压的有效控制，可扩张肾小球出、入球小动脉，结果不易造成肾小球的高灌注压、高滤过，使肾小球内的血流动力学变化得到改善，可保护肾脏。高血压合并慢性肾病大量蛋白尿时，治疗目标血压要求更低，需要联用钙通道阻断剂。

（9）冠脉再灌注损伤

冠脉再灌注损伤、微栓塞、细胞质钙离子超载，可导致介入治疗后无复流，可给予硝酸甘油（200 μg＋生理盐水10 ml，静脉注射，能扩张心外膜动脉）、维拉帕米（每次0.1～0.2 mg，2分钟内静脉注射完，总量1.0～1.5 mg，能扩张心脏冠脉阻力动脉）、地尔硫䓬（每次0.5～2.5 mg，2分钟内静脉注射完，总量5～10 mg，能扩张心脏冠脉阻力动脉）。

急性心肌梗死时避免应用一般的钙通道阻断剂。钙通道阻断剂还可用于治疗外周血管痉挛性疾病、预防动脉粥样硬化、治疗支气管哮喘及偏头痛等。

（10）中药的钙通道作用

20世纪80年代我国提出中药钙通道阻断剂的研究方向，已发现很多活血化瘀、益气养血中药，对心肌细胞钙通道有阻断作用，已发现一些单味中药的有效成分，而中药复方近几年也多有报道。

①白藜芦醇：是白藜芦的羟基二苯乙烯类化合物，能阻断心肌细胞L型电压门控钙通道，减少钙离子内流，延长不应期，减少早后除极的发生，有抗心律失常作用；可抑制心肌细胞钙超载，下调心肌细胞的传导性，可消除房室结折返激动所致的室上性心动过速。

②葛根素：是葛根的黄酮，能阻断心肌细胞L型电压门控钙通道，可减少钙离子内流量的20%，能抗心肌缺血和抗心律失常，可保护心肌、扩张血管、降低血压，抗血小板聚集，可用于治疗心绞痛、心肌梗死、心律失常等。

③人参皂苷单体Rb1：能抗缺血性心肌损害，可阻断L型电压门控钙通道，抑制Ca^{2+}内流，降低细胞质的Ca^{2+}水平，有负性肌力作用，可减少心脏做功，减少心肌耗氧；也有利于线粒体将过多的Ca^{2+}排出，减轻线粒体钙超载，增加ATP的产生，减少活性氧，保护心肌功能。

④川芎嗪：是中药川芎的有效成分之一，其化学结构为四甲基吡嗪，可阻断L型电压门控钙通道，抑制Ca^{2+}内流，降低细胞质的Ca^{2+}水平，抑制Ca^{2+}内流，降低细胞质的Ca^{2+}水平，有舒张血管、抑制血小板聚集等作用，多用于心、脑血管疾病的治疗。

⑤丹参素：是丹参活性成分，即D(+)β(3,4-二羟基苯基)乳酸，可剂量依赖性阻断细胞膜L型电压门控钙通道，抑制Ca^{2+}内流，降低细胞质的Ca^{2+}水平，能舒张冠脉，显著增加冠脉血流量。

⑥丹皮酚：系牡丹根皮的活性成分，可剂量依赖性地阻断心肌L型电压门控钙通道，抑制Ca^{2+}内流，降低细胞质的Ca^{2+}水平，可使动作电位时程明显延长，具有抗心律失常、降压、负性频率、减少心肌耗氧量的作用。

⑦冬虫夏草：对多个器官有调节作用，毒副作用低，能开放心肌细胞钾通道，可剂量依赖性地阻断心肌L型电压门控钙通道，抑制Ca^{2+}内流，降低细胞质的Ca^{2+}水平，有抗心律失常作用。

⑧红花：红花具有扩血管、降血压、降血脂、抗凝、抗炎和提高耐缺氧能力等作用，临床可用于治疗缺血性心脏病、脑卒中等，能获得良好疗效。红花黄素为水溶性查尔酮类化合物，能阻断心肌细胞膜L型电压门控钙通道，减少钙离子内流，使动作电位时程延长。

⑨小檗碱：为异喹啉生物碱，低水平小檗碱即能抑制心肌细胞L型电压门控钙通道，对药物、电刺激、心肌缺血再灌注等诱发的心律失常有明显防治作用；而高水平小檗碱又能激动心肌细胞内钙库释放钙离子，对心脏有正性肌力作用。

⑩淫羊藿的总黄酮：主要由淫羊藿苷、淫羊藿次苷、异槲皮素、金丝桃苷等构成，能促进免疫功能、造血功能，参与骨代谢，抗衰老、抗肿瘤、抗氧化，增强心血管活动功能，可降低动脉血压、左室收缩压、左室舒张末压、室内压最大上升速率、室内压最大下降速率，呈剂量依赖性；可使冠脉流量增多，能缩短动作电位时程，可抑制、关闭心肌细胞膜L型电压门控Ca^{2+}通道，有一定心肌保护作用。

⑪黄芪：有强心作用，能逆转急性心肌梗死后形成的电重构，能调节心肌细胞膜L型电压门控钙通道，有心肌保护作用，能消除心律失常。

⑫当归提取物：对心血管系统有广泛而复杂的药理作用，可剂量依赖性抑制、关闭心肌细胞L型电压门控钙通道，有心肌保护作用。

⑬银杏叶提取物：富含黄酮有多种心血管药理活性，可剂量依赖性抑制、关闭心肌细胞膜L型电压门控钙通道，可抗氧化，能抗心律失常。

⑭冠心胶囊：是中药复方制剂，可呈剂量依赖性地抑制、关闭心肌细胞膜L型电压门控钙通道，可减少钙离子内流52%，减慢心率、降低心肌耗氧量、治疗心肌梗死。

⑮复方鳖甲软肝方：有软坚散结、化瘀解毒、益气养血等功效，可剂量依赖性地抑制、关闭心肌细胞膜L型电压门控钙通道，可减少钙离子内流，减慢心率、抗心律失常。

⑯参白注射液：参白注射液的成分是黄芪、人参、柴胡、桔梗、升麻、麦冬的提取物，有益气功效，适当剂量时能开放心肌细胞膜L型电压门控钙通道，增加钙离子内流，有一定正性肌力作用，可改善心肌血流。

⑰炙甘草汤：用于治疗风湿性心脏病、病毒性心肌炎等的心律失常，如室性期前收缩等，可剂量依赖性地抑制、关闭心肌细胞膜 L 型电压门控钙通道，可减少钙离子内流，减慢心率、抗心律失常，可抑制心肌细胞膜电流 $I_{Ca\text{-}L}$，且呈浓度依赖性，其作用机制与西药钙通道阻断剂相同，这可能是炙甘草汤抗心律失常作用的机理。

（何进舟　沐露霞）

进一步的参考文献

[1] MACMILLAN D. FK506 binding proteins: cellular regulators of intracellular Ca^{2+} signalling[J]. Eur J Pharmacol, 2013, 700(1-3): 181-193.

[2] MARKS AR. Calcium cycling proteins and heart failure: mechanisms and therapeutics[J]. J Clin Invest, 2013, 123(1): 46-52.

[3] ZARAIN HA. Regulation of sarco(endo)plasmic reticulum Ca^{2+}-ATPase and calsequestrin gene expression in the heart[J]. Can J Physiol Pharmacol, 2012, 90(8): 1017-1028.

[4] DOBREV D, WEHRENS XH. Calmodulin kinase Ⅱ, sarcoplasmic reticulum Ca^{2+} leak, and atrial fibrillation [J]. Trends Cardiovasc Med, 2010, 20(1): 30-34.

[5] DULHUNTY AF. The ryanodine receptor: a pivotal Ca^{2+} regulatory protein and potential therapeutic drug target[J]. Curr Drug Targets, 2011, 12(5): 709-723.

[6] PRIORI SG, CHEN SR. Inherited dysfunction of sarcoplasmic reticulum Ca^{2+} handling and arrhythmogenesis [J]. Circ Res, 2011, 108(7): 871-883.

[7] STOKKE MK. From global to local: a new understanding of cardiac electromechanical coupling[J]. Tidsskr Nor Laegeforen, 2012, 132 (12-13): 1457-1480.

[8] DIXON RE. L-type Ca^{2+} channel function during timothy syndrome[J]. Trends Cardiovasc Med, 2012, 22(3): 72-76.

第十二章　心肌缺血与心肌病

心肌缺血、缺氧是引发心绞痛、心肌梗死、心功能不全的主要原因，这时冠状动脉供血不能满足心肌代谢、心肌耗氧、供应ATP的需要。心肌耗氧量主要由心室壁张力（心室内收缩压、心室容积、心壁厚度）、心率、心肌收缩力决定。心肌细胞摄取冠脉血氧的65%～75%（接近最大量），故增加摄氧主要靠增加冠脉血流量，最大冠脉血流量可比静息时冠脉血流量增加4～6倍，以满足需要。

心肌缺血包括低血流性及高需血不能满足型，当冠状血管发生粥样硬化斑块、狭窄、闭塞、血栓形成时，低血流，供血量下降；过劳、激动、左心衰竭、心率加快、心房压/心室容积增大、心肌耗氧量增加、交感神经兴奋、细胞因子改变等，可诱发冠状动脉血流明显减少、需血不能满足、心绞痛、心肌梗死、心功能不全等；这时常有冠脉痉挛、冠脉病变加重、血红蛋白和O_2解离、儿茶酚胺/5-HT/多巴胺等分泌过多、血压增高、心率增快、肺动脉压和肺毛细血管嵌压增高、肺/心顺应性减低，左心室收缩力和收缩速度降低、射血速度减慢、左心室收缩压下降、心搏量及心输出量减少、左心室舒张压和血容量增加，使左心室收缩力减弱、不协调，可使左心舒缩障碍，心功能下降。

冠脉血流在收缩期降达近零，故舒张期才获取较多血流，心率加快可使舒张期缩短，限制血供；生理性一氧化氮、腺苷、ATP等供应不足，可使冠脉扩张受限；交感神经紧张、RAS等兴奋、缩血管因子/细胞质钙离子水平上调，可收缩冠脉血管，增加阻力，减少血流。应用硝酸酯类、亚硝酸酯类、钙通道阻断剂、β肾上腺素受体阻断剂等，可降低冠脉阻力、降低心肌耗氧量、降低心输出负荷，能治疗冠脉血流减少，增加心脏缺血组织的氧输送。

一、心脏疾病标志物

心脏疾病的诊断指标除临床症状、体征、心电图/心功能外，主要靠检验各类生化标志物提供实验数据。随着检验医学的不断发展，陆续有许多心脏疾病标志物先后应用于临床，在心肌的诊断、危险性评估、疗效观察、预后估计等方面起重要作用。

一个理想的心脏标志物应该具备下列特点：①敏感性高，在心脏相关疾病发生的早期就出现在血液中；②有高度的心肌特异性，在心肌以外的其他脏器疾病时不升高，并且能随心脏疾病的发展而成比例地水平升高；③在血液循环中较稳定，易于捕获；④检测方法较简单，并很快得到结果；⑤检测价格较合理，易于接受；⑥有良好的分析、诊断的特异性和较低的变异系数。完全理想的标志物常较少，可根据临床症状进行具体分析，可连续监测或联合检测，能提高诊断的敏感度和特异性。随着检验医学的不断发展，一些高精尖技术，如化学发光技术、免疫传感器技术、基因芯片技术、蛋白芯片技术正应用于临床；在心脏疾病的诊断中，超声心动图、核素心血管造影、电子计算机断层扫描、磁共振成像等，也正应用于临床。

1. 传统血清酶学标志物

传统血清酶学标志物除谷草转氨酶外，还包括乳酸脱氢酶及其同工酶、α-羟丁酸脱氨酶、肌酸激酶及其同工酶等，均存在于细胞质中，心肌细胞受损后释放较快，其中分子量较小的肌酸激酶对早期缺血诊断敏感性较高；分子量较大的乳酸脱氢酶由于其血清除半寿期较长，对亚急性心肌梗死诊断有一定价值，但其对心肌缺血诊断的特异性有限。目前肌酸激酶杂化型（MB型）还在临床检测中应用。

2. 炎性反应性标志物

慢性炎症在一些心血管病的发生发展中起重要作用，如在稳定型心绞痛和不稳定型心绞痛患者，血清常见的炎性标志物有白介素-1/6/8/10/18、肿瘤坏死因子 α、单核细胞趋化蛋白 1、血管内皮生长因子、晚期糖基化终末产物(AGEs)等。

3. 急性冠状动脉综合征的斑块不稳定因子标志物

急性冠状动脉综合征是冠状动脉粥样硬化斑块不稳定、破裂、出血、血栓形成所致冠脉管腔完全/不完全闭塞引起的，临床上常以急性心肌梗死和不稳定型心绞痛为表现。外周血的标志物水平改变，有助于对易损斑块引发的急性冠状动脉综合征的诊断，可及时进行临床干预，血清中的斑块不稳定因子标志物主要包括：基质金属蛋白酶、髓过氧化物酶、细胞间黏附分子(ICAM1)、血管细胞间黏附分子(VCAM1)、氧化型低密度脂蛋白、丙二醛修饰的低密度脂蛋白、可溶性的凝集素样低密度脂蛋白受体、脂质过氧化物、基质降解物、纤维帽破损相关的酶类，它们能离开斑块而进入外周血中。

4. 急性冠状动脉综合征的斑块破裂因子标志物

动脉粥样斑块破裂为急性冠状动脉综合征发生的始动环节。斑块破裂范围可以很大，也可以很小。一般认为，较大的斑块破裂可迅速产生血栓，使冠状动脉完全闭塞，从而导致急性心肌梗死。较小的斑块破裂可产生小的附壁血栓，可造成不稳定型心绞痛或非 Q 波性心肌梗死。血清中的急性冠状动脉综合征形成的斑块破裂因子标志物有：可溶性 CD40L、胎盘生长因子、妊娠相关血浆蛋白 A、磷脂酶 A_2、血清淀粉样蛋白 A、热休克蛋白、核因子 NF-κB、纤维蛋白溶酶等。

5. 急性时相反应蛋白标志物

检查血清急性时相反应蛋白标志物，有助于早期查出冠状动脉的病变、采取相应的治疗措施，主要包括：超敏 C 反应蛋白、α 抗胰蛋白酶、酸性糖蛋白、前白蛋白、转铁蛋白、结合珠蛋白、铜蓝蛋白、补体 C3/C4、纤维蛋白原等。急性心肌梗死后的急性时相反应蛋白标志物的水平变化，常与疾病进程、损伤程度相关；损伤早期，血清超敏 C 反应蛋白、结合珠蛋白、纤维蛋白原、酸性糖蛋白、α 抗胰蛋白酶的水平常很快上升，3 周左右恢复正常；血清前白蛋白、白蛋白、转铁蛋白等的水平 5 天内一直明显下降，3 周左右恢复；血清补体 C3、补体 C4、铜蓝蛋白的水平常中度增高，2 周达峰值。

6. 心肌早期缺血标志物

急性心肌梗死常有胸痛，但胸痛发作之初常不能确定是仅停留于不稳定型心绞痛或已进展至心肌梗死，25%急性心肌梗死患者发病早期可没有典型的临床症状，30%急性心肌梗死患者缺乏心电图的特异改变。目前应用的血清中的心肌早期缺血标志物主要有：血清肌红蛋白、碳酸酐酶、脂肪酸结合蛋白、缺血修饰白蛋白、血清游离脂肪酸等的水平改变，其中血清缺血修饰白蛋白水平升高，常可在心肌缺血 30 分钟后被检出。

7. 心肌缺血坏死标志物

急性冠状动脉综合征如不及时治疗，可出现不可逆的心肌坏死，血清中相关的心肌缺血坏死标志物有：心肌肌钙蛋白、肌球蛋白、肌动蛋白、原肌凝蛋白、糖原磷酸化酶同工酶 BB、胰岛素样生长因子 1、小分子肝素、骨膜蛋白、瘦素、脱氧核糖核酸酶 1、鞘氨醇-1-磷酸、中性白细胞趋化因子、皮质醇等。

8. 纤溶系统分子标志物

根据纤溶系统分子标志物水平来预测冠脉事件，对急性冠状动脉综合征的早期诊断、判断病情、抗凝、溶栓、预后预测的评估，可提供重要的客观依据。血清中的纤溶系统分子标志物主要有：组织纤溶酶原激活剂(t-PA)、纤溶酶原激活物抑制剂 1(PAI-1)、纤维蛋白原、组织因子途径抑制物、血管性血友病因子(vWF)、D-二聚体等。

9. 血管内皮功能标志物

血管内皮细胞功能与动脉粥样硬化的发生发展密切相关，血清中与此相关的血管内皮功能标志物有：脂联素、血管内皮祖细胞、肝细胞生长因子及其受体、血清抗心磷脂抗体、前列腺素、内皮素、血管紧张素Ⅱ、高同型半胱氨酸等。

10. 血栓形成标志物

血栓形成是大多数急性冠状动脉综合征的主要病理生理基础，血清中的代表性血栓形成标志物有：P-选择素、血栓前体蛋白、血栓调节蛋白、血小板选择蛋白、血小板膜糖蛋白Ⅱb/Ⅲa、溶血磷脂酸、血栓素等。

11. 心脏功能不全标志物

脑钠肽（BNP）、N末端BNP原（NT-proBNP），与心血管疾病密切相关，其血清水平的升高程度与左室功能的下降程度密切相关，对于临床诊断和评估心功能不全、心律失常、高血压等心血管疾病具有一定的意义，且在心衰的排除诊断方面具有较高的诊断价值；心功能不全和高血压等导致左室张力增高时，外周循环中血清脑钠肽水平会显著升高。而血清NT-proBNP，与血清脑钠肽呈1∶1生成，血清NT-proBNP较之脑钠肽的血清除半衰期时间更长、水平变化幅度更大，与血清脑钠肽水平有良好的相关性。血清中与此类似的心脏功能不全标志物还有：心钠肽、钠离子/氢离子交换体1、尾加压素Ⅱ等。

12. 造血生长因子标志物

造血生长因子有保护心肌的作用，在对抗心肌细胞的凋亡、动员骨髓干细胞分化并向心肌细胞的归巢、促进侧支循环血管的生成等方面，都发挥着重要作用，血清中的造血生长因子标志物主要包括：促红细胞生成素、促血小板生成素、粒细胞集落刺激因子、血管内皮生长因子等。

13. 转化生长因子β类标志物

转化生长因子β是由多种细胞分泌的一类具有多重生物学效应的生长因子，在心血管方面的主要作用有：①调节细胞外基质蛋白的量，可增加纤连蛋白、蛋白聚糖、胶原蛋白的合成，阻滞基质蛋白降解；②调节心脏组织生长、修复；③对血管内皮细胞的迁移及增殖呈促进/抑制的双相调节作用；④能诱导血管平滑肌细胞表达碱性成纤维细胞生长因子、血管内皮生长因子。

14. 其他心脏疾病相关的蛋白质标志物

此类蛋白质标志物包括：①与心血管增殖性疾病相关的生长抑制因子p27蛋白；②与心血管细胞应激、凋亡、炎性反应相关的钙网蛋白；③与动脉粥样硬化、血管及主动脉瓣膜的钙化、新生内膜形成相关的骨桥蛋白；④参与多种心血管疾病如高血压病、动脉粥样硬化、心肌疾病等的小凹蛋白等。

15. 缺血性修饰白蛋白

缺血性修饰白蛋白（IMA），是近年来发现的在急性冠状动脉综合征的早期即可在血清出现的心肌缺血标志物，而非心肌坏死标志物，在急诊胸痛患者的危险分层、预后评估中具有重要意义，是急性冠脉痉挛、急性冠脉综合征、介入引发心肌缺血时的标志物，具有高敏感度，有高预测价值；但IMA不是急性冠状动脉综合征所特有的标志物，在急性脑卒中、肺动脉栓塞、脑缺血、慢性肾性贫血、肾脏终末疾病等时，血清也可出现IMA水平升高。

人血清白蛋白（HSA）由肝脏合成，其N末端氨基酸常结合Co/Cu/Ni的离子，当心肌缺血再灌注时，组织活性氧产生增多，可使血清白蛋白与这些离子的结合减少，即形成缺血性修饰白蛋白。

16. 急性心肌梗死的标志物

心肌的肌钙蛋白、肌酸激酶-MB亚型的血水平上调，与心肌梗死区大小相关；血清肌钙蛋白水平，在心肌梗死后12小时达峰值，可维持高水平约10天。血清加压素原C端片段水平$<$14 pg/ml及血清肌钙蛋白T$<$0.01 pg/ml，可排除急性心肌梗死。血清心脏型脂肪酸结合蛋白水平，常在心肌梗死早期上调，阳性率为65.8%；血清心脏型脂肪酸结合蛋白、血清肌钙蛋白血水平同时升高，预示高死亡率。急性心肌梗死预后型血清标志物，还有脑钠肽和NT-proBNP、生长分化因子15、类白介素1受体（ST2）、内皮素1、内皮素原1、肾上腺髓质素、超敏C反应蛋白、髓过氧化物酶、基质金属蛋白酶9/2、组织基质金属蛋白酶抑制物（TIMP1）等。

17. 心肌微循环灌注功能评价

心肌微循环是指心脏小动脉和小静脉间的血液循环，是心肌细胞与血液进行物质交换的重要场所。

(1)下调心肌微循环灌注功能的因素

——心肌微血管病变：吸烟、血脂异常、糖尿病等心脏病危险因素，会损害血管内皮功能、影响微血管对舒血管物质如腺苷等的反应，使心肌微血管发生结构破坏，从而造成微血管功能障碍、心肌微循环灌注不足。

——冠状动脉微循环阻塞：冠状动脉粥样硬化不稳定斑块自行破裂，或在介入治疗/溶栓治疗过程中产生碎斑块，或小血栓堵塞冠状动脉微血管，能下调心肌微循环的灌注；冠状动脉斑块释放血管活性因子、组织因子，可引起微血管收缩，加重冠状动脉微循环阻塞。

(2)心肌微循环灌注的评价方法

用于检测、评价心肌微循环灌注的方法包括：体表心电图、放射性核素检查、心肌造影超声心动图、磁共振成像、多层螺旋 CT、一般超声心动图、校正的 TIMI 帧计数(frame count)、心肌呈色分级、冠状动脉内多普勒导丝等。

(3)改善心肌微循环灌注的主要进展

药物治疗：①可给予血小板糖蛋白Ⅱb/Ⅲa 抑制剂，可防止纤维蛋白原(FIB)、血小板活化因子(PAF)、玻连蛋白(VN)、纤维蛋白结合素等结合激活的血小板，能抑制血小板聚集，防止形成血栓，能改善冠脉微循环灌注。②可给予腺苷，能扩张血管，增加微循环灌注血流，可抑制血小板的聚集、黏附。维拉帕米、地尔硫草、硝普钠、山莨菪碱等药物也能在一定程度上缓解微血管痉挛、增加冠脉内血流，但有相关的副作用。

器械装置：研究表明，应用远端保护装置能在实施介入治疗过程中回收碎斑块和血栓栓子，可预防微栓塞。

二、心肌缺血预适应的保护机制

心肌受一次或几次反复的短暂缺血再灌注后，能表现出对后来的长时间缺血损伤抵抗能力的增强，称为缺血预适应。心肌缺血预适应是目前治疗缺血/再灌注损伤最为有效方法之一，其通过调动机体内源性保护体系而发挥作用。目前临床对心肌梗死损伤的保护方法常都是外源性的，如增加心肌氧和能量供应、减轻心脏负担、减少能量消耗。心肌缺血预适应能减少心肌梗死的损伤，促使心肌细胞对继发的缺血损伤耐受。心肌缺血预适应的保护效应常在两个时间窗出现：第一时间窗(即经典的缺血预处理时间窗，也称早期相)，在预处理刺激后立即出现，并持续 1～3 小时；第二时间窗(又叫缺血预处理迟后效应时间窗)，出现在预处理刺激后的 12～24 小时，持续 48～96 小时，保护作用较强。药物预处理可扩大心肌缺血预适应的使用范围，节约处理时间，适于临床应用，能通过药物激发内源性抗心肌损伤物质，模拟心肌缺血预适应，发挥心肌保护作用，能缩小心肌梗死范围，改善心肌收缩力，主要有特异性和非特异性的受体依赖型的保护机制。

1. 特异性受体依赖型的内源性保护机制

包括：①A1 型/A3 型腺苷受体活化，与缺血预适应关系密切；②缓激肽受体 B_2 活化后，可通过释放生理性一氧化氮来改善冠状动脉血流、左室舒张末压、心律失常，参与对心肌保护作用，促缺血预适应；③阿片受体 δ_1 信号通路活化后，可使 K_{ATP}通道开放，关闭钙离子通道，减少细胞质钙离子，能激活热休克蛋白，抑制线粒体双层膜通透孔开放，阻断线粒体释放促凋亡因子，可活化蛋白激酶 C/蛋白激酶 Akt，使糖原合成酶激酶 3β(GSK3β)磷酸化而失活，能促进糖原合成，增加 β-连环蛋白，促进细胞增殖，可使抗凋亡因子 Bcl-2 磷酸化活化、抗凋亡，可促进缺血预适应；④缺血缺氧时，血去甲肾上腺素水平升高，能使 α_1 肾上腺素受体激活，可产生缺血预适应的保护作用；⑤单磷脂 A 能促进产生生理性一氧化氮，可促使降钙素基因相关肽受体表达水平升高，再诱导缺血预适应；⑥其他，血管紧张素Ⅱ受体、内皮素1受体、M2型乙酰胆碱受体、肾上腺素受体、糖皮质激素受体、钠尿肽受体等的信号通路活化后，能激活对再灌注损伤抢救相关的蛋白激酶（包括PI3K/Akt、MEK 1/2、ERK 1/2等信号通路上的蛋白激酶，目前被认为是缺血后处理发挥心脏保护作用的重要靶），能活化对再灌注损伤抢救相关的效应物，如内皮细胞一氧化氮合成酶、生理性一氧化氮、可溶性鸟苷酸环化酶、蛋白激酶G等。结果蛋白激酶G能磷酸化灭活受磷蛋白，能促使肌浆网膜的钙泵（SERCA2a）摄入细胞质钙离子，抑制再灌注时的线粒体双层膜通透孔的开放，抑制释放促凋亡因子等，可保护心肌，诱导缺血预适应。

2. 非特异性受体依赖型的保护机制

（1）ATP敏感性钾通道

腺苷为内源性ATP代谢产物，高水平腺苷在对缺血心肌的保护中起重要作用。腺苷对心肌的保护作用，主要通过Al型腺苷受体起作用，能活化蛋白激酶C，再磷酸化激活、开放细胞膜ATP敏感性钾通道（K_{ATP}通道），关闭细胞膜L型电压门控钙通道，可引发缺血预适应。生理性一氧化氮、单磷脂A、热应激诱导的心脏保护作用也与K_{ATP}通道通道激活、开放有关。

（2）一氧化氮合酶

引发缺血预适应的早期，主要涉及内皮细胞型一氧化氮合酶活性增强并产生生理性一氧化氮，晚期主要涉及诱导型一氧化氮合成酶活性增强并产生一氧化氮。

（3）热休克蛋白

缺血预适应时，高水平表达的热休克蛋白能作为一种分子伴侣，可保护重要的结构蛋白质，维持蛋白质的正常构象，保持线粒体的功能，减少缺血心肌细胞凋亡，能减轻心肌缺血再灌注损伤。

（4）锰超氧化物歧化酶

引发缺血预适应后，线粒体中锰超氧化物歧化酶活化，有抗氧化作用，可以保护心肌。

（5）环氧合酶2

缺血预处理后24小时，环氧合酶2表达增加，能使心肌组织中前列腺素E_2、6-酮-前列腺素$F_{1\alpha}/F_{2\alpha}$含量增加，可抗炎症、扩血管，引发缺血预适应。

3. 心肌缺血再灌注后适应保护

2003年有人提出了心肌缺血再灌注后适应保护的概念，即缺血再灌注后立刻给予一次或多次短暂重复的心肌缺血再灌注，能提高心肌对缺血的耐受性，减轻缺血再灌注损伤，保护心肌。

三、心肌缺血/再灌注损伤与自噬

自噬现象是细胞内的蛋白质及细胞器被溶酶体降解后再利用的过程，生理情况下它能清除无用的、受损的物质，维持内环境稳态；在病理情况如心肌缺血/再灌注时也起重要作用。自噬相关蛋白Atg/Apg/Alut/Cvt形成Atg家族。自噬体形成过程中，常有自噬相关蛋白Atg3、Atg5、Atg7、Atg10、Atg12、MAPI-LC3参与，组成2条泛素蛋白酶体降解通路：自噬相关蛋白Atg12通路和自噬相关蛋白MAPI-LC3通路，这些通路的活化，能促进自噬体的形成。

自噬（如大自噬）的发生过程，可分为4个阶段：①在诱导因素作用下，形成分隔膜，包围细胞质的待降解物；②将待降解物完全包裹形成自噬体；③自噬体沿细胞骨架运动，将包裹物运输至溶酶体内，并与溶酶体融合成自噬溶酶体；④自噬溶酶体经囊泡酸化、活化蛋白水解酶、降解包裹物，产物再循环利用。

缺血可诱导心肌细胞内形成含受损细胞器降解物的自噬体，缺血超过1小时后自噬体数量增加；再灌注可强化自噬。缺氧、细胞内ATP减少、氧化应激、活性氧产生、内质网应激等，也可促进自噬发生；缺血激活的AMP活化的蛋白激酶（AMPK），能通过活化蛋白激酶mTOR/蛋白质翻译启动因子EIF2信号通路，引发表达自噬相关蛋白Atg，促进自噬。在缺血阶段适度的自噬，把无用的物降解供心脏利用有一定的心脏保护作用。再灌注时也能促进线粒体损伤、线粒体双层膜通透孔开放，诱导蛋白水解酶如钙蛋白酶活化，能促进自噬。而再灌注阶段过度自噬，常是有害的，会加速心肌细胞死亡。

四、抗心肌缺血药

抗心肌缺血药物可通过减少心肌耗氧量、增加心肌供氧、减少心绞痛的发作；主要包括硝酸类药物、β肾上腺素受体阻断剂，钙通道阻断剂、改善心肌代谢的药物等。心肌缺血的严重程度取决于冠状动脉供血状况、冠状动脉堵塞程度、血管内皮细胞功能障碍程度等。

1. 硝酸酯类药物

硝酸酯类药物是抗心肌缺血的基本药物，适合于各种类型的心肌缺血患者，机制包括：①通过扩张静脉/动脉，分别降低心脏前/后负荷，降低心脏耗氧量；②通过扩张冠状动脉，减少冠状动脉痉挛，增加冠状动脉血流量，从而增加心肌供血供氧；③改善心室重塑；④抑制血小板聚集；⑤抑制白细胞黏附于血管内皮，保护血管内皮，防止其过氧化；⑥抑制低密度脂蛋白过氧化。一氧化氮在组织中的贮存形式是亚硝酸盐，亚硝酸盐可在组织缺血/缺氧时还原为一氧化氮。硝酸酯可在进入血管平滑肌细胞后，脱氮形成一氧化氮，能活化 cGMP，保护心肌，治疗急性心肌梗死，减轻缺血再灌注损伤。

急性冠状动脉综合征急性期治疗的主要目标，是迅速缓解心肌缺血、预防严重的心血管事件，对于无禁忌证的患者，可即刻使用硝酸酯类药物。一般每隔 5 分钟舌下含服硝酸甘油 0.5 mg，最多可连续用 3 次，然后评估静脉用硝酸甘油的必要性。最初 48 小时内，对缺血持续存在、合并高血压和心力衰竭的患者，可考虑使用静脉注射型硝酸酯类药物。若进行性心肌缺血已控制，应尽早向口服型硝酸酯类药物过渡，因为连续 24 小时静脉使用硝酸酯类药物后可产生耐药性。同时应尽可能加用β肾上腺素受体阻断剂等，可改善预后。

硝酸酯类药物的不良反应包括头痛、面色潮红、心率反射性加快、低血压等，尤以短效的硝酸甘油不良反应更明显。第 1 次含服硝酸甘油时，应注意可能发生的体位性低血压。使用治疗勃起障碍药西地那非者，24 小时内不能应用硝酸甘油等硝酸酯类药物，以避免联用引起低血压；对由严重主动脉瓣狭窄、肥厚型梗阻性心肌病引起的心绞痛，不宜使用硝酸酯类药物，因给药后可降低心脏前负荷并减少左心室容量，从而进一步加重左室流出道梗阻，降低心搏出量，有造成晕厥的危险。尼可地尔是新型硝酸酯类化合物，也是 K_{ATP} 钾离子通道开放剂，能间接阻断钙通道，可改善冠脉血流量，减轻心肌缺血，还有扩张微血管的作用，可用于治疗稳定型心绞痛。尼可地尔可联用标准抗心绞痛药物。

2. β受体阻断剂

β受体阻断剂可改善心肌缺血症状，改善患者预后，机制包括：①抑制儿茶酚胺引起的心肌收缩力增强、抑制心率增快，从而降低心肌耗氧量，改善心肌供氧和需氧之间的平衡；②改善心肌代谢，减少缺血心肌的无氧代谢；③抗心律失常，可增加室颤阈值，减少发生复杂性室性心律失常；④防止动脉粥样硬化斑块破裂。

稳定型冠心病患者应用β受体阻断剂为Ⅰ类推荐、B 级证据；伴陈旧性心肌梗死、心力衰竭、高血压者，应优先使用β受体阻断剂；口服宜从低剂量开始，逐渐递增，静脉制剂(如美托洛尔注射剂)适用于较急重的情况，如急性前壁心肌梗死伴剧烈胸痛及高血压、急性前壁心肌梗死伴不稳定型心绞痛、非 ST 段抬高型心肌梗死伴难以控制的胸痛、非 ST 段抬高型心肌梗死伴高血压等。

所有的冠心病患者，均应长期口服β受体阻断剂；早期因禁忌证未能使用者，出院前应重新评估，以争取应用β受体阻断剂进行二级预防。研究表明，美托洛尔可使心绞痛发作减少 81%～94%。美托洛尔控释片能减轻运动所致的心肌缺血，效果优于硝苯地平缓释片。中国慢性稳定型心绞痛诊断与治疗指南指出，在改善运动耐量和改善心肌缺血方面，β受体阻断剂与钙通道阻断剂疗效相当，而在缓解心绞痛症状方面，β受体阻断剂较钙通道阻断剂常更有效。β受体阻断剂长期治疗后，可显著降低心肌梗死患者的总体死亡率；其治疗急性心肌梗死的临床疗效，更被临床证实；其用于再灌注治疗前，可显著降低病死率，是挽救急性心肌梗死患者生命的一线用药；但它禁用于严重的心动过缓、房室传导阻滞、急性左心心力衰竭、支气管哮喘、阻塞性呼吸道疾病患者等。

3. 钙通道阻断剂

钙通道阻断剂抗心肌缺血的机制包括：①舒张冠状动脉，能抑制运动应激等诱发的冠状动脉收缩，可增加侧支循环、增加冠状动脉血流量；②舒张外周血管，降低血压及心脏后负荷；③改善缺血心肌的顺应性，增加心内膜下灌注；④减轻心肌细胞质钙离子超载，能防止心肌缺血-再灌注损伤；⑤维拉帕米、地尔硫䓬，能抑制窦性心率，抑制心肌收缩，降低心肌耗氧量，可扩张血管，改善心肌血供，有细胞保护作用。

短效钙通道阻断剂，常有加重心肌缺血、负性肌力、致心律失常、促胃肠道出血等作用。研究指出，长效钙通道阻断剂可用于冠心病、稳定型心绞痛患者。硝苯地平控释片(拜新同)不增加冠心病患者的全因死亡率、致残性卒中率、心肌梗死率，可使心血管事件发生率降低达11%；对具有较高心血管危险且合并高血压的稳定型心绞痛患者，硝苯地平控释片可使一级终点事件(包括全因死亡、心肌梗死、顽固性心绞痛、新发心力衰竭、致残性脑卒中、外周血管重建术)的发生率降低13%，能缓解胸痛、改善疾病进程。与β受体阻断剂不同，钙通道阻断剂对支气管常有舒张作用，因而伴支气管哮喘、阻塞性呼吸道疾病的患者，可选用钙通道阻断剂治疗。钙通道阻断剂对稳定型心绞痛、无症状心肌缺血也有效，尤其对冠状动脉痉挛引起的变异性心绞痛、寒冷诱发的心绞痛效果更佳，能减少心绞痛发作次数，增加运动耐力。研究发现，对兼有室上性心动过速者，应选用兼有阻滞传导作用的维拉帕米、地尔硫䓬；对兼有高血压者，应选用二氢吡啶类钙通道阻断剂；对兼有心力衰竭者，宜选用对心肌无抑制作用并能改善左心室功能的氨氯地平、非洛地平。

钙通道阻断剂的不良反应，包括头痛、头晕、面红、踝部水肿、低血压等，维拉帕米、地尔硫䓬对窦房结与房室传导有抑制作用，可引起心动过缓与房室传导阻滞。米贝拉地尔属新型选择性钙通道阻断剂，能通过竞争性阻断T型电压门控钙通道，使冠状动脉和血管平滑肌松弛，减慢心率，对心肌收缩无抑制作用，适用于慢性稳定型心绞痛的治疗，可减慢心率，提高运动耐力，能减少心绞痛发作次数及硝酸甘油用量，不影响心肌收缩，米贝拉地尔的疗效常较氨氯地平好，与缓释型地尔硫䓬相似；米贝拉地尔可有头晕、疲倦、轻度头痛、下肢水肿等不良反应，但较其他钙通道阻断剂的发生率低。

4. 促心肌代谢药

曲美他嗪为哌嗪类衍生物，能改善线粒体的功能，改善缺血心肌的供能状态，有助于保护心肌结构，改善心肌收缩功能，维持心肌电活动的稳定；曲美他嗪不影响冠脉血流、心脏耗氧量，可抑制心肌对游离脂肪酸的摄取及过氧化，增加心肌细胞对葡萄糖的利用。欧洲心脏病协会2006年治疗稳定型心绞痛的指南，肯定曲美他嗪能提高心肌生理功能、减少心区疼痛；曲美他嗪与增加血流的药物合用，可减少心绞痛的复发，对急性冠状动脉综合征、缺血性心脏病、心力衰竭均有效；曲美他嗪无负性心肌肌力作用，能下调游离脂肪酸/葡萄糖的氧化供能比值，减少高能磷酸盐生成及对氧的需求，增加丙酮酸脱氢酶活性；能促进葡萄糖完全氧化而产生ATP，可改善缺血的心肌细胞的能量供应，增强心肌收缩功能；能减少细胞内钠离子/钙离子的超载，减少缺血心肌细胞内乳酸/氢离子的聚集，可抑制钠离子/氢离子交换，减少酸中毒，减少活性氧的生成；能促进游离脂肪酸更多地合成磷脂而参与细胞膜的构建，可保护细胞膜，维持心肌细胞的动作电位等；能抑制白细胞在缺血区聚集，减少产生活性氧，防止心肌损伤及心律失常。曲美他嗪在缺血性心肌病的治疗中为Ⅱ类推荐药，可应用于稳定型心绞痛的治疗：

——曲美他嗪可单独应用，每次20mg，每天3次，共3个月；曲美他嗪能抗缺血、降低心绞痛发作次数与症状、增加运动耐力，显著减少硝酸甘油消耗量；能延长运动至ST段压低1mm所需的时间，缩短ST段回至等电位线的时间，减少运动时血管中内皮素1的释放，改善内皮细胞代谢。

——联用曲美他嗪；对稳定型劳力性心绞痛，可在美托洛尔每天100 mg的基础上联用曲美他嗪，治疗12周后，能减少心绞痛发作次数、减少硝酸甘油用量、改善心绞痛分级、增加运动耐量，可延迟运动至ST段压低1mm的时间，提高做功总量，能降低ST段压低的最大幅度。β受体阻断剂联用曲美他嗪每天60 mg，治疗2个月后，有人发现，结果比单用β受体阻断剂好。小剂量地尔硫䓬（每天9 mg）联合曲美他嗪每天60 mg，可减少心绞痛发作次数，并延迟运动至ST段压低1 mm的时间，提高运动峰值时的心脏做功总量。稳定型劳力性心绞痛，在单用β肾上腺素受体阻断剂、钙通道阻断剂、长效硝酸酯类药物的基础上，联用曲美他嗪治疗12周，有人发现，运动耐量和心脏总做功量提高，运动至心绞痛发作的时间和运动至ST段压低1 mm的时间均延长，心绞痛发作次数减少，且硝酸甘油消耗量降低，心绞痛级别下降；对不稳定型心绞痛的疗效也较好。曲美他嗪治疗稳定型心绞痛，无论单用还是联用，其疗效均优于传统抗心绞痛药物，且耐受性较好。

曲美他嗪每次20 mg，每天3次，可改善心力衰竭的心肌对小剂量多巴酚丁胺的促收缩反应，能使左心室功能提高。在经皮经腔冠状动脉成形术（PTCA）过程中，短期的球囊压迫可引起心脏短暂缺血，曲美他嗪可降低心肌缺血的发生，能降低血管的损伤程度，改善经皮经腔冠状动脉成形术后左室的收缩功能，有心肌保护作用，可降低术中/术后心绞痛/心律失常的发生率。由于冠脉搭桥术中可有心肌缺血，能引起不可逆心肌损害，因而在冠脉搭桥术前后，为防止缺血-再灌注损伤，可给予曲美他嗪，能使术后血清肌钙蛋白I、心脏型肌酸激酶同工酶的水平不升高，心脏指数则较高。

雷诺嗪是局部脂肪酸氧化酶的抑制剂，可减少脂肪酸氧化，增加葡萄糖氧化，缓解局部心肌缺血的症状，减少非ST段抬高型急性冠状动脉综合征患者心肌缺血。雷诺嗪长期应用安全，对急性冠状动脉综合征导致的心绞痛有效，并可使心脏有效利用氧，抑制晚期钠离子内流，减少细胞内钠离子/钙离子超载，有抗心律失常作用，对顽固性心绞痛合并心律失常的患者，可能是一种选择。2006年雷诺嗪被批准作为抗心绞痛的二线用药，主要应用于其他抗心绞痛药物治疗无效的患者。

5. 伊伐布雷定

伊伐布雷定是首个选择性窦房结心脏起搏电流（I_f）的选择性抑制剂，对心内传导、心肌收缩力、心室复极化则无影响，伊伐布雷定可用于禁用或不耐受β受体阻断剂的窦性心律的慢性稳定型心绞痛患者的治疗。联用伊伐布雷定治疗慢性稳定型心绞痛合并左心室收缩功能障碍、左心室射血分数＜40％的患者时，结果对基线心率≥70次/分的患者，能显著降低心肌梗死的入院率、心力衰竭入院率、冠状动脉血运重建率、心血管死亡率（降低34％～56％）。伊伐布雷定安全性较强，可与常规心血管处方药联用。冠心病的治疗应该是系统、联用、个体化的治疗，对慢性稳定型心绞痛患者，首先要考虑充分的药物治疗，并且应尽早联用改善预后的药物。

6. 磷酸二酯酶抑制剂、亚硝酸盐

心肌缺血缺氧时，常缺乏辅因子四氢生物蝶呤（BH_4）/FMN/FAD/含巯基化合物/L-精氨酸/O_2，血管壁内皮细胞型一氧化氮合酶产生一氧化氮减少，因此给予磷酸二酯酶抑制剂，可促进内皮细胞型一氧化氮合酶产生生理性一氧化氮。在心肌缺血缺氧时，NO_2^-（亚硝酸根）能被亚硝酸盐还原酶、肌红蛋白在低pH下形成生理性一氧化氮，临床已试应用亚硝酸盐以形成生理性一氧化氮，可防治缺血再灌注损伤。生理性一氧化氮是一种强血管扩张剂，在心肌缺血再灌注损伤中有保护作用。近来研究发现的具有缺血预处理样心肌保护作用的药物，还有氧化苦参碱、牛磺酸、四氢生物蝶呤等。

7. 线粒体 K_{ATP} 通道开放剂预处理

线粒体K_{ATP}通道开放剂预处理，能使线粒体K_{ATP}通道开放，关闭L型电压门控钙离子通道，减少细胞受钙离子超载，有心肌保护作用，线粒体K_{ATP}的开放，不仅参与缺血预适应的第一窗保护作用，而且也参与第二窗保护作用，不仅能作为启动因子诱导缺血预适应，同时也是缺血预适应重要的效应器，它的开放能减轻心肌损伤。

二氮嗪是线粒体 K_{ATP} 通道特异性开放剂，可引发药物性缺血预适应，机制包括：促使心肌线粒体膜 K_{ATP} 钾通道开放、钾离子内流、水的进入，引起线粒体基质容积增加，可激活电子传递链，促进线粒体呼吸，增加 ATP 合成；钾离子流入线粒体内腔，能降低线粒体内膜电位差，减少钙离子内流，减轻线粒体钙离子超载，可适度引起蛋白激酶 Cε 活化，从而对心肌产生预处理保护；二氮嗪抑制钙离子进入心肌细胞内，减少心律失常的发生；在二氮嗪、缓激肽、乙酰胆碱参与的缺血预适应早期，可通过使蛋白激酶 Cε 从细胞质移向线粒体，减少凋亡，促进心肌功能恢复。

8. 他汀类药物保护心肌

他汀类药物是常用的调脂药物，也有非降脂作用；应用他汀类，能促进内皮细胞一氧化氮合成酶产生生理性一氧化氮，可明显改善心肌梗死及不稳定型心绞痛患者的预后，可减少心肌缺血再灌注损伤，其机制：

——抗炎症，抑制炎症细胞的趋化，抑制炎症因子的分泌，减少中性粒细胞浸润；辛伐他汀、阿伐他汀、氟伐他汀、瑞舒伐他汀、罗苏伐他汀等预处理后，可明显减少黏附分子如 P-选择素等，能减轻对心肌的损害，减少心肌梗死面积，降低血清肌酸激酶、乳酸脱氢酶、C 反应蛋白的活性水平，增加组织内的生理性一氧化氮；

——改善血管内皮功能，增加心肌缺血局部的舒血管因子如生理性一氧化氮、前列环素，减少缩血管因子如内皮素、血栓素，可改善内皮细胞功能，抑制诱导型一氧化氮合成酶的表达，减少产生致病性一氧化氮减轻心脏损伤；

——抗心律失常：用普伐他汀等预处理后，能激活、开放细胞膜 K_{ATP} 通道，可减少细胞质钙离子，减少缺血导致的室性心动过速和再灌注导致的室颤的发生；

——防狭窄：氟伐他汀等预处理后，可抑制血管成形术后新生内膜的增殖，防止再狭窄，抑制平滑肌细胞的迁移、增殖。

他汀类药物防治心肌梗死损伤，主要不依赖其降脂作用；对急性冠脉综合征、急性心肌梗死、冠脉血管重建术后存在心肌缺血再灌注损伤的患者，早期应用他汀类，可减少冠脉事件的再发生，能降血脂、改善内皮细胞功能、拮抗炎性反应、减少活性氧的生成，能改善血流状况，减少丙二醛的生成，增加生理性一氧化氮的合成等，能保护心肌，改善预后，可应用于治疗心肌梗死损伤；尤其对急性冠脉综合征、急性心肌梗死、冠脉血管重建术后存在心肌缺血再灌注损伤的患者，应尽早应用。

9. 冠心病心肌缺血的中医方药

中医通过辨证论治，可全面调节机体功能，具有多途径、多环节、多靶点干预的优势，可克服溶栓及介入疗法的某些不足。

（1）中医对冠心病心肌缺血的认识

中医根据心肌缺血病理过程中所表现出的症状多将其归属于胸痹、心悸和真心痛等范畴。中医认为，虚为缺血、缺氧之本，而致虚的根源则在于气血阴阳的平衡失调，其病理状态则以虚实夹杂、本虚标实为多见。其机制或因寒湿外侵，气血运行受阻；或因饮食不节，损伤脾胃，滋生痰湿，阻碍心脉；或因劳逸失度，损伤心脾，气血化源不足；或因七情内伤，气血瘀滞；或因先天不足，加之调养失当，久病及心，致心脏阴阳气血虚损而发病。

（2）辨治

——活血化瘀法：《素问・痹论》曰“心痹者，脉不通。气郁日久，久病入络，瘀血内停，脉络不通，故见胸部刺痛”。临床多采用活血化瘀法治疗，可改善症状，能调整病理状态，从而获得好的疗效。

——益气养阴法：心肌缺血属气阴两虚，气虚则无力行血，阴虚则脉络涩滞，均可使血行不畅，气血瘀滞。《灵枢・刺节真邪篇》曰：“宗气不下，则脉中之血凝而留止。”气虚日久，损耗心阴，可见心肌收缩力减弱、心率减慢、心排出量减少，致心肌缺血缺氧、心绞痛、心肌梗死，宜采用益气养阴法治疗，疗效较显著。

——通阳豁痰散结法：饮食失当，损伤脾胃，运化失健，脾胃阳虚，聚湿成痰，寒痰壅塞脉络，络脉痹阻，心肌缺血而心失所养，致胸闷如窒而痛。对于痰浊阻滞、痹阻心阳而阳气失畅，张仲景开创通阳宣痹疗法，给予栝楼薤白白酒汤及栝楼薤白半夏汤。在此基础上，近代又发扬光大，认为冠心病急性期治疗应化痰浊以通胸阳为主，同时注重调脾胃、畅气机，即所谓通阳泄浊、豁痰散结。

——疏肝理气泄浊法：肝失疏泄，气机不畅，则津血的输布代谢失常，可化生痰浊、瘀血。精神抑郁，情意不畅，肝失疏泄，即可形成气滞不行，血行不畅的胸闷胸痛，并兼有气滞血涩等症状。由于该病病位在心，但心之气血运行与肝之疏泄、藏血互相联系，相互影响，因此以疏肝理气佐活血通络之剂治疗冠心病心绞痛疗效显著。

——温阳散寒、通痹化湿法：《证治类裁・胸痹》曰："胸痹胸中阳微不运，久则阴乘阳位，而为痹结也"。此类患者病机在于素体阳虚，胸阳不振，阴寒之邪乘虚侵袭，气机痹阻，发为胸痹。因此，治当以温阳通痹为主，使阳气得补，寒邪痹阻得通，则病症可除。

——补肾祛瘀化痰法：人过中年后，肾元亏虚，精气渐衰。若肾阳虚，则水不生土，衍生痰浊；肾阴虚，更可化火生热，炼液为痰，痰浊壅塞脉道，血滞成瘀。痰瘀互结，着于血脉，交结凝聚，即形成粥样斑块。据此病机，法宜补肾祛瘀化痰。偏肾阳不足者，宜温补肾阳为主；偏肾阴亏虚者，宜滋补肾阴、宁心安神。

——芳香温通法：胸痹心痛患者多素体阳虚，常于阴冷气候时感寒诱发卒心痛。因夜半之时，阳气不足，阴气较盛，素体阳虚，阴寒之邪极易盘踞胸中。寒主收引，使心脉细急，心痛卒然发作，且疼痛较甚。正如《素问・举论》所云："寒气客于脉外则脉寒，脉寒则缩蜷，缩蜷则脉细急，细急则外引血络，故卒然而痛。"可以芳香温通法治疗。

——清热解毒法：痰瘀蓄积于络，日久自成痰热、瘀毒，毒积日渐，营卫失和，气血津液生化不足，输布障碍，瘀滞络脉，郁而化火，火毒损络，毒与邪结，复壅滞瘀阻络脉，邪结成毒，脉络空虚而滞涩，毒邪渐次深入，久病入络。法宜清热化痰、解毒通络。此外尚有回阳固脱、益气活血法，益气复脉、活血通络法，温阳养阴法等。

(3)方药

——活血化瘀类：以活血化瘀法治疗冠心病心肌缺血是最常见的治法之一，其代表方剂血府逐瘀汤，可降低缩血管因子水平、提高舒血管因子水平、减少细胞黏附分子等，改善血管内皮的功能，提高不稳定型心绞痛的疗效；可保护缺血心肌，降低血液黏度，改善血液流变性，提高生理性一氧化氮含量，降低内皮素-1 含量。

桃红四物汤合丹参饮，有活血化瘀、行气止痛之功，治疗血瘀气滞之心腹诸痛，药性平和、气血并治，而重在养血活血化瘀，使血充、瘀化、气畅，则疼痛止。复方丹参片能明显改善冠心病患者心绞痛症状、血液流变性、心功能变化，可提高运动耐量。丹参饮合炙甘草汤，能明显改善患者心肌缺血，减少心肌丙二醛含量，提高超氧化物歧化酶活性，减少心肌钙超载，保护线粒体功能，抑制黄嘌呤氧化酶生成活性氧，防止脂质过氧化。

必达康胶囊能明显改善心血瘀阻型冠心病患者的胸痛、胸闷、心悸、气短等心绞痛症状。丹参注射液可明显减少心肌细胞凋亡的发生，能抑制蛋白激酶 C，抑制钠离子/钙离子交换，防止钙超载。当归注射液能上调心肌细胞周期蛋白依赖性激酶 2 的表达，促进心肌细胞存活。益母草能改善心肌缺血再灌注损伤的心功能，减轻心肌酶的漏出，减少脂质过氧化，保护抗氧化酶，减轻细胞钙超载，活化 ATP 合成酶。

川芎嗪能降低血清磷酸肌酸激酶和乳酸脱氢酶的水平，减少心肌细胞凋亡，能提高超氧化物歧化酶和谷胱甘肽过氧化物酶的活性，抑制丙二醛生成，减少线粒体释放细胞色素 C。丹参酮ⅡA 静脉注射剂能下调血肌酸激酶、乳酸脱氢酶的水平，降低丙二醛产量，活化超氧化物歧化酶、谷胱甘肽过氧化物酶。三七总皂苷通过抑制 NF-κB，能下调中性粒细胞黏附分子的表达，减少中性粒细胞与内皮细胞黏附，减少中性粒细胞的心肌浸润，改善心肌微循环；能降低左室舒张末期压，提高心室壁顺应性，改善心脏功能。红花黄色素能抑制心肌缺血所致的血压的降低，下调丙二醛、血游离脂肪酸的水平，活化心肌 ATP 合成酶，降低心电图 T 波倒置的阳性率。

——益气养阴类：黄芪生脉饮、黄芪桂枝五物汤和补心软胶囊等益气养阴活血类方剂，在冠心病防治中有较好的疗效。黄芪生脉饮能缩小心肌梗死范围，改善心脏血流动力学。黄芪桂枝五物汤能抗心肌缺血，降低血清乳酸脱氢酶、肌酸激酶、血栓素的水平，提高前列腺素 $F_{1\alpha}$ 的水平。补心软脉胶囊对缺血心肌有保护作用，能缩小梗死范围，减少丙二醛的产量，提高超氧化物歧化酶活性。

黄芪能显著抑制缺血再灌注损伤，能加快心脏功能的恢复，可降低血乳酸脱氢酶、肌酸激酶、丙二醛的水平，增强超氧物歧化酶的活性。党参能明显调节心肌缺血时的心率，对缺血心肌有保护作用。黄芪多糖能清除活性氧，可提高心肌超氧物歧化酶的活性，减少过氧化脂质，有扩张冠脉作用。

人参 Rb 皂苷能使缺血再灌注所致的凋亡减少，能保护心肌；能缩小血心肌梗死范围，降低血清天门冬氨酸氨基转移酶、乳酸脱氢酶、肌酸激酶同工酶的活性水平，活化超氧化物歧化酶及谷胱甘肽过氧化物酶，下调血栓素水平，上调前列腺环素水平，可减少血小板聚集。西洋参总皂苷能增加冠脉血流量，减少心肌耗氧量，缩小心肌梗死范围，降低血肌酸激酶、乳酸脱氢酶、丙二醛的水平含量，提高超氧化物歧化酶活性。

——通阳豁痰散结类：运用栝楼薤白半夏汤加味治疗心肌缺血，效果稳定，复发率低，且无耐药性；能升高血生理性一氧化氮的水平，减少心肌细胞肌酸激酶外漏，能保护心肌细胞。化痰通阳汤有化痰降浊、通阳宣痹、行气止痛之效，治疗心绞痛疗效显著。栝楼薤白白酒汤治疗冠心病，总有效率为 92.5%。

——疏肝理气泄浊类：以疏肝理气为主的疏肝解郁汤治疗心绞痛，疗效显著。枳壳化滞汤治疗餐后冠心病心绞痛，总有效率 95%，心电图表现改善总有效率 73.3%。而小柴胡汤、丁郁四神散治疗冠心病心绞痛，疗效明显。

——温阳散寒通痹类：当归四逆汤治疗寒凝心脉型冠心病，疗效显著，能保护心肌，可改善缺血性心电图，降低血乳酸脱氢酶、肌酸磷酸激酶活性水平，提高超氧化物歧化酶活性。冠心通汤防治不稳定性心绞痛，疗效显著。温阳益气化痰通脉方，能降低心肌耗氧量，减少心绞痛发作次数，缩短心绞痛持续时间。

——补肾祛瘀化痰类：补肾化痰汤可显著改善肾虚挟瘀型中老年患者冠心病心绞痛症状，疗效显著。补肾通脉汤治疗冠心病取得很好的治疗效果。补肾养心汤对于缓解冠心病心绞痛作用显著。淫羊藿提取物淫羊藿总黄酮，对缺血心肌有保护作用，可明显减少心肌缺血。

——芳香温通类：芳香温通方（桂枝、细辛、木香、檀香、高良姜、淫羊藿、补骨脂、黄精、川芎、延胡索和甘草）治疗变异型心绞痛疗效较好。麝香保心丸（由麝香、苏合香脂、人参、冰片、肉桂、蟾蜍、牛黄组成）治疗不稳定心绞痛疗效满意，无不良反应，能保护缺血的心肌，可缩小心肌梗死面积。

——清热解毒类：黄连温胆汤能降低心绞痛患者血胆固醇、三酰甘油、血浆黏稠度、红细胞压积、凝血因子水平。穿心莲内酯、小檗碱和黄芩苷等中药有效成分，能保护缺血的心肌，可过抗脂质过氧化。

通过总结发现，治标以活血化瘀、化痰散结为常见治法，而治本则多以温阳益气治法为主。上述治法固然符合冠心病心肌缺血的主要病机，但由于本病在漫长的疾病过程中，常会出现阳损及阴及久病伤阴，因此在温阳益气的同时，还要注意养阴滋阴。冠心病是一种慢性炎症过程，基于此，抗炎作为该病的基本对症治疗已经成为一个新的研究课题。

(4)治疗冠心病心绞痛中药有效成分

近年来,已从250余种中草药成分中分离出很多治疗冠心病心绞痛的有效成分,如丹参酮、川芎嗪、五味子醇、靛玉红、青蒿素、穿心莲内酯、汉防已甲素和乙素等,可调节脂质代谢、抗脂质过氧化、抑制炎症反应、改善血液流变学、抑制血管平滑肌细胞增殖、调节血管活性物质的释放等,改善心肌缺血。

①葛根:葛根黄酮能扩张冠状动脉,增加冠脉血流量,活化抗凝血酶及组织纤溶酶原激活物,降低纤溶酶原激活物抑制物1,促进纤溶,下调血内皮素水平,上调血生理性一氧化氮水平,保护内皮细胞,预防血栓形成。葛根素注射液是有效成分黄酮苷的中药制剂,治疗经皮冠状动脉腔内成形术加支架术之后的心绞痛,疗效肯定。

②丹参:丹参有活血祛瘀、养血安神之功,能扩张冠脉、增加冠脉血流量、防止心肌缺血和心肌梗死、改善微循环、保护心脏。丹参酮是脂溶性有效成分,能抗动脉粥样硬化、降低心肌耗氧量、抑制血栓形成。丹参的水溶性有效成分丹酚酸,对防治动脉粥样硬化有重要作用。雷氏丹参片治疗冠心病心绞痛,可改善症状、缓解心绞痛、抑制斑块形成、延缓病情发展、降低心肌梗死发生率,对心肌缺血缺氧所致的心肌损伤有保护作用。

③川芎:川芎嗪是一种活性生物碱——四甲基吡嗪,可扩张冠状动脉、降低冠脉阻力、增加冠脉血流量、改善心肌供氧,可抑制血小板磷酸酯酶A_2,抑制血小板聚集,对已聚集的血小板有解聚作用。全威舒平是川芎生物碱制剂,能有效改善心肌缺血,缓解心绞痛,是一种安全、有效的药物。

④银杏:银杏黄酮苷、萜内脂,能清除自由基、抗氧化、抗衰老、抑制血小板聚集、舒张血管平滑肌,可改善冠状动脉内皮功能,增加冠脉血流量。舒血宁注射液主要成分为银杏叶黄酮苷和内酯类物质,能缓解冠心病心绞痛、改善心电图、改善缺血等,未发现不良反应。

⑤苦楝子:苦楝子有清热解毒、排毒、止痛之效,其化学成分主要有倍半萜内酯、黄酮、三萜等,能降低红细胞聚集性、增强红细胞变形能力、降低血液黏滞性。苦楝子注射液作为防治心血管疾病用药已多年,主要成分为腺苷,能治疗冠心病心绞痛,未发现毒副作用。

⑥灯盏细辛:灯盏细辛有效成分野黄芩苷、总咖啡酸酯、灯盏细辛乙素等黄酮类化合物,能强心、扩张血管、减慢心率、改善微循环、增加心肌血氧供应、减小心肌耗氧量、降低血液黏稠度、抗血小板及红细胞聚集、增加红细胞变形性及组织血液灌注量、消除氧自由基、对抗脂质过氧化及缺血再灌注损伤,并能抑制毛细血管通透性,降低白细胞趋化。从灯盏细辛提取出有效成分制成的有灯盏细辛注射液,能治疗冠心病心绞痛,可缓解心绞痛,减轻临床症状,无明显副作用。

五、抗心肌缺血药的其他研究

1.活性氧清除剂和抗氧化剂

临床常用的活性氧清除剂主要是超氧化物歧化酶。心肌梗死时,内源性超氧化物歧化酶活性降低。地奥心血康含超氧化物歧化酶,对于心肌缺血-再灌注损伤有抗氧化作用。内源性功能性一氧化碳的主要来源是血红素氧化酶(HO-1)系统,HO-l可在缺血心肌的血管内诱导产生,在心肌梗死时其作用机制包括:

①一氧化碳与一氧化氮功能相似,一氧化碳主要是通过激活可溶性鸟苷酸环化酶升高cGMP水平,介导血管舒张效应;一氧化碳还可活化、开放大电导性的钙离子依赖性钾通道(BK_{Ca}),使钾离子流出增加,细胞膜超极化,能抑制、关闭L型电压门控钙通道,降低细胞质内游离钙离子水平,舒张血管平滑肌;一氧化碳可通过激活环氧合酶产生前列腺素,抑制细胞色素的活性,减少缩血管物质的产生,能发挥血管舒张作用;②血红素氧合酶1降解胆红素生成的胆绿素,和胆红素一起,都是强抗氧化剂,能清除活性氧,可抗脂质过氧化;③一氧化碳能舒张血管、抗血小板聚集,有利于保持微循环的畅通;④一氧化碳能抗细胞趋化;⑤一氧化碳能激活核因子NF-κB信号通路,抗内皮细胞凋亡。

2. 降钙素基因相关肽

降钙素基因相关肽(CGRP)，是一种非肾上腺素能非胆碱能的神经肽，广泛分布于心血管系统，具有重要的血管调节功能，对静脉/动脉均有扩张作用，能降低心脏前负荷/后负荷，还可抑制脂质过氧化损伤，提高机体清除活性氧的能力。心肌缺血前静脉注射降钙素基因相关肽，能在一定程度上模拟缺血预适应的心肌保护作用。

3. Na^+/H^+ 交换体抑制剂

Na^+/H^+ 交换体抑制剂，能抑制 Na^+ 内流，随之减少钙离子内流和细胞质钙离子超载，促进细胞产生 ATP。Na^+/H^+ 交换体抑制剂，在对抗心脏外科手术后造成的心肌缺血中较有效。

4. 血管紧张素转换酶抑制剂

血管紧张素转换酶抑制剂对血管内皮细胞有保护作用，能防止白细胞黏附、聚集，能使血管舒张，可减少活性氧的产生，减轻脂质过氧化，减少缺血再灌注损伤心肌；该类药物有卡托普利等。

5. 抑制炎症介质释放

乌司他丁能有效抑制中性粒细胞蛋白酶，可间接抑制补体 C3a 和炎性因子白介素 8 的产生，能减少缺血再灌注的心肺损伤。抑肽酶是一种丝氨酸蛋白酶抑制剂，能减少体外循环失血和输血用量，抑制激肽释放酶、纤溶酶、补体 C3a、中性粒细胞整合素、选择素、白介素 8、弹性蛋白酶的活性，能抑制中性粒细胞在肺内的聚集，抗炎症。

6. 沉寂信息调节因子 2 激活剂

沉寂信息调节因子(Bcl-2)是抗凋亡因子。给予白藜芦醇，能促进 Bcl-2 的表达，可抑制缺血-再灌注后的心肌细胞不可逆损伤及凋亡，白藜芦醇能使部分心肌渡过严重的缺血期，再由随后的侧支循环建立而得以存活，从而限制了坏死区的扩展。给予人参皂苷，可通过抑制促凋亡因子 Bax 等的表达、促进抗凋亡因子 Bcl-2 的表达，可发挥抗心肌细胞凋亡的作用。

7. siRNA

心肌缺血再灌注损伤时，给予小干扰 RNA(siRNA，21～25 个核苷酸)，能使一些靶目标 mRNA 的表达受抑制；主要包括：

——减少心肌活性氧损伤的 siRNA：给予 NADPH 氧化酶的 siRNA 后，能抑制其亚单位 p22phox 的表达，可抑制 NADPH 氧化酶的活性，降低心肌细胞内活性氧的水平，进而减轻心肌损伤。给予缺氧诱导因子 1α 的 siRNA 后，心肌损伤也可减轻。给予血管紧张素Ⅱ的 siRNA 后，可减少内皮素 1、活性氧，增加一氧化氮合成，减少细胞质钙超载。

——减少心肌细胞质钙离子超载的 siRNA：如给予钙调蛋白激酶Ⅱα 与兰尼碱受体 2 的 siRNA 后，可抑制心肌细胞质钙离子超载。

——减少血管内皮细胞功能障碍与中性粒细胞激活的 siRNA：给予细胞间黏附分子 1 的 siRNA 后，可有效抑制内皮细胞中细胞间黏附分子 1 的表达，抑制中性粒细胞的激活，减轻再灌注损伤。使用 siRNA 抑制内皮细胞 NF-κBp65 表达后，可降低黏附分子、中性粒细胞的活性，减轻再灌注损伤。用 siRNA 抑制肿瘤坏死因子 α 表达后，能使内毒素诱导的损伤减轻。

——减少心肌细胞凋亡的 siRNA：给予 siRNA 抑制胱冬蛋白酶 3 表达后，能抑制缺氧诱导的心肌细胞凋亡，减轻心肌损伤。

8. 过氧化物酶体增殖物激活受体 γ

过氧化物酶体增殖物激活受体 γ(PPARγ)信号通路活化后，可抑制心肌炎症反应，在心肌梗死损伤中发挥保护效应。

(1)过氧化物酶体增殖物激活受体 γ 的配体

过氧化物酶体增殖物激活受体 γ 的配体，可分为天然配体和合成配体。天然配体主要有各种亲脂配体如花生四烯酸、长链多不饱和脂肪酸、一些必需脂肪酸如全顺十八碳-6，9，12-三烯酸、二十二碳六烯酸、二十碳五烯酸等，其中 15-脱氧-前列腺素 J2(15-PGJ2)应用较广泛。合成配体中主要有噻唑烷二酮类及格列酮类。

(2)过氧化物酶体增殖物激活受体γ配体对炎症反应的调节

过氧化物酶体增殖物激活受体γ激动剂如15-脱氧-前列腺素J_2,可抑制诱导型一氧化氮合酶、白介素1β/6、活化蛋白1、核因子NF-κB、明胶酶B、清道夫受体A、肿瘤坏死因子α等炎性因子的表达,可上调细胞保护性的热休克蛋白70/蛋白激酶PI3K/Akt的水平。过氧化物酶体增殖物激活受体γ的天然配体Δ12-前列腺素J_2,能通过诱导生成血红素氧化酶HO-1,再抑制诱导型一氧化氮合酶的表达,能抗炎症,恢复内皮功能,降低急性期反应蛋白、炎症介质如基质金属蛋白酶9/肿瘤坏死因子α/可溶性CD40L等的水平;在血管成形术后,给予罗格列酮,能明显减少冠脉事件的发生。

(3)过氧化物酶体增殖物激活受体γ配体在心肌缺血/再灌注损伤中的作用

再灌注后的心脏组织,经过氧化物酶体增殖物激活受体γ激动剂曲格列酮预处理6周后,能显著减少再灌注的心肌损伤,可抑制心肌梗死诱导的炎性损伤,促进心肌功能恢复;曲格列酮能降低蛋白激酶JNK、活化蛋白1(AP-1)的活性水平,可增强急性缺血后左心室的收缩/舒张功能,促进再灌注后心肌对乳酸的摄取,明显改善心肌梗死诱发的心功能不全,可减少心肌局部缺血再灌注损伤引起的心肌梗死范围。

15-脱氧-前列腺素J_2对心脏的保护机制包括:①激活过氧化物酶体增殖物激活受体γ/α信号通路;②在心肌梗死中,能有效保护心肌,可促进抗炎、抗氧化的血红素氧化酶1的表达;③抑制核因子NF-κB炎症信号通路,抑制中性粒细胞和巨噬细胞在缺血心肌聚集,抑制缺血心肌表达细胞间黏附分子(ICAM-1)、单核细胞趋化蛋白1,能阻断活化的白细胞作用于内皮细胞,可抑制炎症细胞侵入心肌组织,能改善心肌梗死引起的心肌收缩功能障碍。罗格列酮能抑制心肌梗死时心肌局部血管紧张素Ⅱ及醛固酮的表达水平,可缩小心肌梗死范围。

9. 蛋白激酶C与心肌缺血预适应

(1)蛋白激酶C与心肌缺血预处理

活化的蛋白激酶C,是心肌缺血预适应时腺苷、缓激肽、儿茶酚胺、血管紧张素Ⅱ,通过G蛋白耦联受体/磷脂酶C/二酰甘油诱导心脏保护作用的中介因子,活化的蛋白激酶C能从细胞质转至细胞膜及细胞骨架,从而发挥心脏保护作用。在心肌缺血预适应中,活性氧经蛋白激酶C能活化蛋白激酶PI3K/Akt/内皮细胞一氧化氮合酶/cGMP/蛋白激酶G信号通路,可引起线粒体K_{ATP}通道的激活、开放。在心肌缺血预处理中,蛋白激酶C能活化下游的5′-核苷酸酶,再催化ATP生成腺苷,腺苷再激活蛋白激酶C,产生预适应作用,保护心脏。

在心肌缺血预适应期,细胞质钠离子和钙离子超载、细胞质内氢离子减少、钠离子/钙离子交换增强,也可激活蛋白激酶C;活化的蛋白激酶C可激活下游的细胞膜/线粒体/肌浆网的K_{ATP}通道、激活线粒体内的p38MAPK/ERK,可抑制线粒体通透孔的开放,抗凋亡,保护心脏;蛋白激酶C可使其下游的缝隙连接蛋白Cx43磷酸化,可减少缝隙连接通道的交流,从而达到心肌保护作用,可促进腺苷合成;蛋白激酶C可通过活化肌浆网钙通道,而增加钙离子释放;能通过抑制肌浆网钙泵,减少钙离子摄入肌浆网,从而适度提高缺血心肌细胞质钙离子水平,改善缺血-再灌注区心肌的功能,减少心肌细胞的损伤;蛋白激酶C通过蛋白酪氨酸激酶,能激活心脏的蛋白激酶ERK/p38MAPK等下游信号通路,可产生预适应作用,引起心肌保护作用;蛋白激酶C能在接近ATP生理水平时激活、开放K_{ATP}通道。缺血预处理30分钟后,钙离子依赖型的蛋白激酶Cα和非钙离子依赖型的蛋白激酶Cδ,易从心肌细胞质转移到细胞膜上;预适应后4小时,常可见蛋白激酶Cα/Cδ等持续转移到细胞膜上,并能在持续缺血期发挥作用。

(2)蛋白激酶C与缺血后处理

缺血后处理指缺血再灌注损伤后,立刻给予一次或多次短暂重复的心肌缺血再灌注,能提高心肌对较长时间缺血的耐受性,能改善缺血再灌注心脏的心功能,缩小心肌梗死的范围;缺血后处理，能使心脏蛋白激酶 Cε/Cδ/Cα 活化，可抑制线粒体双层膜通透孔开放，参与缺血后适应。

10. 线粒体双层膜通透孔与心肌缺血预适应

在维持心肌细胞和心肌细胞线粒体的稳定中，线粒体双层膜通透孔适度开放，可作为线粒体清除有害分子物质的通道；但心肌细胞严重受损后，细胞质钙超载可诱导线粒体双层膜通透孔长期开放，能促进心肌细胞凋亡。线粒体双层膜通透孔明显开放、氧化磷酸化相关的酶失活，可发生不可逆的心肌损伤。

该通透孔有三种状态：①完全关闭状态，能使线粒体跨内膜电位维持正常；②可逆的低水平开放状态，能使线体内膜电位可逆性降低，仅允许分子量低于 300D 的物质过，其功能是转导电信号和钙信号；③不可逆的高水平开放状态，能使分子量小于 1500D 的物质都可通过线粒体内膜，内膜通透屏障消失，可造成小分子量的溶质自由进出线粒体内膜，但蛋白质不能自由进出线粒体内膜，产生的胶体渗透压可使线粒体肿胀、外膜易破裂，导致线粒体膜间隙的细胞色素 C 等释放，能促心肌细胞凋亡；内膜可让质子自由通透，引起质子大量入线粒体基质，能促进 ATP 酶分解 ATP，可使线粒体基质内环境破坏，磷脂酶、核酸酶、蛋白酶等活性增强，能使心肌细胞产生不可逆损害、线粒体膨胀、外膜破裂、触发凋亡。

心肌细胞再灌注时，被抑制的呼吸链再次暴露于氧中，线粒体明显有氧呼吸，能大量产生活性氧，使细胞膜与肌浆网膜的钙离子通道开放，可导致细胞质内钙离子明显超载；细胞质内高钙离子、高氧化应激，能使线粒体双层膜通透孔明显开放，导致线粒体凋亡信号通路完全活化，促凋亡。

心肌缺血期是线粒体双层膜通透孔开放的酝酿阶段，随着缺血时间的延长，线粒体双层膜通透孔开放的易感性增加。再灌注期是线粒体双层膜通透孔开放的激发阶段。心肌细胞缺血-再灌注时线粒体双层膜损伤过程分为 3 个不同阶段：①起始阶段：主要是活性氧和高水平钙离子引起的形态学改变（线粒体膨胀和嵴伸展），但仍然维持线粒体内膜电位；②去极化阶段：主要是线粒体双层膜通透孔开放，引起内膜电位去极化；③细胞破碎阶段；表现为细胞极度膨胀、细胞色素 C 等的释放、线粒体外膜破裂。

只有经历了再灌注，细胞才能进入线粒体内膜去极化阶段、细胞破碎阶段；在线粒体双层膜通透孔开放的酝酿阶段，起促进作用的主要因素，是非线粒体双层膜通透孔依赖的经线粒体外膜孔的细胞色素 C 释放（由缺血期有活性氧和过氧化长链脂肪酸堆积所致）和不断加重的内膜渗漏。在线粒体双层膜通透孔开放的激发阶段，除承受再灌注时通透孔开放的诱导因素（尤其是基质的高水平钙离子和高水平活性氧）作用之外，还受线粒体内膜电位下调的作用，这时线粒体双层膜通透孔的明显开放，可能强势依赖于线粒体内膜电位下调、细胞色素 C 释放、内膜的渗漏。

抑制线粒体双层膜通透孔开放与缺血预处理的心肌保护相关：①抑制线粒体双层膜通透孔开放与早期缺血预处理：K_{ATP}通道开放剂二氮嗪和 K_{ATP}通道阻断剂格列本脲，可分别模拟缺血损伤，使 K_{ATP}通道开放，能减少细胞质钙离子超载、抑制再灌注早期线粒体双层膜通透孔的开放，能促进再灌注晚期的线粒体双层膜通透孔关闭，产生心肌保护作用；②抑制线粒体双层膜通透孔的开放与晚期缺血预处理，晚期保护机制中，可能有特殊基因的表达而发挥作用，如热休克蛋白 25 表达水平上调，能减少氧化应激。

11. 花生四烯酸与心肌缺血再灌注损伤

心脏细胞色素 p450 氧化酶参与介导心肌梗死损伤，机制可能与经细胞色素 p450 氧化酶途径促活性氧生成有关。再灌注阶段给予细胞色素 p450 氧化酶非特异性抑制剂氯霉素、西咪替丁及细胞色素 p450 氧化酶 C9 的选择性抑制剂磺胺苯吡唑，能明显减少心脏活性氧的生成，缩小心肌梗死的范围。

细胞色素 p450 氧化酶 J2 能将花生四烯酸代谢成 14，15-EET（14，15-环氧化二十碳三酸）、8，9-EET（8，9-环氧化二十碳三酸）、5，6-EET（5，6-环氧化二十碳三酸）、11，12-EET（11，12-环氧化二十碳三酸）；11，12-EET 能改善心脏心肌梗死后的功能，14，15-EET 四烯酸能减轻心肌梗死损伤；

都能活化、开放血管平滑肌 K_{Ca} 通道，导致冠脉血管松弛，改善心肌供血。

细胞色素 p450 氧化酶 C9 也能将花生四烯酸代谢成 14,15-EET(14,15-环氧化二十碳三酸)、11,12-EET(11,12-环氧化二十碳三酸)、8,9-EET(8,9-环氧化二十碳三酸)，同时还产生活性氧，是缺血再灌注心脏活性氧生成的主要来源，可抑制一氧化氮的舒张血管效应，能引发内皮功能障碍和心肌损伤，抑制细胞色素 p450 氧化酶 C9 是治疗心肌梗死的作用靶点之一。

细胞色素 p450 氧化酶 ω 能把花生四烯酸代谢为 19,20-HETE 四烯酸。在冠状静脉血中，能见到 19,20-HETE 四烯酸含量在缺血再灌注阶段明显升高；19,20-HETE 四烯酸能抑制、关闭心肌细胞 K_{Ca} 与 K_{ATP} 钾离子通道，收缩冠脉血管，介导心肌损伤；能明显增大心肌梗死的面积。给予细胞色素 p450 氧化酶 C9 非特异性抑制剂酮康唑、细胞色素 p450 氧化酶 ω 选择性抑制剂 17-ODYA/DDMS，能使冠状静脉血中 19,20-HETE 四烯酸含量降低，均能明显缩小心肌梗死范围。细胞色素 p450 氧化酶 ω 特异性抑制剂 DDMS，在减少 20-HETE 四烯酸生成的同时，还能增加 11,12-EET、14,15-EET 的产量，能改善心肌梗死后的心脏功能。给予酮康唑，能同时降低 EETs、19,20-HETE 四烯酸的水平，可抗心肌梗死的发生发展。

12. 热休克蛋白与心肌缺血预适应等

高水平热休克蛋白(HSP)，可增加心肌组织对缺血的耐受，热休克蛋白等是延迟预适应的重要介质。热休克蛋白在生理条件下有一定水平的基础表达，细胞中的热休克蛋白占其总蛋白含量的 5%～10%。细胞在不良环境中应激时，热休克蛋白的表达水平能明显升高，又称为应激蛋白，可作为分子伴侣，参与蛋白质的转运、折叠、装配、降解等。热休克蛋白是缺血预适应延迟反应的效应蛋白，是重要的心肌保护介质，高水平热休克蛋白 20/27/32/70，能缩小心肌梗死面积，改善心脏功能，抗细胞凋亡。

心肌抗缺血损伤时，活化的蛋白激酶 p38MAPK 可磷酸化热休克蛋白 27 和 α/β 晶状体蛋白，并促使它们从细胞质转至心肌肌小节，再作用于心肌原纤维 C 带，使心功能恢复，收缩稳定化。热休克蛋白 20 是晶状体蛋白类热休克蛋白，与 α/β 晶体蛋白类同源性较强，都可舒张血管、抑制血小板聚集、抗凋亡，在缺血预适应中有重要作用。

热休克蛋白 32 又称为血红素氧化酶 1(HO-1)，能将胆红素降解为胆绿素(胆红素、胆绿素能抗氧化应激)、铁离子和一氧化碳，一氧化碳是血管舒张因子，作用与一氧化氮类似。热休克预适应后，心肌细胞热休克蛋白 32 表达水平上调，能通过舒张血管改善微循环，减少缺血心肌组织的缺血坏死。

热休克蛋白 70(HSP70)在细胞中含量最丰富，可诱导性最强。缺血预适应可增加热休克蛋白 70 的表达，能使缺血/再灌注时心肌免受氧化应激损伤，可抗心肌顿抑、抗心肌梗死，可介导延迟缺血预适应的心肌保护作用。热休克蛋白 70 可分以下 4 种：①热休克蛋白 70(也称热休克蛋白 72)，主要存在于细胞质中，细胞核中少见；在应激时，热休克蛋白 70 表达迅速增加，有诱导性；②热应激同源蛋白 70(也称热休克蛋白 73)，存在于细胞质和细胞核中，并且可受高热诱导；③葡萄糖调节蛋白 78，固定于内质网内；④葡萄糖调节蛋白 75，主要位于线粒体内。后两种均为葡萄糖调节性蛋白，在葡萄糖缺乏之后的应激时表达增加，以分子伴侣的形式发挥作用。

热休克蛋白 70 有以下功能：①热休克蛋白 70 家族成员识别、结合一些靶多肽，并能依赖 ATP 而调节其合成；②热休克蛋白 70 家族成员，在不同的细胞器中，可被聚积的变性蛋白等而诱导合成；③热休克蛋白 70 家族成员是分子伴侣，能对其他热休克蛋白或细胞因子的功能有辅助作用。

应激诱导热休克蛋白 70 表达的机制包括：①对变性蛋白聚集的应答，能促进高水平热休克转录因子 1，结合热休克蛋白 70 基因启动子热休克元件，上调热休克蛋白 70 的表达水平；②热休克蛋白 70 合成增加，依赖于预存的热休克蛋白 70 含量和应激反应的严重度；过多的热休克蛋白 70，可抑制热休克蛋白 70 的表达；③应激因素刺激，可使即早反应基因表达，再促进热休克蛋白 70 的表达；④高水平的 Ras 和 Rac，可抑制热休克蛋白 70 的表达和活性。

热休克蛋白 70 为一种细胞内源性保护蛋白，能防止缺血/再灌注损害，可修复受损的细胞，能使心肌梗死面积减小，可使心肌收缩功能恢复加快，能保护心肌细胞的线粒体功能，可抑制诱导型一氧化氮合成酶的活性，可明显提高心肌细胞对缺血的耐受性；热休克蛋白 70 主要增强缺血预适应延迟期保护作用，在延迟相常高水平表达，可使血清心肌型肌酸激酶同工酶的水平下调，能抗心律失常，并可上调肌浆网钙泵活性，减轻心肌细胞质钙超载，从而减少心律失常、房颤的发生。去甲肾上腺素、多巴胺、谷氨酰胺、葛根素、七氟醚、ω-3 脂肪酸等，可诱导内源性热休克蛋白 70 的高水平表达，对缺血/再灌注和缺氧复氧时的心肌细胞，常能产生有效的保护作用。

13. 钙蛋白酶与心肌缺血再灌注损伤

心肌发生缺血再灌注损伤时，激活的钙蛋白酶(calpain)可降低肌浆网、线粒体等的功能，能加重心肌细胞的损伤。应用钙蛋白酶抑制剂抑制钙蛋白酶活性，将为心肌缺血的治疗提供一个新的途径。

钙蛋白酶是半胱氨酸蛋白酶，是异源二聚体。钙蛋白酶家族包括具有组织特异性的 n-钙蛋白酶、非组织特异性的 μ-钙蛋白酶(钙蛋白酶Ⅰ)、m-钙蛋白酶(钙蛋白酶Ⅱ)、对钙蛋白酶活性进行调节的钙蛋白酶激活蛋白和钙蛋白酶抑制蛋白，这些构成了一个可调节的钙蛋白酶系统。钙蛋白酶Ⅰ和钙蛋白酶Ⅱ分布广泛、特性相似。钙蛋白酶主要被钙离子激活。细胞质低水平钙离子时(0.5～2.0 μmol/L)，钙蛋白酶主要结合于细胞膜上，可特异性水解蛋白激酶 C 成为有活性的片段，活化蛋白激酶 C 信号通路，刺激产生活性氧。细胞质钙离子水平进一步提高后，钙蛋白酶构象发生变化，可引发钙蛋白酶发生自我水解，切去 N 端一段抑制自身酶活性的肽链，使钙蛋白酶信号通路活性明显提高。K_{ATP} 钾通道开放，可抑制钙蛋白酶的活性。

钙蛋白酶在心肌缺血再灌注损伤中的影响包括：

(1)对心肌蛋白和骨架蛋白的影响

活化的钙蛋白酶，能水解心肌细胞的骨架蛋白、蛋白激酶 C(能被水解成有活性的片段)、肌联蛋白等，损伤心肌细胞功能，下调心肌收缩力，降低心肌对 Ca^{2+} 的敏感性。

(2)钙蛋白酶对心肌肌浆网的影响

激活的钙蛋白酶，能水解肌浆网膜的 α-胞衬蛋白等，从而增加肌浆网对渗透压应激的敏感性，易导致心肌细胞肿胀，肌浆网更易破裂，使肌浆网控制钙稳态的能力下调，最终可导致心肌细胞质内钙离子超载，再激活钙蛋白酶，形成恶性循环，加重心肌梗死对心肌细胞的损伤。激活的钙蛋白酶可水解肌联蛋白(肌联蛋白可将钙泵固定于 α-胞衬蛋白等形成的肌浆网骨架上)，使肌浆网钙泵功能降低，使细胞质内易形成钙离子超载，从而加重对心肌细胞的损伤。激活的钙蛋白酶，也可使心肌细胞膜的钠泵的 α_1 和 α_2 亚单位，从细胞膜骨架上脱离出来，从而降低钠泵的活性，可促进形成细胞质内的钠离子超载、钙离子超载。

(3)钙蛋白酶对线粒体的影响

激活的钙蛋白酶可加重心肌梗死对线粒体膜的氧化损伤，可水解抗凋亡因子 Bcl-xL；也能水解 Bid 形成截短的 tBid，再促进促凋亡因子 Bad、Bak 易位到线粒体外膜和寡聚化，促进线粒体外膜孔开放，从而释放膜间隙的细胞色素 C 等，再激活钙蛋白酶，易引起细胞凋亡。

(4)钙蛋白酶对 Δ1-磷脂酶 C 的降解

在心肌梗死中，Δ1-磷脂酶 C 可被钙蛋白酶降解，能损伤心肌细胞。

六、PI3K/Akt 与心肌缺血预适应

研究表明，在缺血后再灌注前，各种心肌保护手段能经蛋白激酶 PI3K/Akt 信号通路，产生心肌保护作用，可维持心肌细胞的存活。缺血预处理也能通过活化 PI3K/Akt 信号通路保护心脏，常可减少心肌梗死范围约 24.7%，抗凋亡；高水平渥曼青霉素、腺苷受体激动剂、缓激肽、他汀类、阿片类，也能通过蛋白激酶 PI3K/Akt 信号通路，产生对心肌的保护作用；这时蛋白激酶 Akt 的磷酸

化活性水平常出现2个高峰:第1个出现在缺血后,第2个出现在缺血再灌注阶段(50分钟内),再灌注阶段蛋白激酶Akt与蛋白激酶ERK 1/2的磷酸化及其信号通路的活化,是缺血预处理诱导心肌保护效应所必需的。蛋白激酶PI3K活化的Akt能作用于它下游的信号分子,如一氧化氮合酶、Bcl-2、糖原合成酶激酶3β、胱冬蛋白酶9、蛋白激酶p70S6K等,并最终能通过保持线粒体膜的稳定性,减少线粒体双层膜通透孔的开放,减少促凋亡因子的活化,改善线粒体能量的供应,发挥保护心肌的功能,抗凋亡。

七、转化生长因子β与动脉粥样硬化

动脉粥样硬化斑块可分为不稳定性斑块和稳定性斑块。不稳定性斑块也称易损性斑块,多为偏心型,含较大的脂性坏死核心,基质重构明显,纤维帽较薄,有大量炎性细胞浸润(如巨噬细胞、激活的T淋巴细胞),肩部及基底部有较多的新生血管,容易出血;钙化较不明显,较容易破裂。稳定性斑块脂性坏死核心较小,基质重构较轻,纤维帽较厚,炎性细胞和新生血管较少,一般不易出血,钙化较明显,不易破裂。

转化生长因子β为多效性胞因子,广泛参与细胞生长和分化、细胞增殖和凋亡,促进细胞外基质的合成与纤维化,常抑制炎症、修复创伤、调节免疫等。已发现转化生长因子β_1～β_3,功效相似,常由二硫键连成同源二聚体(分子量25 kD),能通过转化生长因子β结合蛋白,与细胞外基质结合。在高水平的蛋白水解酶、纤溶酶、凝血酶蛋白1、基质金属蛋白酶的作用下,转化生长因子β结合蛋白与转化生长因子β二聚体分开,活化的转化生长因子β可发挥生物效应。

炎性反应和细胞外基质沉积间的平衡,是维持动脉粥样硬化斑块稳定性的重要因素。转化生长因子β可调节两者之间的平衡,使斑块的稳定性增加,机制为它有免疫抑制作用,抑制炎性细胞的募集,抑制促炎因子的表达,抑制黏附分子如血管细胞间黏附分子1、单核细胞趋化蛋白1等的表达,减少单核细胞聚集,抑制巨噬细胞产生基质金属蛋白酶12、诱导型一氧化氮合酶等;转化生长因子β可减少活性氧、活性氮的形成,增加抗炎因子白细胞介素10的表达,可抑制清道夫受体,使巨噬细胞摄取胆固醇减少,抗动脉粥样硬化,抑制巨噬细胞的活化,减少巨噬细胞形成泡沫细胞,从而使富含巨噬细胞的脂性坏死核心减小,能稳定斑块。转化生长因子β是强促纤维化因子,可刺激血管平滑肌细胞等产生胶原纤维等并形成胞外基质,可增加纤维帽厚度,维持斑块稳定性。

转化生长因子β与血管平滑肌细胞上不同的相关受体结合,会产生不同的效应,转化生长因子β与Ⅰ型受体结合,主要促进细胞外基质产生;而与Ⅱ型受体结合,主要促进收缩蛋白的表达。正常血管壁,主要有Ⅱ型受体;而在动脉粥样斑块中,主要有Ⅰ型受体,转化生长因子β通过Ⅰ型受体,使动脉粥样斑块细胞外基质产生增加,从而增强斑块的稳定性。

持续的转化生长因子β减少,能使动脉粥样斑块Ⅰ型受体表达水平下降,可使细胞外基质产物减少,斑块中白细胞聚集增加,炎性反应增强,使斑块不稳定。给予他莫昔芬、雷洛昔芬、抗CD40L抗体,可促进转化生长因子β的表达,能抑制巨噬细胞及T细胞的活化,可使炎性反应减轻、脂质沉积减少,能通过抑制基质金属蛋白酶对细胞外基质的降解、促进血管平滑肌细胞分泌蛋白多糖和细胞外基质蛋白,而使细胞外基质沉积增加,从而增强斑块的稳定性,减少冠状动脉事件的发生。

但过高水平转化生长因子β,可抑制基质金属蛋白酶的表达,还能诱导纤溶酶原激活物抑制剂1、基质金属蛋白酶抑制物(TIMP)的表达,可使细胞外基质降解水平下调;还能刺激血管平滑肌细胞合成蛋白多糖和细胞外基质蛋白、使细胞外基质沉积过度增加,也可增加冠状动脉粥样斑块的不稳定性。给予转化生长因子β中和抗体或可溶性转化生长因子βⅡ型受体,能抑制局部转化生长因子β的过高活性。

八、分泌性磷脂酶 A_2 与动脉粥样硬化

动脉粥样硬化是发生在大/中动脉的一种慢性炎症，常可诱发血管损伤。分泌性磷脂酶 A_2 是磷脂酶超家族中的一员，主要可通过介导炎性反应，产生大量脂类介质，参与动脉粥样硬化的发生发展。

高水平细胞因子如白介素 1β、干扰素 γ、肿瘤坏死因子 α 等炎性因子，能促进分泌性磷脂酶 A_2 的表达，再通过其血管平滑肌细胞膜的受体整合素 $\alpha v\beta_3$ 和 $\alpha_4\beta_1$，导致促炎性因子的表达、动脉粥样硬化发生发展。血分泌性磷脂酶 A_2 水平与血 C 反应蛋白水平显著正相关，它可作为心血管疾病的炎性标志物，是冠心病的独立危险因素。高水平白介素 10 是一种抗炎因子，可下调分泌性磷脂酶 A_2 的表达、分泌。给予辛伐他汀，能降低分泌性磷脂酶 A_2 在血管平滑肌及心肌组织中的表达水平。

九、血管内皮生长因子与心肌缺血时的血管新生

在心肌缺血患者，给予血管内皮生长因子 VEGF165/121，能促进新生血管形成、侧支循环灌注增加，可明显改善心功能，使症状减轻，运动时间延长，血管内皮生长因子 165/121 能促进左心室功能改善，使心肌缺血减少，心绞痛症状缓解，硝酸甘油用量减少，随访 33 个月总体死亡率是 3.5%（对照组总体死亡率是 11%～13%）。但静脉注射给予大量血管内皮生长因子后，由于明显促进一氧化氮的合成，可能产生血压降低，然而在临床转基因治疗中，很少发现这种并发症。

十、纤溶酶原激活物抑制剂 1 与心血管疾病

纤溶酶原激活物抑制剂 1（PAI-1），是内源性纤溶酶原激活物的主要的生理抑制剂，能抑制纤维蛋白降解（抑制纤溶）、促进纤维蛋白沉积于血管壁、刺激平滑肌细胞增殖。血浆中的纤溶酶原激活物抑制剂 1，主要由血管内皮细胞和肝细胞生成，因为其活性中心的蛋氨酸残基易被氧化，故其血清除半衰期为 20 分钟。纤溶酶原激活物抑制剂 1 能通过与组织纤溶酶原激活剂（t-PA）或尿激酶型纤溶酶原激活剂（u-PA）结合形成复合物，再被细胞吞饮、降解，抑制纤溶。

血浆中纤溶酶原激活物抑制剂 1 主要存在两种形式，一种为活化型组织纤溶酶原激活物抑制剂 1 或活化型尿激酶纤溶酶原激活物抑制剂 1；另一种为无活性型纤溶酶原激活物抑制剂 1 或无活性型尿激酶纤溶酶原激活物抑制剂 1，称为潜在型纤溶酶原激活物抑制剂 1。具有活性的纤溶酶原激活物抑制剂 1 可与玻基结合蛋白结合，使其稳定和保持活性。血浆纤溶酶原激活物抑制剂 1 水平的升高，与许多血栓性疾病密切相关，如动脉粥样硬化、冠心病、心肌梗死、脑梗死、深静脉血栓等，纤溶酶原激活物抑制剂 1 是血栓性疾病相关的标记物之一。

一旦血液循环中纤溶酶原激活物抑制剂 1 作用明显增强，或组织纤溶酶原激活物（t-PA）、尿激酶纤溶酶原激活物（u-PA）作用明显减弱，则局部纤溶活性受抑，血液呈现高凝状态，容易诱发血栓形成。血栓的形成能使纤溶酶原激活物抑制剂 1 活性进一步增加，可加速纤维蛋白的形成及在血管壁沉积，能刺激血管平滑肌细胞增殖和迁移，诱导低密度脂蛋白与血管平滑肌结合，促进低密度脂蛋白大量沉积于血管壁、细胞外基质，促进脂纹与粥样硬化斑块的形成，使血管基底膜增厚，血管壁逐渐僵硬，能加速动脉粥样硬化的进程。多种细胞和炎性因子刺激、损伤所导致的血管壁的炎症反应，也是动脉粥样硬化形成的重要原因。

高水平纤溶酶原激活物抑制剂 1 可促进巨噬细胞、纤维母细胞的黏附和迁移，能使其侵入损伤的血管内膜，还能与炎性因子如肿瘤坏死因子-α、转化生长因子-β、血小板衍生生长因子、白介素-1、白介素-6 等相互作用，使炎性因子渗出血管增加。纤溶酶是基质金属蛋白酶主要的生理性激活剂，在动脉粥样硬化增厚的内膜中，高水平纤溶酶原激活物抑制剂 1 可抑制基质金属蛋白酶活

性，抑制纤维斑块降解，使纤维蛋白在基质中的大量沉积，增加了内膜的厚度，从而使血管腔的狭窄进行性加重。

十一、组织因子/组织因子途径抑制物与心血管栓塞

组织因子（TF）是生理性止血和病理性凝血过程中最重要的启动因子。动脉粥样硬化、冠心病、心肌梗死及脑梗死等的发生发展，均与凝血机制异常、血管内皮细胞功能受损、单核细胞表达组织因子增加等引起的病理性血栓形成有关。组织因子途径抑制物（TFPI）是一种新型抗凝蛋白，能抑制组织因子活性。

1. 组织因子的特性

组织因子是一种单链跨膜蛋白，分子量 47 kD，是凝血因子Ⅶ/Ⅶa 的受体，又是Ⅶa 活化的辅因子，不仅在外源性凝血途径中起关键性作用，而且组织因子/Ⅶa 复合物可激活Ⅺa，又可促进Ⅺ、Ⅷ、Ⅴ活化为Ⅺa、Ⅷa、Ⅴa，可使凝血酶原转化为凝血酶；Ⅺa/Ⅷa 在 Ca^{2+} 和磷脂存在下，能激活Ⅹa，从而启动内源性凝血；组织因子暴露、活化引起闭塞性血栓形成是动脉粥样硬化斑块破裂、发生急性冠状动脉综合征的关键，可促使组织因子与血液相互作用，启动凝血酶活化。在不稳定的急性冠状动脉综合征患者，斑块、血浆中组织因子的水平，均显著高于稳定的急性冠状动脉综合征患者。急性心肌梗死患者血浆组织因子水平明显升高，其原因可能是急性心肌梗死时冠状动脉粥样化斑块破裂，其中的组织因子大量释放入血中而致。心肌梗死患者血液中细胞因子水平上调，能促使内皮细胞和单核细胞被活化而增加表达组织因子，可促使血浆组织因子水平升高，促进血栓形成。

2. 组织因子途径抑制物与心脑血管梗死性疾病

由于凝血时血管内皮细胞广泛受损，早期可能出现一定程度的组织因子途径抑制物表达增加，它是凝血途径起始步骤的生理性抑制物；但组织因子表达增加更为明显时，易引发血栓形成。

十二、缝隙连接通道与心肌缺血

缝隙连接通道在心肌细胞间，是实现收缩-电耦联的重要结构基础，普遍存在于心肌细胞膜、平滑肌细胞膜等，可介导细胞间化学信息和能量物质的交换，是低电阻的细胞间通道，能介导分子量低于 1 000 D 和半径小于 0.8～1.0 nm 的钾离子、钠离子、钙离子、cGMP、cAMP、三磷酸肌醇等迅速通过，参与心肌细胞间信号的转导，能保持心肌细胞间代谢上的整体一致性。Cx43 是心室肌细胞间最主要的缝隙连接蛋白，与生长发育、心律失常、心肌细胞损伤等密切关联。心肌缺血再灌注损伤发病机制中缝隙连接通道过度活化、开放，也是一种重要的参与因素，其作用包括：

——再灌注引起细胞 ATP 合成的迅速恢复，ATP 结合细胞质内仍高水平的钙离子，可导致心肌细胞间的缝隙连接通道过度活化、开放，能使大片心肌细胞高度挛缩，是引发不可逆性再灌注损伤的重要原因；

——再灌注导致心肌细胞质 pH 及随后钙离子水平的恢复，从而使存活的细胞缝隙连接通道的信号通讯得到修复、活化，能使钠离子易通过已经修复缝隙连接通道而传送，促进大片心肌高度挛缩及大片细胞损伤。

通过缝隙连接通道传送钠离子的具体过程为：高度挛缩的心肌细胞膜常受破坏，能使细胞外钠离子大量流入细胞内，这时钠离子常通过缝隙连接通道从高度挛缩的细胞流到毗邻的细胞，随后毗邻的细胞发生钠离子/钙离子的交换，能引发毗邻细胞质内钙离子水平上升，使其也发生高度挛缩，从而导致大片心肌细胞高度挛缩，可引起细胞损伤增加。心脏再灌注时给予 Heptanol（一种缝隙连接阻断剂），可降低心肌梗死范围近 50%，并显著降低乳酸脱氢酶从细胞透出，可发挥类心肌缺血预处理的效应，可使心肌梗死范围下降，这时蛋白激酶 ERK/p38MAPK、蛋白激酶 C，可使

Cx43磷酸化受抑，细胞间信号通讯降低，缝隙连接通道关闭，从而降低缺血心肌细胞的钠离子/钙离子超载，而发挥预处理对缺血心肌的保护机制。

心肌再灌注开始时细胞内环境的正常化，可造成缝隙连接通道使细胞间信号通讯的迅速恢复，能使坏死信号传播，使细胞坏死面积扩大。给予缺血预适应，可下调再灌注时的缝隙连接通道的活性，可能机制包括：①缺血预适应能诱发缺血心肌内cGMP水平的上调，导致在再灌注开始时的缝隙连接通道传导水平的下降，而避免细胞损伤的扩大；②缺血预适应后，心肌组织在缺血期Cx43表达水平下调，可减少再灌注初期钠离子经过缝隙连接通道到达毗邻的细胞，减少引发心肌细胞损伤的扩大。

十三、缺氧诱导因子1与心肌缺血

促进血管生成，建立侧支循环，对于缺血缺氧后心脏结构与功能重新恢复尤为重要。缺氧诱导因子1(HIF1)是一种随着细胞内氧水平下调而高表达的转录激活因子，广泛表达，能促进细胞对缺氧的适应，可促进血管新生。研究显示，缺氧预处理的心肌细胞内，蛋白激酶ERK信号通路活化，可直接诱导缺氧诱导因子1α磷酸化活化，促进心肌细胞增殖和心肌细胞膜稳定，再上调血管内皮生长因子、葡萄糖转运体1/4、诱导型一氧化氮合酶的表达，可共同参与对心肌细胞缺血再灌注的保护作用。

研究发现，对心脑等组织器官进行缺氧预处理，能减轻缺血和缺血再灌注损伤，其机制均与缺氧诱导缺氧诱导因子1及其下游基因表达增加有关。应用缺氧诱导因子1激活剂可减轻心脑梗死后的组织缺血、损伤。然而，由于缺氧诱导因子1缺乏组织特异性，在治疗缺血缺氧性心脑血管病时，要防止潜在的促恶性肿瘤过度生长的结果。

十四、冠心病的中医治疗

中医在冠心病治疗方面显示一定优势，能防治中小动脉狭窄，促进侧支循环建立。当归、川芎、丹参对血管内皮细胞有促增殖作用，能促进微血管再生。给予复方丹参滴丸，每次10丸，每日3次，1年后治疗组冠状动脉血流的改善和侧支循环的形成明显优于对照组。给予芦黄颗粒(黄精10g，首乌20g，姜黄10g，红花10g，漏芦30g，虎杖30g)及血脂康胶囊，并配合西医常规治疗，连续用药6个月后治疗组症状改善优于对照组。在常规西药减量的基础上加用银杏叶片治疗动脉粥样硬化患者，6个月后治疗组较对照组血清总胆固醇、三酰甘油、低密度脂蛋白降低更为显著，并且治疗组软斑转化为硬斑较对照组明显。表明中西医结合疗法有稳定斑块的作用。以益气通脉口服液(主要药物组成为黄芪、黄精、莪术、丹参、延胡索和乌药等)治疗冠心病心绞痛气虚血瘀证型患者，结果可降低心绞痛发作次数、持续时间、冠状动脉造影阳性率、平板运动试验阳性率，能降低血总胆固醇、三酰甘油、低密度脂蛋白水平，可下调全血黏稠度、红细胞聚集指数、红细胞刚性指数、纤维蛋白原，能改善中医症候指征。

研究发现，通心络胶囊可显著提高冠心病患者血一氧化氮水平，可促进血管扩张，降低血内皮素、血管性血友病因子、可溶性血管细胞间黏附分子1和可溶性细胞间黏附分子1的水平，从而可能通过抗凝、降低缩血管因子水平，提高舒血管因子水平，减少部分细胞黏附分子等，改善血管内皮功能，提高临床疗效。在不稳定型心绞痛患者常规应用硝酸酯类、钙通道阻断剂、β受体阻断剂、血管紧张素转换酶抑制剂、肠溶阿司匹林等的基础上，给予通心络胶囊，治疗2个月后治疗组一系列内皮功能指标均有显著改善。研究发现，麝香保心丸可能通过抗凝、降低血清内皮素与黏附分子水平、提高一氧化氮水平等途径，改善血管内皮功能，能有效治疗不稳定型心绞痛。陈可冀院士认为在冠心病的治疗中不能仅重化瘀，还应该重视化痰，可给予栝楼薤白类方、天麻钩藤饮、补阳还五汤等，有改善血管内皮功能的作用。

动脉粥样硬化患者舌苔黄腻者，C反应蛋白水平较高，是一种急性炎症期的反应物，在口服肠溶阿司匹林片与倍他乐克、静脉滴注极化液、含化硝酸甘油片的基础上加用化瘀解毒汤（附子、淫羊藿、黄连、赤芍药、三七、人参）治疗不稳定型心绞痛；结果治疗组心绞痛的发作次数减少、硝酸甘油停减率升高、治疗后C反应蛋白水平明显降低。解毒活血配伍方药（虎杖提取物和芎芍胶囊），也能降低血C反应蛋白的水平。接受冠脉内支架的冠心病患者，在常规口服阿司匹林、氯吡格雷、血管紧张素转换酶抑制剂、β肾上腺素受体阻断剂、他汀类调脂药及硝酸酯类药物的基础上，加口服通心络（主要成分有人参、水蛭、全蝎、土鳖虫、蝉蜕、赤芍、冰片等）每次3粒，每日3次，连续服用6个月后，治疗组再狭窄发生率明显低于对照组。

在溶栓治疗急性心肌梗死过程中同时给予黄芪注射液治疗，结果对比单纯溶栓治疗，心肌血液供应、冠脉再通率、心功能均有显著改善，而且6个月内再梗死、梗死后心绞痛、心源性死亡的发生均显著低于单纯溶栓治疗组。表明中药可达到防治急性心肌梗死再灌注损伤的目的。冠心病患者在常规扩血管药物治疗基础上，采取全身药浴浸浴（药浴液配制：当归100 g，延胡索50 g，川芎160 g，丹参150 g，黄芪200 g，冰片、桂枝、桃仁、红花、赤芍、炙甘草各80 g，加水煎至1 000 ml；药浴液每100 ml加苯酚0.5 ml；上述药液加清水10 L灌装密封高压灭菌后备用），疗效显著，T波和ST段下移均改善明显，血小板、全血黏度及血浆黏度均明显降低。用人参、白檀香、冰片等药与凡士林制成养血安心膏，贴敷脐部治疗冠心病、心绞痛患者，结果治疗总有效率达94%，且治疗后检测血液流变学及血脂各项指标均较治疗前明显下降，差异显著。

心绞痛患者治疗时，主穴取内关、郄门、膻中、心俞、肝俞、肾俞、膈俞、厥阴俞，心血瘀阻型加血海；痰浊壅塞型加足三里、丰隆；阴寒凝滞型加关元温针，膻中针后温灸，基础药物为消心痛、倍他乐克、阿司匹林、开搏通、硝酸甘油舌下含服。治疗组在改善症状及心电图ST段、T波方面优于对照组。用麝香通痹膏贴敷膻中、内关穴治疗冠心病心绞痛患者，结果临床总有效率达98.5%，患者心绞痛发作次数及硝酸甘油消耗量较治疗前均降低，中药透皮给药避免了肝脏首过效应及对胃肠道刺激，且药物可以持久发挥作用，使用方便，减少给药次数。中频交流电穴位导入药物疗法，是透皮给药疗法的新发展，可改善内脏的血液循环，调整自主神经功能。运用心安宁滴鼻剂（葛根、党参、当归、冰片、肉桂、炙甘草、酸枣仁等）佐西药（消心痛、肠溶阿司匹林、低分子肝素钙注射液、倍他乐克、合心爽，舌下含服硝酸甘油）治疗不稳定型心绞痛，止痛起效迅速、疗效显著，心电图ST-T段变化改善显著。

十五、抗凝治疗

现在认为应针对起始期、进展期、凝血酶活化期进行治疗。

1. 起始期

替法可近（重组TEPI）可结合未活化的因子Ⅹa形成复合物，可明显抑制组织因子TF/因子Ⅶa复合物。重组线虫抗凝肽（NAPc2）可结合因子Ⅹ/Ⅹa的非催化位点并形成复合物，可抑制组织因子TF/Ⅶa复合物；NAPc2/因子Ⅹ的血清除半衰期为50小时，可用于治疗急性冠脉综合征。Ⅶa抑制物能与因子CⅡa竞争结合组织因子，可抗血凝。

2. 进展期

这一期主要抑制因子Ⅸa、Ⅹa、Ⅷa、Ⅴa。因子Ⅹa抑制剂有磺达肝素、伊曲普利、DX9065a、BAY59-7939、LY517717，均为小分子，可作用因子Ⅹa的活性位点。Ⅷa/Ⅴa的抑制剂有血凝活化蛋白α、可溶性血栓调节蛋白。磺达肝素短时间内即能结合抗凝血酶，能抑制因子Ⅹa的凝血酶活性，血清除半衰期17小时，不结合PF4/肝素，不引发肝素诱导的血小板减少。

伊曲普利带有负电荷，可高亲和力结合、抑制凝血酶，血清除半衰期为80小时（与抗凝血酶相似），每周皮下注射1次（5 mg）即可。DX-9065a是合成的非肽类的非口服型因子Ⅹa抑制剂，能结合、抑制Ⅹa的活性位点，可替代肝素。Rayaxaban是合成的非肽类口服的Ⅹa抑制剂，每次25～100 mg，每天2次，出血率为0.7％，剂量不宜过大，以免出血。BAY59-7939/LY517717是口服的活性小分子，可直接结合、抑制Ⅹa的活性位点。血凝活化蛋白α有血液纯化、重组的两种，给予后可减少脓毒症中的过度血凝。可溶性血栓调节蛋白是重组的血栓调节蛋白的胞外域部分，可结合、抑制凝血酶，它可成为血凝活化蛋白C的激活剂，一般按体重给予0.3～0.45 mg/kg。

3. 纤维蛋白形成期

希美加群是美加拉群的前体物，是血纤维蛋白肽A类的二肽模拟物，希美加群能结合、抑制凝血酶的活性部位，阻断凝血酶与纤维蛋白原的结合；希美加群含有酯酰基及-OH，小肠吸收率为20％，希美加群30分钟后血中水平达高峰(能很快去酯、去-OH)，血清除半衰期为4～5小时，希美加群一般给予每天2次；希美加群常以原形从尿排出；效果常比华法林好。BIBR1048是口服药，可在体内转化为BIBR953。

十六、药源性心绞痛

可能引起心绞痛的药物包括：

(1)大剂量的抗心绞痛药：如硝酸甘油、硝苯地平、尼群地平、尼卡地平、维拉帕朱、普萘洛尔、甲丙脯酸；

(2)大剂量的抗高血压药及血管扩张剂：如双嘧达莫、心可定、哌唑嗪、酚妥拉明、肼苯哒嗪、罂粟碱、氨茶碱等；

(3)大剂量的拟交感神经药：如肾上腺素，去甲肾上腺素、异丙肾上腺素、麻黄索、苯丙胺；

(4)大剂量的强心药：如洋地黄类、多巴胺、多巴酚丁胺；

(5)大剂量的子宫收缩药：如垂体后叶素、麦角、麦角新碱、口服避孕药；

(6)其他：如大剂量的氢化可的松、组胺、乙酰胆碱、非那西丁、三环类抗抑郁药、消炎痛、甲状腺素、胰岛素、青霉素、吐根碱、5-氟尿嘧啶。

药源性心绞痛发生的机制包括：

——药物的反跳现象：长期用药，突然停用后发生；

——药物治疗中的“窃流”现象：如血管活性药物双嘧达莫、双苯丙胺、硝苯地平、氨茶碱、罂粟碱及维拉帕米等，可扩张小动脉(包括小冠状动脉)，能引起血压下降和局部血流重新分配；由于大剂量给药时正常小动脉的扩张比已硬化狭窄的小动脉明显，故可引起周围非缺血区的血流明显增加，而缺血区的血流会相应减少，因此服用这些药物时有时也可出现症状加重或心电图ST段下降更明显；

——对心肌耗氧量影响：大剂量增加心肌肌力的药物如强心药、拟交感神经药等，都可导致心肌耗氧量增加，易诱发心绞痛；

——对冠状动脉直接影响：冠状动脉含有丰富的α肾上腺素受体，刺激这些受体可引起冠状动脉收缩，大剂量的拟交感神经药物的应用，常可诱发冠脉痉挛。洋地黄类药在足够的剂量水平时，有直接间接的冠脉收缩作用，从而易产生低氧血症、心肌缺血，能对心脏储备功能损害，故对有冠脉疾病的患者，应慎用洋地黄制剂。多种药物如氢化可的松、组胺、乙酰胆碱、子宫收缩药及口服避孕药等，均可直接作用于冠状动脉，大剂量时可引起冠脉收缩而诱发心绞痛。

——盲目加大用药量或突然停药：都可导致药源性心绞痛、心肌梗死甚至猝死。撤药时亦应注意观察有无反跳现象。临床用药中，冠心病患者应避免应用削弱心肌供血、增加心肌耗氧量的药物，同时应尽量避免选用易出现反跳现象的药物。必须使用者，撤药时应在10天前开始、逐渐撤除。如出现反跳现象，首先应恢复原有治疗，然后再缓慢减量。

大剂量使用硝酸甘油比小剂量更易产生耐药性，因此对需服用硝酸甘油的患者应审慎地从小剂量开始，逐渐增量以达最佳效果。目前提倡硝酸甘油间歇给药或与普萘洛尔联合应用，这样可减慢或防止耐药性和依赖性的产生，并可使其药量和副作用减小。对抗高血压药及血管扩张剂要正确掌握剂量，并严密观察用药后的变化如心率、血压等变化；应根据病情变化随时调整剂量，动脉压降低不要过多过快，以免影响冠脉灌注、引起反射性心动过速、加重心肌缺氧。建议合理的联合用药，如硝苯地平与普萘洛尔合用，有利于发挥两者的协同作用。

十七、血流切应力与动脉粥样硬化

研究发现，血流切应力的增强，常与动脉粥样硬化的发生发展有关。这些切应力包括血流对内皮细胞表面沿切线的剪切力、血液对血管壁的静压力、血流对血管的牵张力，对调节内皮细胞的功能和状态有重要影响。

剪切力等可通过内皮细胞膜的机械感受器分子，将机械刺激转化为生化信号，目前已发现多种膜机械感受器分子，包括整合素、受体酪氨酸激酶、G 蛋白、离子通道等。如 $\alpha v\beta 3$ 是血管内皮细胞中重要的整合素，血流剪切力能引起 $\alpha v\beta 3$ 与接头分子 Shc 结合，通过 Shc 等能激活 Ras 蛋白，上调蛋白激酶 ERK 信号通路和蛋白激酶 JNK 信号通路的活性；血管内皮中的整合素 β_1，也能接受血流剪切力的刺激，再引起固醇调节元件结合蛋白的活化。血管内皮生长因子受体 FLK 是受体酪氨酸激酶，血流剪切力能引起 FLK 寡聚化和自身磷酸化并激活其下游信号通路。血小板源性生长因子受体是平滑肌细胞中的受体酪氨酸激酶，可被机械牵张力迅速激活。非受体酪氨酸激酶如 Src，也在机械信号转导中发挥重要作用，它能通过影响整合素和细胞骨架的相互作用，而影响机械信号的转导。在剪切力作用下 Ras 信号通路的快速活化，是通过 G 蛋白引起的。G 蛋白可能是一种重要的剪切力感受器分子。

血流剪切力对内皮细胞的刺激，通过感受器分子的转化和一些信号通路，可影响一系列转录因子如活化蛋白 AP-1、核因子 NF-κB、过氧化物酶体增殖物激活受体 γ 等的表达，再促进蛋白激酶 JNK 磷酸化 p53，使生长抑制蛋白 p21 等表达水平上调，能促进细胞周期 G1/S 转换中止，促细胞凋亡。在较低的剪切力作用下，血管壁中的血小板源性生长因子水平升高，能促使平滑肌细胞增殖。在较高的剪切力作用下，血管壁中的内皮素 1 的水平明显降低，而内皮细胞会促进抑制血管平滑肌细胞增殖因子如一氧化氮、转化生长因子 β 的分泌。血管紧张素Ⅱ是一种重要的促血管平滑肌生长的因子，长时间的血流剪切力增强，可通过降低血管紧张素转换酶的表达，来下调血管紧张素Ⅱ的水平。血管壁局部 LDL 的沉积，与局部血流速度和剪切力的大小呈负相关，在局部血流速度慢和血流剪切力小的内皮区域，渗透进入血管壁内皮的 LDL 相应的较多。

十八、JAK/STAT 信号通路与血管再狭窄

JAK/STAT 信号通路，是人体内生理和病理反应的共同通路之一，与多种疾病的发病相关，广泛参与细胞应激、生长、增殖、分化和凋亡等，是多种细胞因子和生长因子的重要信号通路，可能参与冠脉架桥中的再狭窄。

1. 血管桥再狭窄的机制

冠脉血管桥再狭窄的病理过程，包括急性期的血栓形成、血管弹性回缩及中晚期的内膜增生、血管重构、管腔缩小；由动脉肌层增殖、迁移和基质沉积引起的内膜增厚，可导致再狭窄；再狭窄也与内弹力膜面积的减少相关。再狭窄常能被外膜炎症引发，其炎症机制与内膜增厚相似。血管再狭窄的发生主要与手术创伤、移植血管缺血、血流动力学改变有关；这些因素能导致血管内皮损伤、血小板及白细胞黏附/聚集，可引发大量血管活性物质及细胞因子释放，能促使局部血栓形成、血管内膜肥厚及晚期的血管粥样硬化。其中，血管内膜肥厚是导致再狭窄的主要原因，核心机制为血管平滑肌细胞的大量增殖及迁移。近年发现，动脉外膜炎症是活性诱发动脉内膜粥样硬化病灶形成的早期事件。血管成形术后动脉壁 NADPH 氧化酶活性增强，活性氧生成增多，能刺激外膜成纤维细胞增殖、肌化并向内膜迁移，可参与新生内膜的增生，促使血管再狭窄。

2. JAK/STAT 信号通路在血管平滑肌细胞增殖中作用

蛋白激酶 JAK/STAT 信号通路活化，参与众多血管源性细胞因子的生物学作用。高水平 5-羟色胺，作为血管收缩剂及促细胞分裂剂，能介导蛋白激酶 JAK/STAT 信号通路的激活。血小板源性生长因子 BB 对血管平滑肌细胞是一种强大的丝裂原活化剂，可促进蛋白激酶 JAK2/STAT 3 的酪氨酸磷酸化活化，能诱导血管平滑肌细胞迁移。高水平血管紧张素Ⅱ通过激活蛋白激酶 JAK2/STAT 5 信号通路，能促进血管紧张素原和心钠素的表达。高水平白细胞介素 6 作为急性炎性因子，能通过蛋白激酶 JAK/STAT 信号通路，促进血管平滑肌细胞增殖及单核细胞趋化因子 1 的释放。

3. JAK/STAT 信号通路参与血管与心肌的重构

高血压、动脉粥样硬化、糖尿病患者同样存在血管重构，后者可能是管腔狭窄发生的关键因素；蛋白激酶 JAK/STAT 信号通路活化后，常介导血管重构、细胞增殖、坏死、迁移以及细胞外基质再合成、血管结构变化。高水平血管紧张素Ⅱ经上调心肌营养因子 1 的水平，能使 STAT3 酪氨酸磷酸化和结合到血管紧张素原基因启动子，能上调血管紧张素Ⅱ的表达水平。给予蛋白激酶 JAK 抑制剂，可预防心肌肥厚，增强血管内皮细胞抗损伤能力，保护血管内皮细胞、增加再增殖；在粥样硬化斑块中，高水平缺氧诱导因子 1、血管内皮生长因子、血管紧张素Ⅰ、成纤维生长因子等，与促进血管新生相关，可诱导新内膜增生，使蛋白激酶 JAK/STAT3 信号通路活化，在内膜损伤后的内膜维修过程中起作用，与血管成形术后再狭窄相关。

十九、Notch1/Jagged1 信号通路与内皮祖细胞

在内皮祖细胞增殖分化过程中，尽管有粒细胞集落刺激因子、粒细胞-巨噬细胞集落刺激因子、血管内皮细胞生长因子、红细胞生成素、白介素 18 等细胞因子的作用，内皮祖细胞的分化仍需要存在 Notch1/Jagged1 信号通路活化，调节血管发生、分化和成熟，Notch1/Jagged1 可经 γ-分泌酶上调平滑肌肌球蛋白重链的表达水平。生理或病理性的刺激可以加速 Notch1/Jagged1 信号的转导。内皮干细胞分化期间血管的命运与 Notch1/Jaggedl 信号和血管内皮细胞生长因子的水平相关，可影响血管重构、血管稳定性、动静脉发生的选择、心脏发育。研究表明，Notch1/Jagged1 信号通路的活化，参与血管新生，诱导血管特异性酶活化，促进内皮细胞分化，导致内皮细胞-间质细胞转化，促进血管发育，上调内皮细胞钙黏蛋白、血小板内皮细胞黏附分子 1、血管生成素受体 2、纤连蛋白、血小板源生长因子受体和 α 平滑肌肌动蛋白等的表达，促进内皮和平滑肌细胞分化，与转化生长因子 α 和表皮生长因子等激活的通路，共同促进血管形成，上调平滑肌肌球蛋白重链表达水平。

二十、MicroRNA

MicroRNA 可降解、下调靶基因的表达，可用于心肌缺血损伤的治疗，减少心肌凋亡、纤维化、心衰、心律失常、血管生长异常。MicroRNA 可调节细胞增殖、迁移、分化、凋亡等。（表 12－1）

表 12－1　心肌缺血相关的 microRNAs 及靶基因

MicroRNA	作用	靶基因
MicroRNA1	促凋亡	热休克蛋白 60/70，Bcl-2
	促心律失常	KCNJ2，缝隙连接蛋白 43，IRX5
MicroRNA133	抗凋亡	CASP9
MicroRNA21	抗凋亡	PDCD4，活化蛋白 1
	保护心肌	内皮细胞一氧化氮合酶，热休克蛋白 70
MicroRNA320	促凋亡	热休克蛋白 20
MicroRNA29	促纤维化	ELN，FBNI，COL1A1/2/3A1

MicroRNA92a	抗血管新生	整合素 α5

心肌中富含 micro RNA1/7/133/126-3p/30c/26αa/208，冠脉平滑肌中富含 microRNA145/7/125b/125a/23/143/133，有特殊的分布区域及功能。在扩张的心脏、心衰中 Dicer RNA 酶Ⅲ下调，可改变 microRNA 的某些型的水平。

二十一、应激与心肌细胞存活

心肌细胞应激时能通过一些信号通路进行防护，也能清除一些受损细胞，可抗氧化、产生热休克蛋白、清除没有正确构象的蛋白、增加伴侣蛋白，受损细胞的消失方式有凋亡、坏死、自噬等。当体温升高 3～5℃时，可引发热应激；氧化应激、重金属也可引发热休克反应，可产生许多未折叠蛋白聚集，这时细胞上调伴侣蛋白、热休克蛋白（如热休克蛋白 32，为血红素氧化酶 1），可抗各种毒害，促使未折叠蛋白再正确折叠，使细胞耐受热应激、热休克，可抗各种毒害，抗高温，抗氧化应激，抗致癌性基因突变，抗营养因子缺乏。蛋白质不断在内质网被进行翻译后加工如糖基化、形成二硫键、正确折叠、寡聚化等，内质网也不停地监督上述过程。在葡萄糖缺乏、蛋白糖基化障碍、细胞质钙离子超载、缺氧时，可使内质网未正确折叠蛋白增多，能引起内质网的未折叠蛋白过度反应，促凋亡。这些应激反应可见于心肌缺血、糖尿病、动脉粥样硬化、内分泌不足、发育不良、神经变性、癌症等，GRPs 是葡萄糖诱导蛋白，包括 GRP78/Bip 等及氧化还原酶如 PDI、ERP72 等，可抗缺血、缺氧，使心肌细胞存活。高水平 GRP78 可抑制动脉粥样硬化内皮细胞死亡、抑制类固醇反应元件结合转录蛋白（SREBP）的升高血脂作用，能抗凝。

二十二、补体激活与心肌缺血再灌注损伤

缺血再灌注损伤过程常伴随炎症反应，可导致组织的损伤。目前已知，这种炎症反应除与活性氧、白细胞的大量释放炎症因子有关外，补体系统的激活也是一个重要因素。补体系统通过三条途径激活：一是经典途径；二是替代途径；三是凝集素途径。缺血再灌注过程中，补体通过线粒体膜等而激活，能直接或间接导致组织损害。补体系统激活与免疫系统激活存在联系，如过敏毒素 C3a、C4a、C5a，对炎性细胞的聚集及激活起重要作用，常可导致炎症反应的发生，引发形成免疫复合物、自身免疫失调、各种器官的缺血性损伤。

激活的补体参与炎症反应、调理作用、细胞溶解，参与急性心肌梗死中缺血再灌注损伤；缺血再灌注能有效激活补体系统。在心肌缺血再灌注中，心肌组织线粒体成分的释放，可导致补体经典旁路径途的激活。通过药物抑制补体激活，是抑制心肌缺血再灌注损伤的手段。

补体级联活化途径能提供大量的干预点来调节补体反应。目前大部分的治疗方法都集中于对经典补体激活途径和替代激活途径的干预。然而证据表明，凝集素途径也参与心肌缺血再灌注损伤，抑制凝集素途径的激活同样是治疗目标之一。抑制补体激活的策略应包含应用补体系统天然调节蛋白、合成的药物；补体 C1 抑制剂是一种丝氨酸蛋白酶抑制剂，能抑制补体经典途径、替代途径、凝集素途径的激活。运用单克隆抗体阻断补体 C5 激活，阻止 C5b-9 及过敏毒素 C5a 的产生。C5a 受体拮抗剂是一些小分子肽和小分子复合物，能抑制 C5a 受体。

二十三、中性粒细胞和心肌缺血再灌注损伤

中性粒细胞是参与心肌缺血再灌注损伤的重要细胞，缺血心肌释放趋化物质，使中性粒细胞浸润，可引起并加剧心肌细胞的再灌注损伤，引发无复流现象。在缺血后期及再灌注期，由于补体激活，补体的中间产物 C5a、终末产物 MAC、内皮源性白介素 8 等，也能发挥中性粒细胞趋化作用，引起炎症部位中性粒细胞浸润、脱颗粒，进而产生、释放大量炎症源性白介素 8。脂源性介质也是调节缺血再灌注后心肌中性粒细胞积聚的重要因子。活化的中性粒细胞所产生的白三烯

(LTB4)，主要由5脂氧合酶氧化花生四烯酸而生成，是中性粒细胞趋化因子。血小板活化因子也是趋化因子，能促进中性粒细胞黏附内皮细胞。

由中性粒细胞介导的心肌损伤，涉及中性粒细胞与血管内皮细胞的黏附、跨血管内皮迁移、与心肌细胞的黏附等。而急性心肌缺血后中性粒细胞、内皮细胞、心肌细胞表面的黏附分子的改变，是造成心肌损伤的起始关键所在。参与中性粒细胞与血管内皮细胞相互作用的有3个黏附分子家族：选择素/整合素/免疫球蛋白。选择素与早期缺血再灌注时中性粒细胞与血管内皮细胞的弱相互作用有关，能介导中性粒细胞在内皮细胞上滚动，能导致中性粒细胞的黏附、跨内皮细胞迁移。

细胞间黏附分子1、血管细胞间黏附分子1、血小板-内皮细胞间黏附分子1，是免疫球蛋白超家族成员。血小板-内皮细胞间黏附分子1主要在血小板、中性粒细胞、内皮细胞的表面表达，与中性粒细胞跨内皮细胞迁移有关。细胞间黏附分子1主要在血管内皮细胞表达、能使中性粒细胞与内皮细胞紧密黏附，使中性粒细胞迁移进入心肌。研究发现，在白介素6表达的同一缺血区域，细胞间黏附分子1也高水平表达，心肌梗死边缘区单核细胞、心肌细胞在再灌注后1小时内大量表达细胞间黏附分子1。黏附的中性粒细胞可介导心肌微血管阻塞，可通过释放毒性物质直接损伤实质细胞，可分泌蛋白水解酶、活性氧等损伤周围组织细胞。

中性粒细胞活化、破坏时可释放蛋白水解酶、弹性酶、胶原酶趋化因子、花生四烯酸等，再水解细胞外基质的弹性蛋白、Ⅱ型胶原等。心肌缺血后的再灌注，能迅速引发炎症反应，大部分由中性粒细胞介导作用于内皮细胞、心肌细胞。中性粒细胞由趋化因子、促炎症介质吸引到缺血再灌注的心肌，通过选择素介导的滚动而与内皮细胞相互作用，开始是松弛的黏附，后来由CD11/CD18复合体与细胞间黏附分子1介导内皮细胞与中性粒细胞牢固黏附，接着中性粒细胞跨内皮细胞迁入心肌。这一系列事件能促进再灌注损伤：内皮细胞功能失调、微血管塌陷、血流异常、心肌梗死、细胞凋亡。

二十四、PEP-1肽介导的Cu/Zn-SOD与缺血再灌注损伤

缺血再灌注损伤是指组织缺血一段时间，当血流重新恢复后，细胞功能代谢障碍及结构破坏反而较缺血时进一步加重、器官功能进一步恶化的综合征。缺血再灌注损伤主要与活性氧损伤、细胞质钙离子超载、微血管损伤、白细胞浸润、内皮细胞自稳态的调节失衡相关。

超氧化物歧化酶是清除活性氧的金属酶，具有抗衰老、抗辐射、抗炎等作用。超氧化物歧化酶的能催化负氧离子发生歧化反应，从而清除负氧离子。反应为 $2H^+ + 2$ 负氧离子($O_2^- \cdot$)$\rightarrow H_2O_2 + O_2$。

虽然人们希望应用Cu/Zn超氧化物歧化酶来防治各种氧化应激损伤，但该酶系生物大分子，在生物体内无特异受体，也不能依靠内吞作用等进入细胞内。最近研究发现，某些蛋白质转导域具有将外源性蛋白导入细胞内的特性；有人参考此设计合成了一种PEP-1转导肽，由21个氨基酸残基组成，有可能转SOD进入细胞。

（杨善志　彭杰成　吴　颖）

进一步的参考文献

[1] CAROLI A. Potential therapeutic role of microRNA in ischemic heart disease[J]. J Cardiol, 2013, 61(5): 315-320.

[2] MACHAVARIANI P. Prospects of stem cells application in patients with ischemic heart disease[J]. Georgian Med News, 2013, 217: 44-49.

[3] ANN SS. Ischemic measurement of intracranal artery calcifications can improve prediction of asymptomatic coronary artery disease[J]. Radiology, 2013, 34 (4): 234-244.

[4] ALIZADEN AM, MIZABEGLO P. Is oxytocin a therapeutic factor for ischemic heart disease[J]. Peptides, 2013,13(4):145-156.
[5] HOMAN DJ, PRICE ML. The role of clopidogrel in the management of ischemic heart disease[J]. Curr Opin Cardiol, 2013,44(5):234-244.
[6] MADONNA R. Electrical plasticity and cardioprotection in myocardial ischemic role of selective sodium channel blockers[J]. Clin Cardiol, 2013,36(5):255-261.

第十三章　糖尿病心肌病

一、糖尿病心肌病的风险因素

糖尿病可并发心肌病、高血压、高血脂、心血管疾病等，糖尿病患者并发心血管疾病的风险，为普通人群的2～4倍。糖尿病并发心血管疾病后，患者寿命可缩短6.7～9.7年。

1. 2型糖尿病心肌病的风险

2型糖尿病以并发心血管疾病、有死亡高风险为主要特征，超过65%的2型糖尿病患者，最终死于心血管疾病、中风。动脉粥样硬化引发糖尿病患者的死亡，占糖尿病相关死亡的65%～80%，比无动脉粥样硬化的糖尿病患者占的比例高1～3倍。中国冠状动脉粥样硬化性心脏病住院患者中，糖尿病患病率为52.9%，糖耐量受损率为24.0%。2型糖尿病患者的中风死亡率约增加3倍。糖尿病是心血管疾病、中风、外周动脉疾病重要的独立危险因素。2型糖尿病患者并发心血管疾病的风险，比一般人高2～4倍，2型糖尿病患者并发心血管疾病的死亡率比一般人高50%左右。

2. 1型糖尿病心肌病的风险

1型糖尿病患者的心血管疾病，常出现在1型糖尿病发病后30年左右，1型糖尿病患者35%死于心血管疾病；1型糖尿病患者中30%～40%并发肾病、有持续蛋白尿，其发生心血管疾病的比例是无蛋白尿患者的8倍。研究发现，有家族史的1型糖尿病患者，并发肾病、心血管疾病比一般人高6倍，1型糖尿病患者子女发生肾病、心血管疾病，比一般人高10倍。

二、糖尿病与心肌病

糖尿病心肌病的风险因素包括胰岛素抵抗、高血糖、高血脂(高水平极低密度脂蛋白、高水平小而密低密度脂蛋白)、高血压、蛋白尿、高胰岛素血症、高尿酸血症、高黏附分子血症、高纤维蛋白原血症、腹型肥胖、高瘦素血症、血小板功能障碍、高同型半胱氨酸血症、血清高水平纤溶酶原激活物抑制剂1(PAI-1)/C反应蛋白(CRP)/肿瘤坏死因子α/核因子NF-κB/白介素1β/白介素6等。

研究发现，糖尿病患者血小板功能障碍后，可增加血黏度、促进血小板活化、聚合、黏附，能上调促血管收缩的前列腺素E_2、致病性一氧化氮的水平，使血小板内镁离子减少、钙离子增加、血小板表面糖蛋白水平升高，能促进肌球蛋白轻链磷酸化、血小板变形、血小板黏附性增强。

糖尿病患者的凝血异常发生后，可见血凝血因子Ⅶ/Ⅷ/血管性血友病因子(vWF)、纤维蛋白原、脂蛋白a、纤溶酶原激活物抑制剂1、凝血酶等的活性水平升高，脂蛋白糖化水平升高，抗凝血酶Ⅱ、蛋白C、蛋白S、纤溶酶原活化物、纤溶酶等的活性水平降低。糖尿病患者中的内皮功能障碍见表13-1。

表13-1　糖尿病患者的血管内皮功能障碍

病理改变	相应的血管内皮功能障碍的表现
↑血管收缩因子，↓血管舒张因子	抑制内皮依赖性舒张
↑血管通透性	蛋白渗出增加、可有蛋白尿
↑内皮素1/血管紧张素Ⅱ	血管收缩水平↑
↓生理性一氧化氮	血管舒张水平↓
↑组织纤溶酶原激活物	纤溶活性↓
↑血浆纤溶酶原激活物抑制剂1	纤溶活性↓
↑细胞间黏附分子1	白细胞黏附↑
↑血管细胞间黏附分子1	白细胞黏附↑

糖尿病具有心血管病好发倾向，糖尿病患者72.3%并发冠心病，为同年龄非糖尿病患者的2～4倍；心血管疾病引起的死亡，约占糖尿病患者死亡的80%，其中冠心病引发者，占糖尿病患者死亡的65%左右。

2型糖尿病并发冠心病的危险因素包括：

(1)年龄

中/老年2型糖尿病患者，本身常有多种致动脉粥样硬化的高危因素，因此中/老年2型糖尿病患者，发生冠心病的年龄、严重程度，常较无糖尿病者为早、为重。

(2)性别

在一般人群中，绝经前女性相对免受心血管病的侵袭，这与雌激素的保护作用相关，可防止内皮依赖性血管舒张因子水平的降低，而糖尿病能使这种保护作用丧失。

(3)肥胖

肥胖(尤其是腹型肥胖)是2型糖尿病重要的发病因素，腹部积累的脂肪细胞，可分泌大量细胞因子，能促进脂肪细胞排出游离脂肪酸至门静脉，可抑制肝脏对胰岛素的摄取、降解，能导致高胰岛素血症，可引发对胰岛素不敏感、产生胰岛素抵抗，发生糖尿病、高TG血症，使血纤溶活性下降/血纤维蛋白原水平升高，能增加心脏工作负荷，促进血管发生动脉粥样硬化，常使血管腔狭窄。

糖尿病多合并高血压、高血糖、高血脂、脂质代谢紊乱，常见血中有高水平TG、低水平高密度脂蛋白、高水平小而密低密度脂蛋白，三者在代谢上联系密切，称为致动脉粥样硬化脂蛋白三联症。

(4)高血糖的影响

血糖化血红蛋白(HbA1c)每升高1%，患冠心病的危险性就增加11%左右。空腹血糖水平>4.2mmol/L后，随着空腹血糖水平的升高，心血管病危险性逐渐增加。高血糖水平与冠心病的发生发展相关。糖尿病患者的血糖化血红蛋白水平升高，会引发心肌细胞内氧化应激，可促进脂质过氧化，使血管内皮细胞生理性一氧化氮水平降低，从而减少血管舒张，减少冠状动脉血液灌注，可引发心肌缺血。

(5)高血压的影响

在糖尿病患者中，高血压与冠心病的发生相关，收缩压每升高10mmHg，冠心病发生的危险性升高15%左右。

(6)高血脂的影响

2型糖尿病患者的脂代谢大部分异常，常有血高水平TG、小而密低密度脂蛋白、小而密高密度脂蛋白等，能明显降低心肌细胞的代谢水平。

(7)胰岛素抵抗及高胰岛素血症

2型糖尿病患者大多有胰岛素抵抗，也是高血压、冠心病、动脉粥样硬化、肥胖发生的独立危险因素，2型糖尿病伴发冠心病患者的血胰岛素水平，常较单纯2型糖尿病患者的更高。糖尿病多合并有胰岛素抵抗、慢性全身性低度炎症状态、氧化应激、糖基化终末产物生成增多，可有高同型半胱氨酸血症、高尿酸症。糖尿病的代谢改变、凝血异常、炎症、血管改变，均与胰岛素抵抗相关。

(8)慢性炎性因子的损伤作用

2型糖尿病是一种慢性炎症性疾病，常有高水平炎症标志物表达，如C-反应蛋白、肿瘤坏死因子α、血清淀粉样蛋白A、白介素6、纤溶酶原激活物抑制剂1等，都与糖尿病冠心病及其并发症的发生发展相关。糖尿病多合并内皮细胞功能紊乱，主要表现为扩血管物质如生理性一氧化氮、前列环素PGI_2的合成减少，缩血管物质如血管紧张素Ⅱ、内皮素1、黏附分子合成增多，血管收缩，血液高凝态，血小板活化，血中C反应蛋白、纤溶酶原激活物抑制剂1的水平升高，能加重炎症，促进平滑肌细胞增殖、迁移。

(9)血小板异常活化的损伤作用

血小板可释放大量代谢产物，能促进血管内皮细胞损伤，加速血栓形成，促进动脉粥样硬化发生发展；2 型糖尿病合并心血管疾病患者的血小板活性，一般较单纯的糖尿病、冠心病患者的血小板活性高。

(10)凝血-纤溶系统功能异常的影响

2 型糖尿病患者常有高凝倾向，与凝血-纤溶系统紊乱相关；糖尿病时血管内皮易受损，组织纤溶酶原激活剂(t-PA)的合成、释放减少，血浆组织纤溶酶原激活剂水平降低，纤溶活性减弱，组织因子、血浆凝血因子的表达水平升高，内源性抗凝剂如抗血栓素Ⅲ、蛋白 C 水平降低。凝血-纤溶系统的紊乱在血栓形成过程中起重要作用，与 2 型糖尿病患者动脉粥样硬化、心肌梗死的形成相关。糖尿病高凝血状态时主要有血纤溶酶原激活物抑制剂 1、纤维蛋白原、Ⅶ/Ⅷ凝血因子水平升高。糖尿病多合并血小板数量异常、体积增大，血小板表面的糖蛋白Ⅱb/Ⅲa 受体、血栓素 A_2、血小板蛋白非酶糖化等增多。

(11)高血尿酸的影响

2 型糖尿病患者血尿酸水平常升高，可能与冠心病事件的发生相关.血尿酸水平升高时易析出微结晶，沉积于血管壁，直接损伤血管内膜，并能促进血小板黏附、聚集、溶解，可促进低密度脂蛋白等过氧化，促进生成活性氧并参与炎性反应，促使血小板活化、聚集，能导致心血管疾病的血栓形成。

(12)高同型半胱氨酸血症的影响

血浆高同型半胱氨酸水平，是动脉粥样硬化的危险因素。在单纯冠心病患者中，血浆同型半胱氨酸水平较低；而 2 型糖尿病合并冠心病患者中，血浆同型半胱氨酸水平较高，能促进心肌炎症等。

(13)遗传因素的影响

遗传因素能使 2 型糖尿病患者合并冠心病存在很大差异。2 型糖尿病患者有冠心病相关的某些基因多态性时，易导致 2 型糖尿病患者并发冠心病。

糖尿病合并心血管疾病时，临床表现多不典型：患者血管狭窄程度较重，同一血管常多处受累；常存在心脏弥漫性微血管病变、心肌病变，可存在自主神经、感觉神经病变；易发生无症状心肌缺血、急性冠脉综合征、糖尿病心肌病等。

高血糖时，常可见糖/脂代谢异常、产生氧化应激、基质重构、心肌细胞血管紧张素Ⅱ受体表达增加，生理性一氧化氮水平降低；常可有心肌细胞内线粒体变性、线粒体嵴断裂、线粒体内脂滴增加、空泡形成；常可有左心室肥厚、心肌微血管基底膜增厚、层连蛋白/纤连蛋白/基质金属蛋白酶/终末糖基化产物活性水平升高，心肌收缩蛋白减少，自主神经损伤，细胞质钙离子超载等。高血糖时，临床可见左心房及左心室的扩大、左心室舒张功能及左心室射血分数降低等，可发生糖尿病心肌病。应控制高血糖，同时可给予血管紧张素转换酶抑制剂、β 肾上腺素受体阻断剂、血管紧张素受体 AT1R 阻断剂、钙通道阻断剂、他汀类、噻唑烷二酮类等。

三、糖尿病心肌病概述

糖尿病患者易发高血压、高脂血症，但糖尿病独立于冠心病/高血压之外、直接促进心功能不全的机制，却尚在研究中。1974 年有人提出糖尿病心肌病(DCM)的概念。2006 年美国心脏病学会指出，心肌病分为原发性、继发性，糖尿病心肌病归类在继发性心肌病中。目前中国网上已发布中国 2 型糖尿病预防的专家共识、糖尿病心肌病的研究进展、糖尿病多重危险因素综合管理中国专家共识等，有较好的参考价值，详细内容可由网上获得。

(一)流行病学资料和定义

临床研究提示,糖尿病患者易发心力衰竭;糖尿病心力衰竭的发生率,男性糖尿病患者较正常人增加2~3倍,女性糖尿病患者较正常人增加5.1倍。研究显示,正常人群中心力衰竭的发生率为1%~4%,糖尿病患者则高达12%;其他研究也得出一致的结论。

糖尿病患者存在左心室肥大、舒张功能不全,可合并收缩功能不全,是导致易发心衰的重要原因。糖尿病心肌病是伴随糖尿病代谢异常所发生的心肌大范围结构改变,常有左室扩大、弥漫性室壁运动减低、舒张功能低下。在症状出现前,糖尿病心肌病有较长的亚临床过程,其病理学改变有一定特异性。

(二)病理改变

糖尿病心肌病的病理特征一般有:室壁增厚,心肌细胞肥大、坏死、凋亡,肌纤维减少、胶原沉积、心肌间质弥漫性纤维化,小血管基底膜肥厚、基质增加、心肌内微血管损伤/微动脉瘤、糖原等的PAS染色阳性。

电镜检查可发现心肌细胞结构损伤,核周围线粒体增多、肿胀,线粒体中糖原、脂滴聚集。对采取到的活检标本进行免疫组化染色,还可观察到晚期终末糖基化产物、炎症因子、相关酶、受体等表达水平的变化。

(三)作用机制

胰岛素作用减弱和高血糖,是糖尿病心肌病的主要病因,还可伴脂质代谢异常、氧化应激、肾素-血管紧张素-醛固酮系统(RAS)活化、线粒体损伤、交感神经异常、细胞质钙离子水平异常等。

1. 胰岛素作用减弱

1型糖尿病常为绝对胰岛素缺乏;2型糖尿病常有相对胰岛素缺乏,常引起胰岛素抵抗、高胰岛素血症;糖尿病心肌病无论哪一型,胰岛素结合胰岛素受体后的信号通路活性受抑,使心肌利用葡萄糖减少,倾向于依赖脂肪酸提供ATP;但脂肪氧化需氧较多,使糖尿病时脂肪氧化常不完全、产生ATP不足,还使乳酸和脂肪酸中间代谢产物堆积,最终导致心肌肥大、心功能下降、糖尿病心肌病。另一方面,高胰岛素血症能促进细胞增殖,可导致心脏肥大,影响心肌细胞分化、成熟,造成糖尿病心肌病。

2. 糖毒性

小G蛋白Rac1是NADPH氧化酶的亚单位,高血糖能促使Rac1结合GTP而活化,可增强NADPH氧化酶活性,产生活性氧(ROS)增多,多聚ADP-核糖聚合酶(PARP)表达增加,磷酸甘油醛脱氢酶活性下降,蛋白激酶C、氨基己糖途径、多元醇通路被激活,晚期终末糖基化产物(AGE)形成增加,均参与高血糖对心血管的损伤,促进糖尿病心肌病,能使心肌细胞、间质细胞的二酰甘油增加,蛋白激酶C活化,能刺激产生血管内皮生长因子,使血管通透性增加;能活化转化生长因子β,使胶原等基质蛋白沉积;能激活核因子NF-κB,促进表达炎症因子,促进心肌组织慢性炎症;细胞内较多的葡萄糖进入多元醇通路,代谢生成山梨醇,NADPH相应减少,能进一步加重细胞内氧化应激;能使多种蛋白质糖化,促进不可逆形成、蓄积晚期终末糖基化产物(AGE),进一步诱发糖尿病心肌病。AGE也激活NF-κB通路,导致表达肌球蛋白重链(MHC)复合物中的α-MHC转为表达β-MHC,从而影响心肌结构功能。高血糖能使心脏细胞钠泵、ATP酶活性减低,影响线粒体氧化磷酸化,收缩蛋白(肌动蛋白、肌球蛋白)对钙离子的敏感性降低,导致心肌收缩功能降低、糖尿病心肌病。高血糖能降低内皮性一氧化氮合酶活性、活化诱导性一氧化氮合酶,增加产生ROS/RNS,促进转化生长因子β、蛋白激酶C等活化,长期后会引起心脏结构、功能改变、导致糖尿病心肌病。

3. 脂肪毒性

糖尿病患者常伴有肥胖、脂肪分解亢进,可引发血脂肪酸水平升高,脂质在糖尿病心肌组织中沉积,可影响心肌收缩力、导致糖尿病心肌病;心肌组织脂质沉积,由心脏线粒体对脂肪酸摄取增加所致,这时糖尿病患者常伴有过氧化物酶体增殖物激活受体 α 信号通路活化,导致丙酮酸脱氢酶激酶 4 表达水平下降,减少糖氧化,同时通过 CD36、脂肪酸 β 氧化相关因子表达增加,能促进线粒体摄入脂肪酸、蓄积,增加产生神经酰胺、活性氧(ROS)、活性氮(RNS)、内质网应激、TNFα,促使心肌细胞坏死、凋亡。高血脂、高血糖、高胰岛素血症相互作用,能形成恶性循环,导致糖尿病心肌病。高脂血症能抑制肌浆网膜钙泵(SERCA2a)从细胞质摄入钙离子到肌浆网钙库,使细胞质钙离子超载、心脏舒张期延长、功能降低。

4. 交感神经和 RAS 机能异常

糖尿病患者交感神经和 RAS 系统功能亢进,对心脏并发症的发生发展很重要。糖尿病患者心肌活检的结果显示,血管紧张素受体(AT1R)的表达水平可升高为正常人的 3 倍。高水平血管紧张素Ⅱ、醛固酮均促进氧化应激、心肌炎症、纤维化、导致糖尿病心肌病,这已被临床研究证实。高血糖作用于心肌细胞膜后,可引起非醛固酮依赖的醛固酮受体活化,促使心肌细胞肥大、功能障碍。

间位碘代苄胍(MIBG,去甲肾上腺素的类似物,在心脏神经突触有其再摄取途径)摄取率,可用来研究心脏肾上腺素能神经活性。研究发现,糖尿病患者左室收缩功能降低时,心肌 MIBG 摄取率常明显降低,提示心功能降低与其心脏交感神经受损有关,心脏交感神经受损可能与多元醇代谢水平升高、神经内膜微血管病变、神经生长因子产生减少相关,能引起神经纤维脱髓鞘、突触传导障碍,而导致心脏交感神经受损、糖尿病心肌病。

5. 线粒体损伤

线粒体基质三羧酸循环酶系,通过底物脱氢、氧化生成 NADPH,再通过线粒体内膜呼吸链氧化,同时合成 ATP。ATP 进入细胞质后,参与细胞的各种需能过程,如心脏搏动。线粒体功能障碍,直接减少产生 ATP,影响心肌收缩;能加重氧化应激,促进心脏损伤、引发糖尿病心肌病。动物实验也发现,1 型糖尿病大鼠心脏常存在线粒体损伤、左心室舒张末压升高、心脏顺应性减低,可导致糖尿病心肌病。

(四)临床表现和诊断

1. 糖尿病心肌病的心功能损害特征

患者早期可有心脏舒张功能受损,病情进展后逐渐出现心脏收缩功能受损,最后出现全心心力衰竭。患者可有糖尿病其他微血管病变,如视网膜/肾的微血管病变,这些支持诊断糖尿病心肌病;没有明显心功能异常的患者,运动负荷时可表现左室功能不全。

糖尿病心肌病诊断时,需排除冠心病、高血压、瓣膜病、甲状腺功能异常、其他心肌病等;如运动时表现心脏缺血,常支持诊断糖尿病冠心病,建议行冠脉造影。

从冠心病诊断金标准——冠脉造影/血管内超声来看,糖尿病冠心病病变常侧重在冠脉主干,是较大分支狭窄引起的心脏缺血,能引起患者心功能不全,影像学检查可见节段性室壁运动异常;而糖尿病心肌病是心肌内弥漫性微血管损伤,心肌活检可辅助诊断。糖尿病冠心病和糖尿病心肌病也可能合并存在,正在进一步研究中。

心肌间位碘代苄胍(MIBG)摄取率,能帮助确定心脏交感神经机能异常。正电子发射计算机断层,可检查出心肌脂肪酸利用增加、糖氧化减少等糖尿病心肌病的较早病变。研究证实,核磁共振可发现无冠心病的糖尿病患者的心脏磷酸肌酸/ATP 水平降低,其敏感性和特异性有待进一步研究。

糖尿病心肌病的早期诊断较困难,但超声心动图常可在症状出现前发现一些异常。评估左室厚度、室壁运动、左室射血分数，血流多普勒二尖瓣口舒张早期(E)和舒张晚期(A)血流峰值之比、E峰减速时间、左室等容舒张时间，均有助于诊断舒张功能不全。

组织多普勒通过测定二尖瓣环心肌运动速度，来评价左心室功能，相对不受心脏负荷状态影响，可判定心脏收缩/舒张功能的微小障碍。超声心动图对糖尿病心肌病的诊断常有帮助。

胸部X线、心电图的检查，可用于筛查心脏肥大。血清BNP水平升高，可反映左室流入压的升高，对糖尿病心肌病筛查有帮助。磁共振成像和单光子发射计算机体层摄影等，可用于辅助超声心动图诊断。

四、糖尿病心肌病病理机制

糖尿病心肌病(DCM)是糖尿病慢性并发症中一类具有特征性的心肌病变，主要的病理表现为心肌肥大、心室重量/体重比(心脏重量指数)增加、局灶性心肌坏死、细胞外基质沉积、心肌纤维化。临床上常表现为不同程度的左室收缩/舒张的功能不全，舒张功能受损常出现于收缩功能受损之前；也可伴有心律失常、心源性休克、猝死。糖尿病心肌病的发病机制包括：

1. 氧化应激和炎症反应

过去对糖尿病慢性并发症发病机制的经典通路活化，如多元醇通路、终末糖基化产物(AGE)通路、蛋白激酶C通路、氨基己糖通路研究已较多，2001年有人提出糖尿病并发症的共同机制学说，指出线粒体电子传递链产生活性氧过量，可能是高血糖导致血管损伤的共同机制，可导致糖尿病血管损伤，是糖尿病并发症、糖尿病心肌病研究领域的一个突破性进展。

大量糖在细胞内代谢，产生过多的电子供体(NADH、FADH 2)，能造成线粒体电子传递链大量漏出电子，形成大量活性氧，可使糖酵解途径中3-磷酸甘油醛脱氢酶(GAPDH)活性下降66%，使糖酵解的中间代谢产物堆积，继而转向其他通路代谢，引发多元醇/氨基己糖通路的激活、AGE形成、蛋白激酶C/NF-κB信号通路激活；这些能被超氧化物歧化酶(MnSOD)或解耦联蛋白UCP-10抑制。

研究表明，2型糖尿病是由多种炎症因子介导的炎症免疫性疾病，炎症能促进胰岛素抵抗。在早期糖尿病心肌病组织中，即可发现肿瘤坏死因子α表达水平升高。血糖升高2周后，血清和心脏组织中多种炎症因子表达水平升高，与糖尿病的氧化应激相关，抗氧化剂能抑制表达炎症因子。多种因素间相互作用，活性氧、炎症因子的相关信号通路活化，能损害心脏结构功能、引发糖尿病心肌病。

2. 心肌微循环病变

(1)微血管病变

糖尿病微血管病的表现较多样，早期常即有微血管内皮细胞功能障碍，对不良刺激较敏感。胰岛素抵抗、脂质代谢紊乱、高血糖直接毒性、功能蛋白非酶糖化、氧化应激、炎症反应、高水平血管活性物质、黏附因子增加等，都能损伤血管内皮细胞，导致微血管功能紊乱、舒缩异常、管腔狭窄、管壁通透性增加、血浆外渗、基底膜增厚、弥散功能降低，对心肌细胞供血供氧障碍，可促进糖尿病心肌病发生发展。

(2)红细胞功能异常

高血糖时红细胞膜钠泵表达水平、活性都下降，红细胞膜脂质含量增加、膜蛋白糖基化增加、糖化血红蛋白增加，可引起红细胞内水钠潴留、体积增大、细胞变形、细胞膜流动性降低，红细胞携氧量减少、与氧亲和力增强、氧释放量减少，直接影响毛细血管血液循环、向组织供氧，导致血液淤滞、组织损伤，出现微血管并发症、糖尿病心肌病，常随糖尿病病程延长而加重。

(3)微血栓形成

糖尿病心肌病患者常有血栓形成倾向。糖尿病时内环境变化，内分泌紊乱、致病性一氧化氮/内皮素1/血管紧张素Ⅱ/AGE增多，可引发内皮细胞损伤、前列环素/舒血管的松弛因子(CF)分泌水平降低，促凝物质、组织因子等分泌增加，血液呈高凝状态，易形成血栓。微小栓子黏附、堵塞后，血液中的白细胞黏附，又可造成远端小血管痉挛、闭塞，影响心肌组织灌注，可导致冠状动脉储备下降、心功能降低、形成微梗死灶，可引发心律失常、糖尿病心肌病等。

3. 心肌物质和能量代谢改变

心肌物质和能量代谢异常，是糖尿病心肌病发生发展的重要因素，心脏代谢重构时，常有心肌细胞糖代谢、脂代谢紊乱，能量代谢改变，可导致心脏结构功能异常。糖尿病时胰岛素抵抗、胰岛素不足，心肌细胞葡萄糖转运体 GLUT 4 减少，摄入心肌的葡萄糖减少，糖氧化代谢速度减慢，丙酮酸有氧氧化减少，心肌细胞糖代谢水平降低，可导致心脏功能障碍、糖尿病心肌病。

过氧化物酶体增殖物激活受体（PPARs）信号通路异常活化，在心脏代谢重构中也起重要作用；糖尿病心肌病时，脂肪分解增加，导致血 FFA、TG 水平升高，PPARα 高水平表达，能激活脂肪酸代谢关键酶-肉碱脂酰辅酶 A 转移酶 MCPT11、脂酰转位酶 FAT/CD36 等，可促进游离脂肪酸氧化，在糖尿病早期可部分代偿葡萄糖摄入不足，但长期过度表达 PPARα，可造成心肌能量代谢过度依赖脂肪酸 β 氧化提供能量，耗氧量增高，能使糖尿病心肌细胞缺氧加重，细胞内脂肪代谢不完全，神经酰胺水平升高，诱导产生活性氧，减少内皮细胞一氧化氮合酶，增加诱导性一氧化氮合酶，产生大量致病性一氧化氮，能促进心肌细胞凋亡，导致心脏功能下降；糖尿病心肌病细胞内的脂蛋白、脂肪酸增加，也可直接损伤心肌细胞，加重心肌损害。

4. 心肌细胞质钙离子、膜电位异常

（1）细胞质钙离子超载

由于糖尿病时糖代谢、脂代谢的紊乱，ATP 生成障碍、功能蛋白异常糖基化，心肌细胞膜参与动作电位复极的钾离子外流水平降低，导致细胞膜 L 型电压门控钙离子通道磷酸化活化、开放时间延长，心肌细胞膜参与动作电位去极化的钙离子流入增加等，心肌细胞膜上钠钙交换体、肌浆网膜钙泵的活性降低等，造成细胞质钙离子超载、钙离子信号通路过度活化，促进产生活性氧、损伤肌动蛋白，可导致心肌收缩/舒张功能障碍。

（2）膜电位异常

由于糖尿病心肌细胞葡萄糖代谢异常，能量产生减少，心肌细胞动作电位时程延长、外向复极的瞬时外向性钾电流（I_{to}）降低，这一变化在心室的心外膜心肌常较心内膜心肌明显，心肌细胞电生理特性改变，易导致恶性心律失常、猝死。

5. 糖尿病心肌病的心室重构

糖尿病心肌病心室重构，是指由于病理学刺激而引起的心脏结构变化，如心肌细胞增殖、肥大、坏死、凋亡、间质胶原沉积、心肌纤维化，后两者可能是糖尿病心肌病较为特征性的病变。

（1）心肌细胞坏死

糖尿病心肌病时，高血糖、高血脂能直接引起心肌细胞变性、坏死；炎性介质水平升高，常引发炎性反应，可促进糖尿病心肌细胞变性、坏死；患者心肌间细小动脉壁明显增厚，可有纤维化、玻璃样变性，管腔明显狭窄，可引起心肌细胞缺血、缺氧、坏死，导致糖尿病心肌病的发生发展。

（2）心肌细胞凋亡

心肌细胞肥大过度等，可引发心肌细胞凋亡，直接损害心脏结构功能，促进心脏重构、心衰。诱发凋亡的因素有高血糖、细胞质钙离子超载、高水平活性氧/血管紧张素Ⅱ/蛋白激酶 C、肿瘤坏死因子 α 等。一般低水平的活性氧可导致心肌细胞肥大，而高水平活性氧常可诱导心肌细胞明显凋亡。

（3）心肌间质纤维化

糖尿病心肌病时，胶原常大量合成、沉积，增加心室壁僵硬度，降低心室顺应性，导致心室收缩/舒张功能不全。胶原的类型/含量/分布，是决定心脏硬度的重要因素，糖尿病心肌病时常存在Ⅰ型胶原表达增加、Ⅰ/Ⅲ型胶原比值增高。糖尿病心肌病时胶原的降解减少，常是心肌间质纤维化的重要原因。心肌基质金属蛋白酶(MMPs)是降解基质的主要酶,糖尿病心肌病时,转化生长因子β、结缔组织生长因子等水平升高,能抑制表达MMP 1/2/9,可引发心肌细胞外基质胶原增加、重构。

糖尿病心肌病时,心脏局部的糜蛋白酶,能产生大量血管紧张素Ⅱ,使血管紧张素受体信号通路激活,促进心肌成纤维细胞分泌基质蛋白,促进成纤维细胞增殖,促进成纤维细胞移行和组织纤维化,这可能与糖尿病心肌病时心力衰竭的发生发展相关。糖尿病心肌病的发病机制很复杂,心肌细胞常肥大,心钠肽/血管紧张素Ⅱ水平升高,线粒体损伤,Ⅰ型胶原合成增加,毛细血管减少,心肌细胞膜葡萄糖转运体1/4活性降低,糖有氧氧化水平常降低3/4,钠钙交换体排出细胞质钙离子减少,血铜蓝蛋白减少,血游离铜离子增加,易引发产生大量活性氧;高血糖、RAS系统高活性、高水平内皮素1/转化生长因子β_1/胰岛素样生长因子1/结缔组织生长因子/肿瘤坏死因子α等,能导致心肌自主神经病变、心脏干细胞减少、心脏脂肪沉积过多,可引发心肌细胞凋亡,促进糖尿病心肌病。

五、肾素-血管紧张素系统与糖尿病心肌病

糖尿病时,肾素-血管紧张素系统(RAS)被激活,水平升高的血管紧张素Ⅱ(Ang Ⅱ)通过细胞膜血管紧张素AT1R受体,能刺激心脏成纤维细胞增殖、合成大量胶原,引起心脏结构重塑,导致心肌间质、血管周围的纤维化,胶原排列紊乱,造成心室肌僵硬,影响舒张功能,可出现糖尿病心肌病症状。肾素-血管紧张素系统的主要成分血管紧张素原Agt、AngⅡ、Ang1～7、肾素、血管紧张素转换酶、血管紧张素受体(ATR)、内皮素、N-乙酰-丝氨酰-天冬氨酰-赖氨酰基-脯氨酸(Ac-SDKP)、活性氧、转化生长因子β_1、NF-κB等的信号通路活化,在糖尿病心肌病发生发展中起重要作用。

糖尿病心肌病指糖尿病患者所特有的原发性心肌细胞损伤,有广泛的结构异常,常引起左室肥厚,表现为舒张期/收缩期功能障碍,有心肌肥大、心肌纤维化、细胞质钙离子超载、心肌收缩蛋白损伤、胶原形成增加、糖/脂代谢异常等,病理改变有心肌间质、血管周围的纤维化,胶原排列紊乱,造成左室心肌僵硬而影响舒张功能。而心脏结构重塑,是心血管事件发生率、死亡率增高的主要原因。肾素-血管紧张素系统对糖尿病心肌病的发生发展起重要作用。

(一)RAS在心血管系统中的生理及病理意义

肾素-血管紧张素系统由血管紧张素原(Agt)、血管紧张素Ⅰ(AngⅠ)、血管紧张素Ⅱ(AngⅡ)、肾素、血管紧张素转换酶(ACE 1/2)、血管紧张素受体(ATR)、肾素受体等组成。循环与组织局部的肾素-血管紧张素系统,通过影响血管紧张性、体液电解质平衡、交感神经活性,在血压/心血管稳态调节中起重要作用。AngⅡ是肾素-血管紧张素系统的主要活性肽,能调节水盐平衡、血管张力、血压、肌细胞收缩、新陈代谢、刺激血管平滑肌增殖,高水平AngⅡ能促进增加表达炎症因子、活性氧、癌蛋白等。心脏局部肾素-血管紧张素系统存在血管紧张素原、血管紧张素Ⅰ、血管紧张素Ⅱ、血管紧张素转换酶等。高水平血管紧张素Ⅱ作用于心肌细胞、血管、细胞间质,能导致心肌细胞肥大、血管收缩、心肌间质胶原合成增加等,在高血压、心肌梗死、充血性心衰的心室重塑中起重要作用。

近来的研究显示,血管紧张素Ⅱ的生成,除受血管紧张素转换酶作用产生外,还受糜蛋白酶、激肽释放酶、组织蛋白酶G等作用产生。糜蛋白酶是一种丝氨酸蛋白酶,存在于组织肥大细胞中。糖尿病心肌病的心肌血管紧张素Ⅱ的生成,主要通过活化的糜蛋白酶途径,而非血管紧张素转换酶途径;糜蛋白酶可把血管紧张素Ⅰ水解为血管紧张素Ⅱ,再通过心肌细胞膜血管紧张素受体(ATR)而起作用。

ATR分为经典的AT1R、AT2R及非经典的AT3R、AT4R,AT1R又分为AT1aR、AT1bR,主要分布在平滑肌、心、肾、肺等。含有AT1R的细胞为血管紧张素Ⅱ的主要效应细胞,心肌细胞膜

主要有 AT1R。组织血管紧张素Ⅱ水平升高时，AT1R 表达水平升高。AT1R 表达水平也受血管紧张素Ⅱ以外的多种因子调控。给予血管紧张素Ⅱ相关的 ACEI 或 AT1R 阻断剂，可减轻心室重塑等。

（二）血管紧张素Ⅱ与糖尿病心肌病

糖尿病时心肌局部交感神经活性增加，能激活心脏肾素-血管紧张素系统。高水平血管紧张素Ⅱ，对糖尿病心肌病的发生发展起重要作用。研究发现，糖尿病大鼠心肌局部血管紧张素转换酶等、血管紧张素Ⅱ的水平升高，可导致心肌细胞增殖、肥大和心肌细胞间质胶原沉积，参与糖尿病心肌病早期的病变过程。

高水平血管紧张素Ⅱ，通过细胞膜 AT1R，可直接刺激心肌成纤维细胞增殖、胶原合成增加，引起心肌间质重塑、纤维化。糖尿病心肌病心肌细胞凋亡时，血管紧张素Ⅱ、肾素、AT1R 表达水平升高。使用 AT1R 阻断剂抑制 AT1R，可减少血管紧张素Ⅱ的作用。糖尿病心肌病的发生发展，与高水平血管紧张素Ⅱ相关。

1. 血管紧张素Ⅱ与内皮素

内皮素（ET）是一种强缩血管活性肽，由心肌细胞、成纤维细胞合成、分泌，可促进心肌、血管平滑肌合成、释放血管紧张素Ⅱ、醛固酮，促进糖尿病心肌纤维化。高血糖可引起内皮素受体表达水平升高。

应用内皮素受体阻断剂，可抑制戍纤维细胞增殖、心肌纤维化。在心肌肥大时，给予过氧化物酶体增殖物激活受体 α（PPARα）激动剂非诺贝特，可活化 PPARα 信号通路，抑制内皮细胞产生内皮素，减少心肌纤维化。

2. 血管紧张素Ⅱ与活性氧

研究证明，高血糖、高水平血管紧张素Ⅱ，可促进糖尿病心肌细胞表达 NADPH 氧化酶，促进线粒体产生活性氧。实验表明，心肌局部血管紧张素Ⅱ、AT1R 水平升高，能使心肌氧化损伤加重，加速细胞坏死、凋亡，血管紧张素Ⅱ等的水平与心肌胶原合成、分泌、纤维化正相关。

3. 血管紧张素Ⅱ与细胞生长因子

研究发现，高水平血管紧张素Ⅱ，能刺激合成大量转化生长因子 β_1，促进合成基质蛋白、胶原纤维等，可抑制胶原酶等的分泌，能刺激表达基质金属蛋白酶抑制剂，抑制胶原酶降解胶原，促进心肌纤维化，降低心室舒张功能。在糖尿病心肌病发病过程中，高水平转化生长因子 β_1 能促进心肌细胞肥大，诱导表达 p27，抑制周期素、周期素依赖性激酶，抑制细胞周期转换，抑制细胞从 G1 期进入 S 期，细胞增殖受抑制，使细胞肥大；还能促进细胞外基质合成、抑制细胞外基质降解，高水平转化生长因子 β_1 通过其Ⅰ型受体，介导成纤维细胞合成 DNA、增殖，刺激合成细胞外基质包括Ⅰ型/Ⅱ型胶原等，引发细胞外基质重构；也能抑制纤溶酶、胶原酶、基质酶，诱导合成基质金属蛋白酶酶抑制物，减少降解细胞外基质，使细胞外基质在细胞间质沉积。

高血糖和血管紧张素Ⅱ可刺激表达血小板反应素 1（TSP-1），激活转化生长因子 β_1，引起糖尿病心肌病。高血糖能活化蛋白激酶 ERK、蛋白激酶 C、蛋白激酶 p38MAPK 等通路，抑制一氧化氮-蛋白激酶 G 通路，活化相关上游兴奋性因子 2（USF-2），使血小板反应素 1 表达增加。血管紧张素Ⅱ能活化蛋白激酶 p38MAPK 和 JNK 的通路，诱导细胞表达血小板反应素 1。血管紧张素Ⅱ可通过酪氨酸激酶通路，促进平滑肌细胞表达胰岛素样生长因子 1 受体增加约 7 倍，能抑制 p53 功能，减少心肌细胞凋亡，促进心肌细胞增殖。

结缔组织生长因子（CTGF）是一种多功能生长因子，能促进组织器官纤维化。糖尿病大鼠心肌病变时，高水平血管紧张素Ⅱ经促进表达、分泌转化生长因子 β_1，再诱导表达、分泌结缔组织生长因子 CTGF。在心肌成纤维细胞中，血管紧张素Ⅱ水平，与转化生长因子 β_1、CTGF 水平正相关。应用洛沙坦阻断血管紧张素的 AT1 受体功能后，转化生长因子 β_1、结缔组织生长因子 CTGF 的生成明显减少。浓度大于 10 nmol/L 的血管紧张素Ⅱ，与心肌细胞、心肌成纤维细胞共同培育 6 小时后发现，成纤维细胞内 cAMP 水平升高，肿瘤坏死因子 α 表达水平升高 20～40 倍。

（三）Ang1～7 与糖尿病心肌病

1. 血管紧张素 Ang1～7 的心血管作用

血管紧张素转换酶 2(ACE2)，能水解血管紧张素Ⅰ或血管紧张素Ⅱ而生成血管紧张素 Ang1～7，后者是肾素-血管紧张素系统的新成员，是对抗血管紧张素Ⅱ作用的舒血管活性物质，能舒张血管、利钠、利尿、抗增殖、降低动脉压、升高前列环素和生理性一氧化氮的水平，能降低血栓素水平，可改善心梗后的心脏功能，能延缓心力衰竭的进展，能抗心律失常、抗纤维化，可间接导致心肌血管紧张素Ⅱ水平降低。

2. Ang1～7 与心肌纤维化

Ang1～7 能改善心肌结构、功能，可水平依赖性抑制血管紧张素Ⅱ引起成纤维细胞增殖、胶原合成，可激活其受体 Mas，抑制蛋白激酶 ERK 通路，抑制成纤维细胞增殖。血管紧张素 AT1 受体阻断剂氯沙坦，可使心脏血管紧张素转换酶 2 和 Ang1～7 的表达水平升高，改善心肌间质纤维化，能使左心室胶原含量减少，改善心脏功能。

3. Ang1～7 与心肌保护

Ang1～7 能保护心肌，部分是由于其抑制血管紧张素Ⅱ受体信号通路，抑制 NF-κB 经典通路，抑制炎症反应导致糖尿病患者器官损伤，抑制炎症、应激、细胞增殖。在心血管系统，高水平 NF-κB，与心肌炎、缺血再灌注损伤、心肌梗死、心力衰竭、心肌肥大、动脉粥样硬化相关。在糖尿病心肌病中，NF-κB 能由肿瘤坏死因子 α、G 蛋白耦联受体激动剂、氧化应激所激活，可促进表达炎症因子、黏附分子、活性氧。长期应用 Ang1～7，可阻断 TLR2 炎症通路、抑制蛋白激酶 IKK，能活化蛋白激酶 Akt，再促进内皮型一氧化氮合成酶合成生理性一氧化氮，抑制 NF-κB，表明 Ang1～7 在糖尿病心肌病中有心脏保护作用。

（四）Ac-SDKP 与糖尿病心肌病

N-乙酰-丝氨酰-天冬氨酰-赖氨酰基-脯氨酸(Ac-SDKP)是一种有生理活性的内源性四肽，可被血管紧张素转换酶水解失活；它能减少心肌纤维化、舒张功能不全，对糖尿病心肌有肌保护作用。血管紧张素转换酶抑制剂，可减少 Ac-SDKP 降解，使血 Ac-SDKP 水平升高，能抑制糖尿病心肌组织表达转化生长因子 β_1，抑制转化生长因子受体/Smad2、3 信号通路，可减少糖尿病心肌间质、血管周围的纤维化。

（五）血管紧张素受体与糖尿病心肌病

心脏内分泌失衡(常是过度激活)是各种心脏功能衰竭的共同机制之一，亦与糖尿病心肌病相关。在糖尿病出现心肌损害前，一般肾素-血管紧张素系统已激活，是心肌损害发生发展的重要原因，核心是血管紧张素Ⅱ通过血管紧张素受体 AT1R、AT2R 而实现其作用。

1. 血管紧张素受体 AT1R

血管紧张素Ⅱ激活血管紧张素受体 AT1R 后，促使蛋白激酶 ERK1/2、转录相关活化蛋白 AP-1、NF-κB 等激活，诱导表达 c-Jun 等癌蛋白，能促进血管平滑肌细胞/心肌细胞/内皮细胞的增殖，促进心肌细胞肥大、心脏纤维化。

糖尿病心肌病患者，血管紧张素Ⅱ水平较高时，易引起血管损害、内皮损伤，使血管紧张素 AT1R 受体抗原暴露后，能激活免疫系统产生 AT1R 受体自身抗体，可引发心脏扩大、心肌结构功能改变，心肌细胞基质、动脉周围明显纤维化，造成心肌顺应性、冠状动脉储备功能的下降，可导致心脏舒张/收缩功能不全、心肌细胞缺血缺氧、内皮损伤。血管紧张素自身抗体激活血管紧张素AT1R受体后，能使蛋白激酶C信号通路活化，参与糖尿病心肌病的发生发展，能引起心脏血管收缩、血管重塑，可导致糖尿病心脏扩大、心功能不全。

2. 血管紧张素受体AT2R

血管紧张素Ⅱ对血管紧张素受体AT2R的作用，尚在研究中。AT2R受体主要在胚胎心脏组织中表达，成年后表达水平下降。正常情况下血管紧张素AT2R受体表达水平较低，在成人心肌细胞中，AT2R常对抗AT1R受体的作用，能抑制心肌细胞肥大、促凋亡。但在心力衰竭、心肌梗死、创伤愈合、血管内膜损伤、糖尿病心肌病时，AT2R受体常高水平表达，能抑制蛋白激酶ERK、抑制表达抗凋亡蛋白Bcl-2，可通过死亡受体Fas通路，促进心肌细胞凋亡，可过度活化蛋白激酶MAPK、磷脂酰肌醇3激酶/Akt通路，协同过度活化的AT1R受体，促进心肌凋亡。

动物糖尿病心肌肥大时，给予AT2R受体激动剂，能促进心肌细胞损害，引发收缩功能不全；能活化蛋白激酶C，再磷酸化蛋白质底物的丝/苏氨酸残基，使钠氢交换体、钙泵、钠泵等磷酸化、活性改变，可引起细胞质钙离子超载、pH值改变，降低心肌功能；蛋白激酶C能磷酸化心肌肌钙蛋白I/T，抑制肌球蛋白ATP酶活性，能磷酸化肌浆网受磷蛋白(PLB)，抑制肌浆网钙库摄入细胞质钙离子，使细胞质钙离子超载，抑制心肌收缩/舒张功能，可增加表达血管紧张素转换酶，使血管紧张素Ⅱ水平升高，再直接刺激蛋白质合成，可导致心肌肥大、心肌重塑、糖尿病心肌病。

3. 血管紧张素Ⅱ与STATs通路

STATs家族由8个成员(STAT1α、STAT1β、STAT2～6)组成。血管紧张素Ⅱ作用于心脏成纤维细胞AT1R受体，能诱导STAT1/3磷酸化激活，能增强靶基因的表达，诱发心肌肥厚。

4. 血管紧张素Ⅱ与癌蛋白

血管紧张素Ⅱ能诱导表达癌蛋白如c-Fos、c-Jun、c-Myc及转录因子Egr-1等，再促进一些靶基因表达，诱发心肌肥厚。

(六)血管紧张素Ⅱ与细胞凋亡

有人对糖尿病合并高血压的患者心肌活检，结果发现，糖尿病时肾素-血管紧张素系统活化，高水平血管紧张素Ⅱ可引起心肌氧化损伤，促进胱冬蛋白酶3等活化，可导致心肌细胞凋亡，使心肌凋亡指数增加，凋亡过程参与心肌间质重构，参与糖尿病心肌病病变过程。心力衰竭是糖尿病的严重并发症和主要死亡原因。糖尿病的心力衰竭，常由糖尿病心肌病引起，它以心肌肥大、心肌纤维化、细胞质钙离子超载、心肌脂肪代谢异常为主要特征，主要表现为心肌收缩/舒张功能障碍，而心脏结构重塑，是心血管事件发生率、死亡率增高的主要原因。肾素-血管紧张素系统活化，对糖尿病心肌病的形成和发展起重要作用，高水平血管紧张素Ⅱ通过细胞膜AT1R受体，能刺激心肌成纤维细胞增殖及合成胶原增加/降解减少，引起心脏结构重塑，导致心肌间质及血管周围的纤维化，使心室肌僵硬而降低舒张功能，出现糖尿病心肌病症状。肾素-血管紧张素系统与内皮素、活性氧、转化生长因子β_1、NF-κB、细胞凋亡因子等相互作用，能共同促进糖尿病心肌病的发生发展。目前血管紧张素转换酶抑制剂和血管紧张素Ⅱ受体AT1R阻断剂，已应用于治疗糖尿病心肌病，并取得良好效果，但仍有许多作用机制需进一步研究。

六、糖尿病心肌病的发生

糖尿病心肌病是糖尿病患者的一种特异性心肌疾病，多种因素在其发生发展中发挥作用，主要包括心肌细胞的糖代谢、脂代谢、能量代谢的异常，心肌细胞凋亡、坏死、纤维化，共同引起心肌结构功能改变、心肌微血管病变等。糖尿病心肌病成年患者，在无明显的冠状动脉粥样硬化、瓣膜病变、先天性心脏病、高血压、酗酒的情况下，可罹患充血性心力衰竭。

临床、流行病学、病理学、实验研究提示，糖尿病心肌病非继发于冠状动脉供血障碍等。随着糖尿病病程延长，糖尿病心肌病已成为糖尿病患者死亡的主要原因之一。但在临床工作中，被诊断为糖尿病心肌病的人数较少，多被诊断为冠心病。这与糖尿病心肌病的早期诊断较为困难有关。研究发现，糖尿病心肌病的发病是多因素造成的，包括结缔组织增生、可溶性蛋白沉积，导致心室壁僵硬度增加、微循环功能障碍、内皮细胞损伤、对各种调节因子敏感性减低，离子通道功能异常，细胞质钙离子超载，心肌细胞代谢紊乱等。

1. 心肌细胞代谢失调

糖尿病心肌病时，心肌细胞常有糖代谢、脂代谢、能量代谢的异常，高血糖、高血脂等能直接引起心肌细胞功能障碍。糖代谢异常是糖尿病心肌病的主要因素，心肌细胞葡萄糖转运蛋白 1/4 表达水平降低，引起葡萄糖摄入率降低，三羧酸循环的己糖激酶、糖原合成酶、丙酮酸激酶等表达水平降低，葡萄糖有氧代谢障碍，能量供应不足，导致细胞凋亡、纤维化。高血糖能对心肌细胞损害，使心肌细胞收缩蛋白减少，肌浆网钙泵不能摄入钙离子到肌浆网钙库，细胞质钙离子超载，引发钙离子信号通路活化、终末糖基化产物累积，导致心脏功能降低。实验表明，高血糖能直接引起心肌细胞发生糖尿病心肌病，使心肌舒张期延长、心肌收缩力降低；动物高血糖 5～7 天后，即可出现糖尿病心肌病，而此时其他器官病变常还没有征兆；将正常大鼠心肌细胞置于高糖培养液中，24 小时后能产生糖尿病心肌病样的心肌功能改变，舒张期延长、收缩力下降。

高脂血症是糖尿病的特征之一，为糖尿病心肌病早期心功能降低的独立预测因素，血中高水平游离脂肪酸，能促进心肌细胞摄取脂肪酸的速度加快，超过氧化脂肪酸的速度，导致脂类在心肌细胞内堆积，引发脂中毒，能引起糖尿病心肌病的发生发展，导致心肌细胞收缩力降低、舒张期充盈速度延缓。胰岛素可抑制脂肪分解产生脂肪酸。糖尿病患者胰岛素分泌减少、有胰岛素抵抗，导致脂肪分解产生脂肪酸，使脂肪酸脂滴在心肌中聚积增多，使心脏脂质的不完全氧化增加，脂肪酸代谢产物聚积，对心肌内钙泵有明显抑制作用，可造成细胞质钙离子超载，导致心肌收缩/舒张功能改变。

糖/脂代谢异常能引起能量代谢障碍，糖尿病时 ATP 来自于心肌细胞糖酵解、糖有氧氧化、脂有氧氧化，分别占总 ATP 供能的 10%、20%、70%，脂代谢增强时，会使耗氧增多、心肌易缺氧；糖酵解产物如乳酸累积，可使细胞内 pH 值下降，使脂质不能完全代谢，心肌 ATP 产生减少 30%，使心肌收缩/舒张功能下降，心肌细胞功能和结构损害。糖尿病心肌病时，心肌细胞质钙离子超载、肾素-血管紧张素系统活化、氧化应激增加，常引起线粒体损伤、ATP 水平降低，导致细胞收缩/舒张功能障碍。在没有出现心肌结构变化前，代谢障碍已足以导致心肌功能异常。长期心肌细胞代谢障碍，最终可导致心肌细胞结构的异常。

2. 心肌结构改变

糖尿病心肌病早期，高血糖、高水平血管紧张素Ⅱ能促进氧化应激，改变信号通路活性，激活 p53 等的凋亡信号通路，可引发心肌细胞凋亡；胰岛素缺乏时，心肌组织中热休克蛋白水平降低，胰岛素样生长因子受体表达水平降低、信号通路障碍，与糖尿病心肌结构改变相关。

糖尿病心肌病时，蛋白激酶 Cε 在心肌表达水平降低，能促进凋亡。长期高血糖能导致胶原糖基化，降解减少，在心内膜下沉积增加，可逐渐替代凋亡的心肌细胞；肾素-血管紧张素-醛固酮系统活化，能促进成纤维细胞增殖，表达促纤维化因子，导致心肌肥厚、纤维化、瘢痕形成、心室重构。持续时间较长的 2 型糖尿病，常可引起心肌僵硬。高水平脑钠肽，能促进产生胶原、形成交联，与左室功能紊乱相关。

3. 心肌微血管病变

心肌微循环主要由供应心肌的微血管（血管内径<20 μm），和连接它们的吻合支组成，毛细血管在心肌中的密度为 3000～4 000 支/mm^2，一般 2 支毛细血管营养 1 个心肌细胞。弥漫性心室壁内微血管病变，是糖尿病心肌病的特征、发病的重要因素，而心室壁外大的冠状动脉可正常。

微血管病变能引发心肌结构/功能障碍、心力衰竭，表现为：

——解剖形态改变：如微血管基底膜增厚，动脉壁和血管周围纤维化，易形成微血管瘤、动脉间质纤维化、细动脉透明变性、微血管管腔减小等；

——功能改变：如血管舒张反应障碍，内皮细胞产生生理性一氧化氮减少，微血管壁通透性增加等。

两者共同导致冠脉血流储备下降，室壁运动速度减慢，心脏功能受损（与血中糖化血红蛋白、低密度脂蛋白水平升高有关）、心脏自主神经病变、促进胰岛素抵抗、增加凝血倾向、产生大量活性氧、损伤心肌细胞等，均在糖尿病心肌病的发病中起作用。

糖尿病心肌病是一种独立的糖尿病并发症，发病机制较复杂，诸多因素如糖、脂、能量的代谢紊乱，心肌结构/功能损害，心肌微血管病变等，共同导致糖尿病心肌病。从组织、细胞、分子水平了解其发病机制，对其防治有重要意义。心肌动力学及血流灌注的改变，是反映心脏功能状态直接的指标。近年来超声心动图技术，能无创检测心肌功能和血流灌注，能在体连续观察早期糖尿病心肌病的心肌功能和血流灌注障碍的发生发展，有助于揭示糖尿病心肌病的发病机制，能为早期诊断和有效干预提供基础。

七、糖尿病心肌病心肌线粒体膜分子异常

研究表明，线粒体膜分子异常、线粒体功能障碍，在糖尿病心肌病的发生发展中起一定作用，线粒体膜流动性、通透性的改变，可影响线粒体膜功能。

1. 糖尿病心肌线粒体膜分子性状改变

（1）心肌线粒体膜通透性升高

线粒体双层膜通透孔（PTP）的结构和功能：PTP 孔是一种跨线粒体外膜和内膜的蛋白复合体，主要由电压门控阴离子通道（VDAC）、腺嘌呤核苷酸转移酶（ANT）、亲环蛋白 D(CyD)等组成，是线粒体内外信号分子交流的中心，其开放状态影响线粒体功能。

生理状态下，线粒体双层膜通透孔能通过分子量＜1 500D 的非特异性物质，允许质子自由通过线粒体内膜，从而在线粒体内膜的两侧形成膜电位。损伤性刺激能引发线粒体双层膜通透孔明显开放，释放钙离子、促凋亡活性物质（如细胞色素 C），线粒体内膜两侧质子分布紊乱，线粒体内膜电位降低；可通过检测内膜电位，来证实线粒体双层膜通透孔的开放。

糖尿病心肌病时，心肌线粒体双层膜通透孔可异常开放，线粒体内膜电位降低，线粒体功能降低；研究发现，心肌细胞在高糖条件下培养 48 小时后，线粒体内膜电位降低、通透性增加，促进释放细胞色素 C 到细胞质，再与凋亡蛋白酶激活因子 1（Apaf1）结合，激活胱冬蛋白酶，促进心肌细胞凋亡；可促进表达腺嘌呤核苷酸转运体（ANT1），增加线粒体膜通透孔对促凋亡物质的敏感性，能促进心肌凋亡。

（2）糖尿病心肌线粒体膜流动性改变

线粒体膜的流动性是指膜成分的多种运动性，包括脂质、蛋白质的分子在膜平面上的侧向移动、翻转运动及膜整体结构的流动性，是生物膜的重要特征，对维持线粒体膜受体、离子通道、钙泵等的功能至关重要。

膜流动性降低后，膜功能受损，膜黏度增加，细胞色素氧化酶、ATP 合成酶等活性降低，线粒体呼吸链电子传递、氧化磷酸化、生成高能磷酸化合物等减少，线粒体膜功能受损。2007 年有人通过用亲脂荧光探针，测定发现糖尿病心肌线粒体膜脂质双分子层的疏水侧各向异性值降低，提示膜流动性降低，可能是一种代偿性/适应性改变。

2. 糖尿病心肌病线粒体膜通透性改变的机制

（1）心肌细胞质钙超载

有人发现，糖尿病时，心肌细胞钠钙交换体受损，减少排出细胞质钙离子，肌浆网膜/线粒体膜的钙泵把细胞质钙离子摄入到肌浆网/线粒体钙库减少，促进心肌细胞质钙离子超载。正常心肌

细胞膜L型电压门控钙通道的磷酸化活化、开放时间仅维持数秒钟，而糖尿病心肌细胞中，蛋白磷酸酶活性降低，使L型电压门控钙通道磷酸化活化、开放时间延长，从而使钙离子内流增加。糖尿病心肌病时，心肌细胞膜胆固醇、溶血磷脂酰胆碱水平升高，磷脂酰乙醇胺、磷脂酰甘油水平降低，能使更多的钙离子进入心肌细胞内，可促进心肌细胞质钙离子超载；高水平钙离子结合线粒体双层膜通透孔内侧2个钙离子结合位点，可使其构象改变，导致线粒体双层膜通透孔开放，使线粒体内膜去极化，内膜电位降低、功能丧失。

(2)线粒体产生活性氧增多

高血糖可激活心肌细胞线粒体的NADPH氧化酶，促进产生活性氧、氧化应激，耗竭还原型谷胱甘肽、NADPH，降低线粒体内膜电压，诱发开放线粒体通透孔，干扰线粒体内膜电子传递，可促进心肌细胞凋亡、糖尿病心肌病发生发展。

NADPH氧化酶抑制剂夹竹桃麻黄素，能抑制NADPH氧化酶，可降低氧化应激、细胞质钙离子的水平。有人对糖尿病心力衰竭患者进行心肌活检，发现心肌细胞内线粒体肿胀，活性氧生成增多、线粒体病变。二甲双胍能抑制线粒体呼吸链复合体Ⅰ释放活性氧，抑制线粒体通透孔开放。

(3)线粒体膜流动性改变的机制

一般线粒体膜富含多不饱和脂肪酸。高血糖时，线粒体产生大量活性氧，氧化应激水平增高，线粒体膜脂质过氧化增强，膜中多不饱和脂肪酸减少，膜胆固醇与磷脂比例变化，糖基化终产物形成增加，可显著增加膜的刚性，降低膜的流动性。控制饮食可减少线粒体产生活性氧和脂质过氧化，从而增加心肌线粒体膜流动性。

八、糖尿病心肌病的病理生理机制

糖尿病心肌病时，常有氧化应激、炎症反应引起心肌代谢紊乱，使心肌结构功能降低，可诱发心力衰竭。

1. 糖代谢水平降低

在高血糖长期刺激下，心肌细胞葡萄糖转运蛋白1/4活性降低，葡萄糖摄入减少，胰岛素抵抗增强；由于糖氧化供能减少，脂肪分解明显增加，血游离脂肪酸增多，从而抑制丙酮酸脱氢酶复合物，抑制葡萄糖有氧氧化产生ATP，促进慢性高血糖，能诱导线粒体电子传递链产生大量活性氧，使体内多元醇代谢亢进、蛋白激酶C激活、终末晚期糖基化产物形成增加、已糖胺活性增强，促进细胞凋亡。

2. 脂肪分解代谢水平升高

研究发现，糖尿病心肌病患者心肌细胞的脂肪酸摄入量比正常人高3倍，而葡萄糖摄入量下降50%，脂肪分解代谢增加，但脂肪代谢不完全，ATP产生减少，TG和游离脂肪酸等在心肌细胞内聚积，损伤心肌钙调蛋白，影响心肌细胞的舒张/收缩功能。血中游离脂肪酸的增加还导致胰岛素抵抗，进一步促进脂肪分解代谢不完全，促进细胞凋亡。

3. 细胞质钙离子超载

细胞质钙离子超载能使心肌收缩/舒张功能降低。正常状态下，钙离子由细胞膜L型电压门控钙通道流入，再促进肌浆网钙库钙离子经RyR2钙离子通道释放到细胞质中，与肌钙蛋白C结合，启动心肌收缩；然后钙离子通过肌浆网钙泵(SERCA2a)重摄回到肌浆网钙库，使细胞质钙离子减少，心肌舒张。有人发现，在糖尿病心肌病中，心肌细胞SERCA2a、受磷蛋白PLB、稳钙蛋白(FKBP12.6)表达水平下调，使舒张期内仍有少量钙离子由肌浆网钙库经RyR2漏出(钙泄漏)，细胞质游离钙离子增加，心肌舒张减弱。钙离子重摄取减少后，肌浆网中钙离子储存减少，收缩期内的钙离子释放也减少，可出现心缩力量降低，可导致心衰。

活性氧累积、脂质过氧化增强、细胞膜及酶损伤、细胞质钙离子增加，心肌舒张期延长等，能削弱心肌收缩力。糖尿病心肌病时，心肌中炎性因子增多，能导致钙离子由肌浆网钙库经RyR2漏出、心肌细胞质钙离子超载、心肌功能降低。

4. 心肌重构

细胞质钙离子超载，能削弱心肌舒张/收缩功能，使心肌重构、细胞外基质重构，研究发现，基质金属蛋白酶 MMP9 等减少，基质金属蛋白酶组织型抑制物（TIMP1 等）增加，心肌细胞外基质胶原合成增加、降解减少，心肌局灶性坏死，纤维排列混乱，成纤维细胞数量增加，间质胶原增加。

糖尿病心肌病中，长期高糖刺激，可诱导产生炎性因子，促进合成胶原，影响 MMPs 和 TIMPs 间的平衡，使细胞外基质胶原合成和降解失衡，心肌纤维增粗，心肌僵硬度增加，使心肌功能损害。

糖尿病心肌病时，成纤维细胞增殖，促使心脏纤维化，细胞间缝隙连接蛋白（Cx）表达水平下调，降低细胞间的信号转导能力，可造成心功能损害和心律失常。糖尿病心肌病时，内皮素表达水平升高，能抑制成纤维细胞表达基质金属蛋白酶 MMP9 等和缝隙连接蛋白 Cx43，能促进表达 NADPH 氧化酶，促进氧化应激。给予吡格列酮后，MMP9/TIMP1 比值升高。

3. 糖尿病心肌病的相关靶

（1）NADPH 氧化酶

高血糖和高血脂诱导心肌细胞线粒体电子传递链产生活性氧，当活性氧的生成量超过细胞抗氧化能力时，能产生氧化应激，可促进 NADPH 氧化酶产生大量活性氧，再促进心肌重构。在内皮细胞培养液中加入终末糖基化产物，4 小时后，血管紧张素Ⅱ、内皮素 1、肿瘤坏死因子 α 等表达水平升高，能促进心肌细胞表达 NADPH 氧化酶并产生活性氧。

（2）内质网应激

内质网应激（ERS）是细胞对不利刺激的适应性反应，适当的内质网应激，可减少细胞内未折叠蛋白反应（UPR），减少蛋白合成和在内质网聚集，增强内质网钙库功能，促进处理未折叠蛋白，保护细胞。

但糖尿病心肌中过度的内质网应激，可诱发内质网应激凋亡信号通路活化，导致细胞凋亡、心肌损伤，与糖尿病心肌病发生发展相关；糖尿病心肌中能表达大量 C/EBP 同源蛋白（CHOP）、Puma、GRP78，它们是内质网应激凋亡通路中的促凋亡分子，可导致心肌细胞凋亡、心肌纤维化、心肌重构；给予缬沙坦后，心室重构缓解，CHOP 等表达水平下调。提示糖尿病心肌病的发生发展，与内质网应激相关。

（3）内皮素

内皮素（ET-1）是血管强收缩物质，通过内皮素受体 A、B 促进血管收缩反应。糖尿病心肌病时，内皮细胞等过度产生内皮素 1，介导成纤维细胞聚集、心脏微血管损伤，促进心肌纤维化、心肌功能降低，能促进成纤维细胞表达胶原，诱导心肌氧化应激产生活性氧，可导致糖尿病心肌病。糖尿病心肌病氧化应激时，可检测到内皮素 1、内皮素 1 前体、内皮素转换酶的表达水平明显升高，给予山茱萸三萜酸治疗后，糖尿病心肌减少表达内皮素 1 等，上述异常可得到逆转，心肌细胞 SERCA2a 和 FKBP12.6 表达水平可恢复正常。

九、细胞外基质重塑与糖尿病心肌病

糖尿病心肌病的病理改变中，常有细胞外基质蛋白、胶原蛋白累积，细胞外基质产生过度、降解减少、基质蛋白构象改变，有弥漫性细胞外基质重塑。高血糖对这种病理改变有促进作用，结果能使活动于细胞外基质中的心肌细胞代谢和功能紊乱，致其凋亡、变性、坏死。临床早期常表现为心脏舒张功能不全，晚期可合并收缩功能降低。细胞外基质重塑与动脉粥样硬化、糖尿病肾病等也与这方面相关，近年来研究较多。

正常心脏细胞外基质（ECM）包括胶原、弹性蛋白、纤连蛋白、层连蛋白、蛋白聚糖、糖蛋白等，但主要成分为胶原，由心肌间隙中成纤维细胞产生和分泌的胶原纤维形成，目前已知胶原 19 种，分布于心脏细胞外基质中的胶原中Ⅰ型和Ⅲ型胶原约占 90%，其他各型胶原合占 10%。

1. 细胞外基质重塑的形成

正常情况下，心肌细胞外基质胶原被调节，处于合成和降解的平衡状态，胶原的类型、数量、结构、构象常稳定不变，以保证心脏结构、功能的完整性、协调性。

糖尿病心肌病时，高血糖、高水平血管紧张素Ⅱ等，可促进胶原合成、分泌，基质金属蛋白酶水平升高，基质金属蛋白酶组织抑制物水平相对降低，使细胞外基质胶原合成增加、降解减少，结果导致细胞外基质胶原沉积、胶原网络结构改变，形成细胞外基质重塑。

2. 胶原合成分泌增多

糖尿病心肌病时，高血糖可能是细胞外基质重塑的始动因素，可促进成纤维细胞活化，过度合成胶原纤维；也可激活蛋白激酶 ERK1/2，促进靶基因表达Ⅰ/Ⅱ型胶原。高血糖能激活心肌局部的肾素-血管紧张素-醛固酮系统，高水平血管紧张素Ⅱ可诱导细胞膜 NADPH 氧化酶产生大量活化氧，再促进心肌成纤维细胞表达Ⅰ/Ⅱ型胶原，使心肌组织胶原含量增加；也可通过 AT1R，诱导心肌成纤维细胞表达结缔组织生长因子，促使心肌细胞外基质中胶原含量增加；给予血管紧张素 AT1R 阻断剂后，心肌组织结缔组织生长因子含量明显下降，胶原含量减少。

高血糖和血管紧张素Ⅱ还可激活血小板反应蛋白 1(TSP-1)，增加表达转化生长因子 β，促进纤维化，可通过细胞膜相应受体，诱导成纤维细胞合成Ⅰ/Ⅱ型胶原蛋白、纤连蛋白，使胶原在细胞外基质中过度沉积。TSP-1 的拮抗剂，能抑制 TSP-1 刺激表达转化生长因子 β，使心肌细胞外基质中胶原含量明显减少，可改善左室功能、心肌纤维化。

高血糖时二酰甘油(DG)合成增加，在钙和磷脂的协同下，能激活蛋白激酶 C，再磷酸化转录相关活化蛋白(AP-1)，使转化生长因子 β、结缔组织生长因子表达增加，能促进表达胶原蛋白、纤粘蛋白。结缔组织生长因子、转化生长因子 β，都可通过独立信号通路促进胶原合成。

糖尿病心肌病时，高血糖氧化应激能增加糖基化终末产物(AGEs)及其受体(RAGE)的表达，促进糖基化终末产物活化 RAGE 信号通路，再促进表达炎症因子、促进胶原在心肌细胞外基质累积；给予脱氢表雄酮阻止氧化应激后，心肌组织 RAGE 信号通路活性降低，结缔组织生长因子、转化生长因子 β、Ⅰ/Ⅱ型胶原、纤连蛋白的表达水平降低。

3. 胶原降解受抑

心肌细胞外基质蛋白有合成、降解，降解酶类属锌内肽酶，即基质金属蛋白酶(MMPs)，主要有明胶酶 A(MMP-2)、明胶酶 B(MMP-9)、膜型基质金属蛋白酶 1(MT-MMP1)，其主要底物是明胶/Ⅰ、Ⅱ、Ⅲ型胶原/基底膜成分，MMP-2 还可降解纤维状胶原肽、新合成的胶原纤维、纤连蛋白、层连蛋白。MMPs 的活性水平，受基质金属蛋白酶组织抑制物(TIMPs)、转化生长因子 β、血管紧张素Ⅱ等的影响。目前已发现 TIMP-1/2/3/4，在心肌中研究较多的是 TIMP-1/2，它们能与活化的 MMPs 以1∶1 非共价结合而抑制 MMPs，也可与 MMPs 的酶原结合、阻止其活化。TIMP-2 随 MMP-2 的表达水平升高而表达增加，TIMP-2 主要结合 MMP-2 酶原，抑制后者形成 MMP-2。

糖尿病心肌病时，TIMP-2 表达增加，而 MMP-2 表达减少，MMP-2/TIMP-2 的比例降低，MMPs 和 TIMPs 间的相对平衡被打破，细胞外基质胶原降解相对受抑，使细胞外基质中胶原沉积相对增多。在糖尿病仓鼠中观察到，高血糖和高水平血管紧张素Ⅱ可使 MMP-2、MMP-2 前体的含量均减少，同时 TIMP-2 含量增多，左室心肌间质中Ⅰ/Ⅱ型胶原及胶原总含量，一般都明显增加。

4. 胶原构象改变

糖尿病心肌病时，高血糖所致的细胞外基质重塑，包括胶原含量增加，还包括各型胶原结构改变、连接成纤维性网络结构、构象改变。

高血糖时易糖基化修饰心肌细胞外基质蛋白的赖氨酸和缬氨酸的氨基，生成终末糖基化产物，导致基质蛋白结构改变，可促进终末糖基化产物与胶原等不可逆交联，能促进胶原蛋白分子彼此交联，改变细胞外基质的胶原网络结构，减少胶原降解，可导致心肌纤维化，能促进释放促纤维化因子。

在糖尿病鼠中应用终末糖基化产物裂解剂 ALT-711，可降低心肌中终末糖基化产物的水平，增加胶原降解，改善心室僵硬度和舒张功能。控制血糖，给予改善终末糖基化的药物、血管紧张素转换酶抑制剂、血管紧张素Ⅱ AT1R 阻断剂等，均可改善已发生重塑的细胞外基质，延缓疾病进展。

十、氧化应激与糖尿病心肌病

氧化应激（OS）是指活性氧（ROS）、活性氮（RNS）等的过度生成、清除减少，造成活性氧等生成增加，可导致组织损伤。

高血糖时，葡萄糖也能以非胰岛素依赖性方式、由细胞膜葡萄糖转运体 1/4 摄入细胞，造成细胞质高糖、高钙状态，能使线粒体呼吸链增加生成活性氧，引起细胞内氧化应激反应，激活多聚（ADP-核糖）聚合酶（可消耗大量 ATP，引发细胞凋亡），抑制 3-磷酸甘油醛脱氢酶的活性，使糖酵解中间产物堆积而转向其他通路代谢，进而引发：①多元醇通道激活；②终末糖基化产物增加；③终末糖基化产物受体表达增多；④蛋白激酶 C 信号通路活化；⑤已糖胺通路激活等。

1. 氧化应激的作用

——损伤线粒体：心肌细胞中线粒体含量较丰富，约占心肌体积的 40%，大约一个线粒体供应 ATP 给一个心肌纤维，线粒体功能损伤，能引起心肌细胞功能降低。线粒体外膜磷脂富含不饱和脂肪酸，易受活性氧破坏，且心肌细胞所含的抗氧化酶较其他细胞少，故心肌细胞对活性氧较敏感。线粒体既是活性氧过度产生的部位，也是活性氧作用的靶点。

——细胞能量代谢异常：研究发现，糖尿病心肌病的典型特征是，心肌葡萄糖利用减少，脂肪消耗增加，脂质氧化供能可由原来的 60%上升为 70%～90%。在同等氧耗条件下，消耗脂肪供 ATP 已相对不足。

——脂毒性增加：脂肪酸水平升高，可引发脂毒性；高水平过氧化脂质，可损伤心肌细胞质钙离子处理能力，使心肌结构功能改变，线粒体呼吸链功能受损。

——钙稳态失衡：活性氧能损伤蛋白质、核酸，能使一些重要蛋白质的活性水平降低，如钠泵、钠钙交换体、肌浆网钙泵活性水平降低，促进细胞膜钙离子通道开放，导致心肌细胞质钙离子超载、钙离子稳态异常。

——细胞凋亡：糖尿病心肌病时，高水平活性氧能引起促凋亡因子-胱冬蛋白酶 12 等和 GRP78 表达水平异常升高，激活心肌细胞内质网凋亡通路，促进心肌细胞、内皮细胞等凋亡。

——局部肾素-血管紧张素-醛固酮系统激活：活性氧可激活心肌局部肾素-血管紧张素-醛固酮系统，高水平血管紧张素Ⅱ、醛固酮，能导致心肌细胞肥大、凋亡、间质纤维化。

2. 氧化应激促进糖尿病心肌病的发生发展

（1）氧化应激促进多元醇通路糖代谢障碍

氧化应激促进多元醇通路糖代谢障碍，能促进醛糖还原酶活化，过度激活多元醇通路，促进细胞内葡萄糖转变为山梨醇并蓄积，导致细胞内高渗、水肿、破裂，能使心肌细胞损害、功能障碍；可消耗 NADPH，不能维持还原型谷胱甘肽的水平；还原型谷胱甘肽是细胞内活性氧清除剂，它的减少能使心肌细胞对氧化应激损伤更敏感。

（2）氧化应激促进形成终末糖基化产物

——被终末糖基化产物修饰的蛋白质，会使心肌细胞失去功能。

——被终末糖基化产物修饰的心肌细胞外基质蛋白，与心肌细胞表面受体（如整合素）的结合异常。

——终末糖基化产物能活化终末糖基化产物受体（RAGE）信号通路，可诱导产生活性氧，再激活转录因子 NF-κB，导致炎症、纤维化、心肌肥大，促进表达转化生长因子 β、血管细胞间黏附分子 1

等，促进心脏异常；终末糖基化产物形成交联，还可使心肌组织胶原降解减少、沉积增加。终末糖基化产物受体信号通路活化，可促进表达炎症因子，使血管壁通透性增加，减少内皮细胞表达抗凝酶，增加促凝血因子的活性，可改变血流动力学，促进糖尿病微血管病变。

——氧化应激活化蛋白激酶C通路：能促进心肌细胞凋亡，导致心肌功能降低，可导致微血管功能障碍、细胞外基质沉积，能促进心肌损害，与糖尿病心肌病发生发展相关。

——氧化应激活化己糖胺通路：正常时仅有3%～5%葡萄糖经己糖胺旁路代谢。持续的高血糖、氧化应激，可使己糖胺旁路活化，从而使促进表达纤溶酶原激活物抑制剂1（PAI-1）和转化生长因子 β_1，可促进心肌组织纤维化，导致心肌功能障碍。

糖尿病心肌病是一个复杂的病理生理过程，氧化应激是其重要的发病机制，目前文献所提及的主要发病机制，都可由氧化应激来解释。对糖尿病心肌病患者，给予胰岛素泵强化治疗后，体内氧化应激的水平明显降低，可为糖尿病心肌病的防治，提供一个崭新的方向。

十一、糖尿病心肌病的治疗

糖尿病如果合并心功能不全，可给予肾素-血管紧张素-醛固酮系统抑制剂、利尿剂、扩血管药、β受体阻断剂等。他汀类能调脂、抗炎、抗氧化、抑制小G蛋白等，已应用在治疗心力衰竭中。增强胰岛素等的降糖作用是必要的，药物包括胰岛素、磺脲类、双胍类、α葡萄糖苷酶抑制剂、胰岛素增敏剂类；如吡格列酮在降血糖的同时，能改善胰岛素抵抗、缓解氧化应激、改善伴发的血脂异常，正在进一步研究中。2型糖尿病的治疗新药-二肽激肽酶Ⅳ（DPP Ⅳ）抑制剂（抑制内源性肠促胰岛激素降解）和外源性肠促胰岛激素（GLP1）类似物已开始用于临床，两者通过刺激释放胰岛素/抑制分泌胰升糖素，控制血糖升高，2010年有人报道，其临床试验显示有降血糖等益处。多聚（ADP-核糖）聚合酶（PARP1）抑制剂，能从信号通路起始处，阻断高血糖的组织损害，正在开发研究中。

1. 非药物治疗

糖尿病心肌病时，应控制热量摄入、给予合理的营养、进行科学的有氧运动等，以利于改善胰岛素抵抗，控制血糖、血压、肥胖，改善心脏功能，增强对外界应激的耐受性。

由于糖尿病心肌病症状常较轻，口服降糖药常降低心电图探查心肌缺血的敏感性；糖尿病心肌病患者常有非心源性胸痛发作，患者常在发生急性冠状动脉综合征时才就诊，治疗常被延迟。持续的健康教育，能使糖尿病心肌病患者对心肌缺血的早期临床表现和潜在的非典型临床表现提高警惕。

2. 药物治疗

(1)降血糖治疗

前瞻性研究显示，在糖尿病发展后期，单纯控制血糖对大血管并发症的作用较有限，这可能是由于导致大血管并发症是多因素的；但降血糖仍是必需的，应使血 HbA1c＜7.0%，乃致＜6.5%。二甲双胍可降低肥胖患者血糖水平、心血管疾病风险，噻唑烷二酮类可改善胰岛素抵抗；糖尿病患者长期强化血糖干预，能减少心血管事件的42%左右，可使心肌梗死、心血管疾病死亡的同险卒降低57%左右；胰岛素强化治疗组心血管疾病死亡率可降低29%左右。

有人探讨二甲双胍对糖尿病心肌病慢性充血性心力衰竭患者心肌灌注的影响，将糖尿病心肌病慢性充血性心力衰竭患者随机分为二甲双胍组、安慰剂组，利用SPECT进行心功能定量分析、心肌灌注图像可视化分析，随访12个月，结果发现，两组患者治疗后运动试验持续时间、总做功负荷、毛花苷丙每月用量、心力衰竭每月发作次数、总运动负荷评分（SSS评分）、总静息功能评分（SRS评分）、收缩期室壁厚度（SWT）、室壁运动评分指数（WMI）、左室射血分数（LVEF）等比较后，差异均有统计学意义；提示二甲双胍能改善心肌灌注，能在不影响心率和血压的基础上，改善糖尿病心肌病患者的心脏功能。

研究证明，糖尿病伴有严重心力衰竭的患者使用二甲双胍是安全的，而且可对心力衰竭改善有帮助。二甲双胍每次 200 mg，每天 3 次或每天缓释二甲双弧 200 mg，联合标准抗心力衰竭药物治疗 12 个月，可在不改变心率与血压的基础上，减少糖尿病心肌病患者的心力衰竭急性发作次数，能增加运动耐量，减少毛花苷丙用量，能延长峰值运动持续时间、增加总做功负荷能力，可改善患者 LVEF、总运动负荷评分(SSS 评分)、总静息功能评分(SRS 评分)。

糖尿病心肌病发病机制复杂，与糖尿病微血管病变、葡萄糖转运体减少、胰岛素抵抗、血游离脂肪酸水平升高、自主神经病变等相关，高血糖和糖脂代谢紊乱能直接引发心肌收缩功能障碍。糖尿病心肌病充血性心力衰竭患者，多存在高胰岛素血症、胰岛素抵抗，可刺激释放瘦素，血高水平瘦素与心力衰竭发生呈正相关。调节高血糖和糖脂代谢是治疗的重要环节。研究证明，二甲双胍能改善对胰岛素的敏感性，可改善患者血脂谱，可降低血清瘦素、血糖水平，促进能量代谢平衡，可使患者减肥。

长期调查表明，使用二甲双胍的 2 型糖尿病患者(包括肥胖和非肥胖的)，其并发心血管疾病的概率、死亡率均下降。二甲双胍可抑制线粒体产生活性氧，活化胰岛素受体酪氨酸激酶，激活蛋白激酶 AMPK(能激活其不依赖于降血糖作用的相关信号通路)，增加细胞膜流动性，可保护心脏，能改善能量代谢、心肌功能、心肌灌注、总运动负荷评分(SSS 评分)、总静息功能评分(SRS 评分)。

由于糖尿病心肌病的早期阶段常无明显临床症状，选择给予降血糖有效、心血管不良反应较少的药物，常有防治作用。但对心律失常、有心功能不全的 2 型糖尿病患者，则应避免使用噻唑烷二酮类药物，以免加大心力衰竭的风险。研究证实，二甲双胍是口服降糖药物中唯一不增加心力衰竭危险并能降低病死率的药物，对合并严重心力衰竭的糖尿病患者也同样安全。

早期糖尿病性心肌病患者，给予胰岛素泵强化治疗达标前后，检查氧化应激水平的变化，可发现治疗后超氧化物歧化酶、谷胱甘肽过氧化物酶的水平上升、丙二醛水平下降，空腹血糖、餐后 2 小时血糖、胰岛素抵抗指数、血清总胆固醇、血清三酰甘油、血清低密度脂蛋白胆固醇、血清游离脂肪酸水平等降低，胰岛素分泌功能指数上升，心脏舒张功能(E/A)改善，可降低氧化应激水平。

胰岛素泵持续皮下输注胰岛素，较接近健康人的胰腺分泌，能迅速解除糖毒性，保护残存胰岛细胞，研究显示，患者经胰岛素泵强化治疗后，FBG 和 2hPBG 都能在较短时间内得到控制，减少脂毒性；而 Homa-β 水平升高，Homa-IR 水平下降，提示患者胰岛 β 细胞功能有所恢复，胰岛素抵抗减轻。经短期胰岛素强化治疗后，SOD、GSH-PX 水平升高，MDA 水平、氧化应激水平降低，能改善左室舒张功能、E/A 比值；正在进一步研究中。

2004 年美国糖尿病学会年会提出，糖尿病及其慢性并发症，都有同一发病机制-氧化应激，是引起心肌损伤的关键所在，能促进终末糖基化产物增多、脂代谢紊乱、肾素-血管紧张素-醛固酮系统激活、多元醇通路/己糖胺通路活化、蛋白激酶 C 活化等。

(2)降血压治疗

40%～50%糖尿病患者合并高血压。严格的血压控制，可降低糖尿病患者的致残率、病死率，能改善心血管疾病症状；强化降血压的目标为<130/80 mmHg。

血管紧张素转换酶抑制剂，在糖尿病合并心血管疾病患者中应常规应用，能降压、降低血纤溶酶原激活物抑制剂 1 水平，能减少血小板聚集。动物实验证实，缬沙坦可阻断血管紧张素Ⅱ的作用，延缓糖尿病心肌病的发生、发展，并能抑制心室重构。临床研究表明，坎地沙坦可阻止心肌胶原蛋白沉积，抑制心肌纤维化，能有效改善心肌舒缩功能。给予雷米普利后，可使糖尿病心肌梗死发生率下降 22%～37%。

雷米普利 1989 年在法国上市，是含羧基的血管紧张素转换酶抑制剂，是强效、长效的前体药物。雷米普利与心肌、血管组织的血管紧张素转换酶亲和力较高，抑制心肌、血管组织血管紧张素转换酶的作用比依那普利强，能保护血管内皮细胞，可抗动脉粥样硬化、抗心肌肥大；雷米普利口服易吸收，可代谢为有活性的雷米普利拉而发挥作用，1～2 小时起效，6 小时作用达高峰，其血浆蛋白结合率为 73%，血清除速度较慢，作用维持 24 小时。雷米普利一般每次 2.5～10 mg，每天

1次。雷米普利可应用于治疗高血压、充血性心力衰竭。雷米普利能使心肌梗死并发心力衰竭期的死亡率降低27%，可改善预后。糖尿病心肌病中心肌间质有重构现象发生，雷米普利与卡托普利均可通过降低AngⅡ、胱冬蛋白酶3的表达水平，降低心肌凋亡指数，改善心脏功能。

最近研究表明，糖尿病心肌病的心肌组织高水平的AngⅡ，可通过抑制表达周期素依赖性激酶抑制因子p27，促进心脏成纤维细胞增殖、心肌间质重构、细胞外基质的质和量变化，使LN、FN、CL、Ⅰ/Ⅱ型胶原含量增加，ECM积聚，导致心肌纤维化，可引起心肌氧化损伤、胱冬蛋白酶3活化，最终导致心肌细胞凋亡，促进糖尿病心肌病的发生发展。雷米普利、卡托普利治疗后，心脏指数、AngⅡ含量、心肌细胞凋亡指数、胱冬蛋白酶3水平均降低，均可抑制产生AngⅡ，抑制细胞凋亡、抑制心肌间质重构；但卡托普利减少胶原表达的效果稍差些。

β受体阻断剂可降低糖尿病患者的心肌梗死率/再梗死率、死亡率。虽然给予β受体阻断剂降低血压时，可能会掩盖低血糖症状，能减少胰岛素分泌，但对糖尿病合并心血管疾病患者，仍应考虑应用β受体阻断剂。有人通过糖尿病心肌病大鼠模型证实，美托洛尔通过降低脂肪酸氧化水平、抑制心房利钠肽的重新表达等，能提高心排血量、改善心室功能；但心脏彩超测量治疗后的心室收缩末期的直径是增大的，美托洛尔是否会减弱糖尿病心肌病患者的心功能目前还不清楚。对于出现心力衰竭症状的糖尿病心肌病患者，只要患者可以耐受，应给予β受体阻断剂治疗。

(3)降血脂治疗

糖尿病血脂异常的降脂治疗，以降低血低密度脂蛋白水平为首要目标。糖尿病合并心血管疾病为高危状态，提倡给予他汀类药物，应将血低密度脂蛋白水平降至＜2.07 mmol/L(80 mg/L)或较基线水平状态降低30%～40%，可使糖尿病合并心血管疾病事件减少22%左右。贝特类能改善糖尿病患者的血脂状况，可防止动脉粥样硬化的发展；对血低密度脂蛋白水平不高的糖尿病患者，给予贝特类药物也有益；肥胖者在治疗时，1年内体重可减少10%左右。

2008年一项荟萃分析表明，糖尿病患者应用他汀类药物可明显降低心血管事件的病死率，不论患者血糖控制情况如何、是否合并冠心病，都可使患者明显受益。研究发现，贝特类药可能使血清TG水平升高(＞2.3 mmol/L)合并血清高密度脂蛋白胆固醇水平降低(＜0.88 mmol/L)的糖尿病患者可受益，能降低严重心血管事件的发生率。对合并血脂异常的糖尿病心肌病患者，均应选择合理的调脂药物，延缓心肌病发展，降低该病的病死率。

(4)抗血小板治疗

由于内皮细胞功能紊乱，血小板异常聚集、血纤溶活性下降、心血管有慢性炎症等因素，糖尿病患者的动脉粥样硬化斑块较较易破裂，可导致血栓形成、血管事件，故2型糖尿病患者须服用阿司匹林，高危患者应同时服用氯吡格雷，获益较大。小剂量阿司匹林(每天75～162 mg)合用氯吡格雷，对抗血小板异常聚集，有协同作用，可增效20%～30%。进行冠状动脉介入手术的糖尿病患者，应加用血小板糖蛋白Ⅱb/Ⅲa受体阻断剂替非罗班。

(5)静脉溶栓治疗

糖尿病患者并发静脉血栓的预后较差，死亡率较高。静脉溶栓应用于治疗糖尿病合并静脉血栓的安全性，已得到肯定，可挽救心肌，对梗死后心肌修复有利；与未溶栓治疗的同类患者比较，静脉溶栓后4周死亡率下降(18.42%∶37.31%)，安全性较高；但与非糖尿病患者相比，糖尿病患者合并的静脉溶栓的再通率仍较低，溶栓合并症发生率仍较高，近期/远期病死率较高。

研究表明，发病3小时内进行静脉溶栓，与同时间内冠状动脉介入治疗效果相当，且2小时内应用组织型凝血酶原激活物，较冠状动脉介入治疗，常能更好地改善预后，故早期进行静脉溶栓治疗至关重要。对出血风险较低的患者，应先行溶栓治疗，之后作冠状动脉介入治疗。最近的溶栓治疗，常采用瑞替普酶联合Ⅱb/Ⅲa受体阻断剂替非罗班治疗糖尿病患者，治疗30天后的糖尿病患者死亡率降低。

瑞替普酶1996年在德国上市，是第3代纤溶药物，是组织纤溶酶原激活剂的突变物，是阿替普酶的类似物，瑞替普酶血清除半衰期较长，为 18 分钟，是组织纤溶酶原激活剂的 2 倍，早期治疗效果较好，应用于急性心肌梗死的效果比链激酶稍好，一般在 2 分钟内静脉注射 10 MU（1 千万单位），30 分钟后可重复 1 次。瑞替普酶注射液 5 MU/瓶。

瑞替普酶作为目前国内的第三代溶栓药，使用较方便，无抗原性及过敏反应，与尿激酶比，有较高的再通率；与组织溶纤原激活剂比，有较强的纤维蛋白选择性溶栓作用，与肝细胞膜清除受体结合能力降低；瑞替普酶血清除半衰期延长（11～16 分钟），可静脉推注，使用较方便；瑞替普酶与血栓结合较松散，提高了瑞替普酶对血凝块的穿透力，增强了溶栓能力，溶栓再通率达 80.0%左右。如患者入院较及时，能给溶栓创造一定条件时，在基层医院可开展瑞替普酶溶栓治疗急性 ST 段抬高型心肌梗死。

对于急性心肌梗死这一心内科常见的急危重症，有条件的三甲医院可采用急诊经皮冠状动脉介入（PCI）等治疗，而急诊 PCI 要求入院 90 分钟内即进行，时间窗较窄；作为未开展此技术的基层医院，静脉溶栓为开通梗死相关血管的有效办法。既往多采用尿激酶溶栓，溶栓再通率仅为 50%～60%。

（6）抗终末糖基化产物交连

终末糖基化产物是一类有特定荧光、结构多样的化合物，分子量 2 200～6 000 kD，终末糖基化产物的多肽部分，分子量 1 500～2 000 kD。

生理条件下，终末糖基化产物仅结合胶原蛋白/弹性蛋白的两端；而在糖尿病硬化血管中，终末糖基化产物积累后，常能结合胶原蛋白、弹性蛋白的整个分子，能导致糖尿病性血管硬化加重；同时这种胶原蛋白、弹性蛋白交连物，常能结合大量低密度脂蛋白，可促进心肌细胞表达内皮素 1、核因子 NF-κB 等，下调生理性一氧化氮合成水平，能促进动脉粥样硬化的发生发展。

已发现不少终末糖基化产物抑制剂，如 PTB、ALT-462/486/946、NNC39-0028、OPB9195、肌肽、二甲双胍、阿卡波糖、维生素 B_6、替尼西坦、2，3 二氨基非那宗、己酮可可碱、吡格列酮、地拉革、N6 呋喃甲基腺嘌呤等。PTB、ALT-711 能裂解终末糖基化产物的交连物，能和其他终末糖基化产物抑制剂联用，可减少心室扩张、缩小舒张末期容积、降低心血管硬度。

吡格列酮 1999 年在美国上市，能选择性活化过氧化物酶体增殖物激活受体 γ（PPARγ），作用和罗格列酮相同，口服后 2 小时血水平达峰值，血清除半衰期为 3～7 小时，其代谢产物的血清除半衰期为 16～34 小时，它们主要经胆汁排出。吡格列酮开始时每次 15～30 mg，每天 1 次，依需要可每次给予 45 mg，每天 1 次。吡格列酮是噻唑烷二酮类降糖药，主要通过活化过 PPARγ，而改善胰岛素抵抗、高血糖、高血脂，促进对胰岛素的敏感性，增加糖原合成和对葡萄糖的利用率；降糖效果于治疗 2 周开始显示，10～14 周达最大，以后可维持此降糖效果；治疗 4 周后，平均空腹/餐后 2 小时血糖水平下降，治疗 8～12 周空腹/餐后 2 小时的血糖水平仍有下降，但下降幅度较小；平均 HbA1c 水平治疗后下降；但吡格列酮改善 HbA1c 水平的作用仍然需进一步观察。

研究报道，吡格列酮每次 15 mg、每天 1 次剂量组的空腹血糖水平降低较明显，肥胖患者对其较敏感，能改善胰岛素抵抗，对 2 型糖尿病患者疗效较好。对血脂的影响各文献的报道不一，大多认为能降低血清 TG、LDL-C 的水平，可升高血清 HDL-C 的水平；但也有人认为对血脂的改善不明显，要进一步研究。不良反应有体重增加、轻度水肿、血红蛋白水平呈血液稀释性降低等，但程度多较轻微。吡格列酮每天 15、30、45 mg 治疗 12 周，可分别使体重升高0.79 kg、0.43 kg、0.71 kg，与同类药物比，其引起体重增加的程度相当。

噻唑烷二酮类药物诱发心功能不全的机制仍不清楚，该药物能引起水钠潴留，可能是引起心功能不全、增加心衰发生率的原因之一。因此对有心功能异常的患者，使用该类药物仍需慎重考虑。水肿发生率为 2%左右，为轻中度，经利尿治疗后能改善。另一些不良反应如血红蛋白水平呈血液稀释性降低、肝功能异常一般不明显；在肝功能不良的患者中使用应谨慎，凡接受吡格列酮治疗的患者，治疗过程中应监测血清 ALT、AST 水平。

地拉革(克冠二氮革)能抑制腺苷分解酶,可阻断腺苷分解,能升高心肌细胞腺苷水平,可发挥腺苷的扩血管、改善血流的作用。口服地拉革后,地拉革在心肌的水平,比在其他组织的高2～6倍,2～6小时后血水平达高峰,能增强心肌细胞功能。研究显示,一些抗氧化剂或有抗氧化作用的药物,如维生素E、双羟基黄酮、血管紧张素转换酶抑制剂、他汀类药物等均可发挥心肌保护作用,其中血管紧张素转换酶抑制剂和他汀类药物的疗效比较肯定。

研究发现,维拉帕米可减少硫氧还蛋白结合蛋白(TXNIP)介导的心肌凋亡性损害,有可能成为治疗糖尿病心肌病的新方向。生脉散丹参合剂等中药制剂也被证实可经多途径抑制糖尿病心肌病的心肌纤维化、减轻心肌组织的损害,发挥心肌保护作用。由于上述较多的药物尚处于动物实验阶段,其临床实际应用还需进一步验证。

3. 血运重建治疗

(1)经皮冠状动脉介入术

单支冠状动脉病变的糖尿病患者,应使用经皮冠状动脉介入术(PCI);而多支冠状动脉病变的糖尿病患者,需根据血管造影的结果如病变血管管径、长度、斑块形态等而考虑。经皮冠状动脉介入术,在散在的、局限的、狭窄程度较高、管径较大的多支血管病变治疗中,常可获良好临床效果。行经皮冠状动脉介入术的糖尿病合并心血管疾病的患者,其冠状动脉再狭窄率和死亡率,常高于非糖尿病心血管疾病患者,易形成闭塞性再狭窄和形成新病变。药物洗脱支架,能显著降低再狭窄的发生率,雷帕霉素支架用于糖尿病合并心血管疾病时,能降低再狭窄率和一年靶病变重建率。

应适当使用辅助治疗药物如Ⅱb/Ⅲa受体阻断剂替罗非班、阿昔单抗,它们能改善雷帕霉素支架的长期疗效,能明显减少糖尿病合并心血管疾病患者经皮冠状动脉介入术后再狭窄率和死亡率。

(2)冠状动脉旁路搭桥术

它能治疗多支血管病变的糖尿病患者,糖尿病患者中多支病变的发生率很高;与介入治疗相比,糖尿病合并心血管疾病患者冠状动脉旁路搭桥术治疗的长期生存率较高,患者常得益于完全血运重建的搭桥血管对术后再发心肌梗死的作用。使用乳内动脉-冠状动脉旁路搭桥术,可改善糖尿病合并心血管疾病患者生存率,接受2根乳内动脉-冠状动脉旁路搭桥术的患者的不良事件发生率,一般低于接受1根乳内动脉-冠状动脉旁路搭桥术。

4. 高压氧治疗

高压氧治疗是指使患者处于高气压环境中呼吸纯氧,是近年来发展迅速、临床应用广泛的无创治疗方法,在冠心病、糖尿病并发症、神经系统疾病、外科创伤等多领域取得了很好的疗效。在高压氧环境下,机体血中溶解氧增加,缺血心肌组织的氧含量增加,进而可改善冠状动脉血流状态、心肌传导系统功能,减轻缺血/再灌注带来的损伤。

在糖尿病治疗方面,有研究显示,高压氧治疗能使2型糖尿病患者空腹血糖水平至少降低20%,可降低糖化血红蛋白水平、减轻胰岛素抵抗。最新临床研究表明,高压氧治疗能提高肥胖糖尿病患者胰岛素敏感性。近些年我国学者研究证实,高压氧治疗可明显改善糖尿病心肌病大鼠的病理和超微结构,减轻心肌细胞损伤。目前高压氧治疗对糖尿病心肌病的治疗作用研究仍处于动物实验阶段,但鉴于高压氧治疗对糖尿病心肌病的治疗益处,理论上从病因和病理学角度考虑,是有利于糖尿病心肌病患者损伤心肌及血管组织恢复的。

5. 干细胞移植

心肌细胞受损后自我修复增殖能力较差,常以瘢痕组织替代坏死细胞为主,常规药物治疗主要以改善心肌代谢、延缓心肌损伤的进程为主,难以完全修复受损心肌,随着动物试验和临床试验的不断进展,干细胞被证实在治疗缺血性心肌病和非缺血性心肌病方面有独特的疗效,成为近年来心血管疾病治疗领域的热点之一。干细胞是一类有较强增殖能力、有良好分化潜能的细胞,在心血管疾病领域研究较多的干细胞包括:骨髓干细胞(主要包括骨髓造血干细胞、骨髓间质干细胞)、骨骼肌干细胞、胚胎干细胞、血管内皮祖细胞、成体心肌干细胞等,移植入体内的途径有冠状动脉注射法、心内膜注射法、外周静脉注射法、组织工程膜植入法等。

目前临床上对干细胞移植治疗心肌梗死、扩张性心肌病的研究证据已相对丰富,双盲随机对照试验证实,心肌梗死后患者,经冠状动脉内注射自体骨髓单核祖细胞治疗后,能改善梗死区心肌功能,提示梗死区心肌细胞再生。有人发现,对急性心肌梗死患者植入骨髓间质干细胞后,可较长久地改善患者的左心室射血分数、提高生活质量、降低病死率。在干细胞治疗扩张性心肌病方面,临床研究表明,经冠状动脉注射骨髓间质干细胞后,可改善扩张性心肌病患者的左心室功能,提高患者的运动耐力。

近些年来,干细胞在糖尿病的心血管并发症治疗方面的作用逐渐受到关注,干细胞移植可使糖尿病患者受益。糖尿病心肌病发生时,原位心肌干细胞减少,心肌细胞可表现为基质金属蛋白酶 2/9 活性降低,可致胶原蛋白沉积、细胞外基质重构、内皮细胞凋亡。多项糖尿病心肌病大鼠模型研究证实,静脉注入骨髓间质干细胞后,可促进大鼠心肌细胞增殖、血管生长,抑制细胞凋亡,改善心脏舒缩功能。可能将骨髓间质干细胞,直接分化为心肌细胞、血管内皮细胞,增加表达基质金属蛋白酶 2/9,抑制心肌纤维化的进展,促进产生多种血管生长因子,促进受损区域心肌血管的生长。

有人通过仓鼠的心力衰竭模型也证实,骨髓间质干细胞在修复损伤心肌、改善心功能方面有作用。有人证实,多能诱导干细胞同样能抑制大鼠心肌细胞的凋亡、纤维化,可改善糖尿病心肌病大鼠的心脏功能。由于干细胞种类繁多,分离纯化方法也不尽相同,以致各个研究实验在取材及治疗时机等方面也存在相当的差异。虽然干细胞治疗糖尿病心肌病尚未正式用于临床试验,但是在治疗心肌梗死、扩张性心肌病方面取得成就已大大证实了干细胞的治疗潜力。随着研究的不断深入、临床证据的不断完善以及治疗方法的不断规范化,干细胞有望成为糖尿病心肌病有希望的治疗方法。

[冯　俊(六安市人民医院)　程京华]

进一步的参考文献

[1] MAXWELL M. A qualitative study of primary care professionals views of case finding for depression in patients with diabetes or coronary heart disease in the UK[J]. BMC Fam Pract,2013,14:46-56.

[2] QAZI MU,MALIK S. Diabetes and cardiovascular disease:original insights from the framingham heart study [J]. Glob Heart,2013,8(1):43-48.

[3] KRAMER CK. Coronary artery calcium score prediction of all cause mortality and cardiovascular events in people with type 2 diabetes:systematic review and meta-analysis[J]. BMJ,2013,348:345-362.

[4] TEHRANI DM. Coronary artery calcium screening in persons with metabolic syndrome and diabetes:implicayions for prevention[J]. Metab Syndr Relat Disord,2013,11(3):143-148.

第十四章 遗传性心肌病

遗传性心肌病包括：肥厚型心肌病、左室致密化不全(致心律失常左室发育不全)、原发性传导束退化症、黏多糖贮积症的心肌病、原发于心肌的扩张型心肌病、致心律失常型右室心肌病等。

一、肥厚型心肌病

(一)肥厚型心肌病的致病分子机制研究进展

肥厚型心肌病(HCM)是以左心室及室间隔不对称肥厚为基本特征的原发性心肌病，是心源性猝死(SCD)最常见的原因。肥厚型心肌病的发病年龄、发病程度、猝死风险等临床特点具有多样性，通常呈常染色体显性遗传。目前已报道的肥厚型心肌病相关基因，主要有β肌球蛋白重链基因、肌球蛋白结合蛋白C基因、心肌肌钙蛋白T基因等心脏肌节蛋白基因；研究显示，线粒体基因突变等也与肥厚型心肌病发生相关。1869年法国有人描述了室间隔心肌不对称增厚现象，20世纪50年代有人阐明了心肌肥厚和心脏功能障碍的关系，肥厚型心肌病最终被确认为一种器质性心脏疾病，主要表现为左心室、右心室、室间隔的不对称肥厚、心室腔变小、心室顺应性降低。肥厚型心肌病可在任何年龄段发病，是青少年和运动员心源性猝死的常见原因。在全世界人群中，肥厚型心肌病的年发病率约为0.2%。肥厚型心肌病有其发病年龄、发病程度、猝死风险等的临床表型特点，与其病理生理、分子机制、基因诊断等相关。

1990年有人报道β肌球蛋白重链基因(MYH7)R403Q突变，是肥厚型心肌病的致病突变；目前有至少16个致病基因和1 400多种突变被发现，其中11个是由心脏肌节蛋白基因突变引起的常染色体显性遗传病。1991年有人报道，线粒体基因突变与母系遗传性、肥厚型心肌病相关；然而携带相同致病性突变基因的肥厚型心肌病患者常有不同的表型，核基因组背景的不同可能是重要原因。肥厚型心肌病是致病基因、修饰基因、环境、营养等因素共同作用的结果。目前中国网上已发布2014年ESC肥厚型的心肌病诊治指南、2011年美国肥厚型心肌病指南、2012年中国肥厚型梗阻性心肌病室间隔心肌消融术的专家共识、老年高血压性HCM研究进展、HCM致病机理研究进展、HCM最新进展、HCM基因型与表现型研究进展、HCM预后评估的研究进展、HCM的非药物治疗、HCM治疗进展、HCM致病分子机制等，有较好的临床参考价值，详细内容可由网上获得。

1. 肥厚型心肌病的临床症状和形态学特征

肥厚型心肌病患者在临床上一般表现出呼吸困难、胸痛、心悸、晕厥、心源性猝死等。其中心源性猝死是肥厚型心肌病最严重的表型，常是患者首发症状。67%患者的心壁肥厚为不对称型，主要有主动脉下室间隔肥厚，而右心室肥厚、双心室肥厚较少见。肥厚型心肌病患者心室壁厚度常在15～30 mm，有人报道可为60 mm，主要是心肌细胞肥大，而非心肌细胞数目增多。组织学上有心肌细胞肥大、排列紊乱(常涉及20%心室肌)、心肌间质性纤维化、心壁内冠状动脉周围基质异常增生等。

正常时，心肌细胞规律性地与长轴平行排列成束，但肥厚型心肌病患者中，心肌细胞彼此垂直或呈角度、杂乱无序排列，细胞连接异常，单个细胞的直径及长度、细胞核大小，可呈现多样性，与舒张期功能障碍有关，能增加心律不齐的易感性，是影响发病率和死亡率的重要因素。

2. 肥厚型心肌病相关的核基因致病性突变

约2/3的肥厚型心肌病患者有家族遗传性，其他为散发性肥厚型心肌病，两型一般有相同的遗传因素。肥厚型心肌病主要是肌节蛋白基因突变引起的常染色体显性遗传病，相关的肌节蛋白主要位于粗肌丝和细肌丝，位于 Z 盘的较少，肥厚型心肌病为一种肌节蛋白病。其中实变的 β 肌球蛋白重链基因、肌球蛋白结合蛋白 C 基因、心肌肌钙蛋白 T 基因，是最常见的致病基因，引起肥厚型心肌病的约 3/4。一些突变肌节蛋白，可以激活非心肌细胞的增殖和纤维化，从而引起肥厚型心肌病病理表型。

3. 粗肌丝相关基因突变

（1）β 肌球蛋白重链基因突变

β 肌球蛋白重链基因（MYH7 基因）编码的 β 肌球蛋白重链（βMYHC，有 1 935 个氨基酸残基），是肌节粗肌丝的组成部分，参与供应心肌能量。β 肌球蛋白重链基因突变的肥厚型心肌病，占肥厚型心肌病患者总数的 35%～50%。β 肌球蛋白重链突变位点，主要位于 β 肌球蛋白重链头部，可影响肌动蛋白、调节性肌球蛋白轻链、ATP 等的结合。β 肌球蛋白重链杆部/尾部缺失突变、插入突变也有报道，杆部的突变可能会影响粗肌丝二聚体的形成。

与家族性肥厚型心肌病相关的 β 肌球蛋白重链基因突变，迄今已报道超过 194 种。Ala26Val 突变是中国人 β 肌球蛋白重链基因突变的热点，β 肌球蛋白重链基因突变还有 R787H、G425R 等，它们引发的家族性肥厚型心肌病，发病较早，心肌较肥厚，基因突变外显率、猝死率较高。在不同肥厚型心肌病患者中，可表现出显著的表型差异，这表明在疾病发生过程中，可能还有其他因素如修饰基因等，参与调控致病性突变基因的表达。（表 14－1）

表 14－1　肥厚型心肌病与肌小节相关的致病核基因

致病基因表达的蛋白	缩写	染色体中位置	肌节组分	频率
β 肌球蛋白重链	MYH7	14q12	粗肌丝	35%～50%
α_2 肌球蛋白重链	MYH6	14q11	粗肌丝	<1%
肌球蛋白结合蛋白 C	MYBPC3	11p11.2	粗肌丝	20%～25%
心肌肌钙蛋白 T	TnT2	1q32	细肌丝	15%～20%
心肌肌钙蛋白 I	TnI3	19q13.4	细肌丝	5%
α 原肌凝蛋白 1	TPM1	15q22.1	粗肌丝	<5%
肌球蛋白调节轻链 2	MYL2	12q24.3	粗肌丝	1%～7%
肌球蛋白必需轻链 3	MYL3	3p21	粗肌丝	<1%
心肌 α 肌动蛋白	ACTC1	15q14	细肌丝	<2%
肌联蛋白	TITIN	2q31	粗肌丝/Z 盘	<1%
肌肉 LIM 蛋白	MLP	11p15.1	Z 盘	<1%
T 帽蛋白	TCAP	17q12	Z 盘	<1%
Myozenin2（一种肌节蛋白）	MYOZ2	4q26	Z 盘	很少
线粒体磷酸载体蛋白	PIC		肌节旁线粒体	很少
黏着斑蛋白	VCL	10q22.1	肌间盘	很少
粗肌丝连接蛋白	TIN		粗肌丝	很少

（2）肌球蛋白结合蛋白 C 基因突变

肌球蛋白结合蛋白 C 基因（MYBPC3 基因）编码心脏特异性肌球蛋白结合蛋白，含 1173 个氨基酸残基，是心肌粗肌丝的组成成分。MYBPC3 基因突变引起的肥厚型心肌病占肥厚型心肌病患者总数的 20%～25%。肌球蛋白结合蛋白 C 是心肌细胞内肌球蛋白家族成员，其 C 末端的肌球蛋白结合位点，能与 β 肌球蛋白、肌动蛋白结合，直接影响心肌纤维的组装、肌小节的稳定；其 N 末端的调节结构域，可与 β 肌球蛋白 S2 结构域结合，参与肥厚型心肌病的发生；其 C1 及 C2 结构域连接处，存在受 β 肾上腺素受体蛋白激酶、蛋白激酶 A、钙调蛋白激酶调控的磷酸化位点，参与心肌收缩调控。

与家族性肥厚型心肌病相关的肌球蛋白结合蛋白 C 基因突变，迄今已报道超过 149 种，大部分为插入/缺失突变、剪切位点突变，与肥厚型心肌病、进行性心力衰竭、心源性猝死等相关。肌球蛋白结合蛋白 C 基因突变携带者，需要进行临床危险性分析。有人报道，A627V 突变 MYBPC3 的水平，与肥厚型心肌病严重度正相关。

(3)肌球蛋白必需轻链 3 基因突变

肌球蛋白必需轻链 3 基因(MYL3 基因)编码肌球蛋白必需轻链(MLC1SB)，后者含195 个氨基酸残基。与家族性肥厚型心肌病相关的肌球蛋白必需轻链 3 基因突变，迄今已报道超过 5 种。MYL3 基因突变引起的肥厚型心肌病，占肥厚型心肌病患者总数的 1%～2%以下。Met149Val 突变能引发梗阻型肥厚型心肌病。

(4)肌球蛋白调节轻链 2 基因突变

肌球蛋白调节轻链 2 基因(MYL2 基因)编码肌球蛋白调节轻链(MLC1F)，后者含 106 个氨基酸残基；MYL2 基因突变引起的肥厚型心肌病，占肥厚型心肌病患者总数的 1%～7%。与家族性肥厚型心肌病相关的肌球蛋白调节轻链 2 基因突变，迄今已报道超过 10 种。Glu22Lys 突变能引发中度肥厚型心肌病，症状出现较晚；Arg58Gln 突变能引发重度肥厚型心肌病，一般症状出现较早。

(5)α 肌球蛋白重链基因突变

α 肌球蛋白重链基因(MYH6 基因)编码 α 肌球蛋白重链，其 Q1065H 突变可引发肥厚型心肌病患者心脏进行性扩张、左心功能不全、难治性心力衰竭。粗肌丝连接蛋白(titin，TIN)基因突变，也能引发少数肥厚型心肌病患者。

4. 细肌丝相关基因突变

细肌丝相关基因突变引发的肥厚型心肌病患者，占肥厚型心肌病患者总数的 10%～30%。

(1)心肌肌钙蛋白 T 基因突变

心肌肌钙蛋白 T 基因(TNNT2 基因)编码心脏肌钙蛋白 T(TnT2)，它是一种重要的调节蛋白，与肌钙蛋白 I3(TnI3)和肌钙蛋白 C(TnC)形成细肌丝复合体(Tn)，该复合体与原肌球蛋白(TPM1)，是钙离子依赖的心肌收缩过程所必需的。心肌肌钙蛋白 T 影响横桥连接速度。

心肌肌钙蛋白 T 基因突变引起的肥厚型心肌病，约占肥厚型心肌病患者总数的 15%～20%。与家族性肥厚型心肌病相关的心肌肌钙蛋白 T 基因突变，迄今已报道超过 31 种，引发的肥厚型心肌病表现差异较大，与突变位置等相关；一般主要引发心尖部肥厚，猝死较多见。心肌肌钙蛋白 T 基因突变如 Ile79Asn、Arg92Gln、Glu160 缺失，可降低心肌纤维对钙离子的敏感性。

(2)心肌肌钙蛋白 I 基因突变

心肌肌钙蛋白 I 基因(TNNI3 基因)编码心脏肌钙蛋白 I3(TnI3，有 210 个氨基酸残基)，它与肌钙蛋白 C/T 形成细肌丝复合体(Tn)，后者是钙离子调控心肌收缩的功能执行单位，调节心肌兴奋性、收缩耦联；心肌肌钙蛋白 I 基因突变引起的肥厚型心肌病，约占肥厚型心肌病患者总数的 5%。

与家族性肥厚型心肌病相关的心肌肌钙蛋白 I 基因突变，迄今已报道超过 27 种，如引发肥厚型心肌病的 R170G 突变型肌钙蛋白 I，不能抑制肌球蛋白的酶活性，心肌对钙离子敏感性升高，易引发心肌收缩增强；还发现 R145、GR145Q、R162W、G203S、K206Q、K183 缺失、第 8 外显子 33bp 缺失等突变。

(3)α 原肌凝蛋白 1 基因突变

α 原肌凝蛋白 1 基因(TPM1 基因)编码 α 原肌凝蛋白(TPM1)，后者含 284 个氨基酸残基；TPM1 基因突变引起的肥厚型心肌病，占肥厚型心肌病患者总数的<5%。与家族性肥厚型心肌病相关的 α 原肌凝蛋白 1 基因突变，迄今已报道超过 11 种，如 Asp175A 突变型可引发致命性心律失常，各突变型共占肥厚型心肌病患者总数的<2%。

(4)心肌肌动蛋白基因突变

心肌 α 肌动蛋白基因(ACTC1 基因)编码 α 肌动蛋白，后者含 359 个氨基酸残基；引起肥厚型

心肌病的突变型 α 肌动蛋白，构象改变，功能降低。心脏肌动蛋白基因突变引起的肥厚型心肌病，占肥厚型心肌病患者总数的＜2％。与家族性肥厚型心肌病相关的 α 肌动蛋白基因突变，迄今已报道超过 7 种。

5. Z 盘蛋白、黏着斑蛋白的基因突变

T 帽蛋白（TCAP）、Myozenin2（MYOZ2）、肌联蛋白（TN）、肌肉 LIM 蛋白（MLP）的基因，是肥厚型心肌病相关的 Z 盘基因。Z 盘在肌节收缩与舒张的机械耦联中有重要作用。Z 盘蛋白、黏着斑蛋白的基因突变引发的肥厚型心肌病，占肥厚型心肌病患者总数的 1％以内。

（1）T 帽蛋白、Myozenin2 的基因

T 帽蛋白（TCAP）、Myozenin2（MYOZ2）的基因突变，可改变它们表达的蛋白的二级结构，影响心肌细胞钙离子信号通路活性，影响它们与 α 辅肌动蛋白的结合。

（2）肌联蛋白基因突变

肌联蛋白（TITIN）是已知的人体内第二大分子量的蛋白质分子，覆盖肌节 Z 盘至 M 线区域，在肌节的组装中有重要作用；与家族性肥厚型心肌病相关的肌联蛋白基因突变，迄今已报道超过 2 种，研究发现，肌联蛋白基因致病性突变 R740L，可改变肌联蛋白对 α 肌动蛋白的亲和力，导致肥厚型心肌病。

（3）肌肉 LIM 蛋白基因突变

肌肉 LIM 蛋白（MLP）是心肌细胞分化相关的核调控因子，肌肉 LIM 蛋白与 α 辅肌动蛋白、肌肉转录因子相互作用的结构域的突变，可改变以肌动蛋白为基础的细胞骨架；使突变型肌肉 LIM 蛋白与其配体-肌动蛋白相关锚定蛋白（N-Rap）/肌动蛋白结合减少，难以形成复合物，使 Ras 家族的 N-Rap 表达水平升高，可引发肥厚型心肌病。虽然 Z 盘蛋白基因突变引起的肥厚型心肌病不常见，但它使人们对 Z 盘蛋白作为信号分子参与心脏肥厚应答的认识增加。

（4）其他基因突变

黏着斑蛋白（VCL）是一种细胞骨架蛋白，负责将细肌丝定位于肌间盘。VCL 基因突变可改变肌间盘的组装。研究发现，核基因编码的线粒体磷酸载体蛋白（PIC）的基因 Gly72Glu 突变，能导致肥厚型心肌病患者的肌肉线粒体 ATP 合成障碍。

肥厚型心肌病的致病基因表达的突变蛋白，可引发心肌细胞内 Ras/Rho/蛋白激酶 MEK/ERK5、MST/YAP、蛋白激酶 PI3K/Akt/p70S6K 等信号通路活化，促进靶基因表达，促进心肌肥厚。

6. 与肌小节无关的基因突变

（1）线粒体基因突变

线粒体 DNA 含编码呼吸链氧化磷酸化复合物中 13 种多肽链的基因、22 种 tRNA 基因、2 种 rRNA 基因。研究发现，线粒体 DNA 突变等的肥厚型心肌病患者，心肌组织的活性氧产量增加，抗氧化的血红素氧化酶 1 表达水平降低；线粒体 DNA 缺乏组蛋白保护，其修复机制欠缺，在较高的氧化压力下，线粒体 DNA 易发生突变。线粒体基因突变能导致氧化磷酸化电子传递链复合体、电子转运蛋白的功能障碍、引发线粒体病，可引起氧化磷酸化复合物缺陷的大部分，25％～40％线粒体病表现心肌病（主要是肥厚型心肌病），能使心肌蛋白对 ATP 的利用效率降低、ATP 消耗增加、心肌能量供应不足，与肥厚型心肌病的心脏肥厚表型相关。能量代谢异常可能是肥厚型心肌病发生过程中的一个早期事件。

（2）肥厚型心肌病相关的线粒体基因突变及其机理

线粒体 DNA 突变已发现至少 200 种，绝大多数位于 tRNA 基因（tRNA 基因占线粒体基因组的 10％），可降低线粒体呼吸链的功能。线粒体 DNA 突变为母系遗传，细胞线粒体 DNA，99.9％来源于母系卵子的线粒体 DNA，来源于精子的线粒体不足 0.1％。

有人在母系遗传的肥厚型心肌病家系中发现，5 种氧化磷酸化复合物的基因突变、第 3 243 位

核苷酸突变，能减少线粒体产生 ATP；线粒体 tRNA^{Ile}基因 Ant4300G 突变，影响线粒体 tRNA^{Ile}二级结构的碱基配对功能，能使心肌细胞线粒体 tRNA^{Ile}、电子传递链复合物Ⅰ/Ⅳ/Ⅴ、环氧合酶(COX)等的活性水平下降，呼吸链功能障碍；线粒体基因的大片段(5kb)缺失突变，会导致氧化磷酸化障碍、ATP 生成减少、心肌细胞能量供应不足。

(3)糖尿病心肌病的线粒体基因突变

糖尿病心肌病的线粒体基因突变发现，是近年来该病分子遗传学研究领域中的重要进展，该病为特殊类型的糖尿病心肌病，其中最多见的是线粒体 tRNA^{Leu}基因 Ant3243G 突变；有人对家族性糖尿病心肌病患者 165 例，进行线粒体 tRNA^{Leu}基因 Ant3243G 突变筛查，检出率为 2.4%(4 例)；对该 4 例患者 40 例家系中成员进行该基因突变的筛查，共检出 12 例该基因突变，其中 9 例为糖尿病心肌病，后者检出率为 22.5%。线粒体 tRNA^{Leu}基因 Ant3243G 突变后，使 tRNA^{Leu}的亮氨酸残基酰化程度降低 70%～75%、数量减少，使线粒体蛋白质合成减少，mRNA 与核糖体结合减弱，线粒体内游离钙离子水平降低，线粒体呼吸链功能受损、氧化磷酸化障碍，促进糖尿病心肌病的发生发展；基因突变者的舒张末期/收缩末期左室内径、每搏输出量、心输出量、心脏指数、射血分数、心脏结构和功能等降低，可明显干扰血脂代谢、血细胞的稳态。(表 14－2)

表 14－2　肥厚型心肌病相关的 mtDNA 突变

突变位点	基因	核苷酸改变	氨基酸改变	异质性/同质性
nt3243	tRNA^{Leu}	C→G	A→G	异质性
nt3310	ND1	C→T	P→S	异质性
nt3398	ND1	T→C	M→T	异质性
nt4295	tRNA^{Ile}	C→G	A→G	异质性
nt4300	tRNA^{Ile}	C→G	A→G	同质性
nt4320	tRNA^{Ile}	G→C	C→T	异质性
nt5545	tRNA^{Trp}	G→C	C→T	异质性
nt8296	tRNA^{Lys}	C→G	A→G	异质性
nt8348	tRNA^{Lys}	C→G	A→G	异质性
nt8363	tRNA^{Lys}	G→C	G→A	异质性
nt8529	ATP8	G→A	W→X	同质性
nt8993	ATP6	T→G	L→R	异质性
nt9495	COⅢ	T→C	F→L	异质性
nt9997	tRNAI^{Gly}	C→G	T→C	异质性
nt12192	tRNA^{His}	G→C	G→A	同质性
nt13513	ND5	G→A	D→N	异质性
nt15243	Cytb	G→A	G→E	异质性
nt15498	Cytb	G→A	G→D	异质性

7. 肥厚型心肌病相关的修饰基因突变

修饰基因是指除了致病基因外，影响患者表型表达的相关基因(常指患者的背景基因)，修饰基因表达水平改变，能使肥厚型心肌病不但在遗传上呈现异质性，其临床表型也多样化。同一患者家系中，携带相同致病基因突变的不同成员，心肌肥厚、心力衰竭、心源性猝死的风险性常呈现差异，提示修饰基因参与肥厚型心肌病表型表达。

单纯修饰基因本身突变，常不足以导致肥厚型心肌病的发生，不是肥厚型心肌病发生所必需，但可影响肥厚型心肌病表型表达。目前肥厚型心肌病修饰基因还在研究中，已发现一些相关基因功能性单核苷酸多态性(SNPs)/基因型与肥厚型心肌病发病、表型严重度相关。人基因组中包含 3 万基因及超过 160 万个 SNPs，每个基因有多种 SNPs 影响该基因功能，如血管紧张素转换酶基因至少有 13 种 SNPs。

有人在 183 个肥厚型心肌病患者中，研究血管紧张素转换酶基因功能性突变与左心室肥厚的相关性，发现血管紧张素转换酶（ACE）的基因第 16 位内含子 I/D 多态性（DD、ID、II 基因型），分别存在于 60、90、33 个肥厚型心肌病患者中，与肥厚型心肌病左心室肥厚的严重度相关。研究发现，血管紧张素原（AGT）基因 M235T 多态性，与左心室肥厚的发生发展相关。醛固酮合成酶（CYP11B2）基因-344C/T 多态性，与肥厚型心肌病的表型表达相关。

有人用氯沙坦阻断血管紧张素Ⅱ的 AT1R 受体，发现干扰相关修饰基因功能后，可逆转肥厚型心肌病，为临床肥厚型心肌病的药物治疗提供了新思路。目前已发现多个可能参与肥厚型心肌病表型表达的修饰基因，然而仍需进一步的研究。

表 14-3　肥厚型心肌病相关的修饰基因

染色体中位置	缩写	基因表达物	HCM 相关多态性
11p11.2	MYBPC3	肌球蛋白结合蛋白 C	Ant18443G
6p24.1	END1	内皮素 1	—
6p21.4	TNFα	肿瘤坏死因子	Gnt308A
2p11.2	BOP	MYND 结构域蛋白 1	nt707C/710T/761C
5p15.3	Irx4	Iroquois 家族同源蛋白 4	Ant381G
19q13.2～q13.3	CALM3	钙调蛋白	Tnt－34A
17q23	ACE	血管紧张素转换酶	DD/ID/II
10p13	ITGA8	α 整联蛋白 8	—
10p13	CARP	半胱氨酸蛋白水解酶募集结构域（CARD）蛋白	—
5p15.3	AT1R	1 型血管紧张素Ⅱ受体	nt1166C
8q21～q22	CYP11B2	醛固酮合成酶	Cnt－344T

（二）ACCF/AHA 2011 年肥厚型心肌病诊断治疗指南解读

肥厚型心肌病是一种常见的心血管疾病，其 2011 年诊断治疗指南是由美国心脏病学院基金会（ACCF）和美国心脏协会（AHA）联合推出的。现就指南中涉及的肥厚型心肌病定义、诊断方法、病程特点、治疗手段进行概括解读。

1. 定义与诊断

肥厚型心肌病在普通人群中患病率为 0.2%（以此推算，中国约有 260 万肥厚型心肌病患者，这个数字明显超过临床所诊断的肥厚型心肌病患者数量）；该指南对肥厚型心肌病的定义更新为：肥厚型心肌病是以不能解释的、无心室腔扩张的左室肥厚（心脏超声提示左室壁厚度≥15 mm）为特点的心肌肥厚性疾病，或临床无明显心肌肥厚表现、无其他导致心室肥厚的心脏疾病、无系统性疾病的致病基因阳性的患者。与以往肥厚型心肌病的定义不同，该指南比较强调肥厚型心肌病相关致病基因在肥厚型心肌病诊断中的重要性。

该指南对肥厚型心肌病的诊断标准，与一些共识所提出的肥厚型心肌病诊断标准一致：以心脏超声心动图左室壁厚度≥15 mm 为诊断标准。而不同的有：

——左室壁厚度介于 13～14 mm 时，定义为临界肥厚型心肌病，此时需结合患者是否合并患肥厚型心肌病的其他危险因素（如肥厚型心肌病家族史），以明确诊断。

——对患者或其家族成员存在肥厚型心肌病致病基因突变、但无临床表现（如左心室肥厚）的患者，界定为致病基因阳性/表型阴性或亚临床的肥厚型心肌病。

——在儿童患者中，左室壁厚度增加定义为：≥相应年龄、性别、体重的正常儿童平均左室壁厚度的 2 个标准差。对诊断工具，最倾向推荐经胸超声心动图（TTE）；但同时提出，心脏磁共振成像（CMR）的应用，可提高肥厚型心肌病的检出率。需要将肥厚型心肌病与高血压性心脏病、运动员心脏（由于高强度体能训练而导致的生理性心脏重塑）相鉴别；在老年患者中，需要警惕高血压性心脏病与肥厚型心肌病并存的现象。

2. 病程与干预

肥厚型心肌病在从婴儿到老年的各个年龄段都可发病，且临床表现多样化。很多肥厚型心肌病患者没有临床症状，不影响生活质量，没有心脏功能丧失，不需要治疗；而另一部分肥厚型心肌病患者，可能会出现症状：

——室性心律失常、易导致心脏性猝死(SCD)，常见于<35 岁的无症状患者。

——尽管心脏收缩功能正常且为窦性心律，但有以劳力性呼吸困难为特点(伴或不伴胸痛)的心力衰竭逐渐加重，其中部分患者合并左室重构、广泛心肌瘢痕形成，导致收缩功能障碍，可进展为终末期心力衰竭。

——心房颤动，包括阵发性或持续性的心房颤动，均与心力衰竭严重程度相关，并是血栓形成和致死性/非致死性的脑卒中的危险因素。

该指南提出了 5 种能改变肥厚型心肌病自然病程的干预手段：

(1)有猝死危险因素的患者，应用埋藏式心律转复除颤器(ICD)进行一级/二级预防。

(2)给予药物，控制心力衰竭及心肌缺血症状。

(3)对治疗药物无效且逐渐进展的左室流出道(LVOT)梗阻，可给予外科手术切除室间隔、室间隔酒精消融。

(4)对严重、持续的心脏收缩功能衰竭(或较少见的难治的舒张功能衰竭)，可进行心脏移植。

(5)针对心房颤动，进行药物、射频消融、外科迷宫手术治疗。

3. 基因检测与家族筛查

肥厚型心肌病是主要由编码肌节蛋白的基因突变所致的常染色体显性遗传病。目前已经确定至少 13 个肌节相关致病基因等，已发现至少 1400 种突变。一种基因突变即可致病，然而约 5% 的肥厚型心肌病患者有≥2 种基因突变。该指南强调，所有肥厚型心肌病患者，尤其是即将接受基因检测的患者，都应接受遗传咨询(Ⅰ类推荐，B 级证据，简称Ⅰ/B)，需由有心血管遗传基因学专业知识的人员对结果进行解读(Ⅰ/B)。指南推荐对于疑诊肥厚型心肌病的患者，应行基因检测(Ⅱa/B)；要同其他遗传疾病相鉴别时，更推荐进行肥厚型心肌病相关致病基因的筛查(Ⅰ/B)。对肥厚型心肌病患者的一级亲属应进行临床筛查(体格检查、心电图、二维超声心动图、心脏磁共振成像)、基因筛查(Ⅰ/B)，以确定潜在肥厚型心肌病患者。

与没有确定致病基因突变的肥厚型心肌病患者相比，存在致病基因突变的肥厚型心肌病患者，发生心血管死亡、非致死性脑卒中、心功能 NYHA 分级Ⅲ～Ⅳ级的复合终点事件的风险增加。肌节相关致病基因突变数，与病情严重程度相关。基因筛查对评估肥厚型心肌病患者发生心源性猝死风险的有效性，是不确定的(Ⅱb/B)。对肥厚型心肌病致病基因阳性、但临床表型阴性的个体，推荐根据患者年龄和临床状态的变化，定期(儿童和青少年 12～18 个月，成人约 5 年)做心电图、食管超声心动图(TEE)、临床评估(Ⅰ/B)。

4. 超声心动图与心脏磁共振成像对肥厚型心肌病的诊断价值

该指南强调了食管超声心动图(TEE)在肥厚型心肌病诊断中的价值，认为食管超声心动图是在肥厚型心肌病的诊断、事件评估、治疗决策中不可或缺的手段。对疑诊肥厚型心肌病、确诊肥厚型心肌病的患者的初始评估、对肥厚型心肌病患者一级亲属的初始临床筛查时，都应行食管超声心动图检查(Ⅰ/B)。对临床情况稳定的肥厚型心肌病患者，建议定期(1～2 年)行食管超声心动图检查(Ⅱa/C)，或在病情出现变化和出现新发事件的情况下行食管超声心动图(Ⅰ/B)，而不推荐在没有证据的情况下频繁(少于 12 个月)行食管超声心动图检查(Ⅲ/C)。

对肥厚型心肌病患者的子女，如果发育较快、计划从事竞技运动、有心源性猝死家族史，应从 12 岁或更早开始定期(12～18 个月)行食管超声心动图筛查(Ⅰ/C)；而其他成年的一级亲属，若基因状态未明确且临床未见症状，可每 5 年进行一次食管超声心动图筛查(Ⅱa/C)。

对肥厚型心肌病确诊患者，要通过食管超声心动图来明确存在左室流出道(LVOT)梗阻及室壁厚度(Ⅰ/B)，其关系到治疗策略的选择及心源性猝死的危险分层。对于运动中存在 LVOT 梗阻的肥厚型心肌病患者，可考虑行运动负荷，以明确运动中是否存在 LVOT 梗阻(Ⅱa/C)。

若胸超声心动图可明确是否存在梗阻、二尖瓣反流情况、二尖瓣下结构、主动脉瓣下结构，则不必常规行经食管超声心动图、超声心动图造影检查(Ⅲ/C)，若胸超声心动图不能明确上述情况，且不能行心脏磁共振成像的患者，则需要行食管超声心动图检查(Ⅱa/C)。

对拟行外科切除术的患者，术前需行食管超声心动图检查(Ⅰ/B)，以确定需要切除心肌的长度和范围，评价与 LVOT 梗阻无关的二尖瓣反流的强度，确定是否存在乳头肌结构异常。

对于行室间隔化学消融术的患者，应在术中行胸超声心动图或食管超声心动图检查，以进一步明确间隔支动脉附近的解剖结构，从而指导消融(Ⅰ/B)。无论是行外科切除术还是室间隔化学消融术，都应在术后行胸超声心动图来评价解除梗阻的治疗效果(Ⅰ/C)。

该指南指出，在一部分患者中，由于受到超声窗图像质量的限制，10%的心尖肥厚患者会被漏诊，因此需要进一步行心脏磁共振成像以明确诊断。近年由于心脏磁共振成像的减影成像技术及三维成像技术，可更精确显示左室肥厚的发生、分布、程度，尤其是胸超声心动图较难明确的心尖肥厚和动脉瘤，已显现其在肥厚型心肌病诊断、指导治疗方面的优势。

该指南推荐，对下列情况的患者应行心脏磁共振成像检查：

——胸超声心动图不能确诊肥厚型心肌病的患者(Ⅰ/B)。

——有胸超声心动图不能明确的心脏结构，可能影响治疗决策(心肌肥厚的幅度和分布，二尖瓣及乳头肌的解剖结构)的确诊肥厚型心肌病患者(Ⅰ/B)。

——需明确胸超声心动图不能确定的心尖厚度、有动脉瘤的确诊肥厚型心肌病患者(Ⅱa/B)。

由对比剂增强心脏磁共振成像表现出来的延迟钆增强(LGE)，能量化确定心肌纤维化的区域。研究证实，约有一半的肥厚型心肌病患者存在延迟钆增强，其与终末期心脏收缩功能障碍、恶性室性心律失常的发生均相关，因此对进行常规心源性猝死危险因素评估后、仍不能明确心源性猝死危险分层的肥厚型心肌病患者，可考虑行心脏磁共振延迟钆增强成像评估，有助于临床决策的选择(Ⅱb/C)。对存在左室肥厚的患者，需要同心肌淀粉样变、Anderson-Fabry 疾病、LAMP2 心肌病相鉴别时，可考虑心脏磁共振成像检查(Ⅱb/C)。

5. 治疗

由于肥厚型心肌病患者病理生理的复杂性和病程多样性，要根据患者个体情况，制定个体化的治疗策略。肥厚型心肌病患者的猝死是主要危险，一般成人患者 10 年生存率为 80%，儿童为 50%，高危患者中年死亡率为 4%～6%；成人死亡多为猝死，儿童死亡主要为心力衰竭，其次为猝死。目前认为，一些患者猝死危险性较高，要积极治疗：①发生过心脏骤停的幸存者，目前有室颤；②发生过持续室速者；③有猝死家族史的青少年患者；④有高危性致病基因突变，如肌钙蛋白 T 基因 Arg403Gln 突变。还有一些猝死相关指征如幼年发病、明显的心肌增生、运动时能引发低血压等。

(1)无症状患者的治疗策略

大部分肥厚型心肌病患者无症状，且可有正常的寿命，对此类患者最重要的是要定期筛查，进行相关教育。对伴发其他疾病(如高血压、糖尿病、高血脂、肥胖)的无症状肥厚型心肌病患者，应遵循现行的相关指南来进行处理(Ⅰ/C)，日常可进行低强度的有氧运动(Ⅱa/C)。肥厚型心肌病患者要避免一些诱因：如劳累、情绪激动、突然用力，避免加重左心室流出道梗阻，拔牙等前应给予抗菌药物，防止发生感染性心内膜炎。

(2)症状性肥厚型心肌病患者的一般药物治疗

对有症状的肥厚型心肌病患者的治疗目标，为缓解劳累性呼吸困难、心悸、胸部不适等症状。

β受体阻断剂有负性肌力作用，可减少肾上腺介导的心动过速，为首选的一线用药，应用的有效率为60%～80%。成年肥厚型心肌病患者无论是否存在梗阻，都推荐用β受体阻断剂，且应调节剂量，使静息心率在60～65次/分钟（Ⅰ/B），在无明显不良反应时，应长期应用或终生应用，应避免突然停用β肾上腺素受体阻断剂。无内源性拟交感作用的非选择性β受体阻断剂，较选择性β受体阻断剂好；可使大部分患者症状尤其是胸痛缓解；普萘洛尔常为首选，也可应用有心脏选择性的药物，如阿替洛尔、美托洛尔、纳多洛尔，逐渐增加剂量。普萘洛尔起始可给予每次10 mg，每天3～4次，逐渐增加剂量，以改善症状为目标，但心率、血压不能过低。对可能发生猝死的患者，可加用抗心律失常药物如胺碘酮（用量较小，一般维持量为300 mg/天）；但有窦性心动过缓或严重传导阻滞的患者应慎用。

若β受体阻断剂无效，或存在应用禁忌证，则推荐维拉帕米（由小剂量120 mg/天开始，可应用到320 mg/天）来改善心绞痛或呼吸困难症状，但对压力梯度较高、严重心力衰竭、窦性心动过缓者，应慎用（Ⅰ/B）；β受体阻断剂可合用利尿剂，但要注意低血压等不良反应。维拉帕米是钙通道阻断剂，是β受体阻断剂无效时的替代物。合并支气管哮喘时首选维拉帕米。维拉帕米疗效不佳时，可应用地尔硫䓬（每次30～60 mg，每天3次，目前经验不多）。维拉帕米的禁忌证包括：一是休息时左室流出道梗阻、梗阻性心肌病；二是症状严重，有引发猝死的可能；三是婴幼儿；四是有肺动脉高压。β受体阻断剂＋维拉帕米常可提高疗效，但可引发慢性心律失常，一般不推荐联用于肥厚型心肌病患者，也不推荐联用维拉帕米＋奎尼丁。若对β受体阻断剂＋维拉帕米无效，β受体阻断剂可联用丙吡胺来改善心绞痛、呼吸困难症状（Ⅱa/B），无梗阻者，可加用利尿剂（Ⅱa/C）。

丙吡胺治疗流出道梗阻的疗效好于β受体阻断剂，一般每次给予100～200 mg，每天3次；丙吡胺可缩短房室传导时间，故常与小剂量β受体阻断剂联用。丙吡胺能产生负性肌力，合并心力衰竭时要慎用。对有流出道梗阻/心力衰竭/室上性心动过速的患者，一般应用胺碘酮。丙吡胺不与胺碘酮、索他洛尔合用。一般不推荐应用ACEI，但有明显心脏功能不全、心脏扩大的患者，可给予适当量。一般不应用硝酸甘油、利尿剂等降低心脏后负荷的药物。

（3）有流出道梗阻、心力衰竭症状的治疗

肥厚型心肌病患者出现严重呼吸困难、心绞痛、晕厥前兆、晕厥，表示有明显流出道梗阻，常有前负荷降低。β受体阻断剂、维拉帕米的减量或停药时，患者出现心脏骤停、持续性室性心动过速、流出道压差超过30 mmHg、心室壁厚度超过30 mm、药物治疗不易改善者，是药物难治性患者。

妊娠妇女、儿童的肥厚型心肌病患者，要注意抗凝，要预防心内膜炎。急性流出道梗阻时，应由超声心动图确诊，要紧急卧床，抬高双腿；如有贫血，应纠正；可静脉给予去甲肾上腺素升高血压，常以去甲肾上腺素10 mg/500 ml葡萄糖溶液，100～180滴/分滴注，血压稳定后，维持40～60滴/分滴注；可给予静脉注射β肾上腺素受体阻断剂普萘洛尔1 mg，可临时应用双腔起搏。

（4）心房颤动的治疗

急性心房颤动48小时内，可应用电复律、药物复律，药物复律以胺碘酮为首选、疗效较好；慢性心房颤动可给予β受体阻断剂、维拉帕米、地高辛，以控制心室率，一般有效。快速性心房颤动、药物治疗效果不佳时，可给予射频消融治疗；也可消融房室结，阻断房室传导，再给予起搏器植入；也可给予生长激素拮抗剂奥曲肽。

（5）抗凝治疗

心房颤动时应给予抗凝治疗，以防止卒中；可给予噻氯匹定、阿司匹林、华法林，以华法林疗效较好。

有严重心力衰竭时，治疗方法取决于有无流出道梗阻；无流出道梗阻而有心力衰竭时，患者常已在终末期，应停用β受体阻断剂、维拉帕米，可应用利尿剂、地高辛、ACEI；如应用后三者无效，要给予心脏移植、心室辅助装置、心肌成形术、左室减容术等。

有流出道梗阻、又有心力衰竭时，可给予双腔起搏、经皮腔内心室间隔化学消融术、手术切除部分室间隔，以解除流出道梗阻。肥厚型心肌病合并快速性室性心律失常时，可给予胺碘酮，

100～300 mg/天。一般要慎重应用利尿剂、血管扩张剂如 ACEI/ARB/硝酸酯/二氢吡啶类 CCB、洋地黄。

（6）难治性肥厚型心肌病的非药物治疗

一般给予外科手术治疗、双腔起搏、酒精消融、植入体内心脏除颤器等。肥厚型心肌病合并冠心病时，一般给予 β 受体阻断剂、维拉帕米、介入治疗、外科手术治疗。

（7）侵入性治疗策略

一些 LVOT 梗阻的肥厚型心肌病患者，存在明显的活动受限，严重影响生活质量，在药物治疗无效的情况下，要通过室间隔减容术来改善症状。需同时满足如下条件才行减容术：

——临床已应用最佳药物治疗后，仍存在严重的呼吸困难或胸痛（通常达 NYHA 心功能Ⅲ或Ⅳ级），或出现影响日常活动、生活质量的其他劳力性症状（如晕厥、晕厥前兆）。

——血流动力学，室间隔肥厚伴二尖瓣前叶有收缩期前移（SAM），静息或运动激发 LVOT 时动态流出道压力阶差≥50 mmg。

——解剖，根据有经验术者的判断，目标室间隔的厚度足以安全有效地完成减容术（Ⅰ/C）。

外科切除术可在直视下进行手术，若需要，可同时对二尖瓣及乳头肌结构进行修整，且 20%～25%的患者没有供应靶向间隔部位的动脉；因此对符合上述条件的患者，首先选择行室间隔切除术（Ⅱa/B），若患者高龄或外科手术风险较高或拒绝行外科手术的患者，可选择酒精消融术（Ⅱa/B）。与共识最大的不同在于，指南强调室间隔减容术，需要在有经验的中心，由有经验的术者（独立完成至少 20 例）完成。对不适宜行室间隔减容术的患者，若药物治疗无效，应植入双腔永久起搏器，可作为一种改善症状的选择（Ⅱb/B），一般可部分（30%～80%）改善症状。

（8）左室收缩功能障碍/心脏移植

如肥厚型心肌病患者出现左室射血分数（LVEF）≤50%，首先需排除是否由其他伴发疾病（如冠心病）所致（Ⅰ/C）；若无梗阻存在，应按现行心力衰竭指南处理，给予血管紧张素转换酶抑制剂、血管紧张素受体 AT1R 阻断剂、β 受体阻断剂（Ⅰ/B）。对严重终末期心力衰竭、LVEF≤50%、不能接受其他干预手段的非梗阻性肥厚型心肌病患者，应考虑心脏移植（Ⅰ/B）。心脏移植的决定，不能完全依赖于是否存在 LVEF 下降，应结合疾病进展、其他治疗手段无效、临床症状等来判断。

（9）心源性猝死危险分层与植入体内心脏除颤器患者的选择

临床上，每年有 1%的肥厚型心肌病患者会发生心源性猝死。植入埋藏式心脏复律除颤器（ICD）是肥厚型心肌病患者预防心源性猝死、延长寿命的重要手段。筛选需要植入的肥厚型心肌病患者尤为重要，先要对所有肥厚型心肌病患者进行心源性猝死危险分层（Ⅰ/B）。初始评估后，无心源性猝死危险因素的患者，应定期（每 12～24 个月）接受心源性猝死危险分层评估（Ⅱa/C）。

指南中提出的Ⅰ/B 类的危险因素，同共识中罗列的主要危险因素相同，包括：①患者有心房颤动、持续性室性心动过速、心源性猝死的病史，或有因快速室性心律失常接受植入性体内心脏除颤器治疗；②有心源性猝死家族史；③不能解释的晕厥；④Holter 证实的非持续性室性心动过速（≥120 次/分钟，连续 3 次及以上）；⑤最大左室壁厚度≥30 mm。

对以上危险因素进行评估后，仍处于临界风险状态的肥厚型心肌病患者，可考虑对如下情况进行评价：①心脏磁共振成像可见延迟钆增强现象（Ⅱb/C）；②复合基因突变（>1）（Ⅱb/C）；③有显著的 LVOT 梗阻（Ⅱb/B）。除心脏骤停，其他心源性猝死的危险因素的阳性预测价值较低（为 10%～20%），但阴性预测价值较高（为 85%～95%）。在同一患者身上若同时有多种危险因素，则提示其心源性猝死风险升高。

对植入 ICD 治疗患者的选择，还需结合除心源性猝死危险因素之外的年龄/其他危险因素的等级、植入 ICD 的风险-效益比，进行个体化考虑。指南强调，要与需要植入 ICD 的患者及家属进行充分沟通，使其了解植入 ICD 的证据等级强度、风险-效益比，让患者参与做决定（Ⅰ/C）。

对已发生过心脏停搏、心房颤动、血流动力学改变的室性心动过速的肥厚型心肌病患者（Ⅰ/

B)，应植入 ICD 进行二级预防。对存在指南列出的上述 5 种Ⅰ/B 类心源性猝死危险因素的肥厚型心肌病患者，应植入 ICD 进行一级预防。而对于无任何其他心源性猝死危险因素，而仅有孤立性非持续性室性心动过速发作，或仅有运动时血压反应异常的肥厚型心肌病患者，植入 ICD 的益处是不明确的(Ⅱb/C)。

做出植入 ICD 的决定，是较复杂的过程，需对每一位患者及其家境、焦虑程度、生活状态、对死亡的态度、个体接受植入 ICD 治疗的风险-效益比等进行评价，要联用常规危险因素和其他危险因素，来判断心源性猝死风险，以期从植入 ICD 获得最大益处。

(三)临床诊断与治疗进展

1. 临床诊断

肥厚型心肌病患者的临床表现多样，可表现为呼吸困难、胸痛、心悸、头晕、晕厥、心源性猝死等。肥厚型心肌病的诊断方法主要有以下几种：超声心动图是重要的非侵入性诊断方法。心室肥厚＞30 mm 是心源性猝死的主要危险因素，应特别注意有无左心室流出道梗阻合并二尖瓣前叶在收缩期前移(SAM)。运动试验可检出潜在的流出道梗阻，应作为常规检查。运动时出现血压下降等，是心源性猝死的另一主要危险因素。

通过超声心动图可对肥厚型心肌病进行危险分级，但对非梗阻型 HCM(AHCM)的敏感性较差。肥厚型心肌病患者 75%～95%的心电图显示有左心室肥厚，25%患者有左束支传导阻滞；AHCM 患者可出现高电压和巨大的负向 T 波，可在Ⅰ、avL、V_5、V_6 等导联出现深窄的病理性 Q 波；部分 AHCM 患者心电图可表现为以 V_3～V_5 为主的胸前导联 ST 段下移和 T 波深倒置。肢体导联低电压，常提示糖原贮积病、心肌淀粉样变，应进行心肌活检。ECG 改变出现较早，敏感性较好，但特异性较差。ECG 正常，并不能排除肥厚型心肌病，但可提示疾病症状较轻。

患者 X 线检查无明显特点，可见左心室肥大、肺淤血等。心脏磁共振成像敏感性一般高于超声心动图，尤其适用于非典型部位和心尖部位的肥厚型心肌病的诊断。通过延迟钆增强心脏磁共振成像扫描，可发现心肌瘢痕组织。研究表明，广泛的纤维化可能与室性心律失常有关。

基因诊断有望成为新的诊断依据，现已证实，至少 13 个肌节相关基因的 1 400 多种突变与肥厚型心肌病有关，其中大多数为 MYH7、MYBPC3 的基因突变，可通过基因 DNA 测序等进行基因筛查，但是目前仍有部分肥厚型心肌病患者，未能找到相应的基因突变。此外携带基因突变的患者，并不一定出现肥厚型心肌病的临床表现，仅凭基因诊断对肥厚型心肌病进行危险分级和预后判断的作用有限。

核素心肌扫描可显示心肌肥厚部位、程度；心导管检查可了解心室压力曲线，了解左心室有无梗阻及梗阻程度；24 小时动态心电图能明确心律失常的存在，可指导肥厚型心肌病的危险分级，应作为常规检查项目；心肌活检是目前诊断肥厚型心肌病的金标准，但应用较少。

2. 治疗

(1)一般措施

由于肥厚型心肌病发病率相对较低，目前缺乏大规模的随机临床试验，现行的治疗建议，大多建立在研究基础上。2003 年国际发布的治疗建议为：适当限制体育活动强度，禁止摄入尼古丁、酒精，预防感染性心内膜炎等。

目前确定的肥厚型心肌病主要危险因素有 5 个：①肥厚型心肌病早发心源性猝死家族史(＜45 岁)；②非持续性室性心动过速(NSVT)；③晕厥史；④运动时血压反应异常：如运动时收缩压升高＜20 mmHg，运动时血压下降、收缩压先升后降，后者与年轻患者心源性猝死的危险性相关；⑤左心室极度肥厚(＞30 mm)。研究表明，显著的心肌纤维化是附加危险因素。心肌纤维化的逆转，可降低心源性猝死的危险性。

目前认为，下述患者猝死危险性较高，应积极治疗：①发生过心脏骤停的存活者，目前有室颤；

②发生过持续性室性心动过速者；③有猝死家族史的（有≥2位年轻家族成员猝死）青少年患者；④有高危的基因突变（如肌钙蛋白T基因Arg403Gln突变）；⑤有一些猝死相关指征，如幼年发病、明显的心肌增生、运动时低血压。

下述患者猝死危险性较低：①无未成年死亡的家族史；②Holter监测下无持续性室性心动过速；③无明显流出道压力阶差；④无明显的心肌肥厚（＜20 mm）；⑤无明显左心房扩大；⑥无运动时低血压。

（2）埋藏式心脏复律除颤器（ICD）

ICD能有效预防高危肥厚型心肌病患者心源性猝死的发生。心脏骤停后幸存者、有自发的持续性室性心动过速患者，是ICD应用的绝对适应人群。危险分层、结合临床评价、基于患者的个体化考虑，有助于确定高危肥厚型心肌病患者。无症状患者由于缺乏足够的对照研究，药物治疗是否适用，尚不确定。

（3）β受体阻断剂

β受体阻断剂是目前肥厚型心肌病保守治疗的主要药物，能有效弛缓心肌，延长心肌舒张充盈时间。有症状的肥厚性非梗阻型心肌病患者（HNCM），因心肌舒张功能障碍，应给予β受体阻断剂或钙通道阻断剂，严格控制心率。

（4）利尿剂和ACEI/ARB

利尿剂和ACEI/ARB，可用于伴原发性/继发性高血压的患者，但必须对个体实施严密监测，防止由于左心室流出道压力阶差的可变和不稳，而导致流出道梗阻的发生。最近的临床经验表明，有症状的肥厚性非梗阻型心肌病患者，谨慎地使用利尿剂常有助于减轻肺淤血症状，尤其是与β受体阻断剂或钙通道阻断剂联用效果更佳。

（5）抗凝药物

房颤患者应预防性应用抗凝药物如阿司匹林。胺碘酮可以防止房颤复发，但并不能降低心源性猝死的发生率。洋地黄类药物应避免使用。

（6）室间隔部分心肌切除术

室间隔部分心肌切除术，一般适用于NYHA心功能三级、静息流出道压力阶差＞50 mmHg、对内科治疗反应不佳的患者。在大医疗中心，手术病死率为1%～2%。术后超过90%的患者可降低流出道压力阶差。

（7）全自动双腔起搏器

全自动双腔起搏器（DDD）利用右室心尖部起搏，可使室间隔收缩延迟，从而减轻左室流出道梗阻，但最新研究提示，DDD可能存在安慰剂效应，术后流出道的压力阶差，一般平均只能降低25%～50%。

（8）经皮经腔室间隔心肌化学消融

经皮经腔室间隔心肌化学消融（PTSMA），采用选择性的室间隔靶动脉处酒精注射，使部分室间隔梗死，从而减少流出道压力阶差和二尖瓣反流的程度，能改善心室舒张功能，缓解临床症状。但由于大部分患者室间隔靶动脉难以确定，经皮经腔室间隔心肌化学消融在临床上的推广受一定限制。经皮经腔室间隔心肌化学消融的长期预后尚不明了，对其可能导致心律失常的担忧，并未通过长期纵向观察研究得到证实。

目前肥厚型心肌病的诊断，尚缺乏足够的敏感性和特异性，传统的药物治疗，并不能减轻心肌肥厚和纤维化。分子靶向治疗有望降低心源性猝死的危险性。临床上，肥厚型心肌病患者的危险分级很重要：对高危肥厚型心肌病患者，需谨慎确定是否植入ICD；有症状的肥厚性非梗阻型心肌病患者，一般以内科药物治疗为主；有症状的肥厚性梗阻型心肌病患者，一般应根据具体情况，选择全自动双腔起搏器、室间隔化学消融、外科手术切除。2012中国网上已公开发布心脏起搏及ICD适应证研究进展等，有较好的参考价值，详细内容可由网上学习。

(四)肥厚型心肌病的心肌纤维化

心肌纤维化是肥厚型心肌病的病理基础之一,与患者预后相关。因此有关心肌纤维化的诊断、治疗的研究,已成为肥厚型心肌病研究的热点。

1. 心肌纤维化的诊断

组织病理学检查是诊断心肌纤维化的金标准,即对组织块进行固定、切片后,用苦味酸天狼猩红使胶原染为红色,或用 Masson 三联染色法使胶原染为蓝色,然后在光镜下进行定性及定量分析。20 世纪 90 年代,不少学者进行了肥厚型心肌病的组织病理学研究,发现肥厚型心肌病心肌纤维化主要分为 4 种类型:

(1)瘢痕

即大片的胶原纤维,中间无存活的心肌,通常是心肌坏死、凋亡后,由胶原纤维所取代。

(2)间质纤维化

指包绕心肌细胞、构成框架的胶原异常聚集,胶原纤维增粗,排列紊乱。

(3)小血管周围纤维化

指包绕心内膜下心肌小血管周围的胶原纤维增多,小血管中膜的胶原增加。

(4)丛状纤维化

是一种特殊的间质纤维化,表现为排列紊乱的心肌间,有明显增粗的波浪状的胶原纤维连接。

虽然这 4 种纤维化并非肥厚型心肌病所特有,但与正常人、高血压/主动脉瓣狭窄患者等比,肥厚型心肌病的纤维化程度较重。心内膜下活检是一种有创的检查方式,常在右心室有限量取材,假阴性的发生率很高,不是评估肥厚型心肌病心肌纤维化的理想方法。

肥厚型心肌病患者、肥厚型心肌病致病基因携带者的血清中,胶原代谢标志物,如Ⅲ型原胶原N端肽(PⅢNP)、Ⅰ型原胶原C端前肽(PⅠCP)、Ⅰ型胶原交联C末端肽(CTX-Ⅰ)水平较正常对照高,且与患者舒张功能障碍的严重程度相关,可考虑将它们作为评估肥厚型心肌病心肌纤维化的标志。但目前尚无研究将肥厚型心肌病血清胶原代谢标志物水平,与组织病理学所反映的心肌纤维化进行大量对比;而且青少年骨组织发育较快,常有大量的胶原合成,血清胶原代谢标志物水平也会升高,常无法在青少年人群中通过检测上述标志物而评估心肌纤维化。影响骨代谢或其他器官纤维化的疾病,都可影响该方法的准确性。

近年来出现的心脏核磁共振成像中的延迟钆增强(LGE)技术,能很好地诊断心脏瘢痕。其原理是坏死心肌由胶原替代形成瘢痕,其胶原纤维的间隙较正常细胞胶原纤维的间隙扩大,导致造影剂钆停留时间延长,因此在延迟钆显像时,瘢痕钆信号较周围正常心肌钆信号高,即表现为延迟钆增强。相关研究已证实,延迟钆增强高信号部位,与心肌梗死后瘢痕部位,有很好的对应关系。对比心脏移植肥厚型心肌病患者心脏磁共振延迟钆强化图像,和心脏组织病理学标本,发现肥厚型心肌病患者心脏各节段延迟钆增强高信号部位、程度,与病理中大片瘢痕部位、程度很好对应。

已将延迟钆增强技术作为诊断肥厚型心肌病心肌纤维化程度和进行危险分层的工具。但常规的延迟钆增强诊断弥漫的间质纤维化很困难;已有延迟钆增强心脏磁共振成像的新方案,能有效评估心肌弥漫的间质纤维化,但还待进一步证实。还有学者基于组织多普勒的心肌应变率的变化,诊断肥厚型心肌病心肌纤维化,但相关研究较少。

2. 心肌纤维化与肥厚型心肌病患者预后

以往临床研究认为,肥厚型心肌病具有很高的猝死风险,年猝死率为 3%～6%,而来自社区的研究发现,肥厚型心肌病实际年猝死率为 0.9%左右,但猝死仍是肥厚型心肌病患者,尤其是年轻患者的重要死因。肥厚型心肌病患者发生猝死,主要由恶性心律失常所致。心肌纤维化、瘢痕形成,是导致恶性心律失常的重要解剖学基础。瘢痕周围组织的兴奋性传导增强,是持续性室性心动过速折返环形成的基础。

在肥厚型心肌病患者中，延迟钆增强显影的范围，与诱发出持续室性心动过速的部位相关。延迟钆增强所显示的强化显影范围，是肥厚型心肌病患者发生心源性猝死、恶性心律失常、ICD放电等终点事件的预测因素。有人对217名肥厚型心肌病患者进行几年随访，发现初始诊断时，63%患者出现不同范围的延迟钆增强显影。在校正了多个因素后，有延迟钆增强显影节段的患者，持续性室性心动过速、心源性猝死、植入ICD放电等临床终点事件发生率，是无此影像特点患者的1.3倍。

劳力性胸闷、气急、呼吸困难、活动受限等心力衰竭症状，是肥厚型心肌病患者最常见的临床表现。大多数肥厚型心肌病患者心脏收缩功能正常，其左室射血分数甚至可高于健康对照，心力衰竭症状主要由左室舒张功能障碍所致。心肌纤维化使室壁僵硬、顺应性降低，导致舒张期被动充盈受损，充盈压增加。肥厚型心肌病患者血清的胶原代谢标志物水平，与心脏多普勒反应左室舒张功能的指标，如E/A、左房压力波传递时间(A-Ar)等可能相关。延迟钆增强显影的范围，与反映左室舒张功能的指标——峰充盈率(PFR)负相关，提示心肌纤维化会加重左室舒张功能障碍。

延迟钆增强显影范围，与患者心力衰竭症状相关；和无明显延迟钆增强显影的患者比，存在延迟钆增强显影的患者，较易发展为严重心力衰竭(NYHAⅢ级或Ⅳ级)或因难以控制的心力衰竭症状入院治疗。心房颤动是肥厚型心肌病患者常见的并发症，会加重患者的心力衰竭症状，导致心房血栓脱落，引起脑梗死，是肥厚型心肌病患者尤其是中老年患者发生死亡的主要原因之一。心肌纤维化是心房颤动发生的危险因素之一。延迟钆增强提示有瘢痕形成的肥厚型心肌病患者，发生心房颤动的风险，是无延迟钆增强患者的10余倍。

3. 肥厚型心肌病心肌纤维化的影响因素

肥厚型心肌病为编码肌小节相关蛋白的基因在研究中等突变所致，但基因突变最终如何导致心肌肥厚、排列紊乱、纤维化、相关临床症状，具体机制尚。普遍认为，突变基因和野生型基因表达产生的蛋白，共同构成肌节，两种蛋白对钙离子的敏感性不同，导致肌节整体收缩-舒张运动不均衡，增加了心肌细胞承受的应力，导致细胞内相应信号通路激活，多种细胞因子如转化生长因子β、胰岛素样生长因子1、内皮素1等合成、释放增加，引起心肌肥厚；同时可促进成纤维细胞迁移、增殖，增加合成胶原，并在细胞外间质沉积，表现为间质纤维化。心肌纤维化是肥厚型心肌病的原发改变，而非继发于心肌肥厚之后。肥厚型心肌病患者心肌纤维化的程度，明显高于高血压性心脏病等继发于心肌肥厚的心肌纤维化。对5个月的肥厚型心肌病患儿进行尸检，发现其心肌纤维化程度，显著高于同年龄的正常儿童。无明显心肌肥厚的肥厚型心肌病致病基因携带者，常未发现延迟钆增强显影，但血清中胶原合成标志物PⅠCP的水平，常高于正常对照，提示肥厚型心肌病早期胶原合成已增加。

运用基因表达多重分析技术(PMAGE)检查微量mRNA变化，分析携带肥厚型心肌病致病基因表达但未出现心肌肥厚的幼年心肌组织，发现胶原合成相关信号通路已激活，证明早在心肌肥厚前，肥厚型心肌病的心肌纤维化已开始。研究发现，冠状动脉造影时，无明显病变的肥厚型心肌病患者，常出现类似心绞痛的症状，且用正电子发射计算机断层显像(PET)检查，发现这些患者存在冠状动脉储备功能不足，认为肥厚型心肌病患者存在微血管功能紊乱。

瘢痕形成是肥厚型心肌病中常见的纤维化形式，是凋亡、坏死的心肌细胞，被大片纤维组织取代所致。瘢痕可能不同于间质纤维化，并非肥厚型心肌病的原发改变，而是继发于肥厚型心肌病微血管功能紊乱的心肌凋亡、坏死。活检证实，肥厚型心肌病的肥厚的心肌内，小动脉周围纤维增生，血管中膜纤维明显增厚，使管腔狭窄、闭塞，这可能是肥厚型心肌病微血管功能紊乱的解剖基础。存在微血管纤维增生的心肌段，较无此改变的心肌段，瘢痕明显增多。延迟钆增强所反应的瘢痕范围，与冠状动脉储备功能受损程度正相关。

肥厚型心肌病虽是常染色体显性遗传疾病，但不同患者的临床表现及预后都有显著差异，提示还有不少因素影响了肥厚型心肌病的发生、发展，如人种、年龄、性别、环境、基因多态性、修饰基因背景等。有研究对携带心脏肌钙蛋白T基因无义突变(R92Q)和剪接点突变的肥厚型心肌病者,就心肌纤维化与野生型对照,发现剪接点突变的肥厚型心肌病无明显心肌纤维化,而R92Q无义突变的肥厚型心肌病,心肌纤维化程度十分显著。研究发现,携带≥1个醛固酮合成酶基因(CYP11B2)C等位基因型的肥厚型心肌病患者,较无该等位基因型者,心肌纤维化程度有增加的趋势。性别差异对肥厚型心肌病患者的临床表现可能有一定影响,但未发现男女性肥厚型心肌病患者中,延迟钆增强增强显影范围存在差异。

4. 肥厚型心肌病心肌纤维化的治疗

肾素-血管紧张素-醛固酮系统(RAS)在心肌纤维化过程中发挥重要作用。针对RAS的药物,如血管紧张素转换酶抑制剂(ACEI)、血管紧张素受体阻断剂(ARB),可改善肥厚型心肌病等的心肌纤维化。氯沙坦、缬沙坦可显著减少心肌组织中转化生长因子β_1、胶原蛋白的表达,能降低肥厚型心肌病患者血清胶原合成标志物PⅠCP、PⅢNP的水平,可改善肥厚型心肌病患者心肌纤维化。目前尚无评估ACEI、ARB改善肥厚型心肌病心肌纤维化的大规模随机对照研究,但现有的评估证实,ACEI、ARB可降低肥厚型心肌病心肌肥厚程度,减轻心力衰竭症状,提高活动耐量。

对症状明显、药物治疗无效、左室流出道压力阶差显著的梗阻性肥厚型心肌病患者,外科切除部分肥厚的室间隔,疏通左室流出道,是有效的治疗措施。经皮室间隔化学消融术(PTSMA)出现于20世纪90年代,在肥厚型心肌病患者冠状动脉间隔支注射无水酒精,使部分肥厚的室间隔心肌坏死,从而减轻左室流出道梗阻(LVOT)。长期随访发现,经皮室间隔化学消融术后,患者左室流出道梗阻的压力阶差降低、活动耐力增加、心力衰竭症状缓解。目前经皮室间隔化学消融术,已成为外科手术的替代治疗方案。经皮室间隔化学消融术后,随着左室流出道梗阻压力阶差降低,血清基质金属蛋白酶增加,基质金属蛋白酶组织抑制物水平降低,预示纤维降解加速,心肌发生正性重构、纤维化发生逆转,心内膜活检的组织标本中,Ⅰ型及Ⅲ型胶原纤维的含量在术后显著降低。研究发现,N-乙酰半胱氨酸、他汀也可能逆转肥厚型心肌病心肌纤维化,但需进一步研究。

心肌纤维化是肥厚型心肌病典型的组织学改变,是一系列临床表现的病理基础,纤维化程度在某种意义上决定患者的预后。随着延迟钆增强技术的临床应用,已能较准确定量分析肥厚型心肌病患者的心肌瘢痕,并逐步成为肥厚型心肌病患者猝死危险分层的重要工具,且有助于临床决策的制定。但目前对肥厚型心肌病心肌纤维化的具体机制认识尚不十分清楚,还没有针对心肌纤维化的特异性治疗手段。小样本的研究提示,ACEI、ARB类药物及经皮室间隔化学消融术,有可能逆转心肌纤维化,但都有待大规模的研究进一步验证。

(五)肥厚型心肌病的无创诊断

1. 超声心动图

超声心动图是肥厚型心肌病诊断的最常用方法,有较高的敏感性和特异性,已广泛开展,经济便捷。二维超声心动图可直观判定心肌肥厚的部位、程度,其诊断标准为:非对称性室间隔肥厚,室间隔与左心室游离壁的比值≥1.5,室间隔厚度≥15 mm;或非对称性心尖肥厚,心尖部最大厚度≥15 mm,同时排除主动脉瓣狭窄等其他疾病。肥厚型心肌病很少累及右室,但右室壁>5 mm也应诊为心室壁肥厚。据心室壁肥厚部位,可将肥厚型心肌病分为Maron Ⅰ~Ⅳ型,但由于这种分型在肥厚型心肌病的治疗和预后判断中价值有限,目前已较少应用。左室心肌明显肥厚≥30 mm,是肥厚型心肌病患者发生心源性猝死及ICD放电的危险因素之一,应引起重视。

通过超声连续多普勒检查,可定量评价左室流出道压力阶差,以判断是否存在梗阻。梗阻性肥厚型心肌病典型的左室流出道的超声连续多普勒信号,呈匕首样晚峰型;流出道压力阶差,对判断肥厚型心肌病患者病理生理和预后十分重要。静息时左室流出道压力阶差>30 mmHg,为肥厚型心肌病患者猝死、严重心力衰竭、脑卒中的独立预后因素,这时总死亡危险增加,对心源性猝死阴性预测准确率达95%。如静息时无明显的左室流出道压力阶差,可应用运动或亚硝酸异戊酯,进行负荷超声心动图诱发动力性压力阶差，以排除流出道梗阻。

一项研究表明，潜在型梗阻、静息型梗阻、经负荷超声心动图试验仍无梗阻的肥厚型心肌病，分别占23%、37%、40%，该研究改变了传统上认为梗阻性肥厚型心肌病只占肥厚型心肌病一小部分的看法，并认为左室流出道梗阻，是肥厚型心肌病病理改变的主要形式。如静息超声心动图不能排除梗阻，负荷超声心动图应该列为常规检查。负荷方法包括踏车运动、Valsalva运动、吸入硝酸异戊酯、输注异丙肾上腺素等；其中，前两项运动最符合人体生理变化，是目前推荐和提倡的方法。输注多巴酚丁胺可能出现假阳性，一般不主张应用。

心功能评价也是超声心动图的重要评价内容。尽管肥厚型心肌病患者早期左室射血分数(LVEF)可正常，但由于肥厚与非肥厚的心肌中，均广泛存在心肌细胞排列紊乱及间质纤维化，导致心肌增厚，变形能力降低，局部心肌收缩/舒张功能受损。虽收缩功能受损在一般肥厚型心肌病患者不突出，患者LVEF可维持在正常水平，但左室容积、搏出量均较正常人减低；超声心肌速度向量显像技术发现，局部心肌扭转运动改变，可引起收缩功能异常。

舒张功能受损是肥厚型心肌病患者心功能受损的主要表现，也是肥厚型心肌病患者的早期表现之一，在患者临床症状出现前，常可检查到左室心肌舒张功能障碍。肥厚型心肌病早期出现舒张功能障碍的机制，主要是细胞钙结合蛋白水平降低、细胞钙库贮钙减少，细胞质钙离子超载，促进产生活性氧，引发心肌细胞变性、凋亡，出现广泛的间质纤维化，肥厚心肌与冠脉微循环比例失调，使心肌弹性储备和变形能力下降，心室舒张功能减低。左房内径除反映肥厚型心肌病患者的舒张功能外，也是肥厚型心肌病患者预后的重要预测因素。研究表明，二维超声测定发现左房前后径≥42 mm，是肥厚型心肌病患者心血管事件的独立预测因素，提示发生房颤的风险增加。

组织多普勒检查发现，有相关基因突变的患者在出现心肌肥厚前(临床前肥厚型心肌病)，舒张早期速率E′常较正常人降低13%～20%；出现心肌肥厚以后E′常降低更明显，但由于正常人和临床前肥厚型心肌病患者的E′测量值存在一定重叠，故在非家族性肥厚型心肌病人群中，以E′鉴别正常人和临床前肥厚型心肌病的敏感性和特异性并不高。

2. 心脏核磁共振

心脏核磁共振(MRI)是评价心肌厚度敏感可靠的无创检查方法，主要应用于一些高度怀疑肥厚型心肌病、但超声无法确诊的患者。心脏核磁共振显示软组织的分辨率较高，能较准确显示心室各段的室壁厚度，对于超声透声质量不佳、难以准确测量室壁厚度的患者，特别是对心尖肥厚型心肌病的患者，有更高的敏感性和准确性。

临床前肥厚型心肌病患者的心脏核磁共振，有助于早期发现超声难以发现的局部心肌肥厚，特别是左室侧壁、心尖处的局部肥厚。心脏核磁共振还可显示心肌纤维化的范围、程度。心脏核磁共振首过灌注显像，能评估心肌血流灌注和心肌活性；延迟钆增强高信号，可反映存在的心肌纤维化，在约80%的肥厚型心肌病患者中，肥厚心肌内斑片状/条带样增强及延迟钆增强的范围，与肥厚型心肌病患者的预后特别是猝死相关。

左室心尖部室壁瘤，也是肥厚型心肌病猝死的高危因素之一，由于受超声声窗影响，超声心动图对心尖部室壁瘤的检出率低于心脏核磁共振；由于左室心尖部室壁瘤，常是肥厚型心肌病室性心律失常的来源，因此心脏核磁共振检出左室心尖部室壁瘤及该处心肌纤维化，有助于准确判断预后。心脏核磁共振可定性心肌的组织类型，对心肌淀粉样变等可进行有效鉴别诊断。

其他影像学检查如胸部X线片及多层螺旋CT(MSCT)，在肥厚型心肌病的诊断中一般无重要价值。对>40岁有胸痛及冠心病危险因素的肥厚型心肌病患者，由于其他检查难以排除冠心病，多层螺旋CT冠状动脉血管成像有助于鉴别诊断。

3. 心电图

心电图作为一项常规检查项目，对肥厚型心肌病的筛查、预后判断有一定价值。在对部分家族性肥厚型心肌病患者的筛查中，有人发现，异常心电图改变常出现在心肌增厚形成前，可能与心肌排列紊乱有关，因此心电图可为临床筛查提供重要的诊断线索。

50%以上的肥厚型心肌病患者存在心律失常，需要常规心电图、必要时动态心电图的检查。肥厚型心肌病患者心电图异常的特异性不强，但敏感性较高，仅8%～13%的肥厚型心肌病患者心电图正常。最常见的心电图异常是ST段和T波改变，约占87%；以R波为主的导联ST段下移较明显，常呈水平型下移，少数呈下斜型下移，几乎无J点下移的上斜型下移；同一导联的T波可直立、倒置、双向，但以对称倒置的T波最为常见，约占70%。

心尖肥厚型心肌病常见心前导联（V_3～V_5为主）巨大倒置的T波，$TV_4 \geqslant TV_5 \geqslant TV_3$，同时伴有R波振幅增高呈$RV_4 \geqslant RV_5 \geqslant RV_3$。左室高电压也是肥厚型心肌病的常见表现，通常$RV_5>$ 2.7 mV，$RV_5+SV_1 \geqslant 3.5$ mV，一般R波增高的分布范围，与巨大倒置T波的分布范围基本一致。20%～50%的肥厚型心肌病患者，可见明显的Q波，在肥厚型心肌病发展过程中，Q波可从无到有；异常Q波多见于Ⅰ、avL、V_4～V_6导联，往往不宽，且同一导联的T波直立，呈Q波与T波分离现象。

心律失常是肥厚型心肌病的常见表现，并与患者预后密切相关。肥厚型心肌病患者猝死前的持续心电监护时，常见多形性室速、室颤。动态心电图记录到自发性持续性室速、非持续性室速，是肥厚型心肌病患者发生心源性猝死的危险因素之一，要引起重视。肥厚型心肌病患者的动态心电图记录，能为预防、治疗猝死提供证据。在肥厚型心肌病患者连续24～72小时动态心电图中，80%～90%的患者出现室性期前收缩，20%～25%出现非持续性室速。非持续性室速的发生率，常随左室肥厚程度而增加，在室壁厚度≥30 mm的患者中发生率常>50%。

电生理检查对肥厚型心肌病危险因素分层，常没有多大帮助，因为诱发的持续性心律失常，高度依赖于刺激的强度。近25%的肥厚型心肌病患者，可发生阵发性/持续性房颤，其中约30%患者没有症状，仅在动态心电图可记录到亚临床房颤。肥厚型心肌病患者的房颤，易引起心衰、脑卒中、致命性心律失常。肥厚型心肌病发生房颤的预测因素主要包括：左心房内径/容积、年龄、NYHA心功能分级等。

最大左心室室壁厚度，与左室流出道梗阻的程度、房颤的发生常无明确相关性。对运动中出现症状的肥厚型心肌病患者，运动试验有助于判断患者预后。<40岁的肥厚型心肌病患者，运动试验中出现异常的血压反应，是发生猝死的预测因素，包括：运动时收缩压比静息时上升<24 mmHg；运动初期血压上升，达峰值后继而下降，下降幅度>24 mmHg；或运动开始后血压持续下降，与基础值相比，下降幅度>24 mmHg。

4. 核素心肌显像

肥厚型心肌病患者存在微血管水平的心肌缺血，与临床预后相关，患者常有广泛的微动脉重构、心肌缺血，可引起舒张功能障碍、左室流出道梗阻、心律失常甚至猝死。核素心肌显像对肥厚型心肌病患者微血管水平心肌缺血的评价，存在一定技术困难，尚未列入肥厚型心肌病诊疗指南。

研究发现，单光子发射计算机断层显像（SPE-CT）和正电子发射断层显像（PET）技术，可有助于识别肥厚型心肌病患者的心肌缺血，对运动药物负荷时显示可逆性心肌缺血的准确性更高。研究显示，在校正其他临床相关变量后，双嘧达莫诱发正电子发射断层显像时，可发现心肌血流灌注缺失，是肥厚型心肌病猝死的独立危险因素，其严重程度，有助于识别高危患者。

5. 血清生化指标

血清脑钠肽（BNP）、N-末端脑钠肽原（NT-proBNP），是反映心脏负荷状态的敏感指标，在肥厚型心肌病患者中水平均有不同程度升高，并与左室舒张功能障碍、左室流出道梗阻、合并房颤等心律失常相关，特别是在有临床事件的患者中，血清BNP及NT-proBNP水平升高更显著，可预测肥厚型心肌病患者的运动能力、非梗阻性肥厚型心肌病患者的临床预后。

血清肌钙蛋白水平升高，是反映心肌坏死的敏感指标，常见于心肌梗死患者，部分肥厚型心肌病患者，可存在与冠心病无关的血清肌钙蛋白水平升高，但由于心肌坏死的过程较缓慢，肥厚型心肌病患者的血清肌酸激酶同工酶(CK-MB)水平常在正常范围;此类患者心肌肥厚程度常较显著(≥22 mm),且左室流出道梗阻较常见。血清肌钙蛋白水平升高的患者,是否预后不良,目前尚在研究中。

对肥厚型心肌病的诊断和预后判断,无创检查如超声心动图等仍是最重要的检查方法,而心电图和动态心电图也有重要价值。对部分超声心动图不能确诊的患者,应考虑进行心脏核磁共振,以明确诊断。随着基因诊断的发展,通过基因检测早期诊断肥厚型心肌病,是今后的发展趋势。

(六)儿童肥厚型心肌病

儿童肥厚型心肌病为一种单基因病,多数呈常染色体显性遗传,其病因和预后,与成人患者不尽相同,除特发性外,还可有先天代谢缺陷、各种畸形综合征、神经肌肉疾病等引起的肥厚型心肌病。目前对儿童肥厚型心肌病的病理、病理生理、临床表现、诊断方法、药物治疗、Morrow 心肌切除术、经皮室间隔消融术、双腔起搏、植入 ICD 的适应证等,正在进一步研究。

国外流行病学研究表明,成人扩张型心肌病和肥厚型心肌病发病率分别为 5/10 万和 200/10 万,而 18 岁以下青少年和儿童心肌病的总发病率为 1.13/10 万,男童发病率高于女童(1.32/10 万∶0.92/10 万);18 岁以下青少年和儿童扩张型心肌病和肥厚型心肌病发病率分别为 0.57/10 万和 0.47/10 万。婴儿心肌病总发病率为 8.34/10 万,高于年长儿 8～12 倍。近年来,婴儿心肌病患病率有所上升,病死率有所下降。

1. 病因学

随着分子遗传学的迅速发展,心肌病的病因诊断已受到广泛重视。现已证实一般肥厚型心肌病最常见的相关基因为 MYH7 基因和 MYBPC3 基因,出现于 50%～60%患者;其次为 TNNT2、TNNI3、TPM1、ACTC1 等基因,出现于 10%～15%患者;其他基因突变较少见。

研究发现,儿童肥厚型心肌病的病因与成人不尽相同。有人对 855 例 18 岁以下儿童肥厚型心肌病研究发现,有家族史、伴先天性疾病 115 例:肌节蛋白基因突变占 5.2%,先天代谢缺陷占 8.7%,各种畸形综合征占9.0%,神经肌肉疾病占 7.5%;特发性肥厚型心肌病占 74.2%(634 例,包括 109 例有家族史但无基因突变的肥厚型心肌病)。在先天代谢缺陷中,Pompe 病(Ⅰa 型糖原累积病)占33.8%;在畸形综合征中,Noonan 综合征占 77.9%;在神经肌肉疾病中,Friedreich 共济失调占 87.5%;特发性肥厚型心肌病中,有家族史无基因突变者占 17.2%,无家族史的散发性肥厚型心肌病占82.8%。不同年龄的病因和预后不同。1 岁前起病 328 例,先天代谢缺陷占 14.6%,各种畸形综合征占 15.2%,神经肌肉疾病占 0.9%,特发性肥厚型心肌病占 69.2%;先天代谢缺陷、各种畸形综合征的肥厚型心肌病,预后较差。1 岁前起病的特发性肥厚型心肌病,较 1 岁后起病者病死率高。1 岁后每年病死率约 1%,有症状的梗阻型患儿每年病死率为 6%。

2. 病理和病理生理

小儿肥厚型心肌病主要以非对称性心室壁肥厚为特征,其表型有多种;按血流动力学特征,分为显性梗阻性肥厚型心肌病、隐匿性梗阻性肥厚型心肌病(安静时无左心室流出道压力阶差)、非梗阻性肥厚型心肌病。小儿肥厚型心肌病按解剖部位,分为左心室肥厚型心肌病、右心室肥厚型心肌病、双心室肥厚型心肌病,后 2 种很少见。常见的小儿左心室肥厚型心肌病中,又可分为室间隔肥厚型、侧壁肥厚型、心尖部肥厚型、室中部乳头肌肥厚型、肥厚扩张型,以左心室室间隔不对称肥厚最常见。

小儿肥厚型心肌病组织病理学上,主要表现为心肌细胞和肌纤维排列紊乱。典型者左心室腔缩小呈新月形,收缩时肥厚的室间隔突出于左心室流出道,加上前乳头肌位置异常,二尖瓣前叶可向前移位,导致左心室流出道狭窄,引起左心室腔和左心室流出道产生压力阶差。由于左心室流出道梗阻,肥厚的左心室顺应性减低,引起左心室充盈障碍、舒张末压升高、肺静脉压升高,加上二尖瓣反流和心肌缺血，能引起呼吸困难、心前区疼痛等。

3. 临床表现

多数肥厚型心肌病患儿症状较轻微，主要症状为呼吸困难、心绞痛、眩晕三联征（头晕、恶心、呕吐），多在运动或情绪激动时发生。眩晕可表现为头晕、晕厥前兆、晕厥甚至猝死。肥厚型心肌病的心源性猝死，是儿童、青少年尤其是年轻运动员猝死的主要原因之一，也常是首发症状，其发生与恶性室性心律失常相关，包括室性心动过速、心室颤动等。心源性猝死的危险因素，有心源性猝死家族史、晕厥史（尤其是运动后晕厥）、反复性阵发性室性心动过速史、早期心脏骤停史、运动性低血压、左心室显著肥厚（室间隔厚度＞30 mm）等。

心房颤动和心房扑动是肥厚型心肌病患儿较少见的心律失常，其发生率随患儿年龄增长而增加，且与病情恶化相关。约 10％患儿有室上性心动过速。心房颤动时易引起脑卒中。进行性心功能不全，在流出道梗阻型肥厚型心肌病、非梗阻型肥厚型心肌病均可出现。早期心脏收缩功能正常甚至升高，但左心室舒张功能降低加上二尖瓣反流，能引起左心室舒张末期压力升高、左心房增大、肺静脉压升高，进而导致呼吸困难、端坐呼吸、运动耐力降低。严重心室肥厚可引起心肌缺血，能导致心绞痛，可进一步加重心脏舒张功能不全。晚期可出现心脏收缩功能障碍，表现同扩张性心肌病，在儿童患者中较少见。

4. 诊断

临床上主要依靠临床症状、ECG、超声心动图、心脏核磁共振等的检查来确诊。

（1）体格检查

第二心音正常，胸骨左缘下方或心尖部，可闻及喷射性杂音及二尖瓣反流的柔和全收缩期杂音。

（2）ECG 异常

包括左心室肥厚性改变、ST-T 改变、异常 Q 波；巨大负向 T 波是心尖部肥厚型心肌病的典型表现。定期检查动态 ECG，可及时发现肥厚型心肌病患者的快速的室性/室上性的心律失常，可以评估其危险性，并可提供进一步治疗依据。

（3）超声心动图异常

——室间隔中上段明显非对称性肥厚，室间隔与左心室后壁厚度之比≥1.3，室间隔厚度＞15 mm或大于同年龄正常值的第 95 百分位数。

——肥厚的室间隔运动幅度、收缩期增厚率降低；左心室流出道内径狭窄，二尖瓣前叶舒张早期与室间隔相碰、收缩期前移（SAM）；有主动脉瓣收缩中期关闭切迹；左心室腔缩小，左心房增大。

——左心室收缩功能正常或增强，舒张功能受限，二尖瓣频谱 A 峰流速加快，E 峰流速减低，E 峰/A 峰＜1；左心室流出道压力阶差＞30 mmHg，提示左心室流出道梗阻。

（4）心脏磁共振成像

心脏磁共振成像能对肥厚型心肌病的影像检查进行补充，能发现大约 5％的心脏彩超漏诊的左心室前侧游离壁肥厚、心尖部肥厚、右心室肥厚的患者。通过心脏的三维成像，能精确测量左心室心肌总重量，并鉴别心肌有无纤维化、心肌血流灌注有无异常，有助于评估患者猝死风险。与心脏彩超相比有优势。多排 CT 心脏成像也有同样效果。

5. 治疗

（1）一般处理

适当限制体力活动，注意适当补充液体，避免血容量不足，禁止参加竞技性体育项目；进行家系筛查；无症状者需定期随访。可给予控制症状的适当内科治疗，其目的为改善心脏舒张功能不全，减慢心率、延长舒张期、改善舒张期充盈。

（2）β 受体阻断剂

它是左心室流出道梗阻型首选药物，能减少心脏高收缩状态，降低心肌氧耗，减少心绞痛发病率。常用药物包括普萘洛尔每天 1.5 mg/kg，分 2 次口服；美托洛尔每天 6 mg/kg，分2 次口服；逐渐加量。也可给予心得安、阿替洛尔、美多心安、纳多洛尔。

（3）钙通道阻断剂

主要为维拉帕米，其次为地尔硫草、氨氯地平，通过其负性收缩力、负性收缩速率，改善心肌舒张功能，对非梗阻型/梗阻型的肥厚型心肌病均有效。但硝苯地平有扩张外周血管的作用，可引起低血压、晕厥等，一般不应用。单用β受体阻断剂疗效不满意时，可加用维拉帕米；但不可加用胺碘酮。维拉帕米作为苯烷胺类钙通道阻断剂，疗效较好，副作用较少，血浆蛋白结合率较高，已被广泛用于治疗高血压、心绞痛、心律失常、脑血管病、手指血管痉挛、腹痛、食道失弛缓症、偏头痛、肺动脉高压、预防早产，在外科临床已用作心脏停搏液的组成部分；在内科心脏介入时应用能抗心律失常、改善心肌供血，一般药物水平对心肌细胞没有直接毒性。

有人研究伴阵发性室上速肥厚型心肌病患者，采用维拉帕米治疗，并与普罗帕酮对比，结果显示，总有效率维拉帕米为 95.2%，普罗帕酮为 81.0%；复率时间维拉帕米为 11.5 分钟，普罗帕酮为 18.4 分钟；有人认为，维拉帕米对转复阵发性室上速的疗效较确切，患者转复时间较短，是一种较安全有效的治疗方法。维拉帕米缓释片降压有肯定的效果，治疗支气管哮喘也有较好效果；能保护缺血-再灌注组织器官，这与其关闭细胞膜 L 型电压门控钙通道、促进 Egr-1 的高水平表达、使心肌肌钙蛋白 I 的漏出减少、肿瘤坏死因子 α 分泌减少、线粒体谷胱甘肽及磷脂水平改善等相关。

丙吡胺是一种负性肌力作用的 Ⅰc 类抗心律失常药物，用于梗阻型肥厚型心肌病患者时，常与 β_2 受体阻断剂合用；不良反应多由其抗胆碱能作用引起，如心动过速、视力模糊、黏膜干燥等，还可缩短房室传导、增加心率。应用丙吡胺中要禁用地高辛和正性肌力药（晚期心脏收缩功能不全时除外），后两者可加重左心室流出道梗阻，使病情恶化；并慎用利尿剂，剂量宜小。丙吡胺不能改善肥厚型心肌病的舒张功能。

（4）他汀类药物

他汀类药物为 3-羟基 3-甲基戊二烯-辅酶 A 还原酶抑制剂，有一定逆转心肌肥厚和纤维化的作用，能降低应激反应，改善左心室充盈压，但有待进一步研究。

（5）肾素-血管紧张素-醛固酮系统抑制剂

如氯沙坦和螺内酯，能抑制血管紧张素受体、盐皮质激素受体，有一定逆转肥厚型心肌病心肌肥厚的作用；氯沙坦还可改善非梗阻型肥厚型心肌病患者心肌舒张功能。心房颤动复律后，可用胺碘酮预防复发；频发或持续性心房颤动，则需用华法林、阿司匹林、氯吡格雷等抗凝治疗。

（6）N-乙酰半胱氨酸

N-乙酰半胱氨酸（NAC）是具有抗氧化应激能力的细胞间非蛋白巯基物的前体；在肥厚型心肌病中，N-乙酰半胱氨酸可抑制氧化应激反应、增加巯基修饰蛋白，逆转心肌肥厚、纤维化，预防心室收缩功能紊乱、心律失常；能增加血清和心肌组织 SOD、GSH-Px 活力，抗心肌氧化损伤，对心肌有保护作用，能抑制 TGF-β_1/Smad3 刺激心肌成纤维细胞过度合成细胞外基质蛋白，减少心肌细胞外基质的沉积，减少心肌纤维化。

（7）手术治疗

对于药物治疗效果不佳的梗阻型肥厚型心肌病患者可考虑手术治疗。经药物治疗后症状仍明显、左心室流出道压力阶差＞70 mmHg，无论是否有症状，都可进行 Morrow 心肌切除术治疗。约 5%肥厚型心肌病患者，需行室间隔肌部分切除术，手术相关病死率为 1%～5%，术后 1、5、10 年生存率分别为 99%、98%、95%；术后 5 年内症状持续缓解率为 70%，但仍有约 10%患者可出现再梗阻，尤其是儿童，且易损伤主动脉瓣而需要瓣膜置换。

（8）经皮室间隔消融术

它适用于主动脉瓣下室间隔梗阻、室间隔厚度≥18 mm、左心室流出道压力阶差≥50 mmHg、不能行心肌切除术者。手术相关病死率平均为 1.9%；5%～30%出现手术并发症，其中 5%～10%

为完全性房室传导阻滞。

(9)双腔起搏器

它在儿童存在一定技术难度,目前无资料表明双腔起搏可提高患儿生存质量,并且不能预防猝死。因此不推荐将安装双腔起搏器作为肥厚型心肌病儿童的主要治疗方法。

(10)植入ICD

有猝死危险因素的高危肥厚型心肌病患者,均应给予植入ICD,可预防心律失常引起的猝死。50%的患儿需给予植入ICD,儿童由于不断生长,成年后常需更换除颤器,因此年龄较小的儿童可考虑使用胺碘酮维持,成年后再给予植入ICD。

(11)预防猝死

包括一级预防和二级预防。一级预防(有≥2种心脏猝死的危险因素,病死率为4%~5%),可选用胺碘酮或植入ICD;二级预防(有心跳骤停史或持续性室性心动过速)一般为植入ICD的绝对适应证。

(七)肥厚型心肌病左心室舒张功能障碍研究进展

左心室舒张功能障碍,是肥厚型心肌病患者最常见的病理生理学改变,是引起心力衰竭症状、影响患者预后的重要因素。大量研究发现,致病基因突变所致肌节蛋白结构异常、心肌纤维化、能量代谢障碍,都参与其发生发展。

超声心动图是评价心脏舒张功能障碍最常用的诊断工具;随着大量新的超声技术的应用,能提高对肥厚型心肌病的心脏舒张功能障碍诊断的准确性。目前尚无针对心脏舒张功能障碍的特异性治疗手段,但临床证据提示,经皮室间隔心肌消融术,在解除左心室流出道梗阻的同时,可改善患者舒张功能。

1. 影响肥厚型心肌病患者左心室舒张功能障碍的因素

心室舒张包括主动舒张(心脏松弛)和被动舒张(心脏充盈)。心室收缩结束后心脏松弛时,钙离子与肌钙蛋白解离后回收到肌浆网,同时肌球蛋白和肌动蛋白间横桥分离,心脏从收缩状态变为松弛状态,产生回心血液抽吸力;该过程要消耗ATP。被动舒张是血液由左心房通过二尖瓣充盈左心室。任何影响这两个过程的因素,都可引起左心室充盈压增加、肺静脉压提高、心力衰竭。肥厚型心肌病在分子、组织、整体水平所发生的改变,都可能影响左心室心脏舒张功能。研究发现,肥厚型心肌病的心肌细胞在收缩期末,细胞质钙离子回收到肌浆网的速度减慢,心肌细胞细胞质钙离子超载。

肥厚型心肌病大多由肌节蛋白基因突变所致,某些基因突变导致舒张期细胞质钙离子超载,会增加心肌细胞对钙离子的敏感性,阻碍肌动蛋白和肌球蛋白间横桥分离,使心肌松弛速度降低,能增加心肌僵硬度。此外约1/3患者存在左心室流出道(LVOT)梗阻,造成心脏后负荷增大,也会导致舒张期细胞质钙离子超载,阻碍钙离子与肌钙蛋白解离。

心肌肥厚使微循环血液弥散距离增加,毛细血管密度相对减少,心肌微血管的中膜增厚,血管周围纤维化,血管内皮功能紊乱,均可造成微循环障碍,使运动时心肌能量供应不足,影响心脏主动舒张过程,导致心脏充盈压增加。心肌纤维化会降低室壁顺应性,使心脏室壁僵硬,导致心室被动充盈时,压力-容积曲线向左、向上移动,充盈压增加。心肌肥厚和纤维化程度,与心室充盈压正相关。肥厚型心肌病室壁增厚明显,心腔容积减小,属向心性肥厚,可降低室壁顺应性,提高心脏充盈压。

2. 评价肥厚型心肌病左心室舒张功能的方法

目前评价左心室舒张功能的一种方法,是通过左心导管直接测量左心室压力,常用指标包括左心室压力下降速率(-dp/dt)、左心室松弛时间常数(Tau)、左心室舒张末压力、压力-容积曲线等,为有创性检查,难以重复进行,临床应用受限。

心脏彩超为评价左心室舒张功能最常用的方法。最早的频谱多普勒检查，可评价二尖瓣舒张期前向血流。二尖瓣血流频谱，由舒张早期快速充盈波（E波）、左心房主动收缩所致充盈波（A波）组成。正常值为E>A，1<E/A<2。通常以二尖瓣血流E/A<1、1～2、>2作为区分舒张早期功能不全、假性正常化、限制性充盈这三种血流充盈形式的标准。但该指标不能全面反映心脏的主动松弛和被动充盈过程，且易受前/后负荷、年龄等影响。影响肥厚型心肌病舒张功能的因素很多，故虽在冠心病等疾病中E/A可很好反映心脏舒张功能，但却不完全适用于肥厚型心肌病患者。1996年有人对肥厚型心肌病患者同时进行经导管左心房直接测压、多普勒二尖瓣血流频谱检测，发现E/A与舒张期左心房压有时无相关性。此后出现了组织多普勒技术，通过测定舒张早期二尖瓣环运动速度（Ea）、舒张晚期二尖瓣环运动速度（Aa）评价左心室舒张功能，这些指标心脏受前/后负荷影响较小。随后发现E/Ea比值估测左心室舒张功能，比单独用E或Ea更准确。

有学者比较了经导管左心室测压与E/Ea的关系，认为在肥厚型心肌病患者中两者相关性很好；还发现，无论在儿童还是成年肥厚型心肌病患者中，E/Ea与患者有心衰症状、客观活动受限的指标如峰值耗氧量、血NT-proBNP水平等都相关；因此，E/Ea是目前评价肥厚型心肌病左心室舒张功能最常用的指标。但也有研究指出，根据E/Ea估算出的左心室充盈压，与左心导管测量值误差较大，这也反映影响肥厚型心肌病舒张功能因素的复杂性。

新近的基于二维灰阶心脏超声的心肌应变率成像技术，能直接反映心肌在不同方位的应变量、应变率，可较准确评价局部心肌的收缩/舒张功能；用该技术评估肥厚型心肌病患者左心室舒张时的应变量、应变率、解旋速率等与心衰症状的关系，结果提示：两者有很强的相关性，可评估肥厚型心肌病左心室舒张功能。

基于心脏彩超的肺静脉血流频谱、M型彩色多普勒测定左心室舒张早期血流播散速度等，也可用于评估左心室舒张功能。心脏彩超、单光子发射计算机断层成像术（SPECT）、电子计算机断层摄影术（CT）、核磁共振成像（MRI）等，均可评估心脏舒张功能，但在肥厚型心肌病中的相关研究不多，不能肯定能否准确反映肥厚型心肌病患者左心室舒张功能，尚需进一步研究。目前尚没有无创评估肥厚型心肌病左心室舒张功能的金标准，E/Ea比值是最常用的指标。

3. 心脏舒张功能障碍对肥厚型心肌病预后的影响

研究证实，各年龄阶段肥厚型心肌病患者的左心室舒张功能，决定患者的活动耐量、峰值氧耗等；心脏舒张功能障碍，是心衰症状出现的主要病理基础，能引起心衰症状、限制患者活动量，与肥厚型心肌病预后相关。限制心脏充盈的患者，易进展为NYHA Ⅲ/Ⅳ级心功能的慢性心衰，常反复因心衰加重住院，心衰相关死亡率增加。心脏舒张功能障碍，还是肥厚型心肌病发生恶性心律失常、猝死的危险因素。有人对96例肥厚型心肌病患者平均随访20.6个月，发现E/Ea>15、有猝死家族史、室间隔厚度≥3cm、有晕厥病史，是心脏骤停、持续性室性心动过速、植入ICD后放电的预测因素，但经多因素回归分析，仅有E/Ea>15是预测肥厚型心肌病恶性心律失常的危险因素；与E/Ea>15患者相比，E/Ea<15患者发生恶性心律失常的相对危险度为0.26；在儿童中的研究也发现相似的结果。意大利学者对239例肥厚型心肌病患者进行9.7年随访，22例发生猝死或ICD放电，54例因难以纠正的心衰死亡或接受心脏移植，认为患者基线的E/A≥2，是全因死亡、猝死、心衰相关死亡的强有力的独立预测因子。

4. 肥厚型心肌病舒张功能障碍的治疗

无论肥厚型心肌病患者有无LVOT梗阻，药物治疗都能纠正心脏舒张功能障碍，减轻临床症状。目前一些指南推荐的药物主要是β受体阻断剂、维拉帕米、丙吡胺。β受体阻断剂是治疗肥厚型心肌病最常用的药物，可减轻LVOT梗阻、减慢心律、降低心肌收缩力、减少心脏氧耗、延长左心室舒张时间、改善心肌顺应性，降低左心室充盈压，改善症状。维拉帕米的使用还要进一步研究，其扩血管作用，可导致部分患者尤其是LOVT梗阻患者，发生梗阻加重、肺水肿、甚至心源性休克。丙吡胺是抗心律失常药物，能减轻二尖瓣前叶收缩期前向运动，缓解LOVT梗阻，减少二尖瓣反流，改善心脏舒张功能。血管紧张素转换酶抑制剂、血管紧张素受体 AT1R 阻断剂、他汀类药物，可逆转心肌肥厚、心肌纤维化，改善心室顺应性。

对左心室流出道压力阶差显著(静息压边价差>50 mmHg)，经足量β肾上腺素受体阻断剂、钙通道阻断剂等药物治疗后，症状仍然明显的梗阻性肥厚心肌病患者，左心室流出道疏通术是行之有效的治疗方法，通过切除部分室间隔肌肉，可扩大左心室流出道，解除梗阻，能减少左心室流出道压力阶差，缓解症状，解除后负荷，术后即刻心脏舒张功能能改善，大部分患者左心室流出道梗阻持续缓解。

经皮室间隔化学消融术(PTSMA)，是通过在冠状动脉间隔支注入无水酒精，造成室间隔可控性小范围梗死，从而缓解 LVOT 梗阻。该技术已应用近 20 年，已逐渐成为左心室流出道疏通术的替代方法，其长期疗效并不劣于外科手术。经皮室间隔化学消融术后，患者左房充盈压即刻降低，左心室舒张末期容积扩大，反映左心室主动松弛的左心室等容舒张时间明显缩短，而反映左心室顺应性的压力-容积曲线右移，意味着顺应性改善；说明后负荷减轻后，左心室主动/被动舒张过程都获改善。有人对接受经皮室间隔化学消融术的肥厚型心肌病患者进行随访，发现术后 LVOT 压力防差持续保持在较低水平，NYHA 心功能评级明显改善，心脏彩超检查发现舒张功能持续改善，非消融部位左心室厚度降低，左心室质量减轻，血浆基质金属蛋白酶水平升高，左心室肥厚程度减轻，胶原降解加快，后负荷减轻，能引发一定程度的左心室正性重构，可持续改善左心室舒张功能。

心脏舒张功能障碍，是肥厚型心肌病致病基因携带者最早出现的临床改变，也是肥厚型心肌病患者最为普遍的病理改变，是其出现临床症状、就医的主要原因。但由于对其发生机制的研究尚不透彻，缺乏准确评价舒张功能的无创诊断方法，还没有针对舒张功能障碍的特异性治疗措施，使肥厚型心肌病患者的心衰相关症状的治疗缺乏突破性进展，这些问题还有待进行深入研究。

二、左室致密化不全

左室致密化不全(LVNC)是由于胚胎初期正常心内膜形成停止所致的罕见的先天性心肌病，其超声心动图的特征性表现为：有无数突出的肌小梁和与左室腔交通且深陷的小梁间隙共存。本病均累及左心室，右心室也可受累，导致心室收缩/舒张的功能不全，临床上可出现进行性加重的心力衰竭等。左室致密化不全在儿童中多见。本病在成年人中的发生率比预期的要高。

左室致密化不全可以是孤立的心脏病变，称为孤立性左室致密化不全。此外心肌窦状隙持续状态(persisting sinusiods)，常用来描述合并复杂紫绀性心脏病、左/右室梗阻性病变、冠状动脉先天畸形(如冠状动脉畸形源于肺动脉)时的心肌情况；在这些"继发"性心肌致密化不全患者中，压力负荷过重、心肌缺血能阻止正常胚胎性心肌窦状隙的闭合，这可能与缺少心腔内血液对肌小梁直接的高压效应有关。目前尚未明确孤立性和继发性的心室肌致密化不全，是否为同一种疾病。

左室致密化不全发病率为 0.05%～0.24%。可单独散发，为孤立性左室致密化不全；也可家族性聚集发病。正常胎儿在胚胎期的 5～8 周，心室肌逐渐从心脏的基底部到心尖部、从心外膜到心内膜，发生致密化。左室致密化不全是此过程异常终止、导致心室内持续存在大量肌小梁突出和深陷的小梁间隐窝，心室壁呈现特征性的两层结构，是心室肌发育不良的特殊类型。中国网上已发布 LVNC 的研究进展、LVNC 诊断、孤立性 LVNC 研究进展、小儿 LVNC 研究进展、LVNC 的诊治、LVNC 的临床研究上进展等，有较好的临床参考价值，详细内容可从网上学习。

左室致密化不全多见于男性，可单独发病，亦可合并其他先天性心脏畸形。有人报道，11.60%患者合并其他先心病如室间隔缺损、动脉导管未闭、复杂先心病；虽然本病可累及左、右心室，但以单纯累及左室多见(文献报道为 80%左右)。

左室致密化不全主要临床表现为慢性心功能不全、心律失常、系统性栓塞。慢性心功能不全是左室致密化不全最常见的首发症状、主要临床表现，非致密化心肌范围大小，和慢性缺血的程度、病程的进展相关。有人报道，65%左右的患者表现为左、右心衰。35%左、右室致密化不全患者常伴有心律失常，以各种传导阻滞、室性心律失常为多见；如短阵性室速、持续性室速，部分患者可能在随访中猝死；部分患者出现病态窦房结综合征、房室传导阻滞，并需安置永久性心脏起搏器。

有人报道95%左室致密化不全心电图ST-T异常，可能与心肌进行性纤维化、心肌持续性缺血、心肌瘢痕形成等有关。由于存在大量深陷的隐窝及隐窝内的血流缓慢、心室壁运动减弱/合并心房纤颤等，左室致密化不全心室腔内易形成血栓，可导致体循环栓塞如脑栓塞、肾栓塞、下肢动脉栓塞，也可导致肺循环栓塞、肺动脉高压。

超声心动图检查是目前诊断左室致密化不全的简便易行的方法。心脏二维超声检查是诊断本病的主要手段。研究发现，定量组织多普勒应变成像、心脏超声造影、实时三维超声检查等，在诊断左室致密化不全的心室功能中有重要作用；但由于超声窗限制等因素影响，超声心动图检查亦可漏诊部分患者。而MRI可不受限制地展示心腔和室壁的形态；部分患者超声检查未见异常，而MRI检查可显示典型左室致密化不全特征，因而MRI对诊断左室致密化不全同样有独特价值。左室致密化不全于1990年首先报道，国内2 000年始有报道。临床左室致密化不全误诊率较高，可能与左室致密化不全发病率较低、临床医生认识不足有关。有人报道，一组患者82.10%被误诊/漏诊，其中68.90%被诊断为扩张型心肌病。

由于左室致密化不全的临床表现与扩张型心肌病相似，两者的超声心动图亦有相似之处，极易误诊为扩张型心肌病，但左室致密化不全有其独性的超声特征，仔细辨别可明确诊断；左室致密化不全可有瓣膜发育畸形，部分患者可被误诊为风湿性心脏病甚至被换瓣膜，应引起重视。一些左室致密化不全患者心电图检查示前壁或下壁的导联出现Q波，而冠脉造影未见异常；有人认为，这可能与心内膜及心肌慢性纤维化、心肌进行性缺血形成瘢痕有关，需注意同病毒性心肌炎、心肌梗死等鉴别。

（一）左室致密化不全的特点

左室致密化不全较少见，是一种以心室内异常粗大的肌小梁、交错的深隐窝为特征的心肌病，与一些基因突变相关。1932年有人首次在新生儿尸检心脏中描述了这种心肌，1990年将其命名为左室致密化不全。2006年美国心脏协会（AHA）将其归类为遗传性心肌病，2008年欧洲心脏病学会（ESC）将其归类为未分型心肌病。左室致密化不全以往曾称为海绵状心肌、心肌窦状隙持续状态、过度小梁化综合征，主要累及左心室、左心腔的心尖部分，表现为肌小梁间深陷的隐窝，与心腔相通，少数也可累及右心室。左室致密化不全可为孤立性独立存在，或合并结构性心脏病，如复杂性紫绀性先天性心脏病。应用二维心脏超声、心腔MRI、左室造影等，可诊断左室致密化不全。

左室致密化不全的自然病程不太清楚，可出现左室收缩功能障碍、心力衰竭、血栓栓塞、心律失常、猝死、各种心脏重构。左室致密化不全患者预后很差，38%～59%患者死亡或要心脏移植；死亡原因主要是猝死、心力衰竭。根据发生部位的不同，可将左室致密化不全分为左心室型、右心室型、双心室型，以左心室型最多见。

1. 流行病学

左室致密化不全的流行病学资料尚在研究中，国外有人应用超声心动图诊断左室致密化不全，其报道的人群患病率为0.014%～0.032%。也有人报道，在心力衰竭患者中，左室致密化不全占3%～4%。左室致密化不全可发生在任何年龄，确诊年龄平均在45岁左右。国外的多数研究表明，男性的发病率高于女性。中国尚缺乏左室致密化不全患病率方面的确切资料。随着超声成像质量提高、对左室致密化不全的警惕性提高，左室致密化不全的发现可能会增加。非洲人左室致密化不全，与白种人、亚洲人的左室致密化不全有差异；非洲患者常更多表现为左右心室同时受累或孤立性右心室受累，但非洲患者的年龄、性别比例，与其他人种无差异。

最近澳大利亚对10岁以下儿童心肌病流行病学调查显示，新发儿童左室致密化不全，占所有新发心肌病的9.2%，仅次于扩张型心肌病、肥厚型心肌病。有人回顾性分析美国得克萨斯州儿童医院26 000名儿童心脏超声检查，发现心脏病患者344例，后者中左室致密化不全占9.5%。有人回顾性分析一些医院成人心脏超声心动图检查，成人左室致密化不全占总检查成人数的0.014%～0.47%。从目前的患者报道看，男性发病率要高于女性，我国左室致密化不全男性约占76%，而国外男性约占66%。

为了解我国左室致密化不全的发病现状，为临床进一步认识和诊治左室致密化不全提供依据，有人利用中国期刊全文数据库、重庆维普、万方数据库检索1989—2006年国内报道的左室致密化不全文献81篇计301例，进行分析，结果发现左室致密化不全可发生于任何年龄，多见于中青年，男性发病率明显高于女性，临床表现主要为进行性心力衰竭(67.1%)，其次为心律失常(9.3%)和栓塞，病变累及心脏的发生率依次为单独累及左室(82.4%)、左右室均累及(9.6%)和单独累及右室(8.0%)；11.2%合并其他先天性心脏畸形；13.9%患者具有家族遗传性；82.1%患者曾被误诊为其他疾患，主要误诊为扩张型心肌病(69.0%)。经胸心脏超声检查是主要的诊断方法，但核磁共振等检查对部分患者同样重要。

2. 病因及发病机制

左室致密化不全的病因及发病机制，目前尚不十分清楚，以下是可能的机制。

(1)胚胎发育异常

一般正常和异常的心内膜发育，均开始于胚胎期第一个月。在冠状动脉形成前，胚胎心肌由心肌纤维形成的肌小梁、深陷的小梁间隙，交织成“海绵”状的结构。这些间隙与左室腔交通，血液经小梁间隙供血给心肌。在胚胎发育的5～8周期间，出现了两个平行的发育过程：

——心室肌逐渐致密化：在正常心肌的发育过程中，疏松的肌小梁网逐渐致密化，心室肌致密化的形成由心外膜至心内膜，从心底部向心尖部发展。

——冠状循环发育形成：相当部分的小梁间隙形成冠状循环的毛细血管。

左室致密化不全，代表心室肌正常致密化过程的停止，持续存在过多突起的肌小梁、深陷的小梁间隙。左室致密化不全主要累及左室心肌，亦可伴发右室心肌致密化不全，肌小梁发育异常粗大，相应区域心肌致密度减小；左室致密化不全中过度肌小梁化，是由心室壁形成过程中细胞增殖、分化、成熟的调控异常引起的。研究认为，非致密化心肌的数量，常与心室收缩功能无关。对本病心肌致密化过程完全停止的原因，目前还在进一步研究。

(2)遗传因素

有人报道了一组散发型左室致密化不全、家族型左室致密化不全的患者，其中某一家族中有6例男性患有X染色体连锁遗传的家族型左室致密化不全，伴心律失常；家族型左室致密化不全患者常并发全身肌萎缩，提示其左室致密化不全可能是系统性肌病的一部分；在患左室致密化不全的某些儿童中，可观察到非特异性面容，如前额突出、斜视、低耳垂、小脸面。

研究表明，左室致密化不全在人群中可散发，也可呈家族聚集性发病(占12%～50%，左室致密化不全可发生在同胞子女、近亲中)。在儿童患者中，X连锁遗传(Xq28的G4.5基因突变)、常染色体显性遗传、母系线粒体遗传均有报道，但在成年患者中常染色体显性遗传较多见。在一些家系，患者家族成员的表型一致，常有典型的心肌病表型。

目前已报道的参与左室致密化不全的基因有：肌球蛋白结合蛋白3(MYBPC3)基因、FK506结合蛋白(FKBP12)基因、mtDNA基因、心磷脂蛋白(G4.5)基因、dystrobrevin(异连蛋白、DTNA)基因、核纤层蛋白(LMNA/LMNC)基因、LIM域结合蛋白3(LDB3)基因、细胞膜L型电压门控钠通道(SCN5A)基因、肌球蛋白重链(MYH7)基因、肌动蛋白(ACTC)基因、肌钙蛋白T2(TNNT2)基因、11p15/1q43/1p36位点的致病基因、5号染色体长臂末端缺失、13-三体综合征、肌球蛋白重链基因、肌动蛋白基因等。肌节蛋白相关基因突变最常见。目前散发性及家族性左室致密化不全皆有报道，其中家族遗传性患者一般以常染色体显性遗传为主。与其他心肌病一样，左室致密化不全有遗传异质性。

①心磷脂蛋白：其基因位于 Xq28 上，它高水平表达于心肌、骨骼肌，能维持线粒体功能、保持心肌磷脂浓度、促进成骨细胞分化成熟、阻碍脂肪细胞发育成熟。有人在左室致密化不全患者家族，筛查出 G4.5 基因 G197R 突变；有人在孤立性左室致密化不全伴心脏扩张、轻度肥大的婴儿，发现 G4.5 基因 C118R 突变；患儿母亲虽健康，但有同样的基因突变，且内含子 10 还存在剪接突变，导致 mRNA 外显子 10 部分缺失；有人在婴儿期 X 连锁左室致密化不全患者家族中，发现内含子 8 有剪切突变，导致 mRNA 外显子 9 部分缺失，使相关蛋白结构缺失。

②异连蛋白：是肌营养不良蛋白复合体中的细胞骨架蛋白，其基因位于 18q12.1～q12.2。有人在一个日本左室致密化不全患者家族中发现，4 代成员有其基因 P121L 突变，家族中 5 人患左室致密化不全合并先天性心脏缺陷，1 人患孤立性左室致密化不全。

③核纤层蛋白：其基因位于 1q12.1～q23，该基因突变可导致家族性/散发性的扩张型心肌病，还与 Emery-Dreifuss 肌营养不良、肢带型肌营养不良、家族性部分脂肪代谢障碍、Ⅱ型夏科-马里-图思病、郝-吉综合征、下颌骨发育不良等相关。有人研究含67 例扩张型心肌病患者的一组家系，在 2 个家系中发现有核纤层蛋白基因 R349L、R190W 突变的孤立性左室致密化不全患者；表明孤立性左室致密化不全，可能为核纤层蛋白病谱系中的一种表型。

④LIM 域结合蛋白 3：其基因位于 10q22.2～q23.3，含 16 个外显子，长 70 kb，体内表达较广泛，但在肝脏、胰腺、脾脏表达水平较低；在心脏和肌肉中表达为分子量 32 kD、78 kD的 LIM 域结合蛋白 3。有人在两个扩张型心肌病伴左室致密化不全的散发患者中，发现该基因 D117N 突变：一名患者为 44 岁女性，在 41 岁时诊断为扩张型心肌病、心力衰竭、左束支传导阻滞、左室扩大伴肌小梁异常粗大增生；另一名患者为 33 岁男性，在 30 岁时诊断为扩张型心肌病；对这两例患者行超声心动图及 MRI 检查，表明均存在左室致密化不全。

⑤FKBP12：缺失 FKBP12 基因的小鼠，部分表现心脏缺陷，有孤立性左室致密化不全，表明 FKBP12 基因可能与左室致密化不全相关；人 FKBP12 基因位于 20p13，但至今还没有人类该基因缺陷与左室致密化不全相关的报道。

⑥肌节蛋白基因：相关肌节蛋白基因包括 MYH7、ACTC、TNNT2 基因，它们分别编码肌球蛋白重链、肌动蛋白、肌钙蛋白 T。有人研究一个左室致密化不全家族的 24 名成员，发现有 MYH7 基因 R281T 突变，这为肌节蛋白基因突变致左室致密化不全提供了证据。随后有人分析 63 例左室致密化不全先证者，发现 11 例发生基因突变，其中 7 例有 MYH7 基因突变（有剪接突变、外显子 8/9/30/37 的错义突变），1 例有 ACTC 基因 Glu101Lys 突变，1 例有 TNNT2 基因 Arg131Trp 突变；这些突变能致相关结构、功能异常，从而致左室致密化不全。

⑦其他：有人报道，一例患左室致密化不全等复杂心脏病的 7 岁半女孩有 5q 末端缺失，引发心脏特异同源基因（CSX）缺失突变，可能与左室致密化不全相关。有人发现，一例先天性心肌病合并左室致密化不全的女婴，1q43 部分缺失引发 RyR2 基因缺失，而 RyR2 能选择性结合 FKBP12。

近年来发现，不少左室致密化不全家系存在基因突变，左室致密化不全家系的遗传方式有 X 连锁遗传、常染色体显性遗传、线粒体遗传等。有人报道的 20 个左室致密化不全患者家系中，5 个家系显示 X 连锁遗传，其他家系大多显示常染色体显性遗传。婴幼儿、儿童的左室致密化不全，多呈 X 连锁遗传，常与 G4.5 基因突变相关。成人左室致密化不全，常呈常染色体显性遗传，可能与 G4.5 基因突变无关；有人检测 25 例成人左室致密化不全患者，没有一例有 G4.5 基因突变，而其中 7 个成人患者的家系呈常染色体显性遗传。大多数左室致密化不全家系及散发患者（70/80 左右），均未能发现基因突变，这与左室致密化不全有遗传异质性相关。

（3）与神经肌肉疾病之间的关系

研究发现，左室致密化不全与神经肌肉疾病（NMDs）相关，国外报道，82％左室致密化不全合并神经肌肉疾病，提示两者可能有共同的发病基础，其中合并线粒体疾病、Banh 综合征最常见。目前国内还未见左室致密化不全合并神经肌肉疾病的报道。

(4)继发性心肌致密化不全

左室致密化不全被认为是先天性疾病,然后也有个别患者可能是继发性改变,正在进一步研究。

研究发现,同一基因的不同突变可因伴发因素不同而引起不同的心肌病表型。证据表明,左室致密化不全发病与很多心肌病,如肥厚型心肌病(尤其是心尖肥厚型心肌病)、心肌纤维化等,常有相似的分子遗传学基础;dystrobrevin 基因突变也存在于扩张型心肌病中,这可能与这两种心肌病临床表现相似有关。dystrobrevin 基因、LIM 域结合蛋白 3 基因、心磷脂蛋白基因、心脏 CSX 基因等的突变,均可导致心肌纤维化。

心肌纤维化并不限于非致密化区域,纤维化过程可持续多年,故左室致密化不全患者发生心力衰竭多在 40 岁后。左室致密化不全常合并神经肌肉疾病(如线粒体疾病),可出现神经肌肉接头异常;心律失常、心力衰竭在合并神经肌肉接头异常的左室致密化不全患者中更易出现,这些患者应密切随访,尽早考虑植入 ICD。左室致密化不全患者家族中的个体,可为孤立性左室致密化不全,或合并先天性心脏病,后者尤其见于婴幼儿、儿童患者;也可合并其他遗传性疾病或左心室纤维化。

3. 病理特征及组织学

左室致密化不全患者心脏扩大、重量增加,病变常累及左右心室壁内 2/3,以左心室为主;左心室心肌广泛海绵状,肌小梁异常粗大,有较薄的发育不良的心肌;病变部位心肌为两层结构,外层为致密化心肌,内层为非致密化心肌,由众多突出于心室腔的肌小梁组成,肌小梁间可见深陷隐窝,常深达心室壁的外 1/3,并与心室腔相交通。

受累心肌分布不均匀,常累及左心室心尖部、侧壁、下壁,室间隔受累很少见。少数患者右心室或双心室受累。在组织学上,因为心内膜下纤维组织/纤维弹性组织的病变,胶原纤维组织明显增生,心肌组织结构破坏、纤维化、斑痕形成,有时可见炎性细胞浸润。

4. 临床表现

任何年龄均可发病,多为早期无症状、中年发病。瑞典的一项研究表明,由患者出现症状,到确诊为左室致密化不全,平均为 3.5 年。患者临床表现多样,从无症状到进行性心力衰竭,以心力衰竭较常见,缓慢进展。有些患者持续多年无症状,有些患者则可早期因该病死亡或需心脏移植。左室致密化不全主要表现为心功能不全、心律失常、栓塞事件等,可合并其他心脏疾病的症状。左室致密化不全患者可发生猝死。有些患者可伴有骨骼畸形、生长发育受限等,1/3 患儿可有特殊面容,如前额突出、低耳垂、高颚弓、小颌、斜视等。

孤立性左室致密化不全并无特异的临床表现,主要有如下表现:

——心室收缩、舒张的功能不全:可产生心力衰竭;主要是左室功能不全,亦可合并右室功能不全。舒张功能不全可能是由于异常的心室肌松弛、心腔内过多肌小梁、心室充盈受限。收缩功能不全的原因不明;过多突起的肌小梁由于血流供需间不匹配,能产生慢性心肌缺血,可能是发生进行性收缩功能不全的原因。病理学检查发现,左室致密化不全患者常有心肌小梁、心内膜的纤维化,从而支持上述学说。

——快速性室性心律失常:较多见,包括易发生心源性猝死的室性心动过速;左束支传导阻滞亦较常见。但有人报道 17 例儿童左室致密化不全患者,常见的心律失常为预激综合征。

——心脏栓塞事件:主要为体循环栓塞,这可能由于房性心律失常、病变心腔内形成血栓所致。尸检报道,在肌小梁间隙内有血栓形成。左室致密化不全患者出现栓塞事件的年龄、临床表现轻重可有不同,从无症状到重度心功能不全需进行心脏移植或发生猝死。

左室致密化不全的心脏病症状的出现,常可延迟到成年;有人已报道 2 例 60 岁以上发病的左室致密化不全患者。症状出现较晚的原因不清,可能与心室肌致密化的程度不同、病变分布范围较小有关。研究报道，国内71例左室致密化不全患者临床特点为：66.20%有心力衰竭，74.51%有X片心胸比＞0.52，8.45%有体循环栓塞，1.41%有心室内血栓形成，77.27%有左心射血分数＜0.5，94.37%累及左心室，5.63%累及右心室，12.68%有正常ECG，87.32%有异常ECG，8.06%有窦性心动过速，12.90%有心房颤动，4.84%有心房扑动，3.23%有交界性心律失常，45.16%有室性心律失常，19.35%有束支传导阻滞，3.23%有房室传导阻滞，8.06%有异常Q波，45.16%有ST-T改变。

(1)心功能不全

心功能不全最常见，也是患者就诊的主要原因。左室致密化不全患者心功能不全的病因尚不清楚，可能由于心内膜下低灌注、微循环功能障碍，引起慢性心肌缺血，导致内膜下心肌纤维化、左心室收缩功能下降；心室内异常粗大的肌小梁，可引起心室舒张异常。国外有报道，左室致密化不全的心力衰竭发生率为30%～73%。

(2)栓塞事件

约1/3的患者发生体循环栓塞，可能是由于左室致密化不全患者心肌间存在多个深隐窝间隙，血液在这些深隐窝间隙内流速减慢，血流瘀滞，形成附壁血栓，血栓脱落可导致体循环栓塞。左室致密化不全发生体循环栓塞的风险大小尚在研究中。既往报道血栓栓塞发生率为21.0%～37.5%。但也有研究者认为，单纯左室致密化不全并不明显增加外周动脉栓塞的危险，栓塞的发生率并不高。国内71例左室致密化不全患者体循环栓塞发生率为8.45%；国外有人报道的27例左室致密化不全患者中，没有一例发现体循环栓塞；有人报道的45例左室致密化不全患者，通过近10年的随访，仅2例患者发生栓塞。

有人对62例左室致密化不全患者与另外62例年龄、性别、左心功能等相似的其他患者进行回顾性配对对照研究发现，左室致密化不全组体循环栓塞发生率为10%，而对照组为15%，提示左室致密化不全并不是体循环栓塞发生的独立危险因素，只有当左室致密化不全合并其他体循环栓塞危险因素时(如房颤、心功能不全等)才需要抗凝治疗。

(3)心律失常

左室致密化不全发生的电生理变化、心律失常，可能与肌小梁及其分支呈不规则分支状连接，导致心肌电生理不稳定有关，心电图异常的发生率较高，但无特异性，ST-T改变较常见；国外有报道，心律失常时常见左束支(成年患者中可达44%)或右束支的传导阻滞、心房颤动、室性心律失常等，也可出现心房扑动、房室传导阻滞等，其中室性心律失常最为严重，大部分是致命性的。国外有人报道，室性心律失常的发生率在41%～63%。

左室致密化不全患者心电图异常率，国外报道为88%～94%，国内报道为87.32%，其中室性心律失常(多为室性期前收缩、室性心动过速)、束支传导阻滞、心房颤动最常见；45.16%左室致密化不全患者存在ST-T改变，其他心电图异常还有心房扑动、交界性心律失常、房室传导阻滞、异常Q波等。国外报道称，左室致密化不全患者可有预激综合征，但国内尚未见报道。

5. 诊断

左室致密化不全的诊断目前主要靠临床表现、影像学检查，超声心动图、心脏核磁共振(CMR)等也是检查手段。左心室造影、超声学造影等也可用于辅助诊断，其他检查手段如CT、正电子发射断层显像、冠状动脉造影等，可用于排除其他可能合并的心脏异常。基因检测在左室致密化不全诊断中的价值尚有限，推荐在家族成员及其亲属中进行基因特定位点突变的检测。对于患者的一级亲属，可进行包括心电图、超声心动图检查的临床评估。国外一项研究对患者的亲属45例进行检查，其中有8例无症状、存在心脏超声异常(包括左室致密化不全、心室扩大)。

超声心动图可特异性显示左室致密化不全的心肌结构特点，是首选的影像学检查。必要时可行经食管超声心动图、造影超声心动图检查。MRI对左室致密化不全诊断有较好的敏感性(86%)、特异性(99%)，可用于超声诊断不明确时。其他如CT、心室造影等，也能帮助诊断。由于正常右室心肌致密化程度一般不及左室，右室致密化不全与正常右室心肌，在解剖学上有时也难以鉴别，至今尚没有右室致密化不全的超声诊断标准。对左室致密化不全至少存在 3 种不同的超声诊断标准，其中 Jenni 等推荐的孤立性左室心肌致密化不全诊断标准应用最广泛。

(1)超声心动图 Jenni 标准

它是左室致密化不全诊断、随访的主要标准，于 2001 年提出，认为患者有典型的两层不同的心肌结构，外层即致密化层、较薄，内层即非致密化层、较厚，可见肌小梁间的深陷隐窝；该诊断标准为：

①病变部位心室壁增厚并分为两层：薄且致密的外层(C)，厚且非致密的内层(NC)，内层由多发粗大的肌小梁和深陷的隐窝组成。心室收缩末期的内层与外层比值成人 NC/C≥2.0，儿童 NC/C≥1.4。

②80%的病变部位在心尖部、左心室侧壁近心尖处、左心室下壁，一般不累及基底部、室间隔。

③彩色多普勒血流显像，可探及深陷隐窝间有血流灌注，隐窝中有低速血流与心腔相通，与冠状动脉不相通。

④除外其他先天性心脏病。

Jenni 于 2006 年重申该诊断标准，强调了主要病变部位、病变形态、二层结构、多普勒血流特点，是目前主要参照的标准：

①不合并存在其他的心脏畸形(符合孤立性左室致密化不全的定义)。

②可见到典型的两层不同的心肌结构，外层(致密化心肌)较薄，内层(非致密化心肌)较厚，其肌小梁间可见深陷隐窝，心室收缩末期内层非致密化心肌厚度与外层致密化心肌厚度比值大于 2。

③病变区域主要位于心尖部(>80%)、侧壁、下壁。

④彩色多普勒可测及深陷隐窝之间有血流灌注，并与心腔相通，而不与冠脉循环相通。

(2)超声心动图 Chin 标准

Chin 标准是 1990 年基于左室致密化不全患者心脏移植后、死亡患者心脏解剖特征而提出的，该标准内容包括：

①有大量突出的肌小梁、深隐窝。

②于左室长轴切面重点测量隐窝的深度，于左心室不同水平舒张末期测量自病变处心外膜表面至隐窝肌小梁底部的距离 X，并测量心外膜表面至肌小梁顶端的距离 Y，进行定量分析，X/Y 比值≤0.5。

③不合并其他先天性心内畸形。

Chin 等利用超声心动图技术对左室致密化不全患者研究，结果发现，患者在左心室二尖瓣口水平、乳头肌水平、心尖水平的 X/Y 比值分别为 0.92、0.59、0.20，比值降低；而正常对照组并未发现左心室不同水平的 X/Y 比值降低。据此认为 X/Y 比值异常，能反映左室致密化不全的变化过程，这一比值不受由探查部位不同所致的测量误差的影响；Chin 方法由于没有进行多普勒检查，且定量测量、分析较复杂，未能在临床上广泛运用。

(3)超声心动图 Stllberger 标准

该标准为：从心尖水平至乳头肌水平，如有 1 个平面见到 3 个以上不与乳头肌相延续的粗大肌小梁(肌小梁定义为与心肌回声相同、且与心室收缩同向运动)突出于左心室室壁，周围存在充满血流的小梁间隙，即可诊断左室致密化不全。本标准多与 Jenni 标准结合进行诊断。

(4)超声心动图 Puterick 标准

该标准为：在心室不同水平多切面评估非致密层和致密层的心肌时，可应用左心室短轴中部/心尖部的切面、心尖两腔心/四腔心左心室长轴切面，识别非致密层和致密层的心肌，在左心室短轴舒张末期，测量这两层心肌的厚度，如非致密层和致密层的厚度比值>2，可诊断左室致密化不全。此外还有心室、心肌的功能异常。Puterick 标准要对非致密层和致密层心肌的测量，但其准确度尚需更多的研究证实。超声中非特异性的表现，还包括左心室收缩/舒张功能减低、左心室血栓、非正常的乳头状肌肉结构。

研究认为，左室致密化不全同时存在心肌肥厚且分两层、深隐窝、局限性的收缩功能不全这三个特征；但扩张型心肌病、肥厚型心肌病等其他疾病，常不同时具备此三个特征。超声心动图(UCG)能特异性显示左室致密化不全心肌结构特点，是首选的影像学检查方法，包括二维超声心动图、实时三维超声心动图、超声造影。左室致密化不全二维超声心动图诊断时，单纯左心室受累最为常见，病变最易累及的心腔节段依次为心尖部、乳头肌水平、腱索水平、瓣口水平，最易受累室壁依次为下壁、侧壁、前壁、室间隔。

临床上常由于左室致密化不全患者缺乏特异性症状及体征而误诊为扩张型心肌病、冠心病、肥厚型心肌病等。鉴别如下：

①扩张型心肌病与左室致密化不全。两者晚期症状相似，单从临床上不易鉴别，扩张型心肌病患者可出现心腔增大，心室壁厚度正常或变薄，内膜光滑，缺乏深陷的间隙；左室致密化不全患者心室壁节段性双层结构样增厚，内层回声疏松，病变部位运动减弱。

②缺血性心肌病。缺血性心肌病病变部位运动减弱，室壁节段性变薄，冠状动脉造影多显示冠状动脉不同程度的病变。

③心脏负荷增加引起的心室肥厚，有肌小梁增粗，室壁增厚呈致密性，心肌功能增强，当心肌功能失代偿时病变区域致密化，心肌变薄。

④肥厚型心肌病患者室壁增厚，以室间隔致密性增厚多见，或有室壁弥漫性增厚，心室腔内径正常或缩小；左室致密化不全则以左心室心尖段、中部心腔段受累为主，下壁和侧壁多见。

⑤心内膜弹力纤维增生症。以婴幼儿多见，心腔呈球形增大，室壁均匀变薄，心内膜增厚，回声增强，光滑连续，病变可累及心瓣膜和各节段心肌。

近年来，随着超声诊断技术的不断发展，超声心动图不仅能直接显示本病的心肌结构异常特征，显示非小梁化区的心肌结构与功能，为临床诊断左室致密化不全及鉴别诊断提供独特的价值，还可对心腔内的血流动力学变化进行准确评估，也可应用超声造影技术进一步确诊，为临床制订治疗方案、改善患者的预后提供可靠依据。超声诊断技术安全无创、可重复，是目前最常用的、可靠的筛选和确诊该病的方法。

临床表现、心电图对心室肌致密化不全的诊断一般并无帮助。心室造影、超高速CT(UFCT)、心脏核磁共振虽然对典型的左室致密化不全的诊断有一定帮助，但超声心动图目前仍然是患者生前诊断左室致密化不全的可靠方法，诊断心室肌致密化不全主要依据两个条件：①超声心动图证实有过多突起的心肌小梁；②彩色多普勒血流显像证实，有无数与心室腔交通的深陷的肌小梁间隙；受累部位主要分布在心尖部和心室中部。孤立性左室致密化不全患者仅累及左室。左室致密化不全的诊断标准一般是定性诊断；当左室致密化不全的病变分布范围较小时，应对心肌小梁和小梁间隙进行定量分析。在心室肌致密化不全的超高速CT，可显示左室心尖部、前侧壁明显增厚，心室壁外层密度均一性增高，内层室壁密度较低。超高速CT增强造影，能显示造影剂充盈于小梁隐窝间。

(5)MRI

尚无公认的MRI心脏核磁共振诊断标准，主要参考超声心动图的标准。在心脏收缩末期，可不利于MRI观察非致密化心肌、肌小梁间隐窝；较难准确测量心肌厚度，有可能存在过度诊断；应选择在左心室舒张末期测量，其诊断标准为舒张末期左心室心肌的非致密层/致密层≥2.3，敏感度和特异度分别为86%和99%。

对非致密层的部位和程度的判断，MRI和超声心动图有很好的一致性。MRI能检测出隐藏在肌小梁中的血栓、心肌纤维化、室壁瘢痕。晚近有人提出另一诊断标准：MRI在舒张末期测量左室肌小梁质量，如超过总质量20%以上，诊断左室致密化不全有很高的敏感度、特异度，均为

93.7%。MRI 显示左室致密化不全心尖部、左室前侧壁时，可见过多、粗大的肌小梁突入心室腔，其间可见深陷的小梁间隙，内层心肌组织疏松呈“网格状”改变；MRI 发现为左室致密化不全应与下列疾病进行鉴别：

①肥厚型心肌病：其心室肌小梁可类似于左室致密化不全的肌小梁改变，以室间隔致密增厚为多见，心室腔内径正常但在肥厚型心肌病患者中，常难以观察到左室致密化不全时典型的深陷的肌小梁间隙。

②扩张型心肌病：其可有心腔增大，可有较多突起的肌小梁，但数量上与左室致密化不全相差甚远，且缺乏深陷的肌小梁间隙，室壁厚度均匀变薄，不同于左室致密化不全时室壁厚度薄厚不均。

③左室心尖部血栓形成：它可被误诊为左室致密化不全，但心尖部血栓回声密度不均。在近期一个大系列的心室肌致密化不全的普查中发现，在 37 555 例经胸超声心动图的普查中，17 例被诊断为左室致密化不全(0.045%)，提示本病在普查中并不少见。

(6)左室造影

左室造影可发现左室致密化不全的典型征象，舒张期病变区域心内膜边界多呈羽毛状，收缩期可见隐窝内残余造影剂显影。

6. 鉴别诊断要点

左室致密化不全应与扩张型心肌病、肥厚型心肌病、心内膜弹力纤维症、心内膜嗜酸性粒细胞性心肌病、心尖部血栓、心肌内血肿/脓肿、心脏转移瘤、血管瘤等鉴别。肥厚型心肌病有其超声心动图特点，虽心肌肥厚，但无明显增多的粗大肌小梁。扩张型心肌病多数心内膜光滑，也可出现左心室粗大肌小梁，但不如左室致密化不全明显，且缺乏深陷的肌小梁隐窝；心室壁不厚而常呈均匀性变薄，不同于左室致密化不全时的厚薄不均；左心室腔更大。

鉴别困难时可用 MRI 弥补。有人应用组织多普勒技术发现，扩张型心肌病的心肌应变量及应变率在所有左心室节段均减低；而左室致密化不全常存在特征性心肌应变量及应变率模式(心肌应变量及应变率代表心肌变形程度、变形速度，是反映心肌功能的一项指标)，左心室基底段应变量和应变率较心尖段高，可作为鉴别两者的参考。

7. 诊断标准的局限性

虽然左室致密化不全是一种遗传相关的心肌病，但研究表明，一部分收缩功能不全的患者及 8.3%的正常对照患者，也符合左室致密化不全的超声诊断标准。这表明较明显的肌小梁，不是一种少见的现象；在非洲人及运动员中，使用左室致密化不全的以上诊断标准，需非常谨慎。MRI 在鉴别诊断方面具有一定优势。

有人对 67 例成年孤立性左室致密化不全患者的研究发现，初诊时的年龄、心室肌受累的节段数、NC/C 比值等，是决定左室致密化不全患者收缩功能不全的主要因素。当初诊年龄＞42 岁、NC/C＞3.5、受累心肌节段数(按照左室 16 节段)＞7 时，预测左室收缩功能不全的敏感性、特异性及阳性预测值分别为 88%、84%、75%。

8. 治疗

左室致密化不全的治疗方法，与扩张型心肌病相似，尚无针对左室致密化不全的特殊治疗手段。药物治疗主要是针对临床症状、心功能不全、心力衰竭、心律失常、血栓形成，进行对症治疗；有心力衰竭的患者可给予利尿剂、血管扩张剂、洋地黄。可根据病情给予 ACEI、β 受体阻断剂。常规给予抗血小板、抗凝的治疗，以防止血栓形成、栓塞。合并其他心脏畸形者，可给予手术、介入治疗。可对症治疗各种心律失常，必要时置入 ICD。在左室致密化不全的终末期，可给予心脏移植。也可对心力衰竭给予非药物治疗。左室致密化不全治疗原则如下：

——处理心力衰竭，包括药物治疗和心力衰竭终末期有适应证的患者可进行心脏移植。

——加强对室性心律失常的处理：左室致密化不全患者可存在室性心律失常，可导致心源性

猝死的发生，故应积极治疗，

——预防栓塞事件：左室致密化不全时，在深陷的肌小梁隐窝内常有血栓形成，故应加强抗凝治疗。

(1)心功能不全或心力衰竭

治疗可根据相应的慢性心力衰竭治疗指南，可选择利尿剂、血管紧张素转换酶抑制剂、血管紧张素受体阻断剂、醛固酮受体阻断剂、洋地黄、β受体阻断剂，但这些药物的有效性尚需进一步确立。同时，可给予辅酶Q10、维生素B等。所有心功能终末期的左室致密化不全患者，均有心脏移植的指征。

(2)抗凝治疗

左室致密化不全患者是否需要抗凝治疗尚在研究中。对于发生栓塞、合并心房颤动的患者，建议长期使用华法林、阿司匹林，进行抗凝治疗。也有研究者建议，对收缩功能不全或非致密层范围较广的患者进行抗凝治疗，但需进一步进行前瞻性研究。

(3)心律失常

左室致密化不全患者具有心律失常的高风险，不宜参加体育竞赛。建议定期行Holter监测心律失常的发生。

(4)器械治疗

可参考一些器械治疗指南植入ICD，可考虑ICD植入的情况包括：曾发生过室性心动过速或心脏骤停(SCA)；左心室射血分数＜35％；出现过晕厥；存在家族性心脏骤停史。存在心室活动不同步的心力衰竭患者，在药物治疗基础上，可行心脏再同步治疗(CRT)，也可进行具有双心室起搏兼ICD功能的CRT-D治疗。研究显示，左室致密化不全患者行心脏再同步治疗的效果，优于扩张型心肌病，且致密化不全节段越多，心脏再同步治疗效果越佳，左心室重构逆转越明显，但此结论尚需更多研究证实。

9. 预后

不同的研究显示，患者预后差异较大，可能与入选的患者数、患者病情、有无进行积极治疗等有关。左室致密化不全的预后差异较大，病变分布范围较小的患者可终生无症状。病变分布范围较大的患者，可早期发生进行性心力衰竭直至心脏移植或死亡。有人近期报道左室致密化不全成年患者的预后，在6年随访期间，59％的左室致密化不全患者或死亡或进行了心脏移植。有症状者较无症状患者的预后更差。可能还包括一些目前尚不明确的预后因素，因而长期随访心功能是非常必要的。

患者确诊时有无临床症状，对预后可能较重要，有症状者较无症状者预后差。有人对34例平均年龄42岁的患者，进行为期44个月的随访，结果显示：18例患者因心力衰竭住院治疗，14例发生室性心律失常(其中4例植入ICD)，8例患者发生血栓事件，4例因终末期心力衰竭最终接受了心脏移植；12例最终死亡，其中包括6例猝死。研究显示，在45例平均年龄为37岁的患者中，平均随访46个月，97％的患者存活且未进行心脏移植，仅1例患者发生心源性猝死，2例患者植入ICD行一级预防。分析表明，BMI(高值者预后较好)、心衰分期、血清肌酐水平是预后的独立影响因素。文献报道，影响预后的因素还包括左室内径增大、左室功能减低、房颤、致命性的心律失常等。但近期研究表明，左室致密化不全的预后可能要好于预期，有人发现左室致密化不全患者的死亡率与扩张型心肌病接近。国内研究发现，左室致密化不全患者1年生存率为80.36％，3年生存率为68.75％，心衰、心源性休克、心律失常是主要的死亡原因。

总之，左室致密化不全的发病机制尚不完全清楚，临床症状无特异性，治疗上以治疗心功能不全、心律失常、抗血栓治疗为主。诊断主要依靠超声心动图、MRI，但诊断方面的标准存在不足。早期诊断和治疗有助于延长患者生命，临床医生应提高对该病的认识及警惕性。左室致密化不全在诊断标准、病因学、临床病理、治疗、预后等各方面，均需进一步研究。

(二)左室致密化不全的心律失常

国内外已报道上千例左室致密化不全患者,临床表现多样,从无症状到进行性心功能恶化、充血性心力衰竭、心律失常、栓塞事件甚至猝死等,伴发的心律失常类型很多,包括窦性心动过缓、预激综合征、房颤、Ⅱ/Ⅲ度房室传导阻滞、束支传导阻滞、QT 间期延长、非持续性室速、持续性室速、室颤。

国内有人分析 78 例左室致密化不全患者初次就诊的心电图,发现最多见的异常是束支传导阻滞(特别是左束支传导阻滞)、左室高电压、室性心律异常、复极异常,最多见的心电图异常与国外基本一致,没有特异心电图表现,13%患者心电图基本正常;心电图完全正常者占 2.68%,异常 Q 波(35.71%);仅少数合并陈旧性心肌梗死,其临床意义尚在研究中。

左室致密化不全的传导阻滞中,可包括严重的房室传导阻滞;有人发现,在 112 例左室致密化不全患者中,1/5 伴Ⅰ度房室传导阻滞;3.57%伴Ⅱ度房室传导阻滞;8.04%伴Ⅲ度或高度房室传导阻滞;同时近 40%伴束支传导阻滞,其中半数为完全性左束支传导阻滞,左室致密化不全与严重的房室传导阻滞是否关联,有待进一步研究。

国内报道,约 1/3 左室致密化不全患者,伴非持续性室速;8.93%患者曾出现持续性室速;15.18%以晕厥为主要表现,推测晕厥的原因主要是持续性室速、室颤、Ⅲ度房室传导阻滞等。然而严重的室性心律失常(持续性室速/室颤)并非预后的独立危险因素。

在发生过持续性室速/室颤的患者中,约 1/3 接受 ICD/CRT-D 治疗,约 1/4 接受室速射频消融术治疗,部分接受再同步化治疗、植入永久双腔起搏器。非药物治疗措施,能有效遏制持续性室速/室颤的发生,改善上述患者预后。目前关于 ICD/CRT-D 对左室致密化不全患者预后影响的报道还较少,有待进一步研究。

心律失常是左室致密化不全主要的临床表现之一。左室致密化不全患者的心律失常类型常较多,常无特异性,对预后的影响尚不明确,其病理生理机制可能较为复杂,还需更深入的研究来揭示其内在的关联。(表 15-4,表 15-5)

表 15-4 国内 112 例左室致密化不全患者的主要心律失常特点*

心律失常类型	例数	百分比(%)
窦缓/窦停	11	9.82
Ⅰ度 AVB	23	20.54
Ⅱ度 AVB	4	3.57
Ⅲ度 AVB	9	8.04
CLBBB	23	20.54
CRBBB	5	4.46
AF/AFL	25	22.32
WPW	5	4.46
NSVT	35	31.25
SVT	10	8.93
VF	6	5.36

* AVB:房室传导阻滞;CLBBB:完全性左束支阻滞;CRBBB:完全性右束支阻滞;AF/AFL:房颤/房扑;WPW:预激综合征;NSVT:非持续性室速;SVT:持续性室速;VF:室颤

表 15-5 国内 112 例左室致密化不全患者随访情况

心脏事件	例数	百分比(%)
全因死亡	28	25.39
心源性死亡	14	
心衰/心源性休克	9	
心律失常	3	
心肌梗死	1	
猝死	1	
肺纤维化	1	0.89
心脏移植	15	13.39
心源性再住院	20	17.86

(三)左室致密化不全超声诊断进展

左室致密化不全又称海绵状心肌、心肌窦状隙持续状态。正常胚胎在第 1～4 周的心肌,主要由肌小梁和小梁间隙组成,第 5 周开始心肌致密化,按从右室至左室、心底至心尖、心外膜至心内膜的顺序进行;同时冠状动脉系统逐渐形成,如心肌致密化过程停滞,可导致肌小梁异常粗大,隐窝深陷持续存在,最终可出现心肌致密化不全。临床多表现为渐进性心功能障碍、体循环栓塞、心律失常,临床表现无特异性,人们对该病仍无足够认识,易漏诊、误诊;近年来我国相关报道逐渐增多。超声心动图(UCG)能特异性显示左室致密化不全心肌结构特点,是首选的影像学检查方法。核磁共振成像(MRI)等可用于超声诊断不明时。目前还有 RT-3DE、超声造影等。

1. RT-3DE

三维超声心动图(RT-3DE)能精确、全面了解局部心肌形态学改变,观察局部心肌的立体解剖结构时,可发现左室致密化不全在 RT-3DE 上有特异性表现,即心腔内可见许多粗大、突出的肌小梁及小梁间深陷的隐窝,呈现交错排列的"蜂窝状"影像学特征,可用于左室致密化不全与其他心脏疾病的鉴别诊断。RT-3DE 能快速而精确地显示左室致密化不全患者肌小梁的形态与数目,还能观察肌小梁的形状及肌小梁间的丝状物/深隐窝等,能准确测量 NC/C、了解左室致密化不全受累节段的分布范围及节段运动,帮助定量分析非致密化的程度,能全面观察心室结构,精确全面了解心肌形态学改变、立体解剖结构,左室致密化不全在 RT-3DE 中有特异性表现,可用于与其他心脏疾病的鉴别诊断。

2. 超声造影

超声造影是一项新型的无创影像学检查技术,能比普通超声、彩色多普勒超声提供更丰富、更明确的诊断信息。心室腔内超声造影能显示左室致密化不全患者心室肌小梁及其深间隙的病变,能增强对心尖部肌小梁的显示,提高辨认非致密化心肌的准确性。

近年来随着超声心动图技术不断发展,已能直接显示本病的心肌结构异常、非小梁化区的心肌结构与功能,可辅助临床诊断左室致密化不全及鉴别诊断,可对心腔内的血流动力学变化准确评估,也可应用声学造影技术进一步确诊,辅助制订治疗方案、改善患者的预后,且安全无创、可重复,是目前最常用的筛选和确诊方法。

三、黏多糖贮积症的心肌病

(一)黏多糖贮积症的心血管病变

黏多糖贮积症(MPS)是由于降解糖胺聚糖(GAGs,酸性黏多糖)所需的溶酶体酶缺陷所致的一类遗传代谢性疾病。黏多糖贮积症分为Ⅰ～Ⅶ型及Ⅸ型,Ⅱ型是Ⅹ连锁遗传,其余为常染色体隐性遗传。研究显示，活产婴儿中Ⅰ、Ⅱ型黏多糖贮积症发病率为(0.1～1.3)/10万，Ⅲ、Ⅳ型黏多糖贮积症为(0.39/～1.87)/10万，Ⅵ型黏多糖贮积症发病率为(0/～0.38)/10万。

由于溶酶体酶缺陷，糖胺聚糖(酸性黏多糖)不能正常降解，并在体内大量贮积，导致骨骼、关节、眼、耳、齿、皮肤、心血管、肝脾、中枢神经系统等病变。黏多糖贮积症所致的非心血管病变为：发育迟缓、智力障碍、头面部形态异常、粗糙面容、角膜混浊、关节僵硬、身材矮小、骨骼发育不全、运动失调、行为反常、肝脾大等。研究表明，21%～72%黏多糖贮积症患者伴有不同程度的心血管病变。目前中国网上已发布2013年糖原贮积症Ⅱ型诊治专家共识、MPSⅠ型产前诊断研究进展、MPS Ⅰ/Ⅱ/Ⅳ A的分子遗传学研究进展、MPS的眼部表现、MPS临床分析法进展、干细胞治疗MPS研究进展、MPS的分子生物学机制、MPS治疗进展等，有较好的临床指导意义，详细内容可由网上获得。

1. 黏多糖贮积症所致心血管病变等

黏多糖贮积症患者出生时常无明显症状，一周后逐渐有前额、颞部突出，头增大，蝶骨发育异常使眼距增加，鼻梁塌陷、鼻孔外翻、眼球轻突。2/3患儿早期出现进行性弥漫性角膜混浊，可导致失明；还可有内斜视、先天性白内障。唇厚，舌肥大、常露在外，牙齿不齐，颈短，耳垂低，有独特怪面容。1/2患儿逐渐出现侏儒体型，常智力低下，部分患儿耳聋、语音障碍、骨骼畸形、多毛、肝脾肿大。

黏多糖贮积症患者所致的心血管病变，多累及心脏瓣膜、心肌、心脏传导系统、大血管、冠状动脉等，有心脏扩大，心肌僵硬，心脏瓣膜可增厚、缩短、纤维化、狭窄、关闭不全，常累及房室瓣。可发生流出道狭窄、心肌及冠状动脉病变，最后可出现心力衰竭。心尖搏动弥散而弱、心音低钝、心率加快、奔马律，各瓣膜区有收缩/舒张期杂音，心电图有低电压、异常Q波、ST-T改变，可有传导阻滞、期前收缩、快速异位心律失常等。

多项研究表明，Ⅰ、Ⅱ、Ⅵ型黏多糖贮积症患者心血管病变发病率高于Ⅲ、Ⅳ型。Ⅰ、Ⅱ、Ⅵ型黏多糖贮积症患者的心血管病变发病率可高达60%～100%。有人通过心脏听诊、超声心动图检查、尸检观察64例黏多糖贮积症患者，结果显示，大多数黏多糖贮积症患者伴有心血管病变，不同类型黏多糖贮积症并无特征性病变，最常见的病变为二尖瓣叶增厚(42例，其中28例伴反流或狭窄)，其他心血管改变有主动脉瓣叶增厚(17例，其中14例为主动脉瓣反流，2例为主动脉瓣狭窄并反流，1例疑为主动脉瓣狭窄)，室间隔非对称性增厚或心肌肥厚18例，心内膜增厚13例，扩张型心肌病1例。23例患者行2次或2次以上超声心动图检查，其中19例在第二次检查时心脏病变较第1次严重，表明心血管病变为慢性进展性。

(1)心脏瓣膜病变

心脏瓣膜受累是黏多糖贮积症最常见的心血管病变，大多数学者报道，约半数以上患者可见瓣膜结构功能异常，二尖瓣、主动脉瓣、三尖瓣受累较常见。有人对99例黏多糖贮积症患者进行研究，结果显示，伴二尖瓣关闭不全29例(29%)，多见于Ⅰ型(11例)、Ⅱ型(10例)、Ⅲ型(4例)；伴主动脉瓣关闭不全16例(16%)，主要见于Ⅱ型(9例)、Ⅳ型(4例)。大多数患者的瓣膜病变为轻度至中度，患者多次行超声心动图检查时可显示，瓣膜病变能从轻度进展为中度，从累及1个瓣膜进展为累及2个瓣膜。

黏多糖贮积症致心脏瓣膜病变的机制可能为：

①过量的糖胺聚糖贮积于瓣膜，瓣膜游离缘不规则纤维化和小结节形成，瓣膜及腱索增厚，导致瓣膜关闭不全及功能障碍。

②心腔压力/容量负荷过重，导致心功能不全。

③心律失常等也可导致瓣膜功能改变。

④合并其他畸形如胸廓畸形、心室壁瘤等时，心腔容积发生改变，也会导致瓣膜功能异常。

各型黏多糖贮积症均可伴有二尖瓣病变，多数患者起病时未见二尖瓣明显改变，随病情进展，二尖瓣病变逐渐加剧，二尖瓣瓣叶边缘轻度结节状增厚，二尖瓣的细胞内充满空泡。随病情进一步加重，二尖瓣瓣叶、腱索、乳头肌都增厚、变形，进而出现瓣膜关闭不全、狭窄。

有人发现，同一患者 13 岁和 15 岁时的超声心动图检查结果明显不同，13 岁时二尖瓣仅轻度增厚、反流；15 岁时二尖瓣瓣叶、键索显著增厚，瓣膜反流较严重。二尖瓣病变较严重时，主动脉瓣也可出现功能不全，进而导致左心功能不全。

据研究报道，黏多糖贮积症可出现主动脉瓣病变，组织学检查可发现主动脉瓣黏液样变伴炎性细胞浸润，主动脉瓣瓣叶增厚、狭窄，导致关闭不全、反流，以黏多糖贮积症Ⅰ、Ⅱ、Ⅲ、Ⅳ、Ⅵ型病变较显著。主动脉瓣狭窄、关闭不全，常随年龄增长而加重，能导致左心室功能受损、二尖瓣功能障碍，出现瓣膜增厚、狭窄、反流、左冠状动脉壁增厚。

黏多糖贮积症Ⅰ型，较易引起心脏瓣膜增厚和弹性蛋白纤维混乱、缺乏，主动脉瓣中可见海绵层/纤维层的膨大的透明细胞中，含有糖胺聚糖和松散排列的胶原蛋白。各型黏多糖贮积症均可因糖胺聚糖积贮于瓣膜，导致三尖瓣病变，亦可因其他心脏病变造成继发性改变，以三尖瓣反流为多见。

(2)心肌病变

黏多糖贮积症可导致心肌病变。糖胺聚糖类物质积贮于心肌细胞、心内膜细胞、成纤维细胞中，可导致心房、心室的心肌增厚，尤其以左心室增厚为多见，心内膜亦可增厚。研究发现，黏多糖贮积症Ⅰ型患者心室肌增厚，可达正常心室肌平均厚度的 180%。心室间隔肌肉亦会增厚，多为非对称性。心室肌增厚最后可导致左心室功能降低，心脏瓣膜出现继发性改变，可使左室心肌进一步增厚，最后可出现左室限制性心肌病。心电图胸前导联，可见 ST 段低平、T 波倒置。

(3)传导系统病变

据报道，黏多糖贮积症Ⅰ、Ⅱ、Ⅵ型可出现心脏传导系统病变。糖胺聚糖类物质积贮于心脏传导系统如窦房结 P 细胞、各级传导系统的神经细胞中，能造成传导系统损伤、希氏束受累，其周围的细胞也会向成纤维细胞转化，可引起窦性停搏、永久性/暂时性房室传导阻滞、束支传导阻滞、室上性心动过速。

(4)血管病变

——主动脉病变：糖胺聚糖贮积于主动脉壁细胞中，能使主动脉壁显著增厚；主动脉壁弹性纤维缺乏、破坏及主动脉内膜层状胶原沉积，可导致主动脉狭窄、管壁弹性降低、主动脉内压力升高，能出现高血压。有人报道 1 例 8 岁的女性黏多糖贮积症患者，主动脉造影显示降主动脉近端有直径约 5.0 cm 大小的梭形动脉瘤，术后取其组织病理检查，光镜下显示主动脉内膜增生、弹性纤维减少、糖胺聚糖增加，电镜下显示弹性纤维稀少，有成肌纤维细胞、平滑肌细胞、胶原的混合存在。有些患者可因腹主动脉、内脏动脉、肾动脉的狭窄，而出现体循环高血压。

——肺动脉病变：黏多糖贮积症可导致肺动脉病变，主要为肺动脉高压。有人报道，1 例黏多糖贮积症Ⅱ型患者，右室收缩压约 90 mmHg；肺动脉收缩压为 103 mmHg，舒张压为 44 mmHg，平均压为 63 mmHg。黏多糖贮积症患者肺动脉压升高的原因可能为：

①二尖瓣三尖瓣关闭不全，引起右心室压力升高，导致右心室肥厚、扩张、肺动脉压升高。

②糖胺聚糖贮积于肺血管床，加上胸廓畸形、反复发作肺炎，都可导致肺动脉压升高。

③糖胺聚糖贮积导致肺纤维化，引发限制性通气障碍，导致肺活量降低；

④肺动脉发生狭窄。

——冠状动脉病变：黏多糖贮积症可导致冠状动脉病变。大量糖胺聚糖积贮于冠状动脉，管壁弥漫性增厚，内膜可见增大的 PAS 阳性细胞，最终导致冠状动脉狭窄、闭塞。病变多见于左冠状动脉。

(5)左心室壁瘤

由于心肌细胞进行性纤维性变性，患者可发生左心室室壁瘤。有人对 1 例黏多糖贮积症Ⅱ型患者进行尸检，发现心尖部有 1 个直径约 6.0 cm 的左心室室壁瘤；回顾病史，该患者在 9 岁时出现心脏病变，主要表现为二尖瓣和主动脉瓣的病变，27 岁时超声心动图检查发现左心室心尖部室壁瘤，不久即发生猝死。另 1 例黏多糖贮积症Ⅵ型患者，在左心室心尖部发现 1 个 2.6 cm(短径)×2.9 cm(长径)室壁瘤，心电图检查无 Q 波，实验室检查心肌损伤标志物血水平无明显升高。

(6)心脏继发性改变

心脏继发性病变可能主要由于心腔压力高、容量超负荷、心脏瓣膜功能不全、心律失常，导致左心室/右心室的功能不全、全心功能衰竭。

2. 处理

现行黏多糖贮积症标准治疗方案多以对症、支持治疗为主，如用药物控制心衰(可给予洋地黄、利尿剂、血管扩张剂，一般疗效常较差)、外科手术治疗，避免增加心脏负担的感染、情绪波动、劳累。但随着对黏多糖贮积症发病机制的不断了解，酶替代疗法(ERT)、造血干细胞移植(HSCT)、成纤维细胞植入、青霉胺，都已应用于临床。基因治疗、糖胺聚糖清除疗法，也在研究中。酶替代疗法是一个有前途的治疗，可减轻病变，控制或改善心血管的症状，已用于黏多糖贮积症Ⅰ、Ⅱ、Ⅵ型患者的治疗，但疗效不持久。

造血干细胞移植可用于黏多糖贮积症Ⅰ、Ⅵ型患者的治疗，能改善患者的临床症状，延长存活时间。如在患者较小年龄时进行造血干细胞移植，可使病变减轻或使病变完全消失。有人采用骨髓间质干细胞移植治疗 16 例黏多糖贮积症患者，其中 7 例治疗前伴心脏病变，1 年后 2/3 患者左心室活动受限缓解；1 例患者心肌肥厚减轻，随访 2.5 年，心肌病变未见进展，表明骨髓间质干细胞移植治疗可缓解黏多糖贮积症患者的心肌病变。

对出现心血管病变的黏多糖贮积症患者，应给予恰当对症的治疗，早期干预可减轻病变发展，改善患者生活质量，延长存活时间。如出现瓣膜关闭不全或反流、出现动脉狭窄包括主动脉/肾动脉的狭窄、充血性心力衰竭时，可使用血管紧张素转换酶抑制剂、血管紧张素受体 AT1R 阻断剂，减轻心脏的后负荷。

合并心脏瓣膜病变(狭窄、关闭不全)者，要注意预防感染性心内膜炎发生。心脏传导系统病变时，可考虑安装永久起搏器，改善患者心功能。当心血管病变进一步发展而有手术指征时，均可行手术治疗。若患者出现严重瓣膜关闭不全，且智力正常，预期术后生活质量可能提高时，可行瓣膜修补术、置换术。手术适应证与其他原因引起的瓣膜病变相同，如肺动脉狭窄程度严重可行矫治术，冠状动脉狭窄时可行冠状动脉旁路移植术。

黏多糖贮积症为多系统进行性病变，心血管病变在疾病的早期即可出现，主要为心脏瓣膜病、心肌病、动脉病变，可导致充血性心力衰竭。由于其心血管症状和体征缺乏特异性，常被呼吸系统或神经系统病变的表现所掩盖；由于黏多糖贮积症存在气道阻塞性/限制性病变、骨骼畸形，患者活动受限，因而心血管病变的严重程度常被低估，当患者出现临床表现时，心血管病变常已较严重，患者常死于难治的心力衰竭、心源性猝死。黏多糖贮积症一经诊断，应常规行心血管系统检查，由有经验的心脏科医生进行定期随访，每隔 1～2 年进行 1 次心血管方面的评估，了解其心血管病变的进展、心功能。及早发现、诊断黏多糖贮积症合并心血管病变，并给予适当的治疗，可控制或减缓心血管病变的进一步发展，改善患者的生活质量、延长生存时间。

(二)黏多糖贮积症Ⅳ型患儿临床特点

黏多糖贮积症(MPS)是一组罕见的遗传代谢病，由于溶酶体中某种酶缺乏，而引起酸性黏多糖(糖胺聚糖)降解障碍，未完全降解的酸性黏多糖沉积在细胞、组织、器官中，从而引起广泛的功能异常。粘多糖包括硫酸软骨素、硫酸类肝素、硫酸角质素、硫酸皮肤素、透明质酸等。

根据缺乏的酶不同可将黏多糖贮积症分型，其中黏多糖贮积症Ⅳ型因缺乏的酶不同，分为ⅣA 和ⅣB 亚型。ⅣA 亚型由 N-半乳糖胺-6-硫酸盐硫酸酯酶(GALNS)缺乏所引起，使硫酸软骨素降解减少。ⅣB 亚型由 β 半乳糖苷酶(GLB1)缺乏所引起，使硫酸角质素降解减少，该酶缺乏还可导致 GM1 神经节苷脂贮积症；对临床上以矮小、骨骼畸形就诊的患儿，及早识别、明确黏多糖贮积症Ⅳ型诊断十分重要。国内已有人报道 34 例黏多糖贮积症ⅣA 及 1 例黏多糖贮积症ⅣB 的临床特点、骨骼影像学、尿酸性黏多糖定性电泳、酶活性检测等的研究结果。Ⅰ型分为 IH、IS 型；Ⅴ型即 IH+IS 型。

1. 临床特点

(1)症状

患儿常有不同程度的黏多糖贮积症Ⅳ型临床特点，包括矮小、伴有多发骨骼畸形、脊柱发育不良、关节畸形，但智能发育正常；脊柱 X 线摄片显示，胸腰椎椎体前缘鸟嘴样改变，肋骨飘带状；80%患儿尿液硫酸软骨素、硫酸角质素定性阳性，尿液黏多糖电泳显示黏多糖带；黏多糖贮积症ⅣA 患儿白细胞的半乳糖胺-6-硫酸盐硫酸酯酶活性极低，黏多糖贮积症ⅣB 患儿 β 半乳糖苷酶活性极低。对临床高度怀疑黏多糖贮积症的患儿，可先检测尿液硫酸角质素、硫酸软骨素进行初步筛查，再以酶活性分析来确诊。

34 例黏多糖贮积症ⅣA 患儿发病年龄为 2.2 岁(0.2～7 岁)，85%患儿于 3 岁之前发病；除 10 例身高处于正常范围外，余 24 例矮小，其中 16 例身高位于同年龄、性别正常儿童标准身高 −3SD 以下，8 例身高位于 −2SD 以下。所有患儿均有胸廓畸形如鸡胸、漏斗胸、肋外翻等表现，11 例颈短，21 例关节松弛(如腕关节松弛，过度背曲)，9 例走路乏力或长时间走路下肢关节运动性疼痛。少数患儿有特殊面容(眉粗、眼距宽、塌鼻)、腕管综合征、爪型手、膝关节膨大弯曲、异常步态等症状。患儿智能接近正常；无明显肝脾肿大，角膜多清。1 例黏多糖贮积症ⅣB 患儿发病年龄为 13 岁；身高位于同年龄、性别正常儿童标准身高 −2SD 以下；患儿下肢无力、行走困难，下肢关节有运动性疼痛等，无听力/视力异常；体格检查无面容丑陋及角膜混浊，有明显鸡胸、胸腰椎后凸、膝关节膨大、腕关节过度背曲等，无肝脾肿大；随访至 16 岁智能发育正常，无任何神经系统症状。

(2)影像学特点

大部分胸腰椎椎体前端有鸟嘴样突出，有脊柱侧弯、脊柱后凸、肋骨飘带状，45%掌指骨干骺端有子弹头样改变，15%干骺端有骨骺发育不良，12%股骨头变形，6%髋内翻或髋外翻。

(3)尿液黏多糖定性及电泳检查

35 例黏多糖贮积症Ⅳ型患儿中 14 例尿液硫酸软骨素定性试验阳性，14 例弱阳性，阳性检出率为 80.0%。黏多糖电泳常显示宽硫酸软骨素带。

2. 鉴别诊断

黏多糖贮积症是一组罕见的遗传代谢病，总体发病率约为 1/2.5 万。黏多糖贮积症ⅣA 的发病率在不同民族地区间有差异，北爱尔兰新生儿中黏多糖贮积症ⅣA 发病率约 1/7.6 万，西澳大利亚为 1/64 万，葡萄牙为 1/45 万。黏多糖贮积症ⅣB 发病率极低。中国台湾地区黏多糖贮积症Ⅳ型发病率为 0.33/10 万。

黏多糖贮积症ⅣA 和ⅣB 临床表现相似，ⅣA 症状比ⅣB 稍严重，主要症状为矮小(以短躯干侏儒为特征)、关节松弛、严重的骨骼畸形如脊柱畸形和胸廓畸形等，骨骼 X 线可见特征性的椎体前缘鸟嘴状突出、肋骨飘带状、掌指骨干骺端有子弹头样改变等。随着疾病进展，患者可出现齿状突发育不良、心肺病变、肝脾增大、脊髓压迫等并发症。患儿尚未出现上述并发症时，需要长期随访观察。该病严重程度各异，严重表型一般存活不超过 30 岁，轻型患者可活至 70 多岁。临床上，黏多糖贮积症ⅣB 和ⅣA 的症状及影像学表现无明显区别，但与其他类型的黏多糖贮积症鉴别十分重要。

黏多糖贮积症临床表现涉及全身多个系统，不同类型黏多糖贮积症有各自临床特点。黏多糖贮积症Ⅰ型多具有上述典型症状如丑陋面容、矮小、角膜浑浊、智力落后、肝脾肿大、骨骼畸形等；黏多糖贮积症Ⅱ型临床表现与黏多糖贮积症Ⅰ型相似，但无角膜混浊；黏多糖贮积症Ⅲ型特征性表现为脑病，有发育倒退、行为异常等表现；黏多糖贮积症Ⅵ型与黏多糖贮积症Ⅰ型类似，但智力发育多正常；黏多糖贮积症Ⅶ型严重时可有致命性的胎儿水肿；黏多糖贮积症Ⅸ型主要表现为矮小和多发性关节周围的软组织肿块。

黏多糖贮积症Ⅳ型与上述黏多糖贮积症其他各型的不同点，主要表现在无典型黏多糖贮积症丑陋面容，以严重骨骼畸形为主要特点，角膜多清，多无肝脾肿大，智力可正常，无神经系统损害症状。黏多糖贮积症ⅣB疾病还需要与GM1神经节苷脂贮积症相鉴别，因它们都由β半乳糖苷酶缺乏所致；两种疾病均有多发性骨骼畸形等症状。GM1神经节苷脂贮积症以神经系统退行性变为主要特征，该特征也是其与黏多糖贮积症ⅣB鉴别的主要依据。

黏多糖贮积症患者因相关酶缺乏，过多的不能被降解的酸性黏多糖在体内沉积或以尿液形式排出体外，Ⅰ、Ⅱ、Ⅵ、Ⅶ型患者尿液中有硫酸皮肤素（DS）及硫酸类肝素（HS）排出；Ⅲ型主要有硫酸类肝素排出；Ⅳ型患者有硫酸角质素（KS）、硫酸软骨素（CS）排出。因此尿液中酸性黏多糖定性及电泳可初步筛查黏多糖贮积症，但该方法有一定局限性，阴性者不能完全排除黏多糖贮积症。对临床上高度怀疑黏多糖贮积症者，应及早通过酶学分析进行明确诊断。黏多糖贮积症ⅣA与ⅣB临床上难以区别，只有通过酶学分析鉴别。

对于黏多糖贮积症Ⅳ型，目前尚没有特殊的治疗方法，一般都是对症治疗，可在一定程度上改善患儿的生活质量，但不能提高患儿寿命或降低病死率。对于黏多糖贮积症，造血干细胞移植（HSCT）和酶替代疗法（ERT）是较有效的治疗方法，但对黏多糖贮积症Ⅳ型酶替代治疗，目前尚处于临床试验阶段。鉴于该病特点及治疗现状，防止该病危害的最重要的方法即是早期诊断，早期对并发症进行干预；通过孕妇羊水培养、羊水细胞酶活性测定、基因突变检测，为有需要的家庭提供产前诊断，减少该病患者的出生，减轻家庭及社会的负担。

［李从圣　冯　俊（合肥市二院）　孙　震　张　静］

进一步的参考文献

[1] SAID SM. Surgical treatment of hypertrophic cardiomyopathy[J]. Expert Rev Cardiovasc Ther, 2013, 11(5): 617-627.

[2] HICKEY KT, REZZADEH K. Hypertrophic cardiomyopathy: a clinical and genetic update[J]. Nurse Pract. 2013, 38(5): 22-31.

[3] KIMURA A. Molecular pathogenesis of primary cardiomyopathy and calcium sensitivity[J]. Clin Calcium, 2013. 23(4): 551-560.

[4] TIAN T. Progress in the molecular genetics of hypertrophic cardiomyopathy: a mini-review[J]. Gerontology. 2013, 59(3): 199-205.

[5] NASCIMENTO BR. Complete atrioventricular block as the first manifestation of noncompaction of the ventricular myocardium[J]. Pacing Clin Electrophysiol, 2013, 36(4): 107-110.

[6] GANESH A, BRUWER Z, ALTHIHLI K. An update on ocular involvement in mucopolysaccharidoses[J]. Curr Opin Ophthalmol, 2013, 24(5): 379-388.

[7] TOMATSU S. Newborn screening and diagnosis of mucopolysaccharidoses[J]. Mol Genet Metab, 2013, 110 (1-2): 42-53.

[8] LIPSHULTZ SE. Pediatric cardiomyopathies: causes, epidemiology, clinical course, preventive strategies and therapies[J]. Future Cardiol, 2013, 9(6): 817-848.

[9] KASSI M, NABI F. Role of cardiac MRI in the assessment of nonischemic cardiomyopathies[J]. Methodist Debakey Cardiovasc J, 2013, 9(3): 149-155.

[10] GIVERTZ MM, MANN DL. Epidemiology and natural history of recovery of left ventricular function in recent onset dilated cardiomyopathies[J]. Curr Heart Fail Rep, 2013, 10(4): 321-330.

[11] CAHILL TJ, ASHRAFIAN H, WATKINS H. Genetic cardiomyopathies causing heart failure[J]. Circ Res, 2013, 113(6): 660-675.

[12] GUNARATNAM K. Review of cardiomyopathy imaging[J]. Eur J Radiol, 2013, 82(10): 1763-1775.
[13] MAHMOUD SA, POIZAT C. Epigenetics and chromatin remodeling in adult cardiomyopathy[J]. J Pathol, 2013, 231(2): 147-157.
[14] VARDAS PE, SIMANTIRAKIS EN, KANOUPAKIS EM. New developments in cardiac pacemakers[J]. Circulation, 2013, 127(23): 2343-2350.
[15] SAID SM. Surgical treatment of hypertrophic cardiomyopathy[J]. Expert Rev Cardiovasc Ther, 2013, 11(5): 617-627.

第十五章　混合性心肌病

混合性心肌病包括：扩张型心肌病（DCM）、限制型心肌病等（RCM）。

一、扩张型心肌病

（一）扩张型心肌病概述

扩张型心肌病（DCM）在传统分类中为最重要的一类，由于遗传性/非遗传性因素都参与发病，2006年在美国被列入混合性心肌病。扩张型心肌病是以左心室扩张伴收缩功能障碍为特征的心脏疾病，有单侧/双侧心腔扩大，心肌收缩功能障碍，可产生充血性心力衰竭，也称充血性心肌病；是儿童和青少年心源性猝死的常见病因。患者常有室性/房性心律失常，易发生心脏性猝死。国外有人报道，心肌病占临床心血管病的0.6%～4.3%，占尸体解剖心血管病的0.11%；男性发病率高于女性，年发病率为（5～10）/10万。扩张型心肌病5年的死亡率为20%，其中8%～51%猝死；中国的扩张型心肌病年发病率为（13～84）/10万，美国为36.5/10万。

扩张型心肌病病因尚在研究中，约30%患者与基因突变相关，小部分与病毒感染相关，病死率较高；扩张型心肌病可分为原发性和继发性。原发性扩张型心肌病，指主要因心肌病变所致，包括先天性、后天性的扩张型心肌病；继发性扩张型心肌病，指主要因多器官疾病引起的心肌病。一般认为，儿童扩张型心肌病的年发病率为0.57/10万，男童发病率高于女童，1岁内婴儿发病率高于1岁以上儿童。扩张型心肌病患者有发生恶性室速的倾向，易发生心脏性猝死，如何合理治疗、提高生存率/生活质量，是目前面临的主要问题。目前中国网上已发布2006年美国心肌病定义与分类指南、2007年中国心肌病诊治建议、2009年澳大利亚家族性DCM诊治指南、病毒性心肌炎与DCM研究进展、DCM的MRI研究进展、频发室早与DCM相关性研究进展、DCM相关基因研究进展、干细胞治疗DCM研究进展、DCM诊治新进展、DCM的发病免疫分子机制、DCM的病理形态学研究等，对临床有较大指导作用，详细内容可由网上获得。

1. 病因及发病机制

扩张型心肌病的发生可能与遗传因素及感染因素有关。感染因素如病毒、细菌、真菌、立克次体、寄生虫等，可引发扩张型心肌病；毒素、酗酒、化疗药物、重金属化合物、自身免疫性疾病、嗜铬细胞瘤、神经肌肉疾病、线粒体病、内分泌代谢疾病、营养疾病等也可有继发性扩张型心肌病。

（1）相关遗传因素

扩张型心肌病患者中25%～35%由相关基因突变引发。扩张型心肌病患者家族的基因连锁分析显示，约20%患者其一级亲属有扩张型心肌病的表现。研究表明，30%～48%的扩张型心肌病患者有家族史。多数家族性扩张型心肌病患者为常染色体显性遗传（50%外显率），少数为常染色体隐性遗传、X-连锁遗传，其基因突变主要影响心肌收缩力的产生、传递，长期后可导致心肌细胞凋亡、心脏扩张。

目前不断有家族性扩张型心肌病（FDCM）的报道。通常认为，致病基因突变是扩张型心肌病的重要原因，已成为国内外研究的热点。到目前为止，在扩张型心肌病的家系中，采用候选基因筛查和连锁分析策略，已定位26个染色体位点与该病相关，并已从中成功鉴定出至少22个致病基因。

（2）扩张型心肌病的常染色体致病基因

①细胞骨架蛋白基因：扩张型心肌病相关的细胞骨架蛋白基因，有结蛋白（DES）、核纤层蛋白

A/C、肌糖蛋白 D/B、跨膜糖蛋白-δ-肌聚糖(δ-SG)纽带蛋白、ZASP 蛋白等的基因。扩张型心肌病的这些致病基因突变,可引起骨骼肌疾病;因为骨骼肌中也存在着类似于心肌的骨架蛋白系统,骨架蛋白基因突变,能同时导致骨骼肌和心肌疾病的发生。

②肌节蛋白基因:扩张型心肌病相关的肌节蛋白基因,有β肌球蛋白重链(MYH7 基因)、α肌球蛋白重链(MYH6 基因)、肌球蛋白结合蛋白 C(MYBPC3 基因)、α肌动蛋白(ACTC 基因)、α肌凝蛋白、α原肌球蛋白(TPM1 基因)、肌钙蛋白 T(TNNT2 基因)、肌钙蛋白 I(TNNI3 基因)、肌钙蛋白 C(TNNC1 基因)、Z 盘蛋白(如肌界核蛋白基因)、α辅肌动蛋白 2(ACTN2 基因)、肌联蛋白(TITIN 基因)、LIM 蛋白(MLP/CSRP3 基因)、肌质网蛋白(如受磷蛋白 PLN 基因)、肌联蛋白结合蛋白(TCAP 基因)等的基因。扩张型心肌病常是由心肌结构蛋白突变所致的心脏疾病。

肌动蛋白、α原肌球蛋白、结蛋白等突变,常可引起心肌细胞收缩力产生、传递的异常,收缩力传递不充分,可使心肌常处于应激状态,长期间后可导致心肌细胞凋亡、心脏扩张。肌球蛋白重链β、肌钙蛋白 T 等突变,会导致肌节收缩障碍,使心肌细胞收缩力量减弱。α核纤层蛋白等突变,可引起心肌细胞核膜破坏,使核纤层蛋白与其他核膜蛋白、染色质连接异常,能引起心肌细胞蛋白表达、收缩功能降低,导致扩张型心肌病。

③其他致病基因:扩张型心肌病相关的其他致病基因,有一些离子通道相关蛋白如 Annexin A5、SCN5A 的基因;一些转录辅激活因子、索蛋白、小窝蛋白、β-sarcoglycon、一些心脏离子通道蛋白(如 SUR2A)、转录激活蛋白(如 ETA4)等的基因;还有凋亡相关的 ASK1 激酶基因及一些分化相关的同源异形盒基因等。

(3)扩张型心肌病相关的 X 染色体致病基因

包括抗肌萎缩蛋白(肌营养不良蛋白,DYS)基因(抗肌萎缩蛋白传递力量到细胞骨架蛋白,抗肌萎缩蛋白又连接肌动蛋白、跨膜糖蛋白复合物 DAG、细胞外基质),心磷脂蛋白(taffazzin,G4.5)基因等。

(4)扩张型心肌病相关的线粒体基因突变、多态性。

(5)散发性扩张型心肌病基因突变

目前报道较多的是血管紧张素转换酶(ACE)基因多态性,与特发性扩张型心肌病(IDCM)相关,多数认为,血管紧张素转换酶的 DD 基因型,是扩张型心肌病终末期心衰的危险因素,并与左室收缩功能降低、左室内径增加相关。

(6)感染因素

病毒性心肌炎是引起扩张型心肌病左心室收缩功能异常的常见原因,最常见的病毒有微小病毒 B19、腺病毒、柯萨奇病毒 B、其他肠道病毒、肝炎病毒、疱疹病毒、艾滋病病毒、流感病毒 A、巨细胞病毒、EB 病毒等。引起扩张型心肌病的主要病毒,一般每 10 年发生一次明显变化,20 世纪 80 年代主要为柯萨奇病毒 B,20 世纪 90 年代主要为腺病毒,2000 年后主要为微小病毒 B19。病毒对心肌具有亲和力,心肌炎后可发生心肌纤维化、心肌肥大、心肌凋亡,最后可形成扩张型心肌病。

研究证明,不少扩张型心肌病患者心肌细胞核基因组中,可找到已整合的肠道病毒蛋白酶 2A 基因片段。部分扩张型心肌病患者血清中,可检测出较高滴度的 IgM 类抗柯萨奇 B 病毒抗体。艾滋病毒性心肌病是艾滋病患者致死的主要原因之一。水痘-带状疱疹病毒感染也可累及心脏,导致病毒性心肌炎。慢性心肌炎患者外周血白细胞明显活化,可导致左心室功能损害。

研究发现,腺病毒作用的腺病毒受体,是分子量为 46 kD 的Ⅰ型跨膜糖蛋白,属于免疫球蛋白超家族,一些腺病毒受体可表达于心肌细胞、心内膜间皮细胞等,正常时参与稳定内环境。腺病毒使腺病毒受体信号通路活化后,可影响心肌细胞生长、促进细胞骨架变化、引发细胞间黏附等。腺病毒受体分子内有胞外域、跨膜域、胞内域,胞外域主要与腺病毒结合;跨膜域、胞内域主要与细胞生长、黏附相关。

病毒性心肌炎(扩张型心肌病的心脏组织肠道病毒基因检测阳性率为 30%左右)能引发自身

免疫性反应，可产生抗心脏肌球蛋白等的自身抗体，导致心肌收缩蛋白、骨架蛋白、心肌细胞等损伤，心脏功能降低，向扩张型心肌病转化。先天性和后天性免疫系统，常在病毒性心肌炎向扩张型心肌病转化中发挥致病作用。自身免疫性反应相关的自身抗原有β肾上腺素受体、肌球蛋白重链、M_2 胆碱能受体、线粒体 ATP/ADP 载体等，自身抗体-自身抗原复合物，能经自身抗体依赖性补体通路、细胞因子通路、细胞毒 T 细胞通路等损伤心肌细胞。

一些病毒感染后，可使心肌线粒体 ADP/ATP 转运体（ANT）成为自身抗原，产生特异性自身抗 ANT 抗体，再与 ANT 结合，使 ANT 功能下降，从而导致细胞能量代谢障碍，损害心肌功能，引发扩张型心肌病。国内外都发现：扩张型心肌病患者的血清可存在抗心肌 β_1 肾上腺素受体、抗心肌 M_2 胆碱能受体的自身抗体，与扩张型心肌病发病有关，可引发心肌细胞膜钙通道开放，介导钙离子内流增加，使细胞质钙离子超载，引起心肌细胞损伤；给予钙通道阻断剂，可阻止自身抗体介导心肌损伤。研究提示，扩张型心肌病患者外周血病毒（肠道病毒、柯萨奇病毒、巨细胞病毒）RNA 检出率可达 61.46％，抗心肌抗体阳性率为 68.77％，提示扩张型心肌病的发病与病毒感染/自身免疫相关。

（7）病毒性心肌炎和扩张性心肌病的关系

在尸体解剖中，病毒性心肌炎（VCM）/扩张性心肌病（DCM）的猝死率列心源性猝死的第三位，仅次于冠心病和高血压。在青年人中，由心肌炎所致的猝死率高达 17％～21％。研究证实，病毒性心肌炎的发病大部分与肠道病毒感染有关，尤其以柯萨奇病毒 B 最为多见，占 40％～50％。能引起心肌炎的病毒主要有柯萨奇病毒（A、B）、埃可病毒、腺病毒、流感病毒（A、B）、巨细胞病毒、脊髓灰质炎病毒、HIV 等。研究表明，一些健康成人可检出两型柯萨奇 B 组病毒的中和抗体。

由病毒性心肌炎进展为扩张性心肌病的假设 1964 年就已被提出，但真正的发病机制尚在研究中，近年随着分子生物学技术、心内膜心肌活检技术、免疫组化技术的提高，使发病机制研究取得很大进展，有证据认为，扩张性心肌病和病毒性心肌炎可能是同一患者病理过程的不同阶段。一般认为，细胞介导的自身免疫、心脏组织内病毒持续存在、心肌细胞凋亡等可能起重要作用。

——自身免疫：细胞和细胞因子能形成一个广泛的相互作用的网络，细胞因子可激活免疫细胞；而激活的免疫细胞又可产生细胞因子，并且细胞因子可以相互作用，它们促进心肌细胞及间质细胞产生体液免疫反应/细胞免疫反应。病毒颗粒的蛋白在靶细胞内降解为肽，然后被 HLAⅠ送到细胞膜而递呈给细胞毒淋巴细胞的受体，使该细胞被激活，表达穿孔素等破坏抗原呈递细胞，或被 HLAⅡ呈递给 Th 细胞，激活 Th 细胞释放细胞因子、损害抗原呈递细胞。

在病毒性心肌炎、扩张性心肌病的心肌中，浸润细胞主要是 NK 细胞、巨噬细胞、细胞毒淋巴细胞、Th 细胞，这些细胞都表达穿孔素，这些细胞接触靶细胞时，穿孔素被释放至靶细胞膜，在钙离子存在的条件下，穿孔素单体插入靶细胞膜，且多个单体可多聚化成直径为 15～20 nm 的跨膜孔道，使细胞膜通透性增加，导致靶细胞渗透性溶解；同时与穿孔素一同存在于胞浆颗粒中的颗粒酶等，也可通过穿孔素孔道进入靶细胞，激活相关酶系统，使 DNA 降解而致细胞凋亡。细胞因子还可直接损伤细胞，介导细胞毒作用，导致心肌损伤和间质细胞异常。

有人在大部分扩张性心肌病患者中找到自身免疫反应的证据，能检测到抗 ANT 抗体（抗线粒体 ADP/ATP 转运体抗体）、抗肌球蛋白抗体、抗线粒体抗体、抗β肾上腺素受体抗体等，能通过抗体依赖性细胞毒作用机制或直接作用于离子通道，而介导心肌损伤、坏死及间质结缔组织代谢异常，形成广泛纤维化、扩张性心肌病。

——病毒持续存在：最近的研究表明，病毒机制在急性期心肌炎进展为扩张性心肌病中起重要作用。研究发现，病毒与免疫系统相互作用，持续发挥作用，为病毒性心肌炎进展为扩张性心肌病的重要机制。病毒能持续存在必须具备两个基本条件：病毒基因表达减少、能逃避宿主免疫系统。

病毒基因表达减少：当 DNA 病毒感染存在于不能支持其活跃复制的心肌细胞中时，可形成隐匿性感染；当这个细胞受到各种刺激时，病毒可被激活而合成、释放出感染性病毒颗粒。而RNA病毒更多见的是持续存在于心肌中，病毒限制性复制RNA、限制性合成衣壳蛋白，病毒基因表达减少。

逃避宿主免疫系统：①病毒持续存在、感染时，表达到心肌细胞膜上的糖蛋白减少，限制合成衣壳蛋白，可形成缺陷病毒颗粒，从而能逃避宿主免疫系统的监视。②病毒可改变宿主细胞功能，而使自身不能被杀害；能使心肌细胞不能产生足够的肌球蛋白而致病。③病毒能寄居于免疫细胞中，改变免疫细胞功能，而逃避宿主免疫系统作用；如柯萨奇病毒B3(CVB3)在感染慢性期，能存在于心肌、脾、淋巴结的免疫细胞中。研究证实，心肌中有CVB3的扩张性心肌病患者，常无CVB3特异性IgM，并且定量分析患者心肌中的T淋巴细胞、HLA的水平，发现与无CVB3者没有差异，说明持续存在的病毒可以没有引起免疫反应，形成了免疫逃避。

病毒持续存在对心肌的损伤：CVB3病毒可侵犯淋巴结、脾等心外器官，并长期存在，在疾病的慢性期可成为病毒的储存源，在免疫能力低下时能引起复燃。心肌细胞CVB3病毒基因限制于低水平表达时，足以引起心肌的损伤；研究发现，CVB3病毒蛋白酶可引起心肌细胞骨架破坏，一般认为，这是扩张性心肌病的特征；CVB3病毒持续感染可引发心肌形态学变化、兴奋-收缩异常，左室内径增加，心肌细胞纤维化及退行性变，能引起慢性进行性心肌损伤。

心肌细胞凋亡：有人认为，在病毒性心肌炎转化为扩张性心肌病过程中，心肌细胞凋亡也起一定作用，病毒感染可诱导iNOS、Fas表达，iNOS能刺激产生致病性一氧化氮而触发心肌细胞凋亡、Fas能直接诱导心肌细胞凋亡。

CVB3衣壳亚的单位和非结构蛋白：CVB3衣壳首先由VPl、VP3、VP0蛋白进行组装，VP0蛋白是VP2和VP4共价结合成的蛋白前体，可能与成熟病毒颗粒的稳定、病毒核酸脱衣壳相关。CVB3编码区分3个亚区，P1区编码衣壳蛋白VPl、VP2、VP3、VP4。非结构蛋白由P2和P3区编码，非结构蛋白对病毒多聚蛋白质的表达起重要作用。与野生型病毒株相比，减毒株衣壳蛋白VP2区第165位氨基酸残基，由天冬酰胺(Asn)变成了天冬氨酸(Asp)；反之，当该位置的氨基酸残基由Asp变成Asn时，则恢复野生型病毒株心肌毒性。因此VP2区的第165位氨基酸的改变与病毒心肌毒性表现有关。研究提示，VPl的第155位氨基酸改变也可形成CVB3减毒株。CVB3的衣壳蛋白含有与其毒力表型相关的决定子。

CVB3衣壳蛋白VP2区第165位氨基酸残基是天冬酰胺时，能与宿主细胞蛋白Siva相互作用，可引起心肌细胞凋亡。如VP2区第165位氨基酸残基由天冬酰氨变成天冬氨酸，则CVB3对心肌的毒力大大减弱。

CVB3编码的非结构蛋白中有两种蛋白酶，即蛋白酶2A和3C，均系病毒必需的酶。最近发现，蛋白酶2A的底物之一为肌营养不良蛋白(dystrophin)，后者是一个大分子量的细胞骨架蛋白，与F-肌动蛋白、肌营养不良相关蛋白(dystroglancan)在细胞膜形成复合物。研究表明，肌营养不良蛋白铰链3区如被CVB3蛋白酶2A分解，其功能受损，能使心肌细胞破坏，肌营养不良蛋白缺乏，可使扩张性心肌病的发病率升高。

柯萨奇病毒/腺病毒的受体：即CAR，是分子量46 kD的跨膜糖蛋白，能介导柯萨奇病毒和腺病毒结合、感染靶细胞。CAR的表达具有组织特异性、成年期表达量很少，这可解释柯萨奇病毒常易感染新生儿和儿童(CAR的表达水平较高)，并且常表现为急性重症病毒性心肌炎。在心肌炎活动期CAR表达水平升高，慢性静息期CAR表达水平降低；炎症介质如干扰素γ、肿瘤坏死因子α、IL-18、iNOS等可诱导表达CAR。在患有其他心脏疾病的患者、正常人的心肌中，CAR表达水平很低，而扩张性心肌病患者心肌CAR表达水平是正常水平的625%左右，易受柯萨奇病毒、腺病毒的感染。

(8)细胞因子

它是一组由多种细胞所分泌的小分子量的可溶性蛋白、多肽，能调节机体免疫应答，促进细胞活化、增殖。根据细胞因子在免疫应答、炎症反应中的作用,可将其分为两大类:促炎症细胞因子、抗炎症细胞因子。研究发现,扩张型心肌病与一些细胞因子的基因多态性相关,如 IL-1β、IL-10、TNFα 等。

①IL-1β:它为促炎症细胞因子,是免疫反应的诱导剂,与相应受体结合后,可启动级联免疫及炎症反应,由单核-巨噬细胞产生,在炎症急性期起主要作用,是免疫反应的主要诱导剂,可增强 TNFα 对器官的损伤,还可促进 T 细胞表达 IL-2,促进免疫应答和炎症反应。研究表明,在扩张型心肌病患者中,IL-1β 水平与左室射血分数明显负相关。文献报道,在扩张型心肌病患者,IL-1β 水平明显升高。

②IL-10:它有多方面的作用,常被视为理想的抗炎因子和免疫抑制因子,主要由 Th2 细胞产生,能抑制细胞免疫应答、抗炎症,可抑制单核细胞、淋巴细胞等炎性细胞的黏附、浸润,可抑制表达 IL-1、IL-2、IL-6 等炎性细胞因子,能诱导表达 IL-1 受体拮抗剂和 IL-4,还对心肌细胞有保护作用。IL-10 基因多态性可增加慢性感染进展的风险。研究表明,扩张型心肌病患者血清 IL-10 水平升高,具体机制及与扩张型心肌病发病的关系,有待进一步研究。

③TNFα:它能促进机体免疫应答、促进细胞增殖分化,直接参与机体免疫反应,可抑制心肌收缩力,导致扩张型心肌病、降低血压、引起肺水肿,是体内重要的细胞因子,在疾病的免疫反应中发挥重要作用。TNFα 基因启动子－308 位碱基 G 变为 A 后,其表达水平在扩张型心肌病患者中升高,与扩张型心肌病的发病可能相关。

2. 病理改变

扩张型心肌病患者心脏常增大,以左心室或双侧心室扩张为主,心腔扩张较轻者心室壁稍增厚,随着病变发展,扩张加重,心室壁相对变薄。

光学显微镜下该病心肌可见程度不等的心肌细胞肥大,排列不齐,50%的患者有灶性纤维化。电镜下可见肥大的心肌细胞核增大,线粒体、糖原颗粒、核内糖蛋白、肌原纤维增多,提示心肌细胞合成代谢旺盛。有人对扩张型心肌病,观察其光镜和超微结构下心肌活检的病理形态,以探讨扩张型心肌病病理改变的临床意义,结果发现,扩张型心肌病患者,心肌组织中可出现肥大心肌细胞与萎缩心肌细胞并存;心肌细胞核常变大、浓染、畸形;细胞质可出现疏松化,心肌收缩失去规律性;心肌间质纤维化,并随病情进展而加重;心肌细胞排列紊乱;心肌细胞增殖,心内膜增厚。尽管病理学表现对扩张型心肌病的诊断缺乏特异性,但可反映心肌细胞损伤程度,对判断临床治疗效果及预后,有重要价值。

扩张型心肌病患者心腔明显扩张,而心室壁增厚常不明显,心室壁较软弱,收缩无力,心脏射血分数下降,心脏搏出量减少,心腔内残余血量增多,心室舒张末期压力增高,可出现肺内血回流受阻、肺淤血、左心衰竭。扩大的心腔中,可有附壁血栓形成,因而动脉栓塞较常见。由于心肌纤维化可累及起搏部位、传导系统,易引起心律失常。

3. 临床表现

(1)症状

扩张型心肌病是原发性心肌病中最常见的类型,起病较缓慢,可表现各种类型的心律失常、心力衰竭,常有不明原因的心脏增大、反复出现的心功能不全,可先有左心衰竭,表现为心悸、气促、不能平卧、乏力、昏厥等;然后可出现右心衰竭,表现为肝大、水肿、尿少等。亦可起病即表现为全心衰竭。部分患者心脏内有附壁血栓,可导致肺、脑、肾、四肢的动脉栓塞;心律失常较常见,以异位心律尤其是室性期前收缩为多见;患者可因心律失常、动脉栓塞而猝死。扩张型心肌病的 5 年死亡率为 20%,其中 8%～51%为猝死。

目前还发现一些右室扩张型心肌病,左室常不大,一般见三型:①右心功能不全型,临床上与限制性心肌病相似,但右室腔扩大;②室性心律失常型,常有频发室性期前收缩、左束支传导阻滞性室性心动过速;③无明显症状的右室扩张型心肌病。

（2）体征

扩张型心肌病时心脏扩大最为多见，心尖部第一心音减弱，由于常有相对性二尖瓣关闭不全，心尖部常可闻及收缩期杂音；10%患者血压增高，可能与心力衰竭时儿茶酚胺分泌水平升高、水钠潴留有关。患者心力衰竭控制后，血压一般能恢复正常。

4. 辅助检查

（1）X线检查

扩张型心肌病时，心脏扩大为突出表现，以左心室扩大为主，可伴右心室扩大，也可有左心房及右心房的扩大，肺血管影增粗。心胸比可达0.7～0.8，心腰较明显；心力衰竭纠正后，右心室可缩小；而冠心病心力衰竭纠正后，心腔常不缩小。

（2）ECG

扩张型心肌病时可有各种心律失常，以室性期前收缩为多见，心房颤动次之。不同程度的房室传导阻滞中，右束支传导阻滞较常见。ECG可见广泛ST-T改变、左心室肥厚改变、左心房肥大改变，并由心肌纤维化而可出现病理性Q波、各导联低电压。一组扩张型心肌病患者，心电图主要表现为室性心律失常、心肌损害、心房纤颤、各种传导阻滞、低电压、病理性Q波等。复杂性室性心律失常者的猝死危险性显著增加，与猝死相关。

（3）超声心动图

扩张型心肌病时可见各左心腔径都扩大，常见左心室明显扩大、出现较早，左心室流出道扩张，心室壁变薄，室间隔及左心室后壁搏动幅度减弱，左心室射血分数和短轴缩短率下降，二尖瓣口开放相对较小，有宝石花样改变；扩张型心肌病的左心射血分数常<0.4。

二维超声心动图是检查扩张型心肌病重要的方法，可应用于对高危患者的监测、治疗指导、预后评估。有人应用二维超声心动图检查扩张型心肌病患者，发现全心增大占64.1%，单纯性左室增大占32.8%，单纯性右室增大占3.1%，平均左室后壁厚度为7.8 mm，平均左室射血分数为38.2%；左室越大，室壁运动越弱，左室射血分数值越低；有、无室性心律失常的患者，其室壁运动/左室后壁厚度比值分别为8.6、7.42；有、无心房纤颤的患者，其左房内径分别为45.6 mm、37.9 mm；有、无心肌损害的患者，其左室射血分数分别为34.2%、42.3%，说明心肌损害与心功能关系密切。

二维超声心动图检查，可直观显示心脏结构和功能状态，一般患者二维超声心动图有四大特点：①心腔内径增大；②二尖瓣开放幅度减小；③室壁薄；④心脏搏动弱。晚期扩张型心肌病患者常有重度心力衰竭，甚至可并发心源性休克、心脏泵衰竭。二维超声心动图检查中，发现心腔内径增大、室壁薄，对临床有重要意义。心腔内径越大，室壁运动越弱，左室射血分数值越低，病死率越高，是预测扩张型心肌病死亡的重要指标。二维超声心动图检查中发现心房纤颤可占26.5%，常有左房明显扩大，可促使左房形成附壁血栓，能增加栓塞的危险性。

据有关资料，本病患者完全性/不完全性左束支传导阻滞较多见（可占14%），右束支传导阻滞较少见；文献提示，完全性左束支传导阻滞，是扩张型心肌病发生心力衰竭死亡、猝死的重要因素，应实施24小时心电监护，防止意外的发生。据文献报道，室内传导阻滞、肺毛细血管嵌压、室性心律失常、平均右房压、左室射血分数、心房扑动、心房纤颤、第三心音（S3）奔马律，是预测扩张型心肌病的指标，二维超声心动图和心电图对腔室内压的检测较简便、准确。

有人探讨超声心动图对缺血性心肌病（ICM）和扩张型心肌病（DCM）的鉴别诊断，比较两者在心脏形态学、血流动力学、心功能方面的差异；结果发现：缺血性心肌病组的心脏左房室腔扩大呈圆拱门形，心尖圆钝变薄，室壁活动呈节段性障碍，多瓣膜反流发生率较低且程度较轻，主动脉瓣反流高于扩张型心肌病组；以舒张功能障碍为主，收缩功能可表现为正常；二尖瓣E/A<1或>2。扩张型心肌病组的心脏多个房室腔扩大呈球形，室壁变薄而心尖部不变薄，室壁活动呈弥漫性减弱；多瓣膜反流发生率较高且程度较重，以收缩功能降低为主，舒张功能可表现为正常；二尖瓣E/A>1。

研究发现，超声心动图是缺血性心肌病与扩张型心肌病鉴别的一种有价值的无创性手段。缺血性心肌病，是由于冠状动脉弥漫性狭窄，心肌慢性缺血，导致纤维化，进而引起心脏收缩功能障碍，表现为心脏的增大。扩张型心肌病是由于心肌损害因素造成弥漫性心肌损伤，心脏收缩无力、心排血量减低，导致进行性心腔扩大，左心功能不全。临床表现上两者可相互重叠，因此扩张型心肌病与缺血性心肌病的超声研究有重要价值。

——心脏形态学的鉴别：缺血性心肌病，因冠状动脉病变多累及左室，同时心肌缺血部位与病变的冠状动脉分布、走行密切相关，心脏扩大程度有限，主要表现为左室扩大、心尖圆钝，心脏形态呈圆拱门形；室壁活动呈明显的节段性障碍：缺血严重的部位室壁活动消失、甚至矛盾运动，缺血较轻的部位则呈活动减弱，无缺血的部位则活动正常。扩张型心肌病因心肌广泛受累，常有多个房室扩大，左室呈球形；室壁活动呈弥漫性减弱。资料显示，全心扩大在扩张型心肌病占 69.0%，在缺血性心肌病占 27.3%，而单纯性左房室扩大在扩张型心肌病占 20.7%，在缺血性心肌病占 57.6%，差异有统计学意义。另外室壁活动特点及左室外形，两组间差异也有统计学意义。

——血液动力学的鉴别：扩张型心肌病因心脏普遍性显著扩大，继发各瓣叶结构改变、关闭不全，常引起多个瓣口明显反流。缺血性心肌病因心肌受累是区域性的，继发产生的各瓣叶结构改变及引起的瓣口反流程度较轻；同时因心肌缺血多累及左室，瓣膜的反流以二尖瓣多见。资料显示，缺血性心肌病组主动脉瓣反流率，常高于扩张型心肌病组，这可能与主动脉粥样硬化、瓣环扩大、主动脉瓣钙化在缺血性心肌病较常见有关。

——心功能的鉴别：缺血性心肌病以局部心肌缺血、坏死为主，心肌内存在纤维瘢痕组织，导致室壁硬度增加、左室顺应性降低，由于冠状动脉侧支循环建立，可改善心肌供血，加上其余心肌收缩功能尚正常，因此缺血性心肌病主要表现为左室舒张功能障碍，超声心动图可见 E 峰流速减低，A 峰流速增加，左室射血分数下降程度较轻。扩张型心肌病因心肌广泛弥漫性病变，左室腔明显扩大，心肌收缩无力，早期即可表现为心脏收缩功能减低，左室射血分数明显降低。由于扩张型心肌病多合并中度以上二尖瓣反流，使舒张早期左心房压力增高，升高的左房压，掩盖了心脏松弛功能受损对二尖瓣前向血流速度的影响，导致 VE 增高，可呈现为假性正常化的频谱。资料显示，扩张型心肌病组左室射血分数明显低于缺血性心肌病组，两组差异有统计学意义；扩张型心肌病组二尖瓣口血流频谱 VE/VA＞1 占 93.1%，而缺血性心肌病组占 54.5%。综上所述，超声心动图能够详细提供心脏形态学、血液动力学、功能学方面的客观信息，对缺血性心肌病和扩张型心肌病的诊断及鉴别诊断具有重要的临床价值。

(4)放射性核素检查

扩张型心肌病时，放射性核素心肌灌注显影表现为心腔扩大，左心射血分数降低，心肌显影呈弥散性稀疏，心室壁搏动幅度减弱。核素心肌灌注显像对扩张型心肌病和缺血性心肌病，也有鉴别诊断价值。有人探讨 ^{99m}Tc-MIBI 心肌灌注显像(MPI)对扩张型心肌病(DCM)和缺血性心肌病(ICM)的鉴别诊断价值，观察 ^{99m}Tc-MIBI 在心肌的分布情况，发现可明确分析病损心肌、病变血管之间的关系。

——冠脉造影：可采用 Judkins 法进行多体位冠脉造影检查：一般单侧穿刺右股动脉插入 6F 鞘管，经鞘管送入左、右冠状动脉造影管，推注造影剂(优雅显或欧乃派克)50 ml 左右，行左主干、左/右冠状动脉造影。左冠状动脉采用左前斜 30°与右前斜 45°分别加头、足斜位 30°体位，右冠状动脉采用右前斜 45°和左前斜 30°体位，进行录像及软件处理。判断标准采用直径法，狭窄程度＞50%时，定为冠状动脉狭窄。

——心肌灌注显像方法：核素 ^{99m}Tc-MIBI 心肌灌注显像时，要进行标准质量控制，按药盒要求，用新鲜淋洗液标记甲氧基异丁基异腈(MIBI)，检查 ^{99m}Tc-MIBI 的放射化学纯度，＞90%才能给患者注射。静息显像方式：患者空腹下静脉注射 ^{99m}Tc-MIBI 120～250MBq，1 小时后显像检查，患者取卧位，探头从右前斜 60°开始采集，每 6°一帧，共 240°，经软件处理心脏短轴、水平长轴、垂直长轴的三种断层图像，结合靶心图进行成像分析。心肌灌注显像断层图像一般由 2 位核医学科医生共同阅片。

资料分析：左心室室壁分为 16 个节段，前壁心尖部、下壁心尖部、间隔心尖部、侧壁心尖部、前壁中部、下壁中部、前间隔中部、前侧壁中部、下侧壁中部、下间隔中部、前壁基底部、前间隔基底部、前侧壁基底部、下壁基底部、下间隔基底部、下侧壁基底部。当某个节段出现较正常下降≥2 个或以上色阶的变化，而且得到其他轴相应部位的证实，判断该节段为放射性分布异常。

放射性分布异常一般分为 4 型：①完全缺损型，指该节段无核素^{99m}Tc-MIBI 摄取，该处色阶和心腔色阶一致；②均匀减低型，指局部核素^{99m}Tc-MIBI 摄取均匀减低，但色阶高于心腔色阶；③不均匀减低型，指局部^{99m}Tc-MIBI 摄取减低，但不均匀，无正常心肌色阶出现在减低区内；④花斑样型，指在一帧断层图像中，核素^{99m}Tc-MIBI 摄取减低区和正常心肌色阶相间存在，图像中某节段在色阶降低背景下有多个（>3）斑状正常心肌色阶，呈现花斑样改变。

有人研究发现，扩张型心肌病组节段性灌注完全缺损 8%，均匀减低 56%，不均匀减低 12%，花斑样改变 24%；4%发现冠脉异常，狭窄程度<50%；心脏呈球形改变 72%。缺血性心肌病组节段性灌注完全缺损 96.67%，均匀减低3.33%，100%都有不同程度的冠脉狭窄；心脏呈球形改变 6.67%。以核素^{99m}Tc-MIBI 在心肌不均匀减低、花斑样改变为标准，放射性核素检查诊断扩张性心肌病的敏感性为 96.15%，特异性为 95.6%。以核素^{99m}Tc-MIBI 在心肌呈节段性灌注完全缺损分布为标准，放射性核素检查诊断缺血性心肌病的敏感性是 96.7%，特异性是 92.0%。核素^{99m}Tc-MIBI 心肌灌注显像在心肌的这种特征性分布，对扩张型心肌病和缺血性心肌病的诊断和鉴别诊断有较高的临床价值，与冠脉造影有很好的相关性，值得在临床推广应用。

扩张型心肌病和缺血性心肌病有许多相似的临床表现，都有程度不同的心脏扩大、充血性心力衰竭、各种各样的心律失常；但两者有不同的病因、病理、病程、治疗、预后，因此准确诊断和鉴别有重要的临床意义。扩张型心肌病超声心动图常表现为均匀性心脏扩大、心室壁心肌弥漫性菲薄、心肌收缩功能重度降低；缺血性心肌病则表现为室壁的节段运动异常或矛盾运动，但仅根据超声心动图、临床表现和 X 线等无法准确鉴别诊断。冠状动脉造影由于费用昂贵，为有创检查。而核素心肌灌注显像由于在两种心肌病中有不同的特异性成像特点，在两者的诊断和鉴别诊断方面有一定的优势，有临床应用价值。^{99m}Tc-MIBI 在心肌的摄取分布，不仅与心肌局部冠脉血流有关，还与心肌细胞的代谢功能和心肌纤维化程度相关。扩张型心肌病是由病毒及毒素对心肌及心肌间质纤维的破坏，对心肌局部的冠脉血流没有影响，因而心肌的损害表现为心肌细胞或间质炎性改变、纤维化，血管病变或断流很少；^{99m}Tc-MIBI 心肌灌注显像，由于受到心肌细胞坏死、心肌细胞代谢功能降低、间质纤维化的影响，病变以小片状、多灶为主，其显像也表现为节段性斑片状、花斑样特征性改变，节段性斑片状或花斑样改变可占 90%，提示是扩张性心肌病的特异性表现，诊断价值较高。

缺血性心肌病的形成，主要为冠状动脉粥样斑块形成、斑块破裂、血栓形成、造成心肌梗死。随着病程进展，冠状动脉严重狭窄或闭塞，导致心肌坏死、纤维化，常显示为大片或块状缺损，进而出现心脏扩大，而其病变部位与冠脉支配部位相吻合；核素心肌灌注显像表现为大的严重的灌注缺损，是缺血性心肌病的特异性表现，对缺血性心肌病有较高的诊断价值，绝大多数有节段性完全缺损；而扩张型心肌病一般仅 8%有此表现。提示核素心肌灌注显像节段性完全缺损，诊断缺血性心肌病时有较高的特异性。

（5）心内膜心肌活检

扩张型心肌病时临床表现及辅助检查常缺乏特异性，心内膜心肌活检诊断本病敏感性较高，特异性较低。大多数扩张型心肌病患者无需行心肌活检，成人患者心内膜心肌活检仅限于合并心力衰竭的患者。临床资料及血流动力学资料，常能为心内膜活检提供指导性建议；但在实际工作中由于标本采集可发生错误，其诊断价值可降低；随着细胞表面抗原如 CD3、CD4、CD20、CD68 及

HLA 抗原检测的开展,结合免疫组织化学方法的病理诊断标准,能具有更高的敏感度及预测价值,然而费用较昂贵。

心内膜心肌活检的指征:2007 年美国及欧洲心脏病协会联合制订了心内膜心肌活检在心血管疾病中应用的评估指南,其中有两种情形为心内膜心肌活检Ⅰ类推荐(有证据或共识认为有益、有用、有效):①疑诊暴发性心肌炎,新近发生、小于 2 周的不能解释的心力衰竭伴正常心脏大小或左心室扩大且合并血流动力学障碍;②疑诊心肌炎,合并不能解释的、新发生的心力衰竭,持续时间大于 2 周而小于 3 个月,伴有左心扩大、室性心律失常或房室传导阻滞(二度Ⅱ型及三度),治疗1～2 周仍无效果的患者。若无上述两种情形,如何把握活检指征,尚在进一步研究。

(6)MRI

扩张性心肌病(DCM)比较常见,其病程有进展性,常伴发心脏电生理改变,并继发左室形态和功能的持续改变。目前相比于其他影像检查技术,MRI 具有优势,能在静息状态下进行检查,无辐射,而且可以评估 DCM 心肌组织纤维化的程度及心脏形态、功能、心肌灌注的改变。

①心脏形态学的评估:黑血成像中的自旋回波序列(SE)、快速自旋回波序列(TSE)、半傅里叶单次激发扰相快速自旋回波序列(HASTE),可显示心脏腔室、出入心腔的大血管的细微结构,黑血 T1 快速自旋回波(FSE)序列,至今仍是研究心腔、心包及大血管形态学的主要序列。亮血成像包括真实稳态进动快速成像序列(FISP)、快速小角度激发成像序列(FLASH)等,可以在患者一次屏气后快速扫描心脏,故其在 MRI 心脏检查中运用广泛。MRI 还能测量心室的体积、质量,能通过连续的心脏短轴的扫描,来重组三维心脏影像,可从整体观察心脏的形态改变;心脏的长轴和短轴的 MRI 电影常用来计算双侧心腔的体积。

在扩张性心肌病的最初的急性、亚急性病毒性渗透期,延迟钆增强的双翻转恢复快速自旋回波 T2 加权序列(DIR-FSET2WI)和双反转恢复快速自旋回波 T1 加权序列(DIR-FSET1WI)可检出病毒性心肌炎的受累区,通常受累的区域在左室游离壁的外膜,也有可能在室间隔和右心室。当扩张性心肌病心功能出现障碍时,MRI 常能发现心脏长轴和短轴的增大,心肌壁纤维化、信号略减低,心内膜下心肌的信号低于整个心脏壁。扩张性心肌病心腔内常伴发附壁血栓,在 T2WI 上常显示为高信号。部分扩张性心肌病在早期可见心肌室壁增厚,随着疾病的进展,增厚的室壁变薄,部分可发现左室乳头肌增粗。当扩张性心肌病进展到晚期,病变的心腔增大显著,房室瓣环亦增大,导致继发性的房室瓣关闭不全,最终引起心力衰竭。

②心脏功能常的评估:早期明确心脏功能是否失调,可避免心室重构带来的风险。MRI 不但能从部分、也能从整体来评估心功能方面。扩张性心肌病最常见的病因是病毒性心肌炎。病毒性心肌炎病理上表现为心肌组织的水肿和心肌细胞的肿胀。在心肌炎发生时,超声心动图可用于早期疑似心肌炎的初步诊断,而此时期心脏的左室常很少增大。MRI 对比延迟钆增强评估扩张性心肌病,被认为是诊断心肌炎症和损伤最有潜力的技术,能早期发现心肌细胞的损伤,检测时弛豫时间的改变可用于区别正常心肌与损伤心肌,损伤的心肌大多数会强化,而且该强化程度同临床症状、左室功能相关;进展到晚期心力衰竭时,还能对扩张性心肌病/冠心病引起左室功能不全的心力衰竭加以区分;实验发现,它对扩张性心肌病心脏功能及治疗效果的评估是非常适当的。电影 MRI 可观察心脏的搏幅,可发现扩张心室广泛搏动减低。

最终引起心力衰竭的一个重要原因在于心室重塑,即心肌纤维化。目前 MRI 对比延迟钆增强(DE-MRI)可直接观察心肌纤维化,其通过静脉注入钆剂螯合物 5～8 分钟后,行 T1 的反转恢复成像,可观察不同心肌病引起的心肌坏死、纤维化、水肿、代谢物沉积。研究发现,只有 29%扩张性心肌病表现为延迟钆强化,其典型的强化模式表现为心肌带状、斑片状、弥漫状强化,室间隔亦有强化。DE-MRI 可发现心肌组织水肿,预示扩张性心肌病并发心肌炎。目前的 DE-MRI 技术一般不能检测心脏的弥漫性纤维化,但 DE-MRI 有足够的分辨力来显示扩张性心肌病的纤维化病灶。

扩张期肥厚性心肌病(HCM)与扩张性心肌病的临床症状相似,都有心肌收缩功能和射血功能的障碍，也同时出现心力衰竭，较难鉴别；研究认为，DE-MRI可以用来区分它们。在部分扩张性心肌病合并有心肌梗死的患者中，梗死的心肌表现为延迟钆强化，而存活的心肌和正常的心肌表现为不强化。有人认为，病变心肌延迟钆强化的水平与心功能的参数以及心衰的发生频率具有相关性。DE-MRI能对心脏进行功能分级，并有助于制定和评估心肌活检和电生理检查计划。

③心肌活性的MRI心脏灌注成像评估：目前临床上对心肌活性的评估，一般包括体表心电图、多巴酚丁胺负荷超声心电图、单光子发射计算机体层成像（SPECT）、正电子发射体层成像（PET）；MRI被认为是另一种评估心肌活性的技术，MRI心脏灌注扫描是诊断心肌是否缺血的一种方法。

有人观察对比36例冠状动脉造影及CT冠状动脉成像，没有发现冠状动脉异常的扩张心脏，发现其中有15例左室区域MRI心脏灌注成像异常。最近有研究表明，扩张性心肌病的冠状动脉微循环障碍，是导致左室MRI心肌灌注成象异常的原因。心肌缺血可能加快DCM的进展，MRI对扩张性心肌病的心肌血流量、心肌缺血、预后的评估有重要作用。对扩张性心肌病进行抗心肌缺血治疗，能改善其左室功能，并有可能改善有心力衰竭扩张性心肌病的临床预期。

④心肌纤维的MRI扩散张量成像评估：MRI扩散张量成像（DTI）是直接依赖水分子扩散的变化、反映组织完整性的改变、测量心肌细胞内水分子扩散运动特征、研究活体心肌组织结构的一种方法，可跟踪体内水分子微量扩散，来描述心肌纤维的整体性变化，有助于了解扩张性心肌病的心肌重塑与功能重塑。DTI技术是一种可视的、可表现复杂的心肌纤维和心肌应力方向的成像方法，还可三维显示心肌纤维和心肌的受力结构，有助于分析扩张性心肌病心脏的机械和电生理结构，对解释扩张性心肌病的心肌重塑和心脏电生理异常有重要的作用。DTI还可区分病变心肌与正常心肌，了解病变心肌细胞微环境的变化及心肌重塑机制。扩张性心肌病发展到晚期表现为心肌收缩力的进行性减低，同时也伴随着舒张的障碍，进而引起心脏泵血功能障碍，根本原因是心肌重塑、心肌纤维化。DTI能敏感观察扩张性心肌病微观水平的心肌重塑。

⑤血流动力学的MRI评估：扩张性心肌病发展到晚期，会出现心肌收缩功能障碍及房室瓣膜关闭不全，其血流动力学特点表现为充血性心力衰竭、血流紊乱、射血分数降低。目前认为，MRI侧重于对稳定血流的心脏血流动力学的评估。一般评估心脏血流速度和方向最常用的是经胸多普勒超声（TTE）。有人用MRI、64层螺旋CT（MDCT）、双源CT（DSCT）、SPECT，来测定运动心脏的功能参数，发现MRI常低估运动时的心脏功能参数，包括射血分数、左心室容积、心输出量；同时也认为MRI5CT所测定的数据有较好的关联性。

水、钠潴留是引起扩张性心肌病持续进展、导致心室负荷过重、引起心力衰竭的重要原因。有人认为，血清BNP水平与MRI计算的左室应力大小相关。MRI可用来早期观察左室应力，以便早期控制血清BNP水平，有助于防止扩张性心肌病进一步恶化。MRI设备和软件的不断发展是心脏MRI扫描改善的基石。MRI具有获得心脏分子影像及大体解剖影像数据的双重优势，有助于扩张性心肌病的诊断和治疗。有研究报道，心内膜下注射干细胞治疗扩张性心肌病是安全可行的，重复性较高，MRI在监测和评估其治疗作用中能起重要的作用。

5. 诊断

扩张型心肌病时，临床表现为心脏扩大、心室收缩功能减弱、伴或不伴充血性心力衰竭，常有心律失常，可发生栓塞、猝死等。一般诊断条件包括：

——心脏扩大：X线检查心胸比＞0.5，超声心动图示全心扩大，尤以左心室扩大为著，心脏可呈球型。

——心室收缩功能减弱：超声心动图检测室壁运动呈弥散性减弱，射血分数小于正常值。

——心内膜心肌活检：病理检查对本病诊断无特异性，但有助于与特异性心肌病和急性心肌炎鉴别。用心内膜心肌活检标本进行PCR或原位杂交，有助于感染病因的诊断；也可进行特异性突变基因的分析。

——有条件者可检测患者血清中抗心肌肽类抗体，如抗心肌线粒体 ADP/ATP 转运体抗体、抗肌球蛋白抗体、抗 β_1 肾上腺素受体抗体、抗 M_2 胆碱能受体抗体，以作为本病的辅助诊断。

右室扩张型心肌病时，诊断条件包括：①右心室扩大；②ECG 检查发现 $V_1 \sim V_4$ 的 T 波倒置，ST 段有小棘波；③发作性室性心动过速，有左束支传导阻滞；④超声心动图、放射性核素检查发现右心室功能降低，右心室收缩减小，左心室功能一般正常；⑤不典型时可进行进一步检查。

6. 扩张型心肌病的治疗

(1)常规治疗

目前扩张型心肌病治疗，尚无特效药物及方法。心力衰竭是扩张型心肌病的主要症状，基本治疗方法是给予血管紧张素转换酶抑制剂、利尿剂、地高辛等。室性心律失常、猝死是扩张型心肌病常见的症状，可用β受体阻断剂、胺碘酮治疗。栓塞是扩张型心肌病的常见合并症，应用阿司匹林、华法林口服，可防止附壁血栓形成、栓塞。研究发现，扩张型心肌病患者血清存在抗 ADP/ATP 转运体(ANT)的抗体，检出率为 60%～95%，能引起心肌细胞损伤，可应用钙通道阻断剂防止该抗体的作用。抗病毒和抗心肌的抗体的检测，应作为心肌炎和扩张型心肌病患者常规检查项目。对抗 ANT 抗体和抗 β_1 肾上腺素受体抗体阳性的患者，要早期分别使用地尔硫䓬、美托洛尔治疗，可改善心脏功能，提高生活质量。

(2)病因治疗

对不明原因的扩张型心肌病患者要积极寻找病因，给予及时治疗，控制感染、戒烟戒酒、改变不良生活习惯等。扩张型心肌病患者如能早期诊断治疗，预后可改善。

(3)根据病情分期治疗

根据扩张型心肌病病情分期治疗，非常必要。国内一般将扩张型心肌病分三期：早期应对病因和其发病机理，给予药物干预；中期伴有心力衰竭时，应根据慢性收缩性心力衰竭的治疗指南进行治疗；晚期伴有顽固性终末期心力衰竭、在上述药物基础上短期应用 cAMP 正性肌力药物仍不能改善症状时，可行心脏移植等非药物治疗。

扩张型心肌病早期表现为心室扩大，心律失常，逐渐发展为心力衰竭，出现心力衰竭症状后，5 年生存率仅为 40%。治疗主要是控制心力衰竭，治疗心律失常，给予其他对症治疗改善症状，预防并发症，预防肺循环/体循环的栓塞，阻止病情进展。β肾上腺素受体阻断剂、ACEI 在治疗中有重要作用。扩张型心肌病正在不断研究中，病毒、免疫因子、抗心脏自身抗体、遗传因素等，都与扩张型心肌病相关，基因治疗、免疫治疗、干细胞移植等治疗扩张型心肌病有了新的突破，将带来一片光明前景。

(4)常规治疗具体方法

一般可给予防治病毒感染，避免劳累，戒除烟酒，女性患者不宜妊娠；要加强营养，低盐饮食。要治疗合并的糖尿病、高血压，去除诱发因素。无心力衰竭的扩张型心肌病患者，一般给予β受体阻断剂、ACEI、ARB、抗病毒药物、促心肌代谢药物、抗氧化剂，正在进一步研究中。合并心律失常时给予抗心律失常治疗。有血栓倾向的患者，应给予抗凝治疗。

①扩张型心肌病有心力衰竭的治疗：心力衰竭是扩张型心肌病的主要症状，基本治疗包括使用血管扩张剂(如血管紧张素转换酶抑制剂、血管紧张素受体阻断剂)、利尿剂、醛固酮拮抗剂、强心苷(如地高辛)、β受体阻断剂、抗凝剂、抗病毒药物、抗心律失常药物、重组生长激素、他汀类、中药等。栓塞是本病的常见合并症，应用阿司匹林、华法林口服可防止附壁血栓形成和栓塞。多中心试验证明，地尔硫䓬治疗扩张型心肌病安全有效，能明显提高扩张型心肌病静息时心脏指数和心搏指数，也能提高运动耐力。近年随机试验提示，氨氯地平能延长扩张型心肌病患者的存活率，对严重心衰患者不增加心血管发病率和死亡率。

基础研究显示，甲状腺素 T_3 能增加心肌细胞膜钠离子流入，再使心肌细胞质钙离子水平升高，使心肌收缩速率发生改变，可增加细胞膜 β_1 肾上腺素受体密度，改善扩张型心肌病伴随的 β_1

肾上腺素受体密度下调，增强心肌收缩力。研究发现，生长激素(GH)对心脏的直接作用包括：刺激心肌细胞生长、心室重塑、提高心肌收缩力、提高心肌细胞的能量利用率和机械效率；生长激素的间接作用包括：扩张血管、降低周围血管的阻力、增加血容量。甲状腺素和生长激素用于治疗扩张型心肌病尚处于临床试用阶段，疗效不确切。

②室性心律失常的治疗：可用β受体阻断剂、胺碘酮等，Ⅰ类抗心律失常药物很少应用。一般不应用钙通道阻断剂。栓塞的预防可应用阿司匹林、华法林等。心绞痛时可给予曲美他嗪。介入治疗对伴病窦综合征或房室传导阻滞＞Ⅱ级的扩张型心肌病患者有效。安装心脏起搏器有助于提高心率、增加心搏量、改善临床症状。

③β受体阻断剂：主要通过阻断内源性神经激素、抑制交感神经系统而发挥作用，包括：一是能保护心脏，阻止儿茶酚胺毒性对心脏的损害，减少去甲肾上腺素引起的心肌细胞肥大增生、心肌细胞质钙离子超载、细胞内活性氧超负荷(后两者易引发心肌细胞凋亡)。二是可使心肌细胞去甲肾上腺素能储备增加。三是减慢过快的心率，减少氧消耗，增加心肌能量储备，阻断β_1、β_2、α_1肾上腺素受体，可减少心律失常的发生。四是降低心脏前/后负荷，抑制儿茶酚胺对血管的直接收缩作用，间接抑制肾素-血管紧张素-醛固酮系统活性，扩张血管，减轻水钠潴留。

应用β受体阻断剂治疗扩张型心肌病儿童心力衰竭的文献报导较有限，使用时应注意：目前主要用于扩张型心肌病引起的严重心力衰竭，对稳定的左心室收缩功能不全的Ⅱ级和Ⅲ级心力衰竭患者要谨慎使用。宜用选择性β_1受体阻断剂(如美托洛尔、比索洛尔)和非选择性β_1、β_2、α_1受体阻断剂(如卡维地洛)。部分患者使用β受体阻断剂后，病情恶化或不能耐受，这些患者常有明显的心脏扩大、心率增快、血浆去甲肾上腺素水平较高，可能由于重度心力衰竭时，依赖交感神经系统激活以维持心排血量，使用β受体阻断剂后，交感神经系统活性下降，可致心脏失代偿。故剂量宜从小量开始，在严密观察下，逐渐增加剂量。美托洛尔初始剂量为每天0.5 mg/kg，分2次口服；2～3周后逐渐增加剂量，分2次口服。卡维地洛初始剂量为每天0.025～0.050 mg/kg，分2次口服；2～3周后逐渐增加剂量，分2次口服。四是不适用于急性心力衰竭，因其产生有益的效应一般需2～3个月。

④免疫抑制剂治疗：免疫抑制剂治疗扩张型心肌病一直在研究中，长期联合应用糖皮质激素、硫唑嘌呤，可使心肌组织中白细胞抗原表达水平升高。近年来，许多学者也通过免疫吸附疗法清除自身抗体来治疗扩张型心肌病。有人用免疫吸附治疗34例扩张型心肌病患者，另用34例扩张型心肌病患者接受常规治疗为对照，结果发现，治疗组5年生存率为82%，而对照组仅为41%，有统计学差异；但治疗费用较高。有人观察22例扩张型心肌病患者(随机均等分配为4次/月免疫吸附疗法组及1次/月免疫吸附疗法组)，6个月后显示，两组左室射血分数、血流动力学参数都提高，但两组间无显著性差异。研究认为，1次/月免疫吸附疗法也能改善扩张型心肌病患者的心功能(＞6个月)。新近研究显示，免疫吸附治疗法能持续提高扩张型心肌病患者的心功能，改善患者的生活质量，免疫吸附通过清除扩张型心肌病患者血浆中的自身抗体，是一种很有前景的疗法，但还需大规模试验。有人研究静脉注射高剂量免疫球蛋白治疗心肌炎扩张型心肌病患者(NYHA心功能Ⅲ～Ⅳ级，左室射血分数＜40%)，发现能使左室射血分数增加，血中C反应蛋白、肿瘤坏死因子α、白细胞介素6的水平降低，患者心功能可恢复至Ⅰ/Ⅱ级，随访中未发现心衰再次住院者，6个月后患者LVEF可增加，提示能改善扩张型心肌病患者的心功能，近期疗效较好；其远期预后还需进一步观察证实。认为高剂量免疫球蛋白可减少细胞因子产生、降低应激水平，可应用于治疗心肌炎扩张型心肌病。

心力衰竭引发肿瘤坏死因子α水平升高时，可给予肿瘤坏死因子α拮抗剂-己酮可可碱，能抑制表达TNF-α，可改善临床症状、心功能，提高运动耐受量。有人应用免疫球蛋白吸附法清除扩张性心肌病患者血液中IgG/M/A/E、抗β肾上腺素受体的抗体，同时进行心衰基本治疗，经过1年随访，扩张性心肌病患者左室射血分数、左室舒张末期内径、心功能常改善。

(5)病因治疗

①基因治疗:随着在细胞分子水平上对扩张性心肌病发病机制认识的深入,基因治疗已成为治疗扩张性心肌病的一个新领域。肝细胞生长因子有不足血管生成、抗纤维化、抗凋亡作用。有人用电穿孔法,将人肝细胞生长因子基因,导入扩张型心肌病模型的心肌细胞,结果发现,血浆肝细胞生长因子水平、左室射血分数、室壁厚度显著增加,心肌纤维化减少,毛细血管密度升高,能改善心肌功能,减少心肌重塑。有人制备扩张型心肌病模型,结果显示,心肌坏死部位单核细胞趋化蛋白1和γ干扰素诱导蛋白10表达上调;他们用质粒载CCR2和IXCR3(分别为单核细胞趋化蛋白1受体、γ干扰素、诱导蛋白10受体)的基因转染,结果显示,能抑制T细胞和巨噬细胞的迁移,抑制扩张型心肌病的发展。基因治疗扩张型心肌病时,主要针对其发病机制中的某些基因缺陷或补充一些有益的基因,是一种新颖、很有前途的治疗方法,但目前仍处于动物实验阶段。

②干细胞移植:近年来,采用自体骨髓源性干细胞移植疗法,治疗严重扩张型心肌病,为一种新的治疗扩张型心肌病的方法,已成为研究的热点,可治疗心力衰竭,但广泛应用于临床尚有许多问题需要解决;其理论基础是通过新的细胞,修复受损区域,来改善心功能。扩张型心肌病患者心肌细胞减少,间质胶原纤维增多,残余心肌细胞肥大,室壁变薄,心腔扩大;因此植入某些干细胞使其增殖或分化,为心肌组织补充心肌细胞,可改善心肌重构。2004年,有人分离自体骨髓干细胞,直接注射到扩张型心肌病模型鼠心肌内,4周后发现,左室厚度增加,左室舒张末期直径、左室舒张末期压减少,左室游离壁、室间隔的血管密度与对照组有显著性差异。2006年有人研究18例扩张型心肌病心衰患者,随机接受自体骨髓干细胞直接冠状动脉内注射,观察其短期疗效,结果发现,6分钟步行距离、再住院率有改善,能提高扩张型心肌病患者的心功能,是一种安全的治疗方式;但目前尚需大规模的临床试验证实。

国内有人评价干细胞移植治疗原发性扩张型心肌病的疗效,主要疗效指标为病死率、心衰量表;次要疗效指标为左室射血分数(LVEF)、左室舒张末期内径(LVED)、6分钟步行距离,安全性指标为不良反应事件发生率,Meta分析7个随机对照临床试验263例扩张型心肌病患者,结果显示:干细胞移植联合常规药物治疗的3年病死率与单用常规药物治疗相比无明显差别;干细胞移植联合常规药物治疗在提高术后3个月LVEF方面并不优于单用常规药物治疗;尚未发现与干细胞移植有关的不良反应;正在进一步研究。干细胞移植结合外科左室减容术,可限制左室扩张,增加室壁厚度,延缓心衰的进程,是一种新的治疗策略。

③左室减容术:扩张型心肌病患者左室扩大、松弛,左室减容手术将扩大的左室游离壁行纵向部分切除后,左室腔减小趋于椭圆形,可使左室壁局部应力减小,心肌僵硬度降低,可减小左室后负荷,降低心室耗氧量,改善左室功能。有人对20例扩张型心肌病患者行部分左室减容术,术后随访21.1个月,其左室舒张末期内径和NYHA心功能分级改善,1、2、3年生存率分别为84%、64%、40%;认为左室减容术可降低早/中期扩张型心肌病患者的病死率,与单用药物治疗者比较可获得较满意的生存率;但是左室减容术后可有心力衰竭和心律失常,相关病死率较高。

④心肌成形术:外科治疗方法包括左室减容术、动态心肌成形术、左心辅助装置、心脏移植手术等。1993年有人首先采用动态心肌成形术治疗扩张型心肌病患者52例,术后患者心功能改善,左室射血分数(LVEF)提高,7年存活率为70.4%,心腔扩张速度减慢,LVEF升高。

⑤心脏再同步化治疗(CRT):能协调左右心室的心肌收缩,可改善心脏功能,能使心电活动再同步化,减少左束支传导阻滞,增加心室充盈时间,减少室间隔运动障碍,减少二尖瓣反流。药物治疗无疗效时,可给予心脏再同步化治疗(占扩张型心肌病的7%～14%)。扩张型心肌病严重心衰患者心脏增大、心肌重构,常发生心室内传导延缓、心脏不同步反应,心电图窦性心律时QRS间期常＞120～130毫秒,超声心动图发现心室内/心室间不同步收缩,瓣膜反流,能加重心功能不全。

2001年有人报道,用多位点双腔起搏器治疗本病的严重心衰、心室内传导延缓时,给予CRT

治疗能有效改善心功能。2004年有人报道，日本扩张型心肌病多中心研究认为，CRT是治疗扩张型心肌病严重心衰的途径。2005年一些治疗指南治疗本病的严重心衰；有人总结了全球范围8个随机临床验证资料，入选患者4017例，入选标准为严重心衰、NYHA心功能Ⅱ～Ⅲ级、左室收缩功能受损、射血分数＜35％、QRS间期＞120毫秒、伴室内传导异常；结果表明，心脏再同步化治疗能改善严重心衰患者的症状、提高6分钟步行能力，改善生活质量，降低失代偿心衰患者的住院率，提高生存率。研究指出，对严重的心衰、心脏同步紊乱的患者用CRT治疗，能有效地改善症状，提高生活质量，降低猝死危险，推荐CRT作为严重心衰患者的治疗方法。

目前国际上已将CRT作为扩张型心肌病心力衰竭患者符合条件治疗者的Ⅰa类适应证；但对CRT的应用指征、疗效评价、长期预后等，仍要进一步研究。20％～30％扩张型心肌病应用CRT治疗无效。

(6)心脏移植

目前心脏移植技术日益成熟，是晚期扩张型心肌病患者有效治疗方法，但存在供体缺乏、费用较高、术后有排斥反应等问题。一些患者虽经积极的内科药物治疗，但临床症状逐渐加重，心衰、心律失常发展为顽固性、难治性；心脏移植后，患者临床症状消失、多次复查心电图正常、Holter心电图基本正常。提示内科治疗效果不佳时，可行心脏移植术而能存活。目前部分欧美国家已将心脏移植作为终末期扩张型心肌病患者的治疗手段。

有人报道1083例扩张型心肌病行心脏移植后生存60个月的患者中，0～18岁者为80.7％，19～61岁者为75.3％，＞61岁者为76.2％；一般认为术后患者存活率提高，得益于保护器官、加强免疫抑制、控制感染、有较好的心脏供体。

①供体的选择标准：一是同种HLA类型的个体；二是血型相同；三是供受体的体质量相近；四是供心无明显损伤，冠状动脉无粥样硬化斑块，心脏收缩有力，室壁无异常活动；五是缺血时间低于4～6小时。供体在确认脑死亡后，可经气管插管、面罩吸氧，迅速建立人工呼吸，快速胸部正中入路剖胸，倒T型剪开心包，右心房内注入肝素(3 mg/kg)。上下腔静脉置阻断钳，主动脉根部置灌注管，阻断主动脉，主动脉根部灌注4℃心脏冷停液1000 ml，灌注压力7～10 kPa。使心脏迅速停跳，同时心包腔内置冰水，使心脏迅速降温。在隔肌处切断下腔静脉，同时切开左心房使左室减压；切断上腔静脉和其余肺静脉，在右心包返折处横断主动脉，近分叉处切断肺动脉。初步检查证实心脏无损伤及畸形，再在主动脉根部灌注4℃心脏冷停液500 ml，然后置入含有心肌保护液的无菌塑料袋中，放入冰盒，送至手术室。在手术室完成修剪，再在主动脉根部灌注改良的4℃心脏冷停液500 ml，将供体植入受体胸腔内，吻合过程心脏表面置冰屑降温。心脏移植期间不再行心肌保护液灌注。心脏冷停液均加入甲基强的松龙500 mg/L、磷酸肌酸5 g/L等。供心切除时间10～14分钟，热缺血时间3～5分钟，转运时间14～16分钟，有的供体在外地，供心转运的时间可达150 min。开放主动脉后，心脏自动复跳，辅助45～85分钟，一次脱离体外循环，血压、尿量、血气分析结果在正常范围。一般术后3天能下床活动，术后1周超声心动图提示，左心室射血分数LVEF60％～65％，术后1个月，一般发现心功能Ⅰ～Ⅱ级，平均ICU住院时间15天。

(7)其他治疗

其他治疗有血浆置换疗法等；左室辅助装置等对扩张型心肌病合并心衰的治疗尚处于临床试验阶段，还有待进一步研究。生长激素和胰岛素样生长因子，通过心肌细胞膜相应受体，能调节心肌结构、心肌收缩，生长激素缺失的扩张型心肌病心衰患者应用生长激素治疗，可改善心功能。综上所述，目前扩张型心肌病的病因、治疗正在不断的研究和发展中，基因治疗、免疫治疗、干细胞移植等治疗扩张型心肌病有了新的突破，相信不久的将来，高效、特效的治疗措施将给扩张型心肌病治疗带来新前景。

(二)扩张型心肌病免疫病理学发病机制研究进展

扩张型心肌病是由多种致病因素引发的心脏疾病,患者常因心脏组织损伤、异常重构,而导致慢性心力衰竭。最近的研究提示:许多病毒、药物等,可引起心脏局部炎症反应、组织损伤,而受损组织能释放损伤相关分子,可通过模式识别受体如Toll样受体的介导,参与扩张型心肌病的发病。

扩张型心肌病占原发性心肌病的70%~80%,其核心病理改变是心肌细胞的凋亡、坏死及心肌纤维化,引起心室重构,其主要临床表现为左心室/双心室的异常扩大、心室收缩/舒张功能降低、严重心力衰竭和心律失常。除心脏移植外,本病至今尚无有效的治疗手段;多种治疗方法仅能改善心力衰竭及并发症;多数患者因心力衰竭进行性加重而死亡,或因心律失常而发生猝死。

美国每年有很多人死于扩张型心肌病,5年生存率不足50%(33%~40%),且男性的发病率是女性的2.5倍。中国医学科学院利用整群分层随机抽样的方法,对全国9个地区扩张型心肌病患病率进行研究,发现我国的患病率为19/10万。扩张型心肌病心室重构的发病机制,可能是病毒感染、心肌抗原蛋白引起的自身免疫反应、家族遗传等多种复杂因素影响的结果。

1. 炎症反应是介导扩张型心肌病发生的重要机制

炎症在维持机体稳态的过程中发挥重要作用,是机体防御内/外致病原导致组织损伤的主要机制,炎症还参与血管新生、组织修复、再生等;其反应程度、持续时间,常决定组织损伤修复的结局;强烈炎症反应时,常导致组织损伤持续;而短暂、适度炎症反应时,组织损伤较少;慢性反复的炎症反应,则可导致组织纤维化、重构。

病毒性心肌炎由多种嗜心肌性病毒(如柯萨奇B组病毒、腺病毒等)侵犯心脏,引起局灶性/弥漫性心肌间质炎性渗出及心肌变性/溶解/坏死。尽管病毒性心肌炎和扩张型心肌病,以往被认为是两种疾病,但临床上两者常存在联系。实验证实,柯萨奇B组病毒可引起心肌炎,可引发类似扩张型心肌病的心室重构及病理改变;临床对急性病毒性心肌炎患者进行长期随访,发现较易转变为扩张型心肌病。有人提出,扩张型心肌病与病毒性心肌炎,有时可能是同一患者的疾病不同发病阶段。在病毒性心肌炎发病早期,病毒的持续感染和大量复制,一方面造成心肌细胞损伤、坏死,形成原发性的局部炎症反应,诱导心肌细胞内自身抗原释放;另一方面,树突细胞表面Toll样受体(TLRs)通过对病毒的识别并结合,可促使树突细胞成熟、并向$CD4^+$ T细胞呈递心肌自身抗原使其活化,进而激活机体的获得性免疫系统细胞、Th细胞,促使其产生促炎症因子、黏附分子、趋化因子、生长因子、自身抗体等,共同参与继发性组织损伤与修复,并最终可导致组织进行性纤维化、心室重构,引起扩张型心肌病。临床许多病毒性心肌炎、扩张型心肌病的患者及其无症状的一级亲属,均可检出抗心肌细胞蛋白的自身抗体、自身免疫活性细胞。将扩张型心肌病患者外周血淋巴细胞过继回输,可诱导出与扩张型心肌病类似的严重的心脏病理改变,提示扩张型心肌病发生过程中,免疫系统介导的炎症反应起重要作用。

2. 模式识别受体参与扩张型心肌病的发病

研究显示,扩张型心肌病发病与病毒感染引起的炎症和自身免疫异常有关,60%扩张型心肌病患者有病毒感染史。最近的研究提示,Toll样受体信号通道的激活,参与心脏多种疾病的发病过程。心脏受损时,心肌组织中Toll样受体2/4的表达水平升高、相关信号通道激活,参与心肌梗死、梗死后心脏肥大、心肌纤维化,进而影响心脏收缩、舒张功能。模式识别受体(PRRs)包括胞吞受体、信号受体(如Toll样受体、NDD样受体);其中Toll样受体介导的免疫应答,可能是病毒感染引发扩张型心肌病的重要机制。

Toll样受体一般介导先天性免疫反应,是Ⅰ型跨膜蛋白,能识别大量外源性配基,目前已发现10种Toll样受体,是机体抗致病原的第一道防线,能沟通先天性免疫系统、获得性免疫系统。激活Toll样受体信号通道,可促使抗原呈递细胞特别是树突细胞成熟,调控获得性免疫系统Th0细胞向Th1细胞、Th2细胞、Treg细胞、Th17细胞等分化,能促进B细胞分化。柯萨奇B组病毒诱发心肌炎症的效应，依赖于 Toll 样受体 8 对病毒单链 RNA 的识别。研究表明，扩张型心肌病患者心肌组织中 Toll 样受体 8 及其通路相关信号分子 MyD88 的表达水平，常明显高于正常人群，与扩张型心肌病患者发生心力衰竭、心肌梗死的概率增加相关；心肌缺体能使 Toll 样受体 9 活化，可直接促使 T 细胞增殖，引起自身免疫性心肌炎。治疗病毒性心肌炎的药物如氨瑞那韦、奈非那韦，能阻断 Toll 样受体 2/4 介导 MyD88 活化。

柔红霉素产生的心肌毒性，可能与活性氧大量产生、细胞质钙离子超载、线粒体损伤、细胞凋亡等相关。最近发现，抑制 Toll 样受体 2 信号通路，能改善柔红霉素所致扩张型心肌病的心脏收缩功能，可抑制核因子 NF-κB 活化，减少表达、释放促炎性因子。研究发现，抑制 Toll 样受体 4 信号通路，可显著逆转柔红霉素引起的心室收缩功能减退、心肌细胞凋亡、氧化应激、炎症反应，能抑制柔红霉素引起转录因子 GATA4 表达，可减少心室扩张，改善心脏收缩、舒张功能，减少心肌细胞凋亡，抑制心肌组织纤维化。柔红霉素是 Toll 样受体 2/4 的非特异性配体。这些研究提示：激活 Toll 样受体信号通路，是介导病毒感染和药物引起扩张型心肌病的重要机制。

3. 损伤相关分子激活 Toll 样受体参与扩张型心肌病的发生发展

研究显示，病原微生物、抗生素等能直接损伤组织，受损组织也可释放损伤相关分子（DAMPs），再激活 Toll 样受体信号通路，引起炎症反应，这是许多慢性疾病、自身免疫疾病、扩张型心肌病的重要发病机制；损伤相关分子包括 IL-1、IL-18、高迁移率族蛋白 1、热休克蛋白、S100 蛋白等。生理状态下，这些损伤相关分子大多作为转录因子、分子伴侣、分子马达、细胞外基质成分，维持细胞正常功能；而当致病原引起细胞分泌损伤相关分子后，可引起细胞凋亡/坏死、细胞外基质降解，上述分子可作为危险信号，经 Toll 样受体激活先天性免疫反应，并促进获得性免疫反应，所引起的慢性炎症能进一步引起心肌损伤、重构，可加重扩张型心肌病。一些损伤相关分子，可能为 Toll 样受体的配体，能促使心脏组织产生慢性炎症反应，进而引起心脏组织的损伤与修复过程，参与扩张型心肌病的发病。

（1）S100 蛋白家族

这是一类 Ca^{2+} 结合酸性蛋白，有至少 25 种亚型，在细胞内它能依赖 Ca^{2+} 与肌丝、中间纤维等细胞骨架成分结合，调节细胞运动、分泌。研究发现，细胞外 S100A4/B 蛋白，能激活细胞膜终末糖基化产物受体（RAGE）信号通路，经酪氨酸激酶 JNK、蛋白激酶 ERK，促进表达趋化因子、黏附分子、促炎因子，刺激炎症反应，参与组织损伤、扩张型心肌病的发生发展，促进血管内皮细胞表达血管细胞间黏附分子 1、基质金属蛋白酶 2，参与组织修复、病理性重构。患者炎性组织的血管内皮细胞、平滑肌细胞、单核-巨噬细胞、发生上皮细胞-间质细胞转化的表皮细胞中，S100A4 表达水平常升高，血清 S100B 的水平常升高。

（2）高迁移率族蛋白

高迁移率族蛋白（HMGB 1）主要存在于细胞核中，能维持核小体结构、功能，分子中 B-box 结构域有免疫调节活性。坏死组织释放的 HMGB 1 为损伤相关分子，能激活 Toll 样受体 4、RAGE 等信号通路，促进表达、释放促炎症因子，使炎症持续，造成高病死率；持续降低血 HMGB 1 水平，能降低病死率。心肌缺血时释放的高水平 HMGB 1 可抑制心肌收缩力，能促进表达黏附分子、趋化因子、促炎症因子，增加炎性细胞浸润，加重缺血损伤、扩张型心肌病、心肌组织重构，能破坏血管内皮功能，可促进表达基质金属蛋白酶，导致血管重构、急性心血管事件。

（3）热休克蛋白

热休克蛋白（HSP）是细胞内的分子伴侣、转录因子。研究证实，在各种应激原作用下，热休克蛋白 60/70/90 及糖蛋白 Gp96、钙网织蛋白可释放到胞外，激活先天性免疫系统，促使巨噬细胞、树突细胞、NK 细胞、B 细胞表达多种炎性因子，参与氧化应激、炎症等，导致组织损伤，也可激活获得性免疫系统，参与免疫调节、组织修复、扩张型心肌病。热休克蛋白为损伤时的保护分子，可激活相应 Toll 样受体，参与炎症。研究发现，在压力过负荷时，心肌细胞的热休克蛋白 60 可向细胞外分布，与扩张型心肌病的心肌细胞凋亡、重构、心力衰竭的发生相关。

(4)小分子量透明质酸

研究发现，透明质酸(HA)为高分子量细胞外基质的一种酸性粘多糖，能填充细胞空间、稳定细胞间结构、保护细胞。在病毒、缺血、缺氧介导的心肌炎症中，细胞外基质透明质酸，能降解为小分子透明质酸(sHA)，积聚于组织间隙，并作为危险信号，被抗原提呈细胞识别，刺激炎症反应，参与组织损伤及修复，可活化树突细胞、巨噬细胞、内皮细胞，释放促炎症因子、黏附分子，促进扩张型心肌病。

在压力过负荷的心肌肥大中，小分子量透明质酸及其受体 CD44 等，在心脏血管周围表达水平增高，参与心脏重构。扩张型心肌病发病机制复杂，鉴定损伤相关分子结合的 Toll 样受体及产生的免疫机制，对了解扩张型心肌病心室重构的发病机理、诊治有重要意义。

(三)扩张型心肌病的 Notch 信号通路

1917 年摩尔根报道果蝇突变体翅缘缺刻，有 Notch 基因突变。20 世纪 80 年代发现了 Notch 基因，其编码的蛋白质广泛表达，是跨膜受体蛋白家族，在细胞分化、组织自我更新中起重要作用。

1. Notch 信号通路

Notch 信号通路主要由 Notch(4 种)、Notch 配体(5 种，如 Delta、Jagged)、CSL(转录因子)等组成。当配体(如 Delta)和毗邻细胞的受体 Notch 结合后，Notch 被蛋白酶切割，释放出有核定位信号的胞质区 NICD，进入细胞核与 CSL 结合为 CSL-NICD-MAML 蛋白转录复合物，调节靶基因表达。Notch1/2/3/4 等在胚胎心脏表达，对心室壁小梁心肌细胞的增殖和分化起关键作用。Notch 信号通路靶基因可表达转录因子 Hes1/5/7 和 Hey1/2/L 等。Hey2 主要在心肌致密层表达。

2. Notch 信号在心肌肥厚中的作用

正常时 Hey2 能抑制心肌肥厚等，可竞争性抑制转录因子 GATA4 结合心钠肽(ANP)基因启动子，抑制表达促心肌肥厚因子心钠肽(ANP)；Hey2 也可经 BMP/Samd 信号通路参与靶基因表达调节。Notch 信号通路的 Hey2 基因突变、失活，可引发室间隔缺损、死亡，幸存者在 12 周左右可发现左右心室肥厚且心腔扩大，40 周后出现心肌病症状，心室纤维排列紊乱；促心肌肥大因子如 ANP 等表达水平上调，能导致心肌肥厚、心脏重构、左右心腔扩大、心房基因的错位表达；正在进一步研究。(表 15-1)

表 15-1 Notch 基因在心血管系统的表达

表达时间	表达位置
Notch1E11(胚胎第 11 天)，12 周表达高峰	流出道，房室管，室壁小梁，心外膜
Notch2E11(胚胎第 11 天)，12 周表达高峰	肺动脉，主动脉
Notch3E11(胚胎第 11 天)，12 周表达高峰	肺动脉，主动脉
Notch4 起始表达量低，2 周达到高峰	主动脉内皮

Notch 信号通路明显活化参与心肌肥厚已被研究证实，与 Notch1、Jagged1、Hes1 表达水平升高相关，能促使部分心肌细胞的增殖、分化。在肾性高血压模型，肥厚心肌中细胞的 Notch 信号通路明显活化。

3. Notch 信号通路与扩张型心肌病

扩张型心肌病(DCM)有心腔扩大(左心室、右心房)、心肌收缩障碍、心力衰竭。PSEN 1/2(早老素)，是 Notch 信号通路中 γ-分泌酶的组成成分。在美国 132 个家族性扩张型心肌病患者和 183 个散发性扩张型心肌病患者中，发现有 PSEN 1/2 基因突变，能导致心肌细胞质钙离子超载、扩张型心肌病；PSEN 1 基因 D333G 突变所致的扩张型心肌病，外显完全、病程进展较迅速，受累患者易发生心力衰竭，需心脏移植；而 PSEN 2 基因 S130L 突变所致的扩张型心肌病，外显不完全，预后较好。提示正常 Notch 信号通路，可能抑制心肌肥厚和心肌病，Notch 信号通路的效应细胞，是心肌细胞而非血管内皮细胞。

（四）扩张型心肌病的免疫机制及治疗进展

研究表明，扩张型心肌病的发病与免疫反应相关，患者血清可检测到一些心肌自身抗体，可能参与其病理生理过程，目前可采用多种免疫疗法进行治疗，如免疫吸附、免疫抑制剂、血浆置换等。

1. 免疫功能异常在扩张型心肌病发病中的作用

已发现扩张型心肌病与多种病毒感染相关，约 20% 由病毒性心肌炎演变而成，可能是病毒持续感染的结果。有人发现，20% 急性心肌炎患者的心肌细胞携带肠道病毒 RNA。在病毒性心肌炎、扩张型心肌病患者的心内膜心肌活检标本中，均常发现肠道病毒基因，其血清中存在多种抗心肌自身抗体，说明扩张型心肌病的发病，与病毒感染后的自身免疫反应相关。

这些病毒性心肌炎后发生扩张型心肌病，可能是一种疾病的两个阶段；免疫功能的改变为启动因子，能导致心肌、细胞因子、激素等继发性改变，形成扩张型心肌病。扩张型心肌病心肌损伤的发展，与病毒的持续复制相关，以慢性肠道病毒在心肌的持续感染为常见。受病毒感染的患者，由于常处于免疫抑制状态，缺陷病毒的感染力又较弱，使缺陷病毒较易逃避宿主免疫反应的清除而在心肌细胞中持续存在，一旦重新激活缺陷病毒复制即可引起临床症状复发，并可逐渐发展为扩张型心肌病。无论哪一种情况，免疫功能的变化始终是根本因素。

（1）体液自身免疫

1990 年有人提出，扩张型心肌病的抗心肌自身抗体属 IgG 类，有器官特异性，包括抗线粒体 ADP/ATP 转运体（ANT）抗体、抗 β_1 肾上腺素能受体抗体、抗 M_2 胆碱能受体抗体、抗肌球蛋白抗体等。

——抗线粒体 ADP/ATP 体抗体：心肌细胞线粒体 ADP/ATP 转运体能将线粒体内合成的 ATP 转运到胞浆供能。1985 年发现，扩张型心肌病患者血清存在抗 ADP/ATP 转运体抗体，并认为心肌 ADP/ATP 转运体是扩张型心肌病相关的自身抗原，与病毒蛋白存在相似的抗原决定簇，如 ADP/ATP 转运体第 27～36 氨基酸残基序列，和柯萨奇 B3 病毒蛋白第 1 218～1 228 氨基酸序列相似；也可能是病毒感染导致线粒体内这些隔离抗原释放，或引起心肌抗原性质改变，或通过旁路激活自身反应性 T 细胞，从而诱发针对线粒体 ADP/ATP 转运体的自身免疫反应，可引发心脏能量代谢紊乱，导致 ADP 形成 ATP 的速率下降。这些抗体可与心肌细胞膜的 L 型钙离子通道发生反应，引起钙离子内流增加，导致细胞质钙离子超载，引起机械性超负荷时的心肌细胞凋亡，可促进心力衰竭的进展；然而还要进一步研究。

——抗膜受体蛋白抗体：已在扩张型心肌病患者血清中发现抗 β_1 肾上腺素受体和抗 M_2 胆碱受体的自身抗体，认为可能与扩张型心肌病的发生发展相关。抗 β_1 肾上腺素受体的自身抗体，引起心肌损害的机制是：①使心肌细胞质收缩程度减小；②通过增加 L 型钙离子通道开放时间，延长晚期复极化过程；③降低心肌细胞 β_1 肾上腺素受体密度、增加抑制性的 $G\alpha i$ 蛋白及 G 蛋白耦联受体激酶 5 的表达。抗 M_2 胆碱受体的自身抗体有拟胆碱样作用，能降低心室肌 cAMP 水平，减慢心室压力增加速度，减慢心率。抗 β_1 肾上腺素受体和抗 M_2 胆碱受体的自身抗体，能阻断这些受体与特异性配体结合，可干扰这些受体的正常功能，使受体水平下调、代谢发生紊乱，引起心脏功能降低；近年的研究结果证实，这些自身抗体在扩张型心肌病发病中有重要作用。

——抗肌球蛋白抗体：肌球蛋白是心肌结构蛋白，有心肌组织特异性，正常时机体对其免疫耐受；异常情况下则可作为一种抗原，刺激机体免疫系统产生抗肌球蛋白的自身抗体，介导心肌免疫损伤。研究发现，46% 的扩张型心肌病患者血清中抗 α/β 肌球蛋白抗体阳性，α/β 肌球蛋白重链是患者的主要自身抗原，其引起扩张型心肌病的机制有：①病毒感染、心肌组织坏死，导致肌球蛋白释放，触发自身免疫反应；②病毒蛋白与肌球蛋白有相似的抗原决定簇、多肽片段，所以机体感染有关病毒后产生的抗体，也会攻击正常心肌组织，引发自身免疫性心肌损害。在没有病毒感染的情况下，单一的心肌肌球蛋白也可作为自身抗原，刺激机体产生自身免疫反应，导致扩张型心肌病。

随着研究的深入，又发现一些扩张型心肌病相关的抗心肌自身抗体，如抗热休克蛋白抗体、抗心肌肌纤维膜抗体、抗肌浆网ATP酶抗体等，能损害心肌。30%～40%的扩张型心肌病患者血清中，可检测出其特异性的抗心肌自身抗体，但部分患者不出现这些抗体，原因可能有：①扩张型心肌病是一个多因素疾病，缺乏抗心肌自身抗体时，也可由细胞免疫引起心肌损害，或由其他因素引起心肌损害；②出现抗心肌自身抗体，常是扩张型心肌病的早期征象，会随着扩张型心肌病进展而消失；③不同的扩张型心肌病患者，可出现不同的抗心肌自身抗体。抗心肌自身抗体的产生与人HLA类型有关。

(2)细胞免疫

患者自身的细胞免疫，也可参与扩张型心肌病的发病机制，目前相关研究正在进行中。有人发现扩张型心肌病患者的心脏有 $CD4^+/CD8^+$ T细胞、活化巨噬细胞的浸润。心肌感染柯萨奇B组病毒后，能引起遗传敏感个体不同的T细胞亚群活化，在病毒感染后心肌炎、扩张型心肌病的发病中起关键作用，细胞毒性T细胞可通过分泌穿孔素和丝氨酸蛋白酶，促进淋巴细胞FasL和靶心肌细胞的Fas相互作用，升高心肌细胞质钙离子水平，能介导心肌细胞功能障碍、细胞凋亡。

2. 免疫相关疗法治疗扩张型心肌病

(1)免疫吸附治疗

免疫吸附(IA)治疗是目前扩张型心肌病免疫治疗的主要形式。研究发现，对扩张型心肌病患者行免疫吸附治疗及IgG置换3个月后，左室射血分数上升，伴血清 β_1 肾上腺素受体自身抗体水平下降，心肌中 $CD3^+$ 细胞、$CD4^+$ 细胞、$CD8^+$ 细胞浸润减少，HLAⅡ表达水平降低，患者心肌的炎症反应减轻，患者血浆IgG水平下降，心脏指数增加。

IA时血浆洗脱物的主要成分为心肌自身抗体，在治疗过程中，心肌自身抗体、抗半乳糖抗体的减少，可通过多种不同机制改善血流动力学，降低自身抗体毒性，效果可维持一个月，但尚无证实可降低扩张型心肌病的病死率；原因可能在于产生心肌自身抗体的原因未能消除，一般单纯清除心肌自身抗体只能暂时缓解症状。

(2)免疫抑制治疗

目前用于扩张型心肌病治疗的免疫抑制剂，包括糖皮质激素、硫唑嘌呤、环孢素、环磷酰胺等。环磷酰胺可诱导对肌球蛋白等自身抗原产生免疫耐受，防止心肌损伤。短期应用环孢素治疗可取得较好疗效，且不增加病毒复制。对糖皮质类激素治疗扩张型心肌病，早期研究认为，大剂量泼尼松治疗扩张型心肌病会导致病死率增加，估计与增加病毒复制有关；而近年来研究报道，适当剂量泼尼松治疗早期扩张型心肌病，有较好的疗效。有人在心力衰竭常规治疗基础上，接受免疫抑制治疗(泼尼松、硫唑嘌呤)，观察两年后，治疗组LVEF增加、心功能改善，故建议对HLA高水平表达的扩张型心肌病个体，可考虑用免疫抑制治疗。有人对114例扩张型心肌病儿童治疗，并进行13年的跟踪，发现在传统治疗基础上加环孢素、泼尼松的短期使用，对改善临床症状、逆转左室重塑、提高生存率均有益处。

(3)血浆置换治疗

包括血液过滤和两次过滤血浆置换疗法，可有效清除自身抗体、低密度脂蛋白、凝血因子等有害因素，从而改善包括冠状动脉在内的血液循环；血浆置换治疗与左室辅助装置联用，可延缓甚至避免心脏移植。然而针对扩张型心肌病的相关免疫疗法的远期预后，还要深入研究。

(五)家族性扩张型心肌病的分子遗传学研究进展

据统计，国外约30%扩张型心肌病患者有遗传方面异常；国内约8.8%扩张型心肌病患者有家族史、家族性聚集性发病，提示扩张型心肌病有明显的遗传背景。

1. 家族性扩张型心肌病的遗传特点

家族性扩张型心肌病(FDCM)是指扩张型心肌病患者至少还有一个家族成员为患者，或有35岁以下的家族成员不明原因突然死亡/临床特点是心脏扩大、心律失常、心电图QRS波/T波异常，一般有心肌纤维化、残余心肌肥厚等。

家族性扩张型心肌病有三种遗传方式：①常染色体显性遗传，有近50%的外显率，患者的双亲之一常是患者，家族成员中患者较多，可达半数以上，男女患病机会均等；②常染色体隐性遗传，即患者的双亲都是致病基因的携带者；③X连锁遗传，女性携带扩张型心肌病相关基因而不发病，患者为子代男性。家族性扩张型心肌病的遗传方式以常染色体显性遗传最为常见，而常染色体隐性遗传、X连锁遗传、线粒体遗传均有报告，但较为少见。

家族性扩张型心肌病有两个遗传特点：①遗传异质性，即不同基因的多种突变，可导致同样的家族性扩张型心肌病，相同基因的突变可产生不一致的家族性扩张型心肌病；②遗传基因外显率可有变化，即家族成员中的患病比例可不一致。

2. 家族性扩张型心肌病的相关基因

到目前为止，被发现与家族性扩张型心肌病有关的突变致病基因已超过22个，这些突变致病基因主要编码肌节蛋白、细胞骨架蛋白、核膜蛋白、离子通道蛋白等，包括肌营养不良蛋白基因、肌动蛋白基因、结蛋白基因、心磷脂蛋白基因、核纤层蛋白基因、ACE基因多态性、SCN5A基因、δ肌糖蛋白基因、线粒体DNA等。

(1)肌营养不良蛋白基因

肌营养不良蛋白基因位于Xp21，编码含3 685个氨基酸残基的肌营养不良蛋白，后者连接心肌肌丝、细胞骨架、细胞外基质，其C端通过肌营养不良蛋白相关蛋白，与细胞外基质相连；其N端与细胞内骨架蛋白连接，形成以肌营养不良蛋白为基础的细胞骨架复合体，跨越心肌细胞膜脂质双层，维持心肌细胞膜结构完整、稳定细胞信号通路。

在X连锁家族性扩张型心肌病中，肌营养不良蛋白基因外显子29的无义突变，可导致杆状区内的缺失，能阻断肌营养不良蛋白与细胞外基质蛋白聚糖的结合，可导致心肌收缩功能不全；肌营养不良蛋白基因外显子9的错义突变，能使该蛋白H1区的β-片层结构换成α-螺旋结构，使该蛋白不稳定、易降解，细胞骨架复合体解体，细胞膜不稳定，易出现膜缺损，从而导致细胞变性坏死；还可继发导致肌营养不良蛋白相关蛋白的表达减少，增加细胞膜的不稳定、通透性，能使部分患者有血清肌酸激酶水平增高，但无肌萎缩、肌无力等表现。不是所有的进行性肌营养不良症都伴有家族性扩张型心肌病，说明部分肌营养不良蛋白基因突变与X连锁家族性扩张型心肌病存在联系。

(2)肌动蛋白基因

肌动蛋白基因位于15q14，编码细肌丝中的肌动蛋白。极化的肌动蛋白丝，一端构成能与肌球蛋白结合的横桥，另一端连接Z带或闰盘，在邻近的肌节及心肌细胞间传递收缩力；同时肌动蛋白也能把收缩力传到细胞外基质。肌动蛋白主要通过和细胞膜的结合，而参与肌肉收缩、细胞运动、细胞分化、细胞质移动、囊泡/细胞器运动、细胞信号转导，能维持细胞连接和细胞形态。在家族性扩张型心肌病家系中发现，肌动蛋白单体第1、3区的错义突变，可影响肌动蛋白丝末端的固定，可使心肌收缩力量传递不充分，当心肌工作需要增强时，可使心肌细胞处于应激状态，时间较长后能导致心肌细胞凋亡；有人认为，肌动蛋白基因是中国常染色体显性遗传家族性扩张型心肌病的主要致病基因。欧洲家族性扩张型心肌病患者中，肌动蛋白基因突变常少于1.2%；在日本人家族性扩张型心肌病患者中，目前未发现肌动蛋白基因突变。研究发现，引起肥厚型心肌病的肌动蛋白基因的一些突变，常定位在涉及肌动蛋白和肌球蛋白结合和收缩力量传递的区域；而引起家族性扩张型心肌病的肌动蛋白基因的一些突变，常定位于在Z线的肌动蛋白分子的末端。

(3)结蛋白基因

结蛋白基因位于2q35，编码含470个氨基酸残基的结蛋白，后者结构类似其他中间细丝蛋白，结蛋白中部是螺旋状卷曲区，头部是N端区，尾部是C端区。结蛋白存在于心肌组织等，一端和肌节连接；结蛋白能将收缩的肌丝连接到细胞核、线粒体、运动终板，在细胞的收缩过程中，能维持细胞的结构完整、线粒体功能，也能帮助传递收缩力量。当结蛋白功能异常时，线粒体的数目、分布、形态、功能常出现异常，因为异常的结蛋白，不能将线粒体连接到肌节，不能传递肌节收缩力和能量需求的信号至线粒体，不能正常调节心肌细胞的能量代谢，心肌纤维可变性、溶解，心室可逐渐扩大，收缩力可受损。

有人在44个家族性扩张型心肌病先证者，发现结蛋白基因错义突变Ile451Met与发病相关。在265例日本扩张型心肌病患者(217例为散发患者，48例是家族性扩张型心肌病先证者)中，1.1%有错义突变Ile451Met，常为散发性患者。有人在116例家族性扩张型心肌病患者发现，1.4%有结蛋白基因错义突变。结蛋白基因突变引起家族性扩张型心肌病的机制，仍有待进一步研究。

(4)δ-肌糖蛋白基因

肌糖蛋白基因位于5q33～q34，编码含约290个氨基酸残基的肌糖蛋白，后者是跨膜蛋白家族成员，有α/β/γ/δ/ε型，参与形成肌糖蛋白复合物，能将肌肉纤维、细胞骨架连接到细胞外基质，可防止肌肉纤维膜损坏。δ-肌糖蛋白在心肌等中的表达水平较高，是一种细胞膜结构蛋白，能传递心肌细胞收缩力。肌糖蛋白基因第二外显子缺失，可导致常染色体隐性遗传的家族性扩张型心肌病，常有进行性的心肌坏死、心室肥厚/扩张。

日本有人发现，δ-肌糖蛋白基因的S151A错义突变，可引发常染色体显性遗传的家族性扩张型心肌病，该家族的年轻成员有很高的猝死率；日本有人在50例散发的扩张型心肌病患者中，发现2例该基因有密码子238缺失，都在20岁左右出现心力衰竭，都没有骨骼肌肌病的表现，推测δ-肌糖基因可能为家族性/散发性扩张性心肌病的致病基因。

有人在52例芬兰扩张型心肌病患者中，检测出一些患者δ-肌糖蛋白基因Arg71Thr突变，症状较轻。有人发现δ-肌糖蛋白基因A131P纯合子突变，可导致肢带肌肉疾病。研究结果说明，δ-肌糖蛋白基因的突变，与扩张型心肌病发病的关系可能存在种族差异性。

(5)线粒体DNA

线粒体DNA突变，能使线粒体氧化磷酸化障碍，ATP产生不足，可引起少见的母系遗传型家族性扩张性心肌病(mtDNA系母系遗传)。有人在家族性扩张性心肌病患者中检测到14种mtDNA有缺失，而正常人未检测到这些缺失。$mtDNA^{tRNA}$的Tnt12297C、Ant12308G突变，能使tRNA不能形成正常结构。一些原发的线粒体DNA突变，可引起家族性扩张性心肌病。线粒体基因自发突变率较高，在正常衰老、酒精中毒、缺血损伤时，均可出现线粒体基因突变等，充血性心力衰竭可加快线粒体基因突变进程。进行性的线粒体损害，将明显地减少心肌能量的产生，进一步使心脏收缩功能恶化。

许多单基因的突变，可通过多种机制引起家族性扩张性心肌病。在成年开始发病的家族性扩张性心肌病，受累者在出生时可表型正常，而到成年时可出现疾病的临床表现。家族性扩张性心肌病的进展，可能与各种因素易感性增强、应激、细胞凋亡、变性相关。家族性扩张性心肌病的表型，会受其他遗传因素、环境因素的影响，有待进一步研究。

（六）扩张型心肌病的离子通道发病机制研究进展

1. 扩张型心肌病的病因

在扩张型心肌病家系中，已定位 20 多个染色体位点与该病相关，家族性扩张型心肌病，约占扩张型心肌病的 35%。近年来认为，心肌细胞膜 L 型电压门控钠通道基因（SCN5A）突变、表达水平降低，可导致扩张型心肌病，能使细胞外钠离子流入增加，导致细胞质钙离子超载，进而造成心肌损伤，导致扩张型心肌病。

2. 心肌细胞离子通道类型

心脏的正常功能依赖于心肌细胞动作电位的产生和扩布。心肌细胞膜离子通道异常，可引发心肌细胞动作电位异常、心律失常、心肌病等。有些缝隙连接、离子泵、离子交换体等，也可能有广义的离子通道功能。

（1）钠通道与扩张型心肌病的关系

钠离子流入，主要介导心肌细胞动作电位的快速上升相，决定心肌细胞的兴奋传导。各类心律失常如长 QT 综合征、Brugada 综合征、病态窦房结综合征等，与编码心肌细胞膜的 L 型电压门控钠通道的 SCN5A 基因突变有关，可导致心肌细胞变性、凋亡、纤维化、心肌肥厚、心脏扩大，可导致扩张型心肌病，后者反过来又会增加心脏对心律失常的易感性。推测细胞内钠离子水平升高，能引起细胞内钙离子水平升高，可能是导致扩张型心肌病的机制。研究指出，SCN5A 基因 A1180V 突变，能导致心脏传导阻滞、心脏扩大。

（2）钙通道与扩张型心肌病的关系

钙离子的正常运转，对心脏兴奋-收缩耦联起重要作用，心肌细胞钙离子运转障碍、细胞质钙超载，是细胞不可逆性损伤的共同通路，研究发现，扩张型心肌病心肌细胞质常有钙超载，原因主要为：①心肌钙通道自身抗体，能介导钙离子通道开放，使钙离子内流增加，心肌细胞质钙超载；或儿茶酚胺受体自身抗体，能介导钙通道开放，使钙离子内流增加，心肌细胞质钙超载；结果损伤心肌细胞。②心力衰竭时，细胞质钙离子瞬变峰值降低，峰值下降速率减慢，导致心肌收缩/舒张同时受损，但收缩期功能异常经常先出现，使心脏扩张。③心肌细胞钙离子通道突变、开放，细胞质钙超载，导致心肌细胞凋亡、纤维化、出现扩张型心肌病。

二、限制型心肌病

限制型心肌病（RCM）是一类以限制性舒张功能障碍为主要特征的心肌病，心室的舒张充盈常受限制；代表性疾病是心内膜心肌纤维化，主要特征是原发性心肌/心内膜纤维化，或是心肌的浸润性病变，其临床表现类似于缩窄性心包炎，也称为缩窄性心内膜炎，主要见于热带，在中国较少见；其诊断目前尚缺乏公认的标准，需要结合临床表现、影像学检查综合诊断，超声心动图和心脏核磁共振是重要的辅助检查。限制型心肌病多继发于全身疾病，常见于淀粉样变性、含铁血黄素沉积、高嗜酸细胞综合征等；一些肌节蛋白或结蛋白的基因突变，可导致特发性限制型心肌病。

限制型心肌病发病时，由于心肌僵硬度升高，能导致心脏舒张功能严重受损，表现为心室舒张末容积常缩小、心室壁厚度一般轻度增加，而收缩功能大多仅轻度受损。与其他心肌病不同的是，限制型心肌病一般以心肌舒张受限制为主要诊断标准，因此会与一些其他疾病例如肥厚型心肌病有交叉。心脏充盈受限制，多继发于全身疾病，目前缺乏有效的治疗手段，预后较差。对一些患者，早期进行心脏移植可能会改善其预后。限制型心肌病目前无特殊药物治疗，临床以对症治疗为主。目前中国网上已发布 MRI 诊断 RCM 的价值、小儿 RCM 诊治、RCM 的诊断与鉴别诊断、RCM 的诊治进展、RCM 超声诊断、RCM 心内膜活检等，有较好的临床参考价值，详细内容可由网上学习。

(一)病因

心脏充盈受限制的病因,在成人和儿童常有较大的区别,成人的病因多为心肌淀粉样变、心内膜纤维化、特发性/遗传性限制型心肌病。在儿童最常见的是特发性限制型心肌病,约1/3是遗传性限制型心肌病。特发性心肌病指无其他病毒性心肌炎史的心肌病。

1. 特发性限制型心肌病

严格诊断特发性限制型心肌病,一般需要进行心内膜心肌活检,或有整个心脏的病理检查结果,再排除继发性因素,才能诊断为特发性限制型心肌病。特发性限制型心肌病的组织学检查,大多无特异性改变,可能有一些退行性改变,如心肌细胞肥大、排列紊乱、间质纤维化。

研究表明,编码心脏肌节蛋白(包括肌钙蛋白I、肌钙蛋白T)的基因突变,是特发性限制型心肌病的重要原因;在一些扩张型心肌病、肥厚型心肌病、心肌致密化不全的患者中,也发现了这些基因的突变。因此,某些不同类型的心肌病,可能是同一基因突变而产生的不同表现型。结蛋白基因突变,也是导致特发性限制型心肌病的原因之一,患者常合并肌肉受累。需注意的是,一些继发性限制型心肌病,也与遗传相关,如家族性心肌淀粉样变、家族性糖原累积病所致的限制型心肌病等;而有些特发性限制型心肌病基因突变,也可导致散发性患者。

2. 继发性限制型心肌病

限制型心肌病常继发于全身疾病。全身因素累及限制型心肌病的,包括浸润性/贮积性疾病(淀粉样变、结节病、血色病)、心内膜受累(心内膜纤维化、嗜酸性粒细胞心内膜炎、心内膜纤维弹力增生症)、心肌和心内膜同时受累(放射线损害)。在热带以外地区,淀粉样变性是成人限制型心肌病最常见的病因。

(1)结节病

结节病是一种病因不明、多系统受累、非干酪性肉芽肿性疾病,最常累及的器官是肺、双侧肺门淋巴结,其次是皮肤、眼、浅表淋巴结、肝、脾、肾、骨髓、神经系统、心脏等,全身各脏器均可受累。多数结节病患者以呼吸系统症状为主,但部分患者以肺外表现为首发或主要的症状,病损部位的组织活检及病理学检查是其最终确诊的重要手段。

结节病发病的主要原因是$CD4^+$ T细胞与抗原相互作用,导致免疫反应加剧、肉芽肿形成,可累及任何脏器,受累人群通常年龄在50岁以下,其中25%患者有心脏受累,但仅5%患者有临床表现,最常累及的部位是左心室游离壁、室间隔基部,病变通常呈片状;此外传导系统也常受累。临床表现为心脏传导阻滞、限制型心肌病、节段性左心室功能异常等。

(2)含铁血黄素沉积

含铁血黄素沉积常见于两种情况:①遗传性含铁血黄素沉积,有铁代谢相关基因突变,导致多基因遗传病;②由于长期输血所致。血浆中的铁含量,一般超过转铁蛋白的结合能力,使铁沉积在心脏和其他组织中,可导致心肌纤维化并损伤心室功能,临床可以表现为限制型心肌病。

(3)心内膜纤维化

心内膜纤维化常见于热带非洲国家。病因可能为寄生虫感染、营养不良、自身免疫因素、基因易感性、一些毒素所致。病理显示心内膜纤维化,导致限制型心肌病、瓣膜功能不全。

(4)高嗜酸性粒细胞综合征

高嗜酸性粒细胞综合征是指外周血嗜酸性粒细胞计数大于1.5×10^9/L,可继发于肿瘤、血管炎、过敏性/感染性疾病,也可为特发性,常见于热带国家。高嗜酸性粒细胞综合征会导致心内膜纤维化和Loeffler心内膜炎。临床表现为限制型心肌病、传导阻滞、心室收缩功能减低等。

(5)放疗

放疗对心脏的损害可以累及心脏的全层,表现为心包炎、心肌纤维化、肌肉功能受损、瓣膜功能异常、传导异常。心脏的损害可以是进展性的。临床可以表现为限制型心肌病、心脏传导阻滞、心脏增大伴收缩功能减低、瓣膜关闭不全等。

（二）淀粉样变性心肌病

淀粉样变性时，可由20种分子量5 000～25 000的β结构纤维蛋白为主的可溶性淀粉样蛋白（球蛋白与粘多糖的一种复合物），形成不溶性β纤维薄片，沉积在细胞外基质，可分为系统性、局限性（如心脏、神经系统）的淀粉样变性。目前中国网上已发布淀粉样变性心肌病研究进展、淀粉样变性心肌病临床分析及诊断思路和超声心动图特点/MRI诊断价值、淀粉样变性心肌病诊治进展等，有较好的临床诊断价值，详细内容可由网上获得。

1. 淀粉样变性分型

（1）原发性（轻链型）系统性淀粉样变性，较易累及心脏（90%），并通常表现为心力衰竭。

（2）继发性淀粉样变性（淀粉样物质A型，AA），很少累及心脏，即便出现心脏受累，其结构和功能损害也较轻。继发性淀粉样变性常是由慢性感染及炎症引起的罕见并发症，随着结核和骨髓炎等感染性疾病的减少，继发性淀粉样变性发病率随之减少，目前主要发生在风湿性关节炎和炎性肠病患者；沉积的淀粉样蛋白由血清淀粉样蛋白A（SAA）形成，后者是一种炎性反应产生的急性期蛋白。继发性淀粉样变性即便出现心脏受累，其结构和功能损害也较轻；预后主要取决于原发病的性质。

（3）家族性遗传性淀粉样变性，主要亚型包括：

①AL型淀粉样变性：约占淀粉样心肌病的1/2，是由一种单克隆浆细胞生成的免疫球蛋白轻链N端部分形成淀粉样蛋白所致；它是心肌淀粉样变性中最常见的类型，国际淀粉样变中心的统计数据显示，确诊患者中男女比率持平。AL型淀粉样变性发病率很难准确估计。国际淀粉样变中心的统计数据显示，确诊患者中66%年龄在50～70岁，17%<50岁，4%<40岁，>70岁的患者少见。

本病淀粉样蛋白的多肽链一级结构中部分可折叠形成β-片层的二级结构，形成淀粉样原纤维；氨基葡聚糖（GAG）和血清淀粉样P物质（SAP）参与组成淀粉样原纤维，结果能形成一种难溶解、较稳定的淀粉样纤维鞘结构，一旦这个过程开始，将能作为模板，使淀粉样蛋白迅速沉积于心肌细胞间质，可直接产生细胞毒性，引起心肌损伤。AL型淀粉样变性心肌病与ATTR型的淀粉样变性心肌病，有相似的超声心动图表现，而前者的预后较差；AL型淀粉样变性心肌病的患者经化疗后，心力衰竭症状常能明显改善，可能与血清BNP、肌动蛋白的减少有关。

AL型淀粉样变性通常继发于多发性骨髓瘤、淋巴瘤、巨球蛋白血症，其淀粉样蛋白来自骨髓浆细胞，后者只产生单克隆免疫球蛋白轻链，或产生的单克隆免疫球蛋白轻链多于重链。在AL型淀粉样变性伴有免疫细胞恶性增生时，心脏累及较多见，且是最常见的致死原因。淀粉样蛋白可沉积于心、肾、周围神经、血管等，尿中可出现Bence-Jones蛋白。>50%患者会累及心脏，主要表现为右心衰竭（颈静脉充盈、房性奔马律、周围水肿、肝肿大）或低心输出量，包括体位性低血压的表现。在一些严重患者可出现心房血栓、房颤，可导致心功能突然恶化，同时也是形成血栓的高危因素。

②甲状腺素转运蛋白ATTR型心肌淀粉样变性：现已发现20多种甲状腺素转运蛋白突变体，每个单体一般有127个氨基酸残基，甲状腺素转运蛋白的突变体主要在肝合成，沉积在多个组织器官中，其中沉积于心脏和外周神经较多见；患者主要为中老年人，其患病率与临床特点因基因的特定突变而异。甲状腺素转运蛋白以同源四聚体形式在血中流动，能转运甲状腺素和视黄醇。ATTR型淀粉样变性属于常染色体显性遗传病，心脏是主要受累器官。

ATTR型淀粉样变性常见的两种突变甲状腺素转运蛋白为：①Val 30 Met突变型，最常见；②Val122Len突变型，在黑人中占4%。甲状腺素转运蛋白主要在肝合成，少部分在脉络膜、视网膜合成。在血中，甲状腺素转运蛋白转运甲状腺素、视黄醇，以同源四聚体形式存在于血中。每个甲状腺素转运蛋白单体由127个氨基酸组成。患者常有感觉神经系统病变，主要合并周围神经系统病变，有感觉神经异常和感觉迟钝，有或无疼痛，也称家族性淀粉样变多神经疾病(FAP)；而缺乏神经系统病变、以心肌病为主要表现的称为家族性淀粉样心肌病(FAC)。腕管综合征可以是患者唯一的临床表现。患者的淀粉样蛋白可浸润心血管系统的任何部位，包括传导系统、心房肌、心室肌、瓣膜组织、冠状动脉、大动脉，导致相应的临床表现。心脏传导系统受累时有束支传导阻滞，偶尔发生房室/窦房的传导阻滞。左心室射血分数正常或只有轻微下降；心肌浸润可引起左心室壁、房间隔的逐渐增厚，与日益恶化的血流动力学障碍呈正相关关系。一般左心室射血分数常轻微下降。

(4)系统性老年性淀粉样变性病(SSA)，包括两种类型：

一种为全身性，是甲状腺素转运蛋白基因突变所致，80岁以上老年人中的发生率在25%左右；另一种为局限性，仅累及心房，是由于心钠肽(ANP)沉积所致，90岁以上老年人中的发生率可达90%。并非所有类型的淀粉样变性都会累及心脏。

(5)血液透析相关淀粉样变性病等

还有几种少见类型的淀粉样变性，包括纤维蛋白原突变型、载脂蛋白突变型、钙结合微丝蛋白突变型等。

淀粉样变性是淀粉样蛋白异常沉积引起的一组疾病，可累及一个或多个器官。心肌淀粉样变性，是由异常淀粉样蛋白(异常原纤维蛋白物质)沉积于心肌间质，引起以限制性心肌病为主要表现形式的心脏疾病。早期确诊心肌淀粉样变性，并对沉积的淀粉样蛋白准确分型至关重要；淀粉样蛋白沉积于心肌间质，引起类似限制性心肌病的心脏疾病，主要表现为心肌肥厚、僵硬、心脏功能不全，伴各种传导阻滞等。淀粉样变性心肌病的病因包括炎症、肿瘤、遗传性疾病、老龄等。

淀粉样蛋白在HE染色时为粉染物，而在刚果红染色的偏光显微镜下显示苹果绿的双折射特点。电镜下可见淀粉样纤维呈不分支状，直径7.5～10 nm。在光镜或电镜下观察，淀粉样蛋白在外观上看是相同的，但实际上淀粉样蛋白有多种不同来源，由此可将淀粉样变性分为多种亚型，各亚型的治疗措施不同，预后各异。淀粉样变性心肌病患者出现临床症状后，一般病情进展迅速、预后很差，出现心力衰竭的淀粉样变性心肌病患者，一般中位生存期<6个月。延误诊断、错误诊断淀粉样变性心肌病，可能错失最佳治疗时机。淀粉样变性心肌病的治疗方法，包括大剂量化疗合并自体干细胞移植、原位心脏移植。

2. 心肌淀粉样变性的临床表现

以右心功能异常为主——

(1)周围性水肿突出，可闻及第四心音或奔马律，出现颈静脉怒张，肝肿大，肝颈反流征(+)，胸、腹腔积液或肢体凹陷性水肿，而夜间阵发性呼吸困难罕见。心脏舒张早期充盈速率减慢。

(2)收缩功能不全引起的充血性心力衰竭，通常出现在晚期，心房内淀粉样蛋白沉积物使得心房射血功能丧失。偶尔发生心绞痛，但冠脉造影正常。

(3)直立性低血压，其原因可能是淀粉样蛋白对自主神经系统或血管浸润。以收缩压降低、脉压减小为主，其中约有10%患者可出现体位性低血压。晕厥常见，多与精神或体力上的应激相关。劳力性晕厥预后不良。

(4)心脏激动形成和传导异常，并由此引起心律失常。猝死比较多见，晕厥为先兆。

由于淀粉样变性是一种累及多脏器的疾病，在识别其心血管临床症状同时，也应注重其他器官、系统的异常表现，如累及舌头可使其僵硬、肥大出现巨舌症；累及肾脏可出现肾病综合征；累及关节可使关节疼痛、肿胀、坚硬、活动障碍；还可累及消化道、皮肤、骨骼等。

3. 心肌淀粉样变性的诊断

诊断心肌淀粉样变性主要分三个步骤：第一步要考虑到该病的可能性及组织学证实淀粉样蛋白沉积；心肌淀粉样变性的临床表现复杂且不特异，常可致误诊；第二步证实淀粉样蛋白累及心肌；第三步准确分型以决定治疗方法。

（1）淀粉样变性的确诊

一些体征可提示淀粉样变性可能存在。10％～15％的 AL 型淀粉样变患者可出现经典的皮肤红斑、巨舌征、眼周紫癜（轻微外伤引起的浣熊眼）。淀粉样变性虽可累及肾却无高血压表现，但由于自主神经受损，可出现直立性低血压、休息时低血压；可反复出现胸腔积液，可能由胸膜淀粉样变所致，常伴心脏淀粉样变；指甲营养不良、睾丸肿大、声音嘶哑见于 5％～10％患者；肝明显肿大或体重减轻是胃肠道受累的表现，一般为预后不佳的征象。

怀疑原发性淀粉样变性的患者，可对血和尿中的单克隆免疫球蛋白轻链进行免疫学分析，出现异常轻链提示原发性淀粉样变性的诊断。常规血清电泳常不能做出诊断，50％患者呈阴性反应。免疫固化法检查阴性也不能除外淀粉样变性，因为 20％原发性淀粉样变性患者为阴性，家族性及老年性淀粉样变性也可呈阴性结果。

淀粉样变性的确诊依赖于病理检查淀粉样蛋白刚果红染色阳性。腹部脂肪组织穿刺是诊断淀粉样变性常用的方法，易操作、敏感性和安全性好；直肠、齿龈、骨髓、肝、肾、其他各种组织活检也较为常用。如果腹壁脂肪穿刺结果阴性，右心室或左心室心内膜心肌活检有助于诊断。原发性淀粉样变患者可合并多发性骨髓瘤，故提倡骨髓穿刺或活检。

（2）心肌淀粉样变性的确诊

——胸部 X 线检查：可显示心脏增大和收缩失常，尽管限制性心肌病患者心脏大小可能正常；充血性心力衰竭患者可以有明显的肺淤血。

——心电图检查：心肌淀粉样变性时，多有心电图异常发现，其中具有特征性的表现（但常缺乏）是心电电压普遍降低、束支传导阻滞、异常电轴偏离。常有类似心肌梗死的表现，右心前区导联上 R 波变小或缺失，有时下壁导联出现 Q 波。心律失常尤其房扑较常见，有时出现复杂室性心律失常，有可能是猝死的前兆；常见房室传导失常，尤其在伴多神经病变的家族型淀粉样变性的患者；窦房结常受累及，有些患者可出现病窦综合征的临床与心电图表现。由于右心导联图形偏小或缺如，或偶尔下壁导联出现 Q 波，可出现类似心肌梗死图形。房颤常见，可能与心房蛋白样淀粉浸润有关。

——超声心动图检查：病情进展的患者常显示心壁/房间隔增厚、心室腔变小、心房扩大，且家族性比原发性淀粉样变性更明显。有时超声心动图可发现早期亚临床心脏受累患者，尽管心脏瓣膜可能变厚，但其运动多属正常。心包渗出较常见，但很少引起心包填塞。心室壁厚度增加常较显著，因淀粉样物质沉积而呈颗粒闪光点回声。心肌淀粉样变性患者超声的典型表现为：二维超声上可见增厚的左心室游离壁/间隔，呈颗粒闪光点回声。有报道，心肌伴颗粒样闪光点回声，诊断心肌淀粉样变性的敏感性为 87％；若同时发现房间隔厚度＞6 mm，则诊断心肌淀粉样变性的特异性为 100％。

有些患者心室壁厚度增加并不均一，类似于肥厚性心肌病。左心厚度增加伴有心电图低电压，可与心包疾病或左心室肥厚相鉴别，这种特殊的电压/容积比率，是心肌淀粉样变性的特征性改变。左心室舒张功能失常，但收缩功能多数正常，多普勒超声、放射性核素心室造影可显示舒张功能异常，并能通过评价心脏受累程度，能为淀粉样变性的预后提供依据。

——核磁共振检查：对诊断全身各组织器官淀粉样变极具价值，受累器官信号明显较高，而皮下脂肪则信号明显衰减。最近的研究提出，心脏核磁共振成像可发现淀粉样变性，能为早期检测心脏病变提供依据。

——核素扫描：^{99m}TC-PYP 的 SPECT 扫描在心肌淀粉样变性时常呈强阳性，少数患者可有假阴性；阳性结果常提示心肌淀粉样变性受累较严重。以^{111}铟标记肌球蛋白抗体扫描，也可用于测定心肌淀粉样变性。

——病理检查：心肌淀粉样变性的病理检查具有特征性。心脏的左右心房、心室壁均增厚、坚硬、顺应性较差，双心房扩张，右心室正常或轻度扩张，左心室腔正常或略缩小；心肌淀粉样变性常引起心脏瓣膜的局灶性增厚，但一般不会影响瓣膜功能；冠状动脉、静脉的中层/基底层，也常有淀粉样物质沉积，偶尔血管内膜也受累及。心肌淀粉样变性时可见淡染物质沉着、心肌细胞变性、纤维增生。淡染物质为沉积在心肌间质的嗜伊红、均质性淀粉样变物质，弥漫分布，可导致心肌细胞排列紊乱、心肌细胞断裂、心肌细胞肥大/空泡样变/细胞核增大。特殊染色时，淀粉样变物质的 Masson 染色呈蓝色，PTAH 染色呈蓝紫色。

——活体心内膜心肌活检组织学检查：它是目前诊断心肌淀粉样变性的金标准。若遇全身性淀粉样变，而不适宜心肌活检者，则应酌情行其他相关部位组织学检查。腹部脂肪抽吸术已成为最有用的单一诊断技术，易于操作、敏感、安全。直肠黏膜、齿龈、骨髓、肝、肾、其他各种组织的活检亦可使用。淀粉样变性物质在光镜下呈无定型、均匀的嗜伊红物质，用刚果红染色在偏光显微镜下呈典型绿色双折光，电镜下见大小约 10 nm 的原纤维及切面呈五角形中空的杆状物质（P 物质），用同位素标记血清 AP 的闪烁试验可确诊。

——心肌淀粉样变性的准确分型：一些前体蛋白决定了淀粉样心肌病的类型，血清中浆细胞恶液质改变提示 AL 型淀粉样心肌病；如果缺乏该恶液质改变，而活检证实有甲状腺素转运蛋白沉积，则提示 ATTR 型淀粉样变；现已将 DNA 分析法用于 AL 型与 ATTR 型淀粉样心肌病的鉴别诊断。

有的淀粉样变性心肌病伴右心衰竭患者，超声心动图检查与核磁共振提示室间隔增厚，心肌回声增强，延迟钆扫描显示心肌弥漫性片状信号增强，右心导管检查提示右心腔压力升高，心内膜活检发现刚果红染色阳性；患者皮肤为橘红色，舌体胖大，第一心音低钝，肺动脉区有收缩期杂音，血肌钙蛋白 I 水平轻度升高，血 BNP 水平明显升高，血清/尿的 IgG/k 轻链的水平升高，Ⅲ度房室传导阻滞，肢导低电压；X 线胸片见心脏增大，胸腔积液，心脏彩色多普勒提示双心房扩大，左室向心性肥厚，肺动脉轻度高压，心脏排血量（EF）、心脏舒张功能降低，收缩功能降低出现较晚，心肌内有颗粒样影像，核磁共振提示心包/胸腔积液、双心房扩大、室间隔增厚。一般在确诊家族性淀粉样变后，患者应进行遗传学咨询，可进行后代基因筛查。一旦确诊淀粉样变性，准确分型至关重要，因为不同类型的治疗和预后不同。

4. 心肌淀粉样变性的治疗

一般心肌淀粉样变性治疗包括——

（1）心脏对症治疗：

对限制性心肌病样舒张功能障碍、右心衰竭，可慎用 ACEI、长效硝酸酯、利尿剂、钙通道阻断剂、β 受体阻断剂，以防引发心力衰竭，因为患者对钙通道阻断剂、β 受体阻断剂等较敏感。由于患者常有心脏舒张功能障碍，对地高辛反应不佳，一般不用。心房颤动患者，可给予伊布利特、胺碘酮，同时给予抗凝治疗。有严重心动过缓、传导阻滞时，可给予永久性起搏器。

（2）淀粉样心肌病的基础治疗：

要根据淀粉样物质的产生、类型，而给予化疗、自体骨髓间质干细胞移植、心肝联合移植、大剂量维生素 C 等。针对 AL 型心肌淀粉样变性的治疗主要为两方面：治疗心力衰竭及浆细胞恶液质。AL 型心肌淀粉样变性的患者，对传统的心力衰竭治疗方法反应常不佳，但利尿剂和限盐仍然是治疗的主要方法。钙通道阻断剂一般不推荐，因为其会显著加速心力衰竭的恶化。淀粉样变心肌病时，尽管存在显著的心脏舒张功能障碍，但 β 受体阻断剂有潜在的负性肌力作用，需慎用。窦性心律的淀粉样变性心肌病患者，使用地高辛常没有效果；但对伴房颤的患者，谨慎使用地高辛可有助于控制心率。AL 型淀粉样变性心肌病患者，很难耐受血管紧张素转换酶抑制剂、血管紧张素受体阻滞剂，两者均易导致低血压的发生。由于淀粉样变性心肌病引起心房活动明显减弱时，可存在血栓形成的危险，即使没有房性心律失常，对有抗凝治疗指征的患者应给予抗凝治疗。

对心脏传导系统明显受累的患者，植入临时起搏器有一定帮助。原位心脏移植并使用高剂量马法兰化疗及自体骨髓间质干细胞移植，是治疗 AL 型淀粉样变性心肌病的有效方法，可提高患者的生活质量、延长生存期，5 年生存期＞77％。有报道称，移植心脏是淀粉样蛋白易沉积、易引起复发的部位，因此如果对 AL 型淀粉样心肌病性患者进行心脏移植，应在移植后 6 个月到 1 年内，进行辅助化疗和自体干细胞移植，以避免淀粉样蛋白进一步沉积，同时治疗浆细胞恶液质。部分患者心脏移植后，由于其他器官进展性淀粉样变性，或移植心脏淀粉样变性复发，长期预后不佳，4 年生存率为 39％，5 年生存率为 30％。

心脏移植本身并不影响潜在的系统性疾病改变，所以除非治疗浆细胞恶液质，否则淀粉样蛋白会持续沉积。AL 型淀粉样变性心肌病患者心脏移植时，如未解决疾病的根本原因，尽管能得到短期内改善，但随后可因持续的淀粉样蛋白沉积而死亡。化疗可减少单克隆免疫球蛋白轻链的产生，甚至逆转已沉积的蛋白，还有利于受累器官功能的恢复；常用马法兰、泼尼松，而长春新碱、雷利度胺、美罗华、硼替佐米也有一定疗效。化疗还可降低血清中 NT-脑钠肽原的水平，提高生存率。对自体干细胞移植后患者，进行大剂量马法兰化疗，已选择性用于 AL 性淀粉样变性心肌病患者。

目前，治疗家族性淀粉样心肌病、纤维蛋白原/载脂蛋白类淀粉样心肌病的有效方法是器官移植。原位肝移植，已广泛应用于家族性淀粉样多神经病，可有效制止甚至逆转与甲状腺素转运蛋白 Val30Met 突变相关的临床疾病，尤其是在病程早期时。如果可行，一些患者可考虑对伴有显著心肌病变的突变甲状腺素转运蛋白淀粉样变性心肌病患者进行心肝联合移植。老年性淀粉样心肌病目前尚无有效措施，可按原发性淀粉样心肌病处理。对继发性淀粉样心肌病，应积极治疗原发的炎症、肿瘤。

早期诊断淀粉样心肌病，是取得疗效的好方法，治疗的可选择范围更广；而临床注意检查高度怀疑淀粉样变性心肌病者，是诊断出早期患者的关键。AL 型淀粉样变性心肌病有严重的心脏受累时，不宜使用大剂量化疗；少数患者浸润只限于心脏时，心脏移植合并化疗，可延长患者生存期；确诊家族性淀粉样变性心肌病后，患者应进行遗传学咨询，可能的话要进行后代基因筛查，这已作为新的手段应用于临床试验中。一旦确诊淀粉样变性心肌病，准确分型至关重要，因为不同类型的治疗和预后差异很大。

心肌淀粉样变性可引起心房活动减弱、血栓形成，即使没有房性心律失常，对有抗凝治疗指征的患者也应给予抗凝治疗。对于心脏传导系统明显受累的患者，植入临时起搏器有一定帮助。淀粉样心肌病无特效的治疗方法，5 年生存率小于 5％。用洋地黄易引起中毒（心肌淀粉样变性对洋地黄可能特别敏感），但有时洋地黄类药物可控制伴房颤的心室率。

小剂量血管扩张剂和利尿剂有助于改善症状，但也可致回心血量减少和心输出量进一步减少，需要注意防止低血压和低灌注的风险。对于因严重心脏传导障碍或恶性室性心律失常而导致血流动力学障碍，有猝死高危的患者，应当及时采用起搏器、植入式自动复律除颤器。心肌淀粉样变性的化疗如烷化剂和抗肿瘤药物，目的是抑制过度免疫活化，减少淀粉样蛋白的生成，初步认为可以延长患者寿命。可给予秋水仙碱，目的是抑制浆细胞微管系统，抑制合成淀粉样蛋白。

肾上腺皮质激素多与烷化剂、抗肿瘤药物联用，可减轻副作用，促进淀粉样蛋白的分解。自体骨髓干细胞移植越来越多地被用于原发性淀粉样变性的治疗，但晚期患者及多器官受累的患者受益不多。临床上亦可先行干细胞移植，6～12 个月后再行化疗来消除淀粉样变性蛋白的产生。

（三）心内膜纤维弹力增生症

心内膜纤维弹力增生症（EFE）是指心内膜弥漫性的胶原和弹力纤维增生性疾病，病因尚不清楚，为小儿心肌病中较为常见的一种，分为原发性、继发性（继发于主动脉缩窄、主动脉瓣狭窄、主动脉瓣闭锁等）。多于婴儿 1 岁内发病，病变以左心室为主，由于心内膜增厚，常有心室舒张功能受损的心力衰竭，是儿童限制性心肌病的病因之一。

心内膜弹力纤维增生症，曾称为胎儿心内膜炎、硬化性心内膜炎、原发性心内膜弹力纤维增生症等，是常见的婴儿心肌病，发病率较低，占先天性心脏病的1%～2%。心内膜弹力纤维增生症的发病可能与病毒感染、遗传、免疫、心内膜发育不良等有关，10%为家族性发病。心内膜弹力纤维及胶原纤维增生是其基本病理改变。心内膜纤维弹力增生症的临床分型有多种，以急性型多见。其临床表现常缺乏特异性，心室舒张功能受损的充血性心力衰竭是主要临床表现；超声心动图在其诊断中具有重要意义。应注意与肺炎并发心力衰竭、病毒性心肌炎、左冠状动脉起源异常等鉴别。治疗上主要控制心力衰竭，对洋地黄治疗反应良好而又能长期坚持服药者，预后较好。

20世纪70年代，美国心内膜弹力纤维增生症发病率约1/5 000，80年代后期显著下降，具体原因不详。近年来我国心内膜弹力纤维增生症发病率，呈明显下降趋势。心内膜弹力纤维增生症起病年龄较早，70%～80%发生于1岁以下婴儿，特别是6个月内的婴儿，少数患者发展迟缓，延至成人期。心内膜增厚为本病的特异性改变。国内外有关心内膜弹力纤维增生症的报道较少。目前中国网上已发布EFE研究进展、EFE超声心动图研究、EFE临床诊断方法、EFE的诊治、EFE的病理分析、小儿EFE的治疗等，有较好的临床指导作用，详细内容可由网上学习。

1. 病因

心内膜弹力纤维增生症病因尚不十分清楚，有人认为，可能是胎儿期曾发生心肌炎，出生后发展为心内膜弹力纤维增生症；也可能与宫内缺氧、宫内感染导致心内膜发育不良及遗传因素、自身免疫等有关。心内膜弹力纤维增生症病因较复杂，是一类由不同病因所致的有相似临床症状、体征、病理表现的综合征。

(1)病毒感染

很多学者认为，心内膜弹力纤维增生症可能为胎儿期、生后的病毒感染所致的心肌炎症反应引起。有人报告，流行性腮腺炎、传染性单核细胞增多症时的嗜心肌性病毒、柯萨奇病毒B组的感染，可经胎盘引起胎儿心肌感染。

北京儿童医院102例该病患者尸体解剖中，单纯心内膜弹力纤维增生症仅31例，其余71例均伴不同程度的心肌炎。急性心肌炎经较长时间发展，可演变成心内膜弹力纤维增生症，两者可能是同一种疾病的不同阶段。有人对经病理学确诊为心内膜弹力纤维增生症的患者的心肌进行病毒基因检测，90%样本检测到病毒基因，以腮腺病毒、腺病毒的基因为多见，还有巨细胞病毒、柯萨奇病毒B组、肠道病毒、流感病毒A等的基因；最近还发现疱疹病毒基因，提示一些心内膜弹力纤维增生症，可能是病毒感染引起的心肌炎并发症。

(2)遗传因素

心内膜弹力纤维增生症10%呈家族性发病，研究显示，本病一些患者有X连锁隐性遗传特点；研究证实，G4.5基因突变、心肌肌球蛋白β重链基因第442位密码子错义突变等，与心内膜弹力纤维增生症有关。有学者报道，心内膜弹力纤维增生症患者的一个大家系中，两位母亲是亲姐妹，共有15个孩子，其中7个患心内膜弹力纤维增生症。有人近10年收治的心内膜弹力纤维增生症患儿中，有1对双胞胎男孩均在3个月时患心内膜弹力纤维增生症；提示心内膜弹力纤维增生症可能与遗传因素相关。

(3)免疫因素

研究显示，自身抗体阳性的母亲，可娩出心内膜弹力纤维增生症患儿，提示母亲的自身抗体，可经胎盘垂直传播至胎儿，诱发心肌免疫反应而致病。有人报道，一些心内膜弹力纤维增生症患者，可合并肾病综合征，两种病先后发生，可能以自身免疫紊乱为基础，尚待进一步研究。

(4)遗传代谢性疾病

有人报道，心内膜弹力纤维增生症与黏多糖累积病(MPS)相关；研究发现，心内膜弹力纤维增生症与肉毒碱缺乏相关；2000年有研究显示，心内膜弹力纤维增生症心脏的病变，与糖原累积病(GSD)Ⅱ型相关。

（5）继发于血流动力学的改变

据报道，同一种先天性心脏病的患儿，可发生相同部位的弹力纤维增生，多发生于血流压力明显增高的区域，提示较高压力血流的冲击，能诱发表达胶原蛋白、弹性蛋白。部分患者可继发于先天性主动脉瓣狭窄、主动脉缩窄，当心室高度肥厚时，心腔内压力增加，刺激心内膜增厚，弹力纤维增生。

（6）其他

如宫内缺氧导致心内膜发育障碍、胎儿流出道机械性梗阻、淋巴管阻塞、妊娠早期服用其些药物等，均可能与心内膜弹力纤维增生症相关。

2. 病理改变

心内膜弹力纤维增生症的基本病理改变为心内膜弹力纤维、胶原纤维增生。

（1）大体形态观察

主要表现为心脏体积增大、重量增加，心尖钝圆，心壁增厚，心腔扩大，心室常呈球形扩张；以左心室为主，其次为左心房、右心房、右心室。心内膜常为弥漫性珠白色增厚，厚度可达数毫米，表面光滑、均匀、有光泽，有时也可粗糙；以心室内膜受累较严重，乳头肌、腱索、邻近瓣膜有时也可累及。

（2）光学显微镜下

病变主要限于心内膜，心肌及心外膜多无改变，心肌细胞肥大，心内膜极度增厚，可以为正常厚度的15～30倍。增厚的心内膜主要由胶原纤维、弹力纤维的致密排列形成，其中常无明显炎性细胞浸润，可见少数平滑肌细胞。心内膜与肌层分界较清楚，少数患者可见弹力纤维向下深入肌层。心内膜、心肌、心外膜内常无坏死、钙化、脂肪变性、瘢痕组织形成、炎性细胞浸润等。

（3）电子显微镜下

弹力纤维核心部分较粗大，平均直径10 μm，周围有许多微丝；心肌细胞膜常断裂，细胞间隙可消失；胶原纤维排列不齐，紊乱、可断裂呈束状，Z带较模糊，肌带可消失；线粒体大小常不等，线粒体嵴断裂可消失；胞质内糖原颗粒丰富，或胞质内容物消失、空泡化。

3. 分型

根据2006年美国医学会心的肌病定义和分类标准，心肌病可分为原发型心肌病和继发型心肌病，其中原发型心肌病又分遗传型心肌病、混合型心肌病、获得型心肌病。心内膜弹力纤维增生症属于获得型心肌病中炎性反应性心肌病。心内膜弹力纤维增生症的临床分型方法有：

——根据超声心动图，可分为原发性和继发性。继发性指伴发于某些先天性畸形，如左心发育不良综合征、主动脉瓣狭窄、主动脉缩窄或闭锁、室间隔缺损、冠状动脉起源异常等。

——根据左心室大小，可分为扩张型（左心室增大且扩张）和收缩型（左心室较小或正常大小，内膜增厚，室壁较扩张型为厚）两型，以扩张型为主，收缩型极少见。

——根据受累心室不同，可分为左室型和右室型。

——根据临床表现、病程特点、充血性心力衰竭的程度，可分为暴发型、急性型、慢性型。暴发型：偶有，多为6周内的婴儿，常突然出现心力衰竭、心源性休克，可致猝死。急性型：常见，年龄在6周至6个月之内，起病较快，呼吸困难于1～2周内加重，常并发肺炎，若未经适当治疗多在2～3周死于心力衰竭，少数可获缓解。慢性型：发病稍缓慢，年龄多在6个月以上，进展较缓慢，可迁延3个月至数年不等，经治疗可获缓解并存活至成年，亦可因反复心力衰竭而死亡。也有开始以急性型发病，由治疗不充分而演变为慢性型。临床上以急性型为多见，慢性型约占1/3。

4. 临床表现

心内膜弹力纤维增生症主要见于婴儿，44%于生后3～6个月呼吸道感染时被发现。心内膜弹力纤维增生症主要表现为急性心衰、慢性心衰，易并发肺炎而诱发心衰加重、死亡。常见症状为：发热、气促、咳嗽、呕吐、腹泻、吃奶减少、吸吮停顿、多汗、口周发绀、体重增加缓慢、生长发育迟缓、面色苍白、活动耐力差、精神萎靡等。但有人报道1例以声音嘶哑为首发症状的心内膜弹力纤维增生症患儿，考虑可能是增大的心脏压迫喉返神经所致。

(1)体征

心脏多呈中度以上增大，慢性期患儿可见心前区隆起，心尖搏动减弱，心音低钝，心动过速，可闻及第3心音、奔马律，一般无杂音或仅有轻度的收缩期杂音。少数合并二尖瓣关闭不全的患者，可在心尖部听到不典型全收缩期杂音。有人曾报道心内膜弹力纤维增生症伴外胚层发育不全误诊案例，考虑可能与外胚层发育不全本身诊断较难，医生未重视心内膜弹力纤维增生症等有关。心内膜弹力纤维增生症，还可同时合并胸腺发育不全、先天性甲状腺囊肿、胰腺囊性纤维变形、泌尿系统先天畸形。心内膜弹力纤维增生症如为继发型，则同时可伴有先天心脏畸形的症状和体征。

患儿常有呼吸急促、三凹征、面色苍白、肢端发绀、发热、皮疹、水肿、肝肿大等，心脏肥大、心尖搏动减弱。慢性型心内膜弹力纤维增生症可见心前区隆起。患儿可有心动过速、第1/2心音减弱，可闻及第3心音或奔马律，一般无杂音或仅有轻度的收缩期杂音。少数心内膜弹力纤维增生症患儿，心尖区有不典型的全收缩期杂音。心内膜弹力纤维增生症的典型表现为：平素健康的婴儿，突然发生急性左心的心力衰竭，约半数心内膜弹力纤维增生症患儿呈进行性加重，可于数日、数周内死亡，急性发病者可产生心源性休克、猝死。偶有在宫内即发生心力衰竭，出生数小时即死亡者。心力衰竭发生越早，病情越重，疗效越差，预后越差。20%～50%的心内膜弹力纤维增生症患儿，可出现各种心律失常，室颤是心内膜弹力纤维增生症患儿猝死的重要原因。由于心腔内多有附壁血栓形成，部分心内膜弹力纤维增生症患儿左室血栓脱落，可引起体循环栓塞性病变；偶尔右心血栓脱落栓塞肺动脉，可引起肺梗死；栓塞冠脉时可导致心肌梗死；栓塞脑血管时，可引发脑血管事件、猝死。

(2)不同型的症状

——暴发型：起病急骤，突然出现呼吸困难、呕吐、拒食、口唇发绀、面色苍白、烦躁不安、心动过速；肺部有散在性喘鸣音或干性啰音，肝脏肿大，还可见浮肿，均系充血性心力衰竭的体征；少数呈现心源性休克。

——急性型：发病稍缓慢，常并发肺炎，伴有发热、肺部湿啰音；有些患儿可因附壁血栓的脱落而发生栓塞。

——慢性型：发病稍缓慢，症状类似急性型，但进展较缓慢，有些患儿的生长发育可受影响。

5. 辅助检查

(1)超声心动图

在心内膜弹力纤维增生症诊断中，超声心动图检查有重要意义，其超声心动图特点为：

——心内膜增厚、回声增强，厚度大多为3.5mm，与心肌界限明显，具有特征性，此为诊断心内膜弹力纤维增生症必不可少的条件；

——二尖瓣改变，左房室的腔扩大，二尖瓣环相对缩小，前后瓣叶增厚，前叶活动幅度明显减少，导致二尖瓣关闭不全，瓣膜反流；

——左房室的改变，左室显著扩大，呈球形，室间隔和左室后壁的运动幅度减弱；左室腔扩大越明显，预后越差；

——心功能改变，心脏收缩/舒张功能降低，80%心内膜弹力纤维增生症患儿E/A降低，呈松弛型舒张功能障碍，此指标对鉴别心内膜弹力纤维增生症与扩张型心肌病有重要价值，后者E/A正常或升高。此特点主要用于诊断心内膜弹力纤维增生症扩张型。

超声心动图可对心脏收缩/舒张的功能进行测定，这两项功能指标，对心内膜弹力纤维增生症的诊断及疗效判定有重要作用。继发型者可同时提示相应的先天性心脏畸形。

(2)X线胸片

X线示心脏增大(左室增大或呈球形增大),50%患儿心胸比例超过0.65,左心缘搏动减弱,或伴明显肺静脉淤血。

(3)心电图

心电图对诊断很有帮助。以窦性心动过速、左心室高电压/肥厚、ST-T改变为主要表现,其中左室增大(90%)为诊断的重要依据。部分患儿可见心律失常,可伴房室传导阻滞、左束支传导阻滞、室上性/室性心律失常、预激综合征等。新生儿可表现为电轴右偏、右室肥厚,病史较长患者可有肺动脉高压、双室肥厚。

(4)电子束CT

电子束CT可证实心脏超声心动图结果,可进一步明确隐匿的心脏畸形,适用于继发型心内膜弹力纤维增生症。阳性所见包括:心内膜回声增强,左心室心内膜增厚,心室特别是心尖部纤维化、钙化;心肌钙化范围和纤维化程度,与心内膜弹力纤维增生症预后相关。可协助超声心动图以早期明确诊断。

(5)心内膜心肌活检

确诊心内膜弹力纤维增生症的金标准,是心内膜心肌组织的病理检查。可表现为心内膜弹力纤维增生,心内膜下心肌变性、坏死,伴心肌纤维空泡形成。由于心内膜弹力纤维增生症多见于婴儿,心肌活检取材较困难,其临床应用受到限制,大多数病理报告均来自于尸检。

6. 诊断

综合国内9省、市心肌炎协作组制定的诊断标准的主要要点,及1988年国外提出的诊断标准,总结如下:

——婴儿期发生心力衰竭,多因呼吸道感染诱发,心力衰竭较顽固,容易反复加重,对洋地黄类药物治疗尚敏感。

——心脏无明显杂音,少数伴有二尖瓣反流引起较轻的收缩期杂音。

——X线胸片示心影扩大,多数以左心为主。X线胸部透视下,左心搏动减弱,肺淤血。

——心电图提示左室肥厚伴心肌劳损,常有缺血性倒置T波和ST-T改变,左心前导联电压增高,可伴期前收缩、心房颤动、房室传导阻滞。

——超声心动图显示,左心室增大或伴左心房腔增大,室壁运动减弱,左心重量指数增高,可见心内膜增厚。

——组织学确诊,需行心内膜心肌活组织检查。

——排除其他心血管疾病。

具有上述一至五项,可临床诊断心内膜弹力纤维增生症;同时具有第六项可作为病理学确诊。国外的诊断标准除发病年龄定义为2岁以下发病,余项大致相同。

7. 鉴别诊断

(1)肺炎并发心力衰竭

约50%心内膜弹力纤维增生症,被误诊为肺炎并发心力衰竭,因为该发病年龄段患儿易患肺炎。肺炎并发心力衰竭与心内膜弹力纤维增生症的临床表现很相似,可使误诊率增加。临床上心内膜弹力纤维增生症,经洋地黄类药物治疗后心功能改善,肺部体征可改善或消失;而肺炎合并心力衰竭,肺部体征要随肺部炎症被控制而减轻。

(2)病毒性心肌炎

流行病学调查显示,病毒性心肌炎在6个月内婴儿中少见,病毒性心肌炎患者多有病毒感染史,心电图以ST-T改变、低电压、心律失常为主,仅10%患儿有左室增大图形,且超声心动图无心内膜增厚表现,而且心力衰竭控制后,心脏扩大恢复,结合以上分析即可确诊。

(3)先天性心脏病

左冠状动脉异常起源于肺动脉干时，可有冠状动脉灌注不足表现。患儿因心肌缺血表现，极度烦躁不安、哭闹、心绞痛，心电图显示前壁心肌梗死图形，超声心动图显示左冠状动脉起源于肺动脉。

(4)心型糖原累积病

本病可表现为心脏增大，无杂音，在婴儿期甚至新生儿期发病，可出现喂养困难、呼吸急促、心率快，心脏多为舒张限制性改变，心室壁增厚而心内膜不增厚，患儿尚有发育营养障碍史、舌大，肌张力低下；心电图显示左心室负荷加重，P-R 间期缩短；肌电图示肌源性改变，肌肉活组织检查见肌糖原水平增加可确诊。

(5)扩张型心肌病

多见于 3 岁以上患儿，病情进展较缓慢，超声心动图示左心室扩大，但心内膜不增厚，无心内膜回声增强表现。心内膜弹力纤维增生症经洋地黄、泼尼松治疗常有明显好转，扩张型心肌病虽经治疗但常效果不明显。

(6)心肌致密化不全

心内膜弹力纤维增生症主要见于婴儿，多因心功能不全死亡，成人较少见；而心肌致密化不全则常有成人发病。心内膜弹力纤维增生症超声心动图主要表现为心内膜回声增强；心肌致密化不全有厚而致密化不全的内膜层和薄而致密的心外膜，彩色多普勒超声检查显示小梁深间隙血流与心室腔相通，婴儿致密化不全心肌与致密化心肌厚度比＞1.4，成人＞2.0。

(7)维生素 B_1 缺乏症

可出现急性心功能不全，婴儿常有明显维生素 B_1 缺乏史，地区饮食特点也很重要；母乳婴儿中，其母饮食缺乏维生素 B_1 或有脚气病症状，或婴儿有维生素 B_1 消耗、丢失的病史；多半有声音嘶哑、呛奶、肌张力低下，抗心力衰竭治疗无效，而用维生素 B_1 治疗后，症状能迅速消失。

8. 治疗

本病的治疗目标是控制心力衰竭，恢复心脏正常功能，防止病情进一步发展，提高生活质量。

(1)一般治疗

休息较重要，要适当限制体力活动，必要时可给予镇静剂，休息可减轻心脏负荷。要限制液体入量，其中包括静脉、口服的液体量，保持患儿处于轻度缺水状态。控制呼吸道感染，及时应用抗生素，纠正贫血。心力衰竭、快速性房颤患者，可给予洋地黄，但剂量宜小。腹水或水肿患者，要限制盐、水的摄入，不要过度应用利尿剂，注意水、电解质平衡。β 肾上腺素能受体阻断剂、ACEI 的应用，正在进一步研究中。要避免腹腔穿刺放液。注意抗凝治疗。可给予泼尼松，有时有效。

支持治疗：急性加重常由呼吸道感染促发，应适当行抗感染治疗；纠正贫血；有栓塞者须抗凝治疗。

(2)基础药物治疗

目前较为一致的意见，是长期小剂量地高辛并用泼尼松，辅以血管紧张素转换酶抑制剂卡托普利，是治疗心内膜弹力纤维增生症的基本方法。

急性心衰可用西地兰(小于 2 岁：0.03～0.04 mg/kg；大于 2 岁：0.02～0.03 mg/kg，首次给总量的 1/2，6～8 小时后给总量的 1/4，再过 6～8 小时后给总量的 1/4；24 小时达饱和；维持剂量为总量的1/8，每 12 小时限一次)，病情缓解后改为口服地高辛。地高辛主张长期服用，以洋地黄化剂量的 1/5～1/4，分 2 次服用，心力衰竭控制后逐渐减量；应坚持服用其维持量，并依据患儿体重增加，而增加其维持量，维持用药时间不短于 2 年。过早停用药物，可导致心力衰竭复发及造成死亡。长期服用洋地黄类药物时，应注意其治疗量与中毒量比较接近，应定期检测血洋地黄药物水平，避免中毒。

停用地高辛指征：一般用药至心电图正常、X 线接近正常，可逐渐停药，而以超声心动图检查示左室大小基本正常，左室射血分数、心脏指数等收缩功能、二尖瓣舒张早期快速充盈峰值流速(E)、舒张晚期充盈峰值流速(A)、等容舒张时间(IVRT)等舒张功能恢复正常时，可停药。

血管紧张素转换酶抑制剂卡托普利，须从小剂量开始，逐渐增加，维持到心功能恢复。对急性心力衰竭者可用呋塞米，维持治疗时可用氢氯噻嗪、螺内酯交替或联用。在地高辛治疗的同时加用泼尼松，可减轻心内膜、心肌的炎性反应。有两种方案，一种为单用泼尼松，另一种为地高辛＋免疫抑制剂环磷酰胺。

在地高辛治疗的同时，加用泼尼松，可减轻心内膜、心肌的炎性反应，可防止或减轻瓣膜损害，能改善心功能。一般 1.5 mg/(kg・d)，6～8 周减量，每隔 2 周将每天量减少 1.25～2.50 mg，当减至 2.5～5.0 mg/天时可持续维持 1 年以上。有报道称，地塞米松治疗胎儿心内膜弹力纤维增生症和房室传导阻滞并母体抗 Ro 及抗 La 阳性患儿有效。

(3)β受体阻断剂

近年来对心力衰竭治疗的研究表明，第三代β受体阻断剂卡维地洛有较强的抗氧化作用，可清除活性氧，保护心血管内膜细胞，抑制平滑肌增生，从而可延缓冠状动脉粥样硬化、心肌损害的发生，能减缓心力衰竭时心肌及血管的重塑，从根本上改善心功能。研究认为，心功能Ⅱ～Ⅳ级心内膜弹力纤维增生症患者，常对卡维地洛有良好的耐受性。

具体剂量：初用剂量，每天 0.1 mg/kg，分 2 次用，每周递增 1 倍剂量，逐渐至耐受范围。根据患儿入睡后的心率及可能发生的不良反应，来调整患儿对卡维地洛的最大耐受量；心动过缓是其主要不良反应，逐渐加量是避免不良反应发生的有效方法。有人研究卡维地洛治疗患儿，发现在常规治疗用药(洋地黄类、泼尼松、利尿剂等)的基础上，加用卡维地洛可明显改善心功能；并且患儿无一例发生不良反应，初步证明卡维地洛治疗小儿心内膜弹力纤维增生症安全、有效。

(4)免疫调节剂

有学者认为，心内膜弹力纤维增生症为自身免疫性疾病，故可酌情应用人血免疫球蛋白(IVIG)、干扰素、转移因子等提高机体免疫力。中和体内的抗原或抗体，是免疫治疗的重要方法，常用静脉注射大剂量免疫球蛋白，能中和体内的抗心肌自身抗体保护心肌。给予免疫抑制、免疫吸附、大量免疫球蛋白，能提高左室功能，改善心力衰竭症状。有人报道，在传统的抗心力衰竭治疗基础上，应用大剂量免疫球蛋白冲击治疗，每天 1 g/kg，静脉滴注，连用2 天，每 3 个月治疗 1 次，可明显改善心功能。

(5)营养心肌及改善心肌代谢

可使用磷酸肌酸钠、1,6-二磷酸果糖、辅酶 Q10、门冬氨酸钾镁等营养心肌及改善心肌代谢药物。有栓塞者须抗凝治疗。其他如维生素 C、维生素 B_1、维生素 B_6、维生素 E 也可应用。

(6)心肺联合支持治疗

心内膜弹力纤维增生症患儿多伴有慢性心功能不全，发生急性呼吸道感染后，易加重心脏负担，可导致急性心功能不全，同时也会加重肺部炎变，诱发呼吸衰竭。伴有呼吸衰竭、心力衰竭时，可选择心肺联合支持治疗，可显著改善心肺功能，较安全可靠。有人研究用心肺联合支持治疗心内膜弹力纤维增生症患儿 32 例，结果提示，应尽量采取经鼻持续气道正压通气，除少数高碳酸血症外，经鼻持续气道正压通气可替代机械通气。

(7)外科治疗

对于药物难以控制的因瓣膜反流造成的心力衰竭，应及时行瓣膜置换手术。终末期患者药物治疗反应较差时，给予手术切除增厚的纤维化内膜及内膜下组织，疗效较好。心内膜弹力纤维增生症终末期，应行心脏移植。肝硬化前进行心脏移植较好。

9. 预后

心内膜弹力纤维增生症的主要临床表现为充血性心力衰竭和心脏扩大，以往预后极差，几乎 100%死亡。但随着对该病认识的提高，医学技术的发展，近年来经过药物治疗，死亡率已降低

20%～25%，心内膜弹力纤维增生症的治愈率可达到52.2%。早期诊断、早期治疗，坚持长期规律治疗，是决定预后的主要因素之一。

1/3心内膜弹力纤维增生症临床痊愈；1/3心内膜弹力纤维增生症留有症状、心电图异常或心脏肥大的X线改变；1/3心内膜弹力纤维增生症死亡。心内膜弹力纤维增生症死亡患者多为年龄小于6个月的婴儿，尤其是3个月内的小婴儿。有急性心力衰竭的婴儿如未接受心脏移植，则大多数死于急性发作。从出现症状开始心力衰竭反复发作超过6个月则预后不良。如果临床症状消失、无阳性体征，X线、心电图、超声心动图均正常，则认为心内膜弹力纤维增生症临床痊愈。

心内膜弹力纤维增生症患儿，多伴有慢性心功能不全或由于肺部感染而诱发心力衰竭，或由于心力衰竭合并肺部感染，发生急性呼吸道感染后心脏负荷加重，诱发急性心功能不全，加重肺部病变，可导致呼吸衰竭而危及生命。有人报道的8例心内膜弹力纤维增生症死亡患儿均合并重症肺炎，所以感染也是影响预后的重要因素之一。

有心肌病家族史的患儿预后较差，病情反复是预后较差的最相关因素。收缩、舒张功能障碍、房室瓣大量分流，是心内膜弹力纤维增生症致死的危险因素。心脏指数和左心室射血分数，是评价预后的重要指标。持续心脏扩大和严重心律失常，也提示预后欠佳。一般认为，有舒张功能障碍、房室瓣大量分流、病情反复、发病年龄较小（小于3个月）、有家族心肌病病史者，预后常不良，多于发病早期死亡。持续心脏扩大和严重心律失常，也提示预后欠佳。对洋地黄治疗反应良好而又能长期坚持服药者，预后较好，且有临床痊愈可能。

有人近10年收治心内膜弹力纤维增生症的患儿中好转出院58例，41例进行定期随访，随访时间1～4年，平均2.6年，在随访的41例患儿中坚持用药的28例患儿临床治愈，而未坚持用药或用药不规则的6例患儿先后死亡，有1例因心脏大小及心功能恢复正常，自行停药8个月，停药期间一直未复查，再次因肺炎入院复查心脏彩超示左室内径轻度扩大，收缩功能减低（42%），重新服用强心、利尿、扩血管、激素等药物；其复发原因与没有按时随诊及并发肺部感染有关。因此坚持长期、规律用药，并且定期随诊是很重要的。

（四）限制性心肌病的研究进展

限制性心肌病是一类以限制性舒张功能障碍为主要特征的心肌病，其诊断目前尚缺乏公认的标准，需要结合临床表现和影像学检查综合诊断，超声心动图和心脏核磁共振是重要的辅助检查。限制性心肌病多继发于全身疾病，预后较差，目前尚缺乏有效的药物治疗手段。对于一些患者，早期进行心脏移植可能改善这部分患者的预后。

2008年欧洲心脏病学会心肌病分类中，将限制型心肌病（RCM）定义为：以心室舒张受限、舒张功能障碍为特征，一侧或两侧心室舒张末期压正常或减小，有时有收缩末期容积正常或减小，室壁厚度正常，并需除外缺血性心肌病、瓣膜性心脏病、心包疾病、先天性心脏病。儿童限制性心肌病发病率较低，各研究具体数据不一；病因尚不明确，临床表现异质性较大，缺乏统一的诊断标准，临床上与缩窄性心包炎鉴别较困难，且缺乏有效治疗手段，预后较差。

1. 病因及发病率

限制性心肌病病因包括特发性与继发性。继发性限制性心肌病，常继发于浸润性疾病（淀粉样变性、结节病）、贮积性疾病（血色素沉着症、糖原贮积症、Fabry病）、心内膜疾病（如心内膜心肌纤维化、嗜酸性粒细胞心内膜炎）、硬皮病、类肉瘤病、转移癌、辐射、药物毒性（如蒽环类）等。限制性心肌病中的病理改变，有时也能在扩张型心肌病、肥厚型心肌病、其他肥大/缺血性心脏疾病晚期等发现。在欧美国家，心脏淀粉样变性是成人限制性心肌病最常见的病因；而在热带地区，心内膜心肌纤维化则是成人最常见的病因。心内膜心肌纤维化可见于儿童，而心脏淀粉样变性儿童极少见。

儿童限制性心肌病多为特发性，病因不明，约30%患者有家族聚集发病倾向，多为常染色体显性遗传。已发现肌节蛋白、结蛋白、肌钙蛋白、β肌球蛋白重链等基因突变，与限制性心肌病有关，后两种基因的突变，除可引起限制性病理改变外，还可引起心肌肥厚。而常染色体隐性遗传病较少见，如遗传性血色素沉着症、糖原累积症、X连锁遗传病(如 Anderson-Fabry 病)。现已有转基因动物模型，可用于研究限制性心肌病。

日本报道，限制性心肌病年发病率为0.2/10万。上海心肌病10年回顾性研究显示，339例心肌病中，限制性心肌病占4.7%。埃及学者研究显示，1876例心血管疾病中，心肌病为6.6%，限制性心肌病为1.6%。儿童限制性心肌病约占儿童心血管疾病的1.6%～5%，其中约1/3患者为限制性心肌病＋肥厚型心肌病表型，其发病率与性别、种族、地域等因素有关。

在美国两个地区，儿童心肌病流行病学调查报道，确诊儿童心肌病467例，其中限制性心肌病占3%，儿童限制性心肌病年发病率为0.04/10万，与澳大利亚儿童心肌病回顾性研究的结果比较类似。韩国统计17个儿童心血管中心，确诊儿童心肌病277例，其中限制性心肌病占7.5%，儿童限制性心肌病年发病率为0.16/10万，随访儿童限制性心肌病患者，9年存活率为47.2%。

2. 临床特点

限制性心肌病临床表现差异较大，以不可逆的心室舒张功能障碍表现为主，开始收缩功能正常或接近正常；心脏间质纤维化增生为其主要病理变化，心内膜与心内膜下有数毫米的纤维化增生、心室内膜硬化、扩张明显受限；随着病情的恶化，晚期收缩功能可能异常；这时患儿可有颈静脉怒张、肝肿大、腹水、下肢水肿、静脉压升高等体循环淤血表现；可出现呼吸困难、咳嗽、咯血和肺底细湿啰音等肺淤血表现；可出现低心排出量表现，亦可有晕厥，甚至猝死及血栓栓塞等。其他非特异性表现包括乏力、气促、活动耐量减退、体格发育缓慢等。

有学者报道，儿童限制性心肌病的就诊原因常与肺部相关(约47%)，胸部X线检查常可发现心脏扩大；其他就诊原因是查体有心脏杂音、奔马律、P2亢进、水肿、腹水、肝肿大等。晕厥、面色苍白、乏力、胸痛在儿童中较少见(＜9%)。国内有人对24例限制性心肌病患者的临床表现辅助检查和诊断进行分析，结果发现，临床表现主要为心悸活动后气促21例(87.5%)、颈静脉怒张肝大肝颈征阳性16例(66.7%)、闻及房室瓣吹风样杂音14例(58.3%)、心电图主要表现为房性心律失常12例(50%)、X线检查主要表现为肺瘀血10例(41.7%)、24例患者中经超声心动图确诊者14例(58.3%)、行心脏MRI确诊者2例(8.3%)、行心导管确诊者3例(12.5%)、行心内膜活检4例(16.7%)、行胫前肌及腹部脂肪活检确诊各1例(各占4%)。认为超声心动图、心导管检查心室造影、心内膜心肌活检等检查，对明确限制型心肌病具有重要意义。

心肌病是一组疾病的统称，1983年联合国世界卫生组织根据 Caodulin 的意见，将原发性心肌病直称为心肌病，将继发性心肌病改称为特发性心肌疾病，心肌病中再根据结构及功能上特点分为扩张型、肥厚型、限制型；其中限制型最少见，有的特发性心肌病的病理生理学也表现有舒张充盈受限制的特点，有人将这一类和限制型心肌病统一归属于限制性心肌疾病类，有人把淀粉样变心肌病纳入限制性心肌病。

限制性心肌病是指由于心内膜心肌病变、引起室壁纤维增生、导致心室舒张受限充盈受阻、相关静脉瘀血的临床综合征。限制性心肌病的病因尚在研究中，其病理改变主要是心内膜增厚、内膜心肌纤维化，加上附壁血栓形成，使心室腔变小、心室顺应性明显减低、血液回流障碍、心排血量下降；病变常累及乳头肌腱索和二尖瓣后叶而导致房室瓣关闭不全。临床表现特点是早期可无症状、晚期可因病变累及右心室而出现中心静脉压增高、腹水、肝大、颈静脉怒张；病变累及左心室时体征和症状常不太典型，通常出现伴肺动脉高压的左心衰竭症状；病变累及双侧心室时，左右心室受累的症状并存，但以右室受累的症状为主。

限制性心肌病早期诊断较困难，因初期尚未出现限制性症状，这也是本病易漏诊误诊的原因之一；其次本病无特异性临床表现，与缩窄性心包炎的临床症状和体征极为相似，国内报告，尸检证实为限制性心肌病生前误诊为缩窄性心包炎占29.2%；二者的鉴别诊断主要依靠超声心动图、心导管检查、病理检查。限制性心肌病超声心动图特点为心室腔变小，一侧或双侧心房明显扩大、室壁增厚、心内膜回声增强、心尖部可充满异常回声、收缩期室壁运动僵硬、舒张期心脏活动明显受限、运动幅度减低、房室瓣受累致关闭不全。而缩窄性心包炎则表现为心包增厚、钙化、但心尖部回声正常；此外虽然二者血流动力学极为相似，但二者仍然有不同之处，心导管检查时，限制性心肌病多见左室较右室舒张末压高出 5 mmHg 以上；而缩窄性心包炎常小于 5 mmHg；限制性心肌病左房平均压比右房平均压高 10 mmHg，而缩窄性心包炎常小于 10 mmHg；限制性心肌病肺动脉压高于 50 mmHg，缩窄性心包炎常小于 50 mmHg；以此可资鉴别。也有文献报道 MRI 可用于二者鉴别，且对于诊断心包厚伴钙化较为敏感。当二者表现不典型时，可行心内膜心肌活检，只要病理检查发现有心内膜纤维增生改变，即可确诊为限制性心肌病；但应注意若没有检取到病变部位，则可能出现假阴性。

1995 年世界卫生组织将原发性心肌病，分为扩张性心肌病、肥厚性心肌病、限制性心肌病、心律紊乱性右室心肌病、未分类心肌病，包括未能适合上述任何一类心肌病的如心内膜弹力纤维增生症。虽书面分类较明确，但在临床实际中，心肌病的病因、分类、诊断、治疗，仍有许多问题尚需解决。限制性心肌病可能与心内膜感染病毒、自身免疫有关；病理改变为一侧或两侧心肌受累，晚期可导致心室腔闭塞，心内膜及心内膜下心肌纤维化且增厚，重者可充满整个心室腔，使心室充盈受限，排血量减低；长期病变可使心房容量增大、心房扩大、变薄，心房压力增高，同时伴舒张功能不全。

限制性心肌病起病缓慢，在疾病早期（代偿期）可无症状或症状很轻，失代偿期表现为舒张性心力衰竭，以有右心衰竭的症状和体征、射血分数正常或轻度减低、舒张功能减低为主；常见症状为活动后呼吸困难、发绀，体检有颈静脉怒张、下肢水肿、肝脏肿大、腹水等。心电图可有心房肥大、ST-T 改变、传导阻滞、房性期前收缩、心房扑动、心房颤动。多普勒超声对测量左室舒张功能有一定意义，左室等容舒张时间（IVRT）延长提示有舒张功能的减低。但诊断舒张功能衰竭不能单纯依靠 IVRT，还需测定二尖瓣 E 波、A 波血流速度及比值、肺静脉逆向回流速度，再进行综合评价。

国内一组 30 例小儿限制性心肌病患儿，主诉为活动后呼吸困难者 13 例，青紫 6 例，水肿 5 例。30 例患儿全部有肝脏肿大，27 例有发绀，25 例有腹水。2 例有血清心肌酶 CK-MB 水平升高，2 例血清 αHBDH 水平升高。心电图均有心房肥大，19 例伴有 ST-T 改变，传导阻滞 11 例，心房颤动 2 例。26 例检测 CVB 抗体全部为阴性。多普勒超声心动全部有心房扩大、IVRT 延长。5 例有收缩功能的轻度异常。16 例患儿有心室内膜增厚。本组 5 例死亡患儿平均年龄7.8 岁，最小 2 岁。唯一具有共性的是 5 例死亡者心电图均伴有 ST 或 T 波的改变。2 例有心室腔缩小。在 IVRT≥90 ms 的 5 例患儿中，死亡者占 3 例。限制性心肌病的预后较差，死亡率与心脏舒张功能的受损程度呈正相关。

3. 诊断

限制性心肌病尚无统一的诊断标准，临床主要依据病史、症状、体征和辅助检查做出诊断，有发热、倦怠、嗜酸性粒细胞增加，以后有右心衰竭症状，心包无钙化而心内膜有钙化。

限制性心肌病需要和缩窄性心包炎进行鉴别，后者临床表现与限制性心肌病相似，但治疗和预后截然不同。限制性心肌病由于存在严重的舒张功能不全，限制性心肌病患者可以出现与慢性收缩性心力衰竭同样的临床表现：乏力、体力活动受限、晕厥、外周水肿、浆膜腔积液、各种心律失常、血栓栓塞事件，后者有时甚至是限制性心肌病的首发表现。

在体格检查和辅助检查方面，患者可以出现体循环和肺循环淤血的表现。心电图上可以表现为巨大 P 波，并伴有 ST-T 的异常。辅助检查在限制性心肌病诊断与鉴别诊断中起重要作用。限制性心肌病的辅助检查主要如下：

(1)胸部X线

限制性心肌病患者心影轻至中度扩大,两侧心房扩大,以右心房为主,肺淤血。

(2)心电图

大部分限制性心肌病患者都有心电图异常。P波增宽、增高,切迹最常见;可有QRS增宽,ST-T异常,如ST段升高或下移、T波低平或倒置、低电压等;亦可有房室传导阻滞、心房颤动、致命性室性心律失常等。ST-T改变对限制性心肌病诊断是否有特异性,尚无确切结论。

(3)超声心动图

可见心房显著扩大,而心室腔正常或减小,心尖部心室腔可闭塞,心室壁增厚或正常,心内膜增厚,心尖回声增强,房室瓣反流常见,可有少至中量心包积液。舒张功能障碍而收缩功能正常或接近正常,表现为正常或减小的左室舒张末期内径和/或左室舒张末期容积,左室舒张末压力>15 mmHg,左室舒张末压至少比右室舒张末压大5 mmHg;限制性左室充盈,E/A>2。而缩窄性心包炎心包增厚呈双层或单层浓密的回声包绕心脏,房室瓣反流少见。

经食管超声心动图检测心包厚度,分辨率较高,等容舒张期时间延长,提示舒张功能降低。常是舒张功能降低最早可检测到的指标,常先于典型的限制性病理改变在而出现。组织多普勒成像显示,限制性心肌病患者的二尖瓣环舒张早期峰值速度(Ea),较缩窄性心包炎患者显著降低。以Ea值≥8.0 cm/秒为标准鉴别缩窄性心包炎与限制性心肌病,其敏感性为89%,特异性100%;有报道认为,结合二尖瓣环收缩期峰值速度(Sa),可增加Ea的敏感性。研究证实,Sa为7 cm/秒时,可进一步确诊。超声心动图是诊断限制性心肌病最重要的检查手段。二维超声心动图上突出特点是心房增大,而心室大小正常或者减小,典型的多普勒征象有:

——二尖瓣(M)和三尖瓣(T)血流:E峰升高(M>1 m/秒,T>0.7 m/秒);A峰降低(M<0.5 m/秒,T<0.3 m/秒);E/A≥2.0;二尖瓣舒张早期充盈时间(EDT<160毫秒)和左室等容舒张时间(IVRT<70毫秒)缩短。

——肺静脉和肝静脉血流:收缩期速度低于舒张期速度;吸气时肝静脉舒张期逆向血流增加;肺静脉逆向血流速度和持续时间增加。

——二尖瓣环间隔部组织多普勒显像:收缩速度下降;舒张早期速度下降。如果二尖瓣瓣环间隔和侧壁平均的收缩期及舒张早期速度峰值均小于8 cm/秒,对于诊断限制性心肌病的敏感度为93%,特异度为88%。

(4)心导管与心血管造影

它们可评估心脏血流动力学、心室腔、室壁运动、心室功能,可获得组织标本,进行组织学诊断。限制性心肌病患者可见腔静脉及心房压增高,心室舒张末压/心室压力曲线呈现"平方根"征,即舒张期开始时心室压力迅速下降,至舒张早期又快速回升到平台水平。限制性心肌病右心室舒张压与收缩压的峰值之比<1∶3,动脉收缩压均在50 mmHg以上。而缩窄性心包炎不同,其右心室舒张压与收缩压峰值之比常常>1∶3,肺动脉收缩压较低,两侧心室的舒张压几乎相等,一般相差<5 mmHg。限制性心肌病心室造影可见心室狭小、变形。心导管检查能检测心室/心房的收缩压/舒张压的变化,检测呼吸对心脏压力的影响,可提供鉴别的依据。

限制性心肌病时,左右心室舒张压不等,左心室舒张压常高于右心室(>5 mmHg),肺动脉高压较严重,肺动脉收缩压常超过50 mmHg。缩窄性心包炎时,右室舒张压常下降,舒张末压常是收缩压峰值的1/3;而限制性心肌病的这种改变不明显。缩窄性心包炎时,血流动力学指标随呼吸呈动态变化;而限制性心肌病时,呼吸对心室压力的影响较小。吸气时右心室/左心室压力曲线下面积和呼气时的比值(称为收缩期面积指数),是鉴别缩窄性心包炎和限制性心肌病的可靠指标,敏感度为97%,准确度为100%。此外右心导管同时可以进行心内膜心肌活检,是诊断一些特殊的继发性心肌病的金标准,如心肌淀粉样变等。

(5)心脏CT

它可检查心包厚度、钙化程度及心脏大小、结构、室壁情况。心包增厚和(或)钙化,有助于缩窄性心包炎的诊断。

(6)心脏核磁共振成像

它在缩窄性心包炎和限制性心肌病鉴别上起关键作用。限制性心肌病常表现为心室大小正常,心房扩大,心室腔正常或减小。限制性心肌病心房扩大程度比缩窄性心包炎大,心肌厚度常增加,其心包厚度几乎接近正常。某些浸润性限制性心肌病如心肌淀粉样变性,可有心包积液渗出,但常无小腔或分隔形成。缩窄性心包炎的心室腔呈管状,心肌厚度正常,由于心包纤维性增生和(或)钙化,心包可不均一或成片增厚(>4 mm),有少量局限心包积液。

心房高度扩大和心室腔正常,是原发性限制型心肌病的特点;左心室壁增厚伴弥漫性粉尘样强化,是心肌淀粉样变性较为特征性的征象;心尖部闭塞伴心内膜条带状强化,可能是心内膜下心肌纤维化的重要特征。舒张早期,由于心室压力的急速变化和不对称,导致室间隔位置突然移动,称室间隔切迹。出现室间隔切迹,往往提示缩窄性心包炎。缩窄性心包炎的心室容积随呼吸变化,患者深吸气时室间隔向左运动,呼气时向右运动;而限制性心肌病心包弹性未受影响,无上述特点。

研究发现,心脏核磁共振的钆增强显像和相对心房容积比率(RAR)可用于鉴别缩窄性心包炎和限制性心肌病。有研究显示,钆增强显像可出现在限制性心肌病中,而缩窄性心包炎中则未见,缩窄性心包炎的RAR高于限制性心肌病的RAR。

心脏核磁共振成像是诊断限制性心肌病的有意义的无创检查,是超声心动图检查重要的补充,有助于限制型心肌病和缩窄性心包炎的鉴别,可比较清晰显示心包结构、心包有无增厚/钙化,结合钆增强显像,能明确心包有无炎症;但需要注意,约18%缩窄性心包炎患者的心包厚度正常,此时心脏核磁成像可以通过观察室间隔是否存在随呼吸的运动异常,来协助诊断。心脏核磁共振成像结合钆增强显像早期强化,有助于诊断心肌淀粉样变性;该成像可显示铁在心肌的浸润,有助于明确诊断含铁血黄素病所致的限制性心肌病。

(7)心内膜活检

心内膜活检可解释限制性心肌病具体病因,尤其是浸润性病变。限制性心肌病早期可见血管周围嗜酸性粒细胞浸润,空泡样或脱颗粒改变,心肌细胞溶解、变形,心内膜增厚,其上可有血栓覆盖;病变晚期心内膜心肌纤维化或瘢痕形成,浸润细胞减少或消失,纤维化心室内膜广泛增厚。特发性限制性心肌病的典型改变是心内膜和间质纤维化,伴有代偿性心肌细胞肥大,但无心肌纤维排列紊乱或其他浸润性心肌疾病表现。

(8)脑钠肽

脑钠肽(BNP)为无创的生物学指标,是左室负荷过重的可靠指标,血清正常值为0～100 pg/ml。限制性心肌病的血清BNP水平明显高于缩窄性心包炎。限制性心肌病时血清BNP水平常>600 pg/ml。缩窄性心包炎时血清BNP水平正常或轻度升高(>200 pg/ml)。伴有肾功能不全时,血清BNP水平鉴别缩窄性心包炎及限制性心肌病的临床价值降低。

限制性心肌病诊断需考虑以下几点:①无相关感染病史;②临床表现为缓慢发生的右心衰竭征象,如颈静脉怒张、肝肿大、腹水、下肢水肿等;③心脏检查常可触及心尖搏动,有奔马律、房室瓣关闭不全杂音;④胸部X线、CT、MRI检查无心包钙化或增厚;⑤心电图P波增高、增宽及ST-T改变,常有房室传导阻滞或束支传导阻滞;⑥超声心动图示双心房扩大、心尖部心室腔闭塞、心室壁增厚;⑦心内膜心肌活检有助于确定诊断。

限制性心肌病与缩窄性心包炎的临床表现及血流动力学改变极其相似,而两者的治疗和预后却截然不同。缩窄性心包炎可以通过手术治愈,而限制性心肌病多只能内科保守治疗,疗效欠佳。由此可见,两者的鉴别尤为重要。限制性心肌病与缩窄性心包炎目前多依据辅助检查加以区分,

部分患者甚至需要通过手术最终确诊。（表 15－2）

表 15－2　限制型心肌病和缩窄性心包炎的辅助检查鉴别

辅助检查	限制型心肌病	缩窄性心包炎
胸部 X 线	心包钙化罕见，肺淤血；双侧胸腔积液常见	可见心包钙化（20%～30%），肺淤血；双侧胸腔积液不常见
心电图	P 波增宽增高有切迹，常有房室和室内传导阻滞	低电压，P 波增宽，房室及室内传导阻滞少见
超声心动图		
心房扩大	心房明显扩大	心房轻到中度扩大
瓣膜反流	常见	少见
室隔切迹随呼吸摆无	可有	
二尖瓣舒张早期 Ea	低（<8 cm/秒）	高（>8 cm/秒）
其他	心内膜增厚	心包增厚，回声增强
心导管		
右室舒张压/收缩压峰比	<1∶3	>1∶3
肺动脉收缩压	>50 mmHg	<50 mmHg
左右心室舒张末期压差	>5 mmHg	<5 mmHg
CT 或 MRT	心包多正常	可有心包增厚，>4mm
脑钠肽（BNP）	升高	正常
心内膜心肌活检	异常	正常或非特异性改变

4. 治疗

限制性心肌病预后较差。在儿童患者中，疾病常进行性加重，诊断后 2 年的生存率仅有 50%。即使患者心力衰竭症状并不严重，也会发生心律失常、卒中甚至猝死。原发性淀粉样变累及心肌出现心力衰竭症状后平均生存期为 4 个月，而遗传性淀粉样变的平均生存期在 5 年左右。对于有明确继发因素的限制性心肌病，首先应治疗其原发疾病，而针对原发性限制性心肌病目前尚缺乏有效的治疗手段。针对限制性心肌病本身的治疗，目前也缺乏非常有效的治疗手段。

β受体阻断剂尽管在其他心肌病中的使用越来越多，但是在限制性心肌病治疗中的作用并不肯定。使用β受体阻断剂，可能有助于减少这类患者的恶性心律失常风险。控制后负荷的治疗，在一些存在轻度射血分数下降、中/重度二尖瓣反流的限制性心肌病患者可能有用，但对仅表现限制性舒张功能障碍的患者，作用并不肯定。鉴于儿童限制性心肌病患者在并无严重心力衰竭症状的情况下，仍有发生猝死的较大风险，有学者主张对儿童患者应早期进行心脏移植。抗心律失常药物对预防限制性心肌病患者猝死无效，而早期植入 ICD 的疗效也不肯定。对淀粉样变所致限制性心肌病，有研究报道心脏移植或心脏/肝脏联合移植可能有效。

（1）抗心力衰竭

利尿剂是缓解患者心力衰竭症状的重要手段，适当的利尿剂可改善患者生活质量和活动耐量，减轻体/肺循环淤血，但过度减轻前负荷可能进一步减少心输出量。因此，肺静脉淤血和（或）右心力衰竭时需谨慎使用利尿剂。

使用利尿剂需要注意以下问题：①限制性心肌病患者由于心肌僵硬度增加，左心前负荷的细小变化可能引起血压的较大变化。利尿不足时患者心力衰竭症状加重；而加强利尿后患者会出现血压的下降。这种情况下，建议首先保证体循环的血压，即使患者有心力衰竭的症状，也不要因为过度利尿而影响血压和器官灌注。②利尿剂仅是一种对症治疗，不改善患者的长期预后。③由于限制性心肌病本身即可出现各种恶性心律失常，在使用利尿剂时应密切监测电解质的平衡。

限制性心肌病患者一般不应用洋地黄类药物，但有房颤等快速心律失常时可考虑使用。随着限制性心肌病病情的进展，可能出现收缩功能不全，因此需谨慎使用血管紧张素转换酶抑制剂

(ACEI)类药物,但近年专家认为,几乎所有心力衰竭患儿均建议用ACEI治疗。米力农、氨力农、多巴酚丁胺等正性肌力药物可用于等待心脏移植的限制性心肌病患者。

(2)抗心律失常

以纠正房室传导阻滞,维持窦性心律为目的。β受体阻断剂可用于心率快、有缺血症状的儿童,但疗效不确切。心率增快可能是每搏输出量相对固定的患者增加心脏输出量唯一的途径。β受体阻断剂使用前后需对窦房结功能和房室传导阻滞进行仔细评估。植入ICD可改善心肌缺血的发生率和病死率,因此应考虑用于有缺血症状、不明原因晕厥及室性心动过速的患者。

(3)抗凝

心房颤动时需应用抗凝药物。在等待心脏移植的心肌病儿童中,经核素肺通气/灌注扫描与肺动脉造影证实,31%有急性肺栓塞。但由于没有关于儿童使用抗凝剂预防治疗的相关研究,因此基于成人的相关经验,心肌病患儿有肺栓塞和休克风险时,首选华法林(目标INR 2.5,范围2.0～3.0)。建议等待心脏移植前,心肌病儿童应给予维生素K拮抗剂以达到目标INR。

(4)心脏移植术

心脏移植术是限制性心肌病的重要治疗方法。据儿童限制性心肌病多中心报道,心脏移植术后患儿总体的5年、10年存活率分别为70%、60%。肺血管阻力进行性增高时应尽早考虑心脏移植。因此,患儿诊断限制性心肌病后应早期考虑心脏移植。

(5)外科治疗

主要是切除附壁血栓、纤维化的心内膜;瓣膜病变时可行瓣膜置换术,但儿童应用较少。限制性心肌病患儿可发生严重心源性休克,在心律失常中以心动过缓较为突出,而恶性室性心律失常是导致心源性猝死的常见原因,因此应加强对限制性心肌病患儿进行心电图监测。

5. 预后

儿童限制性心肌病预后较差,确诊后2年病死率为50%。限制性心肌病体肥厚型心肌病患者比单纯限制性心肌病患者预后好。限制性心肌病预后不良的危险因素包括年龄小、心脏扩大、血栓形成、肺血管阻力升高、肺淤血、晕厥、胸痛等。先期表现有胸痛、晕厥症状,即使缺乏心力衰竭表现,也是发生缺血症状、猝死的危险因素。大部分猝死患儿有组织病理学的缺血证据,Holter监测发现,这种突然死亡有时由致命性室性心律失常导致。有学者认为,限制性心肌病心脏传导系统异常发生率较高,心动过缓和突发心源性休克是急性死亡的突出原因。

总之,限制性心肌病是一类以限制性舒张功能障碍为特征的心肌病,目前缺乏统一的诊断标准。因此,辅助检查在限制性心肌病诊断和鉴别诊断中起重要作用。儿童限制性心肌病预后差,尚缺乏有效药物治疗,心脏移植术是其重要治疗手段。

(杨 春 程京华 王 静 陈多学)

进一步的参考文献

[1] CHEN K. Thrombosis and embolism in pediatric cardiomyopathy[J]. Blood Coagul Fibrinolysis, 2013, 24(3): 221-230.

[2] LIONETTO L. Emerging treatment for chronic migraine and refractory chronic migraine [J]. Expert Opin Emerg Drugs, 2012, 17(3): 393-406.

[3] GUPTA A. Cardiac MRI in restrictive cardiomyopathy[J]. Clin Radiol, 2012, 67(2): 95-105

[4] PARVATIYAR MS. Cardiac troponin mutations and restrictive cardiomyopathy[J]. J Biomed Biotechnol, 2010, 33: 231-241.

[5] SAID SM. Surgical treatment of hypertrophic cardiomyopathy[J]. Expert Rev Cardiovasc Ther, 2013, 11(5): 617-627.

[6] HICKEY KT, REZZADEH K. Hypertrophic cardiomyopathy: a clinical and genetic update[J]. Nurse Pract, 2013, 38(5): 22-31.

第十六章　获得性心肌病

获得性心肌病包括：心动过速性心肌病、酒精性心肌病、脚气性心肌病等，指后天由某种病因导致的心肌病。

一、心动过速性心肌病概述

心动过速性心肌病（TIC），主要指心动过速性心室性心肌病，是指无器质性心脏病者，由持续性心动过速引发心脏扩大、心力衰竭。持续性房颤如引发心房重构，表现为双心房扩大，称为心动过速性心房性心肌病（TACMP）。心动过速性心肌病可继发于各种快速性心律失常，包括室上性快速心律失常、室性快速性心律失常。快速性心律失常，易引起心肌损害和心功能不全，纠正快速性心律失常后，可使心功能或心脏结构完全或部分恢复。早期诊断/治疗对患者的预后至关重要。

心动过速性心肌病是扩张型心肌病的一种可逆性类型。1900 年有学者提出，慢性的快速性心律失常，可能会导致可逆性心功能障碍。1949 有人年报道，心房颤动和心力衰竭间有一定因果关系。1962 年有人建立了心动过速诱发心肌病的动物模型，使心动过速性心肌病的病理生理过程被逐渐揭示。在儿童和青少年，快速性心律失常较易引起心肌损害、心功能不全。目前中国网上已发布儿童 TIC 研究进展、TIC 研究进展、TIC 述评、TIC 的治疗、TIC 的临床特点与诊治、室早诱发的 TIC、TIC 的基础研究、TIC 动物模型研究、房速与 TIC、TIC 的射频消融治疗等，有较好的临床指导作用，详细内容可由网上学习。

1. 流行病学及病因

心动过速性心肌病可发生在任何年龄段，发病率尚无准确的统计。有人对 345 例局灶性房性心动过速的成年患者进行回顾性研究，发现心动过速性心肌病的发病率约为 10%。1991—2000 年北京行射频消融治疗的 321 例快速性心律失常患儿中，3%并发心动过速性心肌病。

心动过速性心肌病可继发于长期的各种快速性心律失常，如房性心动过速、心房扑动、心房颤动、房室折返性心动过速、房室结折返性心动过速、室性心动过速等，儿童中慢性房性心动过速较常见。研究显示，频繁的室性期前收缩，也可导致心动过速性心肌病。心动过速引发心肌病，主要不取决于心动过速的类型。心动过速性心肌病有心率依赖性，一般心室率越快、持续时间越长，心动过速性心肌病的发生发展会越快。从出现快速性心律失常到心动过速性心肌病的发生，可能会经历数月到数年，症状也会有很大区别。患者年龄较小或伴其他心脏病时，心动过速性心肌病会较重。

2. 发病机制

虽已建立心动过速性心肌病的多种动物模型，已有大量的临床研究，但心动过速性心肌病的发病机制仍在进一步研究中，可能有以下几个方面。

（1）血流分布及能量代谢异常

长期心动过速，能导致心脏血流分布异常，心肌细胞能量的产生、储备、利用可发生障碍，磷酸肌酸、ATP 等高能磷酸盐耗竭，电镜下可发现线粒体肿胀、断裂。

（2）离子通道异常

钠泵、钙泵等离子通道活性降低，肌浆网受体 RyR-钙离子通道水平升高、开放增加，可导致细胞质 Na^{+}、Ca^{2+} 水平升高，钙离子信号通路明显活化，使心肌细胞变性、凋亡，使心肌对正性肌力刺激、容量负荷的反应能力下降。

（3）激素水平异常

心动过速可激活交感神经、肾素-血管紧张素Ⅱ-醛固酮系统，使肾上腺素、去甲肾上腺素、血管加压素等的血水平升高，共同使心脏前/后负荷增加，激发心肌重构，减少心排出量。心肌细胞膜的β受体水平降低，减少活化腺苷酸环化酶，能降低心肌功能。

(4)心肌细胞凋亡增加及细胞外基质异常

有人发现，通过诱发心动过速性心肌病，能使心房、心室的超微结构变化，可出现心肌肥大、纤维化、肌溶解、细胞凋亡，可能与局部氧化应激、心肌血流减少等有关；基质金属蛋白酶9等的表达水平升高，基质金属蛋白酶9组织抑制物等表达水平下降，提示心动过速性心肌病与细胞外基质的重构相关。

3. 病理生理学特点

大部分心动过速性心肌病的病理生理和心脏形态学研究结果，来自于犬类模型，其与人类解剖生理较类似。动物模型实验证实，持续快速性心律失常，可导致心脏扩大、心脏功能障碍。快速搏动24小时后，即可出现左/右心室每搏排出量下降，左/右心房舒张末压力升高。持续快速搏动1周后，动脉血压、左/右心室射血分数显著下降，左/右心室收缩压峰值和舒张末压显著升高；随着时间的延长，心功能持续恶化；一般2周后出现双心室扩张、舒张末期室壁变薄。左心室扩张和结构改变，可导致轻/中度二尖瓣反流，又加重左心室扩张，3～4周时可发展为终末期心力衰竭。

恢复阶段动物模型显示，心动过速终止48小时后，心房内压力、平均动脉压、心排出量逐渐接近正常水平，左心射血分数明显改善，1～2周左心室射血分数基本达到正常，4周内所有血流动力学改变和心脏大小均恢复正常；一般先表现为左心射血分数好转，左心功能恢复，然后心脏大小逐渐回缩到正常；恢复的快慢，与病情轻重、病情的控制情况相关。

临床观察显示，终止心动过速后1周时，心功能明显恢复；终止心动过速4周时，X线胸片显示心脏/胸部比例缩小，超声心动图示左心室射血分数恢复到正常水平，左心室收缩末/舒张末的内径也缩小至正常范围。心动过速终止后，心脏功能降低与心脏扩大一般能逆转，是心动过速性心肌病的特点。但心动过速性心肌病发展到不可逆阶段时，较难逆转。

4. 临床特点和诊断

心动过速性心肌病临床表现有多样性，各年龄都可发病(可在心动过速后的几周内发病)；各类心动过速性心律失常每天发作时间超过3小时，常可引发心动过速性心肌病；室性心动过速一般比室上性心动过速，易引发心动过速性心肌病。

心动过速性心肌病可分为：①单纯型心动过速性心肌病，心动过速性心律失常是唯一的因素，无器质性心脏病，患者对长期单纯性心动过速耐受性较好；②非单纯型心动过速性心肌病，心动过速性心律失常＋心脏基础疾病是发病因素，患者对长期心动过速耐受性较差。

心动过速性心肌病患者，主要表现为心悸、胸闷、呼吸困难、胸痛，重者可出现心源性休克、心力衰竭。左心功能不全表现有血压下降、肺底湿啰音等，右心功能不全表现有颈静脉怒张、肝大、下肢水肿、静脉回流障碍。

目前尚无统一的心动过速性心肌病诊断标准。对初诊时心律失常、心功能异常并存的患者，诊断主要依靠病史、临床表现、治疗效果。有如下情况时应考虑心动过速性心肌病的诊断：①心动过速发生前，左心室功能正常；②心动过速频繁发生，持续数月或数年，频繁/持续性心动过速发生后，左心室功能进行性损害，有心脏功能降低的表现，但无心肌肥厚，并可除外其他导致心脏功能减退的因素；③心律失常治愈后，心室功能有所改善，包括控制心室率、恢复窦性心律；④有器质性心脏病的患者发生长期快速性心律失常，也应考虑心动过速性心肌病的可能，因为心功能不全和心律失常之间可互为因果，相互促进。

对成年患者的研究发现，心室舒张末期直径大小，是鉴别心动过速性心肌病与其他扩张性心肌病的重要标志，可作为独立的预测因子。心室舒张末直径≤61 mm时，预测心动过速性心肌病的敏感性达100％、特异性达74％；心室舒张末直径≤66 mm时，预测心动过速性心肌病的敏感性可达100％、特异性可达83.4％。心室舒张末期直径大小的差异，与本病的发展过程有关。

心动过速性心肌病常起病较急，而其他扩张性心肌病发展较缓慢。在症状出现前，心脏结构一般会经历较长时间的重构，变化会较大。根据有无导致心功能异常的其他因素，心动过速性心肌病可分为单纯性心动过速性心肌病和不单纯性心动过速性心肌病；前者经治疗终止心动过速后，心脏功能可完全恢复正常；后者有效控制心动过速后，心功能仅能得到部分改善。

5. 治疗

（1）心动过速性心室性心肌病的治疗原则

先争取转复窦性心律，可给予电复律、药物复律；要进行心内电生理检查，有明确指征者，可进行手术、射频消融，根治心律失常。对不能转复窦性心律、不能根治心律失常者，应给予β受体阻断剂、钙通道阻断剂维拉帕米/地尔硫䓬，必要时给予洋地黄、胺碘酮，控制心室率在理想水平；ACEI能防止心脏扩大。有心力衰竭的患者，可给予抗心力衰竭治疗。大多数患者转复窦性心律后，心力衰竭可逐渐好转。

（2）心动过速性心房性心肌病的治疗原则

心房重构、心房损伤的恢复时间，与快速性心房率的持续时间正相关，故有条件时，应尽早转复窦性心律，再给予抗心律失常药物维持窦性心律；一般给予β受体阻断剂、ACEI、ARB、他汀类药物，可延缓心房重构。无条件转复窦性心律时，一般给予β受体阻断剂、钙通道阻断剂维拉帕米/地尔硫䓬，必要时给予洋地黄、胺碘酮，控制心率在理想水平。

动物模型和临床研究表明，恢复窦性心律和控制心室率，是心动过速性心肌病治疗的关键，而且恢复窦性心律、控制心室率得到的疗效，并没有显著差异。临床常用的治疗方法，包括药物治疗和非药物治疗，后者主要指射频消融。

（3）药物治疗

心动过速性心肌病可给予药物治疗，主要包括抗心律失常药物、抗心力衰竭药物。可根据不同的心律失常类型，选择不同的抗心律失常药物，可提高药物的疗效，并减少不良反应。室上性心动过速时，可选用Ⅰc、Ⅱ、Ⅲ类抗心律失常药。室性心律失常可使用Ⅰb和Ⅲ类抗心律失常药。

洋地黄类药物有负性传导作用，可减慢房室结传导、控制心室率，并可增强心肌收缩、抑制过度增强的神经内分泌活性，有抗心律失常、抗心力衰竭的作用，常用于心动过速性心肌病的治疗。β受体阻断剂，也有抗心律失常、抗心力衰竭的作用。但洋地黄类药物和β受体阻断剂，均能减慢房室结传导，可能会加速预激综合征的旁路前传，因此预激综合征伴房性颤动、房性扑动时禁用。

胺碘酮为Ⅲ类广谱抗心律失常药，临床上广泛用于快速室上性/室性心律失常，对自律性增加、触发活性、折返激动的快速室上性/室性心律失常都有效；因其无负性肌力作用、不影响心脏功能和心室内传导，致心律失常的发生率较低，对伴随严重心功能不全、器质性心脏病的心动过速性心肌病患者，尤推荐应用。普罗帕酮等Ⅰc类抗心律失常药物，由于有负性肌力作用，在患者有严重心力衰竭时需谨慎应用。Ⅳ类抗心律失常药物钙通道阻断剂，由于有负性肌力作用，一般在儿童患者应用受限，1岁以下儿童禁用。

多数心动过速性心肌病，都有心力衰竭的临床表现，在抗心律失常治疗的同时，应积极抗心力衰竭。心力衰竭的发生与神经内分泌激素的变化、心脏重塑相关。目前心力衰竭的治疗，除常规给予洋地黄、利尿剂等外，有神经内分泌拮抗作用的药物也在临床广泛应用。血管紧张素转换酶抑制剂，是慢性心力衰竭治疗的基石，可改善患者的预后。地高辛和β受体阻断剂，可减慢心率，能抗心律失常，调节神经内分泌，能治疗心动过速性心肌病的心力衰竭。

有人通过心动过速性心肌病动物模型研究发现，过氧化物酶体增殖物激活受体α的激动剂非诺贝特，可减慢心力衰竭的进展，作用机制可能是非诺贝特使过氧化物酶体增殖物激活受体α信号通路活化后，能改善心肌细胞代谢、抗内皮素、抗炎等，目前仍在临床研究。

（4）非药物治疗

目前射频消融几乎可根治所有形式的快速性心律失常，从而恢复窦性心律，故可治疗心动过速性心肌病；其主要原理是利用高频交流电，对组织产生热变性，选择性破坏心脏组织，去除异位起搏点、打断折返通路，治疗各种心律失常。因此，术前完善的心脏电生理评估非常重要。射频消融属有创治疗，儿童治疗的危险性要高于成人，且年龄越小，危险性越高，因此应掌握好适应证。近年，中国已制定了射频导管消融治疗快速性心律失常指南。儿童射频消融适应证与成人有所不同，选择时要考虑到不同类型心律失常的自然病程、消融的危险因素、是否合并先天性心脏病、年龄等。

儿童射频消融的适应证为：有血流动力学障碍、所有抗心律失常药物治疗无效。因此对心动过速性心肌病患儿，尤其年龄较小的，多数抗心律失常药物还是首选，所有抗心律失常药物无效时才考虑射频消融。射频消融最常见的并发症是房室传导阻滞，且多为Ⅱ、Ⅲ度传导阻滞，有些严重的传导阻滞需安装永久或临时起搏器；此外还包括心包积血、气胸、窦性心动过缓等，通过术前适应患者的选择、术中细心谨慎操作，可提高成功率，降低并发症的发生率。

其他治疗方式包括微波消融、冷冻消融、抗心动过速起搏治疗、手术治疗，如心脏再同步治疗、Cox 迷宫手术、动力性心肌成形术等，但儿童应用有限。另外，随着干细胞移植、基因工程等领域研究的进展，相信也会给心动过速性心肌病带来不同的治疗理念和方法。有学者认为心律失常是心肌电生理或心肌细胞连接异常所致，正在研究基因治疗及干细胞移植治疗。

6. 预后

经治疗后，心功能大部分在心动过速控制 6 个月内恢复正常，心室结构恢复相对较慢。成功治愈的患者，仍可能反复发作，若再次发生心动过速，则可能发生较严重的心肌病，并有发生猝死的可能。因此即使患儿心动过速得到控制、心功能完全恢复，也需长期随诊、复查超声心动图，但具体的时间并没有统一的标准。对未能及时控制快速性心律失常的心动过速性心肌病患者，可长期口服 β 肾上腺素受体阻断剂、血管紧张素转换酶抑制剂，可加快心脏恢复，减少心脏重塑和猝死的发生。

因为心动过速性心肌病经治疗后，可部分或完全恢复，且儿童和青少年发生快速性心律失常后易导致心肌损害，所以早期诊断、早期干预，对心动过速性心肌病的预后极为关键。若延误诊治，可能导致心脏功能的永久损害，影响患者的长期生存质量。在临床上遇到快速性心律失常伴心功能不全的患者时，应高度怀疑心动过速性心肌病。儿童心动过速性心肌病一般首选药物治疗，但对药物治疗无效者，可考虑射频消融术、干细胞移植、基因工程治疗等。

二、心动过速性心肌病的诊断

心动过速性心肌病，是指由各种持续、反复、快速性心律失常（如房速、交界性心动过速、室速、房颤、房扑等）所导致的心脏结构、功能病变。心动过速性心肌病可发生在任何年龄、正常/异常心脏，心动过速发作的持续时间和频率影响本病的发生发展；其最大特点为可逆性，即及时终止其相关的心律失常，心脏功能甚至可完全恢复。因此早期诊断、及时根治其心律失常病因有重大意义。

绝大多数心动过速性心肌病的诊断都是回顾性的，常是排除性诊断。有些患者的心动过速病史不清，或心动过速初期无明显不适，以心力衰竭来就诊，常给诊断带来一定困难。目前心动过速性心肌病尚无特异性诊断标准，病史和临床特征是诊断本病的重要依据。据报道，婴儿、儿童、青少年、成年人、孕 24～33 周胎儿，都可发生心动过速性心肌病；这种心肌病的发生，高度依赖于心室率，心率越快，心肌病出现越早。

持续性心动过速引起心肌病的时间，可从发现心动过速后的几周至 20 年不等，典型患者见于慢性房颤、无休止性室上性心动过速/心房扑动、无休止性室性心动过速等。心动过速每天发作超过 24 小时中的 10%～15%，就可导致心动过速性心肌病，尤其是有器质性心脏病、心力衰竭的患者，心功能不全、心律失常间可存在恶性循环。当左室功能减退、收缩功能障碍，不能由其他原因解释、存在持续性心动过速时，应考虑本病的存在。心动过速性心肌病发生于正常心脏者，一般对心动过速的耐受性较好，可无症状；而心动过速性心肌病发生于器质性心脏病患者时，较易产生症状。

心动过速性心肌病的临床表现一般没有特异性，但可有较大差异，患者心功能不全时常有明显心悸，心悸出现多早于气短；其他症状为轻/中度胸闷、气短，咳嗽、咳痰、尿少、不能平卧。通常有规则/不规则的快速心室率（平均心室率可超过100次/分钟），伴有不同程度的心脏扩大、二尖瓣反流、心室舒张末压增高、LVEF降低、心力衰竭表现时，应高度怀疑心动过速性心肌病。无创性成像技术，如超声心动图检查、放射性核素心室显像，都能显示左/右心室扩张、收缩功能障碍。

目前较有意义的诊断依据为：①心动过速发生前，心功能正常；②频繁、持续的心动过速发作后，心功能进行性损害，并可排除其他导致心脏功能降低的因素；③心动过速、心率控制后，心功能能改善、恢复。由于心肌损害的程度与心动过速的时间、原有的基础心脏病有关，因此心律失常控制、终止后心功能恢复的时间、程度亦不同，可以是完全性、部分性、不能恢复；后者是因为心动过速诱发心肌损害已发展到不可逆阶段。故室性心动过速得到控制后，如左室功能未见改善，一般不能排除心动过速性心肌病的可能。

其他类型的心肌病，可与心动过速性心肌病同时存在；心动过速可恶化受损的心肌，因此有其他器质性心脏病时，心动过速较易导致心动过速性心肌病。鉴于心动过速性心肌病，可发生于健康人和器质性心脏病患者，可将其分为单纯型和非单纯型。单纯型者对长期心动过速的耐受性较好，从心动过速发展到心动过速性心肌病，一般需要数年或更长的时间，出现症状较晚。非单纯型者从心动过速到心动过速型心肌病的过程较短，该类患者心动过速时较易出现症状；诊断单纯型时，尚需与扩张型心肌病、甲亢性心肌病、致心律失常性右室心肌病等相鉴别。

研究发现，一般仅从单次胸片表现，本病较难与扩张型心肌病鉴别，但动态胸片表现结合快速性心律失常的临床病史，可使两者间不难鉴别。扩张型心肌病合并快速性心律失常时，心律失常以室性为主，多在病程的晚期发生，药物治疗后常不能改善；而心动过速性心肌病的心肌病变，常发生于心动过速后，控制心率后，可部分甚至完全恢复正常。心动过速的发生、持续时间，对明确诊断至关重要。

甲状腺功能亢进引起心动过速时，心动过速能与甲状腺激素对心肌的毒性作用相协同，共同促进甲亢性心肌病的发生。这可通过是否合并甲亢表现、实验室检查等，协助排除诊断。致心律失常性右室心肌病，是一种以发作性晕厥、右室源性心律失常、右室扩张、右心衰为特征的原发性心肌病，一般结合心脏影像学、电生理检查不难排除。

三、心动过速性心肌病的治疗

1944年发现，心房颤动（AF）患者心功能状况，可随心房颤动的纠正而逆转。治疗心动过速，能改善心动过速性心肌病的心功能。目前对引发心动过速性心肌病的确切机制仍在研究中，故将所有继发于长期频繁心动过速的左室功能障碍，包括收缩功能障碍、舒张功能障碍，均定义为心动过速性心肌病。

实际上，心动过速性心肌病，不仅发生在心室，同样也发生在心房。研究证实，只要心动过速持续超过一定时间和速率，就可发生心动过速性心肌病。然而无论心动过速性心肌病病程长短、症状轻重，大多数患者的心脏功能状况常随心率有效控制而完全或部分改善，因而及时有效的节律/心率控制，是治疗心动过速性心肌病的关键。

1. 加强对心动过速性心肌病的认识

心动过速性心肌病的早期诊断，可能较困难。无基础心脏病的患者，常对长期心律失常的耐受性良好，多无自觉症状，许多患者是在已出现心功能不全后才就诊，而且心动过速与心功能不全的因果关系也很难区分。严格地讲，只有证实心动过速的出现后引起心功能恶化，才能诊断心动过速性心肌病，但相关证据常很难获得。

因此对所有合并心脏扩大、心功能不全的患者，只要存在持续反复的快速性心律失常，就要考虑心动过速性心肌病的可能，及时终止快速心律失常、有效控制心率，是治疗的关键，且常可改善心功能，但选择何种治疗要结合患者的临床状况、心律失常性质等综合考虑。

2. 药物治疗

药物治疗依旧是防治快速心律失常的重要手段，其选择要结合患者的心律失常类型、是否合并其他器质性心脏病、心功能状态、有无其他伴随疾病而综合考虑。在中老年患者，心房颤动(AF)、心房扑动(AFL)是诱发心动过速性心肌病的常见的室上性心动过速(SVT)。根据现有指南的建议，对不存在心脏病变或心脏病变轻微的心房颤动、心房扑动患者，首选决奈达隆、氟卡尼、心律平、索他洛尔治疗；如患者合并高血压伴左室肥厚、冠心病、稳定的 NYHA Ⅰ/Ⅱ级心功能不全，首选决奈达隆；冠心病患者还可选择索他洛尔；如上述药物无效或患者合并 NYHA Ⅲ或Ⅳ级心功能不全，则选择胺碘酮。

青少年或儿童患者中，导致心动过速性心肌病的室上性心动过速，可能较常见的为局灶性房速、持续性交界性心动过速；对这些心律失常，可先使用钙通道阻断剂或β受体阻断剂，这些药物有效且副作用较小；如无效，可尝试Ⅰa、Ⅱc或Ⅲ类抗心律失常药物。

使用Ⅰ类抗心律失常药物时，要与房室结阻滞剂合用，以免快速心室率的发生。对快速性室性心律失常，包括频发室性期前收缩、室速，无论是成人、儿童，均首选β受体阻断剂，并应用患者能耐受的最大剂量，如无效，可考虑胺碘酮、索他洛尔。对一些特发性室性心律失常，钙通道阻断剂的地位不可忽视。不论何种类型的心律失常，如果室上性心动过速患者已存在较明显的心功能不全，胺碘酮常是指南中唯一推荐的药物。

合并心肌缺血的患者，要避免使用Ⅰc类抗心律失常药物；存在气道高反应的患者，须谨慎使用β受体阻断剂、类β受体阻断剂。对心动过速性心肌病合并严重心功能不全的患者，目前较有效的抗心律失常药物相对较少，需要重视药物的安全性。药物难治性心律失常所致的心动过速性心肌病患者，如没条件接受消融治疗，有效控制心率也是行之有效的方法。强心苷类药物，除正性肌力作用外，还可通过拟迷走神经作用，抑制房室结传导；β受体阻断剂，可有效控制心室率，抑制心肌重塑；两者联用常会获得满意的效果。

3. 非药物治疗

由于心动过速性心肌病药物疗效有限，近年来射频消融治疗，已成为很多诊疗中心治疗快速心律失常的首选方法。有人对纳入 1 851 例患者的 8 项研究荟萃分析，结果发现，合并左室功能障碍的心房颤动患者，接受消融治疗后 LVEF 显著提高。有人对 192 项心房颤动消融研究后发现，患者消融后，左房直径和容积明显缩小。近年，我国室上性快速心律失常治疗指南，已将导管消融列为持续性房速尤其是无休止房速的首选治疗方法。

针对室性快速心律失常，2010 年威尼斯专家共识做出如下推荐：

——起源于左室/右室的症状性/非症状性特发性室速/室性期前收缩，如果药物治疗无效，有可能导致心肌病变时，应该给予消融治疗(Ⅰ类)。

——非缺血性心脏病的持续性单型性室速、有症状非持续性室速、频发室性期前收缩，如药物治疗无效、不能耐受、患者不愿接受药物治疗，应该给予消融治疗(Ⅰ或Ⅱa类)。

——缺血性心脏病患者，充分药物治疗或程序优化后 ICD 仍反复放电，应该给予消融治疗(Ⅰ类)。

——缺血性或非缺血性心脏病的束支折返性室速，可首选消融治疗(Ⅰ类)。

从已有的临床研究看，对室性/室上性心律失常，射频消融治疗常能取得较满意的结果，能对很多心律失常根治，在有条件的患者射频消融或许是更佳的选择。但也有一些药物治疗无效的患者，其心律失常虽经多次消融治疗仍有复发；这类患者，如为室上性心律失常，可考虑房室结消融联合起搏治疗；如为室性心律失常，应考虑 ICD 或 CRT-D 治疗。对存在急性血流动力学障碍的心动过速性心肌病患者，直流电复律是处理紧急事件的首选方法。

除针对心律失常本身进行治疗外，还应意识到，心律失常可能是心源性/非心源性疾病的一种表现，多数情况下并非独立存在。单纯抗心律失常治疗，只是对症治疗；想要做到根治疗，必须解除患者基本病因，这样可使抗心律失常治疗事半功倍，如治疗心肌缺血、心肌炎、甲亢、贫血、电解质紊乱等。心动过速性心肌病患者的治疗是综合性的，标本兼治，是取得良好预后的根本。

四、室性期前收缩与心动过速性心肌病

1913 年有人已对房颤引起的心动过速性心肌病进行了详细描述。室性期前收缩（PVC）在临床上十分常见。有人对普通人群进行 24 小时动态心电图监测，发现 50%受检者有室性期前收缩。有人用动态心电图对一般人群进行筛查，结果 70%～75%受检者，能记录到室性期前收缩。

既往认为，室性期前收缩是良性心律失常，对心血管疾病没有预测价值，未引起重视。近年来，随着经导管消融术在临床运用日益广泛，诸多文献报道，频发室性期前收缩可引起心功能不全、心脏扩大，可引起室性期前收缩相关性心动过速性心肌病（PVCICM）。药物控制或射频消融根治性治疗室性期前收缩后，心功能可不同程度逆转，甚至完全恢复。

有学者报道，室性期前收缩可触发快速室性心动过速、心室纤颤等恶性心律失常，引起心源性猝死。据报道，在美国每年大约有 6 万例心功能不全患者死亡，其中约 40%死于心源性猝死，大部分心源性猝死是由快速室性心律失常导致，室性期前收缩是引起快速室性心律失常的重要致病因素之一。早期识别、诊断、治疗室性期前收缩，对于预防心动过速性心肌病，具有重要临床意义。

1. 研究现状

1962 年有人建立了心动过速性心肌病动物模型。然而关于室性期前收缩与心动过速性心肌病关系的研究，在 1990 年后才引起关注。有学者对射频消融术后室性期前收缩患者进行随访，发现患者心功能和心脏扩大可不同程度逆转，甚至完全恢复。2000 年有人对室性期前收缩-原发性心肌病（PVC-ICM）进行了描述，之后诸多文献报道，频发室性期前收缩可导致可逆性室性期前收缩-原发性心肌病。

2010 年有人在狗右心腔内植入双腔起搏器，成功建立了狗室性期前收缩-原发性心肌病模型，连续起搏 4 周后，左心室舒张末期、收缩末期的内径明显扩大，左心室射血分数进行性下降，但未见二尖瓣反流。2011 年有人在狗右心腔内植入双腔起搏器，以负荷为 50%的室性期前收缩二联律，连续起搏 12 周后，左心室收缩末期内径增大，射血分数明显下降，出现明显二尖瓣反流，心肌细胞有效不应期明显延长，但未出现气促、嗜睡、活动减少等心力衰竭症状。停止起搏 2～4 周时，起搏组射血分数进行性升高，第一周上升速度较快，第二周持续上升。

目前国内成功建立了兔短阵发室性心动过速致心肌病动物模型；连续室性期前收缩刺激新西兰兔心脏 1 周后，射血分数下降、血清 BNP 水平升高，反映心肌纤维化的指标基质金属蛋白酶水平升高，基质金属蛋白酶组织抑制剂水平下降；电镜及光镜下可见心肌细胞肥大、数目减少、间质纤维化。停止起搏后，兔心功能可不同程度逆转；辅以药物治疗时，心功能恢复较快。即使积极给予药物治疗，倘若未消除室性心律失常，心脏扩大、心功能的恢复常较慢。由此可见，积极根治性治疗室性心律失常，是治疗心动过速性心肌病的关键。早期积极治疗室性期前收缩，是预防室性期前收缩-原发性心肌病的重要手段。

外向钾离子电流流主要影响心肌细胞复极过程；外向钾离子电流量下调，可引起 QT 间期延长、尖端扭转性室速等，能导致突发晕厥、心源性猝死。文献报道，QT 间期延长，较易发生心力衰竭、死亡。有人对 554 例充血性心力衰竭患者研究，结果表明，QT 间期（QTc）延长，离散度（QTd）增加，均能预测心功能不全患者死亡。有人对 2 265 例心功能不全患者进行研究，发现 QT 间期延长，对心力衰竭患者全因死亡有较强预测价值。

研究表明，心室率过快时，可抑制心肌细胞复极过程而处于易猝死的高风险状态。外向钾离

子流是影响心肌复极过程的主要离子流，是影响心肌细胞动作电位时程的主要因素，受相应钾离子通道蛋白表达水平调节；钾离子通道蛋白表达水平下调时，外向钾离子流较慢，可引起心肌动作电位复极时程延长，导致恶性心律失常，引起猝死；但要进一步深入研究。瞬时外向钾离子电流（I_{to}）是心肌快速复极期主要外向离子电流，受Kv4.3钾离子通道蛋白表达水平调节。I_{to}与延迟整流钾离子电流（I_{kr}，I_{kur}，I_{ks}），共同影响心肌复极。

有人植入双腔起搏器，快速起搏兔右心室，分别以330次/分钟，360次/分钟，380次/分钟的频率，各起搏10天。30天后，起搏组出现左心房/左心室扩大，心脏重量增加，左心室射血分数下降，K_{v1}、K_vLQT1等钾离子通道蛋白在左心室的表达水平分别下降50%、70%，K_v4.3钾离子通道蛋白在左心房的表达水平下降70%。左心房和左心室的组织BNP表达水平显著升高，且与各钾离子通道蛋白表达水平、心功能不全等相关。

有人以不同频率快速起搏离体狗左心室细胞，持续24小时后，采用膜片钳技术测得：在左心室细胞，I_{to}钾离子通道蛋白密度下降44%，K 4.3钾离子通道密度下降40%。快速性室性心律失常时，K_v4.3钾离子通道在心脏各房室分布和含量变化及其与心功能关系至今仍在进一步研究中。

2. 室性期前收缩-原发性心肌病临床研究进展及趋势

自1991年射频融消术引入我国以来，室性期前收缩-原发性心肌病逐步受到关注，其发生受多个因素影响。室性期前收缩类型、形态、起源部位、持续时间、患者年龄、性别、饮酒史、吸烟史、心源性猝死家族史、患者接受治疗情况等，都影响着室性期前收缩患者进展为心动过速性心肌病的进程。

室性期前收缩负荷与心动过速性心肌病的关系，是目前研究热点。有人对起源于右心室流出道室性期前收缩患者进行随访，共入选108例室性期前收缩（>10次/小时）患者，并按照室性期前收缩负荷，对患者进行分类，24例患者室性期前收缩<1 000次/24小时，55例1 000～10 000次/24小时，29例>10 000次/24小时，结果发现各组患者发生室性期前收缩-原发性心肌病的比例分别为4%、12%、34%。

有人对174例频发室性期前收缩患者进行了回顾性研究，对室性期前收缩负荷、形态、起源部位，及患者性别、年龄等因素，进行了单变量/多变量回归分析，发现多个因素与室性期前收缩-原发性心肌病相关；但仅室性期前收缩负荷（室性期前收缩数目占24小时心跳总数百分比）这一个因素，与心肌病发生独立相关。当室性期前收缩负荷超过24%时，患者发生室性期前收缩-原发性心肌病可能性较大；室性期前收缩负荷低于10%时，其引起心动过速性心肌病可能性较小。有人也进行了类似研究，结果表明当室性期前收缩负荷超过16%时，患者进展为室性期前收缩-原发性心肌病可能性较大，需要积极治疗。

有人对无症状室性期前收缩患者进行5.6年的前瞻性研究，发现室性期前收缩负荷与患者左心室大小、心功能相关。有人对室性期前收缩患者，进行了回顾性研究，对导致室性期前收缩-原发性心肌病的诸多影响因素，进行了双变量/多变量回归分析，发现室性期前收缩负荷和心肌病发生独立相关；并发现插入性室性期前收缩二联律负荷，也与室性期前收缩-原发性心肌病独立相关，且与左心室射血分数密切相关。插入性室性期前收缩二联律负荷、室性期前收缩总负荷，均为较强的室性期前收缩-原发性心肌病预测因子。

有文献报道，室性期前收缩负荷为4%时，患者最后也进展为心动过速性心肌病；而室性期前收缩负荷高于24%时，在观察期间却未发现心功能异常。有人对室性期前收缩患者进行了40个月的随访，分别按照其负荷<1 000次/24小时、>5 000次/24小时、>10 000次/24小时进行分层，结果表明，室性期前收缩负荷，与心室射血分数间不明显相关。因此室性期前收缩负荷，能否预测心动过速性心肌病发生，还有待于进一步研究。

据报道，无症状性心律失常患者更易进展为心动过速性心肌病。这是因为患者症状不明显，未及时就诊，心律失常未得到有效控制，易导致心律失常对心肌损害隐匿性迁延，最后易进展为心动过速性心肌病。导致心动过速性心肌病的过程，短至数周，长至数年甚至是几十年。室性期前收缩持续的时间常影响心动过速性心肌病的发生。

室性心律失常对心肌的损害，一般随着室性心律失常时间延长，而有损害累积作用。有人对249位特发性室性心律失常患者进行回顾性研究，发现持续发作室性心律失常，对心动过速性心肌病的发生有较好的预测价值。室性期前收缩持续时间较长，间接增加其负荷，易导致心肌病发生。室性期前收缩对患者心脏结构功能的影响，及室性期前收缩负荷与心脏结构功能间的相关性，仍需深入探讨。离子通道蛋白表达水平，是导致室性期前收缩-原发性心肌病发生的重要机制，其具体的致病过程尚需进一步研究。

五、PJRT 与心动过速性心肌病

人类对于心动过速性心肌病的认识已有近百年的历史，人们将快速心律失常引发心脏功能/形态改变的疾病，称为心动过速性心肌病。1995 年世界卫生组织等将心动过速性心肌病纳入未分类型心肌病；2006 年美国心脏病协会推出了心肌病定义和分类的专家共识，将其归为获得性心肌病的范畴，使人们对该疾病的重视程度进一步提高。

引起心动过速性心肌病的主要原因，包括房颤、房速、房扑、持续性交界性心动过速（PJRT）、室速等。近年来随着对持续性交界性心动过速研究的深入，尤其是射频消融治疗的普及，持续性交界性心动过速引发心肌病的报道逐渐增多，有必要在临床中提高认识。

1. 持续性交界性心动过速的定义

持续性交界性心动过速是 1967 年首先报告的一种特殊心动过速；早期研究认为，是不典型快/慢型房室结折返性心动过速。随着心内电生理检查技术的应用，有人证实，持续性交界性心动过速，实质上是有递减传导功能的隐匿性房室慢旁路参与的房室折返性心动过速。其房室慢旁路有类似房室结样的组织结构，纤维比较细、走行较迂曲。研究报告，持续性交界性反复心动过速的房室慢旁路的心房终端，多位于冠状窦口，亦称之为经典部位；近年发现房室慢旁路的心房终端，亦可位于后间隔、中间隔、右后侧、左后侧壁，因此逆传的房室慢旁路，可位于右房室环任何部位、左房室的后部/侧部，以右后间隔多见。

持续性交界性心动过速常呈反复性无休止性时，目前称为持续性房室折返性心动过速（PAVRT），是激动经房室结前传、而经具有递减性传导特性的特殊房室慢旁路逆传、而形成折返环路的一种心动过速，但持续性交界性心动过速一词已广泛出现在文献之中，因此人们根据心动过速的临床特点和心电图特殊表现，仍然把这种反复无休止性心动过速称之为持续性交界性心动过速。

持续性交界性心动过速的心电图特征为：

①窦律时 P 波形态、PR 间期、QRS 波形态正常，无预激波。

②窦性周期临界性缩短、房/室性期前收缩、逸搏等，均可诱发心动过速。

③心动过速的频率在 130～260 次/分钟，有逆行 P 波，RP/PR＞1，RP 间期范围为 110～300 毫秒。

持续性交界性心动过速的心电图特征，是较特殊的。P 波在Ⅱ、Ⅲ、aVF 导联倒置且常增宽，提示“从低到高”的心房激动顺序。RP 间期长于正常的 PR 间期，这与典型的顺向型 VRT 恰恰相反。当折返环的逆传支发生传导阻滞时（心电图上无逆行 P），心动过速可停止，但尽管逆传支对迷走神经刺激、β 受体阻断剂、钙通道阻断剂都很敏感，持续性交界性心动过速对药物的治疗反应仍较差。典型持续性交界性心动过速常能被期外收缩诱发；也常在一次窦性心搏后发生，而不需期前收缩诱发。自主神经张力变化或体力活动时，心动过速的频率可反应性增加（100～200 次/分钟）；而频率的变化是 PR 和 RP 间期调整的结果。持续性交界性心动过速的电生理特点为：

——房室慢旁路传导速度慢、时间长，VA 间期为 100～370 毫秒。

——房室慢旁路有递减传导的特性。

——心动过速时，在希氏束不应期给予心室期前刺激，可提前激动心房，但不改变逆传心房激动顺序。

——房室慢旁路一般不显示前传功能，但在阻滞房室结或 His 束后，可揭示房室慢旁路的存在。

——心室起搏心动过速被拖带。

持续性交界性心动过速患者窦性心律下的心内电生理检查显示，各间期常正常；持续性交界性心动过速发作时，可见逆传心房激动顺序非向心性，最早的心房激动点常位于后间隔区域，心房、心室刺激均可终止该心动过速。心内电生理检查证实，房室慢旁路位于一侧，经射频消融术根治心动过速的心室刺激逆传的激动顺序，与一般心动过速时逆传的激动顺序相同，并有可能引发心动过速发作。可见该旁路具有递减传导的特性，与普通旁路的全或无特性不同。腺苷等阻断房室结的药物可阻断慢旁路。

2. 持续性交界性心动过速诱发心肌病的机制

心动过速诱发心肌病的机制尚未明确，推测与下列因素相关：

——持续性交界性心动过速时，可导致能量利用障碍、心肌能量耗竭等。

——持续性心动过速可引起冠脉血流灌注下降，心肌血流储备下降。

——心肌收缩储备能力下降。

——心肌细胞和细胞外基质重构。

多数房室旁路是有快速传导功能的快旁路，少数为有递减传导特性的慢旁路。持续性交界性心动过速折返环的组成部分包括心房、房室结、希浦系、心室、旁路，它是有递减传导特性的隐匿性房室慢旁路参与的心动过速，该旁路常位于后间隔区。持续性交界性心动过速前传经房室结，逆传经隐匿性房室慢旁路，两者均有传导速度相对较慢、递减传导的特点，心动过速的可激动间隙较宽，因而持续性交界性心动过速常表现为反复性无休止性发作，并且可引起心动过速性心肌病。

3. 持续性交界性心动过速诱发心肌病的临床特点

持续性交界性心动过速的发生率较低，约占室上性心动过速的 1%。长期以来，其与心动过速性心肌病间的关系成为研究的重点。但心动过速性心肌病的发生高度依赖于患者的心室率，每天发作超过 24 小时中的 10%～15%即可引发持续性交界性心动过速；而持续性交界性心动过速的发作常呈无休止性，患者出现心脏功能/形态改变的不少见。

由于房颤、房扑等心律失常的发生率，与年龄增长相关，因此在房颤、房扑患者中，心脏功能/形态的改变多见于成年患者。患者发病年龄较低，是持续性交界性心动过速性心肌病的显著特征。持续性交界性心动过速时，心脏功能/形态的改变主要见于儿童及年轻人，有些患者甚至在产前 3 个月的胎儿期即已明确诊断。

持续性交界性心动过速由于发作时间较长，使患者在年龄较轻时即可出现心功能改变。患者发病前多无基础心脏病，属于单纯型心动过速性心肌病，即在心脏扩大和心功能不全发展过程中，心动过速常是心肌损害的唯一因素。持续性交界性心动过速是一种房室折返性心动过速，可发生于任何年龄患者，通常呈无休止性发作，也可短暂恢复窦性心律持续数跳后，持续性交界性心动过速再次发作，常由增快了的窦性心律或较晚的房性期前收缩所诱发。患者的临床症状轻重不一，部分因心悸就诊；有的患者发病时间较长，虽无心悸，但却以心力衰竭为首发表现。心力衰竭的原因是由于长期的快速心室率引发心动过速性心肌病所致；当心动过速控制后，心脏功能多可完全恢复正常。

4. 诊断及鉴别诊断

通过临床症状、体征、病史、影像学检查，持续性交界性心动过速性心肌病的临床诊断并不困难：

——明确有持续性交界性心动过速。

——心动过速发作后心功能进行性损害。

——可排除其他导致心功能减退的因素。

——心动过速、心率控制后，心功能常得以改善和恢复。

但仍需要注意，患者可能同时伴有其他类型的心肌病，而心动过速可与之产生协同作用而加速心肌损伤。由于持续性交界性心动过速发作时的 RP 间期＞PR 间期，即 P 波位于 RR 间期的后 50%内，需要与房速进行鉴别。临床特点在鉴别诊断上常无特异性。首先观察心动过速发作时房室是否为 1∶1 传导，如出现 P 波未下传，而心动过速不终止的现象，即为房速。因为持续性交界性心动过速的心房和心室是折返环的必需成分，一旦心房激动不能下传心室，或心室不能逆传心房，心动过速必然终止。其次，房速的起源可见于心房的多个部位，P 波形态可能各异，房速最常见起源于于右房界嵴、左房肺静脉开口附近；其 P 波形态在下壁导联应为直立。起源于右后间隔的房速较难鉴别，此时需要通过刺激迷走神经动态心电图等手段获得更多的信息来帮助诊断，如观察心动过速的发作和终止特点、对室性期前收缩的反应等。快慢型房室结析返心动过速（FS-AVNRT）临床相对少见，常需要心内电生理进一步诊断。

5. 治疗

节律和频率控制是治疗心动过速性心肌病的根本方法，包括药物治疗和非药物治疗。可选择主要影响房室结的药物，包括钙通道阻断（维拉帕米）、β 受体阻断剂、地高辛、腺苷，可终止持续性交界性心动过速；亦可给予Ⅰa 类药物如奎尼丁、普鲁卡因酰胺及Ⅰc 类药物如英卡胺、氟卡胺等阻滞旁路，终止持续性交界性心动过速。随着对持续性交界性心动过速电生理机制的认识加深，导管消融已成为根治这种心动过速的首选方法；因其微创、成功率较高、并发症较少、可根治，已被广泛接受；其治疗成功率可为 95%以上，并发症率很低；对那些发作频繁、症状重、药物效果不佳或不能耐受者，射频消融术是有效的治疗方法；但其操作相对复杂，需要多根电极导管。

有人研究用双电极导管进行射频消融治疗持续性交界性心动过速，应尽可能在局部麻醉下进行。小儿的耐受性较成人差，术前、术中可与患儿交流沟通、争取合作，术者操作手法要准确、轻柔、熟练，可减少电极导管量，缓解反复穿刺引起的不适，有助于手术的顺利进行，同时也能降低因导管定位操作所需的 X 线照射量。

通常电极导管的使用量一般为 4 根，常规放置的电极有高位右心房、希氏束、右心室、冠状窦。有人研究采用 2 根导管消融法，取消了对诊治并非重要的右心房电极，利用冠状窦电极进行电生理检查，完成心动过速的诱发、复制、诊断；用冠状窦电极部分代替希氏束电极的功能，用消融电极代替希氏束/心室电极的功能。

在对慢旁路起源处消融时，准确进行最大希氏束电位的定位至关重要。通常的方法是用4 极普通电极导管先插入右心室，再回撤调整以获取希氏束电位。由于三尖瓣环和希氏束解剖位置可能有变异，加之四极电极导管弯度固定，进入右心室并记录到最大希氏束电位可能需要一定时间，个别患儿甚至难以获取。而消融电极导管弯度可控，术者操作较为方便灵活，使获取最大希氏束电位更为容易。在消融电极导管寻找靶点的进程中，希氏束电极导管的存在和消融电极导管可能互相干扰，不利于消融靶点的定位操作。

消融术中最常见的并发症是房室结传导功能损伤。只要房室传导阻滞是由于导管操作压迫房室结所致，而非消融能量引起，预后较好，移除导管后一般可在较短时间内恢复正常。对于可能诱发传导阻滞的部位，切忌多次重复刺激。而由导管刺激诱发的持续性交界性心动过速，则可采用超过 20～30 次/分钟的频率起搏，进行靶点的定位及消融。

持续性交界性心动过速发作十分频繁，甚至可能造成心律失常性心肌病，随着成功的治疗，患者心脏的结构多能完全恢复正常，早期干预使患者受益更多。目前临床已不再提倡药物保守治疗。总体而言，持续性交界性心动过速对药物的反应性较差，因此射频消融是根治持续性交界性心动过速的最主要的方法，其成功率达 98%。但需要指出，持续性交界性心动过速终止后，患者心功能的恢复过程常较缓慢，并存在明显的个体差异，通常在心动过速完全终止 1 个月开始，6～8 个月达到最大恢复。少数射频消融失败的患者，可能由于慢旁路位置特殊或靠近心外膜，而需要外科手术治疗；而对于合并甲状腺功能亢进或婴幼儿患者，可考虑药物或姑息手术治疗。

六、心房颤动与心动过速性心肌病

心房颤动是临床常见的心律失常之一，在我国患病率约为 0.77%，经人口构成比标准化后，患病率为 0.61%。房颤是心动过速性心肌病常见病因之一。

1. 房颤与心动过速性心房心肌病

动物实验发现，快速心房起搏、心房颤动，在完全性房室阻滞时也可引起心房解剖重构、电重构，能使心房收缩、舒张功能降低，可产生类似心肌病的表现，称之为房颤引发的心动过速性心房心肌病，并可使房颤更易发生、维持，即房颤引发房颤现象。房颤可引起心房解剖重构，如心肌间质纤维增生、心肌肥厚、去分化等，可导致心房扩大、收缩功能丧失。

在房颤动物模型和房颤患者中，观察到的细胞超微结构改变较类似，包括：心肌纤维化程度增加、心房肌细胞体积增加、细胞内肌丝断裂溶解、核周区糖原聚集、缝隙连接蛋白表达水平降低、线粒体形态异常、肌浆网碎裂、核染色质均匀分布等。房颤时心房肌细胞可重新表达心脏胚胎发育过程中表达的 α 平滑肌肌动蛋白、肌丝蛋白（去分化），可能与缺血、牵张有关。房颤可使心房组织血流量、氧耗增加 2～3 倍，导致心房肌血流储备减少，产生心房缺血。

长期房颤的心房细胞，常显示出与冬眠心室肌细胞类似的结构改变，被认为是对较低血供的适应性改变。房颤发生后，早期可出现收缩功能降低，能导致心房容量超负荷，使心房壁被动牵张增加，再促进表达心房肌蛋白、使细胞体积增加、心肌溶解。心房壁大量被动牵张可延长心房肌有效不应期，有助于进展为持续性房颤；心房壁大量被动牵张是房颤的结果，也加重心房电重构、解剖重构。孤立性疾病、瓣膜性疾病伴发的房颤，常存在心房肌细胞退化变性，包括线粒体聚集、闰盘不分化与部分增宽、糖原颗粒纤维素化替代等。心房解剖重构的机制，可能是对长期细胞质钙离子超载、代谢失衡的适应性改变，可能是心肌细胞去分化的结果。

房颤发生 12 小时后，心房收缩期中可见多普勒心房峰速度减慢，收缩功能受损；房颤持续2 天后，心房工作指数降低 50%；房颤 3 天后，心房几乎完全不收缩。慢性房颤患者心房收缩力下降 75%，可伴细胞膜 L 型电压门控钙通道的钙离子电流（$I_{Ca\text{-}L}$）减弱，使流入细胞质的钙离子减少，引起心房肌收缩功能不全。房颤时，心房收缩功能受损程度、转复后功能恢复时间/恢复程度，均与房颤发作持续时间相关。房颤持续时间较长时，收缩功能恢复延迟。

对房颤患者行射频消融术后，可恢复窦性心律，使心房内径逐渐变小，心房收缩功能恢复。近来发现，心房收缩功能不全与房颤持续时间有关，且收缩功能可能在房颤转复后数月中逐渐完全恢复。在房颤发作 2 周后转复时，心房收缩功能可在 24 小时内恢复正常；而房颤持续时间超过 1 个月时，则常需要 6 周左右方可恢复心房收缩功能。

血栓事件可在转复后的短时间内发生，也可在转复后数天或数周内发生；经食管超声常能显示：心房复律后，可出现新的血栓，这说明房颤转复后心房收缩功能的恢复缓慢，在血栓事件的发生中起一定作用。在基础和临床研究中均发现，维拉帕米可防止短期房颤后的心房功能不全，提示细胞质钙离子超载，可能在心房顿抑中起一定作用。

2. 房颤与心动过速性心肌病

房颤和心力衰竭常同时存在，可相互加重。房颤时快而不规则的心室率，可导致左室收缩功能降低，同时可丧失房室同步、心房主动收缩功能，可使心输出量减少 15%～20%；而房颤时心室率绝对不齐，也可进一步减少心输出量，易引发心力衰竭。

心力衰竭是发生房颤的独立危险因素，心力衰竭时，心房容积扩大、心房肌纤维化、心房肌传导速度减慢、心房不应期延长，均可使心力衰竭时易发房颤、持续时间会更长。心力衰竭时，发生房颤的危险，会增加4.5～5.9倍，研究发现，在NYHA Ⅳ级患者中约50%有房颤；而在NYHA Ⅱ级患者中10%有房颤。

心力衰竭患者出现房颤，是心功能恶化的标志，也会促使神经-内分泌系统过度激活；而慢性房颤时伴长期较快的心室率，尤其是超过100次/分钟时，可引起心动过速性心肌病，可使心力衰竭加重。房颤合并心力衰竭患者转复或控制心室率，可改善心脏功能。

房颤患者中心动过速性心肌病较常见，应及早识别，合理诊治。对心力衰竭与房颤因果关系的判断，已成为两种疾病并存患者的临床诊治选择的关键。通过控制慢性房颤患者的心室率，心功能如相应得到改善，可推断心动过速性心肌病的存在。有研究认为，日本房颤相关心力衰竭患者中，至少14%有心动过速性心肌病。

对于房颤伴心力衰竭患者，有效控制心室率，可提高射血分数、缓解临床症状、预防复发。目前对心力衰竭合并房颤患者，使用抗心律失常药物恢复窦性心律的疗效，并不优于心室率控制；但房颤纠正后，心功能明显恢复。临床经验表明，不同患者对心率的耐受程度有较大的个体差异，仅靠抗心律失常药物治疗，可能并不能充分控制心室率、预防心衰等，在严重事件的情况下，可转复房颤、维持窦律，并避免药物的毒副作用。射频消融治疗房颤合并心力衰竭成功后，LVEF提高，运动耐力增加，生活质量提高。对难以控制心室率的房颤，可考虑房室结消融后植入起搏器，无需单纯依赖药物控制心室率；此方法为心室率控制治疗的手段，通常并未去除房颤，故患者仍需持续抗凝治疗，终身依赖起搏器；但要进一步研究。

有人研究81例心力衰竭伴房颤患者，比较射频消融房颤、阻断房室结后双腔起搏器的效果，随访6个月后，生活质量、活动耐力、左室功能方面，射频消融较优。对疑似房颤引起的心动过速性心肌病/心力衰竭患者，可尝试射频消融根治房颤，对巨大左房者消融房室结后植入双腔起搏器，效果可能优于单纯抗心律失常药物治疗。

七、不良性窦速与心动过速性心肌病

1979年有人描述了不良性窦速。目前对不良性窦速仍未引起足够的重视，确诊率远低于实际发病率，而对其可能引起心动过速性心肌病，更未给予重视因而有必要加强对其认识。

1. 定义

不良性窦性心动过速，指安静状态或轻微活动下心率即达100次/分钟以上，P波形态提示为窦房结起源。临床表现为休息时窦率增快，心率快慢与体力、情感、病理、药物的作用不成比例；少数患者可发生心动过速性心肌病，并产生相应症状和体征。心动过速性心肌病的临床表现酷似扩张型心肌病，但心律失常控制后，心脏扩大、心功能不全能部分/全部恢复正常。不良性窦性心动过速可据患者有无基础心脏病，而分为单纯型、非单纯型。

2. 病因及发病机制

不良性窦速的发病原因尚在研究中，其发病机制可能与以下有关：

——窦房结自律性增高。

——自主神经调节异常。

——可能与K_{ATP}钾通道的功能缺陷有关。

——有窦房结附近起源的局灶性房速。

——近年报道，部分不良性窦速患者有抗β肾上腺素受体的抗体，可使心肌细胞开放细胞膜L型电压门控钙通道，使细胞质钙超载，可使心室收缩功能受损。不良性窦速性心肌病的长时间窦速，能使心房压力持续升高，心室收缩/舒张功能受损；心脏扩大和心力衰竭的程度，主要取决于不良性窦速的病程、心室率的快慢。控制窦速可能使心脏结构/功能恢复正常。

3. 临床表现

患者约 90%为女性，且常见于年轻女性，部分患者有高血压，主要症状有心悸、气短、胸痛、头晕、晕厥前兆、甚至晕厥。近年来儿童患者增多，病史数周到十余年，早期无心脏扩大和心力衰竭，经久不治后半数可发生心律失常性心肌病。一般认为，窦速能否引起心动过速性心肌病，主要取决于窦速持续时间的长短、心率的快慢、有无基础心脏病、心脏病严重程度。

单纯型不良性窦速性心肌病的心脏结构/功能改变一般较轻，症状出现较晚；而非单纯型患者，对窦速耐受性较差，易产生症状。快速性不良窦速心律控制后，心脏形态/功能恢复程度可不同，可呈完全性/部分性恢复，或不能恢复，这与该心动过速所致的心肌损害程度不同、基础心脏情况有关。

临床研究发现，窦速性心肌病患者心脏形态/功能，通常在心动过速完全终止 1 个月后开始恢复，6～8 个月达到最大恢复程度；心脏结构功能的恢复时间可能不一致，与心脏 ATP 耗竭时间不同有关；而原发病的自然进程和治疗情况，也会影响心脏结构/功能的恢复。

4. 诊断与鉴别诊断

病史和临床特征，是诊断心动过速性心肌病的重要依据。诊断通常根据不良窦速/心功能不全的时间顺序、有效终止心动过速后心功能恢复的程度来确定；有些患者心动过速病史不清，或心动过速初期无明显不适，直至出现心力衰竭后方才就医，给诊断带来一定困难。临床医生遇到左室功能障碍伴持续性窦速的患者，应怀疑不良性窦速性心肌病，以免误诊。

(1)符合以下几点即可考虑不良性窦速性心肌病的诊断：

①不良窦性心动过速发生前，心脏结构、功能正常。

②持续窦速发作后，心脏功能进展性损害，并排除其他导致心功能减退的因素。

③不良性窦速消除后或心室率控制后，心脏功能可改善和恢复。

不良性窦速的诊断是一种排他性诊断，要排除所有可引起窦速的生理、病理因素，如运动、情绪波动、甲状腺功能障碍、贫血、糖尿病伴自主神经损伤、嗜铬细胞瘤等。

(2)目前尚无统一的诊断标准，一般可参考如下：

①休息或极轻用力时即达心率 100 次/分钟以上，且伴有相应症状。

②动态心电图检测平均心率超过 90 次/分钟。睡眠状态下心率可降至 60 次/分钟以下，清醒时的心率多在 100 次/分钟以上，最快可达 160～190 次/分钟；平板运动试验最初 90 秒内，心率即超过 130 次/分钟。

③P 波形态、向量与窦律相同。

④排除生理性窦速的各种因素。

⑤排除类似不良性窦速的其他心动过速，如右房房速、窦房折返性心动过速等。

⑥超声心动图和胸片正常，或有心肌病相关证据。

⑦食管或心腔内电生理检查显示：心动过速不被程序刺激诱发和终止，其发生和终止均是渐进性的。界嵴上方的最早激动点分别向头(上)侧和足(下)侧移动。

(3)鉴别诊断包括：

①病毒性心肌炎。

②原发性扩张型心肌病。

不良窦速在先、心力衰竭在后，心力衰竭不易被常规抗心力衰竭措施纠正；纠正后心动过速缓解不明显，是重要线索。

5. 治疗

本病的治疗原则是改善症状，防治心力衰竭；以控制窦速为主，并积极去除致心脏扩大、心功能不全的诱发因素，治疗基础心脏病。一旦怀疑不良性窦速性心肌病，应尽早治疗，尤其对有基础心脏病者，更应早诊断、早治疗。

(1)药物治疗

一般首选β受体阻断剂,常需用至最大可耐受剂量,以心率显著下降、症状明显缓解为有效标准。β受体阻断剂疗效欠佳者,可联用钙通道阻断剂、Ⅰc类抗心律失常药物、索他洛尔。新近报道,盐酸伊伐布雷定,是治疗不良性窦速的较理想药物,可高选择性阻断窦房结起搏电流(I_f),抑制窦房结内的4相去极化,降低静息及运动时的心率。心动过速心肌病患者,应规律服用目前标准的抗心力衰竭的药物,包括ACEI、ARB、洋地黄、利尿剂、β受体阻断剂。

(2)非药物治疗

①射频消融治疗:药物治疗失败或发生心力衰竭者,应积极行射频消融治疗。研究发现,较快的窦性频率来自窦房结上部起搏细胞,较慢的窦性频率来自其下部起搏细胞。不良性窦速时,心内心房电位图显示,界嵴上方记录到的最早激动顺序位于头足方向,最大心率时心房激动点上移;心率降低时心房激动点下移。在界嵴导管(或心腔内超声导管)的指导下,消融窦房结上部,保留尾部频率较慢的起搏功能。手术终点:在静滴异丙肾上腺素的前提下,消融后心率下降25%以上,保留正常窦性心率的P波形态,不出现持续性交界性心律。采用这种方法,即刻成功率可为80%～90%,复发率50%～70%,二次手术的复发率可降为20%～30%,大约30%患者需植入永久ICD。

目前应用三维超声技术可准确显示右房的三维解剖结构,可确定窦房结自律性最高的激动点,指导消融导管在此部位进行消融,能提高手术成功率。有窦房结严重受扰时,需植入永久心脏起搏器;并发膈神经麻痹时应给予处理。

②冷冻消融:近年来它已用于治疗不适宜窦性心动过速,可避免不可逆性膈神经损伤、膈神经麻痹,能减少窦房结的不可逆性损伤。

③外科消融:经心外膜途径消融约2 cm^2 的窦房结区域,以出现房性或交界性逸搏心律为终点,仅于其他办法无效时应用,一般较少采用。

综上所述,尽管不良性窦速性心肌病已引起重视,但其确切的发病机制仍需进一步研究,要进行大规模前瞻性研究。不良性窦速性心肌病,是一种复杂而至今未能很好认识的实体疾病,其流行程度可能超过目前所认识的水平。对此病应保持高度警惕,对其潜在机制应加深了解,以便使患者获得较好的诊断和治疗。

八、房性心动过速与心动过速性心肌病

房性心动过速(房速)是起源于心房的一种快速性心律失常,在有症状的室上性心动过速中比例低于10%。临床研究发现,所有因室上性心律失常就诊的成人患者中房速约占5%;而在儿童患者中,房速发生率常更高,无先天性心脏病的儿童患者中房速占10%～15%;在患先天性心脏病行外科手术后的儿童患者中比例更高。房性心动过速也可诱发心动过速性心肌病。有人对2004—2009年住院治疗的心动过速心肌病分析发现,30%为房性心动过速所致。房性心动过速是引起心动过速性心肌病常见的病因之一。

1.房速致心动过速性心肌病的发病机制

(1)血流动力学机制

有人发现,以高于240次/分钟连续起搏猪左心房3周后,心输出量下降,左室扩张,心脏收缩/舒张功能减退,可产生神经内分泌异常,左室壁厚度变薄,但心室肌的总量不变。在终止房速后,收缩功能可恢复,但舒张功能常仍异常。左室功能异常的严重程度,与心动过速的时程相关。

(2)神经机制

在慢性房速的动物模型中发现,心脏对β肾上腺素能刺激的反应迟钝,可能与β肾上腺素能受体水平下调相关。临床上观察到,心力衰竭患者在静息及低水平运动时,血儿茶酚胺水平升高;而高水平运动时,血儿茶酚胺水平降低;这种不适当的肾上腺素反应,可导致心动过速性心肌病的发生,而适当的β受体阻断剂,能治疗心动过速性心肌病。其他神经机制包括血浆BNP、肾素、醛固

酮的水平升高。

(3)心肌能量代谢异常机制

包括心肌能量损耗和利用障碍,心肌能量损耗,表现为高能磷酸盐即心肌的磷酸肌酸、三磷酸腺苷储备耗竭。心肌能量利用障碍,表现为氧化酶活性增强、心肌细胞氧化应激增加,线粒体结构/功能异常、脂质代谢异常等。在长期房性心动过速诱发的心肌病中,钠泵等活性降低。

(4)细胞质钙离子超载

它可引发心肌细胞收缩功能下降。心力衰竭中心肌细胞重构时,细胞膜T型/L型电压门控钙通道的密度下降,导致电-机械耦联异常,使心肌收缩储备能力下降。

(5)心肌灌注减少

据报道,长期的房性心动过速可导致心肌组织血流量下降50%;这时由于心室舒张期缩短、动脉压下降、心室充盈压升高,使冠脉灌注减少,可引起心肌缺血、冠脉血流储备能力降低。

2. 房速致心动过速性心肌病的影响因素

目前认为,影响该心动过速性心肌病发生及严重程度的因素有:

①心动过速类型:据文献报道,多种类型的慢性室上性和室性心动过速,均能导致心动过速性心肌病,慢性房速是其中常见的心律失常之一。

②心动过速持续时间和频率:心动过速发作越频繁、持续时间越长,频率越快,心肌受损越严重。发生心动过速性心肌病的时间,可从发现心动过速后几周到20年不等。

③原来是否有心脏病:原有心脏病的患者,更易出现心功能不全症状。

3. 容易进展为心动过速性心肌病的房速类型

房速可进一步分为局灶性房速、大折返性房速。局灶性房速可能由自律性机制、触发机制、微折返机制所引起,心肌激动由单一兴奋灶呈放射状、圆形、向心性向外传播,不存在电活动跨越整个折返环的情况。

最常见局灶性房速起源于右心房界嵴。有人对186例行射频消融的局灶性房速患者分析发现,与起源于其他房速比,起源于右心耳的房速较易引发心动过速性心肌病(27%∶5%),这是因为其更倾向于无休止性发作。大折返性房速是折返激动通过相对较大的折返环所引起。

4. 房速引起的心动过速性心肌病的诊断

房速与心脏扩大、心功能不全可同时存在,并存在恶性循环,可互为因果。房速可能是心肌病的原发病因,心肌病也可能是房速的原发病因。自主神经可能在一部分房速患者的诱发中有一定作用;自主神经的作用可由心房容量调节,心脏扩大时,由于机械-电反馈作用,有利于房速的发生。

慢性频繁发作性房速(每天超过10%～15%时间)或无休止性房速,常与心脏扩大、心功能不全并存;当房速得到治疗后,心脏功能常恢复;说明房速可诱发心动过速性心肌病。可逆性正是心动过速性心肌病的基本特点。临床研究发现,当心脏扩大与单形性房速并存时,常支持原发性房速诱发的心动过速性心肌病;而心脏扩大与紊乱性房速并存时,原发性心肌病继发性房速的可能性较大。

5. 房速致心动过速心肌病的治疗

(1)药物治疗

Ⅰc类抗心律失常药(普罗帕酮)对折返性和局灶性房速有效;β受体阻断剂能终止自律性/触发性房速,并对半数折返性房速有效;非二氢吡啶类钙通道阻断剂(维拉帕米),可有效终止绝大多数折返性/触发性房速;胺碘酮可用于伴心功能不全的反复发作性房速。新近报道,伊伐布雷定通过抑制起搏电流、减慢心率,可治疗心动过速性心肌病。

(2)非药物治疗

导管消融采用激动顺序或起搏标测来确定心房内最早激动点,以消融治疗房速;而外科消融术的方法,主要包括切除、隔离、冷冻、激光等。随着新标测技术的应用,如非接触性标测、电解剖性标测等，有助于三维立体标测，从而能提高导管消融治疗房速的疗效。

九、酒精性心肌病

酒精性心肌病（ACM）是目前日益增多的疾病，据统计酒精性心肌病占所有心脏疾病患者的3.8%，由于其没有确切的诊断标准，还有相当一部分潜在的酒精性心肌病患者。

酒精性心肌病终末期会出现心功能下降的各种临床症状，最终导致心力衰竭；若继续饮酒，病死率较高。目前已从心肌重构、细胞凋亡、心肌纤维化、氧化应激层面，阐明了酒精性心肌病的发病机制，但仍在进一步研究中。目前中国网上已发布酒精性心肌病发病机制研究进展、心脏能量代谢重构研究进展、饮酒对心功能影响的研究进展、酒精性心肌病治疗进展等，有较好的临床指导作用，详细内容可由网上获得。

长期持续过量饮酒可导致酒精性心肌病，其发病率逐年增长，危害较严重。随疾病进展，晚期患者预后较差；因此对酒精性心肌病患者的预防、早期诊断、干预至关重要。全球男性和女性死亡原因分析调查显示，分别有6.3%及1.1%的死亡与酒精相关。而长期持续过量饮酒可导致酒精性心肌病。一些研究报告，酒精性心肌病占所有心肌疾病的3.8%，占扩张型心肌病的21%～32%。

研究发现，酒精性心肌病主要表现为心脏扩大、心脏排血量降低、心功能不全等扩张型心肌病样的病理生理改变、血流动力学变化、症状、体征、影像学所见，是慢性酒精中毒常见的病理损害。戒酒后病情可自行缓解或痊愈。本病多见于成年男性，是心源性猝死的常见原因。研究发现，酒精性心肌病患者常最终导致心力衰竭、心脏扩大，3年病死率高达40%，4年病死率接近50%；欧美国家人群发生率较高，亚洲国家发生率相对较低。酒精性心肌病是由于长期饮酒，导致心肌变性、心脏扩大、心功能不全的一类继发性心肌病。由于没有确切的诊断标准，酒精性心肌病缺乏流行病学调查数据。据最新报道，全世界约4%的疾病与酒精有关。在长期饮酒的人群中，酒精性心肌病发病率为23%～40%，平均年龄为50岁左右，男性约占86%。

酒精对机体的影响有很大的个体差异，可能与性别、种族、基因、肝酶代谢的不同相关。酒精性心肌病，是继发性心肌病之一，约占扩张型心肌病的1/3。近年来，随着酒精性饮料消耗明显增多，酒精性心肌病的发病率呈上升趋势。尸解研究证实，在饮酒的德国人中，心脏明显扩大，命名为慕尼黑啤酒心脏。已确认，摄入大量酒精能损害心肌代谢，抑制心脏功能。发生酒精性心肌病的危险，与每日酒精摄入量及饮酒持续时间有关。一般认为，酒精损害心脏主要有两个途径，酒精对心肌的直接毒性效应和酒精滥用所致的硫胺素缺乏。酒精对心肌细胞的直接损害与线粒体代谢障碍有关。

1.酒精性心肌病主要临床表现

酒精性心肌病起病较隐匿，多发生于30～55岁的男性，通常有5～10年以上过度嗜酒史，导致心脏严重损伤，临床表现多样化，主要有心功能不全、心律失常、充血性心力衰竭等扩张型心肌病的表现。在同样的酒精摄入量下，心肌损伤程度可有明显个体差异，1.5%慢性酒精中毒患者可形成心力衰竭。

（1）心脏扩大

可为酒精性心肌病最早的表现，部分患者临床症状不明显，常在体检中胸部X线摄片、超声心动图检查时偶然发现。心脏多呈普遍增大，伴心力衰竭者室壁活动常明显减弱。心腔明显扩大时，可伴有相对瓣膜关闭不全性杂音。患者早期治疗后，心脏可于短期内迅速缩小；晚期患者治疗后，心脏常难以恢复正常。

（2）心功能减退

长期嗜酒者常存在心功能轻度减退，甚至在出现心功能不全临床症状前就已存在心功能减退。早期酒精性心肌病患者可无自觉症状，或仅表现为心悸、胸闷、疲乏、无力等，严重者常以充血性心力衰竭为突出表现，通常为全心的心力衰竭，但以左心的心力衰竭为主，可出现呼吸困难、端坐呼吸、夜间阵发性呼吸困难等症状，亦可有颈静脉怒张、肝淤血、下肢水肿、胸腔积液等。病情较轻的酒精性心肌病患者，戒酒后常可好转，但再饮酒时，病情可再次加重。

(3)心律失常

亦可为酒精性心肌病早期表现。常见为心房颤动，其次是心房扑动、频发室性期前收缩、房性期前收缩、心脏传导阻滞；同一种心律失常可反复发生；多需药物治疗或电复律，但少数可自行恢复窦性心律。由于心律失常多于周末、假日大量饮酒后发生，故称为假日心脏综合征。对嗜酒后出现不能解释的心律失常时，应考虑本病之可能。酗酒的酒精性心肌病发生的猝死，可能与心室颤动有关。

(4)胸痛

除非同时伴冠心病或主动脉瓣狭窄，否则酒精性心肌病一般不会发生心绞痛，但可出现不典型胸痛；亦有以心绞痛为突出表现者，可能与乙醇代谢物乙醛促进儿茶酚胺释放，刺激 α 肾上腺素受体后导致冠状动脉痉挛有关。

(5)血压改变

酒精性心肌病患者血压偏高者较常见，特别是舒张压增高，而收缩压常正常或偏低，称之为去首高血压，此点有别于原发性扩张型心肌病。

(6)其他

酒精性心肌病患者长期大量饮酒，可同时累及脑、神经系统、肝脏、骨骼肌等器官，可出现相应症状。

2. 酒精性心肌病主要发病机制

酒精性心肌病发病机制正在研究中，可能与以下机制有关。

(1)乙醇及其代谢产物直接毒作用

乙醇及其代谢产物乙醛可干扰线粒体呼吸、能量代谢，使线粒体及肌浆网的功能障碍；能抑制三羧酸循环的酶类，影响心肌细胞膜对钙离子的通透性，干预线粒体/肌浆网钙库释放钙离子，干扰兴奋-收缩耦联，抑制心肌收缩性，抑制钠泵，使细胞质钠离子/钙离子增加，引起心肌细胞膜除极和复极不均、传导减慢，可成为折返性/自律性电生理异常的基础。

酒精有脂溶性，有直接破坏作用，能影响细胞膜完整性，影响细胞间信号转导和离子交换，能激活促凋亡蛋白 Bax、胱冬蛋白酶 3，使细胞周期抑制因子 p21 表达水平增加，促进心肌细胞凋亡，减少心肌细胞增殖；可促进释放儿茶酚胺，兴奋交感神经，刺激冠状动脉的 α-肾上腺素受体，引起冠状动脉痉挛、心肌缺血。研究表明，心肌细胞丢失是引起心室功能不全和扩大的主要原因，其中主要包括细胞坏死和凋亡。

(2)线粒体损害与钙稳态失衡

研究表明，酒精性心肌病细胞内，线粒体结构和功能改变，肌浆网等钙库减少释放钙离子，细胞膜钙离子通道数量减少，钙离子内流减少，细胞质游离钙离子水平降低，减弱心肌收缩力，表明钙失稳也是酒精性心肌病的病因之一。

(3)心肌收缩蛋白变化

长期饮酒可导致 β 肌球蛋白重链表达水平降低，导致收缩蛋白间架横桥、运动的异常，或使肌钙蛋白 C 复合物对钙离子敏感性降低，造成心肌收缩力减弱，最终导致左心功能不全；但仍要进一步研究。

(4)神经内分泌系统紊乱

有人发现，酒精中毒可促进表达去甲肾上腺素、肾上腺素、血管紧张素Ⅱ、钠尿肽，可引发肾素-血管紧张素过度系统激活、左室肥厚、心肌重构、心肌纤维化，最终导致心力衰竭；能上调转化生长因子 β 表达水平、下调过氧化酶体增殖物激活受体 γ 表达水平，引起心肌纤维化和心肌重构，促进心脏组织表达Ⅰ/Ⅱ型胶原、基质金属蛋白酶 9。在酒精性心肌病犬模型中，阻断血管紧张素受体

AT1R,可抑制肾素-血管紧张素系统,能预防酒精性心肌病的发生。

(5)酶代谢及营养失衡

酒精代谢产物可使三羧酸循环酶(如天冬氨酸氨基转移酶、苹果酸脱氢酶、乳酸脱氢酶等)从心肌细胞中逸出,影响心肌细胞功能,因而不能有效利用脂肪酸产能,致三酰甘油在心肌细胞内堆积。长期饮酒还可引发缺失吸收维生素 B_1,引起维生素 B_1 缺乏症,可直接损伤心肌,使心肌细胞易受病毒侵袭。有研究表明,在酒精性心肌病中,高水平胰岛素样生长因子可使心肌肥大、心肌收缩力下降。

酒精导致的营养不良主要包括两方面:①长期饮酒可造成人体营养失调,易导致维生素缺乏,如叶酸缺乏,可加剧乙醇代谢物乙醛对细胞的毒性反应,造成心肌病变,加重心功能不全;②酒类的某些添加剂含钴、铅等有毒物质,长期饮用可引起中毒、心肌损伤。

(6)乙醇及其代谢产物使心肌细胞能量代谢重构

有人提出,当心脏结构/功能异常时,常伴能量代谢和物质代谢改变,包括高能磷酸盐减少、线粒体功能障碍,心脏产能时利用葡萄糖较多(但葡萄糖利用率不高),称为心脏能量代谢重构。酒精可过度激活过氧化酶体增殖物激活受体 α/γ,能引发心肌重构,促使心脏功能恶化。酒精可导致心肌 ATP 合成酶从心肌细胞中逃逸、ATP 储备耗竭,导致心肌不可逆损伤。酒精有直接的毒性作用,能破坏细胞膜的完整性,使心肌细胞膜的通透性增加,细胞内钾离子外流增加,钙离子流入减少。

乙醇的代谢产物乙醛,可使许多心脏蛋白丧失正常功能,使原有心脏抗原结构变化,能触发免疫反应,造成心肌损伤。乙醛入血后,还可促进释放儿茶酚胺、刺激心肌肥厚、并发心律失常。研究发现,长期饮酒可造成钠泵结合钠离子减少,BNP 活化,引发蛋白激酶 MAPK、蛋白激酶 C、蛋白激酶 PI3K、活化 T 细胞核因子的相关信号通路活化,促进合成胶原、心室纤维化、心肌重构、心肌蛋白合成减少、心肌收缩力降低、血管收缩、血管通透性增加,能使心肌缺血。

酒精性心肌病的症状严重程度,主要与服用酒精的持续时间相关,早期无症状,心脏轻度扩张、心壁轻度变薄;晚期可出现症状,常突然发病,出现心律失常、心力衰竭。酒精性心肌病的症状也与免疫异常有关,酒精性心肌病患者心肌中乙醇含量增加,能与许多蛋白质赖氨酸残基结合,刺激免疫系统,产生抗乙醇修饰心肌蛋白的抗体,促进酒精性心肌病的发生发展。

研究表明,大多数心血管疾病的发生、发展,与一些 miRNAs 表达水平相关,miRNAs 在心血管系统疾病过程中发挥重要作用,参与心肌细胞凋亡、心肌重构、心肌纤维化、高血压、心律失常等。酗酒可使一些 miRNAs 水平改变,从而对靶基因调控失衡,最终导致细胞功能异常,引起疾病。2008 年有人发现高水平 miRNA9 可影响大电导钙激活钾离子通道表达,能影响对酒精的耐受性,由此开启了酒精相关疾病研究的新路。

酒精性心肌病发病率、病死率逐年增高,已经成为 21 世纪严重威胁人类健康的疾病。酒精性心肌病的发病机制可能包括:细胞坏死和凋亡、细胞器损伤、心肌收缩蛋白功能变化、钙稳态失衡、氧化应激、神经内分泌系统紊乱、酶/代谢/营养失衡、miRNAs 等,但确切机制尚须要进一步研究。

3. 病理

酒精性心肌病与缺血性心肌病的病理改变基本相同,均为非特异性。心脏膨胀、松弛、苍白、脂肪堆积。镜下改变主要是心肌细胞肥大(或萎缩),心肌纤维排列紊乱、溶解、坏死,伴有弥漫性退行性变和纤维化,心肌横纹消失,细胞核皱缩变小,心肌纤维出现空泡、水肿、透明样变性,心肌间质及血管壁周围组织可水肿、纤维化,偶见心内膜纤维增厚区,甚似特发性扩张性心肌病,并伴有心室功能下降。有时可累及冠状动脉、室间隔,能使左室后壁轻度增厚。心肌细胞常有肌纤维排列错乱、线粒体功能异常、细胞间隙/内质网扩张等,常见心肌脂肪沉积增加。心脏的平均重量、心脏重量/体重比,明显高于年龄相当的不饮酒者。然而对动物模型观察发现其变化较少,因此对于酒精是否引起心脏形态学的早期改变,还要进一步研究。

4. 诊断标准

有相关专家提出的诊断条件为：

(1)长期大量饮酒史或反复大量酗酒史。长期大量饮酒一般指 95%酒精每天 125 ml，或白酒每天约150 g，或啤酒每天 4 瓶以上，持续 6～10 年。

(2)出现心脏扩大和心力衰竭的临床表现，辅助检查显示心室扩大、心功能减低、肺淤血征。

(3)既往无其他心脏病病史。

(4)酒精性心肌病的早期患者戒酒后(6 个月)，心肌病的临床表现可以逆转。

(5)除外其他心脏疾患，如高血压、冠心病、瓣膜性心脏病、先天性心脏病、心肌炎等。

5. 临床诊断

酒精性心肌病主要表现为心悸、胸闷、胸痛、心律失常、心脏扩大(主要左心)、左心室肥厚，常合并心力衰竭，部分患者还可闻及第三/第四心音、奔马律。所有长期大量饮酒者，无论原来是否有心脏病史，大多出现心律失常，个别甚至出现频发性室上速、室颤、猝死。上述症状每当饮酒或劳累时更为加重，同时常合并肝、肾、肺、脑等脏器损害。

(1)心电图

有非特异性 ST-T 改变和左心室肥厚，可见复杂多样的心律失常，如窦性心动过速、房性/室性期前收缩、短阵房性/室性心动过速、房颤、室颤等。

(2)胸部 X 线摄片

心影明显增大呈球形，心/胸比>60%；合并心力衰竭时，可出现肺淤血、肺水肿、胸腔积液等。

(3)超声心动图

常表现为：左心室明显扩大；二尖瓣开放幅度小，二尖瓣与扩大的心室腔之比相对变小；由于心肌广泛弥漫性损害，常累及各瓣膜、瓣膜口支架结构，使房室环扩大，可造成一些瓣膜口不同程度反流。心脏收缩功能较正常降低，左室舒张期顺应性降低，室壁运动呈弥漫性减弱，左心室肥厚，左室心肌内有异常散在斑点状超声回声增强，提示心肌纤维化；左室射血分数<50%。

(4)血常规及生化指标

研究发现，患者可有血红蛋白水平升高，平均红细胞容积水平升高，血清谷丙转氨酶、谷草转氨酶、乳酸脱氢酶的活性水平升高，血清白蛋白水平降低，血清肌酐水平升高。

6. 酒精性心肌病治疗

针对上述发病机制，酒精性心肌病主要有下述治疗措施，最重要的是彻底戒酒。由于酒精性心肌病患者体内缺乏镁，给予洋地黄时较易发生洋地黄中毒。酒精性心肌病晚期出现充血性心力衰竭时，治疗同扩张性心肌病。已有心力衰竭的患者，要卧床休息半年以上。ACEI 可改善心力衰竭症状，提高生存率。要增加营养，补充维生素 B_1/C/E、辅酶 Q10、抗氧化剂。给予抗心律失常药物时，剂量要较常规剂量小。在严重心力衰竭发生前，戒酒可阻止病情进展，甚至可逆转病情。有研究证实，停止饮酒的患者，其心脏损伤有所减轻。

(1)一般治疗方法

包括酒精中毒的治疗和酒精性心脏损伤的治疗。酒精中毒的治疗，主要包括彻底戒酒，补充大量维生素 B/C 等。酒精性心脏损害的治疗主要为对症治疗，心功能不全者常规抗心力衰竭治疗；心律失常者可给予相应的抗心律失常治疗，β受体阻断剂既可防治心律失常，又可抗心肌重构。肾素-血管紧张素-醛固酮系统活化，在心肌重塑中起关键作用，ACEI 类药物通过抑制肾素-血管紧张素-醛固酮系统，从而对抗心肌重塑，为抗心力衰竭治疗的一线首选药物。

(2)戒酒

戒酒是酒精性心肌病治疗的基础。在严重心力衰竭发生前，戒酒可阻止病情进展，甚至可逆转病情进展。有研究证实，停止饮酒的患者心脏损伤可减轻。但戒酒对重症心力衰竭患者的心功能不全进展可能无影响。不戒酒的患者，给予华法林时，易引发出血。

(3)曲美他嗪

特殊用药包括曲美他嗪(TMZ),它能减轻心肌线粒体脂质过氧化损伤,能通过提高线粒体内谷胱甘肽、超氧化物歧化酶、谷胱甘肽过氧化物酶的活性,清除酒精损伤所致的心肌内活性氧,增强抗脂质过氧化能力,并通过线粒体减少细胞质钙离子超载,保护心肌,改善患者左心室功能和重构过程,改善预后;能增加葡萄糖利用率,提高ATP生成效率,起能量优化作用,减少心肌损伤、保护心肌,减轻细胞内酸中毒,可改善心肌功能;能抑制线粒体内长链3-酮酰辅酶A硫解酶而适度抑制游离脂肪酸β氧化,增强葡萄糖的有氧氧化;也可抑制产生活性氧、减轻细胞内酸中毒,保护细胞膜稳定性,有良好的临床应用价值。

近年来文献报道,曲美他嗪已应用于缺血性心肌病、心绞痛、心力衰竭、缺血-再灌注损伤、冠状动脉旁路移植术、经皮冠状动脉介入的治疗,均有较好的疗效。有人对缺血性心肌病患者随机分为治疗组、对照组,治疗组在常规治疗(使用血管紧张素转换酶抑制剂、利尿剂、β受体阻断剂、强心剂、抗凝剂)基础上,加用曲美他嗪每次35 mg,每天2次,共3个月,结果发现,治疗组明显改善心功能分级,运动耐受力增加,6分钟步行实验结果改善,能提高射血分数,生活质量提高。

曲美他嗪可把缺血引起的心肌损伤降低到最小,可改善缺血后的心室壁活动,减少缺血诱发的心肌梗死,可改善运动耐力,抑制炎性反应,改善冠状动脉微循环,抑制心肌细胞凋亡。一项研究显示,曲美他嗪组心力衰竭的动物模型的BNP血水平显著降低。

心力衰竭属于氧化应激状态,活性氧过量产生,可导致内皮功能障碍,从而影响内皮依赖性的血管舒张,进一步影响心功能。故从改善内皮功能着手,已成为研究治疗心力衰竭的一个新的方向。有人研究慢性心力衰竭的患者,随机分为曲美他嗪组、对照组,曲美他嗪组给予4周的治疗(20 mg/次,2次/天),能使动脉直径增大,有更大的氧摄入量,血清丙二醛和脂质过氧化物水平降低,可改善心力衰竭患者的内皮功能障碍,能抗氧化。

曲美他嗪能优化能量代谢,可对室颤有一定的改善作用。动物模型和临床试验已证实,曲美他嗪能用于缺血性心肌病等心血管疾病的心肌保护,但其药物长期疗效和是否可以作为心肌保护的一线药物,有待于进一步的研究。

(4)左卡尼丁

左卡尼丁(L-CN)是一种小分子氨基酸衍生物,又称左旋肉毒碱,能改善心肌能量代谢、机械功能。心肌所需能量大部分来自脂肪代谢,左卡尼丁可转运长链脂肪酸进入线粒体基质,通过β氧化提供能量,能增加细胞色素C还原酶活性,加速产生ATP,在脂肪酸氧化代谢中起重要作用,是治疗心肌缺血、心肌损伤的新药,且能补充肉毒碱,改善细胞内呼吸功能,通过肉碱脂酰转移酶、中链脂酰辅酶A脱氢酶(MCAD)、过氧化酶体增殖物激活受体(PPAR)α/γ、RXRα等信号通路,改善心肌能量代谢和心脏重构,逆转酒精性心肌病室间隔肥厚,且效果是中长期的,但对改善左室射血分数并未显示出其益处。左卡尼丁早先用于透析辅助治疗,近年也开始用于心肌病患者。

有人对左卡尼丁治疗心肌病的随机对照临床试验,进行大样本量Meta分析,共检索至2011年12月公开发表的随机对照试验11篇文献、684例患者,结果显示:在治疗终点时,左卡尼丁组、心输出量、心功能改善情况、左室射血分数好于对照组;左室舒张末期内径低于对照组;左卡尼丁能显著提高心肌病患者左心室射血分数,改善患者心功能。

心肌病伴发心力衰竭时,心肌细胞内左卡尼丁含量下降或缺乏,给予左卡尼丁可有效平衡心衰心肌细胞的能量代谢,增加心肌能量,改善患者心功能,提高治疗有效率。研究结果证实,在常规抗心衰治疗基础上加用左卡尼丁可缓解病情,改善患者症状,提高左心室射血分数。

(5)血管紧张素Ⅱ AT1R受体阻断剂

酒精引起肾素血管-紧张素系统激活,血管紧张素Ⅱ活性增加,可激活NADPH氧化酶和黄嘌呤氧化酶,促进生成活性氧。因此给予ARB类药物(如缬沙坦、厄贝沙坦等),可阻断血管紧张素型受体信号通路,阻断心肌过氧化。

(6)β受体阻断剂

由于儿茶酚胺在酒精致心律失常作用中起重要作用，因此选用β受体阻断剂可能更适合防治心律失常，又具有抗心肌重构作用。

(7)心脏交感神经阻滞法

通过高位硬膜外(胸椎1～5)交感神经阻滞，对药物疗效不满意的酒精性心肌病、心力衰竭患者，改善心功能效果较好，能缩小心腔，逆转心肌重塑；其机制可能是高位硬膜外阻滞能抑制交感神经活性，减少儿茶酚胺释放，减轻其对心肌的毒害作用，调节免疫功能，扩张冠状动脉，增加心肌供血、供氧，改善心肌代谢，减少心肌细胞坏死和凋亡，改善心功能较迅速，是治疗酒精性心肌病、心力衰竭的一种新疗法，适用于临床急救等。

(8)改善心肌营养

动物试验表明，酒精可降低心脏收缩功能及舒张功能，而给予维生素B/C及辅酶Q10后，对酒精性心肌病心脏有保护作用，可逆转心功能下降。酒精性心肌病是可逆性心肌疾患，其预防关键是尽早戒酒，一般认为，在该病各个阶段戒酒，均可使病情获得不同程度的改善。

7. 预后

酒精性心肌病是可逆性心肌疾患，其预后的关键是在病程早期彻底戒酒并积极对症治疗，可使病情获得改善。本病如进入后期，即心功能Ⅲ级，患者预后不良，与其他心力衰竭患者预后相似，特别是继续饮酒者，3年存活率常不足1/4。

(二)饮酒对心脏功能影响的研究进展

酒精是一种日常生活中常见的饮料，对人体可产生有益和有害的双重作用。适度饮用，可减轻疲劳，增加愉快感，减少冠心病、动脉粥样硬化的发病率，降低死亡率。但过量饮酒甚至嗜酒，能引起许多系统病变。饮酒量与心血管发病率之间存在着一种U型关系。因此饮酒对心脏功能的影响及其发病机理，越来越引起人们的关注。

1. 酒精在体内的代谢

酒精易于吸收，能迅速分布入含水量较高、血流较丰富的组织中，大脑、肝脏、心脏是酒精损伤的主要靶器官。乙醇首先在肝内乙醇脱氢酶作用下代谢为乙醛，再在乙醛脱氢酶作用下，进一步代谢为乙酸盐从肝运出，在肝外组织代谢；故正常情况下，毒性代谢产物乙醛不易在体内累积。饮料中酒精浓度和饮用量，决定酒精被吸收入血的多少。

酒精在整个胃肠道尤其在小肠，以单纯扩散的方式迅速被吸收，增加酒精浓度能增加酒精吸收率，稀释的饮料(如啤酒、葡萄酒)比高度酒吸收率低。空腹饮酒时，通常酒精吸收加快；酒精与食物一同摄入时，食物可稀释酒精，延迟胃肠吸收酒精。机体对酒精的反应是血液中酒精浓度依赖性的，血液中酒精浓度常反映酒精摄入量，即酒精摄入越多，血液中酒精浓度越高。个体对酒精性疾病的不同易感性，可能与先前存在的心脏病、高血压、吸烟、免疫功能、遗传差异等相关。

2. 适度饮酒对心脏有保护作用

有人进行了24年的追踪调查，发现饮酒量与心血管病发病率间的关系为：少量饮酒时，危险性最低；大量饮酒的危险性较高；以心肌梗死为例，不饮酒者的心肌梗死发生率，高于轻度饮酒者(即每天少于2杯，35 ml为1杯)；而当饮酒量超过此范围后，心肌梗死的发病率明显增加。每天饮少于2杯酒者的心血管病死亡率，为不饮酒者的70%，尤其以饮用葡萄酒更低。当饮酒量超过3～6杯后，心血管发病率亦随之上升为戒酒者的1.2～1.6倍。调查发现，少量饮酒者比不饮酒者患心肌梗死和心绞痛的危险性要低。酒精与心血管疾病尤其是冠心病、心肌梗死间的这种关系，会受性别、年龄、吸烟、身体状况、地理环境的影响，可出现一些个体差异。但适度饮酒(每天少于2杯)对心血管系统的保护作用却是普遍存在的。

3. 酒精与心肌疾病

当心肌显著受累，并伴有相应的临床症候群，则被命名为酒精中毒性心脏病，由于主要是心肌受累，也有学者称其为“酒精性心肌病（AHMD）”。“酒精性心肌病”概念的应用，还存在一些争议，因为心肌病通常是不明原因的原发性心肌病，而酒精是已知的致病因子。为避免应用上的混乱，世界卫生组织推荐将酒精诱导的继发性心肌病，归类于“酒精性心肌病”。

酒精性心肌病主要表现有心脏肥大，尤以左心室扩张为特征，此外心脏收缩功能也发生异常，两个心室的肌肉均可出现病理改变，一般由长期嗜酒引起。临床前期的酒精性心肌病，在 40 岁以下的长期饮酒者中少见；一些患者要作运动实验，才能暴露酒精性心肌病的症状。一些患者可能有心功能不全的症状和体征，如脉搏加速、脉压缩小、舒张压轻度上升、颈静脉怒张、舒张期奔马律、双肺底啰音、肝肿大、周围性水肿等，一般无胸痛。

4. 酒精对心肌电生理的影响

有人研究表明，酒精作用后房室、希氏束兴奋传导时间延长，心房肌细胞动作电位幅度轻微降低，复极化速度加快，动作电位时程缩短，导致心房节律失常，可出现异位搏动和纤颤。研究表明，当血酒精浓度较低（10～55 mmol/L）时，左心室乳头肌细胞的 APD50（动作电位完成 50％复极化的时程）和 APD90（动作电位完成 90％复极化的时程）会轻微缩短。有人用大鼠进行慢性实验时发现，68％大鼠在饮用酒精后心室复极化异常、ST 段改变，但心肌组织的光镜结构上没有发现异常。心室复极化异常，是由于乙醇、乙醛能降低心肌细胞膜钠泵活性，导致细胞质钠离子/钙离子水平升高等。

5. 酒精引起心肌酶的改变

CK-MB、cTnT 为反映心肌损伤的两种高敏感性、高特异性的标志物，目前主要应用于诊断急性心肌缺血损伤、估计心肌梗死亡积、判定心肌损害程度等。长期摄入酒精，心肌细胞结构紊乱，部分肌丝溶解，线粒体肿胀，肌浆网畸变或为纤维组织取代甚至坏死，细胞膜的完整性遭到破坏，细胞内大分子物质弥散至心脏间质组织，最后进入坏死区的微血管和淋巴结等组织，导致患者血清 CK-MB、cTnT 水平升高。

6. 酒精与细胞凋亡

心肌细胞为终末分化细胞，正常情况下不分裂增殖，也不发生凋亡，但是在一些刺激因子的诱导下，如心肌缺血、低氧、缺血-再灌注损伤、心脏过负荷、细胞质钙离子超载、活性氧形成等，均可引起细胞凋亡。

大量酒精摄入后，可使体内活性氧形成增加，对机体造成危害，能使蛋白质氧化、DNA 突变/断裂、脂质过氧化、细胞膜起泡等，可导致细胞凋亡；使用 $\beta_1/\beta_2/\alpha_1$ 受体阻断剂卡地洛尔能有效地治疗心力衰竭，因该药还是一种较强的抗氧化剂，能清除活性氧，阻断心肌细胞凋亡；一般可给予每次 12.5 mg，每天 2 次，口服。

（郭　增　梁有峰　孔德华　陈　根）

进一步的参考文献

[1] IACOVONI A. Alcoholic cardiomyopathy[J]. J Cardiovasc Med (Hagerstown)，2011，11(12)：884-892.

[2] GUTTMANN OP. Atrial fibrillation and thromboembolism in patients with hypertrophic cardi omyopathy: systematic review[J]. Heart，2013，23：112-132.

[3] KOTTKAMP H. Human atrial fibrillation substrate：towards a specific fibrotic atrial cardiomyopathy[J]. Eur Heart J，2013，34(35)：2731-2738.

[4] CHEN K. Thrombosis and embolism in pediatric cardiomyopathy[J]. Blood Coagul Fibrinolysis，2013，24(3)：221-230.

[5] LIONETTO L. Emerging treatment for chronic migraine and refractory chronic migraine. [J]. Expert Opin Emerg Drugs，2012，17(3)：393-406.

第十七章　继发性心肌病

继发性心肌病亦称特异性心肌病，指由其他全身性疾病引发的心肌病，包括：心内膜弹力纤维增生症、淀粉样变性心肌病、药物性心肌病、神经肌肉性心肌病、肥胖性心肌病、应激性心肌病、尿毒症心肌病、甲亢性心肌病、甲低性心肌病、肝硬化心肌病、贫血性心肌病等。目前中国网上已发布阿霉素心肌病研究进展、应激性心肌病研究进展、Tako-Tsubo 心肌病研究进展、肝硬化心肌病诊治研究进展、继发性心肌病研究进展、2008 年欧洲心肌病分类共识、心肌病课件、尿毒症心肌病研究进展等，有较好的临床参考价值，详细内容可由网上学习。

一、药物性心肌病

药物性心肌病指化疗药物、三环类抗抑郁药物等引发的心肌病。许多化疗药物都有心脏毒性，其中以蒽环类药物(如柔红霉素)治疗实体瘤、白血病时最常见，主要表现为扩张性心肌病和慢性心力衰竭。在药物性心肌病中，约 60%患者有原发性扩张性心肌病表现，一些患者应用相关药物后数年才出现症状，主要表现为心律失常、心脏扩大、心力衰竭，死亡率较高，19%患者出现心包积液，后者可以是患者的唯一症状。

药物性心肌病发病机制主要为一些化疗药物代谢中产生活性氧，损伤心脏线粒体、干扰能量代谢、抑制细胞呼吸、抑制辅酶 Q10 活性，引发细胞质钙离子超载，抑制心肌功能。抗活性氧治疗包括金属螯合剂、维生素 A、牛磺酸、辅酶 Q10、维生素 C、维生素 E 等，另外维生素 B_1、左旋肉碱、磷酸肌酸、磷酸果糖、镁、锌、硒等也起一定作用。

近几十年来，随着肿瘤患者生存时间的延长，化疗药物导致的心血管系统疾病的发病率也越来越高，已经逐渐成为肿瘤患者的另一个负担。化疗药物相关的心脏不良反应多种多样，可以是轻度的一过性损害，也可以是不可逆的心功能异常、充血性心力衰竭。化疗药物主要分为五大类，不同药物导致的心脏毒性也不相同。

——蒽环类药物：常用柔红霉素、去甲氧基柔红霉素、米托蒽醌等，该类药物可导致充血性心力衰竭。

——烷化剂类：包括环磷酰胺、异环磷酰胺、白消安、顺铂、丝裂霉素，可引起心包炎、心肌炎、充血性心力衰竭、心内膜纤维化，心包压塞、心肌缺血、高血压、心律失常等。

——抗代谢药物：包括阿糖胞苷、卡培他滨、5-氟尿嘧啶等，可引起心包炎、充血性心力衰竭、心肌缺血等。

——抗微管类药物：包括紫杉醇、长春花碱类，可引起窦性心动过缓、房室传导阻滞、室性心动过速、低血压、充血性心力衰竭、心肌缺血。

——生物类药物：包括单克隆抗体如阿仑单抗、贝伐单抗、利妥昔单抗、曲妥珠单抗、白介素、干扰素 α，可引起低血压、高血压、充血性心力衰竭、心律失常、血管性水肿、左心室功能障碍。

——其他抗肿瘤药物：砷制剂主要引起 QT 间期延长；全反式维 A 酸可引起充血性心力衰竭、低血压、心包积液；伊马替尼可引起心包积液、充血性心力衰竭、水肿；依托泊苷可引起低血压；沙立度胺可引起水肿、低血压、心动过缓；喷司他丁可引起充血性心力衰竭。在儿科患者中，常用的化疗药物主要为蒽环类和烷化剂类药物。

1. 蒽环类药物

柔红霉素是常用的蒽环类药物之一。1967 年报道一些急性白血病患儿，在应用柔红霉素治疗中出现心力衰竭。从此，人们对化疗药物的心脏毒性开始逐渐重视起来。

（1）蒽环类药物的急性毒性作用

其急性毒性作用一般很少见，可表现为心电图的非特异性 ST-T 改变、QT 间期延长，可有心包炎、心肌炎、充血性心力衰竭，也可表现为心律失常的室性期前收缩增多、非持续性的室性心动过速、房性心动过速，但是这些表现一般与长期预后无关。这些不良反应，常发生在药物输注期间、给药刚结束时，通常为自限性，常随用药结束而消失。

（2）蒽环类药物的慢性毒性作用

其慢性毒性作用在临床较常见，主要表现为扩张性心肌病、慢性心力衰竭，最常发生在使用蒽环类药物治疗的第 1 年；其扩张性心肌病的发生率与其剂量相关，当柔红霉素的累积剂量按体表面积低于 500 mg/m^2 时，心肌病的发生率为 1%；当柔红霉素的累积剂量超过 500 mg/m^2 时，心肌病的发生率明显增加；当柔红霉素的累积剂量超过 600 mg/m^2 时，心肌病发生率为 30%。提示心脏每次暴露于蒽环类药物时，均会按累积剂量发生损伤。

早期心功能的改变，可通过较敏感的方法检测。血清肌钙蛋白 I/T 的水平是检测心脏损伤的敏感指标，常在心肌病临床表现出现前 3 个月，就可检测到血清肌钙蛋白 I/T 的水平明显升高，升高程度与心肌病的严重程度相关。晚期出现的心脏毒性通常在几个月或几年后发生；有的慢性心脏损害开始较早，经一个阶段进展，再表现为心功能异常。慢性心脏毒性效应在停用蒽环类药物后，常可持续存在。临床表现可以有心肌病的各种表现，包括电生理学改变、左心室功能降低、运动耐力下降、明显的心力衰竭等。

（3）影响蒽环类药物心脏毒性的危险因素

一些患者柔红霉素的累积剂量很低，仅 240 mg/m^2，但也可出现较明显的心功能障碍，这与患者同时有其他高危因素有关，包括药剂给予时间、年龄（＜15 岁或＞65 岁，＞65 岁者的易感性更高）、同时应用其他化疗药物（如紫杉醇）、高血压、原有心脏疾病、潜在的心脏疾病、先前放射治疗（如进行过纵隔放疗、左侧胸部放疗）。

幼年患者处于生长期的心脏、已有病理性肥大的心脏，较易受损；在老年患者中，由于心脏修复能力受损，发生心脏毒性的可能性增加，尤其是糖尿病患者。累积剂量可能是重要的因素。通常柔红霉素的剂量是每隔 3 周应用 55～75 mg/m^2，当累积剂量超过 500 mg/m^2 时，心肌病和充血性心力衰竭的发生率会明显升高；有人报道，累积剂量分别为 700 mg/m^2、550 mg/m^2、400 mg/m^2 时，充血性心力衰竭发生率依次为 18%～48%、7%～26%、3%。累积剂量＜300 mg/m^2 时，也可发生无临床表现的心脏毒性和左心室功能障碍。

不同性别对柔红霉素心脏毒性的易感性，无统计学差异。先前的放射治疗，尤其是左侧胸部的放射治疗，可能会加重蒽环类药物诱导的心脏毒性。尽管导致心脏毒性的危险因子有很多，但不良反应的个体差异很大，与个体间生物化学和基因的差异相关。

（4）蒽环类药物心脏毒性的发病机制

对其目前尚在研究中。一般认为，与活性氧产生的氧化应激损伤有关，可引起细胞膜脂质过氧化、细胞凋亡和坏死、心肌组织损伤。心脏对氧化应激损伤的保护机制相对缺乏，抗氧化酶类水平较低，可使心脏对柔红霉素等的毒性反应较敏感。心肌组织有高水平的亚铁离子时，能促进生成活性氧。右丙亚胺是铁螯合剂，可结合游离亚铁离子、与蒽环类结合的亚铁离子，能减少游离的亚铁离子，从而减少生成活性氧。研究表明，右丙亚胺与柔红霉素联用，可减少肿瘤患者发生心力衰竭，但对肿瘤的缓解率无太大影响。

研究发现，产生活性氧的氧化酶活性升高时，心脏毒性的风险性增加；一般抗氧化药物常无预防柔红霉素等心脏毒性的作用，提示还有其他的发病机制参与。研究发现，在柔红霉素心肌病时，血浆和心肌的硫化氢水平明显下降，补充外源性硫化氢可改善心功能，减轻心肌损伤，提示硫化氢能阻抑柔红霉素等引发心肌病。金属硫蛋白是一类低分子量、富含半胱氨酸残基的小分子蛋白，能贮存、转运重金属离子，清除活性氧。研究表明，心脏金属硫蛋白表达水平升高，可抑制脂质过氧化、对抗柔红霉素的心脏毒性，可减轻心肌损伤。提示金属硫蛋白减少在柔红霉素导致心肌损伤中也起一定作用。

对儿童肿瘤患者的长期随访发现，有些患者应用血管紧张素转换酶抑制剂，能减缓心功能的下降，但经过6～10年，心功能指标出现持续下降，提示这时心脏毒性的活性氧促进发病的作用，已不再通过高水平血管紧张素Ⅱ/血管紧张素受体信号通路介导。关于柔红霉素致心肌损伤的机制，目前一般认为是多因素的共同结果，这些因素之间相互联系，互为因果，形成恶性网络，共同促进心脏毒性的发展。进一步阐述有关柔红霉素引起心肌病的作用机制，能为预防和治疗柔红霉素心肌病提供新的思路。

柔红霉素是蒽环类抗瘤抗生素，具有抗瘤谱广、抗瘤活性强的特点，临床上广泛应用于治疗多种恶性肿瘤。但是因柔红霉素对心肌的毒性作用，大大限制了这一高效抗肿瘤药物的临床应用，随其应用量的增加，可引起慢性心脏毒性，会导致不可逆的心肌损伤，最终可发生扩张性心肌病、充血性心力衰竭。

(5)活性氧损伤

产生活性氧损伤可能是柔红霉素引起心脏毒性的重要机制，心肌线粒体内膜心磷脂含量较高，心磷脂与柔红霉素具有高度的亲和力，使柔红霉素可与线粒体内膜紧密结合，产生的活性氧可损伤线粒体。在柔红霉素慢性心力衰竭时，随着用药时间的延长，心肌氧化应激产物丙二醛(MDA)含量逐渐增多，抗氧化应激产物SOD含量逐渐减少，氧化应激逐渐增强，心功能受损越来越严重，最终导致心力衰竭。

研究表明，柔红霉素对心肌组织的亲和力较高，这使心肌细胞中易发生柔红霉素积聚，从而导致心肌组织更易受损。柔红霉素进入心肌细胞后，促进一系列电子传递系统形成活性氧，后者进一步可与脂肪、蛋白、核酸发生相互作用，导致脂质过氧化、含巯基的肽类消耗、DNA损伤，引起心肌细胞损伤。研究发现，H_2S可通过直接清除活性氧、减少活性氧的聚积，能拮抗心肌细胞的脂质过氧化，可保护心肌细胞收缩活性。

(6)线粒体损伤、能量代谢异常

现已证实，线粒体是细胞生命活动控制中心，它是细胞呼吸和氧化磷酸化的中心，是细胞凋亡的调控中心。心磷脂是一种富含多不饱和脂肪酸的磷脂，与柔红霉素有高亲和力，在线粒体内膜含量很高。柔红霉素通过与心磷脂结合等进入线粒体，可抑制呼吸链，能破坏心肌特异酶，抑制心肌细胞产生能量，可破坏心脏肌钙蛋白、肌球蛋白轻链、肌酸激酶，使心肌细胞减少产生ATP，降低心肌收缩力，严重时将导致细胞凋亡。柔红霉素治疗结束后，常依然会存在线粒体DNA和呼吸链的受损，这可导致发生延迟性柔红霉素心肌病。

(7)细胞质钙离子超载

钙离子在维持心肌细胞兴奋-收缩耦联中起重要作用，钙离子稳态能维持心肌细胞正常的形态、功能。正常心肌细胞内的钙离子，大部分储存于线粒体钙库、肌浆网钙库、细胞核钙库。研究表明，柔红霉素能破坏心肌细胞膜结构的完整，影响其通透性，促进细胞外钙离子内流，引发细胞质钙离子超载、产生活性氧、使脂质过氧化，其代谢产物如丙二醛，可干扰心肌细胞代谢，致细胞酸中毒，增加钠钙交换，也加速钙离子内流，钙离子能以羟磷灰石的形式在线粒体内沉淀，使线粒体功能障碍，进而引起能量代谢异常和离子转运紊乱；还能刺激线粒体和肌浆网的钙库释放更多的钙离子，使细胞质钙离子超载，进而激活与之相关的信号通路，对心肌细胞产生损伤作用，引起心脏收缩和舒张功能障碍。

(8)细胞凋亡

细胞凋亡是一种由基因控制的细胞自主的程序性死亡。在柔红霉素作用下，细胞凋亡信号通路活化，可导致促凋亡蛋白(Bax、胱冬蛋白酶、细胞色素C、Fas)的水平上调，能导致抗凋亡蛋白(Bcl-2、Akt)的水平下调，促进细胞凋亡。

(9)细胞萎缩

心肌的基本功能单位是肌节,它由相互交错的粗肌丝和细肌丝构成,这些肌丝可直接或通过其他相关蛋白,固定于肌节的两端。肌节的蛋白质,包括肌球蛋白、肌钙蛋白、结蛋白等,对心肌细胞结构的完整性和功能有重要的作用。据报道,柔红霉素心肌病时,上述三种蛋白在心肌中的表达减少,与细胞萎缩相关,能导致心肌细胞排列紊乱、细胞断裂/丢失/空泡样变性,萎缩的心肌细胞增多,导致心脏功能障碍,最终导致不可逆的充血性心力衰竭。柔红霉素心肌病发病率较高,预后不良,再住院率和死亡率较高,如何避免柔红霉素心肌病及改善柔红霉素心肌病的预后,已成为临床关注的热点。

2. 烷化剂类药物

烷化剂类药物,特别是环磷酰胺,是常用的抗肿瘤药物。环磷酰胺在体内经肝代谢为有活性的醛磷酰胺,通过烷化 DNA 来抑制 DNA 复制,可治疗多种肿瘤和免疫功能紊乱。环磷酰胺有心脏毒性,常发生在给药的最初几周内,表现为急性失代偿性心力衰竭、肺水肿;环磷酰胺能诱导产生活性氧,导致内皮细胞、心肌细胞的损伤。环磷酰胺的代谢产物丙烯醛,可耗竭细胞内抗氧化的还原性谷胱甘肽,与环磷酰胺的毒性增强有关。

3. 化疗药物心脏毒性的监测和诊治

目前关于化疗药物心脏毒性的防治问题,研究最多的是蒽环类药物,如柔红霉素。监测药物性心脏毒性的方法包括:心电图、超声心动图、生化标志物(包括肌钙蛋白 T、脑钠肽)、放射性核素心血管造影、心内膜心肌活检。

目前心肌组织活检,仍是评价蒽环类药物导致心脏损害的金标准;这时心内膜心肌活检,光镜下可发现受损心肌细胞有心肌纤维丢失、细胞空泡变性,能观察到大多数心肌细胞可出现不同程度的水肿,细胞间隙明显增宽,有大量炎性细胞浸润;受累较重对心肌细胞可溶解消失,可引发片状坏死,可见继发性间质纤维化;但其是侵入性检查,价格昂贵,很难推广。

在监测化疗药物引起的心脏毒性方面,平衡法核素心血池显像,是性价比较高的检测方法,可重复监测左心室功能。超声心动图检查是常用的监测方法,但特异性不高,很多因素(包括发热、贫血、败血症等)均会掩盖心脏收缩功能的变化。证据表明,心脏舒张功能障碍的出现,常早于心脏收缩功能障碍,采用组织多普勒测定心脏舒张功能,可更早发现心脏损伤。目前的监测手段主要依据一些蒽环类药物治疗监测指南,再结合临床经验制定。监测药物心功能不良反应后,临床蒽环类药物引发心力衰竭的发生率下降。

4. 化疗药物性心脏毒性的一般治疗

目前无特殊治疗方法,有心脏功能不全的患者,可抗心力衰竭,给予维生素 C/E 等抗氧化剂、维奥欣、辅酶 Q10 等,可对症治疗心律失常、心力衰竭。应严格掌握蒽环类抗生素的剂量。

(1)针对发病机制的特异性治疗

减少产生活性氧,增加机体抗氧化能力,能减少化疗药物所致心脏毒性。内源性抗氧化系统包括抗氧化酶类(如超氧化物歧化酶、谷胱甘肽过氧化物酶)、自由基清除剂(如维生素 A、维生素 C、维生素 E)。

(2)金属螯合剂

在柔红霉素导致心肌病的发病过程中,组织内高水平游离亚铁离子能促进产生活性氧,目前研究认为,蒽环类药物引起的心肌损伤机制,与活性氧产生的氧化应激反应及细胞凋亡有关。右丙亚胺(DEX)是消旋雷佐生的 d-异构体,是一种铁螯合剂、非极性化合物,易穿透细胞膜,在体内能很快水解为开环螯合剂 ADR-925,可对多种金属离子产生螯合作用,从而可去除蒽环类-铁螯合物中的三价铁离子、游离亚铁离子,减少亚铁离子催化产生活性氧,降低脂质过氧化物含量,减轻心肌细胞凋亡,减少心肌细胞损伤,可降低使用柔红霉素时心力衰竭的发生率,对柔红霉素等的心脏毒性有一定保护作用,能减轻心肌细胞变性、水肿、炎性细胞浸润、心肌灶性坏死、病理积分;给右丙亚胺后，血清 MDA 水平降低，减少心肌细胞损伤，降低心肌凋亡指数，改善心肌的病理损伤；但不能升高血清 SOD 活性水平，提示右丙亚胺保护心肌，并不是通过提高清除自由基的 SOD 酶的活性实现的。右丙亚胺能减轻或延缓柔红霉素产生的心脏毒性，是一个很好的心脏保护剂。但目前右丙亚胺对心脏保护作用的机制仍未完全阐明，还有待于进一步的研究。

（3）维生素 A

维生素 A 是一种抗氧化剂，视黄醇和类胡萝卜素富含维生素 A，能阻止激活核因子 NF-κB，抑制细胞分泌炎性因子，抑制线粒体释放细胞色素 C，降低胱冬蛋白酶活性，改善心肌收缩功能，促进应激状态下心肌细胞的生存。然而，要其在治疗心力衰竭的作用尚要进一步研究。

（4）牛磺酸

在柔红霉素导致心肌病、心力衰竭中，促炎症因子可降低心肌组织中牛磺酸水平，促进细胞质钙离子超载，可抑制心肌产生能量，增加氧化应激。牛磺酸是一种含硫氨基酸，能抑制钙离子内流；心力衰竭时补充牛磺酸，可改善氧化应激，增加产生能量，降低心脏组织对柔红霉素毒性的敏感性，在保护心脏方面有应用前景。牛磺酸不是蛋白质组成成分，广泛分布于生物体内，主要以游离状态存在于组织间液和细胞内液中，因最先从牛胆汁中分离出来而得名，长期被认为是含硫氨基酸的无功能代谢产物。

1976 年报道，缺乏牛磺酸可引起视网膜变性、失明，从而引起了人们的关注。牛磺酸是调节机体正常生理活动的活性物质，能维持正常视觉功能、维持机体渗透压平衡、调节细胞钙离子平衡，与细胞膜的流动性有关，能降血糖、调节神经传导、参与内分泌活动、调节脂类消化吸收、增加心脏收缩能力、提高机体免疫能力、增强细胞膜抗氧化能力、保护心肌细胞，能促进视觉发育、神经发育、解毒，能调控产生结合胆汁酸、维持渗透压、稳定细胞膜等，在心血管系统有抗心律失常、保护心肌、降低血压等作用。

牛磺酸的化学名为 2-氨基乙磺酸，对热稳定，溶于水，溶解后的牛磺酸具有较强的酸性，以两性离子形式存在，不易通过细胞膜。牛磺酸以游离氨基酸的两性离子形式广泛分布于人体，以松果体、视网膜、垂体、肾上腺等组织的水平最高。牛磺酸除直接从膳食中摄入外，还可通过 5 个途径在肝脏中生物合成，其中最主要的途径，是蛋氨酸和半胱氨酸代谢的中间产物半胱亚磺酸，经半胱亚磺酸脱羧酶脱羧成亚牛磺酸，再经氧化成牛磺酸。人体内牛磺酸的合成能力较低。牛磺酸在体内分解后可参与形成牛磺胆酸及生成羟乙基磺酸。牛磺酸的需要量，取决于胆酸结合牛磺酸的量、肌肉池内的牛磺酸含量。牛磺酸通过尿液，以游离形式或以胆酸盐形式，排出体外。肾脏是排泄牛磺酸的主要器官，也是调节机体内牛磺酸的含量的重要器官。当牛磺酸过量时，多余部分随尿排出；当牛磺酸不足时，肾脏通过重吸收，减少牛磺酸排泄。也有少量牛磺酸，可经肠道排出。

牛磺酸是人体条件性必需氨基酸，具有广泛的生物学功能，在中枢神经系统、视觉系统发育中起重要作用，能促进婴幼儿脑、神经、内脏、内分泌系统等的正常发育，可促进脂肪、钙质、维生素的吸收。牛磺酸约占视网膜中氨基酸总量的 50%，是光感受器发育的重要营养因子，其促进视觉发育的作用，与其促进产生维生素 A、11-顺式视黄醛相关，会增强光传导功能，改善视网膜结构功能，增强暗适应能力。牛磺酸是视网膜中主要的渗透压调控成分，缺乏时会导致视网膜退化；水溶性牛磺酸参与维生素 A 类在光感受器和色素上皮间的运转。牛磺酸是中枢神经系统最丰富的游离氨基酸之一，能促进脑神经细胞的树突分化、细胞增殖，呈剂量-反应关系，能激活甘氨酸受体信号通路，促进脑神经细胞生长、发育、增殖、分化，能延缓衰老。

牛磺酸参与合成牛磺胆酸盐。肝脏每天形成 3 g 左右的胆酸盐，在体内每天完成 10 余次肠肝循环，以回肠末端作为肠肝循环的主要吸收部位，吸收率约为 80%。牛磺胆酸盐主要对脂类和脂溶性维生素进行乳化、吸收，能增加脂质和胆固醇的溶解性，抑制胆固醇结石的形成，增加胆汁流量，增加胆固醇的排泄率。

牛磺酸在心肌中含量丰富，占总游离氨基酸的 50%左右，对心脏的作用较广泛，外源性补充牛磺酸，可对抗心脏的多种病理状态，对心血管系统有独特功能，能保护缺血缺氧的心肌、加强左心室功能、增加心肌收缩力、维护心肌线粒体膜的稳定性、抗心律失常、防止充血性心力衰竭、降低血压、降低血胆固醇、提高血清高密度脂蛋白水平、防止动脉粥样硬化等。而细胞保护效应则是牛磺酸在抗心肌缺血、抗心律失常、抗缺血再灌注损伤、心肌保护等方面的作用基础。

(5)辅酶 Q10

辅酶 Q10(泛醌)是一种安全有效的天然维生素类，能促进氧化磷酸化，保护生物膜结构完整，在细胞呼吸链质子移位及电子传递中起重要作用，是细胞呼吸和细胞代谢的激活剂，也是重要的抗氧化剂和非特异性免疫增强剂。辅酶 Q10 是一种营养物质，适当剂量地长期服用，可明显改善人体健康状况。

辅酶 Q10 是维生素样物质，广泛存在，可增强线粒体活性，促进产生能量，是亲脂性抗氧化剂和膜稳定剂。在能量需求较高的器官中(包括心脏在内)，辅酶 Q10 水平较高。在心力衰竭中，心肌辅酶 Q10 的水平常明显降低，与病死率增高相关。补充辅酶 Q10，可能改善心功能状态和临床症状。

寻找安全、高效并兼具多种功能的抗氧化剂，一直是医学研究的热点。很多抗氧化剂由于无法进入细胞内，仅能清除细胞外活性氧，对细胞膜起保护作用，对线粒体膜的氧化损害无能为力，而线粒体膜损伤正是细胞凋亡的关键所在。近年来研究发现，辅酶 Q10 作为线粒体呼吸链的组成部分，包埋在线粒体内膜脂质双分子层中，不仅在细胞产能过程中起辅酶作用，还能在活性氧攻击线粒体膜时起保护作用。研究显示，辅酶 Q10 能有效降低线粒体内过氧化脂质、MDA 的含量，可提高两种主要的抗氧化酶 SOD、GSH-Px 的活性，说明辅酶 Q10 对人体具有抗氧化作用。辅酶 Q10 通过清除活性氧、降低 MDA，可间接提高 SOD、GSH-Px 活性。

研究表明，人体每天需要辅酶 Q10 至少 30 mg，年龄越大，心脏辅酶 Q 减少越多，需要量越多；摄入量不足，会增加患心血管疾病、感染、肿瘤的概率。人体内辅酶 Q 总含量为 1 000 mg 左右，人体内仅能合成微量辅酶 Q10，食品中来源也很有限，所以人体较易缺乏辅酶 Q10。国外研究表明，补充外源性辅酶 Q10 对老年痴呆症、精神分裂症、Leigh 综合征、突发性感音神经性耳聋、肥胖症、胃十二指肠溃疡、银屑病、囊性纤维化等多种疾病，都有较好的辅助治疗作用，并可缓解疲劳、焦虑，提高人体免疫力、性功能等。辅酶 Q10 应用时较安全，无毒副作用，每天服用 200 mg，6～12 个月；或每天 100 mg，6 年；未见明显副作用。辅酶 Q10 已经纳入中国卫生部许可的保健食品功效原料之一，可作为保健品长期服用。

(6)维生素 C

维生素 C 是一种强抗氧化剂，在心力衰竭中，心肌维生素 C 水平降低。补充大剂量维生素 C，可改善患者的血管运动功能，增加生理性一氧化氮，抗细胞凋亡，可降低冠状动脉心脏病等的病死率。然而在前瞻性随机对照临床研究中，未发现维生素 C 在高危人群发挥作用。短时间内给予大量的维生素 C 可使内皮细胞的功能恢复正常，但在心力衰竭，特别是在扩张性心肌病患者中可能无效。

(7)维生素 E

维生素 E 是一种抗氧化剂，心力衰竭时心肌维生素 E 水平很低，但没有证据显示补充外源性维生素 E 可改善心脏功能。

(8)硫胺素(维生素 B_1)

硫胺素是影响心肌细胞能量代谢的水溶性维生素，人体自身不能合成，在碳水化合物代谢中发挥重要作用，93%心力衰竭患者有硫胺素缺乏。袢利尿剂的使用和其他一些因素(包括整体营养状态低下)，均可引发硫胺素缺乏。在这些患者中充血性心力衰竭的表现很常见，可通过补充足量的硫胺素来逆转。

(9)左卡尼汀

左卡尼汀(左旋肉碱)是一种氨基酸衍生物，可帮助长链脂肪酸转运到线粒体基质进行 β 氧化，与能量代谢有关;可结合有毒的酰基化合物,再通过尿清除;也可间接激活丙酮酸脱氢酶,改善葡萄糖氧化代谢。在充血性心力衰竭患者中,通常肉碱(包括游离肉碱、总肉碱)可减少50%,导致继发性肉碱缺乏。在心功能障碍时,补充左卡尼汀,可改善心脏功能。卡尼汀为3-羟基-4-氮-三甲氨基丁酸,有左旋和右旋两种存在形式,但仅左旋体具有生物活性。

左卡尼汀是一种广泛存在于机体组织内的特殊氨基酸衍生物,为脂肪酸代谢的必需辅助因子,能促进脂肪酸经β氧化进入三羧酸循环产生能量,与机体的器官、组织代谢密切相关。左卡尼汀的缺乏会导致能量供应障碍、脂肪酸代谢中间产物累积、酸中毒,出现心肌病变、心律失常、机体疲劳等症状。左卡尼汀是哺乳动物能量代谢必需的体内天然物质,由赖氨酸在肝脏合成,对细胞中能量的产生和转运起重要作用。大部分生物体都具有合成左卡尼汀的能力,哺乳动物主要在肝、肾、大脑中合成,心脏和骨骼肌中含量较高,大部分以游离状态存在,仅少数为酰基化状态。

在缺血、缺氧时,心肌细胞左卡尼汀含量减少,导致细胞内长链脂酰辅酶A堆积,脂肪酸β氧化障碍,ATP水平下降,细胞膜和亚细胞膜通透性升高,堆积的长链脂酰辅酶A可致膜结构改变、膜崩解,而导致细胞凋亡。及时静脉补充左卡尼汀,可使堆积的长链脂酰辅酶A进入线粒体,减少其对腺嘌呤转运体(ANT)的抑制,使心脏重新以脂肪酸正常氧化为主,心肌细胞内能量代谢可得以恢复。左卡尼汀通过线粒体外膜上的左卡尼汀脂酰转移酶Ⅰ和线粒体内膜内侧的左卡尼汀脂酰转移酶Ⅱ作用,能使长链脂酰辅酶A在线粒体酶的作用下进行氧化;左卡尼汀转运脂肪进入线粒体的同时,又可将脂肪氧化的产物乙酰基运出线粒体,能减少乙酰基在线粒体中与长链游离脂酰辅酶A的结合,从而提高线粒体中长链脂酰辅酶A的水平,有利于脂肪的进一步分解。左卡尼汀能升高乙酰辅酶A/长链脂酰辅酶A的比值,从而激活丙酮酸脱氢酶复合体的活性,促进葡萄糖的代谢。

有人给予慢性心力衰竭患者静脉滴注左卡尼汀,3个月后,超声心动图示左室射血分数显著提高,心功能明显改善。左卡尼汀能辅助治疗心力衰竭,补充心肌细胞能量,减少心肌细胞因缺血缺氧而造成坏死和纤维化,修复受损心肌细胞,恢复心脏的正常功能。左卡尼汀可通过增加缺血心肌组织毛细血管的形成,改善心肌微循环,从而在能量代谢、细胞保护、血管新生等多环节发挥作用,能对缺血-再灌注时的心肌细胞发挥保护效应,能稳定心肌细胞膜、挽救濒临坏死的心肌细胞、防止心肌坏死面积的进一步扩大,可使临床症状减轻,病死率降低,预后改善。

蒽环类药有较强的心脏毒性,甚至可导致心肌病的发生,目前尚无特效药治疗;有人给予左卡尼汀治疗后,血中心肌酶、肌钙蛋白水平明显降低,心电图异常改善。左卡尼汀是一种类似于维生素类的营养物质,已被用来治疗多种疾病,在临床上还可用于全肠外营养、急慢性肝炎、肝硬化、慢性肝功能不全、缺血性脑血管疾病、肌肉萎缩、糖尿病、产后子宫收缩不良的辅助治疗等,已成为一种有重要临床价值的药物,应用前景广阔。

(10)磷酸肌酸

磷酸肌酸在体内肌酸激酶催化下,可生成ATP,可改善心肌细胞功能;在肝脏和脾脏中,磷酸肌酸能通过形成精氨酸、甘氨酸、蛋氨酸,来合成磷酸肌酸。心力衰竭时,细胞磷酸肌酸水平可下降,补充磷酸肌酸可减少产生乳酸,改善肌肉力量、细胞代谢。磷酸肌酸作为细胞内的一种高能磷酸化合物,可在心肌细胞缺血缺氧时提供能量,还可保护心肌细胞膜免受活性氧等的侵袭,可透过细胞膜、保护线粒体,减少细胞凋亡。

柔红霉素导致心脏毒性的机制,目前较为公认的是促进产生活性氧。柔红霉素与心肌组织的亲和力高于其他组织,进入心肌细胞后,在线粒体中可转变为带1个电子的半醌自由基,后者把电子传递给氧分子,使其变成超氧阴离子,同时伴有过氧化氢、羟自由基等活性氧生成增加。活性氧作用于细胞膜及细胞器膜的磷脂的多不饱和脂肪酸,形成脂质自由基,引发脂质过氧化反应增强,可损伤细胞膜及细胞器膜,改变膜上蛋白质功能及酶活性,最终导致细胞质钙离子超载,核酸、蛋白质合成受抑制,能量代谢障碍,严重影响心肌的收缩/舒张功能。

研究显示，柔红霉素治疗组心肌细胞水肿较明显，可能与柔红霉素致活性氧、细胞凋亡增加有关，柔红霉素可引起心肌组织脂质过氧化产物丙二醛（MDA）增加，ATP 酶活性下降，使细胞膜钠离子-钙离子交换增加，进而加速钙离子内流，诱发细胞质钙离子超载。高水平活性氧、细胞质钙离子超载，又可引起线粒体损伤，减少产生 ATP，导致心肌细胞结构/功能损伤。阿霉素可引起心肌组织 Bcl-2 表达水平下降，促进凋亡，与柔红霉素的剂量有关。

磷酸肌酸是人体内自有的活性物质，是人体重要的能量供应源，能形成 ATP，而 ATP 是细胞主要的能源。实验发现，磷酸肌酸能显著减少产生活性氧，提高 ATP 酶活性，可减轻细胞膜的脂质过氧化，使心肌细胞损伤减轻。柔红霉素心肌病可引起血清中心肌酶、肌钙蛋白、NT-proBNP 的水平升高，是反映心肌损伤严重程度的敏感指标。给予磷酸肌酸能减少心肌细胞水肿，降低血清肌钙蛋白等的水平，提示磷酸肌酸可作为一种高效供能物质，对心肌细胞代谢有保护作用，减轻阿霉素引起的心肌损伤，改善心功能。磷酸肌酸对柔红霉素心肌病的保护作用机制可能为：进入细胞参与高能磷酸肌酸水平的维持；提供能量，减少活性氧的产生，减少细胞质钙离子超载对细胞的损伤；能通过增加 Bcl-2 及减少 Fas 的表达，减少细胞凋亡。

（11）1，6-二磷酸果糖

1，6-二磷酸果糖是一种重要的细胞代谢中间产物，是高能代谢物，能调节葡萄糖代谢等，可增强产生能量。静脉给予 1，6-二磷酸果糖，能改善心功能，对阿霉素导致的急/慢性心脏毒性有保护作用，可改善心电图异常、心肌收缩力，缓解心肌组织病变，但还要进一步临床研究。

研究发现，1，6-二磷酸果糖能稳定细胞膜，改善血液流变学参数，降低血液黏度，改善微循环，增加缺血组织对氧的利用，改善组织缺氧等，在心/脑血管系统、呼吸系统等领域均有广泛应用，是细胞内天然存在的一种化合物，是细胞在糖酵解途径中产生的一个重要中间产物，在细胞中通过调节糖代谢中若干酶的活性产生药理作用，能为缺氧的组织细胞提供能量，可保护心肌细胞等免受缺氧的损害，还可防止某些化学物质和药物引起的心肌中毒等。

心肌组织的完整是维持心肌收缩力的基础，ATP 是决定心肌收缩力的重要因素。在心肌缺血低氧情况下，给予外源性 1，6-二磷酸果糖，经糖酵解途径产生 ATP，能为心肌提供能量，可减少乳酸堆积，恢复磷酸果糖激酶（PFK）、丙酮酸激酶的活性，保证糖酵解途径通畅，能为心肌提供能量，有益于缺血心肌的康复和预防缺血性心律失常发生。

有人给病毒性心肌炎患者在常规治疗基础上加用 1，6-二磷酸果糖治疗，4 周为一疗程，总体有效率为 97.1%，对照组为 85.7%，两组疗效有显著性差异。有人给予妊娠期心律失常患者在常规治疗基础上加用 1，6-二磷酸果糖治疗，每天静脉滴注 2 次，10 天为一疗程，结果试验组总体有效率为 77.1%，对照组为 51.3%，有显著性差异。

有人给予 65 例慢性心衰或急性心肌梗死患者，在常规治疗基础上加用 1，6-二磷酸果糖治疗，结果试验组总体有效率为 90.0%，明显高于对照组的 67%（$P<0.05$）；试验组全血黏度、血浆黏度、红细胞压积、血小板聚集率等均有明显改善；血中纤维蛋白原的水平降低；表明 1，6-二磷酸果糖能有效改善心脏微循环和血流动力学，增强心功能，提高治愈率，减少病死率，能改善细胞代谢，保护红细胞，降低红细胞的聚集性，对抗溶血，有益于红细胞向组织内释放氧气，改善微循环；能改善组织缺氧状态，抑制中性粒细胞产生活性氧，减少活性氧对细胞的损害，能改善细胞缺氧、缺血，调节细胞代谢，恢复细胞正常功能，改善微循环。

5. 其他营养物质

（1）维生素 D 和钙

维生素 D 和钙能应用于治疗化疗药物性心肌病，补充维生素 D 后，心功能的下降可被逆转。

（2）叶酸/维生素 B_{12}

叶酸可改善血管内皮细胞功能；心力衰竭时常会发现心肌组织缺乏叶酸。维生素 B_{12} 缺乏，与血同型半胱氨酸高水平有关。但研究发现，叶酸/维生素 B_{12} 均不能改善心脏本身的功能状况。

(3)镁

30%心力衰竭患者中,心肌组织会出现镁缺乏。袢利尿剂和噻嗪类利尿剂可增加尿镁丢失。镁缺乏伴随钠潴留,会增加心室异位节律,并伴心脏收缩力下降和外周血管阻力增加。

(4)锌

锌是一种微量元素,对于维持一些抗氧化酶正常功能是必需的。锌缺乏与心肌细胞凋亡有关。ACEI、血管紧张素受体阻断剂、噻嗪类利尿剂,均可增加尿中锌的排出。然而还不清楚锌缺乏是否与心力衰竭有关,或补充锌是否可改善心力衰竭。

(5)硒

硒也是一种微量元素,硒缺乏与充血性心力衰竭(克山病)有关,与骨骼肌病、创伤性骨关节病、贫血、免疫系统改变、肿瘤、心血管疾病、头发/指甲改变、不育、甲状腺激素代谢异常等有关。硒是谷胱甘肽过氧化物酶的辅因子,该酶可去除过氧化氢,减少脂质过氧化。谷胱甘肽过氧化物酶的缺乏,可加重内皮细胞功能障碍,加重心力衰竭。通过影响碘化酶,硒在甲状腺激素代谢中也发挥作用。硒元素可能与内皮细胞功能相关,能预防心力衰竭的发生。

6. 针对心力衰竭的一般治疗

蒽环类药物性心肌病治疗时,可给予β受体阻断剂、ACEI、利尿剂等。β受体阻断剂、ACEI,可改善患者预后。抗高血压药物有心脏保护作用。应用ACEI依那普利,可降低患者1年后左心室功能障碍的发生率,对那些收缩压高的患者更有益,可降低后负荷、减轻心室重塑。在柔红霉素心肌病模型,β受体阻滞剂卡维地洛,可减轻线粒体的功能障碍;在接受蒽环类药物治疗的患者中,预防性应用卡维地洛,可减少心肌病的发生;对难治性心力衰竭患者,可给予心脏移植。

二、蒽环类药物的心脏毒性管理

蒽环类药物是最具活性的抗肿瘤药物之一,但随其化疗剂量增加、疗程延长,骨髓抑制、心脏毒性等副作用愈加突出,尤其是心脏毒性的累积性作用,常限制它长期使用。蒽环类药物心脏毒性的临床表现,有急性、慢性、迟发性三种;较为常见的是慢性心脏毒性,多出现在治疗1年内,常表现为充血性心力衰竭、心肌病,临床发病较隐匿,预后极差,病死率可高达48%。目前尚无有效的治疗手段,唯有在化疗中严密监测患者的心功能,及早发现并停药,是避免蒽环类药物心脏毒性的关键。

蒽环类药物心脏毒性发病机理与活性氧及过氧化反应相关,目前研究发现,蒽环类药物氧化还原过程中可产生活性氧,蒽环类-亚铁离子螯合物形成后,也能促进产生活性氧,使细胞质钙离子超载,能增加释放血管活性胺类,导致心肌损伤。研究表明,柔红霉素可促进活性氧结合一氧化氮,增加产生活性氮,导致心脏毒性。蒽环类药物可抑制心肌表达α肌动蛋白、肌钙蛋白、肌球蛋白轻链、肌酸激酶,导致心肌细胞凋亡。研究发现,阿霉素可激活、开放肌浆网膜钙离子通道,使肌浆网钙库增加释放钙离子到细胞质;能抑制肌浆网膜钙泵,使肌浆网摄取细胞质钙离子的能力下降;结果增加细胞质游离钙离子,可使心电活动改变,导致各种心律失常,能使线粒体产生ATP障碍,加重细胞损伤,可导致心肌细胞死亡。

正常时心肌细胞内只有少量游离Fe^{2+},而铁蛋白为心肌细胞内Fe^{3+}的主要储存形式,可以防止Fe^{2+}由铁蛋白逸出,避免诱发产生活性氧及对组织损伤。在病理条件下,铁蛋白增加释放Fe^{2+},催化产生活性氧,可对心肌产生毒性作用。心脏弥漫性含铁血黄素增多,血清铁水平、转铁蛋白饱和度、铁蛋白水平均升高,铁负荷过重,可能提高心肌细胞对蒽环类药物心脏毒性的敏感性,导致心脏毒性。

1. 监测

(1)心内膜心肌活检

蒽环类药物引起心脏毒性的典型组织病理学改变包括心肌纤维减少、心肌细胞胞质空泡形成、线粒体肿胀、核仁扩大、溶酶体数量增多、脂质沉积等。经右室行心导管心内膜心肌活检，是一种高度特异和敏感的方法，但这种检查是有创伤性的，设备技术要求高，难以广泛开展。

(2)心电图

接受蒽环类药物治疗的患者，8%～41%可出现心电图异常，最常见的是 ST-T 改变、窦心动过速、一过性房性期前收缩、室性期前收缩、QRS 低电压等。最有价值的心电图异常，是 QRS 低电压、明显的 ST-T 改变。QRS 电压较原来降低 1/3 时，应及时停药，否则易发生难以逆转的心力衰竭。但心电图异常由于受到的影响因素太多，故特异性不高。

(3)超声心动图

超声心动图是一种敏感的非创伤性诊断技术，已广泛用于蒽环类药物所致心肌毒性的早期诊断，但该方法特异性较差。左室射血分数是用于监测左室收缩功能的常用指标，过去认为随着蒽环类药物累积剂量的增加，左室射血分数下降。近年来有学者认为，蒽环类药物所致的心脏毒性，也与左室舒张功能障碍有关，已发现反映心室舒张功能的指标(如等容舒张时间、二尖瓣口血流速度)变化，可较左室射血分数下降出现得更早。

(4)肌钙蛋白

肌钙蛋白是心肌与骨骼肌的收缩调节蛋白，是近年来发现的反映心肌损伤的特异性指标。研究发现，血浆肌钙蛋白 T 水平升高，能较早反映柔红霉素的心脏毒性，但一般在心肌严重损害 3～6 小时后，血浆肌钙蛋白 T 水平才能升高。

(5)放射性核素造影

放射性核素心室造影，被广泛应用于监控蒽环类药物引起的早期心脏毒性，具有较高敏感性，有人认为，其精确性优于二维超声心动图，在休息状态下，左室早期舒张功能指数、第一个 1/3 高峰充盈期末舒张期计数、第一个心充盈分数等的明显下降，即可提示心脏毒性的发生。

(4)脑钠肽

脑钠肽(BNP)属钠尿肽家族，主要存在于左、右心房，以右心房的含量最高，但血 BNP 60%来自于心室。生理状态下，心房、心室合成和分泌少量 BNP，因此正常人血循环中仅有低水平的 BNP。

各种病理因素如心肌缺血、高血压、心脏特发性疾病，导致心功能受损时，心室负荷增加，可激活心脏释放 BNP。在亚临床性左心室收缩、舒张功能障碍时，血清 BNP 水平也有变化。血清 BNP 水平的持续性升高与心功能不全、潜在的失代偿、心脏收缩功能障碍相关。接受柔红霉素治疗的肿瘤患者，血浆 N 末端脑钠肽原(NT-proBNP)的水平明显升高；有心脏基础疾病患者的血浆 N 末端脑钠肽原水平，一般高于化疗前心功能正常者。

2. 预防与治疗

要注意累积剂量。2011 年中国蒽环类药物的心脏毒性防治专家共识推荐最大累积剂量为：柔红霉素 550 mg/m^2(联用放疗或合并用药时 350～400 mg/m^2)，可给予铁离子螯合剂，如右丙亚胺、黄酮类化合物等；也能给予血管紧张素转换酶抑制剂，如佐诺普利是一种新型含巯基的血管紧张素转换酶抑制药；也可给予还原型谷胱甘肽，能降低柔红霉素的心肌毒性，改善柔红霉素化疗后患者的生活质量。

三、肥胖性心肌病

肥胖是一种多因素引起的慢性代谢性疾病，1948 年世界卫生组织已将其列为一种疾病。根据世界卫生组织定义，正常成人体质量指数(BMI)为 18.5～24.9 kg/m^2，BMI 为 25.0～29.9 kg/m^2 属超重，BMI≥30 kg/m^2 即为肥胖。

2004 年世界卫生组织统计，全球至少 4 亿人达到肥胖标准。肥胖者全因死亡风险较正常体质量人群升高 50%～100%。随着研究的深入，肥胖本身作为心力衰竭的独立危险因素已被确认，研究发现，BMI每升高1 kg/m²，发生心力衰竭的风险在男性增加5%，在女性增加7%，肥胖者可能出现不同程度心肌病变，可出现气短、呼吸困难、活动耐力下降、下肢水肿等症状，部分被诊断为心肌病变伴严重心力衰竭，甚至危及生命。

1. 定义

1933年有人报道肥胖性心肌病，1985年已把肥胖引发的心肌病变、心脏功能紊乱，定为肥胖性心肌病，会导致左心室功能受损、收缩性/舒张性心力衰竭，临床上包括从无症状亚临床心功能障碍至NYHA Ⅳ级扩张性心肌病，不能由高血压、糖尿病、冠心病、其他已知疾病所解释。

2. 心脏结构和功能改变

肥胖者心脏冠状动脉附近常有脂肪浸润，影响心肌收缩/舒张功能、心肌营养，心输出量，使心脏负荷增加，患者可有高血压、胰岛素抵抗、血容量增加、肺功能降低、心力衰竭、心律失常、猝死。心脏结构会发生多种改变，包括左心房增大、左心室离心性肥厚/扩张；部分患者出现右心室肥厚/扩张，与肥胖造成的阻塞性呼吸睡眠障碍、肺动脉高压无关。

尸检证实，心脏重量和左/右心室肥厚程度，与肥胖程度正相关；弥漫性心肌细胞肥大，为特异性改变；一般无明显心肌细胞间脂肪浸润和心包脂肪堆积。有人对肥胖者尸检研究发现，部分肥胖者表现为心室腔明显扩张、室壁变薄、心肌细胞广泛纤维化。左心室舒张功能障碍，常早于或伴随收缩功能减低而出现。有人发现，血压正常肥胖者左心室舒张功能下降并不少见，且与左心室质量增加呈正相关。有人对左心室收缩功能正常肥胖者，进行心脏多普勒和右心导管研究发现，肥胖者左心室储备功能明显下降。

3. 病理生理过程

肥胖性心肌病的发生发展受到多种因素影响，血流动力学异常可能为始动因素。肥胖者血管床、血容量、循环血量、心输出量等增加，65%肥胖者血压升高，左心室壁在持续高压作用下，出现离心性肥厚，室壁增厚不能代偿心室扩张时，心室收缩功能就会下降。心肌逐渐发生重构，心肌细胞肥大、纤维化并伴有间质胶原沉积。长期左心衰竭可使肺静脉压升高，最终常可出现肺动脉高压和右心衰竭。

各种代谢紊乱也参与肥胖性心肌病的发展过程。肥胖者常存在胰岛素抵抗，使心肌细胞对脂肪酸摄取过度，心肌耗氧增加，脂肪酸代谢中间产物如长链非酯化脂肪酸、神经酰胺等积聚，促进产生活性氧，会损害心肌细胞。研究发现，心肌细胞内TG含量与BMI呈正相关，心肌细胞脂肪变性也会导致扩张性心肌病。肥胖患者体内慢性炎症介质的水平上调，抑制保护心肌的脂联素。心肌细胞线粒体生物功能紊乱，微血管和内皮功能异常，会引起小血管异常收缩、微血栓形成、微小心肌组织梗死、再灌注损伤，使心肌病逐渐发展。

4. 诊断

（1）临床表现

肥胖性心肌病常逐渐进展，早期可无症状；心脏功能代偿期一般为10～15年，随着疾病进展，可出现乏力、劳力性呼吸困难、端坐呼吸、夜间阵发性呼吸困难等心力衰竭症状，可有心室肥厚；伴右心衰竭和肺动脉高压者，还会出现腹胀、肝脾大、双下肢水肿等；常合并有房性心律失常，部分患者可发生急性肺水肿。

文献报道，肥胖超过10年或BMI>40 kg/m²者中，约10%会出现上述临床症状。体格检查可发现紫绀、结合膜水肿、双肺湿啰音、肺捻发音、S3/S4奔马律、心律失常、颈静脉怒张、肝颈静脉回流征阳性、腹水下肢可有凹性水肿等。心电图无特异性改变，可出现低电压、轻度心电轴右偏或左偏、肺性P波。有时可发现血PaO_2水平降低；血$PaCO_2$水平升高时，可有呼吸性酸中毒。

（2）影像学表现

心影增大、肺淤血，是肥胖性心肌病患者胸部X线检查常见的表现。常规二维心脏超声检查可发现心脏各腔室内径、室壁厚度、左心室收缩功能的异常。多普勒成像检查可发现心腔内血流和局部心肌运动的一些参数改变，后者的出现常早于左心室收缩功能障碍。心脏核磁共振，在肥胖性心肌病检查中有优势，可客观反映心脏的结构和功能，观察心肌组织局部变化，能定量检测心肌细胞内 TG 含量，后者可成为肥胖性心肌病标志和疗效指标之一。

(3)诊断

肥胖性心肌病患者早期症状无特异性，长时间后可出现心力衰竭的症状和体征，且有心脏多普勒、其他心脏影像学检查证实；符合肥胖症的诊断条件，患者体重超过标准体重；应用密度测量法、总体水估计法、总体钾测量法等，可测出体内脂肪含量增加。应用 MRI 在脐孔水平测量，腹腔内脏脂肪面积$>120\ cm^2$，可诊断为向心性肥胖。可有心腔扩大、心肌肥厚、血压偏高，有心脏功能降低；但应仔细询问病史，排除高血压、冠心病、糖尿病、饮酒等所致的心肌病。肥胖患者心脏重量平均为 440 g，比正常人重 150 g 左右。

(4)处理

主要目的是预防并逆转心肌病的发生发展，控制心力衰竭的进展。目前较有效的方法是减轻体质量、对症治疗，早期诊断和治疗，有利于改善预后。

①减轻体质量

通过合理饮食、增加运动、辅助减重药物、减重手术等，可减轻体质量；减轻 5%～10%即可临床获益，可改善左心室内径、质量、舒张功能。减重程度与左心室质量和结构的改善呈正相关。运动、节食综合减重，要优于单纯节食减重。节食减重后 6 个月内体重又升高者，目前可给予药物辅助减重，如奥利司他、盐酸西布曲明、利莫那班。

对严重肥胖者，减重手术是一种可考虑的手段，有利于提高患者生活质量，并对心脏有益，术后成功减重者，胰岛素抵抗、慢性炎症状态减轻，血管内皮功能恢复，心室壁厚度及心腔大小较前恢复，收缩功能得到改善，左心室充盈压降低，储备功能增强。目前减重手术仅限于已存在明显左心室扩张、质量增加、左心室收缩功能减低者。

②药物治疗心力衰竭

治疗慢性心力衰竭有效的药物，同样适用于肥胖性心肌病引起的心力衰竭，包括利尿剂、血管紧张素转换酶抑制剂、血管紧张素受体 AT1R 阻断剂、β受体阻断剂、洋地黄类药物等。其他药物，如糖尿病患者常用的胰岛素增敏剂噻唑烷二酮类药物，在调节血糖的同时，也有保护心肌的作用，可增加胰岛素调控脂肪细胞膜表达葡萄糖转运体的作用，降低心肌游离脂肪酸、TG 水平，促进心肌葡萄糖氧化，增加内皮细胞功能，但目前缺乏上述药物相关疗效的大量直接临床证据。

综上所述，肥胖是心肌病变的独立危险因素，长期重度肥胖会导致心脏结构和功能改变，出现心力衰竭。血流动力学改变和各种代谢紊乱为肥胖性心肌病的病理生理学改变。诊断是基于心力衰竭的症状和体征，同时存在影像学的客观证据，但应除外已知相关疾病的可能性。减肥为目前有效的处理措施。

四、应激性心肌病

(一)应激性心肌病的特点

应激性心肌病 1990 年报道于日本，大部分应激性心肌病病患者，发病前可找到诸如心脏、躯体相关的应激因素，发病时患者血浆儿茶酚胺等应激物水平常明显升高，而后出现类似急性冠脉综合征的临床表现，左心室造影时可发现心尖气球样扩张、基底段缩窄，或一过性左室功能不全综合征、短暂左室尖气球样改变、破裂心肌综合征、应激诱发的心肌病等。应激性心肌病患者常有心电图改变、血中心肌酶水平轻度升高，但冠状动脉造影无心肌梗死证据。

在 2006 年欧洲心脏病学年会上，应激性心肌病作为一种临床综合征，已成为心脏病学领域的研究热点。应激性心肌病在国内外相关报道日益增多，目前其确切定义尚在研究中。因其左室造影收缩期的形态为底部圆形、颈部细窄，酷似日本用来捕捉章鱼的瓶子，又称为 Tako-Tsubo 综合征(Tako：章鱼；Tsubo：瓶子)；研究发现，大多有较好的预后，超声心动图提示，其心脏射血分数以后常可由降低渐恢复至完全正常水平，故又称为一过性左室功能不全综合征。绝经后女性发病率明显较高。2006 年美国心脏病协会把它归类为心肌病中的继发性心肌病。

应激性心肌病是应激引发的、以一过性左心室功能不全为特点，表现为急性发作性可逆性左心室收缩功能障碍，且不伴有冠状动脉粥样硬化性心脏病、冠状动脉器质性狭窄，左心室节段性活动异常(如左心室心尖部运动减弱、消失)。急性期应根据患者血流动力学状况，实施个体化治疗，对血流动力学不稳定患者，应及早给予主动脉内球囊反搏；稳定期则应联合使用 α 受体阻断剂及 β 受体阻断剂，以预防交感神经过度激活。通常本病甚少复发。

本病女性较多见，尤好发于绝经后中老年妇女，平均发病年龄超逾 60 岁。有人报道，女性患者占 91%，发病年龄在 62～76 岁。流行病学资料显示，应激性心肌病发病率为 0.7%～4.87%。研究报道，应激性心肌病在急性冠状动脉综合征患者中检出率约为 2%。日本 1%～2%有急性心肌梗死表现的患者，最后被诊断为应激性心肌病。由于医生对该病认识不足或诊断条件所限，可造成误诊、漏诊而低估其发病率。本病曾被认为是一种日本的疾病，但 2007 年夏威夷发现应激性心肌病患者，提示本病可能发生于其他种族和地区。美国统计数据显示，在急性心肌梗死 86.5 万例患者中，应激性心肌病占 1%左右。目前中国网上已发布应激性心肌病研究进展、应激性心肌病病理生理机制研究进展、危重症患者应激性心肌病研究进展、Tako-Tsubo 心肌病研究进展、应激性心肌病病理学研究、应激性心肌病诊治研究进展、应激性心肌病临床特征及影像检查等，有较好的临床参考价值，可由网上学习。

1. 发病机制

目前应激性心肌病的发病机制正在研究中，可能与以下几种机制有关：

(1)交感神经系统功能紊乱

精神应激使交感神经过度激活，在发病过程中起关键作用，很快大量分泌儿茶酚胺，直接损伤心肌细胞，导致心肌顿抑、血管痉挛，使心肌细胞损伤；常累及心尖部，引发心尖部球形变，而心底部心肌收缩可增强；常胸痛，伴呼吸困难、晕厥，类似急性心肌梗死。体征有痛苦面容、面色苍白、心率加快、心音降低，严重时有急性肺水肿、血压降低、心源性休克、猝死。

心肌顿抑为短暂缺血的心肌在恢复血流灌注后、收缩功能不能立即恢复正常的现象。研究显示，应激性心肌病患者冠状动脉血流恢复正常后，心肌收缩功能不佳仍可持续数小时至数天，常随时间的推移而改善。用正电子发射计算机断层成像(PED)技术，观察放射性碘标记间碘苄胍(MBG)心肌呈色显像，发现在应激性心肌病急性期，左室心尖部的间碘苄胍摄取减少，提示节后交感神经元受损，并可持续数月；而在后期又可出现 MBG 洗脱率增加、交感神经活性增强；应激引发高水平儿茶酚胺介导的神经原性心肌顿抑，为应激性心肌病的主要病理基础，已为医学界公认；高水平分泌儿茶酚胺使心肌功能障碍，可能是主要发病机制。

临床发现，强烈精神、躯体应激，可引发应激性心肌病，提示交感神经活性增强起主要作用。逾 70%的患者，血清去甲肾上腺素、肾上腺素、多巴胺等儿茶酚胺水平明显升高。有人报道，应激性心肌病 Killip Ⅲ或Ⅳ级患者，血浆儿茶酚胺水平显著高于 Killip Ⅰ/Ⅱ级者。研究发现，嗜铬细胞瘤及蛛网膜下腔出血患者，血清儿茶酚胺水平明显升高时，亦可有左心室功能障碍的表现。

基础研究显示，应激可增加儿茶酚胺的释出，能升高 cAMP 水平、再诱发细胞质钙离子超载，可产生大量活性氧，直接损伤心肌细胞、收缩血管，导致心肌顿抑。然而心脏干细胞损伤却不甚明显，此与患者临床病程较短、恢复较快相符。高水平儿茶酚胺可引起冠状动脉痉挛。在血管造影时，大部分应激性心肌病的患者，可诱发出冠状动脉单支或多支痉挛。与去甲肾上腺素共同存在于交感神经末梢的神经肽 Y，因交感神经受刺激而释放增多时，也可引起冠状动脉痉挛。有人报道，在无冠状动脉狭窄时，也可存在血流灌注减少，提示交感神经介导的微循环功能障碍，在应激性心肌病的发病中起一定作用。

有人报道,心尖部和心底部的肾上腺素能受体密度、组织儿茶酚胺水平不同,实验发现,心尖部可能存在大量肾上腺素受体,使该部位易受损。临床发现,应激性心肌病患者的心脏,可呈现类型/部位各异的多种气球样变,与心肌交感神经支配区、儿茶酚胺敏感区不同有关。

研究发现,应激性心肌病患者,血清肾上腺素、去甲肾上腺素水平,较急性心肌梗死患者(Killip Ⅲ级)高2~3倍,较正常人高7~34倍。肾上腺素和其他应激激素在短时间内的大量分泌,促进血循环中cAMP水平升高、细胞质钙离子超载、活性氧大量释放,导致心肌顿抑,进而引起心脏收缩功能受损。

有人对患者进行心肌组织活检,发现其心肌病变符合高水平儿茶酚胺所致的心肌改变。有人报道,反复发生该心肌病的患者可发现有嗜铬细胞瘤,支持高水平儿茶酚胺在应激性心肌病发生发展中起主要作用。但最近的一项研究显示,应用β受体阻断剂治疗后,并不能完全阻止应激性心肌病的发生,关于β受体阻断剂治疗应激性心肌病的价值,也需深入研究。

(2)雌激素水平减低

雌激素可能对交感神经功能、冠状动脉的血管反应性,有重要调节作用;血清雌激素水平减低,可影响女性对儿茶酚胺的应激反应,易发生交感神经介导的心肌顿抑,可能与应激性心肌病突然发病有关;一般女性对应激相关的心肌功能障碍的敏感性高于男性。

本病多为绝经后女性患者,女性绝经后雌激素水平降低,对交感神经调控能力发生改变,影响冠状动脉和交感神经反应性。有人发现,卵巢切除的大鼠,应激刺激后射血分数显著降低,较易发生应激性心肌病;卵巢切除+雌二醇替代治疗的大鼠,应激刺激后射血分数降低不明显,经雌二醇治疗后,心功能障碍有所改善;认为血清雌二醇水平升高,能减少应激诱导的心脏病理改变。然而男性及绝经前女性,亦可罹患本病,故血清雌激素水平降低,并不是引发本病的唯一因素。

(3)脂肪酸代谢障碍

有人对应激性心肌病的患者,进行双同位素心肌SPECT检查,在应激性心肌病的早期,能观察到心肌脂肪代谢明显受损,常比心肌缺血再灌注受损更为严重;随应激性心肌病的进展,这种脂肪代谢受损与心肌缺血再灌注受损的程度,会渐渐一致;这种脂肪代谢受损,常在患者心功能好转后仍持续存在。

(4)病毒感染

有人在对应激性心肌病患者进行心肌活检后发现,有细小病毒B19感染的证据,可能是其发病机制之一,但尚需进一步证实。

(5)葡萄糖、脂肪酸代谢障碍

有人认为,应激性心肌病可继发于心肌细胞代谢功能障碍,在葡萄糖/脂肪酸代谢、线粒体功能紊乱后,可导致心肌顿抑。研究显示,心肌脂肪酸代谢受损,常较心肌血液灌注受损更为严重。脂肪酸的β氧化被抑制后,能减少心肌供能,可降低心肌收缩功能。葡萄糖代谢受损,可能与高水平儿茶酚胺引发胰岛素抵抗有关。

(6)冠状动脉循环障碍

有人报道,应激性心肌病患者经SPECT检查,常能发现心肌血液灌注减少,与高水平儿茶酚胺介导的心外膜冠状动脉痉挛、微血管内皮功能紊乱相关;不论何种病因,急性可逆性冠状动脉、微血管的收缩,为应激性心肌病常见的病理机制。应激性心肌病的局部心肌功能障碍,一般继发于微血管功能紊乱。应激性心肌病可能为多支冠状动脉同时痉挛,或因强烈应激使交感神经张力增加,引发冠状动脉收缩,进而激发微血管功能障碍。提示微循环障碍可能在应激性心肌病的急性短暂性室壁运动异常的发生中发挥重要作用;然而冠状动脉微血管功能障碍,是否为应激性心肌病发病的主要机制正在研究中。

应激性心肌病组冠状动脉前降支旋段指数,常大于急性心肌梗死组、正常对照组;机制可能是，在冠状动脉前降支旋段过长的情况下，肾上腺素受体的激活，较易引起心尖部心肌的暂时性缺血，而心底部由于有多支冠状动脉供血，常表现为心肌收缩力增强。当冠状动脉前降支旋段分布较广的时候，应激性心肌病可同时累及左/右心室，表现为心尖部膨隆。但出现室壁运动异常，和痉挛的冠状动脉供血区域常无明确关系。冠状动脉痉挛是否是引起该心肌病的原因，还要进一步研究。

急性冠脉综合征（ACS）早期缺血再灌注损伤、广泛左室心肌顿抑，是近年来提出的另一可能的发病机制。有人对应激性心肌病患者行血管内超声检查，发现在左冠状动脉前降支中段，常能见到单个破裂的动脉粥样硬化斑块，同时患者左冠状动脉前降支的缺血范围常涉及心尖部和左室隔面大范围区域，其余血管未见明显异常。虽然这一结果支持上述假说，但缺乏大规模临床研究证实。

（7）动力性左室流出道梗阻

部分患者可出现左心室运动异常部位，左心室流出道有较明显压力阶差、梗阻，与患者左心室心尖部压力增高、加剧心肌氧需求、心内膜下缺血、局灶性室壁运动异常有关。晚近研究显示，25％患者于住院的最初2天内，可由超声心动图检获左室流出道梗阻征象。故心室内的该压力阶差，可能系心肌功能障碍之结局，而非为其原因。应激性心肌病也可累及右心室，亦非该机制所能阐明。

2. 临床表现

（1）诱因

大部分应激性心肌病的患者，可找到明显的诱发因素，主要为心理、生理/躯体的急性应激状态。心理应激因素，主要来自于患者相关的外环境刺激，如亲属死亡、车祸、惊喜聚会、激烈争吵、法庭诉讼、其他意外事件、过量饮酒、过度兴奋、遇上持械抢劫等；生理/躯体应激因素主要包括多种疾病或原有疾病突然加重等，如脑血管意外、癫痫发作、甲亢危象、支气管哮喘急性发作、胃肠道出血、急性血容量减少致血流动力学紊乱、严重外伤、急腹症、肾脏或输尿管疾病、心脏手术和非心脏手术、医疗操作、细菌性脑膜炎、肾上腺嗜铬细胞瘤、低钠性抽搐或低钠血症、严重的过敏反应、血液系统疾病、吸毒等。有时在应用肾上腺素、多巴酚丁胺、麦角新碱、阿托品等过度刺激交感神经药物时也可发病。患者常在发生应激后的数分钟至数小时发病。

（2）临床表现

应激性心肌病的患者可有剧烈的胸痛、胸骨后压榨感、呼吸困难、晕厥、背部疼痛、心悸、恶心、呕吐，最常见突发的类心绞痛样胸痛、呼吸困难，酷似急性冠状动脉综合征、急性心肌梗死者。体检可有痛苦面容、面色苍白、心率加快、心音低钝等，约1/3急性严重患者可出现急性肺水肿、心力衰竭、收缩压下降，甚至心源性休克、呼吸衰竭、室性心律失常等。

应激性心肌病常表现为一过性左心室收缩功能障碍，还可见心尖血栓形成、左室游离壁破裂、心包炎等致命性事件；其心电图可有T波倒置，有时可出现ST段抬高，并有血清心肌酶水平轻度升高，在临床上易误诊为急性心肌梗死。近年来随着临床诊断技术的不断提高，对应激性心肌病的认识水平已有提高。

应激性心肌病多发于老年绝经期后的女性，发病前多有诱发因素，其中有强烈的精神刺激可见于26％～27％患者。最常与应激性心肌病并存的疾病，为慢性阻塞性肺疾病、支气管哮喘、高血压。少部分患者可复发，复发时多有诱发因素，复发时室壁运动异常的部位不一定与首次发病一致。发病无种族差异性，以夏季为多，常在白天发病。

（3）特殊类型

①非典型应激性心肌病：约1/3患者表现为非典型应激性心肌病，亦称变异型心肌病。确切病因尚未阐明，可能与心脏内肾上腺素受体分布、自主神经支配不同有关。患者发病时室壁运动异常不在心尖部，而在其他部位，可包括心室中部气球样变、基底部气球样变或累及其他节段，届

时可表现为左心室基底部和中部运动能力降低，而心尖部反而可呈现代偿性收缩增强。不典型应激性心肌病与典型应激性心肌病比，前者尤好发于绝经前及年轻女性患者。

②右心室及双心室功能不全：应激性心肌病可能累及右心室，造成右心室室壁运动异常。有人已报道一些累及右心室的应激性心肌病患者，右心室功能不全发病率为14.29%，双心室功能不全者可占26%～40%。收缩功能不全、心力衰竭、右心室扩大、胸腔积液，常为其临床表现。

(4)辅助检查

①心电图：50%～60%患者有胸前导联的ST段轻度抬高，尤多见于心前导联。20%～63%可见病理性Q波，系心肌顿抑所致，部分Q波为一过性。特征性心电图改变，常出现在ST段抬高后的2～3天；大部分导联表现T波倒置加深、明显QTc间期延长。T波倒置持续时间较久，1～4个月，且与预后相关。6%～8%患者可检获新发生的束支传导阻滞。通常心电图完全恢复正常的时间，为3周至1年。

临床较难就心电图对急性冠状动脉综合征与应激性心肌病作出鉴别；有人发现，应激性心肌病患者心电图的病理性Q波较少见、QTc时限较长、ST段压低较不明显、V_4～V_6 ST段与V_1～V_3 ST段改变的比例增高等；其中，V_4～V_6 ST段改变/V_1～V_3 ST段改变>1，对诊断应激性心肌病，有较高的灵敏度及特异性。有人报道，V_2 ST段抬高<1.75mm或V_3 ST段抬高<2.5mm者，可成为本病心电图诊断的特异性标志；与急性心肌梗死心电图比较，急性心肌梗死ST段抬高较显著，可有助两者鉴别。

②超声心动图：典型的改变为左心功能严重不全、左心室扩大、心尖部及中下段呈气球样膨出、左心室心尖部-中段运动明显减弱；其运动减弱范围超过单支冠状血管供血的区域，而左心室基底部则代偿性收缩增强，形成圆底与窄颈。心脏射血分数在发病初期常明显降低，一周之内逐渐恢复，21天内基本可恢复正常。也有部分患者表现为右室壁运动障碍，使双侧心室发生球状改变。发病早期，部分患者左室射血分数可低至30%；可延至亚急性期心脏整体及节段收缩功能才逐渐恢复，历时数天、数周、数月不等。病情已趋稳定者，左室射血分数增加可超逾50%。通常超声心动图完全恢复正常的时限为1年。

临床发现，超声心动图早期检测应激性心肌病患者室壁运动异常较具价值；于其急性期，多普勒超声心动图常示冠脉血流储备减少；可随室壁运动的改善而恢复。多巴酚丁胺应激试验时，超声心动图检查有助于典型与非典型应激性心肌病的鉴别。采用速率向量技术的二维超声心动图检查，能证实应激性心肌病患者的左心室存在各向的收缩/舒张功能紊乱。晚近报道，应用斑点追踪技术的二维超声心动图检查，有助于应激性心肌病与冠状动脉前降支闭塞并发收缩功能障碍的鉴别。

③冠状动脉造影及左心室造影：冠状动脉造影常未显示有意义的狭窄性病变，但有人发现，应激性心肌病的患者，可存在冠状动脉血流储备下降，行左室造影时可见左心室扩大，心尖部运动消失，而基底部运动增强。心外膜冠状动脉无狭窄性病变，是应激性心肌病的诊断前提之一，故疑为本病患者，必需行冠状动脉造影，以排除冠状动脉闭塞。届时尚需实施诱发冠状动脉痉挛的激发试验，以排除冠状动脉痉挛所致的心肌顿抑。

患者左心室造影显示，左心室心尖及中部运动减弱/消失、运动异常(气球样变)，伴基底部收缩力增强，常呈典型的章鱼瓶子样改变。左心室室壁运动异常部分，常超逾单支冠状动脉支配区域，约1/3患者可累及右心室。研究显示，25%应激性心肌病患者，可存在动力性左心室流出道梗阻，尤多见于室间隔近端呈局限性增厚的老年患者。部分患者可发现左心室内血栓形成，与左心室运动减弱、局部血流缓慢相关。

④心脏核磁共振：有人发现，心脏核磁共振(CMR)检查中，95%患者有异常室壁运动区域，超出了任何单支冠状动脉供血区域。有人对诊断为应激性心肌病的65岁女性患者进行心脏核磁共振、心脏核磁共振电影(CMFM)检查，心脏核磁共振显示患者存在急性心肌损伤，但这种损伤既非

纤维化,也非坏死;心脏核磁共振电影显示严重的复极紊乱。心脏核磁共振成像为一种无创检查,可协助诊断应激性心肌病,并排除心肌梗死或心肌炎。

⑤心肌活检:可见单核细胞和巨噬细胞的浸润,也可有炎性淋巴细胞的浸润、轻度的间质纤维化与变性萎缩,还可有多个局灶性心肌细胞坏死;可见心肌脂肪浸润、心肌脂肪变性等局灶性损伤,均为非特异性改变。有人报道,左心室心肌活检结果显示,可有过碘酸-雪夫反应阳性物质蓄积增加,提示为心肌冬眠。

⑥血液生化标志物:应激性心肌病患者血清心肌型肌酸激酶同工酶、肌钙蛋白T的水平可轻度升高,两者测值常分别低于10.5 U/L、4.5 ng/ml(健康人为0.1 ng/ml)。肌钙蛋白I/T血水平轻升高,常见于应激性心肌病发病早期,且其降至正常水平相对较快,有助于与急性冠状动脉综合征鉴别。

患者血清BNP水平可升高,该结果现视为判定心力衰竭程度及左室射血分数降低之指标。多数急性期患者血儿茶酚胺水平升高,历时数周后逐渐下降。血清C反应蛋白水平升高率约为50%,亦有助预后的判定。血清肌钙蛋白I/T水平升高较常见,其次为CK-MB,但升高水平常为轻度,常不随着病情而改变。

3. 诊断

(1)诊断依据

目前应激性心肌病尚无统一的诊断标准。有关应激性心肌病诊断,医学界曾应用Abe、Mayoclinic、prasad、Segoviacubero及Kawai等诊断标准,但多有争议;现临床常采用2004年由美国梅奥医学中心设定,并于2008年重行修正的诊断标准,符合其中4条标准者可诊断本病:

——短暂的左心室中部、心尖部,运动减弱、消失或运动异常,伴或不伴心尖部受累,累及范围超逾单支冠状动脉供血区域。多存在(常见,也可不存在)应激触发因素。

——冠状动脉造影无明显狭窄性病变,也无斑块急性破裂的征象。

——血清肌钙蛋白I/T水平轻度升高。可新出现心电图异常(ST段抬高和/或T波倒置)。

——心肌坏死标记物水平正常,或仅轻/中度升高。

——排除嗜铬细胞瘤、心肌炎、近期的头部外伤/颅内出血/阻塞性冠状动脉疾病/心肌炎/肥厚型心肌病等。

(2)鉴别诊断

应激性心肌病主要与急性心肌梗死鉴别。从心电图上看,应激性心肌病常只有胸前导联的ST段轻度抬高;而急性心梗常呈现出特征性动态变化,常出现病理性Q波;从血清心肌酶水平看,应激性心肌病多轻度升高,而急性心梗的升高程度较明显、可准确反映梗死范围;从冠状动脉造影看,应激性心肌病多数正常,而急性心梗常可见梗死部位所对应的冠状动脉病变;从超声心动图看,应激性心肌病常表现为心尖部运动减弱,基底部可代偿性收缩增强,急性期常出现左心室扩大、心功能减低,但常在3周后完全恢复正常;而急性心梗可见梗死部位心肌节段性运动异常,后期可有室壁瘤形成。

4. 治疗

应激性心肌病时首先要去除诱因,要治疗原发病,同时给予监测。药物治疗方面,急性期和慢性期都要早期使用β受体阻断剂、ACEI、他汀类,避免使用儿茶酚胺类(如多巴胺升压等)、β受体激动剂(如多巴酚丁胺);可酌情使用利尿剂、硝酸酯类药物,其余可对症处理。研究发现,严重室壁运动障碍时可应用抗凝剂,以防附壁血栓形成(尤其对心室收缩功能严重降低的患者),可给予阿司匹林、低分子肝素;房颤患者可给予华法林。可根据病情给予利尿剂。对症治疗可应用硝酸酯类,正在进一步研究中。

一些人推荐的长期治疗方案,尚需作更多的循证医学研究后方可在临床实施;目前尚无标准化治疗方案。如果患者在诊断时无症状,则无需特殊治疗。如果患者存在明显症状,则应进行治疗，主要措施是对症治疗、支持治疗，包括吸氧、使用利尿剂/吗啡等。如患者的血流动力学失代偿，需要使用升压药物和主动脉内球囊反搏。如患者存在动力型左室流出道梗阻，则需静脉补充液体和使用β受体阻断剂，早期使用β受体阻断剂可使心功能改善和预防心脏破裂，并且建议长期服用。对严重的室壁运动异常患者，可考虑使用抗凝剂以预防血栓形成。

严重血液动力学障碍者，可使用机械循环辅助装置，如主动脉内球囊反搏；少数出现重度房室传导阻滞的患者需置入起搏器。应激性心肌病恢复后，专家推荐可长期使用血管紧张素转换酶抑制剂、血管紧张素受体阻断剂、β受体阻断剂。有流出道梗阻的应激性心肌病患者，可给予β受体阻断剂；如给予适当治疗，预后较好，可在1～4周内恢复。左室功能不全患者一般可在8～53天恢复正常。急性期应激性心肌病患者可有部分死于心源性休克、心律失常、心室破裂等，存活下来的患者大多预后较好，心功能可完全恢复正常，但应激性心肌病复发率为3.5%，避免应激是主要的预防措施。

应激性心肌病的临床表现如酷似急性冠状动脉综合征，患者入院后应立即护送至心脏监护病房，并按急性冠状动脉综合征处置，包括吸氧；严重、持续性胸痛者可给予吗啡，此外可使用阿司匹林、β受体阻断剂等。是否给予肝素治疗，学界争议颇多。应激性心肌病发病早期，心尖运动消失，可能存在严重左室功能不全；部分患者左心室内可检获血栓形成，可酌情给予抗凝治疗。然而心尖气球样变，可增加心脏破裂的危险，故应谨慎对之。

(1)急性期治疗

对经冠状动脉造影、左心室造影、超声心动图确诊的急性期患者，主要的治疗方法为支持性、经验性的疗法，应个体化实施。血流动力学较稳定的患者，可给予血管紧张素转换酶抑制剂、β受体阻断剂治疗。

肾上腺素刺激血小板α_2肾上腺素受体后，可激活血小板，故本病治疗时可联用α_2肾上腺素受体阻断剂。钙通道阻断剂包括地尔硫䓬、维拉帕米，适用于疑有冠状动脉痉挛的患者，亦可减轻左室流出道压力阶差。可视本症患者病情，酌用抗焦虑药物治疗。血流动力学较不稳定的患者出现充血性心力衰竭时，应予利尿药物。严重左心功能不全导致低血压、并进展为心源性休克时，应尽早实施主动脉内球囊反搏治疗，疗效明显优于正性肌力药物；正性肌力药物等属儿茶酚胺类(如多巴胺升压)，可能引发药物反应；若为临床必需者，给药时尤应谨慎。有人报道，左西孟坦因兼具正性肌力及扩血管两种效应，可能获益。

左室流出道动力性梗阻(LVOTO)导致的低血压患者，可谨慎给予β受体阻断剂，一般随左心室基底部收缩减弱、舒张充盈时间延长而可获益。急性期患者常并发致命性心律失常，包括QT延长、扭转型室性心动过速。高度房室传导阻滞是安置临时心脏起搏器的绝对指征，而对QT延长者亦应适时考虑。研究认为，除确切检获冠状动脉粥样硬化证据者外，给予正性肌力药物的患者应撤除阿司匹林治疗。

目前我国普遍存在着ACEI使用不充分的情况。一些医生对于ACEI在某些患者的具体应用，仍然存在一些疑虑；国内ACEI使用率72.0%～88.4%。同时在ACEI使用过程中，更存在靶剂量达标率低的问题。一份我国2 066所基层医院慢性心衰药物治疗现状的流行病学调查显示，在80%使用ACEI的患者中，靶剂量达到率只有2%。针对目前ACEI类药物在临床使用不够规范的现实状况，2006年《中国ACEI专家共识》在京正式公布，这标志我国临床治疗学和药物应用研究，突破了以往单一的以疾病划分的方式，在观念和意识上做到了与国际同步。该共识将对规范ACEI在我国的临床应用、提高ACEI使用率及靶剂量达标率，产生具体的指导作用。但如何正确选择并使用好ACEI仍然任重道远。

2006年中国指南还对心衰神经内分泌抑制剂的联合应用作出了指导：①ACEI＋β受体阻断剂是最佳的基础方案，应尽早联合应用；②ACEI＋β受体阻断剂＋醛固酮受体拮抗剂：应警惕高钾血症，ACEI应减量；③ACEI＋ARB获益有限，副作用可能增加；④不推荐ACEI＋ARB＋醛固酮受体阻断剂的合用，ARB和醛固酮受体阻断剂两者只能选一种与ACEI联合。ACEI＋醛固酮受体阻断剂为Ⅰ类推荐，而ACEI＋ARB为Ⅱ类推荐，因此ACEI加用醛固酮受体阻断剂优于加用ARB。

对高血压患者，指南明确指出不应联合应用ACEI与ARB类药物。对伴有心血管疾病或2型糖尿病的高血压患者，ACEI与ARB具有相似的靶器官保护作用；但研究显示，与单独应用ACEI相比，联合应用ACEI与ARB虽可使血压进一步降低，但并不能进一步减少其终点事件的发生，反而可增加不良反应事件(低血压、高血钾、肾脏损害)。严重慢性肾脏疾患时，联合应用ACEI与ARB可能减少排泌尿蛋白，但不能减少心血管终点事件，却可增加不良反应发生率。严重心力衰竭患者联用ACEI与ARB可能有助于降低再住院率。因此基于现有循证医学证据，仅重度心力衰竭与蛋白尿性肾病患者可以考虑接受ACEI/ARB联合治疗，且需密切监视其不良事件的发生。老年高血压患者应首先选择噻嗪类利尿剂、ACEI、长效CCB和ARB作为一线降压药物。

(2)长期治疗

尽管患者于急性期可发生严重及致命性并发症，但本病总体预后甚佳。住院期患者病死率为0%～8%。4年随访期的再发率为11.4%。基于此，患者出院后是否仍需继续治疗正在研究中。有专家认为，当本病恢复后，仍宜长期应用ACEI、血管紧张素受体AT1R阻断剂、β受体阻断剂；有冠状动脉痉挛者，可考虑应用钙通道阻断剂。晚近有人报道，长期接受β受体阻断剂、ACEI、钙通道阻断剂、正性肌力药物的患者，一般并未获益。通常不建议在本病患者中使用正性肌力药物，但严重心力衰竭或心源性休克患者例外；也不建议使用硝酸酯类药物。然而当心理或躯体的应激因素持续存在时，长期应用抗焦虑药物治疗，则有助于降低本病再发的危险性。研究显示，绝经后女性酌情补充雌激素也具有益处。

随着人们生活水平的提高、不健康的生活方式的增加、过重的心理负荷或社会压力，可导致各种心理障碍疾患，冠心病心绞痛、应激性心肌病的发病率迅速增长。焦虑、抑郁是最常见的两种心理障碍。研究证明，焦虑抑郁是心脏病进展的一个独立高危因素，也是心绞痛后重要的心理反应，两者间常互相作用。有人对心绞痛合并心理障碍的患者，在常规治疗基础上，对其中部分患者给予新型抗焦虑抑郁药5-羟色胺再摄取抑制剂氟西汀或黛力新进行治疗，可改善临床治疗效果、提高生活质量、促进康复。当今对心绞痛伴有的心理障碍，常没有充分重视，在临床上常能看到心绞痛患者经介入及药物治疗后，仍有反复胸痛、胸闷症状，其中心理障碍可能是延迟症状缓解的重要原因，严重影响其生活质量和社会功能，同时造成过度耗费。

有人对就诊的心绞痛患者进行问诊及心理量表筛查后发现，心绞痛伴焦虑抑郁的患者，一般占心绞痛患者总数的25%～30%，大多常在门/急诊输液或反复住院，甚至有患者在短时间内行两次以上冠状动脉造影或冠状动脉CT。国外研究表明，胸闷并不一定与心脏缺血有关，其也可由心理障碍如焦虑抑郁引起；当心绞痛患者同时伴有焦虑抑郁时，其胸闷等症状可能由心脏缺血引起，也可能由焦虑抑郁引起；临床上区别由哪一种因素引起，对指导治疗有明显意义。用心理量表筛查出心绞痛伴有焦虑抑郁的患者，在心绞痛正规药物治疗的基础上，加用抗抑郁焦虑药物氟西汀或黛力新，并与对照组(伴有焦虑抑郁症状但不用药)比较，发现治疗后3、6、9、12个月中，干预组发病次数、再住院次数均减少；且治疗时间越长，干预组的再发病、再住院次数减少。焦虑、抑郁等心理障碍，降低患者生活质量，是引发冠心病的重要危险因素，合理地干预心绞痛伴有的焦虑抑郁，能明显提高患者的生活质量，减轻患者痛苦，减少医疗资源浪费。黛力新起效较快，主要针对轻/中度焦虑为主的患者；氟西汀主要针对抑郁为主或心动过缓的患者；研究表明，氟西汀很少出现严重的心脏不良反应，可安全应用于伴有器质性心脏病患者。黛力新是三氟噻吨和美利曲辛的一种新型复方制剂，它不增加心肌耗氧量，不引起心率、血压、心电图方面的异常改变。抗焦虑、抑郁治疗和冠心病的二级预防治疗同等重要，也是非常有必要的。在治疗冠心病的同时，对焦虑抑郁症进行系统的、足疗程的治疗，可改善患者症状，减少就诊及住院次数，减轻患者医疗负担。

5. 预后

应激性心肌病住院死亡率为 1.1%～1.7%，作为一种新近发现的心肌病，因其酷似冠心病的临床症状，而需与冠心病鉴别。随着对应激性心肌病机制研究的深入及冠脉造影和左室造影的应用，应激性心肌病可能会越来越多地被诊断。应激性心肌病长期预后相对较好，只要采取恰当有效的治疗，大部分应激性心肌病患者可获得较好的康复。一项国外的前瞻性研究显示，几乎所有以应激性心肌病收住院的患者都能顺利出院，并在数天或数周内呈现出完全左心室功能恢复。应激性心肌病的再发率仅为 1.7%。然而由于应激性心肌病患者常高龄，再入院是普遍的，常与其并发病是相关的，其长期生存率介于一般人群和 ST 段抬高型心肌梗死患者之间。应激性心肌病常会再度发生不同形式的胸痛(无论是典型的还是非典型的表现)、呼吸困难，诊断前需作出相应的鉴别诊断。应激性心肌病急性期可由于心源性休克、心室颤动、急性肺水肿、心脏骤停而死亡。

应激性心肌病是一种新近发现的临床综合征，在临床上常被误诊为急性冠状动脉综合征，但治疗和预后又与急性心肌梗死有很大差别，且急性期有死亡风险。作为一线医务工作者，应提高对本病的认识，应该有与急性心肌梗死的甄别意识，在没有行冠状动脉造影条件下，及时进行心脏彩超检查，同时结合临床、心肌酶、肌钙蛋白的检测进行早期诊断，要提高对该病的认识，综合分析临床资料，使这些患者受益，防止不慎使用溶栓药物。特别是强烈怀疑此综合征时，需与绝经后妇女急性心肌梗死研究比较，降低误诊率、死亡率，提高治愈率。其确切的发病机制和病因尚在研究中，临床医师应负责找出潜在危险因素，提高预防措施，并研究该综合征的病理生理机制。

五、甲亢性心肌病

甲亢性心肌病(HHD)发生率占甲亢患者的 10%～22%；患者由于血中高水平的甲状腺激素，对心脏有直接毒性作用，或通过儿茶酚胺的间接影响，可引起一系列心血管系统症状和体征，导致一系列病理生理变化：心率增快、房室传导时间缩短、心房不应期缩短、易发生心动过速与房颤等；心肌收缩力增加和心脏循环血量增加时，可使心脏容量负荷增加，导致心脏扩大，多为左室扩大；可引起心肌病变、心肌代谢过度增强、能量大量消耗，而能导致高排出量心力衰竭等。中国网上已发布 2010 年甲亢治疗专家共识、甲亢性心肌病临床分析、甲亢性心肌病误诊分析、甲亢性心脏病病因、发病机理、诊治研究进展、甲亢性心肌病检测进展、甲亢性心肌病心电图分析等，有较好的临床参考意义，可由网上获得。

甲亢时，过高血水平的甲状腺激素对心脏的直接毒性作用，或通过儿茶酚胺的间接影响，可引起心律失常、心脏扩大、心力衰竭；主要类型有心律失常型、心力衰竭型、心肌病型；多见于甲亢未得到恰当治疗、病情较重、病程较长、年龄较大的患者，甲亢完全控制后，大部分患者心脏功能可完全恢复正常。近年来随着分子生物学、药物筛选、外科研究的进展，对甲亢性心肌病发病率、发病因素、诊断标准、高危因素、防治措施等，进行了深入研究。

1. 甲亢性心肌病的发病率及发病因素

甲亢性心肌病的发病是超生理量的甲状腺激素作用于心脏，使心肌代谢加速、心肌缺氧、营养物质缺乏、心肌变性、心肌肥大、房室传导时间缩短、心房细胞不应期缩短、冠状动脉痉挛、血流动力学改变等结果，共同作用而引发。有上述心脏异常表现的甲亢患者，可诊断为甲亢性心肌病。一般认为，心律失常、心脏扩大、心力衰竭为甲亢性心肌病常有的症状和体征，但须除外其他原因的心脏病。甲亢性心肌病，多发生于甲亢病程长而未得到很好治疗的病情较重的患者，尤以老年人多见。

2. 甲亢性心脏病的发病机制

(1)甲状腺激素对心血管系统的影响

甲状腺激素对心血管系统的直接作用，是使心肌细胞对钙离子和葡萄糖的摄取增加，心肌收缩力增强，产热、散热增加，皮肤毛细血管扩张，微循环动静脉分流增多，使静脉回心血量、心排血量增加，加重心脏负担，导致充血性心力衰竭；甲状腺激素过多时，可使心肌内ATP和肌酸磷酸减少，可抑制心脏单胺氧化酶活性，升高血儿茶酚胺水平，使心肌细胞膜钠泵活性增强，促进钠离子外流、钾离子内流加快，心肌细胞动作电位时程缩短，电兴奋性增高。

甲状腺激素可增加心肌肌浆网膜钙泵的活性，能使细胞质游离钙离子水平下降，可使心肌舒张时间缩短。有学者证实，甲状腺激素过多，可兴奋心肌腺苷环化酶，高水平cAMP能促进蛋白质合成，增加儿茶酚胺受体数目、增强心房应激性，提高对儿茶酚胺的敏感性，可诱发心律失常、心肌损伤。甲状腺激素过多，还可引起血管内皮功能异常，使血管细胞间黏附分子1表达水平上调，并且和血甲状腺激素水平呈正相关。

(2)自主神经调节功能紊乱

有人报道，与甲状腺功能正常者相比，在甲亢的心肌细胞、肾脏细胞的细胞膜上，β受体表达的数目明显增多。同时发现，用β受体阻断剂长期治疗，可减轻由甲状腺素引起的心率增快、心肌肥厚。目前认为，甲亢状态下的心血管系统的临床表现，是由高水平的甲状腺激素和儿茶酚胺共同作用于心脏和外周循环的结果。

(3)血流动力学异常

甲亢引起血流动力学变化，常是甲状腺激素直接作用于心血管的结果，表现为心率增快、血容量增加、左室每搏输出量增多、射血分数和心输出量增加。研究表明，甲亢性心脏病患者治疗后，肺动脉压、肺循环阻力、右心室压力、右心房压、中心静脉压、心输出量、心脏指数、每搏指数等均能恢复到正常水平，恢复期组和临床治愈组的血清甲状腺激素水平(TT_3、TT_4、FT_3、FT_4)较治疗前有明显降低。血清FT_3、FT_4水平升高，为甲亢时心肺循环血流动力学改变的指标。

(4)内分泌紊乱

甲状腺功能亢进可诱导肾素-血管紧张素-醛固酮系统活化，参与心肌病理改变，能促进心力衰竭形成，可促使血管紧张素Ⅱ水平升高，心脏血管紧张素受体密度增加，血管紧张素受体信号通路活化，可刺激核内c-Fos的表达，再促进心肌或血管平滑肌细胞的生长、增殖，导致心肌肥大。研究表明，醛固酮拮抗剂螺内酯治疗心力衰竭有效，不仅能减轻水钠潴留、改善心肌纤维化、防止心室重构，还可改善血管内皮功能、增加生理性一氧化氮合成。

(5)心肌代谢的变化

甲亢时，过多的甲状腺激素可使心肌内ATP、肌酸磷酸减少，钠泵活性增强，促进钠离子外流，促进钾离子内流，使心房肌细胞的动作电位时间缩短，心肌代谢加速，可造成心肌细胞缺氧、变性、肥大。甲亢时，心肌代谢的氧化-磷酸化的耦联分离，使心肌对缺氧敏感性增高，易致冠状动脉痉挛，从而引起心肌缺血，造成甲亢性心绞痛。

(6)血流动力学改变

甲亢时，产热过多、散热增强，皮肤毛细血管扩张，使静脉回心血量和心输出量增加，加重心脏负担，最终导致充血性心力衰竭。同时，回心血量增加可使交感神经兴奋，导致冠状动脉痉挛，发生心绞痛、心肌梗死。甲亢心脏病的临床表现，除怕热、多汗、心慌、乏力、消瘦等甲亢症状外，心脏受累症状较突出，以期前收缩最常见，其次是阵发性或持续性的房颤，也可出现阵发性心动过速、房室传导阻滞，严重时可导致心力衰竭、心绞痛、心肌梗死、甚至死亡。

(7)儿茶酚胺的活性增强

甲状腺激素能使心脏儿茶酚胺受体的数目、亲和力增加，能提高心肌对儿茶酚胺的敏感性，能使心脏自主神经功能紊乱、交感神经兴奋性增强、迷走神经兴奋性降低，抑制心脏单胺氧化酶活性，可导致甲亢性心脏病。心肌肌浆网钙泵(SERCA)能将细胞质钙离子摄入肌浆网钙库，能调节心肌细胞质钙离子水平。SERCA活力性下降，细胞质钙离子超载，是本病心肌细胞从可逆性损伤发展到不可逆性损伤的重要因素，可减少心肌细胞肌浆网钙库的钙离子储存，从而使心肌细胞质钙离子水平升高、动作电位时程缩短、心房不应期缩短、心肌兴奋性增高，导致传导加速、心率加快、房颤，能促进甲亢性心肌病发病。

近几年，随着分子生物学的发展和研究的进展，对甲亢性心肌病的发病机制得以更深入了解。有人认为，甲亢产生的心脏功能障碍、氧化应激，与诱导氧化应激、抑制抗氧化物酶活性有关。大量甲状腺激素可引起心肌灶性坏死、水肿、炎性细胞浸润、间质纤维增生，结果共同引起心动过速、心排血量增加，持续负荷增加可导致心脏肥大。

3. 诊断标准

（1）甲亢性心肌病的诊断标准

①明确诊断甲亢性心肌病，应有下列心脏病征之1项或1项以上——

——严重心律失常：甲亢伴持续性或阵发性房颤、房扑、频发房/室期前收缩、Ⅱ～Ⅲ度房室或束支传导阻滞、阵发性室上性心动过速、窦房传导阻滞。

——心力衰竭（右心或全心）。

——心脏扩大（一侧或双侧）。

——心绞痛或心肌梗死。同时能除外其他原因的心脏病，如高血压性心脏病、冠心病、风湿性心脏病等；甲亢症状控制后，心脏病变可相应改善。

——高输出量顽固性心功能衰竭而无其他原因者。

——二尖瓣脱垂伴心脏病理性杂音。

②美国纽约心脏病协会提出的甲亢性心肌病诊断标准——

——甲亢伴房性心律失常（房性心动过速、心房扑动、心房颤动）、心脏增大或心室衰竭。

——伴甲亢的临床体征和生化证据。

——甲亢治疗后以上所见消失。

③不典型甲亢性心肌病——

不典型甲亢性心肌病的患者，也可能仅有心血管疾病方面的表现，尤其是老年患者，临床表现多不典型。因此凡遇到以下情况应考虑甲亢性心肌病的可能，并行相关检查，以减少漏诊、误诊：

——原因不明的阵发性或持续性房颤，心室率快而不易被洋地黄药物控制。

——原因不明的右心衰竭，或有循环时间不延长的心力衰竭，但没有贫血、发热等。

——无法解释的心动过速。

——血压波动而脉压差增大者。

——患有器质性心脏病患者发生心力衰竭，常规治疗疗效欠佳者。

（2）实验室检查

甲状腺功能检测，是诊断甲亢特异性的方法，但在老年患者其血清 T_3、T_4 水平升高可能不明显，甚至正常，但血清 FT_3、FT_4 水平均升高，因此应注意检查血清 FT_3、FT_4 水平，必要时做血清 TSH 水平检查，以排除亚临床甲亢。

（3）心电图检查

甲亢性心肌病患者心电图表现最常见的为心脏有≥1项以上异常：阵发性或持续性房颤、阵发性室上性心动过速、频发室性期前收缩、房室或束支的传导阻滞、窦房阻滞、非特异性 ST-T 改变等。由于影响心电图的因素较多，因此应与其他检查结合判断。

（4）超声心动图检查

甲亢性心肌病患者的总血容量增加，心肌收缩力增强，呈高动力状态，如伴心脏结构功能改变，则可能为甲亢性心肌病，超声心动图检查表现有：

——室间隔、左室游离壁增厚，室间隔与左室后壁运动增强；这是由于甲状腺素对心脏直接作用，使心肌内蛋白合成水平明显升高，心肌细胞生长加速、体积增大、心肌肥厚。

——心腔扩大：在高动力状态时，通过二尖瓣、主动脉瓣口的血流增加，使长期血容量负荷过重，舒张期压力增加，可使心腔扩大。

——心功能减低：在慢性重症患者高动力状态向低动力状态发展时，甲亢性心肌病的超声心动图表现，可与扩张型心肌病、充血性心力衰竭类似；单纯甲亢性心肌病在治愈后，心脏病征象可消失。

——瓣膜功能：甲亢合并二尖瓣关闭不全的发病率较高，可能是由于甲亢和二尖瓣关闭不全的两种疾病，均与遗传因素或自身免疫性疾病有关。大量甲状腺素可影响二尖瓣的功能、造成脱垂，甲亢合并二尖瓣关闭不全，其发病率的高低与就诊时间有关。

(5)彩色多普勒血流显像

甲亢性心肌病时，有高心输出量、心率加快、心脏收缩力加强、每搏输出量增加。甲亢性心肌病时虽可有舒张功能减退，但最大流速增高率与冠心病相比较，有显著差异。

4. 治疗

甲亢性心肌病的治疗重点，在于对甲亢性心肌病的早期诊断，关键是有效地控制甲亢，避免心脏长期受甲状腺激素的毒性作用，避免心脏重塑、电生理改变，减少心力衰竭的发生。甲亢性心肌病一旦确诊，应及早、有效地给予抗甲状腺药物治疗，必要时行甲状腺次全切除术或^{131}I 治疗。

(1)甲亢性心肌病的一般治疗

包括：适当休息、补充足够的热量、营养，如糖、蛋白质、维生素 B，精神紧张的患者可给予安定类药物，β受体阻断剂如普萘洛尔、阿替洛尔、美托洛尔能改善症状；手术前准备期要降低心率时，可与碘剂合用。

(2)抗甲状腺药物治疗

甲亢性心肌病的治疗关键是有效控制甲亢。甲亢性心肌病一旦确诊，应及早、有效给予抗甲状腺药物治疗，可给予甲基硫氧嘧啶、丙基硫氧嘧啶、甲硫咪唑、卡比马唑。长程治疗一般持续 1.5～2 年，可分为初治期、减量期、维持期；应按病情给予初治剂量，在症状完全消失、体征明显好转时，再减少到最小维持量。治疗中如症状缓解而甲状腺增大、有突眼，可给予甲状腺片 40～60 mg/d。长程治疗的缓解率为 60%，短程治疗的缓解率为 40%。要注意抗甲状腺药物的不良反应，如粒细胞减少症、药疹、剥脱性皮炎、中毒性肝炎等。

(3)心律失常的治疗

甲亢性心肌病患者常有窦性心动过速、房颤，甲亢控制后 3 个月仍然有房颤时，可在甲亢完全控制的情况下，给予药物复律、电复律。甲亢性心肌病的心律失常大多数是可逆的，随着甲亢的有效控制，绝大多数都可自行恢复而不复发，甲亢性心肌病患者约 70% 合并房颤，这种房颤不易被洋地黄控制，而甲亢控制后有可能自行消失。甲亢性心肌病患者在甲亢控制前，可给予无内在拟交感神经活性的β受体阻断剂，如阿替洛尔、美托洛尔等常可改善症状，若甲状腺功能恢复后仍不能自行复律，可以尝试行电复律或药物复律。

有学者研究阿替洛尔在心律失常治疗中的作用，选择一般情况较好、无心衰/低血压/传导阻滞/哮喘的室上性快速心律失常甲亢患者 90 例；其中窦性心动过速 20 例，房性期前收缩 20 例，房性心动过速 20 例，阵发性室上性心动过速 10 例，心房颤动 16 例，心房扑动 4 例；口服阿替洛尔每次6.25～50 mg，每日 2 次；复律后减量，每日 12.5～25 mg 维持，用药后进行心电图监测。结果 88 例复律成功；2 例室上速中 1 例出现血流动力学改变；1 例 48 小时未复律成功；该 2 例改用其他方法复律成功。结论认为，阿替洛尔在室上性快速心律失常的治疗中较安全有效，治疗成功率较高。

阿替洛尔可使心肌不应期离散度缩小，间接减小传导时间的离散度，使绝对不应期或有效不应期延长，能使相对不应期、易损期、超长期缩短，可降低窦房结冲动形成的速度，延长房室交界区的不应期，降低自律性，从而有抗心律失常的作用。阿替洛尔的有效剂量为每日 6.25～25 mg，个体差异较大。对年龄较大的患者，初始剂量应从每日 6.25 mg 开始。使用阿替洛尔一般未发现其明显副作用，要严格选择患者。有的患者可出现血流动力学改变，分析为阿替洛尔本身引发心律失常所致，可使心肌收缩力减弱，可诱发或加重心力衰竭；这时应加用洋地黄。但洋地黄有加速旁路传导的趋向，可使心室率进一步加速而加重快速性心律失常，故预激综合征伴快速性心律失常时，洋地黄是相对禁忌证。

交替性心动过缓和心动过速综合征，一般不可用β受体阻断剂，否则可引起致命的心脏停搏，只有在安置心脏起搏器的情况下方可应用此类药物。对年龄较大、有心功能不全、有心脏传导功能障碍及肝肾功能异常者，用药都需格外小心。要注意剂量个体化，密切观察病情，用药过程中要监测心率、血压，并注意药物相互作用。

当室上速患者心率太快时，一旦产生血流动力学不良，如低血压状态、心源性休克，应立即电复律；如有低氧血症、酸中毒等因素，要同时采取措施，然后再复律。

(4)房颤治疗

症状性房颤一般需用药物控制心室率，以避免心动过速，减轻症状，保护心脏功能。地高辛和β受体阻断剂是常用药。β受体阻断剂可减慢心率、降低体循环血压、降低心肌收缩力、降低心肌耗氧量，能改善缺血区的氧供需失衡，缩短心肌梗死过程，对降低急性期病死率有肯定的疗效。

(5)房性心动过速的治疗

治疗一般包括：①治疗基础疾病，去除房性心动过速的诱因；②发病时治疗的目的，在于终止房性心动过速或控制心室率；③对反复发作的房性心动过速，长期药物治疗的目的是减少房性心动过速发作，或使发作时心室率不致过快，以减轻症状；④对病态房室结综合征或房室传导功能障碍者，若必须长期用药，需安置心脏起搏器；⑤对特发性房性心动过速，应该首选射频消融进行治疗。

(6)心力衰竭的治疗

甲亢性心肌病的心力衰竭处理同一般心力衰竭，处理甲亢是根本的治疗，另外可给予利尿剂、β受体阻断剂、ACEI，必要时给予洋地黄。甲亢患者对洋地黄耐受性较大、不敏感、洋地黄疗效常不佳，应用时要注意其不良反应。甲亢控制后，对洋地黄的敏感性常增高，因此要选择适合的治疗剂量，选择作用较快的洋地黄类药物，以免洋地黄中毒。心室率快者宜用西地兰；心室率不快者，宜用毒毛旋花子苷K。

甲亢性心肌病心力衰竭时，常伴有心肌肥大、左室重塑，故应及早联用β受体阻断剂、血管紧张素转换酶抑制剂，能及早纠正心力衰竭；但若合并低排血量、严重左心功能不全时，应慎用β受体阻断剂。应同时给予强心、利尿、改善心肌重构等治疗。

(7)心绞痛及心肌梗死的治疗

甲亢性心肌病心绞痛、心肌梗死的治疗原则，同普通心绞痛、心肌梗死。在治疗甲亢的同时，一般可给予扩张冠状动脉的药物，如硝酸酯类、钙通道阻断剂等。甲亢性心肌病早期患者的心脏病变是可完全逆转的。甲亢性心肌病患者在积极控制甲亢的同时，应给予强心、利尿、扩血管、抗心律失常等治疗；常首选药物治疗，有人用^{131}I治疗甲亢性心脏病患者49例，全部患者的治愈率81.6%，有效率达100.0%。

甲亢性心肌病伴心力衰竭时，普萘洛尔(心得安)对心力衰竭的纠正及甲亢症状的控制是有利的，射血分数>50%时使用心得安是安全的。其他药物辅助治疗甲亢性心肌病，也是较安全有效的；如有人用左卡尼汀辅助治疗甲亢性心脏病，可在短时间内改善甲亢性心肌病患者心悸、气短的症状，对心绞痛心律失常、心力衰竭有缓解作用，且无不良反应出现。对房颤一般常规给予心得安、普罗帕酮(心律平)，对Ⅱ度以上心力衰竭患者给予洋地黄类药物治疗，并加用营养心肌药物，房颤和心力衰竭患者心脏症状均能减轻，但心律失常不能完全控制。甲亢性心肌病治疗时应彻底治愈甲亢，然后心脏病变亦可随之而愈。

(8)手术治疗

必要时行甲状腺次全切除术或^{131}I治疗。在甲状腺功能恢复正常、心功能基本恢复情况下，可采用甲状腺次全切除术，以达根本治愈甲亢心性心肌病的目的。有人报道采用手术治疗甲亢合并甲亢性心肌病患者 100 例，治愈率达 99%，仅复发 1 例。也有人以甲状腺次全切除术治疗甲亢性心肌病患者，未见心血管系统病变明显加重，无手术死亡，无一例发生甲状腺危象，治愈率达 94%。另有报道，甲亢性心肌病患者通过手术治疗全部治愈，术后甲亢无复发，心功能比术前明显好转。

5. 甲亢性心肌病的预防

(1)一级预防

有效地控制甲亢可明显减少甲亢性心肌病的发生。常见的甲亢诱发因素：①感染，各种细菌和病毒感染，如感冒、扁桃体炎、肺炎等；②精神刺激，如精神紧张、精神创伤、忧虑、惊恐等；③放射损伤；④外伤，如创伤、车祸；⑤过度疲劳、劳累等；⑥怀孕期可能诱发或加重甲亢；⑦碘摄入过多，如大量吃海带、紫菜等海产品，服胺碘酮等含碘药物。

(2)二级预防

早期发现、及时有效治疗甲亢是预防甲亢性心肌病的关键。老年人是甲亢性心肌病的高危人群，诊断患病老人时定期(6～12 个月)体检十分重要，尤其对高危老人，甲状腺功能测定、甲状腺彩超应为常规体检项目，以早发现、早治疗。

(3)三级预防

对于诊断明确的患者，应避免进食含碘量高的食物；内科治疗无效者，可选择甲状腺次全切除术或放射性碘治疗。正规系统治疗的同时应作好耐心的解释、安慰工作，防止患者情绪波动及外来的精神刺激，发病期间，要注意休息，早期应适当卧床，饮食以清淡、营养丰富且易于消化为宜，注意补充足够热量及营养，如糖、蛋白质及 B 族维生素等，以补充疾病对机体的消耗。

6. 老年甲亢性心肌病

老年甲亢性心肌病临床上以心脏表现为主，心脏表现又以心律失常为主，心律失常则常以房颤为主，而且有资料显示，随年龄增加，甲亢性心肌病的发病率亦上升；有学者认为，老年甲亢性心肌病的发生，与甲亢患者的年龄、病程显著相关，也与甲状腺功能状态、三碘甲状腺原氨酸 T_3、甲状腺素 T_4 血水平有关。据统计，60 岁以上甲亢性心肌病的发生率为 28.6%，可能与以下因素有关：

——老年人甲亢时高代谢症状不明显，而以心脏方面表现、消瘦、乏力症状为主，给临床上甲亢的诊断带来困难，从而可延误治疗，长期高血水平的甲状腺激素对心肌细胞能造成损伤。

——老年人常合并高血压性心脏病、冠心病，本身存在心脏前/后负荷增加、心肌细胞供血不足的病理生理基础，若合并甲亢，将进一步加重心肌损伤。故对老年人甲亢性心肌病应及早诊治，以免加重病情甚至威胁生命；

——长期的高动力循环状态、心肌代谢亢进耗氧量增加、ATP 利用能力下降、交感肾上腺素系统和肾素-血管紧张素-醛固酮系统激活，可引起快速型心律失常、心脏结构和功能变化；但当老年人甲亢性心肌病出现上述心脏改变、又不能发现明确原因解释时，常误诊为冠心病，可延误病情。因此甲状腺肿大和脉压增大，常为老年人甲亢性心肌病的诊断线索之一。

在甲亢性心肌病患者中，增加的静脉血液回流对静脉入口处的心房肌长期刺激，可在该处形成一个兴奋灶而引发房颤，而且甲亢时除了过量甲状腺激素直接作用于传导系统外，尚可引起心肌和传导系统内淋巴细胞浸润，甚至造成局灶性坏死和纤维化，导致各种传导阻滞。

7. 妊娠合并甲亢性心肌病

妊娠合并甲状腺功能亢进的发生率，国内外报道为 0.1%～0.2%。妊娠期由于过多分泌甲状腺激素、血流动力学及神经内分泌系统改变、膈肌上抬、水钠潴留、血容量增加，可加重心脏负担；甲亢时心率加快，心肌耗氧量增加、心肌供血不足，可引起心肌间质水肿，能使心肌肥厚；散在的炎性细胞浸润，可累及心脏传导系统而引发心律失常；心脏长期处于超负荷状态，导致心力衰竭、心肌缺血、缺氧、钙化，可引起心脏多种类型的异常改变。

妊娠合并心脏病是产科严重的并发症，占围生期孕妇死亡原因的第 2 位，妊娠合并心脏病心力衰竭严重危及母儿生命，妊娠 32～34 周最易发心力衰竭，甚至导致孕产妇死亡。分娩期是心脏负担最严重的时期，子宫每收缩1次，250～300 ml血液从子宫中被挤出，心排血量可增加20%～30%，中心静脉压可升高。同时，产妇屏气，腹壁肌及骨骼肌收缩，能使周围血循环阻力、肺循环阻力增加，可使心脏负担进一步加重。

有人认为，妊娠合并甲亢性心肌病与体内绒毛膜促性腺激素水平过高有关。绒毛膜促性腺激素与促甲状腺素有相同的A/B亚单位和受体亚单位，所以绒毛膜促性腺激素对促甲状腺素受体有轻度的刺激作用。血绒毛膜促性腺激素水平过高，若没有得到及时治疗，可引起甲亢、高代谢，可使机体处于负氮平衡、交感神经兴奋性增强状态，可对母婴造成严重危害，尤其多发生在怀孕中晚期。重症甲亢常伴甲亢性心肌病、重度妊高征；甲亢、妊娠、重度妊高征三者共同作用，易发生心力衰竭、早产；分娩阵痛或手术又加重危象及心力衰竭，这些均威胁母子生命安全，因此重度甲亢患者，应在病情控制后才宜妊娠。

（解杨婧　何进舟　沐露霞　彭杰成）

进一步的参考文献

[1] DAHI P，DANZI S. Thyrotoxic cardiac disease[J]. Curr Heart Fail Rep，2008，5(3)：170-176.

[2] SHARMA N，HOWLETT J. Current state of cardiac amyloidosis[J]. Curr Opin Cardiol，2013，28(2)：242-248.

[3] TIWARI S，NDISANG JF. The role of obesity in cardiomyopathy and nephropathy[J]. Curr Pharm Des，2013，33：123-134.

[4] LACOVONI A. Alcoholic cardiomyopathy [J]. J Cardiovasc Med (Hagerstown)，2011，11(12)：884-892.

[5] GUTTMANN OP. Atrial fibrillation and thromboembolism in patients with hypertrophic cardiomyopathy：systematic review[J]. Heart，2013，23：112-132.

第十八章　自身免疫性心肌病

一、病毒性心肌炎

心肌炎(MC)是由感染、化学物质损伤、自身免疫等引起的心肌局灶性或弥漫性的炎性病变，是引起扩张性心肌病的重要因素之一；在患者尸体中出现率为4%～10%。近年来由风湿热、白喉导致的心肌炎逐渐减少。目前感染性心肌炎是由病毒、细菌、支原体、真菌所引起的心肌炎症，其中病毒性心肌炎(VMC)最为常见；病毒性心肌炎与扩张型心肌病(DCM)密切相关。

通过心内膜穿刺的病理检查结果表明，60%心肌炎患者心肌细胞病毒检测为阳性，这种因病毒感染引起的心肌炎称为病毒性心肌炎(VMC)。流行病学研究表明，病毒性心肌炎多发于青壮年，约20%病毒性心肌炎患者，可发展成扩张性心肌病，致残率、致死率较高。关于病毒性心肌炎的发病机制、诊断标准、治疗方案，尚在研究中。

肠道病毒和腺病毒所引起的心肌炎，占临床心肌炎的20%～50%，最常见的是柯萨奇病毒B组，腺病毒C组亦较常见；有人发现，尽管柯萨奇病毒B组和腺病毒C组属于不同的病毒科，但可和它们共同的受体即柯萨奇病毒-腺病毒受体(CAR)结合；研究发现，CAR作为这两种病原体的共同受体，对深入研究病毒性心肌炎的发病机制、开拓新的治疗策略，具有重要意义。

病毒性心肌炎的心肌组织中，常有局限性/弥漫性的急性/亚急性/慢性的炎性病变，通常没有症状，约10%患者有胸痛、心悸、心力衰竭等表现；在成人病毒性心肌炎，多累及心房后壁、室间隔、心尖区，有时累及传导系统。病毒性心肌炎大致可分为亚临床型、隐匿型、轻型、猝死型、急性扩张型心肌病型、房室传导阻滞型、重症心肌炎型；大部分没有症状的患者，可以痊愈而没有明显的后遗症。

根据病程的发展，病毒性心肌炎也可分为急性心肌炎、慢性心肌炎；急性心肌炎易于发生心脏传导通路功能异常，可使青壮年发生猝死；在该病的病程发展中，常有较长的症状平台期，10%～20%患者可发展为慢性心肌炎；小部分患者最后可发展为扩张型心肌病，症状较严重，常有1或2个心室扩张、代偿性心力衰竭。一半患者在诊断2年后死亡，最有效的治疗方法是进行心脏移植。

病毒性心肌炎有以下共同特征：①病原体在心脏中复制；②在疾病的慢性期，难以分离到感染的病毒；③在感染的动物模型中，常有自身抗体和针对心脏抗原的特异性T细胞；④自体免疫应答是心肌细胞损伤的重要因素。中国网上已发布2011年病毒性心肌炎治疗指南、病毒性心肌炎诊疗方案、2005年病毒性心肌炎诊治指南、2013年病毒性心肌炎最新指南、病毒性心肌炎研究进展、病毒性心肌炎发病机制/诊断研究进展、病毒性心肌炎药物研究进展等，有较好的临床参考价值，详细内容可由网上获得。

1. 病毒性心肌炎的发病机制

(1)病毒对心肌的直接损伤

引起病毒性心肌炎的病毒常见的有肠道病毒、腺病毒、HIV、流感病毒、细小病毒、巨细胞病毒、疱疹病毒、丙型肝炎病毒等约20种病毒，其中属肠道病毒的柯萨奇病毒B3型(CVB3)致病力较强。引起心肌炎的病毒感染时，若未能及时被机体固有免疫系统清除，通过心肌细胞膜相应病毒受体作用靶细胞，如属于免疫球蛋白(Ig)超家族的柯萨奇病毒-腺病毒受体(CAR)，后者是Ⅰ型跨膜糖蛋白，其分布随年龄、性别、遗传背景的不同而存在差异。这一发现，解释了流行病学青壮年易感、男性较女性病毒性心肌炎发病率高的原因。

未被免疫系统清除的病毒，通过与心肌细胞 CAR 结合，转入靶细胞内进行扩增，表达病毒蛋白，能直接损伤心肌细胞。如柯萨奇病毒 B3 进入心肌细胞，能表达一些蛋白直接损伤心肌：表达的病毒蛋白酶 2A，能切割翻译启动因子 4G，抑制心肌细胞蛋白质合成；病毒蛋白酶 2A 专属性切割抗肌萎缩蛋白 3 区，破坏肌膜的完整性；病毒蛋白酶 2A 和 3C，能通过胱冬蛋白酶 8 介导外源性凋亡信号通路、线粒体介导的内源性凋亡信号通路，诱导被感染的心肌细胞凋亡。

许多病毒可以直接引起心肌炎，其中肠道病毒是最主要的，肠道病毒属于小 RNA 病毒家族。病毒使心肌细胞死亡，首先是能引发补体介导的细胞毒作用。在心肌细胞膜上，有柯萨奇病毒-腺病毒共同受体 CAR 及补体促衰变因子，当病毒吸附到细胞表面，共同受体 CAR 与补体促衰变因子形成受体复合物，使病毒进入细胞。由于补体促衰变因子减少，补体被大量激活，导致补体介导的溶细胞损伤。

引起心肌炎的病毒主要为肠道病毒，特别是柯萨奇病毒 B 组(CVB)最为常见。柯萨奇病毒 B 组感染靶细胞的过程分为三个步骤：与细胞表面特异受体蛋白结合，病毒内吞、脱衣壳，病毒 RNA 与细胞因子相互作用。其中病毒和细胞表面特异受体的结合是病毒感染靶细胞的最初事件，已证实柯萨奇病毒 B 组可能通过多种受体感染心肌细胞。心肌细胞膜上的多种 Toll 样受体，能识别病毒或病毒损伤后的心肌细胞成分而被激活，再通过一系列信号转导分子，进一步激活核因子 NF-κB，又引起一系列炎症反应，释放炎症因子、产生细胞黏附分子、聚集炎症细胞等。

柯萨奇病毒-腺病毒受体(CAR)是一种细胞膜上的受体，是柯萨奇病毒 B 组所有 6 个血清型感染的心肌细胞的主要受体。CAR 在心脏表达于整个心肌尤其是儿童心肌细胞表面，可能是新生儿和儿童对柯萨奇病毒-腺病毒心肌炎易感性较高的主要原因。CAR 受体作为柯萨奇病毒 B 组和腺病毒(ADV)的共同受体，在柯萨奇病毒、腺病毒感染宿主细胞过程中起关键作用。衰变促进因子(DAF/CD55)是靶细胞膜上的黏附分子，为 CAR 的复合体成分，能增加柯萨奇病毒 B 组的感染效率，但衰变促进因子单独不能导致柯萨奇病毒 B 组感染。研究表明，CAR 或抗衰变促进因子的单克隆抗体，可阻断柯萨奇病毒 B 组对心肌细胞的感染，表明 CAR 和衰变促进因子在柯萨奇病毒 B 组感染靶细胞过程中，发挥重要的介导作用。

衰变促进因子作为复合受体成分，可显著增加柯萨奇病毒 B 组、衰变促进因子、CAR 的结合率，促进由 CAR 介导的病毒内吞。有人构建病毒受体陷阱-CAR-衰变促进因子-IgG Fc，能抑制柯萨奇病毒 B 组对心脏的感染，减轻心肌炎症和心肌纤维化。

CAR 基因有多态性，如 CAR 基因启动子区域-968 位点 G/A 置换，可导致心肌对柯萨奇病毒 B 组的易感性不同。当 A 突变为 G 后，该结合区域的构型发生变化，使 CAR 基因与转录抑制蛋白结合的能力下降，从而表现为基因表达 CAR 增强，使心肌细胞对柯萨奇病毒 B 组的易感性增加。研究发现，在病毒性心肌炎患儿与健康儿童存在显著差异，前者 VDR 受体基因的一些多态性，可能是小儿病毒性心肌炎的易感相关因素。

(2)病毒诱导的免疫损伤

进入心肌细胞的病毒，在心肌细胞内复制的同时，表达病毒蛋白并释放病毒颗粒，巨噬细胞吞噬病毒颗粒，释放相关因子并提呈抗原，启动体液免疫、细胞免疫。自然杀伤细胞(NK)及活化的 T 细胞($CD4^+/CD8^+$ 细胞)识别并攻击受感染的心肌细胞，在局部释放出炎性因子(如肿瘤坏死因子、白介素、干扰素等)，在清除病毒的同时，也加剧心肌的炎症反应。有人在对病毒性心肌炎患者治疗前后 T 细胞亚群、NK 细胞活性、肿瘤坏死因子进行检测和分析的结果表明，患者存在着免疫功能紊乱，可使心肌持续遭受损伤，从而导致病情恶化。

由于心肌炎的临床表现是在急性病毒感染后出现，所以心肌的损伤，常是免疫介导的过程。免疫应答是急性病毒性心肌炎恢复所必需的，宿主体内病毒特异的免疫应答，可溶解已感染的心肌细胞。病毒性心肌炎研究证实，抗心脏内病毒的 IgG 滴度，与病毒性心肌炎的预后密切相关。抗心脏内病毒的 IgG 对控制肠道病毒的感染起重要作用，缺乏 B 细胞及该 IgG 时常不能根除柯萨奇病毒。另外还发现，病毒特异 T 细胞反应，能使受感染的心肌细胞溶解。感染 4～7 天后，急性病毒性心肌炎可有明显的组织学表现，$CD8^+$ T 细胞、自然杀伤细胞、巨噬细胞的炎性浸润，可以清除病毒，使患者康复。

(3)生化机制

正常心肌代谢可产生高活性物质——活性氧(包括超氧负离子、羟自由基、过氧化氢等)。而正常心肌组织含有许多抗氧化物质，如超氧化物歧化酶、过氧化氢酶、谷胱甘肽过氧化酶、过氧化酶、维生素 C、维生素 E、硒等，可清除活性氧，以保持活性氧的生成和清除的动态平衡，使心肌细胞免受活性氧损害，维持正常生理功能。

当机体感染病毒、细菌时，中性粒细胞在吞噬微生物时耗氧量增加，结果产生大量活性氧。心肌缺血、缺氧时，能量代谢障碍，腺苷三磷酸降解为次黄嘌呤，并在组织中堆积，同时黄嘌呤脱氢酶 D 型转化为 O 型，后者催化次黄嘌呤和黄嘌呤代谢、产生活性氧。免疫反应过程中产生的抗体复合物、补体等，可促进吞噬细胞产生活性氧，可导致心肌组织内活性氧增多，引起心肌细胞核酸断裂、多糖解聚、不饱和脂肪酸过氧化而损伤心肌。以上是活性氧对心肌炎细胞损害作用的可能生化机制。最近研究发现，在病毒性心肌炎急性期，患者红细胞超氧化物歧化酶水平降低，血中脂质过氧化物水平升高；而恢复期前者水平升高，后者水平降低；使用抗氧化剂治疗有一定效果。

(4)影响机体易感性的因素

宿主细胞对柯萨奇病毒 B3 等感染的易感性，受许多因素的影响，包括年龄、性别、营养、妊娠、遗传背景，最重要的是遗传背景和年龄。人群中并不是每个人都对柯萨奇病毒 B3 等易感，在动物实验中也得出同样的结论。不同品系的小鼠对柯萨奇病毒 B3 等的易感性，可有较大差异；影响心肌炎易感性的一个重要因素是，细胞外信号调节激酶 ERK-1/2；柯萨奇病毒 B3 感染机体后，能活化 ERK1/2 信号通路时，可促进病毒大量复制、发生严重心肌炎、有很高的病毒滴度，而不发生心肌炎的小鼠的 ERK1/2 活性则显著降低。

由于病毒的持续刺激，ERK1/2 的激活持续存在于炎症阶段，对柯萨奇病毒 B3 诱导的细胞毒性、细胞凋亡有促进作用。因此在病毒性心肌炎的治疗中，阻断 ERK1/2 的激活，可降低宿主对柯萨奇病毒 B3 的易感性，并可抑制病毒复制。细胞外信号调节激酶(ERK)信号通路，是主要的细胞内信号调节激酶之一，多种病毒激活该信号通路，从而促进病毒复制、炎症反应。体外细胞培养实验证实，在接种病毒后，心肌细胞表现 ERK1/2 活化，可促进病毒复制，形成最佳复制状态、参与病毒蛋白酶介导的 RasGAP 的裂解、T 细胞激活、心肌细胞凋亡。

(5)Toll 样受体/NF-κB 信号通路与病毒性心肌炎

Toll 样受体是一类主要表达于炎性细胞、与微生物识别有关的受体家族，在天然免疫反应中有重要作用。研究发现，与病毒直接损伤心肌以及病毒感染引起的免疫损伤有关，Toll 样受体/核因子 NF-κB 信号通路的激活，能诱导炎性细胞释放炎性因子、介导炎性反应、介导先天性免疫向获得性免疫转化，参与病毒性心肌炎的进程；能引起一系列炎性应答，包括炎性细胞因子释放、细胞黏附分子产生、炎性细胞募集等；这可能是病毒性心肌炎发病的重要机制之一。

根据 Toll 样受体在细胞表达部位的不同，可分为两类：①存在于细胞膜上，属于Ⅰ型跨膜受体，由胞外区、跨膜区、胞内区三部分组成，其配体主要为病毒和细菌的表达产物，包括 Toll 样受体 1、2、4、5、6、10；②表达于细胞内，其主要识别病毒和细菌的核酸，包括 Toll 样受体 3、7、8、9。新近发现的 Toll 样受体 11，识别尿道病原菌、弓形虫的蛋白成分。

目前对 Toll 样受体信号通路的认识，主要来自对 Toll 样受体 2/4 的研究，尤其是 Toll 样受体 4 在心血管疾病研究中已引起较多关注，在病毒性心肌炎的发病机制中占有较重要地位。Toll 样受体与其配体结合后，相应的 Toll 样受体发生同源二聚化/异源二聚化，通过髓细胞样分化因子 88(MyD88)依赖/非依赖的两条信号通路，经多种接头分子，将信号转导至胞内，激活核因子 NF-κB，介导下游的信号转导，诱导表达免疫相关蛋白。

研究发现，MyD88 依赖的通路包括 MyD88、白介素 1 受体相关蛋白激酶（IRAK）、肿瘤坏死因子受体相关因子 6（TRAF6）等形成复合物为开始，以 NF-κB 能早期相活化为特征，介导表达促炎症因子，其过程是 Toll 样受体二聚化活化后，使 MyD88 活化并与 Toll 样受体形成复合物。IL-1 受体同源区相关蛋白（IRAK）1 与该受体复合物结合后，引起 IRAK1 的磷酸化，使其从受体复合体上解离，结合/活化肿瘤坏死因子受体相关因子 6，再通过转化生长因子 β 激酶 1 结合蛋白，激活转化生长因子 β 激酶 1，最终通过促进蛋白 IkB 的泛素化、蛋白酶体降解，释放出 NF-κB，导致 NF-κB 的激活和转位，并最终导致靶基因的表达。

Toll 样受体的信号转导，还存在 MyD88 非依赖通路；Toll 样受体可通过诱导 β 干扰素、Toll 样受体/IL-1 受体同源区相关蛋白，进行信号转导，促进 NF-κB 的晚期活化，诱导表达 β 干扰素，引发脂多糖诱导表达干扰素诱导白 10、糖皮质激素终止反应蛋白 16、干扰素调节蛋白 1，促进树突细胞成熟，产生一系列炎症相关因子如趋化因子等，最终引起炎性反应。研究发现，病毒性心肌炎发病时存在心肌炎性反应、心肌细胞坏死/凋亡、心功能下降等，有 Toll 样受体/NF-κB 信号通路活化，在病毒性心肌炎的发病中起重要作用，可引起一系列炎性应答，包括释放炎性因子、产生细胞黏附分子、募集炎性细胞等。

Toll 样受体 4 是一种重要的物质模式识别受体；Toll 样受体 4 活化后，能通过 MyD88 依赖和非依赖的信号通路，诱导产生 NF-κB 并进入细胞核，与相应的靶基因启动子结合，调节靶基因的表达；参与病毒感染、炎症恶化、自身免疫反应的激活，与自身免疫性心肌炎的发病有关；NF-κB 参与调节机体防御功能和表达炎性早期反应相关蛋白，产生大量细胞因子、炎性介质，尤其是肿瘤坏死因子 α、IL-1 等促炎症介质，导致激活、趋化中性粒细胞，活化淋巴细胞，激发针对细菌和病毒的炎性反应。促炎症介质可进一步激活 NF-κB，形成正反馈的放大效应，最终导致不可恢复的心肌损伤。

研究发现，病毒性心肌炎时 NF-κB 活性水平升高，给予 NF-κB 阻断剂，可阻断心肌炎进展，并阻止心肌表达促炎症因子如肿瘤坏死因子 α、诱导型一氧化氮合酶。过高水平 NF-κB，有时能启动表达促凋亡因子如肿瘤坏死因子 α、Fas、FasL 等，介导心肌细胞凋亡。研究发现，TRAF6 参与 Toll 样受体 7/9 介导激活 NF-κB、干扰素调节因子 7，是抗病毒感染的天然性/特异性免疫反应中的关键分子。研究表明，MyD88-肿瘤坏死因子 α 轴，在柯萨奇病毒 B3 诱导的急性病毒性心肌炎的发病中起重要作用；实验证明，IRAK 在 Toll 样受体/IL-1/NF-κB 信号通路中起关键作用；高水平 IRAK 能激活 NF-κB，在病毒性心肌炎的炎症发动中起重要作用。

目前应用人工合成的与 NF-κB 结构相似、有高亲和力的诱骗性寡核苷酸转染细胞，竞争性结合、抑制 NF-κB，使 NF-κB 活化水平降低，能抑制靶基因表达。有人用 RNA 干扰技术，抑制表达 Toll 样受体 7/9，发现可有效减少柯萨奇病毒 B3 性心肌炎的心肌损伤。研究发现，一种新合成的 NF-κB 抑制剂——二甲氧基甲基苯醌苯酯丙酰哌啶，可抑制心肌细胞表达促炎症因子、诱导型一氧化氮合酶，可阻止病毒性心肌炎的进展。

研究表明，桂皮醛能减少血浆致病性一氧化氮、NF-κB、诱导型一氧化氮合酶、Toll 样受体 4 的表达，可抑制 Toll 样受体/NF-κB 信号通路，减轻病毒性心肌炎的炎症，产生治疗作用。有人发现，川芎嗪、茶多酚、法国航海松树皮提取物，可抑制柯萨奇病毒 B3 感染的心肌细胞表达 NF-κB。目前研究表明，抗氧化剂、抗血小板药物、血管紧张素转换酶抑制剂、血管紧张素受体阻断剂、糖皮质激素、免疫抑制剂等，亦可降低心脏组织 NF-κB 活性，减少表达促炎症因子，从而减轻病毒性心肌炎的免疫损伤，但其机制尚要进一步研究。

2. 免疫相关因子、免疫细胞

病毒性心肌炎的免疫反应包括自然杀伤细胞（NK）活性降低、T 淋巴细胞的溶细胞坏死、Th1/Th2 平衡失调、相关细胞因子参与免疫反应。病毒性心肌炎急性期大量炎症细胞坏死，可刺激产生大量细胞因子，如干扰素 γ、肿瘤坏死因子 α、IL-1、IL-6、IL-4、IL-18、转化生长因子 β_1、NF-κB、

NGF、MIF、IGF-1 等，各细胞因子相互作用形成网络。近年来许多研究发现，其他一些炎性因子在病毒性心肌炎中也起重要作用。

(1)体液免疫

①结缔组织生长因子(CTGF)：它是近年来发现的细胞因子，可促进成纤维细胞分裂、胶原沉积，介导细胞黏附、趋化，诱导细胞凋亡，促进血管形成，与纤维化指标(CVF、PVCA)相关。研究证实，TGF-β_1 是 CTGF 的上游因子之一，TGF-β_1 可通过 Smads、cAMP/蛋白激酶 A、ERK 通路，促进表达 CTGF。在病毒性心肌炎心肌细胞中发现，CTGF 的高水平表达，能介导 TGF-β_1 的促纤维化作用。研究报道，柯萨奇病毒 B3 感染心肌成纤维细胞后，能导致 CTGF 分泌增加，CTGF 的水平和柯萨奇病毒 B3 的水平成正比，CTGF 表达水平，受转化生长因子 β_1 调节。

②血管内皮细胞生长因子(VEGF)：它能促进血管新生、舒张血管、提高血管通透性、促进细胞增殖、提高细胞生存能力等。研究显示，病毒性心肌炎的心肌细胞在感染病毒后，VEGF 表达水平逐渐升高，14 天达峰水平，提示 VEGF 在病毒性心肌炎早期表达，能促进心脏修复。

③单核细胞趋化蛋白 1(MCP-1)：它能趋化激活单核巨噬细胞、淋巴细胞向心肌组织浸润，趋化/激活嗜碱性粒细胞释放组胺、参与免疫应答；也调节单核巨噬细胞表达黏附分子，如整合素 β_2、IL-1、IL-6。研究发现，心肌组织中单核细胞趋化蛋白 1 表达水平，在病毒性心肌炎急性期逐渐升高，在炎症性病变最严重时期达最高水平，恢复期则水平逐渐下降。

④肿瘤坏死因子配体相关分子 TLⅠα：它是肿瘤坏死因子家族的新成员。能通过其特异受体 DR3，直接作用于免疫系统，可促进单核细胞增殖分化、诱导中性粒细胞趋化、活化 T 细胞分泌 IFNγ，在免疫调节、炎症性疾病中发挥重要作用。研究发现，病毒性心肌炎的心肌组织中，肿瘤坏死因子配体相关分子 TLⅠα 及其受体 DR3 的表达水平明显升高，肿瘤坏死因子配体相关分子 TLⅠα 可通过结合死亡受体 DR3，然后为 Th0 淋巴细胞的活化提供刺激信号，使巨噬细胞、中性粒细胞聚集到炎性部位，促进分泌 NF-κB、IL-2、干扰素 γ 等炎性介质，诱导和促进细胞的炎症反应、凋亡。

⑤半乳糖凝集素 9：它可促进细胞的分化、黏附、聚集、凋亡，促进嗜酸性粒细胞的趋化与激活，参与炎症信号通路，有免疫调节作用。病毒性心肌炎中，激活的 T 细胞可产生和释放半乳糖凝集素 9，干扰素 γ 可促进内皮细胞、成纤维细胞表达半乳糖凝集素 9。有研究报告，病毒性心肌炎中，半乳糖凝集素 9 的表达水平升高，且与心肌炎病变严重程度一致。

⑥内脂素：它是重要的促炎症因子。研究表明，在病毒性心肌炎时，高水平内脂素能促进单核细胞表达 MMP9，促进内皮细胞产生 MMP2/9、单核细胞趋化蛋白 1、肿瘤坏死因子 α、IL-8，增强 MMP 的基质降解作用。

⑦中性粒细胞激活肽 78(ENA-78)：它的结构与 IL-8 相似，可在各种炎性介质的诱导下表达(如脂多糖(LPS)、IL-1、肿瘤坏死因子 α 等)，有趋化和激活中性粒细胞作用，能调节血管生成因子的活性。病毒性心肌炎时，中性粒细胞激活肽 78 与细胞表面特异性受体 CXCR2 结合，促进表达黏附分子-E 选择素、CD11b/CD18(Mac1)，促进白细胞黏附内皮细胞，使血管上皮破坏、炎性细胞侵害组织。

⑧骨膜蛋白：它是成骨细胞等分泌的基质蛋白，在心脏中，骨膜蛋白常由心肌成纤维细胞分泌，能维持细胞黏附。研究表明，在病毒性心肌炎中，骨膜蛋白表达水平与病毒滴度呈正相关；对心肌成纤维细胞外源性给予转化生长因子 β_1，可促进表达骨膜蛋白。给予转化生长因子 β_1 中和性抗体或转化生长因子 β_1 受体阻断剂时，骨膜蛋白活性水平下降。骨膜蛋白沉积，是转化生长因子 β_1 引起心肌纤维重塑、心脏支架结构稳定微纤维网络结构所必需的。

⑨巨噬细胞炎性蛋白 2(MIP2)：它是趋化因子 CXC 家族成员之一，其来源于巨噬细胞、中性粒细胞、血管内皮细胞等，可特异性趋化中性粒细胞、淋巴细胞到炎症部位。研究发现，病毒性心肌炎时，巨噬细胞炎性蛋白 2 表达水平升高，皮下注射巨噬细胞炎性蛋白 2 单抗，可减少心肌病变、

心肌损伤，能使心肌浸润的巨噬细胞、淋巴细胞减少。

⑩钠氢交换蛋白1(NHE)：它是存在于细胞膜表面的一类离子转运泵蛋白。钠氢交换蛋白1活性水平升高，可使细胞质钙离子超载，继而激活神经钙调蛋白，使心肌细胞增生、肥大；高水平内皮素1、血管紧张素Ⅱ可激活钠氢交换蛋白1，使心肌细胞增殖。钠氢交换蛋白1的活性水平，与心肌肥厚、血管平滑肌细胞增生等相关；其抑制剂能改善心肌肥厚、心力衰竭。

(2)细胞免疫

病毒感染后，急性期首先触发细胞免疫反应，增强宿主对病毒的免疫反应、防御功能。T细胞介导的细胞免疫，主要是 $CD4^+$ T细胞释放细胞因子引起炎症反应、$CD8^+$ T细胞介导细胞毒性反应。有报道，病毒性心肌炎急性期时，Th1细胞产生细胞因子(IL-2、肿瘤坏死因子α/β、干扰素γ)增加，使细胞免疫常强于体液免疫。

①辅助性T淋巴细胞17亚群(Th17细胞)：它是一种新发现的、不同于Th1和Th2的T细胞亚群，介导自身免疫，由转化生长因子β、IL-6诱导分化，以分泌IL-17为特征，在病毒性心肌炎时，Th17细胞及其表达的相关细胞因子(IL-17A，IL-21)水平升高。

研究发现，在由柯萨奇病毒B3引发的心肌炎中，Th17细胞水平升高，而Th9细胞水平升高不明显。研究表明，病毒性心肌炎时，心肌IL-17、转化生长因子 $β_1$ 的水平，与病毒复制水平相关；而抗IL-17抗体抑制IL-17后，$CD4^+$ 穿孔素、$CD8^+$ 穿孔素、T细胞水平升高，病毒复制减少，IL-17A、IL-10、IL-2、IL-21等水平下降。

②树突细胞(DCs)：它是免疫反应的重要细胞，为专职的抗原提呈细胞(APC)，其提呈抗原的能力是巨噬细胞和B细胞的10～100倍，能活化静息期的T细胞，可刺激T细胞增殖，建立初级免疫反应。研究表明，树突细胞在病毒性心肌炎的发生发展中有重要作用：在固有免疫中，树突细胞可识别病毒的核酸而活化、成熟，又可直接调节固有免疫，促使NK细胞活化、更好地发挥免疫效应。研究发现，在病毒性心肌炎患者，固有免疫的单核细胞、巨噬细胞等，通过Toll样受体7/8/9等，识别病毒核酸而活化，再分泌如肿瘤坏死因子α、IL-1、IL-6等，能促使树突细胞成熟。较成熟的外周血单核细胞源性树突细胞，能高水平表达CD80、CD83、CD86、HLA，活化特异性免疫细胞，分泌较高水平的炎性因子IL-12、肿瘤坏死因子α等。

③CD40/CD40L信号通路：CD40分子是促进T细胞活化的共刺激分子。CD40L结合CD40后产生信号，会诱导抗原提呈细胞表达B7分子等，能启动T细胞依赖的抗体生成反应。在CD40L、CD40缺乏时，细胞毒T淋巴细胞自身的免疫功能丧失。研究显示，在柯萨奇病毒B3诱导的急性心肌炎中，心肌细膜/细胞质中可见大量CD40表达，表明CD40L/CD40信号通路活化，在病毒性心肌炎的发展过程中起重要作用。

3. 病毒性心肌炎发病机制的研究进展

病毒感染后心肌损害的机制已研究了40余年，迄今尚未完全阐明，还在进一步研究中。一般认为其发病过程包括2个阶段：

——第1阶段是感染后第1周内，以病毒对心肌的直接损伤为主，病毒在心肌细胞内持续感染、大量复制不完整或缺陷的病毒RNA，病毒RNA的优先翻译，能扰乱细胞合成代谢，导致心肌细胞凋亡。原位杂交检测发现，急/慢性病毒性心肌炎的心肌细胞中含有病毒基因，病毒复制的部位、程度、持续时间，与病灶分布、病变程度、患者预后相关。

——第2阶段一般从第2周开始，以病毒感染后引起免疫反应介导心肌细胞损伤为主。这时心脏缺少T细胞时，虽有大量病毒复制，但常不发展为心肌炎、心肌坏死，炎性细胞浸润较轻；如T细胞积聚，能促进心肌组织内单核巨噬细胞浸润、心肌细胞坏死；能促进抗体依赖性细胞毒作用，促进抗体生成、抗原抗体复合物激活补体、溶解心肌纤维；细胞毒性T细胞也能直接损害心肌。

研究表明，病毒性心肌炎患者血清中，常可检出抗心肌抗体IgG，心肌组织内常可见该种IgG及补体沉积，提示自身免疫反应参与其发病过程。病毒引起心肌细胞溶解，释放肌球蛋白等心脏自身抗原，激活 B 细胞产生自身抗体，也可导致心肌疾病。在自身免疫过程中，有一些心肌损伤的机制：其一是白介素 1 诱导产生致病性一氧化氮、活性氮；其二是肿瘤坏死因子 α 直接损伤心肌细胞，引发心肌细胞凋亡；其三是 $CD8^+$ 细胞直接损伤心肌细胞；其四是心肌抗原的抗体，可促进病毒性心肌炎。

病毒性心肌炎急性期早期，患者外周血 $CD3^+$、$CD4^+$、$CD8^+$ 淋巴细胞水平常降低，主要由于病毒感染能导致淋巴细胞凋亡、免疫功能低下。病毒性心肌炎中期 $CD4^+$ 细胞的增加，主要由干扰素 γ 诱导；CD40L 结合 CD40 后，可诱导心肌细胞表达 IL-6、IL-12、IL-1B、肿瘤坏死因子 α，促进心肌炎症细胞浸润、心肌细胞凋亡；这时常存在辅助性 T 细胞与抑制性 T 细胞免疫平衡失调。

用高频等离子体发射光谱仪，对一组病毒性心肌炎患者 14 种血微量元素水平进行测定，发现血锌、铁、铜、钴、镍、钛的含量降低，推测可导致免疫功能低下，为病毒性心肌炎发病的条件因子之一。近年来研究发现，一些蛋白的表达，在调控病毒性心肌炎宿主免疫细胞应答中有重要作用；多聚腺苷酸 A 蛋白、核糖核蛋白表达失调，可促进巨细胞病毒性心肌炎。病毒性心肌炎的心肌病理改变，与心肌细胞损伤、代谢障碍、凋亡增加有关；细胞凋亡相关因子有 Bcl-2、Bax、p53、Fas 等。

Bcl-2 家族主要包括：①抗凋亡因子，如 Bcl-2、Bcl-xL、Bcl-w 等；②促凋亡因子，如 Bax、Bad、Bak 等。Bcl-2、Bcl-xL 能抑制促凋亡蛋白 Bax，能阻止细胞色素 C 从线粒体外膜通透孔释放入细胞质，能抑制胱冬蛋白酶活化，抑制凋亡。Bcl-2 与 Bax 的比值，常决定着心肌细胞的命运，比值升高时，促进心肌细胞存活；比值降低时，则促进心肌细胞凋亡。

NF-κB 能调节机体防御、炎性反应相关的早期应答基因的表达。NF-κB 可被病毒、炎性介质等激活，从胞浆进入细胞核，可诱导表达 ICAM1、iNOS、肿瘤坏死因子 α、IL-1 等，进而造成心肌的炎症反应、损伤、凋亡、坏死。研究报道，病毒性心肌炎的心肌细胞，在某些因素作用下，内质网发生未折叠蛋白增多，可引起内质网应激，诱导表达内质网应激蛋白，如 GRP78/94，进而激活内质网凋亡通路，使促凋亡因子胱冬蛋白酶 12 等活化，可导致心肌细胞凋亡。

信号转导和转录激活子 3(STAT3)，为酪氨酸激酶 JAK/STAT3 通路中 JAK 的底物，STAT3 可调节细胞因子的表达、细胞凋亡，可诱导 Th0 向 Th1 或 Th2 分化，调控 Th1/Th2 平衡，调节一些细胞因子的表达水平，并影响病毒复制、炎症发生。有人发现，抑制 JAK/STAT3 信号通路后，心肌细胞对柯萨奇病毒 B3 易感性增加，易形成病毒性心肌炎，预后较差。

心肌间质纤维化是病毒性心肌炎重要的病理改变，基质金属蛋白酶/基质金属蛋白酶组织抑制物(MMPs/TIMPs)的平衡关系，是决定心肌基质改变的重要因素。感染柯萨奇病毒 B3 后，心肌在病毒、炎症因子的刺激下，MMPs 表达水平升高，TIMPs 延缓表达，使 MMPs/TIMPs 的平衡破坏，心肌 ECM 降解；高水平 Ang Ⅱ、TNF-α、IL、TGF-β1 等多种炎症因子，则促进心肌纤维化。

研究发现，心肌中转化生长因子 $β_1$($TGF-β_1$)是一种细胞外间质的重要促纤维化生长因子，主要由心肌细胞和心肌成纤维细胞分泌。$TGF-β_1$ 与其受体结合后，磷酸化 Smad2/3，再与 Smad4 结合并转位入核，能刺激心脏成纤维细胞表达Ⅰ、Ⅲ型胶原，并降低 MMPs 合成水平，提高 TIMPs 水平，阻止胶原等降解。血管紧张素Ⅱ可通过成纤维细胞的血管紧张素Ⅱ的 1 型受体，促进心肌成纤维细胞增殖，促进表达及分泌Ⅰ、Ⅲ型胶原、TNF-α、$TGF-β_1$，介导 MMPs/TIMP 的表达水平改变，可导致成纤维细胞分泌 MMPs 减少。PI3K 是一种细胞内磷脂酰肌醇激酶，激活后可使蛋白激酶 Akt 磷酸化激活。在柯萨奇病毒 B3 感染后，能抑制 Akt 磷酸化，可增加胱冬蛋白酶 3 和多聚(ADP-核糖)聚合酶，能促进凋亡、促进纤维化。

4. 病毒性心肌炎的诊断

病毒性心肌炎是指嗜心肌性病毒感染引起的心肌非特异性炎症病变；可流行发病，也可散发；常见的致心肌炎病毒有柯萨奇 B 组 2～5 型、A 组 9 型病毒，其次是腺病毒，还有流感病毒、脑心病毒、肝炎病毒、虫媒病毒、合胞病毒等；在病毒流行感染期，约 5%的患者发生心肌炎，约有 12.5%急性病毒性心肌炎可进展为扩张型心肌病。病毒性心肌炎临床表现，从心肌局灶性炎症引起的无症状心肌炎，到心肌弥漫性炎症引起的重症心肌炎，其临床表现各式各样。病毒性心肌炎的诊断相当困难，尤其是对于轻症患者，多数与一些检查缺乏特异性有关；哪些患者需进行心内膜心肌活检尚在研究中。

关于病毒性心肌炎的诊断，有1983年提出的版本、1986年的Dallas版本、1999年我国成人急性病毒性心肌炎的诊断参考标准，还有2009年加拿大公布的《心肌炎的诊断和治疗指南》。如何结合临床、实验室检查、其他相关检查结果，来确诊病毒性心肌炎，国际上并无统一的标准；目前我国临床上对病毒性心肌炎诊断时标准多偏宽；有病毒感染史、有胸痛/胸闷/心悸等非特异性临床症状、心电图检查有期前收缩或窦性心动过速，就诊断为病毒性心肌炎，可给患者带来一定的精神和经济的负担。

由于病毒性心肌炎发病初期不典型，易误诊。主要结合初期发病史及相关检查结果综合判断。有腹泻、感冒、相关病毒感染的病史；体征检查患者常自述乏力、心悸、心前区不适等。欧洲有人研究表明，72%患者有呼吸困难，32%患者有胸痛，18%患者有心悸。病毒性心肌炎可有心电图异常，如T波改变；胸部X线透视，可见心脏扩大(弥漫性心肌炎或合并心包积液)、肺充血、肺水肿等；超声心动图检查，可见心肌收缩力减弱、局灶性/节段性运动幅度减低、LVEF减低，或有少量心包积液；相关病毒检测阳性；血液中相关蛋白检测，如血清心肌酶CK-MB、心肌肌钙蛋白水平升高等，曾经被看作是病毒性心肌炎的诊断标准。

1995年世界卫生组织颁布的基于心内膜穿刺获得病理学依据的达拉斯标准，一般有较好的诊断意义，但因准确定位病变部位、穿刺获得病变组织等较为困难，容易漏检，并且因为是有创检查，对操作条件要求较高，难以作为常规检测手段，并且其敏感性也受到置疑。随着心脏核磁共振成像、钆造影剂增强核磁共振技术的发展，在无创条件下，能通过一次检测，便可获得左心室的功能参数、形态、心肌灌注情况，为诊断急/慢性病毒性心肌炎的心肌损伤区域、程度、心脏功能、心肌病程，可提供较可靠的影像学依据。心电图ST段的变化，结合心脏核磁共振电影资料，对诊断具有重要意义。

病毒性心肌炎是多种嗜心性病毒感染心肌后，对心肌产生的直接损伤，或通过自身免疫反应引起心肌细胞变性、坏死、间质炎性细胞浸润、纤维渗出的过程。当机体抵抗力下降时(如细菌感染、营养不良、精神创伤、不合理的运动、毒物等)，病毒可侵入机体大量繁殖，直接损害心肌，导致心肌病变。20余种病毒会导致病毒性心肌炎，其中以柯萨奇病毒B组引起的病毒性心肌炎最常见。腺病毒和肠道病毒是常引起病毒性心肌炎的嗜心性病毒；近年来发现，引发病毒性心肌炎的巨细胞病毒较多；有人利用PCR技术进行心肌活检病毒学研究，发现人类疱疹病毒6和细小病毒B19也可能是急性病毒性心肌炎的病原体。对疑似病毒性心肌炎的患者，应进行详细的病史询问、仔细的体格检查、实验室检查，以寻找任何可能提供其病因学线索的潜在特征。其他专业技术检查应包括心电图、胸部X线检查、心肌酶谱、无创影像学技术、心内膜心肌活检。

(1)病史与体征

病毒性心肌炎发病多集中在每年5～8月份的各种病毒感染高发的季节，因此在病毒感染的流行季节出现心脏表现，如不能用一般原因解释的感染后中重度乏力、胸闷、头昏(心排血量降低所致)、心尖第一心音明显减弱、舒张期奔马律、心包摩擦音、心脏扩大、充血性心力衰竭或阿斯综合征等，要仔细询问有无上呼吸道感染、腹泻等病毒感染史。

(2)前驱感染史

在临床症状如胸闷、胸痛、头昏等出现之前3周内发生过上呼吸道感染或急性肠炎等病毒感染。

(3)心肌损伤的参考指标

病毒感染后3周内，外周血心肌坏死标志物心肌肌钙蛋白I或T(强调定量)、CK-MB水平升高，某些患者应当进行冠脉CT成像或冠脉造影排除冠脉病变。

(4)ECG 改变

病毒性心肌炎的诊断，目前仍以临床表现为主，而常规 ECG 检查则是筛查、协助诊断病毒性心肌炎的重要依据之一。ECG 的改变主要表现为 ST-T 改变、Q-T 间期延长、各种心律失常，其中窦性心动过速、期前收缩、房室传导阻滞、束支传导阻滞较多见，且以上改变常 2 种以上同时存在，严重时心肌细胞变性坏死，可出现梗死样 ECG 改变，心力衰竭时还可出现心室肥大样 ECG 改变。

心电图改变要注意：

①窦性心动过速、房室传导阻滞、窦房阻滞或束支阻滞。

②多源的成对室性期前收缩，自主性房性和交界性心动过速，阵发性或非阵发性室性心动过速，心房或心室扑动或颤动。

③两个以上导联 ST 段呈水平型或下斜型(下移大于 0.05 mV)，或 ST 段异常抬高，或出现异常 Q 波。

常规 12 导联 ECG 时，因为患者是在静态下接受测试，干扰较小，所以波形较稳定、清晰，一般能确定心脏电活动是否异常，而且能判断发病部位。但常规 ECG 记录时间偏短，所获得的信息仅能显示当时状态下安静时的心电变化，对一些发作时间短暂、有时是严重的心律失常或 ST-T 改变常不能显示，对受检者在身体处于运动状态下出现的 ECG 变化无法记录，故易造成漏诊。ECG 敏感性为 47%左右，其特异性仍不清楚。

24 小时动态心电图(DCG)一次检测能获得 10 万～14 万个心动周期的信息，能弥补常规 ECG 的不足，可明显提高心律失常的检出率；能检出一过性或潜在性威胁生命的严重心律失常，对心律失常可进行定性和定量分析；可确定心律失常的起止时间及与日常生活状态间的关系，还可了解不同心脏病心律失常发作的不同特点。DCG 还可监测到常规 ECG 很难检查出的短阵室性/房性心动过速、病态窦房结综合征，对疑似病毒性心肌炎患者常规行 DCG 检测，可提高间歇性心律失常和一过性心肌缺血的检出率。一般 DCG 检查对病毒性心肌炎的检出率为 82.4%，较常规 ECG 的 47.1%明显增高。

高频心电图是在常规 ECG 基础上，应用高频范围(0.05～1 000.00 Hz)、高扫描速度(200～500 mm/秒)和高增益放大记录描记的 ECG，可观察到常规 ECG 上观察不到的细小的心电变化。病毒性心肌炎发病时，心肌细胞及细胞间质变性、坏死、纤维组织增生，能导致心电的产生及传导障碍，在高频心电图上常表现为高频切迹、扭挫等高频成分增多。高频心电图对病毒性心肌炎心肌损害较敏感，可提高病毒性心肌炎的检出率。但由于冠状动脉粥样硬化性心肌病等诸多心血管病也可引起高频心电图异常，其检测缺乏特异性。

(5)超声心动图

病毒性心肌炎患者的超声心动图改变多样，主要改变为房室腔增大，约占心肌炎患者的 30%以上，在急性期、迁延期、慢性期均可出现，以急性期更明显，可见单个/多个腔室扩大。

还可表现出心肌运动不协调、搏动减弱、左心室收缩功能异常、室壁运动弥散性降低，左室射血分数可减低 10%～30%，左心室舒张功能异常，心肌回声改变，二尖瓣口、三尖瓣口反流阳性等。然而，许多病毒性心肌炎患者并未表现出左心室功能异常，限制了其在病毒性心肌炎诊断中的应用。超声心动图要注意：新发生的心腔扩大、室壁活动异常、左室收缩功能降低(EF＜45%)。

(6)心肌灌注断层显像

锝-甲氧基异丁基异腈(^{99m}Tc-MIBI)心肌灌注断层显像，反映心肌的血液供应和心肌细胞的活力，与病毒性心肌炎发病过程中存在的微血管损伤、冠状动脉微小血管痉挛、受损心肌线粒体能量状态有关；病毒性心肌炎发生时，心肌细胞变性、坏死，间质渗出水肿，病灶处心肌血供减少，病变心肌摄取核素的能力降低，从而使病变表现为单灶/多灶的放射性稀疏或缺损；该方法在病毒性心肌炎病灶定位诊断方面，有较高的可靠性，且可清晰、直观地显示心肌的血流灌注情况及心肌受损部位和程度，可作为病毒性心肌炎的重要辅助检查手段；其心肌灌注显像，只显示左心室壁，因而只能提供左心室心肌血供及心肌细胞活力信息，即只能显示出左心室心肌炎症病变，而病毒性心肌炎炎症病变部位可能位于右心室或心房，行心肌灌注显像可能导致假阴性结果的产生，所以有一定的不足之处。核素心功能检查要注意发现左室收缩或舒张功能的减弱。

(7)心脏磁共振显像

心脏磁共振显像为诊断的最重要的影像学工具，尤其是延迟钆增强(LE)和T2加权显像及它们的联用，可鉴别缺血性和非缺血性心肌病。与非缺血性扩张型心肌病组比，缺血性心肌病组常表现为心内膜下或透壁性增强。LE发现的信号增强区，常提示相关心肌损伤；T2加权显像信号增强常标志间质水肿，是炎性反应增强的表现，可评估心肌整体水肿程度，并能高度准确地鉴别心肌炎，敏感度为100%，特异度为90%。

(8)血液检测

①心肌酶谱检测：心肌酶谱是与心肌损伤相关的一组指标，包括CK及CK-MB、LDH、AST等。病毒性心肌炎急性期血清AST水平升高，1～2周开始升高，2～4周明显升高，持续4～8周。血清LDH水平在心肌炎发病15天内升高，后逐渐恢复正常。血清CK及CK-MB水平，在心肌炎发病1～2周活性水平升高，3～5周逐渐下降。其中以CK、CK-MB敏感性和特异性最高。但如果病毒性心肌炎病变为局灶性，心肌坏死量小，则心肌酶谱变化可较轻或不发生改变，而心肌酶谱变化，常缺乏足够的灵敏度和特异性，易造成漏诊或误诊。

②肌钙蛋白(cTn)：病毒性心肌炎是由于病毒直接侵袭心肌或通过免疫反应造成心肌损伤，能使心肌细胞释放肌钙蛋白入血。肌钙蛋白复合物中有3种亚单位，即肌钙蛋白T、肌钙蛋白I、肌钙蛋白C，分子量均较小，当心肌受损伤时，更易从心肌细胞释放。其中心肌肌钙蛋白I(cTnI)是诊断心肌损伤较敏感、特异的标志物。

在心肌受损1小时后，血清cTnI水平即可升高，持续时间为5～7天，其水平与心肌受损面积成正比。血清cTnI水平升高主要见于急性病毒性心肌炎和病毒性心肌炎的早期。一项病毒性心肌炎研究发现，虽然血清cTnI水平的敏感性较低(34%)，但特异性较高(89%)，阳性预测值为82%。

③抗心肌抗体(AHA)：是心肌受累的标志，在病毒性心肌炎、扩张性心肌病等心血管病中发病机制和临床意义它已为人们关注。抗心肌抗体是心脏疾患时产生的自身抗体，参与心脏的病理过程。

研究表明，病毒感染与自身免疫异常有密切的关系。病毒性心肌炎、扩张性心肌病患者血清可检出抗心肌抗体，其阳性率为50%～70%，且显著高于其他心脏疾患。因此对病毒性心肌炎、扩张性心肌病的临床诊断、治疗和预后判断有一定价值。抗心肌抗体检测时要注意：抗心肌线粒体ADP/ATP载体抗体、抗β_1肾上腺素受体抗体、抗心肌肌球蛋白重链抗体等，能监测病毒感染后的自身免疫反应。

④柯萨奇病毒B组特异性IgM抗体：该抗体在病毒性心肌炎病程1～3天即可出现，2～3周水平达高峰，以后逐渐下降，可作为病毒性心肌炎早期诊断的依据。发现病毒依据要注意：一是要在急性期从心内膜心肌、心包穿刺液中进行组织病原学检测，如检测病毒基因片段或病毒蛋白抗原；二是有条件时要开展CMR引导的EMB，进行心肌病理、免疫组化、病原学的检查，可能得到较精确的病理、病因的诊断结果；三是检测患者血清急性反应物——病毒特异性IgM抗体，如柯萨奇B组病毒、人类巨细胞病毒、腺病毒等的IgM抗体。

⑤细胞因子：在病毒性心肌炎的发病过程中，能产生和分泌多种细胞因子，形成细胞因子网络，参与病毒性心肌炎的免疫、炎性反应，损伤心肌结构、功能，介导心肌细胞凋亡。在众多细胞因子中，肿瘤坏死因子α表达水平较高、持续时间较长、直接参与心肌细胞炎性损伤，可作为病毒性心肌炎的早期诊断、预后判断的指标之一。血清IL-18、干扰素γ参与免疫过程，它们的水平可作为诊断的辅助指标；而治疗前后它们血清水平的变化，可作为评价预后、疗效的参考标准。巨噬细

胞迁移抑制因子 MIF、IL-2 参与病毒性心肌炎发病，与心肌损害、病情程度相关；它们高水平表达时，会引起免疫病理损伤，能刺激多种细胞因子释放，造成细胞因子的网络功能失调，引起免疫功能紊乱，加重病毒性心肌炎。

(9)心内膜心肌活检

根据 1995 年世界卫生组织心肌病的分类，病毒性心肌炎诊断的金标准是心内膜心肌活检，有符合达拉斯标准的组织学证据，加上有免疫组织化学、病毒学 PCR 检查的证据时，对病毒性心肌炎的早期诊断有很高的敏感性，对了解特异性的病因有一定价值，能为病因治疗提供依据。美国心脏病学会指南也建议，要对于排除血流动力学障碍、存在无法解释的持续时间<2 周的新发心力衰竭患者进行心内膜心肌活检，无论其左心室扩大或正常。免疫组织化学染色能确认淋巴细胞浸润，可对相关抗原进行定量分析，后者已列为诊断心肌炎症性疾病的重要标准。原位杂交能发现许多病毒与病毒性心肌炎相关。

但病毒性心肌炎临床表现与多数辅助检查，常缺乏特异性，可使确诊较困难，特别是亚临床型、暴发型的患者。虽然心肌活检是现阶段病毒性心肌炎确诊的金标准，但其技术要求较高、操作风险较大，可限制其在临床的广泛运用。根据患者的症状、体征，对不同时期的患者予以针对性的检查，可进一步确诊病毒性心肌炎。要注意排除其他急性心肌损伤尤其是急性冠脉综合征、甲状腺功能亢进、β 肾上腺素受体功能亢进、心脏瓣膜病、风湿性心肌炎、中毒性心肌炎、结缔组织病、代谢性疾病等合并心肌损害等。

(10)急性病毒性心肌炎的分型

其亚临床型的诊断主要依据是心内膜心肌活检病理诊断发现临界性心肌炎(有炎症心包浸润而没有心肌细胞损害)，病毒感染后常无自觉症状，常规心电图检查可发现有 ST-T 改变、房性期前收缩、室性期前收缩，数周后这些改变可自行消失，但期前收缩有时可遗留；单纯期前收缩尚未发现不良预后。本型诊断要严格控制，否则易造成心肌炎诊断的扩大化。

①心律失常型：病毒感染后 1～3 周有轻度的心前区不适、心悸。心电图主要表现为室性或室上性期前收缩；另外可有房室传导阻滞，ST-T 改变。心肌损伤标志物 cTnT/cTnI(截点>0.1 μg/L)常呈一过性水平升高，无心脏扩大和心力衰竭的临床表现，经治疗于 1～2 个月逐渐恢复。

②心力衰竭型：病毒感染后 1～3 周有乏力、心慌、呼吸困难等症状。心肌损伤标志物 cTnT/cTnI 水平升高。发生心脏扩大，可并发心律失常。部分患者可演变为扩张型心肌病。

③急性重症型：患者病毒感染后 1～2 周内出现下列情况者可诊断为重症病毒性心肌炎，如阿斯综合征发作、充血性心力衰竭伴或不伴心肌梗死样心电图改变、心源性休克、急性肾功能衰竭、持续性室性心动过速伴低血压发作、心肌心包炎。

④猝死型：死前无心脏病表现，常在活动中猝死，猝死的主要原因为心室颤动，尸检证明有本病。

5. 病毒性心肌炎的鉴别诊断

(1)与冠心病的鉴别

症状和体征：冠心病多有危险因素如高血压、血脂异常、糖尿病、吸烟、家族史等，病毒性心肌炎发生在上呼吸道或肠道感染后；冠心病发病年纪多为中老年(45 岁以上男性，绝经后女性)，病毒性心肌炎多为中青年，儿童也不少见；冠心病心绞痛疼痛部位较固定如胸骨后，可伴放射痛，硝酸甘油有效；病毒性心肌炎的疼痛时间、部位往往不固定。冠心病主动脉瓣区第二心音增强；病毒性心肌炎心尖区第一心音减弱，主动脉瓣区第二心音往往不增强。

相关检查包括——

①心电图：冠心病的 ST-T 改变与病变血管分布一致，常有特征性 Q 波(>0.04 秒，高于 1/4R)；病毒性心肌炎 ST-T 改变常出现在多个导联，Q 波<0.04 秒。

②超声心动图：冠心病室壁多呈节段性减弱，多巴酚丁胺负荷试验可出现心绞痛。病毒性心

肌炎室壁多呈弥漫性减弱，少数呈节段性减弱，多巴酚丁胺负荷试验室壁活动增强。

③心脏核磁共振：心脏核磁共振（CMR）是目前心肌炎诊断临床研究的重点，但由于对技术要求较高，暂时不适合临床推广。可以预测，CMR将是替代心内膜心肌活检的病毒性心肌炎的特异性诊断手段。

④冠脉CTA或冠脉造影：可明确冠心病诊断。

⑤心内膜心肌活检：在常规病理检查基础上发展的免疫组织化学方法，更有助于确诊病毒性心肌炎。

（2）与β受体功能亢进症的鉴别诊断

①症状和体征：β受体功能亢进患者，诉较多为胸闷、心悸，心音增强，一般不会有第三、第四心音和奔马律；病毒性心肌炎心音减弱，可有第三、第四心音，心衰时有奔马律等。

②相关检查：患者β受体功能亢进时，心脏检查常无异常，除了心电图的下壁导联ST-T改变。病毒性心肌炎心电图ST-T改变，常出现在多个导联，可有心律失常的改变如传导阻滞等；另外还可有超声心动图、MRI、放射性核素检查等相应改变；可有心肌损伤标志物血水平升高。β受体功能亢进患者服用β受体阻断剂（如倍他乐克）后，症状、心电图可迅速好转。β受体功能亢进患者可有精神症状，病程较长，但预后较好；病毒性心肌炎可进展为扩张型心肌病。

（3）与甲状腺功能亢进症鉴别

症状和体征：甲状腺功能亢进患者一般性格焦躁易怒，有高代谢症状；病毒性心肌炎则常有上感、腹泻后的心慌、胸痛等表现，不会出现性格改变、高代谢。甲状腺功能亢进患者有甲状腺肿大、突眼、胫前黏液性水肿等特征性体征，病毒性心肌炎则没有。

相关检查——

①心电图：甲状腺功能亢进患者心律失常，多表现为与体温不一致的窦性心动过速、心房颤动、房忙或室性期前收缩；病毒性心肌炎患者，则多表现为房室和束支传导阻滞或病窦综合征。

②超声心动图：甲状腺功能亢进患者发生心力衰竭前，多显示室壁收缩功能增强；病毒性心肌炎则多数表现为室壁活动正常或弥漫性减弱，可伴有心包积液。

③实验室检查：甲状腺功能亢进患者外周血中FT_3、FT_4水平升高，TSH水平降低；病毒性心肌炎上述指标正常，但血中心肌损伤标志物、病毒抗体等水平改变。

（4）与风湿性心肌炎的鉴别

病史：风湿性心肌炎主要在青少年患病，病程较长，患病前有链球菌感染所致的咽炎、扁桃体炎、游走性关节痛；病毒性心肌炎发病前3周内有上呼吸道感染、肠道感染的表现。心脏损害，风湿性心肌炎主要表现在病变累及的瓣膜（多为二尖瓣、主动脉瓣）病变，如二尖瓣狭窄的舒张期杂音，可致心功能不全、心脏扩大和心律失常，外科手术治疗后心脏病变可改善（如心脏扩大）。病毒性心肌炎主要累及心肌，可致心脏扩大而发生继发性瓣膜关闭不全，换瓣效果不如前者。

相关检查——

①超声心动图：风湿性心肌炎表现为主动脉瓣等瓣膜的器质性病变；病毒性心肌炎瓣膜表现轻或无变化。

②实验室检查：两者红细胞沉降率、抗“O”都可以升高，但病毒性心肌炎以心肌损伤标志物升高更明显。

③病原学检查：风湿性心肌炎在上呼吸道可查出链球菌；一般病毒性心肌炎心内膜心肌活检可找到病毒抗原或病毒基因，外周血清病毒特异性抗体IgM阳性。

（5）与结缔组织病的鉴别

结缔组织病为多脏器病变，主要表现为心脏、肾脏、肺部、关节等；病毒性心肌炎除心脏病变外，病毒感染亦可导致其他器官的损害，如皮肤疱疹样改变。结缔组织病和病毒性心肌炎外周血中均可检测到抗心肌抗体，但前者主要有自身特异性抗体等检测指标如，抗核抗体、RF；后者病毒特异性抗体IgM阳性，心内膜心肌活检找到病毒抗原或病毒基因。

新近关于病毒性心肌炎研究的热点主要是持续性的病毒基因组表达、Fas配体、肿瘤坏死因子受体1、抗肌凝蛋白抗体等，在慢性收缩性和舒张性心功能不全发生发展中所起的作用，期望这些研究将来会配合心内膜心肌活检、心脏核磁共振成像等的进步，使得现行的心肌炎诊断模式不断改进，并指导临床。

6. 病毒性心肌炎的药物治疗

毒性心肌炎患者除了绝对卧床休息及合理营养外，药物治疗是不可或缺的手段。根据病毒性心肌炎的发病机制及发病的不同阶段的特点，在药物治疗上主要有抗心律失常药、抗病毒药、免疫调节药、营养心肌药治疗及中医药治疗。

(1)病毒性心肌炎的治疗

对病毒性心肌炎，阻止病毒直接损伤、应用抗病毒治疗是一种可能的方法。通过阻止病毒受体信号通路的酪氨酸激酶p56Lck、磷酸酶CD45、ERK1/2、一些细胞因子，可抑制病毒增殖。目前研究证实，过继转移Treg细胞，能通过转化生长因子β_1-科萨奇-腺病毒受体路径，抑制心肌组织的免疫反应，维持抗病毒免疫反应，免于罹患科萨奇B病毒心肌炎。干扰素和其他有效抗病毒的物质，包括核苷类似物病毒唑等，对于病毒心肌炎可能有效。活检证实为肠病毒感染的患者，给予IFNα/β治疗，心脏中淋巴细胞侵入减少，一些患者心肌的病毒基全被清除；12个月的治疗后，大约2/3的患者显示出临床症状改善。

(2)自身免疫性心肌炎的治疗

诱导免疫耐受：研究显示，通过诱导心肌炎小鼠的免疫耐受，能明显减轻心肌炎的严重性，提高心脏功能，阻止疾病进一步进展。

——免疫抑制治疗：能使抗心衰标准治疗无反应的慢性DCM患者获益。几项研究显示，应用硫唑嘌呤和泼尼松，能明显提高左室射血分数和NYHA心功能分级，提示免疫抑制可能对自身免疫性心肌炎患者有益。自身免疫性心肌炎患者应用环孢素和皮质类固醇治疗，能提高长期存活率。但对以病毒感染为主的心肌炎或病毒持续存在的心肌病，免疫抑制治疗似乎没有任何优势。

——静脉免疫球蛋白(IVIG)：高剂量免疫球蛋白静脉输注治疗，有潜在的抗病毒和免疫调节效果，已经广泛用于治疗扩张性心肌病和心肌炎；静脉给予免疫球蛋白，主要应用于儿童急性心肌炎患者。

——免疫吸附治疗：早在1996年即被应用于治疗心脏扩张的心肌病，免疫吸附治疗能清除循环抗体，应用抗IgG柱去除DCM患者血浆的循环IgGs，能使心脏功能得到长期改善，治疗6个月后，能提高生活质量和心室运动功能。

(3)抗病毒药

确诊病毒存在后，及早的抗病毒治疗具有临床意义。抗病毒药物利巴韦林，结构上与核苷及鸟苷类似，能掺入RNA病毒中，诱导病毒突变死亡。研究表明，利巴韦林有广谱抗RNA病毒的效果，能降低心肌CVB3病毒滴度，减少心肌细胞凋亡，减轻心肌炎性反应、钙化。然而利巴韦林可引起严重的溶血性贫血，可限制其在心肌炎治疗中的应用。三氮唑核苷能抑制引起病毒性心肌炎的腺病毒、CVB的复制，合用干扰素能提高生存率。

(4)具有一氧化氮供体的药物

如硝酸甘油、硝酸异山梨醇酯，能使2A与3C肠病毒蛋白酶亚硝基化，干扰肠病毒非结构蛋白的功能，抑制2A与3C肠病毒蛋白酶诱导的心肌细胞病变。通过对β_1受体阻断剂美托洛尔结构改造得到的有一氧化氮供体的NO-美托洛尔，保留了美托洛尔原有的效应，与美托洛尔比较，NO-美托洛尔明显降低病毒性心肌炎中CVB3病毒拷贝数、心肌细胞纤维化指数，能减轻心肌炎性反应。

(5)干扰素

干扰素能抗病毒、免疫调节，有人对22例由肠病毒、腺病毒感染的心肌炎患者，给予6个月的

β干扰素治疗，结果表明，所有患者的心肌病毒转阴，左心室功能好转。

(6)免疫球蛋白

有人对急性暴发性心肌炎患者静脉给予 2 g/kg 免疫球蛋白，临床研究表明，左心室射血分数提高，平均随访 12.3 个月，部分完全恢复或明显改善，提示大剂量的免疫球蛋白静脉给药，对治疗急性暴发性心肌炎有益，可直接抗病毒，能促进表达白介素 10 而抗炎。

有人在 CVB3 感染后的小鼠中使用静脉注射免疫球蛋白，所用剂量仅为临床患者一般用药剂量的 1/16，结果治疗组心肌炎范围减小，7 天生存率从 57%升到 84%。有人对病毒感染 7 天后的动物使用静脉注射免疫球蛋白治疗 14 天，治疗组心肌炎症减轻，体质量增加，心脏质量/体质量比减小，存活率从 40%上升到 60%；而治疗组与对照组的中和抗体滴度却无差异，提示静脉注射免疫球蛋白的治疗作用并非单纯来自中和抗体的功能。对 PCR 检测阳性的腺病毒心肌炎患者使用静脉注射免疫球蛋白治疗有效，患者血流动力学改善，心肌炎症浸润明显减轻。有报道称，对临床诊断病毒性心肌炎的患儿使用静脉注射免疫球蛋白 2 g/kg，一次静脉滴注，连续观察 3～12 个月，治疗组平均左室舒张期末容积明显降低，射血分数显著增高，随访 1 年生存率优于对照组。另有报道称，伴有心力衰竭的病毒性心肌炎患者静脉注射免疫球蛋白，患者左心室收缩功能明显改善，血清 C 反应蛋白、炎性细胞因子以及调节细胞氧化应激状态的氧化还原蛋白均降低。

(7)免疫抑制剂

研究证实，急性心肌炎及某些慢性心肌炎的心肌损伤，与 T 淋巴细胞及自身免疫抗体病相关，是否使用免疫抑制剂治疗尚在研究中。有人对 111 例确诊心肌炎患者的研究表明，与安慰剂组比，使用泼尼松加硫唑嘌呤或环孢素，对生存率、左心室功能的改善，并无明显差异。糖皮质激素可抑制单核细胞的趋化作用，但用于治疗心肌炎常未获得满意疗效。

有人发现，小鼠感染 CVB3 后早期使用泼尼松治疗，可出现严重心肌损害，病死率明显增加，心肌中病毒水平升高；有人用泼尼松治疗，结果表明，可降低心肌细胞坏死率，但可使病毒水平升高，病毒在心肌细胞内停留时间延长。

临床上免疫抑制剂应用结果，可能与动物实验有所不同。有人给予患者 1 个疗程的泼尼松＋硫唑嘌呤后，心肌炎症浸润减轻。但美国有人采用随机对照的方法观察糖皮质激素＋环孢素的疗效，未得出肯定结论。

目前临床上一般不主张使用免疫抑制剂，但对重型心肌炎患者合并心源性休克、致死性心律紊乱(Ⅲ度房室传导阻滞、室性心动过速)、心肌活检证实慢性自身免疫性心肌炎性反应者，应足量早期应用。

FK-506 是一种正在研究中的活性肽，能防止自身免疫性心肌炎的发生；在用特异性心肌抗原诱导的心肌炎发病前或疾病早期用药，均能有这种效果。但在目前临床病毒性心肌炎的研究中，未见与该药相关的文献报道。

近年来大规模的动物和临床实验表明，病毒心肌炎早期应用皮质激素等免疫抑制剂，尽管可明显减轻心肌中单核细胞浸润，但心肌中病毒水平可升高，心肌病变可加重。绝大多数动物实验对免疫抑制剂疗法持否定态度，个别临床观察认为，免疫抑制可改善心肌的血流动力学及生存率，但由于患者较少，很难令人信服；美国多中心协作病毒性心肌炎的治疗实验，未能证明糖皮质激素与环孢素对病毒性心肌炎的疗效。免疫抑制疗法令人棘手的问题是，无法判断一定能消除体内病毒。

以往认为病程 2 周后从心肌组织中不能分离出病毒，但随着诊断技术的提高，已从怀疑为慢性感染的病毒性心肌炎活检中找到病毒。现尚不能确定这种情况是病毒持续感染，还是以往感染后遗留的病毒；如是持续感染，免疫抑制疗法应为禁忌。

(8)细胞因子

IL-2 是一种淋巴细胞因子，可诱导 T、B 细胞分化和增殖，促进自然杀伤细胞增殖，诱导产生抗原特异性杀伤细胞。已有报道称，它对巨细胞病毒等感染有抑制作用。有人研究 IL-2 单抗在巨细胞病毒心肌炎中的作用，发现可封闭巨细胞病毒、减轻炎症，但对病死率的影响还未证实。有报道称，在脑接种心肌炎病毒的同时应用 IL-6，可调节早期免疫反应，调节 B 细胞、巨噬细胞、自然杀伤细胞的活性，有抗病毒作用，可提高小鼠生存率，降低心脏病毒滴度，减轻心肌坏死及淋巴细胞浸润。

有人报道，应用重组人 IL-10，可抑制心肌细胞表达肿瘤坏死因子 α、IL-2、诱导性一氧化氮合成酶，可减轻心肌损害，提高病毒性心肌炎小鼠的生存率。有人应用 IL-18 治疗伴心力衰竭的病毒性心肌炎小鼠，可使心肌细胞减少表达肿瘤坏死因子 α，使心脏质量/体质量之比减小，心肌细胞坏死、炎性细胞浸润减轻；而给予重组肿瘤坏死因子 α，可引起心肌损害、病毒滴度增加、炎症浸润更明显。

(9)抗淋巴细胞血清和抗 T 细胞单抗

在小鼠感染 CVB4 后头 3 天使用抗淋巴细胞血清，心脏中淋巴细胞浸润减少。对 CVB3 感染的小鼠用抗 T 细胞单抗 GK1.5，能减少小鼠的 Th 细胞、溶细胞性 T 细胞、抑制 T 细胞，可减少心肌病变的 50%。如同时注射几种单克隆抗体，可减少所有 T 淋巴细胞亚类，使心肌炎症减轻。这类抗体只选择性作用于 T 细胞，不影响中和抗体的作用，故有一定应用前景。

病毒感染早期应用抗病毒药物可能有一定疗效，但单纯免疫疗法，常难以取得满意效果。因而抗病毒＋免疫调节疗法，可能是将来治疗病毒性心肌炎的发展方向。

(10)左旋咪唑

左旋咪唑可增加淋巴细胞对有丝分裂原、特异性抗原的反应，增加细胞毒性反应、增加血中活化 T 细胞的数量，可防止病毒引起的免疫抑制和病毒感染后的无反应状态；能够减少病毒性心肌炎 DBA/2 小鼠的淋巴样器官萎缩，减少急性期心肌内病毒的复制，能提高抗病毒力；一般每次 50 mg，每天 3 次。

(11)胸腺肽

胸腺肽的临床应用始于 20 世纪 70 年代中期，能维持原发性免疫缺陷病、自身免疫疾病、癌症患者的免疫反应，刺激特异性淋巴细胞活性，可增强机体抗病力，恢复感染导致的继发性免疫功能缺陷；能促进心肌细胞迁移，提高心肌细胞存活率，增强心肌细胞损伤修复功能。少数临床报道，应用胸腺肽治疗病毒性心肌炎，能提高病毒性心肌炎患者 T 淋巴细胞、自然杀伤细胞的活性，能改善临床症状，缩短症状消失时间、心电图及心肌酶恢复时间。

(12)非激素类抗炎药

此类药物主要用于炎症性结缔组织病变，可抑制环氧合酶活性，减少产生前列腺素 $E_2/F_{2\alpha}$ 和血栓素 A_2。对阿司匹林、消炎痛等非甾体类消炎药，在病毒性心肌炎的作用颇受争议，一般认为，在病毒性心肌炎的急性期和亚急性期不宜应用此类药物，由于其在动物实验中已证实无效，且实际上可能促进心肌炎的恶化，增加致死率；而有人认为，其在病毒性心肌炎晚期可以考虑应用。

7. 小儿病毒性心肌炎的治疗

小儿病毒性心肌炎(国内小儿年龄大多定为 14 岁以下，美国部分州定为 21 岁以下)主要是由肠道病毒(如柯萨奇病毒、ECHO 病毒)、腺病毒及疱疹病毒(如 EB 病毒、水痘-带状疱疹病毒、巨细胞病毒)等引起的心脏炎症，其中柯萨奇病毒 B 较常见；临床表现轻重不一，轻者无明显症状，重者可出现心衰、休克、扩张性心肌病等。发病机制至今不明，可能与病毒直接损伤心肌，引发急、慢性的免疫反应、自身免疫反应等有关。目前对该病的治疗原则正在研究中，部分学者认为，传统的对症治疗如抗心衰、抗心律失常等，只能改善临床症状、血流动力学，不能去除病毒与炎症。近年来小儿病毒性心肌炎的药物治疗已有一些进展。

(1)抗病毒治疗

病毒在疾病初期的复制，直接损伤心肌的，是病毒性心肌炎的发病机制之一，早期有效的抗病毒治疗，可减轻心肌损伤程度，可阻止病毒附着、进入心肌细胞，抑制病毒脱壳、阻断细胞炎症反应。有报道称，病毒持续存在的病毒性心肌炎的致死率，较未持续存在者更高。

①干扰素：干扰素 INF 是一种抗病毒蛋白，是细胞受病毒感染后释放的免疫物质，可分为 INF-α、INF-β、INF-γ，INF-α 作用最强，能通过激活多重细胞信号通路，如蛋白酪氨酸激酶 JAK/STAT 通路，抑制病毒复制、蛋白合成，阻断对心肌细胞的损害；主要用于肠道病毒和腺病毒的心肌炎，有抗病毒作用。

有人在感染 CVB3 或 EMCV 前给予干扰素 α，能有效抑制病毒在心肌的复制、减少病毒数量。有人报道，应用干扰素 α 治疗病毒性心肌炎患者，能抑制 CVB3 进入心肌细胞及复制，能激活巨噬细胞/自然杀伤细胞、促进产生细胞因子、免疫球蛋白而抗病毒，能抑制产生心肌抗体，减少炎性细胞浸润，可保护心肌，改善症状、血流动力学。

国内有人报道，使用 INFα 联合黄芪注射液静脉点滴 3 周治疗病毒性心肌炎（年龄2.5～12岁），在病程、临床表现、心电图、心肌酶血水平恢复时间等方面明显优于对照组。有人对 126 例病毒性心肌炎患者研究使用 INF-α1b（7 天），肌内注射，联合静脉输入丙种球蛋白（2 天），治疗组临床症状、心电图、心肌酶血水平等好转，疗效优于单用干扰素组、单用丙种球蛋白组。

国外 INF 很少用于儿童。文献报道，INF-α2a 皮下注射治疗肠道病毒性心肌炎 6 个月后，临床症状完全消失，心肌无炎症，且 PCR 证实病毒已清除。有人对 22 例成人病毒性心肌炎（14 例为肠道病毒感染，8 例为腺病毒感染）患者进行了为期 24 周的 INF-β 治疗，总疗程 24 周，治疗结束时患者左室射血分数明显改善，病毒完全清除。副作用包括：发热、头痛、疲乏、心率增快、流感样症状、血压异常等。

②普来可那立：它是一种病毒衣壳抑制剂，能与病毒蛋白-1 结合形成疏水口袋，整合进入微小 RNA 病毒（包括肠道病毒属、鼻病毒属）的衣壳，可抑制病毒附着于宿主细胞的受体，抑制病毒核酸脱壳、释放 RNA 进入细胞。国外常用于肠道病毒所致心肌炎。有人报道，普来可那立口服 7 天，可治疗新生儿肠道病毒感染引起的多器官衰竭，包括心肌炎；但认为其口服剂疗效不佳，疗效并不明确，目前正在进行滴鼻制剂的研究。有人回顾 1989—2008 年文献报道的新生儿肠道病毒心肌炎，使用普来可那立治疗后，副作用为恶心、腹泻、腹部不适、血胆固醇轻度增高、血小板轻度增高、降低血糖、胰岛素，减少腹部脂肪。

③阿昔洛韦：它能选择性干扰病毒 DNA 聚合酶的作用，对细胞 DNA 聚合酶抑制作用较小；文献报道，可用于治疗 EB 病毒、水痘病毒的心肌炎，但对柯萨奇病毒心肌炎的疗效可能较差，原因可能在于柯萨奇病毒属于肠道病毒，缺乏胸腺嘧啶脱氧核苷激酶，对阿昔洛韦不敏感。一般口服每次 200 mg，每 4 小时 1 次，疗程长短不一，最长可达半年。副作用：一过性肝酶升高、皮疹、出汗、血尿、低血压、头痛、恶心及静脉炎等。

④伐昔洛韦：它可用于治疗巨细胞病毒引起的心肌炎。有人予口服伐昔洛韦 7 天，成功治愈一些巨细胞病毒引起的心肌炎。副作用：类同阿昔洛韦，但较轻。2 岁以下儿童不宜使用，16 岁以下慎用。一般每次 0.3 g，每天 2 次，饭前服。

⑤更昔洛韦：它能竞争性抑制病毒的 DNA 聚合酶，而终止病毒 DNA 合成。适用于巨细胞病毒感染的心肌炎。用法：每次 5 mg/kg，每天 1 次，静滴 2～3 周。副作用：白细胞减少、血小板减少、发热、腹痛、腹泻、恶心、呕吐、出汗、视觉变化等。

⑥利巴韦林：它可用于单纯疱疹病毒、带状疱疹病毒、腺病毒感染的心肌炎，可抑制病毒复制，减轻炎症反应、心肌损伤。由于其大剂量应用可致心脏损害及致畸，目前国外很少使用，一般成人每天 500～1 000 mg，儿童每天 10～15 mg/kg，用 5%葡萄糖制成 1 mg/ml 溶液静滴，疗程 3～7 天。

（2）免疫球蛋白

20 世纪 80 年代以来，随着大剂量 IVIG 在临床上的应用，使部分自身免疫性疾病及不明原因的炎性疾病，可得到有效治疗。IVIG 除直接提供抗体外，还可能具有复杂的免疫调节作用。近年来病毒性心肌炎患者使用IVIG已较普遍，多数文献报道肯定了IVIG对病毒性心肌炎的治疗效果，但还要进一步临床研究。IVIG通过中和自身抗体、中和病原，能加强清除病毒，抑制免疫反应，抑制产生炎症因子，减轻氧化应激，可抑制T细胞和自身抗体介导的组织损伤。副作用较小。目前并无病原特异性的IVIG治疗方案。

有人对美国35家儿童医院病毒性心肌炎患者(21岁以下)进行分析，发现IVIG已成为治疗病毒性心肌炎常用的药物，占45.4%；一般患儿病情越重，IVIG使用率越高。有人在治疗暴发性病毒性心肌炎患儿中，所有患者均予泼尼松(7例联合IVIG)，除1例死亡，其余患者在发病1年内心脏功能完全恢复，随访2～6年发育正常，无后遗症。有人应用大剂量IVIG治疗儿童病毒性心肌炎时，发现IVIG组的病死率较传统对症治疗组降低。研究表明，发病初期24小时内大剂量IVIG可明显提高生存率，促进左室功能恢复，可能对急性病毒性心肌炎有效。国外学者们认为，由于缺乏大样本随机对照，且在使用IVIG前常已使用β受体阻断剂、血管紧张素转换酶抑制剂、血管紧张素受体阻断剂等，IVIG的治疗效果尚要进一步研究。

日本有学者发现暴发性病毒性心肌炎时炎症因子IL-1β、IL-6、TNF-α在发病初期水平升高；予IVIG后(发病第7天)可出现水平明显下降。

(3)免疫抑制治疗

经过学者们多年研究，认为在病理生理学上可将病毒性心肌炎分为3个阶段：一是病毒感染介导的直接损伤阶段；二是继而引发急、慢性免疫反应和自身免疫反应阶段；三是随后出现无感染、无心肌炎症的心肌重塑、扩张阶段；前两个阶段间较难区分。学者们认为，自身免疫的破坏是病毒性心肌炎的重要发病机制之一。因此，合理使用免疫抑制剂得到部分学者的支持。免疫抑制剂治疗包括糖皮质激素、硫唑嘌呤等，最常用的是糖皮质激素。由于病毒性心肌炎的病原检测困难等，目前并未确定特异性的病原相关性免疫治疗方案。

有人在给予PCR方法测出病毒的活动性病毒性心肌炎的患儿传统抗心衰治疗的基础上，加用泼尼松，4周后，每4周减量一次至维持量，疗程共9个月；复查患儿左室短轴缩短率、左室射血分数、心脏指数，均好转。有人随机对照研究，泼尼松口服12天后逐渐减量(总疗程90天)联合硫唑嘌呤口服100天，配合传统抗心衰疗法，及安慰剂组(要采取传统抗心衰疗法)的疗效，认为两组在死亡、心脏移植和再入院率等无显著差别；随访2年复查左室功能参数，免疫抑制剂组明显好于安慰剂组。

然而对使用免疫抑制剂，始终存在争议。有人回顾多年来发表的关于皮质激素治疗病毒性心肌炎的文献，认为没有大量随机对照试验来支持其疗效。有人通过荟萃分析的方法，统计18年来应用免疫抑制剂治疗病毒性心肌炎的论文，认为免疫抑制剂不能显著改善患儿预后，作为常规治疗的证据不足。有人提出，有免疫机制参与病毒性心肌炎发病机制的患者，可能从免疫抑制剂治疗中受益；那些缺乏免疫介导细胞损伤的证据的患者，若使用免疫抑制剂，能弱化机体的免疫系统，可为病毒的复制提供有利环境，反而加快心肌炎的恶化。

(4)天然药物

迄今国内已对20余种中草药在病毒性心肌炎的疗效进行了研究，现研究较多的是黄芪、红景天、黄槐、参麦注射液。

①参麦注射液：有人用参麦注射液治疗病毒性心肌炎合并病态窦房结综合征成人患者，1个月后心率由51.82次/分钟升至58.26次/分钟，并且窦房结恢复时间、校正窦房结恢复时间、窦房传导时间均改善，认为参麦注射液治疗病态窦房结综合征可能是一种有效方法，正在进一步研究中。

②东北黄芪：近年来因其具有广泛的药理作用，用于治疗病毒性心肌炎的疗效已得到肯定；其调节免疫功能的机制有：一是使骨髓干细胞增生，调节T细胞免疫，改善由病毒引起的总T细胞、辅助T细胞、毒性T细胞的异常分布；二是增强病毒性心肌炎患者红细胞的免疫功能，清除循环免疫复合物在心肌的沉积；三是提高巨噬细胞、辅助T淋巴细胞、自然杀伤细胞的活性；四是促进产

生免疫球蛋白，能调节细胞因子在心脏组织的表达。黄芪还能增强心血管正性肌力、抗心律失常、抗氧化。有人报道，黄芪苷灌实验动物胃 7 天，能促进表达 IFNγ，可抑制柯萨奇病毒复制，可诱导感染细胞凋亡，能抑制心肌细胞表达凋亡因子，抑制心肌细胞凋亡，可激活 NK 细胞，减轻单核细胞浸润，降低死亡率。

③红景天苷：实验动物在体和离体试验表明，它能调节 IFNγ、IL-10、TNF-α、IL-2 的表达水平，能抗柯萨奇病毒，可能有治疗作用。有人分别予芪红（由黄芪、红景天、苦参提取物组成）、利巴韦林治疗小鼠柯萨奇病毒心肌炎，发现前者可在病毒感染 4 小时内，阻断病毒黏附、渗透入细胞，能提高生存率，毒性较低。

④黄槐提取物槐定：它对柯萨奇病毒心肌炎有抗病毒效应，能增加表达 IL-10、干扰素 γ，降低 TNF-α 的表达水平，使病毒减少；副作用未见报道。

国内关于中医药治疗病毒性心肌炎的研究较多，循证医学研究表明，黄芪及其制剂心舒胶囊、齐律饮等，均能改善病毒性心肌炎患者的症状、心电图、心肌酶血水平、心脏功能；但还有待进一步研究。

(5)机械辅助装置

它主要用于重症及暴发性病毒性心肌炎急性期的难治性血流动力学损害，能减轻心脏前/后负荷，包括主动脉内气囊反搏、心室辅助装置、体外膜肺等。心室辅助装置可分为左室辅助装置和双心室辅助装置。国外学者认为，当重症患者药物治疗无效后，上述装置可应用于心脏移植前的过渡期。有人对美国 35 家儿童医院的病毒性心肌炎资料进行统计分析，发现 216 例中有 16 例应用体外膜肺治疗。有人报道，1998—2004 年心室辅助装置的使用率较 1990—1998 年明显上升。

(6)心脏移植

众所周知，只有在最大限度的支持治疗仍无法改善病情时，考虑进行心脏移植。有人总结报道，美国 35 家儿童医院 1 年收治的 216 例病毒性心肌炎中有 4 例进行了心脏移植。

(8)试验性治疗

动物试验提示，部分药物如 β 受体阻断剂卡维地尔、血管紧张素受体阻断剂坎地沙坦、醛固酮受体抑制剂依普利酮等，可能有效。研究表明，对柯萨奇病毒 3 诱导小鼠心肌炎模型，予非选择性 β_2 受体阻断剂卡维洛尔（主要用于治疗成人心衰）14 天，通过阻断 β_2 受体和抗氧化，促进产生 IL-12、IFNγ，能抑制心肌内病毒的复制；可抑制儿茶酚胺诱导的氧化应激，降低心肌内丙二醛水平，增加 SOD 酶含量，能减轻心肌损伤，有心脏保护作用。在脑炎心肌炎病毒致小鼠心肌炎模型，有人报道，予血管紧张素受体阻断剂坎地沙坦 7 天，能促进表达乙二腈，能改善生存率，心脏/体重比明显降低。研究表明，予小鼠接种脑炎心肌炎病毒的同时，管饲依普利酮，28 天，生存率明显高于对照组，心肌纤维化区域较对照组小，能减少肥大细胞表达糜蛋白酶、Ⅰ型前胶原、基质金属蛋白酶 9；目前正在进一步研究。

对病毒性心肌炎共同推荐的治疗原则，有吸氧、卧床休息、避免体力活动。深入研究病毒性心肌炎的诊断标准，从分子生物学和基因学等角度研究其发病机制，进行大样本的随机双盲对照研究，以便为确定病毒性心肌炎的治疗策略提供有利的证据。

二、病毒性心肌炎分子水平研究

病毒性心肌炎分类如下——

——急性病毒性心肌炎：血及心脏感染组织中有大量病毒复制，有急性心肌细胞损伤，有局部钙化、巨噬细胞等活化，这时巨噬细胞/NK 细胞等可产生肿瘤坏死因子 α、白介素 1β、白介素 2 等，促进炎症细胞浸润，引发左室功能障碍，感染 2～3 周时可突然心力衰竭。

——亚急性病毒性心肌炎：可持续释放大量子代病毒到心肌间质，能引导 NK 细胞/巨噬细胞迁移到心肌炎症损伤处，再分泌炎症因子，引发免疫细胞浸润（如 $CD4^+CD8^+$ T 细胞）及炎症；能刺激 T/B 淋巴细胞浸润，并释放促炎症因子如干扰素 γ，引发细胞免疫、多处炎症损伤；机体开始产生中和抗体、清除病毒；有轻度左室功能障碍，常缺乏其他症状。

——慢性活动性病毒性心肌炎：有轻度左室功能障碍，有一定症状，病理上有炎症、心肌损伤、活动性瘢痕组织、活动性边界处心肌炎；血及心脏组织中一般已无病毒颗粒，但整合的病毒基因组及病毒引发的免疫反应可引起组织慢性纤维化，然后可使病毒性心肌炎发展为心肌病及充血性心力衰竭。

——慢性持续性病毒性心肌炎：左室功能基本正常，但频发心悸/前胸痛，病理上有持久的炎症，有时心肌细胞 DNA 基因组内可查到整合的病毒基因组。血及心脏组织中一般已无病毒颗粒，但整合的病毒基因组及病毒引发的免疫反应，可引起组织慢性纤维化，使病毒性心肌炎可发展为心肌病及充血性心力衰竭。（表 18－1）

表 18－1 病毒性心肌炎的分期

急性期	亚急性期	慢性期
0～4 天	14～30 天	90 天
病毒血症期	清除病毒期	病毒完全清除期
心肌中病毒增多	T/B 淋巴细胞浸润	病毒 RNA 存在
引发急性心肌损伤	引发产生中和抗体	引发心肌纤维化
有小钙化灶	有 NK 细胞增殖	可有心力衰竭
巨噬细胞活化产生白介素 1/2	产生炎症因子干扰素 γ	

1. 柯萨奇病毒 B3 的致病特点

柯萨奇病毒 B3(CVB3)进入心肌细胞后，先促进早期反应基因表达，能产生分子量较大的多蛋白肽链，再被酶裂解为前病毒蛋白，然后被酶裂解为病毒的结构蛋白、非结构蛋白、蛋白酶、多聚酶，如 Vp1～Vp4 结构蛋白、RNA 依赖的 RNA 聚合酶，蛋白酶 2A 等，以利于病毒的复制、转录、翻译、病毒装配、产生子代病毒等。

柯萨奇病毒心肌炎时，主要由抗原特异性免疫反应介导心肌损伤，一般能引发固有性免疫/获得性免疫。在心肌炎早期，病毒释放入心肌细胞间质后，可被抗原识别细胞的 Toll 样受体识别，能引发 NF-κB 等信号通路活化，产生炎症因子，可招募 T 细胞、B 细胞等，促进炎症反应。在第 1 周，抗原特异性 $CD4^+CD8^+$ T 细胞和 B 细胞侵入心脏，T 细胞被由树突细胞的 HLA Ⅱ提供的抗原活化，能使 $CD8^+$ 细胞毒 T 细胞识别心肌细胞抗原，引起心肌细胞表达黏附分子、白细胞等黏附增加，能溶解心肌细胞，也能促进释放出心肌细胞抗原，可引发自体免疫反应。柯萨奇病毒也可直接引发心肌细胞损伤。

柯萨奇病毒 3 感染心脏后 1～2 小时后，可见新合成的柯萨奇病毒 3RNA，能翻译出病毒蛋白酶 2A 等，再降解心肌蛋白质翻译启动因子如 EIF4γ 等，使心肌 RNA 的正常翻译受阻，能改变心肌细胞的形态、表型；病毒蛋白酶 2A 等也可降解心肌细胞内的结构蛋白、细胞骨架、转录因子、肌萎缩蛋白、polyA 结合蛋白等，可使线粒体损伤、通透孔开放、释放细胞色素 C 等，可引发胱冬蛋白酶活化、促进心肌细胞凋亡。在 9 小时后，可见凋亡的心肌细胞周围有病毒释放，能感染、阻断心肌细胞 mRNA 翻译为蛋白质。柯萨奇病毒 3 的蛋白酶 2A 等，也可酶解促凋亡因子 Bid 为活化的 tBid，再促使线粒体外膜孔开放、释放细胞色素 C，活化胱冬蛋白酶，降解 DNA 聚合酶，使 DNA 不能修复；柯萨奇病毒 3 的蛋白酶 2A 等，可促进线粒体释放核酸内切酶 G，能降解心肌细胞的 DNA，抑制 DNA 复制，使心肌细胞凋亡。柯萨奇病毒 3 感染细胞，还能释放基质金属蛋白酶，可降解心肌细胞外基质，引发心肌重构。

柯萨奇病毒 3 能抑制心肌细胞内蛋白激酶 PI3K/Akt、Ras/蛋白激酶 ERK、蛋白激酶 p38MAPK、酪氨酸激酶/糖原合成酶激酶 3/β-连环蛋白、Toll 样受体等信号通路，能促进柯萨奇病毒3复制，也可引发巨噬细胞/NK细胞/中和抗体/T细胞进入心脏，损伤心肌细胞，导致迟发性、特发性心肌病变；柯萨奇病毒3能与异常的环境因素、遗传因素、信号通路、免疫反应一起，引起心肌炎症、凋亡，是引起<40岁的病毒性心肌炎患者死亡的重要原因；柯萨奇病毒3也可直接损害心肌细胞。

2. 柯萨奇病毒3基因组特点

柯萨奇病毒3是无包膜的4kb的正链单链RNA病毒，能和心肌细胞膜的病毒受体结合，在辅受体（一种糖基化磷脂锚定蛋白，位于细胞膜内凹小泡）协助下，能进入心肌细胞内，再合成病毒多肽，然后被蛋白酶2A等裂解出Vp1～Vp4结构蛋白、RNA依赖的RNA聚合酶、蛋白酶2A等。在柯萨奇病毒3的RNA依赖的RNA聚合酶作用下，病毒的正链单链RNA先形成病毒的负链单链RNA，后者再结合病毒的单链RNA，形成柯萨奇病毒3基因组，完成病毒复制；同时病毒正链单链RNA，可翻译出多蛋白肽链，再在病毒蛋白酶2A等作用下，裂解成病毒的结构蛋白、非结构蛋白，病毒的结构蛋白可与病毒正链单链RNA装配成子代病毒，从被感染的心肌细胞释放。活化柯萨奇病毒3的RNA依赖的RNA聚合酶，也可引发心肌细胞内质网应激，而促进柯萨奇病毒3复制。

3. 柯萨奇病毒3感染引发凋亡

柯萨奇病毒3感染，能导致细胞膜通透性、膜融合改变等，可引发心肌细胞急性损伤、坏死、凋亡，可抑制心肌细胞靶基因表达，能引起心肌细胞抗肌萎缩蛋白裂解、宿主心肌细胞破裂（这也是一种心肌保护机制，能减少柯萨奇病毒3复制），感染的心肌细胞、心肌周围细胞、淋巴细胞能活化心肌细胞的肿瘤坏死因子受体/死亡受体Fas凋亡通路，可促进心肌细胞凋亡。

柯萨奇病毒3感染后，柯萨奇病毒3的2B蛋白，可明显升高细胞质钙离子水平，促进心肌细胞线粒体双层膜通透孔释放促凋亡因子Smac，可阻断凋亡抑制蛋白（IAP）的抗凋亡作用，促使细胞色素C结合胱冬蛋白酶活化因子Apaf-1，然后与胱冬蛋白酶9形成凋亡复合物，再活化胱冬蛋白酶3/6/7，可引发心肌细胞等凋亡。

柯萨奇病毒3合成的病毒结构蛋白等，不能被心肌细胞的蛋白酶裂解时，柯萨奇病毒3可存活下来。在感染早期，柯萨奇病毒3能促进心肌细胞表达Bcl-2、Bcl-xL，使柯萨奇病毒3感染的心肌细胞存活。在感染后期，柯萨奇病毒3则能促进内质网等钙库释放钙离子，导致细胞质内钙离子超载，可引发心肌细胞凋亡；柯萨奇病毒3可促进表达NEFA结合核蛋白（NIP21），活化胱冬蛋白酶；可上调干扰素γ表达水平，再促进诱导蛋白10经促凋亡因子p53，促进心肌细胞凋亡；柯萨奇病毒3的VP2蛋白，可与促凋亡因子Sivα结合，再经胱冬蛋白酶通路，促进心肌细胞凋亡；柯萨奇病毒3的2A蛋白酶，可裂解心肌细胞收缩蛋白、骨架蛋白，使心肌细胞的结构破坏，使细胞膜不完整、破裂，易使柯萨奇病毒3释放。

4. 柯萨奇病毒3复制中的蛋白激酶

柯萨奇病毒3感染早期，心肌细胞质的p48蛋白/细胞膜的p200蛋白的Tyr残基可被磷酸化，能再磷酸化活化蛋白激酶Src/Fyn/Yes等，可辅助病毒复制；在感染期中，柯萨奇病毒3能活化心肌细胞Ras/Raf-1/蛋白激酶ERK信号通路，可促进病毒复制，并产生3C蛋白酶再裂解蛋白激酶ERK抑制蛋白，使蛋白激酶ERK活性进一步活化，能促进心肌细胞表达促炎症因子。

在病毒大量复制期，心肌细胞蛋白合成受抑制、促炎症因子表达水平上调（如肿瘤坏死因子α、白介素1），可产生大量活性氧，能促使蛋白激酶MKK47/JNK信号通路活化，可上调激活转录因子（ATF2）、转录因子c-Jun的水平；也可活化糖原合成酶激酶3β信号通路，促进心肌细胞凋亡；也可活化蛋白激酶p38MAPK信号通路，促进病毒释放大量活性氧，再促进心肌细胞凋亡，便于病毒释放。某些药物可抑制蛋白激酶、能抑制病毒致病过程。

5. 柯萨奇病毒3感染时泛素蛋白酶体的活化

柯萨奇病毒3感染时，心肌细胞内26S泛素蛋白酶体的活化，可去除心肌细胞中的变性蛋白，促使心肌细胞修复等；在该病毒感染早期，可降解生长抑制因子 p21/p27/p53 等，能抑制心肌细胞凋亡。在病毒感染后期，心肌细胞内 26S 泛素蛋白酶体的活化，可降解周期素等，能促进细胞凋亡、破裂。

6. 心肌蛋白的豆蔻酰化与病毒感染

豆蔻酸是十四碳饱和脂肪酸，可形成豆蔻酰辅酶 A，然后由豆蔻酰转移酶 1/2，把豆蔻酰基转给一些蛋白的 N 端甘氨酸残基，包括细胞内蛋白、病毒蛋白、癌蛋白等。热休克蛋白 70 可竞争豆蔻酰辅酶 A，抑制豆蔻酰转移酶活性。豆蔻酰化反应的快慢，主要取决于豆蔻酰转移酶的细胞内的分布、豆蔻酰辅酶 A 及其结合蛋白 MCBP 的水平、脂酰辅酶 A 合成酶的活性、豆蔻酰转移酶的抑制剂/激活剂的水平等。一些病毒可合成促使病毒蛋白豆蔻酰化的酶，结果能促使病毒在心肌细胞膜的脂筏区停泊。抑制病毒豆蔻酰转移酶活性，可防止柯萨奇病毒 3 利用人体细胞的豆蔻酰转移酶豆蔻酰化而黏附于心肌细胞膜上。

三、感染自身免疫与心肌炎

心肌炎临床表现多样，可以从轻度呼吸困难或胸痛自发缓解，到心源性休克和猝死，目前仍是难于诊治的疾病；病毒感染和自身免疫，是其主要的发病机制；细胞因子在病毒感染进展为自身免疫性心肌病中起重要的桥梁作用，进一步了解心肌炎的病因学和发病过程，有利于指导治疗。中国网上已发布自身免疫心肌炎模型研究进展，心肌损伤的自身免疫机制研究进展、病毒性心肌炎免疫机制研究进展、暴发性心肌炎诊治策略、病毒性心肌炎的自身抗体检测等，对临床工作有较好的指导作用，可由网上学习。

心肌炎是一种心肌的炎症性疾病，1669 年首先被描述；临床症状多样，是青壮年和运动员猝死的主要原因，也是 40 岁前发生心力衰竭的主要病因，目前仍然是临床亟待解决的难题。许多心肌炎患者与病毒感染有关，病毒感染到进展为病理性的自身免疫性疾病，需要一些细胞因子参与，在心肌炎发病机制中，区分感染和自身免疫或是两者兼有，对于决定治疗方案至关重要，而目前心肌炎的治疗还缺乏有效手段，尚处于探索阶段。

1. 感染机制在心肌炎发病中的作用

(1)病毒性心肌炎

病毒性心肌炎是一种病毒性疾病，临床和实验研究为观察多支持心肌炎于病毒感染后发生。在心内膜心肌活检标本中，应用原位杂交和聚合酶链式反应检测心肌细胞内病毒基因组显示，心肌炎或扩张性心肌病患者的心肌细胞，可含有病毒成分。在感染的小鼠，病毒能持续存在很长时间，可能与心肌细胞坏死、纤维化、心脏扩张相关。近来研究证实，心脏特异性的柯萨奇腺病毒受体(CAR)缺乏，将降低心肌细胞内病毒滴度，减少产生感染相关细胞因子，减少心脏的组织病理学损伤；CAR 缺乏的心肌细胞，可免于罹患感染，这些结果提示，CAR 在体内柯萨奇病毒感染的致病过程中起关键作用。急性病毒性心肌炎心脏中的病毒复制，能引发组织坏死和炎症。CAR 是柯萨奇病毒进入体内的受体，消除 CAR，将阻止病毒进入心肌细胞，阻止炎症性心肌病的进展，提示病毒性心肌炎的主要是病毒自身介导的，至少在急性阶段。

(2)病毒在心肌炎发病机制中的作用

病毒在心肌炎发病机制中的作用包括病毒直接介导心肌损伤、病毒血症导致心脏微血管痉挛、致心肌细胞坏死和功能障碍。病毒进入心肌细胞后，开始复制和合成病毒蛋白，进而导致心肌细胞功能障碍和细胞凋亡。微小核糖核酸病毒的蛋白酶 2A，能分裂翻译起始因子 4G，抑制宿主细胞蛋白合成。柯萨奇病毒 B3(CVB3)的蛋白酶 2A，能裂解抗肌萎缩蛋白，破坏心肌细胞骨架和胞膜的完整性，导致细胞膜渗透性增加，促进细胞死亡；单独的高水平 CVB3 蛋白酶 2A，就足以诱导心肌病。抗肌萎缩蛋白缺乏，也能促进病毒向邻近心肌细胞传播，增强心脏对 CVB3 的易感性。CVB3 蛋白酶 2A 和 3C，能活化胱冬蛋白酶 8、线粒体凋亡信号通路，促进心肌细胞凋亡。病毒能诱导免疫系统活化,促进病毒抗原特异刺激免疫反应与引起自身免疫反应。

2. 自身免疫在心肌炎发病机制中的作用

(1)心肌炎的自身抗体

自身抗体的存在是所有的炎症性心肌病的主要特征。CVB3 感染后,能引发自身免疫性心肌炎,可产生对多种心脏抗原如心肌球蛋白的 S2 铰链区表位、心脏 β_1 肾上腺素受体的自身抗体,与扩张性心肌病中持续心肌损伤、致命性室性心律失常有关。通过血液透析、免疫吸附去除扩张性心肌病患者循环中 β_1 肾上腺素受体自身抗体,能改善心脏功能;抗毒蕈碱 M_2 受体抗体与房颤相关;抗 Na^+-K^+-ATP 酶抗体,与致命性室性心律失常所导致的猝死相关;抗肌钙蛋白 I 抗体,能增加 L 型钙通道的钙离子流入,促进心肌损伤,导致心肌严重的炎症和纤维化。自身免疫在一些炎症性心肌疾病中有重要作用,甚至是关键性的作用。

(2)细胞因子

目前的研究证实,在病毒感染的全过程中,细胞因子的平衡常决定患者是急性病毒性心肌炎或是完全恢复,或是进展为自身免疫性心肌炎、扩张型心肌病。抑制单个或多个关键性的细胞因子,将有效阻止疾病进展。

①IL-17:最近发现,Th17 细胞能产生 IL-17,与心肌炎关系密切。应用重组心脏球蛋白片段(Myo4),免疫小鼠诱导的自身免疫性心肌炎,为 Th1 和 Th17 细胞表型。过继转移 α-肌球蛋白-特异性 $CD4^+$ Th17 细胞后,能诱导产生自身免疫性心肌炎;应用抗体阻断 IL-17,将减轻引发自身免疫性心肌炎的严重程度。研究证实,以融合蛋白型阻断剂,干扰 Th17 细胞的共刺激分子信号通路,通过改变 Th1、Th2、Th17 三者的平衡关系,能减轻心肌局部炎症,减少炎症后心肌纤维化;在急性心肌炎中 IL-17A 能特异性上调 IL-6、TNF-α、IL-1β,可募集 $CD11b^+$ 单核细胞和 $Gr1^+$ 粒细胞进入心脏中;下调 IL-17A 可减少心肌间质纤维化,下调基质金属蛋白酶 2/9 的表达、降低明胶酶活性;抗 IL-17A 单抗治疗心肌炎后,能预防心肌炎诱导心脏纤维化,可保护左室功能,减少心肌炎后重构;文献报道,患者外周 Th17 细胞数量、Th17 细胞因子(IL-17,IL-6,IL-23)和转录因子(RORγτ)水平增加;IL-6 在疾病发展中起双刃剑作用,在自身免疫性心肌炎诱导慢性心肌炎中,IL-6 通过辅助 Th17 细胞,促进自身免疫性心肌炎的发展;而在病毒感染中,IL-6 能通过控制病毒复制、调节炎症反应、缓解疾病进展。

②IL-21:IL-21 是滤泡辅助性 T 细胞(Tfh)的主要效应因子,一般以自分泌方式促进 Tfh 细胞的增殖和分泌,再辅助 B 细胞产生自身反应性抗体,引发自身免疫性心肌炎;IL-21 也能促进 Th17 细胞生长/分化;促进成纤维细胞分泌 MMPs,促进上皮细胞分泌趋化因子,并降低靶细胞对 Treg 的反应性;因此研究 IL-21 与心肌炎的关系可能有助于进一步揭示心肌炎的发病机制,并有可能发现新的治疗途径。

③肿瘤坏死因子(TNF-α):它是固有免疫反应的主要介质,在病毒性心肌炎中可能起双重作用:急性病毒性心肌炎患者,心脏中肿瘤坏死因子水平持续明显升高。给予外源性肿瘤坏死因子,将加重心肌炎。在自身免疫性心肌炎中,TNF-α 是一个关键性的致炎性细胞因子。在 CVB3 感染时,注射重组的 TNF-α,能诱导慢性自身免疫性心肌炎。阻断 TNF-α 将减轻心肌炎,心脏特异性过表达 TNF-α,将促进心肌炎和心肌病的发展,促进心脏功能损害、双室扩张、射血分数降低、早期死亡。

④IFNγ:研究显示,IFNγ 在心肌炎中起保护作用;缺乏 Th1 细胞时,IFNγ 产生减少,Th1 型细胞免疫反应降低,疾病严重性增加。

四、心脏疾病的免疫病理机制

越来越多的研究表明,自身免疫在心肌损伤的发病机制中起很重要的作用。随着研究的深入,人们发现自身免疫性心肌损伤不仅存在于心肌炎、心肌病中,在许多心脏疾病中都存在。体液免疫和细胞免疫都参与了心脏的病理性重构，并导致心脏结构和功能的改变。通过对心脏疾病免疫发病机制的研究，能为临床的免疫治疗提供理论依据。自身免疫是指对自身抗原引发的免疫应答、产生自身抗体/致敏淋巴细胞，自身免疫本身不一定引发疾病，但过度的自身免疫则是病理性的，可引发心肌细胞变性、坏死、纤维化，导致病情恶化、心肌损伤。

1. 自身体液免疫

随着研究的深入，已发现自身免疫等与扩张型心肌病、病毒性心肌炎的发生相关。近年在扩张型心肌病患者发现多种抗心肌自身抗体，包括抗肌球蛋白抗体、抗线粒体 ADP/ATP 转运体抗体、抗 $β_1$ 肾上腺素受体抗体、抗 M_2 胆碱受体抗体等；这些抗体是体液免疫的血清学标志，证实自身体液免疫机制，在心肌损伤中起重要作用。

(1)抗肌球蛋白抗体

肌球蛋白是心肌的结构蛋白，是主要的心肌收缩蛋白，由两条重链和四条轻链组成，正常时机体对其产生免疫耐受，病理状态下可作为一种自身抗原物质导致自身免疫反应，刺激机体产生抗肌球蛋白抗体，介导心肌免疫损伤；血清中可测到高滴度抗肌球蛋白自身抗体，能引发淋巴细胞浸润及心肌细胞坏死；晚期可导致心肌组织纤维化；提示心肌肌球蛋白，可作为自身抗原介导心肌损伤，引起心肌炎向扩张型心肌病转化。

扩张型心肌病患者抗肌球蛋白抗体阳性率达 50%，抗原主要是肌球蛋白重链，提示该抗体在扩张型心肌病的发病中起重要作用。致病性病毒蛋白和自身心肌肌球蛋白，存在相似的抗原决定簇；病毒感染作用于心肌组织，可引起组织坏死，释放心肌肌球蛋白，导致了机体的自身免疫。

抗肌球蛋白抗体在急性心肌梗死、风湿性心脏病患者中也有发现。急性心肌梗死后，坏死的心肌组织释放多种自身抗原，能导致自身免疫的发生。有人研究心脏损伤后综合征时，发现急性心肌梗死患者中，抗肌球蛋白抗体的阳性率为 16%。急性心肌梗死患者血清中的抗肌球蛋白自身抗体主要抗肌球蛋白轻链，在心肌损伤、心室重构、损害心瓣膜中起重要作用。风湿性心脏病患儿血清中，抗心肌球蛋白抗体在活动期组阳性率为 81.5%，静止期组为 16.7%，可用于协助判断风湿性心脏病活动。

(2)抗线粒体 ADP/ATP 转运体(ANT)抗体

线粒体 ADP/ATP 转运体(ANT)主要将线粒体内 ATP 转运给胞浆，其抗体干扰 ATP 的转运，使细胞内供能障碍，导致心肌损伤；该抗体也可激活、开放心肌细胞膜钙离子通道，使细胞质钙超载，损伤心肌细胞，可造成心肌能量代谢和心功能水平的下降。巨细胞病毒心肌炎小鼠，血 ANT 自身抗体阳性率逐渐上升，在第 6 周为 43.75%，到第 10 周上升至 71.88%。其平均几何滴度在第 6 周为 100，以后逐渐上升，至第 10 周升到 1600。说明小鼠血清中的抗心肌 ANT 抗体，在病毒性心肌炎的发病机制中起重要作用。

(3)抗 $β_1$ 肾上腺素受体抗体

$β_1$ 肾上腺素受体属于心脏 G 蛋白耦联受体，靠 G 蛋白把细胞外信号转变为细胞内效应。在病理状态下，致病因子可导致 B 淋巴细胞致敏，产生针对 $β_1$ 肾上腺素受体的自身抗体，引起自身免疫反应，导致心肌的损伤、心室的重构及心功能的改变，该抗体可激活、开放 L 型钙离子通道，使细胞质钙超载、损伤心肌，同时也使心肌细胞 $β_1$ 肾上腺素受体密度下调。大鼠血清出现高滴度的 $β_1$ 肾上腺素受体抗体几个月后，可发生类似扩张型心肌病的症状；提示 $β_1$ 肾上腺素受体抗体可能是扩张型心肌病的一个重要致病因素。$β_1$ 肾上腺素受体抗体，还存在于有心肌重构的风湿性心脏病患者，其阳性率为 43%，明显高于对照组。说明心脏的病理改变，可促使机体产生自身抗体，后者能导致心脏结构和功能的变化。

(4)抗 M_2 胆碱受体抗体

M_2 胆碱受体也属于心脏 G 蛋白耦联受体，是心肌细胞膜的一种蛋白质，主要分布在心脏。M_2 胆碱受体抗体具有拟胆碱样激动剂作用，可导致受体的调节功能发生紊乱，也可使 $β_1$ 受体密度下调，使心脏结构与功能发生改变，心室壁变薄扩张。巨细胞病毒性心肌炎小鼠血清抗 M_2 胆碱受体自身抗体阳性率逐渐上升，在第 7 周为 37.5%，第 10 周为 53.13%；平均滴度也呈逐渐上升趋势，在第 6 周为 50，第 10 周上升到 800；说明血清抗心脏 M_2 胆碱受体自身抗体，可能在病毒性心肌炎的发病机制中起重要作用。

随着研究的不断深入，越来越多的抗心肌自身抗体在心脏疾病中被发现，如在扩张型心肌病中还发现有钠泵自身抗体、线粒体乌头酸水解酶抗体、甘油醛 3 磷酸脱氢酶抗体、线粒体 M7 抗体等；在病毒性心肌炎中还发现有抗心肌肌凝蛋白自身抗体，在高血压患者中还发现 α 肾上腺素受体抗体，这些抗体可导致自身免疫、损害心肌，导致心脏结构与功能的改变。

2. 自身细胞免疫

在病毒性心肌炎和扩张型心肌病中，还有自身细胞免疫参与心肌损伤，主要表现为 T 淋巴细胞功能、亚群的失调。T 细胞根据其抗原和免疫功能的不同分为 $CD4^+$ T 细胞和 $CD8^+$ T 细胞。在许多实验性自身免疫性心肌炎/心肌病的研究中，对实验动物进行心内膜心肌活检后发现有 $CD4^+$ T 细胞和 $CD8^+$ T 细胞的浸润，其中 $CD4^+$ T 细胞显著多于 $CD8^+$ T 细胞；$CD4^+$ T 细胞表型也发生异常。高水平 $CD4^+$ T 细胞被认为是疾病进展的标志，其亚型 Thl 细胞和 Th2 细胞均为效应细胞。

近来的研究发现，Th17 细胞是一种新的 CD4 效应性 T 细胞，主要分泌前炎性细胞因子 IL-17，可介导自身免疫反应、炎性反应、肿瘤和免疫排斥等的发生和发展。在急性病毒性心肌炎患者血清中，Th17 及 IL-17 水平明显高于扩张型心肌病患者和正常人；而在扩张型心肌病患者血清中，Th17 及 IL-17 与正常人没有差异。说明 Th17 及其分泌的 IL-17，在病毒性心肌炎的早期介导急性心肌炎症反应，导致心肌细胞损伤。IL-17 可能会成为急性病毒性心肌炎的新的治疗靶点。

$CD4^+CD25^+$ Treg 细胞是一种新型的不同于 Thl 和 Th2 免疫抑制作用的调节性 T 细胞，其数量/活性的变化，都可导致自身免疫性疾病发生。扩张型心肌病患者外周血中 $CD4^+CD25^+$ Treg 细胞水平，明显低于急性病毒性心肌炎和健康对照组；$CD4^+CD25^+$ Treg 细胞减少，使对自身免疫的抑制作用降低，可打破免疫耐受，引起自身免疫性心肌损伤。同时也发现急性病毒性心肌炎和扩张型心肌病 Th17/Treg 都明显升高，提示在自身免疫性疾病的发病机制中起重要作用。对急性病毒性心肌炎，Th17/Treg 水平升高，还可促使心肌炎向扩张型心肌病发展。近几年针对扩张型心肌病所采用的免疫吸附、免疫抑制、血浆置换等治疗，取得了一定的成效。已为人类的细胞免疫治疗找到了一个治疗靶点免疫 $CD4^+$ T 细胞，正在进一步研究。

3. 暴发性心肌炎等的研究进展

暴发性心肌炎的高猝死率，再次将心肌炎引入临床医生的视线，与免疫组织化学方法相结合的心内膜心肌活组织检查有更高的敏感性，心脏 MRI 日益受到重视，它能为心内膜活检定位，心脏 MRI 的一些专家共识标准已开始推广。暴发性心肌炎时，对心源性休克及恶性心律失常应积极干预，体外膜肺氧合、主动脉内球囊反搏、埋藏式心脏转复除颤器，能起到稳定病情、渡过危重期的作用。干扰素(IFN)用于治疗暴发性心肌炎持续合并病毒感染者，能改善扩张型心肌病的预后；静脉滴注大剂量丙种球蛋白，在小儿心肌炎治疗中有一定地位。降低暴发性心肌炎猝死率及慢性心肌炎病毒持续感染率是日后探索的重要方向。

有研究提示，青少年猝死病因中心肌炎比重高达 12%，尽管对其发病率及死亡率有所认识，但至今尚无临床实践指南。心肌炎的诊断具有挑战性，因心肌炎病原学不同时其临床表现多样化，而相对有限的发病率又限制了大规模、多中心、双盲试验的开展，其治疗方法尚在研究中。心肌炎是心肌局限性或弥漫性的急性或慢性的炎症病变，可分为感染性和非感染性两大类，最常见的病因为病毒感染，其他病原体感染较少见。

1986 年的 Dallas 病理诊断标准为：传统染色的心脏组织中有炎性细胞浸润伴或不伴心肌细胞坏死，心肌细胞变性。目前中国网上已发布暴发性心肌炎危险因素分析、临床特点分析、诊治研究进展、儿童暴发性心肌炎、重症暴发性心肌炎治疗进展、暴发性心肌炎临床诊治与预后等，有较好的临床指导意义，可从网上学习。

（1）临床表现及特征

心肌炎的临床表现取决于病变的广泛程度和严重性，多数患者呈亚临床型，可以完全没有症状，重者可并发严重心律失常、心力衰竭、心源性休克甚至猝死。根据临床症状、病程及转归，心肌炎分为亚临床型、轻症自限型、隐匿进展型、急性重症型、猝死型。急性重症心肌炎亦称暴发性心肌炎，可引起严重的血流动力学损害，进展快、病死率高，尤其值得注意。

有明确前驱症状如发热等上呼吸道感染及急性胃肠炎症状，突然出现（通常少于3天）的严重心力衰竭症状是暴发性心肌炎的特征，这些患者有严重的左心功能不全，但左心室舒张末期内径增加并不明显。值得强调的是，有些暴发性心肌炎患者表现为急腹症的症状如上腹痛伴恶心、呕吐，甚至有腹腔炎性渗出，但心脏疾病相关症状较不明显，极易因误诊而耽误治疗，使死亡率居高不下；甚至有些患者拟诊为急腹症，剖腹探查后死于手术台上，后经尸检证实心肌炎。以急腹症为起病主要表现的患者，多为危重患者，死亡率高，此为该心肌炎的特征之一。

（2）诊断方法及诊断评价

我国于1984年制定了病毒性心肌炎的诊断标准，后经过多次修改，目前基本上使用1999年全国心肌病专题座谈会制订的成人急性病毒性心肌炎诊断参考标准。心电图、心脏彩色多普勒超声、血清肌钙蛋白、非侵入性心脏MRI为初步诊断提供依据。若有心电图ST段抬高、心脏标志物升高、缺血性心绞痛症状，应急诊行冠状动脉造影，造影无冠状动脉硬化堵塞证据，同时排除其他病理生理学病因（如Tako-Tsubo心肌病），可作出心肌炎诊断。

（3）生物学标志

心肌酶谱测定中以心肌肌钙蛋白I或肌钙蛋白T及CK-MB的定量测定增高最有诊断价值。肌钙蛋白I是常用的心肌损伤生物学标记，其特异度高，敏感度低，把握检测时机并动态监测有助于提高其敏感度，临床实践及实验数据表明肌钙蛋白I阳性者比CK-MB更常见。心肌炎酶学变化特点为血清酶谱表现为持续增高但无酶峰。

（4）心电图

心电图敏感度低，为47%左右，其异常往往呈一过性，最常见的变化是ST段和T波异常，也可出现室性心律失常、房室传导和室内传导阻滞，偶可表现为AMI心电图表现：ST段抬高、ST段压低、病理性Q波。以上异常变化中，左束支传导阻滞、病理性Q波均与高病死率相关。

（5）UCG

常见表现为心脏扩大、室壁厚度增加（可能与间质水肿有关）、心肌回声不均匀、左心室内血栓、舒张期充盈异常，而收缩功能可正常或降低，节段或全室壁的运动异常可与心肌梗死类似。斑点追踪UCG中，应用自动功能成像分析心肌应变率，牛眼图可直观显示心肌收缩期应变率峰值降低。总之，急性心肌炎无特征性改变，UCG仅限于鉴别有无其他病因诱发的心力衰竭。

（6）MRI

在心肌炎疑似患者中，MRI的使用日益受到重视，它可以为心内膜活组织检查（活检）定位，在对比增强MRI指导下，活检有更高的敏感度及特异度。局灶性心肌增强显影结合节段性室壁运动异常（运动功能减弱、无运动或运动障碍）强烈支持心肌炎诊断。

美国2009年发表了心脏MRI在心肌炎中的应用的资料，在诊断标准中推荐了3条：①局部或全心心肌在T2加权像信号强度增高，提示心肌水肿；②以钆造影剂造影，T1加权像有全心心肌早期增强显影；③钆增强扫描像，心肌延时强化；符合以上三条中≥两条时诊断成立；若符合三条中一条或虽均不符合、但临床有证据高度疑似心肌炎，应在初次检查1～2周后，复查心脏MRI。其中全心心肌在T2加权像信号强度增高，有更高的敏感度及特异度；此外左心功能衰竭及心包积液为心肌炎诊断次要证据。

(7)心内膜心肌活检及指征

大多数心肌炎患者无需行心肌活检，成人心内膜心肌活检仅限于合并心力衰竭的心肌炎患者。因此，临床资料及血流动力学资料通常能为心内膜活检提供指导性建议，但在实际工作中由于标本采集可错误，其诊断敏感度及预测心肌炎的价值明显降低。随着细胞表面抗原如 CD3、CD4、CD20、CD68 及 HLA 抗原检测的开展，结合免疫组织化学方法的病理诊断标准具有更高的敏感度及预测价值。然而昂贵的检查费用、普及性等因素限制了免疫组织化学技术在心内膜心肌活检中的广泛使用。

活检指征：2007 年美国心脏病协会、美国心脏协会及欧洲心脏病协会联合制订了心内膜心肌活检在心血管疾病中应用的评估指南，其中有两种情形为暴发性心肌炎及巨细胞病毒性心肌炎的常见临床表现，为心内膜心肌活检Ⅰ类推荐(Ⅰ类推荐指有证据或共识认为有益、有效)。

①疑诊暴发性心肌炎，新近发生、小于 2 周的不能解释的心力衰竭伴正常心脏大小或左心室扩大且合并血流动力学障碍；

②疑诊心肌炎，合并不能解释的、新发生的心力衰竭，持续时间大于 2 周而小于 3 个月，伴有左心扩大、室性心律失常或房室传导阻滞(Ⅱ度～Ⅲ度)，治疗 1～2 周仍无效果的患者。若无上述两种情形，如何把握活检指征尚在研究中。

(8)病原学检测

病原学检测方法很多，可结合临床需要加以选择，如柯萨奇病毒 IgM 抗体检测用于早期诊断，逆转录 PCR 检测外周血肠病毒 RNA 用于明确肠病毒性心肌炎，肝炎病毒血清学检查为 C 型肝炎病毒心肌炎提供依据。心内膜心肌活检查出病毒基因组，已被用于指导急性或慢性心肌病，有研究报道病毒基因的检出是心肌炎不良结局的独立危险因素，直接与不良结局(心功能恶化、需行心脏移植及死亡)相关。

(9)治疗

暴发性心肌炎患者应卧床休息(或至少限制活动)，其主要治疗常属支持疗法，通常是针对本病全身性的主要临床表现进行处理。

①左心功能衰竭的支持治疗：分为机械及非机械辅助支持治疗。大多数暴发性心肌炎患者经过心力衰竭经典治疗方案：ACEI、ARB、β 受体阻断剂、利尿药联合治疗后明显好转，对于即使已采用最佳治疗但病情仍在恶化的，机械循环支持(如心室辅助装置及体外膜肺氧合)为心脏移植及康复提供桥梁。暴发性心肌炎患者心脏移植的死亡率与其他原因导致的心力衰竭病死率相似。总之，心肌炎合并心力衰竭的患者，当前心力衰竭的治疗指南有助于指导用药。

②合并心律失常时的处理：根据 2006 年 AHA、ACC 及 ESC 指南，通常推荐心律失常应予处理。临时起搏器可用于急性心肌炎患者心动过缓伴发症状或完全性房室传导阻滞，多数Ⅲ度完全性房室传导阻滞患者借起搏器渡过急性期后可得到恢复，少数会出现电机械分离；有症状的室性心律失常或持续的室性心律失常，可能需要使用胺碘酮或埋藏式心脏转复除颤器。然而，抗心律失常治疗是否能改善非特异性室性心律失常的预后，尚未系统地评价。在心律失常消失之前，应禁止参与竞技性体育活动。

③抗病毒治疗：仅用于暴发性心肌炎，因为大多数心肌炎患者在病毒感染后数周方得以诊断，因此抗病毒治疗不能在可获益的初始阶段就得以实施，然而 IFN 可用于扩张型心肌病持续存在病毒感染的患者，IFN 主要通过抑制病毒进入细胞，抑制翻译，增强细胞因子的产生和调节免疫球蛋白生成，起到抗病毒作用，同时抑制心肌抗体的产生，从而保护心肌。抗病毒治疗及疫苗的接种，需根据近期流行病学的调查结果作适时的调整。黄芪可能有抗病毒、调节免疫功能，对 IFN 系统有激活作用。

④免疫调节疗法：静脉滴注丙种球蛋白可能对暴发性心肌炎有治疗作用，但成人常规使用丙种球蛋白是不被推荐的；对伴有炎症或病毒感染持续存在的慢性扩张型心肌病，静脉滴注丙种球

蛋白的价值还在研究中，有人对新发(<6 个月)扩张型心肌病患者，予静脉滴注丙种球蛋白治疗，未发现预后改善。需指出静脉滴注丙种球蛋白在儿童急性心肌炎治疗中有一定地位，给予大剂量丙种球蛋白可能使左心室功能不全得到更快的缓解，或许能提高存活率。有研究报道，儿童暴发性心肌炎患者每天静脉滴注大剂量丙种球蛋白(持续 10 小时)，治疗 1～2 周后临床症状明显改善，心肌酶谱及心功能恢复正常。台湾有报道，心肌炎患儿合并完全性房室传导阻滞、心源性休克、肺水肿，在静脉滴注丙种球蛋白 6 小时后，恢复为房性节律，心肺功能随之改善。此外免疫增强剂如 IFN-β 可通过增强患者免疫功能，自动清除病毒，能改善病毒性暴发性心肌炎的预后。

⑤免疫抑制剂：心肌炎免疫治疗的几个随机对照试验研究表明，免疫抑制剂若作为急性淋巴细胞浸润性心肌炎的常规治疗是无益的。免疫抑制剂不能用于未有病理证实的心肌炎患者，此外，目前不主张常规使用免疫抑制剂；但对严重患者，合并心源性休克、致死性心律失常(三度房室传导阻滞、室性心动过速)及心肌活检属慢性自身免疫性心肌炎性反应者，应足量、早期使用。糖皮质激素可使重症心肌炎患者的心力衰竭好转，严重心律失常减轻，其可抑制炎症、减轻水肿，消除变态反应，减轻毒素对心肌的影响，糖皮质激素治疗主要用于重症患者，以协助渡过危重期。

⑥体循环病毒抗体免疫吸附疗法：该方法已被初步评估，短、中期研究认为对暴发性心肌炎有效，但仍需大量前瞻性随机试验证实。

(10)预后

一般心肌炎预后较好，但暴发性心肌炎的治疗效果不佳，合并心源性休克者死亡率仍大于 30%。有人分析 181 例心肌炎临床疑似患者，随访发现 NYHA 心功能分级越高、免疫组织化学炎性特征改变及未使用 β 受体阻断药是结局恶化的危险因素。扩张型心肌病合并慢性心力衰竭是心肌炎晚期的主要结局。

目前心肌炎诊治面临的挑战与机遇病毒的变异及境内外人口的高流动性导致近年来心肌炎发病率升高，临床症状的不典型给诊断带来了挑战，暴发性心肌炎的高猝死率对心肌炎的治疗提出了更高的要求。免疫组织化学及心脏 MRI 技术的发展给心内膜心肌活检注入了新的血液。活检技术的敏感度、特异度的提高使之能够更好地指导临床诊断与治疗。在经典治疗的基础上，治疗方式有了很大进步，IFN 抗病毒治疗的有效性给心肌炎患者带来了曙光，机械循环支持得到了长足发展。未来主要任务是结合分子免疫学方法、MRI 等技术提高心肌炎的诊断水平。当然，有效的治疗、降低暴发性心肌炎猝死率及慢性心肌炎病毒持续感染率亦是有待探索的重要方向。

［吴　颖　程京华　杨　春　冯　俊(六安市人民医院)］

进一步的参考文献

［1］ MAISCH B, PANKUWEIT S. Current treatment options in peri myocarditis and inflammatory cardiomyopathy［J］. Herz, 2012, 37(6): 644-656.

［2］ TROCHU JN. Myocarditis［J］. Rev Med Intern, 2012, 33(10): 567-574.

［3］ FAIRWEATHER D, STAFFORD KA, SUNG YK. Update on coxsackievirus B3 myocarditis［J］. Curr Opin Rheumatol, 2012, 24(4): 401-407.

第十九章　心脏离子通道基因突变与心肌病

心脏离子通道病的研究已达到分子水平，钾离子、钠离子、钙离子、氯离子等的通道的基因已被克隆，各种亚型的基因已明确，与遗传性心律失常、猝死相关的基因突变已被发现。离子通道是细胞膜、细胞器膜上的一类特异性亲水性蛋白微孔道，是神经、肌肉活动的基础。在心肌细胞，离子通道主要包括钾离子通道、钠离子通道、钙离子通道、氯离子通道、钠钙交换体、钠氢交换体、非选择性阳离子通道等，离子通道常由多个亚单位组成，主要形成膜电位、决定细胞电兴奋性。它们的有序开放、闭合、相互影响，产生心肌细胞的动作电位，使心脏传导系统能正常发出传导冲动，使心肌细胞能正常舒缩，还能调节细胞离子水平、pH、体积、渗透压、形态、细胞内外环境，与细胞迁移、增殖、分化、凋亡等相关，能调节心肌/平滑肌的收缩/舒张、参与突触传递等。

心脏性猝死是较复杂的疾病，其中 88% 由恶性心律失常导致，遗传性心律失常是导致中青年猝死的主要原因，如长 QT 综合征，它是一种遗传性、易导致室性心律失常的疾病；Burugada 综合征是年轻人可发生的特发性室性心动过速，能在睡梦中猝死；还有儿茶酚胺介导的多型性室性心动过速、短 QT 综合征、心房颤动、病态窦房结综合征、心脏传导异常等，这些疾病的共同特点是由某种亚型的离子通道基因突变所致，统称为原发性心脏离子通道病。目前中国网上已发布 2009 年澳大利亚家族性长 QT 综合征诊治指南、2010 年中国获得性长 QT 综合征防治建议、长 QT 综合征诊治研究进展、2011 年欧美心脏离子通道病与心肌病基因检测专家共识、2007 年中国遗传性心律失常心肌病专家共识、长 QT 综合征发病机制研究进展、短 QT 综合征研究进展、特发性短 QT 综合征研究进展等，有较好的临床指导意义，可由网上获得资料。

1. 原发性心脏离子通道病

(1)复极异常引发的离子通道病：如长 QT 综合征，包括常染色体显性遗传的 Romano-Ward 综合征，还有常染色体隐性遗传的 JLN 综合征；长 QT 综合征可分为 12 型。

(2)除极异常引发的离子通道病：如钠离子通道异常引发的 Brugada 综合征、LQT3 综合征、进行性心脏传导障碍(PECD)、病态窦房结综合征等。而获得性离子通道病(如获得性长 QT 综合征)的特点是常有心力衰竭。

心电图已研究了大约 100 年，心肌细胞动作电位已研究了大约 50 年，20 世纪 60—70 年代膜片钳技术、X 射线晶体衍射技术等应用于心肌电生理学研究后，可直接在心肌细胞上对离子通道的各种离子电流进行测定，从而在心肌细胞上发现了各种与离子通道的结构/功能异常相关的离子通道病、心律失常、心脏疾病。应用膜片钳技术、荧光探针钙图像分析技术、分子克隆技术、基因突变技术等，目前对离子通道已有较多的认识。

离子通道复合物的亚单位，有 α_1、α_2、β、γ、δ 型，一般以 α_1 亚单位为较重要的功能亚单位，α_1 亚单4 聚体等能围成离子通过的孔道。心肌细胞的钠离子通道、钾离子通道(比钙离子通道等简单一些)、钙离子通道的分子结构有一定相似性。钾离子通道一般是 α、β、γ、δ 等亚单位的聚合体。但氯离子通道一般是 2 个亚单位的聚合体。离子通道改变可经折返机制、触发活动等引发心律失常。

已发现的离子通道电流及离子载体电流有：I_{Na}、$I_{Ca\text{-}T}$、$I_{Ca\text{-}L}$、I_{kl}、I_{Kir}、I_{Ks}、I_{Kur}、I_{to}、$I_{K\text{-}ACh}$、$I_{K\text{-}ATP}$、I_{KCl}、$I_{K\text{-}Na}$、I_F、I_{Cl}、$I_{Na\text{-}Ca}$、I_{Pump}、I_J 等。研究发现，心脏离子通道是一类跨膜糖蛋白，种类较多、结构较复杂，在细胞膜中可形成亲水性通道，使不能随意跨膜转运的细胞外亲水性离子，能经离子通道进行跨膜转运到细胞内。某种离子通道对一些离子的出入有选择性，钠离子通道对钠离子的选择性，比非离子通道高 12 倍；钙离子通道对钙离子的选择性，比非离子通道高 1 000 倍。

离子通道可分为门控离子通道、非门控离子通道；非门控离子通道是钠离子/钙离子/氯离子的没有门控结构的背景离子通道，又称为渗透通道，神经、肌肉的一些非门控离子通道常开放着，而无电压依从性的开关调节。

2. 门控离子通道

(1)仅有激活门的离子通道，激活门开放时，离子通道开放，激活门关闭时，离子通道关闭；一般在细胞膜去极化时，激活门开放时间较长，如大部分电压门控 K_v 钾通道等；起搏电流 I_f 离子通道激活门在复极化时开始开放、在超极化时开放达最大。

(2)有激活门、失活门的离子通道：激活门一般在细胞膜去极化时一过性开放（活化）、失活门随后关闭（被抑制），如大部分的钠离子通道、钙离子通道。

心肌细胞膜跨膜电位形成的基础包括：①多种特异性、非特异性离子通道的离子转运；②离子交换电流，如钠离子-钙离子交换内向电流；③泵离子电流，如钠-钾泵外向电流。心肌细胞的内向电流包括：电压门控钠通道的快钠内向电流 I_{Na}、电压/受体门控钙通道的慢内向电流 I_{Ca}、起搏电流 I_f 等；心肌细胞的外向电流包括：钙离子激活的钾通道一过性外向电流 I_{to}、渗透通道的快外向电流 I_{kl}、迟发外向钾电流等。

门控离子通道又可根据门控通道开关的信号不同，而分为电压门控离子通道、化学（递质、配体）门控离子通道、机械（牵拉）门控离子通道等；门控离子通道的开关常可由不同信号门控。电压门控离子通道是一个大家族，一般都有相似的分子结构与功能，离子通道的孔道，由 4 个同源结构域或 4 个同源亚单位形成，如电压门控钠离子通道由 α/β 亚单位组成，一般 4 个 α 亚单位的Ⅰ～Ⅳ同源结构域的 S5/S6 跨膜螺旋共同形成钠离子孔道。同源结构域的 S4 跨膜螺旋，可被去极化时的细胞膜电压升高而改变构型、激活，S4 跨膜螺旋是电压感受器。Ⅲ～Ⅳ同源结构域间的胞内环，是电压门控离子通道失活的关键部位，如电压门控钠离子通道一般有 I^{1488}-F^{1489}-M^{1490} 的氨基酸残基基序，细胞膜去极化后，I^{1488}-F^{1489}-M^{1490} 向钠离子孔道口移动，与Ⅲ～Ⅳ同源结构域间的胞内环的 A^{1329}、N^{1662} 连接，阻断离子通道，称为球-链失活机制（N 端失活机制）。

(3)配体门控离子通道：即离子通道型受体，分子内既有离子通道又有受体，受体包括：

①第 1 类离子通道型受体：如 N 型乙酰胆碱受体/5-HT3 受体/GABA-A 受体/甘氨酸受体，常由 5 个亚单位组成复合物，每个亚单位有 4 跨膜螺旋区。

②第 2 类离子通道型受体：如 NMDA 受体/KA 受体/AMPA 受体/使君子酸受体，常由几个亚单位组成复合物，每个亚单位有 3 跨膜螺旋区。

③第 3 类离子通道型受体：如 cGMP 受体/cAMP 受体/三磷酸肌醇受体/兰尼碱受体。

④第 4 类离子通道型受体：如 ATP/ADP 门控的离子通道，有 P2X/P2Y 等嘌呤受体，每个亚单位有 2 跨膜螺旋区。

一般在细胞整个动作电位中，离子通道至少经历 3 种不同状态的转换：①静息关闭状态，这时离子通道关闭，细胞膜转入静息膜电位期；②开放状态，大多数离子通道受适当的信号刺激后可激活、开放；③失活关闭状态，失活的离子通道处于绝对不应期，外来刺激不能使离子通道活化、开放。

一、离子通道病与遗传性心律失常

离子通道病是遗传性心律失常的主要病因，可由钠离子通道、钾离子通道、钙离子通道等亚单位的基因突变所致，能导致离子通道功能的变化，进而引起异常的心电活动，表现为遗传性心律失常，后者常以室性心律失常为主要表现，常不伴有心脏结构异常，心源性猝死是其严重的临床表现。

1. 钠离子通道的基因突变与遗传性心律失常

钠离子通道是细胞膜上跨膜糖蛋白，由 α、β 亚单位基组成，选择性通过钠离子，主要维持细胞兴奋性、电冲动传导；编码钠离子通道的基因突变，会导致钠离子通道结构/功能异常，引发心律失常。

(1)长 QT 综合征

长 QT 综合征时复极化异常，心电图 QT 间期延长，易发生恶性室性心动过速，有不同形式的 T 波异常(T 波电交替、T 波切迹)、尖端扭转型室性心动过速，后者常引发晕厥、猝死。临床表现从无症状、无心电图 QT 间期延长的突变携带者，到心源性猝死，变化不一。

(2)Brugada 综合征

Brugada 综合征是家族性疾病，为常染色体显性遗传伴不同外显率，有除极化异常，在远东地区较为流行，20%～50%患者有心源性猝死家族史。已发现 20%Brugada 综合征患者有钠通道 SCN5A 基因的多种突变，有广泛的遗传异质性；好发于 40 岁左右的中年人，约 75%为男性患者，患者常有室颤引起的猝死、多形性室性心动过速所致的晕厥。近来发现，Brugada 综合征中 3-磷酸甘油脱氢酶样蛋白(G3PA1L)基因突变，造成钠电流减小、时间延长，可导致心律失常。

(3)Lev-Lengre 综合征

Lev-Lengre 综合征是家族性心脏传导阻滞性疾病，由钠通道 SCN5A 基因功能缺失性突变导致，使钠通道在动作电位 0 期不能正常开放，钠离子进入细胞速度减慢，心房/心室肌细胞及浦肯野氏纤维电冲动传导速率降低，可导致房室/室内/束支的传导阻滞，严重的患者应植入起搏器，以预防心脏骤停事件的发生。

2. 钾离子通道的基因突变与遗传性心律失常

钾离子通道亚型较多、作用较复杂，分为延迟整流钾通道、瞬时外向钾通道、内向整流钾通道、ATP 敏感性钾通道、乙酰胆碱敏感性钾通道等，决定心肌静息电位、心率、动作电位形状/时程，由于编码钾离子通道的基因变异所致钾通道功能异常、钾离子流速减慢，可导致长 QT 综合征等。

(1)长 QT 综合征

长 QT 综合征中相关的钾离子通道基因有 KCNQ1、KCNH2、KCNE1/2、KCNJ2 等基因，它们的功能缺失性突变，可降低钾离子通道功能，使钾离子流速减慢，心肌细胞复极时间延长，能发生心律失常，可分别导致 LQT1、2、5、6、7。这些长 QT 综合征，主要发生在情绪波动、压力大、运动锻炼时，临床表现和钠通道基因突变型的长 QT 综合征相似。

(2)短 QT 综合征

短 QT 综合征是常染色体显性遗传病，与钾通道 KCNH2、KCNQ1、KCNJ2 基因突变相关，能导致心肌细胞钾通道功能异常，使钾离子流速改变。这 3 种基因的突变，也与长 QT 综合征相关；同一基因突变导致短 QT 综合征、长 QT 综合征时，钾通道功能的改变不同。

(3)家族性心房颤动

家族性心房颤动，未发现与猝死有关，但可能是离子通道病。已在持续性房颤家族，发现 KCNQ1 基因功能获得性错义突变，常有 QT 间期中度延长。KCNJ2 基因突变，可引起钾通道钾离子电流增强、缩短心房动作电位复极期，使心房有效不应期缩短，可导致家族性心房颤动。编码乙酰胆碱诱导的内向整流钾通道 Kir3.4 亚单位的 KCNJ5 基因杂合性功能缺失型突变，亦与家族性心房颤动有关。

3. 钙离子通道的基因突变与遗传性心律失常

心肌细胞膜及肌浆网膜上的钙离子通道，能调节细胞质游离钙离子水平、动作电位、心脏兴奋-收缩耦联；细胞膜 L 型电压门控钙离子通道开放后，钙离子进入细胞质，激活、开放肌浆网膜受体 RyR2 的钙离子通道，使肌浆网钙库的钙离子进入细胞质，触发细胞收缩。而肌浆网钙库中钙离子的储存和缓冲，须有肌集钙蛋白 CASQ2(含 399 个氨基酸残基，是钙离子结合蛋白)与 RyR2 形成的复合物参与。细胞质钙离子水平调节的相关蛋白基因突变，常可导致严重的心律失常。

(1)儿茶酚胺性多形性室性心动过速

儿茶酚胺性多形性室性心动过速(CPVT)，常染色体显性遗传，与心肌细胞肌浆网膜钙离子通道 RyR2 基因突变相关，该基因主要在心肌细胞表达，突变 RyR2 活化、开放增加，使肌浆网钙库的钙离子经 RyR2 进入细胞质增加,使细胞质钙离子水平升高,可引发延迟后除极、CPVT。心肌细胞染色体 1p11～p13.3 的肌集钙蛋白 CASQ2 基因突变,与常染色体隐性遗传的 CPVT 相关,突变的 CASQ2 不能储存肌浆网中钙离子,使细胞质钙离子水平升高,可引发延迟后除极、CPVT。

(2)Timothy 综合征

Timothy 综合征又称 LQT8,是有多器官异常的心律失常综合征,与 L 型电压门控钙通道基因 CACNA1c 功能获得性突变相关,可改变钙通道的电压依赖性失活动力学,减缓通道时间依赖性失活,导致动作电位平台期的钙离子内流时间增加,使 QT 间期延长。

猝死常为遗传性心律失常的首发症状,对家族性高度怀疑离子通道病的患者,进行已知致病基因突变的筛查、症状前诊断,以检测出症状前患者、无症状基因突变携带者,及早临床干预,对该类患者的预后有重要意义,但经费太高和技术方面的原因,可能会限制基因检测在临床中的应用。

目前发现的离子通道致病基因,还不能解释该类患者的全部遗传学基础,还有更多的致病基因和更多的突变有待进一步研究,包括离子通道基因、与离子通道基因表达及功能修饰有关的修饰基因等。

二、离子通道病与心源性猝死

心源性猝死(SCD)占各类疾病所致猝死的首位,多数心源性猝死患者,通过尸体解剖、病理组织学检查,可明确死因为心源性疾病;但部分患者虽经详细检查,但仍不能检测到可说明死因的心脏疾病,其中部分属于先天性心肌细胞离子通道疾病所致,如 Brugada 综合征、长 QT 综合征、儿茶酚胺敏感性多形性室性心动过速、短 QT 综合征等;这些基因突变导致的先天性心肌细胞离子通道疾病,引发 5%～12%的心源性猝死,均有心肌细胞膜离子通道功能异常,心脏常无器质性病变,疾病有隐匿性,易发生严重的心律紊乱(室速、尖端扭转室速、室颤)甚至心源性猝死,检查时可诱发出相关的心律失常;多数为常染色体显性/隐性遗传,在某些外界诱发因素的影响下,可发生猝死,也可在睡眠中猝死。目前可检测一些离子通道受体基因突变,能阐明心源性猝死的病因,称为死后基因检测技术、分子解剖技术。

三、长 QT 综合征

1. 概述

长 QT 综合征(LQTS)多数是离子通道病,与不同离子通道的亚单位蛋白、调控蛋白的基因突变、功能异常相关,异常的钠离子、钾离子、钙离子的通道,导致异常的离子流,又称心室复极延长综合征,其特征性表现是心电图上 QT 间期延长,T 波异常,易产生尖端扭转型室性心动过速、心室颤动、ST-T 改变、多形性室性心动过速、发作性眩晕、心源性猝死等。心源性猝死发病率达 0.1%～0.2%,在美国每年导致 30～40 万人死亡。

1957 年,挪威学者首次报道了 1 个长 QT 综合征家系,6 个孩子中 4 个有 QT 间期延长、晕厥,并伴耳聋,3 个儿童猝死,称之为 JLNS 综合征,常染色体隐性遗传,较少见。此后,Romano 和 Ward 等报道了一些家族性长 QT 综合征,但不伴有耳聋,称为 Romano-Ward 综合征(RWS),常染色体显性遗传,较常见。随后又报道一些长 QT 综合征患者,并于 1985 年由国际命名为长 QT 综合征(LQTS),它不属于常见病,多见于青少年,发病较突然,猝死率较高。

长 QT 综合征按病因通常可分为:

——遗传性长 QT 综合征,其发生主要与离子通道基因突变相关(见下述)。

——获得性长 QT 综合征,有遗传易感性,病因主要为心肌局部缺血、电解质紊乱(如低钾血症,血清钾水平<3.5 mmol/L;低镁血症,血清镁水平<0.7 mmol/L)、应用某些药物(如抗心律失常药、抗组胺药、抗精神病药、抗生素等)、环境异常、神经源性心肌顿抑、HERG 通道的氧化;其他病因有:心肌病(肥厚型、扩张型、致心律失常性等)、二尖瓣脱垂、充血性心力衰竭、高血压、冠心

病、完全性心脏传导阻滞、Kawasaki 综合征、心肌炎、糖尿病、神经性厌食、肝损伤、蛛网膜下腔出血、严重心动过缓、心肌缺血、自主神经疾病等。去除这些诱发因素后，JLNS 综合征常可得到有效治疗；获得性长 QT 综合征一般较遗传性长 QT 综合征常见。

2. 遗传性长 QT 综合征

遗传性长 QT 综合征是第一个被发现的离子通道病，其 QT 间期延长，T 波异常，易诱发尖端扭转型室性心动过速、心室颤动，临床表现为反复的晕厥、心脏猝死。研究指出，钾离子通道、钠离子通道、钙离子通道的亚单位或调控蛋白的基因突变，可导致遗传性长 QT 综合征；在临床上分为两型：

——Romano-Ward 综合征（RWS），90%是基因杂合性突变体，多数呈常染色体显性遗传，后代患病概率为 50%，较常见，有 QT 间期延长，临床表现包括晕厥、猝死、癫痫等。

——JLNS 综合征，常染色体隐形遗传，相对少见，常为基因纯合子突变体，除表现与 RWS 患者一样的症状外，还有神经性耳聋（同时有耳聋的 JLNS 的发病率约为百万分之一），QT 间期常比 RWS 要长，发生晕厥和猝死等的概率较高。（表 19－1）

表 19－1　LQTs 的分类、分型

分类	分型	突变基因	编码蛋白	基因定位	亚型比例（%）
RWS：					
	LQT1	KCNQ1	I_{Ks} α 亚单位	11p15.5	30～35
	LQT2	KCNH2	I_{Kr} α 亚单位	7q35～q36	25～30
	LQT3	SCN5A	I_{Na} α 亚单位	3p21～p24	5～10
	LQT4	Ankyrin-B	Ankyrinβ	4q25～q27	<1
	LQT5	KCNE1	I_{Ks} β 亚单位	21q22.1	<1
	LQT6	KCNE2	I_{Kr} β 亚单位	21q22.1	<1
	LQT7	KCNJ2	Kir2.1α 亚单位	17q23	<1
	LQT8	CACNA1	Cav1.2α 亚单位	12p13.3	<1
	LQT9	CAV3	Caveolin3	3p25	<1
	LQT10	SCN4B	I_{Na} β4 亚单位	11q23	<1
	LQT11	AKAP9	A-激酶锚定蛋白	7q21～q22	<1
	LQT12	SNTA1	互生蛋白	15q11.2	<1
	LQT13	KCNJ5	Kir3.4 亚单位	11q23.3～q24.3	<1
JLNS：					
	S. JLNtipo Ⅰ	KCNQ1	I_{Ks} α 亚单位	11p15.5	>90.5
	S. JLNtipo Ⅱ	KCNE1	I_{Ks} β 亚单位	21q22.1	<0.5

目前遗传性长 QT 综合征，按突变基因型共分 1～13 型，至今已在 LQTS 致病基因共发现突变位点至少 1 700 个，大部分是 LQT1、LQT2、LQT3 型。基因型与临床表型相关。

3. 遗传性长 QT 综合征的流行病学

目前流行病学研究表明，大多数遗传性长 QT 综合征有家族聚集性，少数是散在新发突变引起。心脏事件常发生在心脏外其他方面都健康、无心脏结构异常的年轻患者，发病率为 0.04%。研究报道，RWS 发病率为 1/万～2/万，JLNS 为 0.16/万～1/万。美国每年因遗传性长 QT 综合征致死的有 3 千～5 千人，世界上超过 20 万人有遗传性长 QT 综合征相关基因缺陷。遗传性长 QT 综合征病死率较高，未经治疗的患者 10 年病死率约 50%，遗传性长 QT 综合征也是儿童/年轻人发作性晕厥、心源性猝死的主要原因。

4. 遗传性长 QT 综合征的发病机制

遗传性长 QT 综合征是一种由于钠离子、钙离子、钾离子的通道基因及调控蛋白基因突变所导致的离子通道病。遗传性长 QT 综合征 LQT1～3 型患者占临床诊断遗传性长 QT 综合征患者的 75%；如加上 KCNQ1 和 KCNH2 拷贝数变异/基因重排的遗传性长 QT 综合征患者，可达 80%。根据分子流行病学分析，遗传性长 QT 综合征 1、2、3 型最常见，分别占 30%～35%、25%～30%、5%～10%，其他亚型都不到 1%，遗传性长 QT 综合征 4～13 型共同占 5%。目前研究显示，各种遗传性 LQTs 相关基因已发现至少 1 700 种突变，包括错义突变、拼接错误突变、碱基缺失突变、阅读框移码突变、碱基/片段插入突变、无义突变等。

遗传性长 QT 综合征检测 13 型相关基因的阴性率为 15%～20%。散在新发突变的遗传性长 QT 综合征占 5%～10%。遗传性长 QT 综合征所有一级亲属（父母、兄弟姊妹、子女）应进行特定突变基因检测；如基因检测、病史、12 导 ECG 均为阴性，可以排除 LQTs。我国 20 世纪 60 年代后，已报告遗传性长 QT 综合征患者及家系。中国遗传性长 QT 综合征全国注册始于 1999 年，有的中心直接跟踪的家系现已达 170 多个。最近 10 年我国的遗传性长 QT 综合征研究，已发现特异基因突变 39 个。

目前发现——

KCNQ1、KCNE1、AKAP9 基因突变，能引起缓慢延迟整流钾电流（I_{Ks}）减弱、时间延长，分别产生遗传性长 QT 综合征 1、5、11 等型；

KCNH2、KCNE2 基因突变，引起快速延迟整流钾电流（I_{Kr}）减弱、时间延长，分别产生遗传性长 QT 综合征 2、6 等型；

SCN5A 基因突变，引起复极期内向钠电流（I_{Na}）增大、时间延长，产生遗传性长 QT 综合征 3 型；

ANK2 基因表达锚蛋白 B，ANK2 基因突变后导致 LQT4 型；

KCNJ2 基因突变，使内向整流钾电流（I_{Kl}）减弱、时间延长，产生遗传性长 QT 综合征 7 型；

CACNA1C 基因突变，使细胞膜 L 型电压门控钙电流（$I_{Ca\text{-}L}$）增大、时间延长，产生遗传性长 QT 综合征 8 型；

CAV3、SCN4B、SNTA1 基因突变后，使钠电流增大、时间延长，分别引起遗传性长 QT 综合征 9、10、12 等型。

KCNJ5 基因突变，使乙酰胆碱敏感性钾通道功能下降，钾离子电流减弱、时间延长，导致遗传性长 QT 综合征 13 型。

(1)遗传性长 QT 综合征 1 型

KCNQ1 基因编码慢激活电压门控钾通道（K_v7.1 或 K_vLQT1）的 α 亚单位，该基因定位于 11p15.5，长约 404kb，含 17 个外显子；编码的钾通道蛋白，含 646 个氨基酸残基，分子量 75 kD，常在心脏表达，分子由 N 末端区、6 次跨膜区、C 末端区构成，可通过 I_{Ks} 钾离子电流。

目前已发现 KCNQ1 基因突变至少 250 种，使通道蛋白物理特性改变，部分不能被运到细胞膜，部分失活，部分影响结合辅助蛋白，减少钾离子通道开放程度，使 I_{Ks} 钾离子电流减弱、时间延长，导致心肌复极期延长、QT 间期延长。

(2)遗传性长 QT 综合征 2 型

KCNH2 基因编码快速激活电压门控钾通道（K_v11.1 或 HERG）的 α 亚单位。该基因位于 7q35～q36，长约 55 kb、含 16 个外显子；编码的钾通道含 1 159 个氨基酸残基，在心脏表达。K_v11.1 可单独产生钾离子电流，也可和 KCNE2 表达的 β 亚单位及辅助蛋白 MiRP1 共同调节钾电流。

目前已报道 KCNH2 基因突变至少 300 种，大多数可引起通道钾离子电流减慢、关闭延迟，而延长钾离子电流 I_{Kr} 时间；其他突变可导致通道功能缺失，结果使心肌细胞动作电位 3 相快速复极延长、QT 间期延长。

(3)遗传性长 QT 综合征 3 型

SCN5A 基因编码心肌细胞膜电压门控钠通道 α 亚单位（Na_v1.5），该基因定位于 3p21～p24，有 28 个外显子，长约 80 kb。$Na_v1.5\alpha$ 亚单位含 2016 个氨基酸残基。在心肌细胞膜，4 个 $Na_v1.5\alpha$ 亚单位组成钠通道，每个亚单位有 4 个同源结构域(DI-DIV)，每个同源结构域含有 6 个跨膜螺旋(S1～S6)，S5 和 S6 跨膜螺旋组成钠离子孔道，控制 1 相去极化时的钠离子内流。已发现大量 SCN5A 基因突变，主要是抑制钠通道失活，从而增大晚钠电流、延长电流时间，导致心肌复极期延长、QT 间期延长。

(4)遗传性长 QT 综合征 4 型

ANK2 基因编码心肌细胞内接头蛋白-锚蛋白 B(ankyrinB)，该基因定位于 4q25～q27，有 46 个外显子。锚蛋白 B 维持细胞膜蛋白、膜蛋白复合体、特定膜微区等与细胞骨架的连接等，参与各种离子通道及转运蛋白的运输，如 IP_3 敏感的钙离子受体、钠泵、钠钙交换体等；锚蛋白 B 分子量 220kD，分子内有 N 末端血影蛋白结合域、死亡域、C 末端域。ANK2 基因突变，可导致锚蛋白 B 功能缺失，可引起钠钙交换体、肌浆网膜 IP_3 敏感的钙离子受体等功能异常，而导致钙离子电流减慢、电流时间延长、心肌复极期延长、QT 间期延长。

(5)遗传性长 QT 综合征 5 型

KCNE1 编码 K_v 通道的 β 亚单位(MinK)，该基因定位于染色体 21q22.1～q22.2，有 3 个外显子。编码的 MinK 含 129 个氨基酸残基，辅助调节钾通道电流，能与 KCNQ1 基因编码的 $K_v7.1$(α 亚单位)，共同组成缓慢激活电压依赖性 I_{Ks}钾通道，产生 I_{Ks}钾离子电流。

研究证明，KCNE1 基因突变，可导致 I_{Ks}钾离子电流减小、电流时间延长、心肌复极期延长、QT 间期延长。由于 KCNQ1 或 KCNE1 基因也在内耳细胞表达，一些 KCNQ1 或 KCNE1 基因突变可导致先天性耳聋；有人将遗传性长 QT 综合征合并耳聋，定义为 JLNS。

(6)遗传性长 QT 综合征 6 型

KCNE2 基因编码 K_v 钾离子通道的 β 亚单位 MiRP1 蛋白(MinK 类多肽)，该基因定位于染色体 21q22.1。MiRP1 含 123 个氨基酸残基，和 KCNQ1 基因编码的钾离子通道 α 亚单位(HERG)形成钾离子通道，能调控钾离子流入，形成背景钾电流。KCNE2 基因突变，可导致 K_v 钾离子通道的钾离子电流减小、时间延长，导致心肌复极期延长、QT 间期延长。

(7)遗传性长 QT 综合征 7 型

KCNJ2 基因编码内向整流钾通道 $K_{ir}2.1$(α 亚单位)，该基因定位于 17q23.1～q24.2。α 亚单位 $K_{ir}2.1$ 含 427 个氨基酸残基，分子内有一个 C 端域、两个跨膜结构域、一个 N 端域，介导产生 I_{K1} 钾离子电流，调节心肌细胞膜电位、膜兴奋性、稳定静息电位、介导 3 相复极，并维持静息膜电位。

目前研究已发现 KCNJ2 基因的至少 11 种功能缺失性突变，可产生钾通道失活、关闭延迟，使钾离子内流减慢、钾离子电流减小、时间延长，导致心肌复极期延长、QT 间期延长。

(8)遗传性长 QT 综合征 8 型

CACNA1C 基因编码 L 型电压门控钙通道($Ca_v1.2$)的 α1C 亚单位，该基因定位于 12p13.33；长约 640kb、含 2 个外显子；α1C 亚单位含 2138 个氨基酸残基，通过 $I_{Ca\text{-}L}$ 钙离子电流，能介导动作电位平台期钙离子内流，影响肌浆网钙库释放钙离子。

研究发现，CACNA1C 基因突变，能导致 L 型电压门控钙通道失活、关闭延迟，引起动作电位平台期钙离子电流减小、时间延长，最终导致心肌复极期延长、QT 间期延长。

(9)遗传性长 QT 综合征 9 型

CAV3 基因编码心肌特异性小凹蛋白 3，该基因定位于 3p25，长约 13kb，含 2 个外显子。小凹蛋白 3 位于细胞膜微囊内，含 196 个氨基酸残基，分子内有 N 端域、结合域、疏水域、C 端域；结合域能结合细胞膜多种蛋白，包括 $Na_v1.5$ 通道的 α 亚单位。

研究表明，CAV3 基因突变，可导致突变 CAV3 与 $Na_v1.5$ 相互作用，能改变钠离子通道的门控特性，可增加钠离子电流 2～5 倍、延长电流时间，最终导致复极期延长、QT 间期延长。由此可见，不仅钠离子通道基因突变有致心律失常作用，与通道功能作用相关或起调节作用的蛋白的基因突变，也可有相应致心律失常作用。

(10)遗传性长 QT 综合征 10 型

SCN4B 基因编码心肌钠通道的 β_4 亚单位，该基因定位于 11q23.3，含 5 个外显子，19.5kb；β_4 亚单位是单跨膜蛋白，分子内有 N 端区、C 端区，能改变钠通道对电压的敏感性、调节失活过程、调节钠通道的细胞膜定位，可调控 α 亚单位功能。β_4 亚单位可与其他亚单位一起，共同形成 $Na_v1.5$ 钠离子通道，β_4 亚单位一般抑制 I_{Na}电流。

最近在一个墨西哥家族中发现，SCN4B 基因功能获得性突变，使钠通道关闭延迟，钠离子在动作电位后期持续进入细胞内，能使晚钠电流 I_{Na}增大 8 倍，可导致细胞恢复静息膜电位时间延长、动作电位持续时程延长，最终导致复极期延长、QT 间期延长。

(11)遗传性长 QT 综合征 11 型

AKAP9 基因编码 A 激酶锚定蛋白(AKAP)，该基因定位于 7q21～q22，含 51 个外显子、170 kb。A 激酶锚定蛋白参与调节蛋白激酶 A 使 L 型电压门控钙离子通道、I_{Ks}电压门控钾离子通道的磷酸化。AKAP 家族的 yotiao 蛋白能与 $K_v7.1$ 通道、蛋白激酶 A、蛋白磷酸酶 1 形成复合体，从而经蛋白激酶 A，磷酸化 $K_v7.1$ 通道的 Ser27，调节 I_{Ks}钾离子电流。

有人发现遗传性长 QT 综合征 11 型患者 AKAP9 基因突变，可引起 I_{Ks}钾离子通道对 cAMP 反应性降低，使钾离子内流减慢、I_{Ks}钾离子电流减小、电流时间延长，导致心肌复极期延长、QT 间期延长。

(12)遗传性长 QT 综合征 12 型

SNTA1 基因(15q11.2)编码膜蛋白，该基因含 8 个外显子，长约 36 kb。该膜蛋白由 505 个氨基酸残基组成，能促进 Nav1.5 通道，结合神经性一氧化氮合酶、细胞膜钙 ATP 酶。

在 1 例 SNTA1 基因突变的遗传性长 QT 综合征 12 型患者中，突变直接增加 $Na_v1.5$ 通道亚硝基化，增大晚钠电流、使电流时间延长，从而导致心肌复极期延长、QT 间期延长。

(13)遗传性长 QT 综合征 13 型

乙酰胆碱敏感性钾通道是由 $K_{ir}3.1$ 和 $K_{ir}3.4$ 共同组成功能性异二聚体，KCNJ5 基因编码 $K_{ir}3.4$ 亚单位(含 419 个氨基酸残基)，该基因定位于 11q23.3～q24.3，长约 26 kb。由于乙酰胆碱敏感性钾电流($I_{K\text{-}ACh}$)易被 I_{K1}掩盖，使该电流在心室肌复极期不明显。

最近对一个大家族的研究指出，$k_{ir}3.4$ 亚单位中第 387 位甘氨酸替换为精氨酸后，通道在细胞膜的活性水平下降，导致通道功能缺失、钾离子电流缓慢，从而发生心肌复极期延长、QT 间期延长。

5. 长 QT 综合征的临床表型

长 QT 综合征的患病率约为 1/2 500，但由于其临床表现的多样性，可以终身无症状或在婴儿期就发生猝死，长 QT 综合征的患病率可能被低估。男性多在青春期之前、女性多在青春期之后出现临床症状，不予治疗的有症状患者 10 年病死率可达 50%。

对长 QT 综合征的基因型与表型的相关性研究指出，一部分基因型(突变基因种类、突变位点)与触发心脏事件相关，与患者表型(体表心电图特点、QT/RR 间期关系、对儿茶酚胺的反应、心脏事件触发等)相关。通过了解基因型与表型的相关性，可明确长 QT 综合征的诊断，能指导对突变基因的筛查，促进治疗改善。先天性长 QT 综合征一般为家族性遗传，典型临床症状是尖端扭转性室性心动过速(TdP)等，常引起反复、短暂性晕厥和心源性猝死，常无前驱症状，一般在 40 岁前出现症状。

(1)长 QT 综合征 1 型

大多数长 QT 综合征 1 型患者的心脏事件，多由运动、劳累触发，如游泳；患者常有淹溺史。跑步、惊吓、生气等也能触发心脏事件，能引起延迟整流钾通道对肾上腺素的明显反应，当心率加快时，QT 间期并不相应缩短，常反而延长。患者常于 10 岁前发病，主要见于儿童和青少年期，常反复出现头晕、癫痫样发作、晕厥，常在体育锻炼、游泳、睡眠、受到声音刺激、突然情绪受刺激、交感神经兴奋时，发生晕厥、猝死。

(2)长 QT 综合征 2 型

长 QT 综合征 2 型患者，多在声音刺激时触发症状，如电话铃、闹钟铃等，而孕妇生产后心脏事件的发生率(16%)比长 QT 综合征 1 型(<1%)更常见；15%长 QT 综合征 2 型患者的心脏事件，发生在静息、睡眠过程中。情绪激动、精神紧张时，LQT2 患者易诱发心律失常。

(3)长 QT 综合征 3 型

休息及睡眠触发的心脏事件，在长 QT 综合征 3 型患者中较多见，这说明心率较慢时，能使钠电流减慢更突出，可导致动作电位时程、QT 间期显著延长。长 QT 综合征 3 型患者常因心动过缓而发生心律失常，极少在运动中发病。

(4)长 QT 综合征 4/5 型

长 QT 综合征 4/5 型症状较不典型，运动和心理应激，常是长 QT 综合征 4 型患者心律失常的触发因素。长 QT 综合征 5 型易发生显著的动作电位时限延长和 QT 间期明显延长。

(6)长 QT 综合征 6 型

长 QT 综合征 6 型患者，常有钾离子通道功能异常，而延长心肌复极时限，引发 QT 延长。

(7)长 QT 综合征 7 型

长 QT 综合征 7 也称为 Andersen 综合征，患者临床表现有低钾血症、周期性麻痹时，常引发频繁的室性心律失常；长 QT 综合征 7 型患者可有特征性的外形，包括小颌、双耳位置下移、指趾弯曲度较小；长 QT 综合征 7 型患者较少发生尖端扭转室速、猝死。

(8)长 QT 综合征 8 型

长 QT 综合征 8 型又称 Timothy 综合征，患者有典型特征，多合并多器官功能障碍，包括并指(趾)、牙齿发育不全、先天性心脏病、免疫缺陷、间歇性低血糖、认知障碍、自闭症、秃发等，大多数患者均在儿童期因致死性心律失常而死亡。

(9)长 QT 综合征 9 型

长 QT 综合征 9 型患者多合并四肢肌营养不良、特发高肌酸激酶血症、波纹肌病。

(10)JLNS

JLNS 长 QT 综合征由 KCNQ1 或 KCNE1 基因突变引起；这两种基因也与内耳膜迷路的发育有关。耳聋相关的基因突变按常染色体隐性遗传，该异常基因纯合子者表现为患者，杂合子者表型为正常。但分子遗传学研究发现，JLNS 的长 QT 综合征相关的基因突变按常染色体显性遗传，其基因杂合子者可表现出 QT 间期延长、晕厥发作。因此 JLNS 是一种常染色体隐性遗传(耳聋)和显性遗传(LQTS)相结合的遗传类型。

6. 长 QT 综合征的心电图表现

长 QT 综合征的心电图主要特征是 QT 间期延长，但不同长 QT 综合征亚型的 QT 间期延长程度有很大差异，平均 QT 间期校正值(QTc)为 0.49 s(0.41～0.60 s)，女性 QTc 一般比男性长 0.02 s。长 QT 综合征 1 型(0.49 s)和长 QT 综合征 2 型(0.48 s)的 QTc 基本接近，长 QT 综合征 3 型的 QTc 为 0.52 s(0.43～0.60 s)。约 12%的长 QT 综合征基因携带者 QTc 正常(QTc≤0.44 s)，其中长 QT 综合征 1 型占 12%，长 QT 综合征 2 型占 17%，长 QT 综合征 3 型占 5%。

QTc 正常并不表明不是长 QT 综合征，约 30%的长 QT 综合征患者 QTc 在临界范围(0.45～0.47 s)。约 40%的长 QT 综合征患者不能单纯依靠心电图诊断。长 QT 综合征心电图的另一个特点是 T 波和 U 波异常，后者也与基因型有关。

(1)长 QT 综合征 1 型

长 QT 综合征 1 型心电图的特征图形是 T 波宽大。长 QT 综合征 1 型的婴儿，常表现为独特的 ST-T 波形，被定义为婴儿型 ST-T 波；成人长 QT 综合征 1 型患者的典型心电图特征，为迟发出现或正常出现、形态正常的单相 T 波，或延长的基底宽大的 T 波。

(2)长 QT 综合征 2 型

长 QT 综合征 2 型心电图型的特征图形，为下壁导联、侧壁导联的双峰 T 波，或双峰 T 波不明显，可表现为 T 波尖端扁平或正常。

(3)长 QT 综合征 3 型

长 QT 综合征 3 型的 T 波之前的 ST 段延长，可出现高大异常的 U 波，大多数心电图表现为延迟出现的高尖 T 波或双相 T 波，可合并病态窦房结综合征、传导功能障碍、心房颤动、心肌梗死后心律失常等。长 QT 综合征 1/2/3 型 T 波表现，也常出现重叠。

(4)长 QT 综合征 4 型

长 QT 综合征 4 型又被称为 ANKB 综合征，心电图表现为有窦房结功能障碍、心房颤动、特发性心室颤动、儿茶酚胺敏感性室性心动过速等。

(5)长 QT 综合征 7 型

长 QT 综合征 7 型也称为 Andersen-Tawil 综合征，心电图 QTc 多正常，但有明显的 T-U 波形，QUc 间期延长。

7. 长 QT 综合征的诊断

1993 年有人建议同时参考临床、ECG 表现，提出了一套基于概率的长 QT 综合征诊断标准。在此标准中，最高分为 9 分，3 分或以上提示长 QT 综合征的可能性较大。具体见表 19－2，至今这个评分系统仍然适用。

表 19－2 遗传性 LQTS 的诊断标准*

诊断依据	记分
ECG 表现(无影响 ECG 的药物服用史、疾病史)	
QTc＞480 ms	3
460～470 ms	2
＞450 ms(男)	1
TdP*	2
T 波交替	1
T 波切迹(3 导联以上)	1
静息心率低于正常值 2%	0.5
临床表现	
晕厥：紧张引起	2
非紧张引起	1
先天性耳聋	0.5
家族史	
家庭成员中有肯定的 LQTs	1
直系亲属中有＜30 岁的心脏性猝死	0.5

* 除外继发性 TdP；得分＞4 分为肯定的 LQTS，2～3 分为可能的 LQTs。QTc 为 QT/RR 间期的开平方根。

由于治疗策略的不同，需要区分获得性长 QT 综合征、先天性长 QT 综合征。在获得性长 QT 综合征中，可发现原发病、致 QT 延长的因素，如药物、低钾血症、低镁血症导致的长 QT 综合征，常伴发动态 QTU 延长，易发展成 TdP 的 T-U 融合。获得性长 QT 综合征通常没有先天性长 QT 综合征有特征的 ECG 波形。先天性长 QT 综合征临床诊断，主要依靠 ECG 表现、无法用其他原因解释的猝死家族史、血亲亲属罹患长 QT 综合征、心脏事件病史。

电生理检查通常对诊断长 QT 综合征帮助不大，因为其尖端扭转型室性心动过速(TdP)等通常是不可诱发的。诊断长 QT 综合征不应只基于 QT 间期。长 QT 综合征中 QT 间期延长，通常伴发T波形态异常。识别基因特异性ST-T-U波形，可提高长QT综合征诊断准确性，有时甚至可依此预测长QT综合征的基因型。由于QT间期与T波形态可能不时变化，因此连续记录ECG，对发现临界性QT延长有帮助，可使典型T波、有诊断价值的QT间期改变的发现率升高。

2011年美国/欧洲给予长QT综合征基因检测的推荐条件——

①以下情况一般推荐进行长QT综合征1～3型（KCNQ1、KCNH2、SCN5A）的相关基因检测：基于病史、家族史、心电图（静息12导联ECGs、运动、儿茶酚胺应激试验），心脏病专家高度怀疑长QT综合征的患者；无症状特发性QT间期延长者（青春前期QTc＞480 ms或成人期QTc＞500 ms，排除继发性QT间期延长因素，如电解质异常、药物因素、心肌肥厚、束支传导阻滞等）。

②以下情况可考虑进行长QT综合征1～3型的相关基因检测：无症状特发性QT间期延长者，其中青春前期QTc＞460 ms，成人期QTc＞480 ms。

③已在先证者发现长QT综合征致病基因突变者，推荐其家族成员及相关亲属进行该特定基因突变的检测。

④如果长QT综合征1～3型相关基因突变检测阴性，但有QTc延长，应考虑基因再评价，包括重复进行相关基因突变检测，或进行其它更多致病基因检测。

⑤已发现10%～20%的药物诱发的长QT综合征患者，存在长QT综合征相关致病基因突变，所以对药物诱发尖端扭转型室性心动过速的先证者，应考虑行基因检测，对其一级亲属推荐12导ECG筛查。

8. 长QT综合征的治疗

长QT综合征治疗的最终目标，是预防心脏骤停与猝死。对于先天性长QT综合征，要避免应用延长QT的药物，应保持水、电解质平衡，避免突变基因作用相关特异性情景、环境刺激因素，降低心脏事件发生的危险性。治疗策略要根据基因型与表型的严重程度而定。一般来说，先天性长QT综合征可用药物、器械、手术来治疗。对获得性长QT综合征，去除致病因素是关键。有人认为，镁离子可有效抑制尖端扭转型室性心动过速。

由于长QT综合征发病率相对较低，对治疗措施进行随机对照试验、用来系统评价其安全有效性的大型研究还较少。因此对高危患者的治疗效应进行长期的观察研究，并采用精准的统计方法，以排除非随机化治疗所带来的偏倚，对今后选择治疗措施十分重要。目前已对长QT综合征致心脏事件一级、二级预防的药物、器械、外科手术治疗进行评价。一些临床研究指出，基于基因型的相关特异治疗方法，对降低心律失常风险、猝死发生有较大意义。

（1）β受体阻断剂治疗

β受体阻断剂对预防长QT综合征患者发生心脏事件较有效，是过去30年长QT综合征的首选治疗药物。推荐对儿童特别是青少年要进行1年1次的随访，以监测体重增长、调整β受体阻断剂剂量；β受体阻断剂依从性是有效治疗的关键。有人回顾性研究发现，β受体阻断剂可有效减少长QT综合征1型患者的心脏事件，建议诊断确立后，应立即给予β受体阻断剂，且最好在患者青春期前即应用。

研究报道，普萘洛尔（48%）和纳多洛尔（36%）是最为常用的β受体阻断剂。普萘洛尔每天平均剂量为2.2 mg/kg，纳多洛尔为1.7 mg/kg。在β受体阻断剂治疗过程中，几乎所有心脏事件均是由依从性差、给予延长QT药物等引起。总体来说，β受体阻断剂保护作用的强弱，与长QT综合征基因型相关，β受体阻断剂疗效LQT1＞LQT2＞LQT3。最近研究表明，大剂量β受体阻断剂，可能对长QT综合征3型保护作用较好。

然而有以下情况的患者，不适用β受体阻断剂治疗：①明显心动过缓，特别是与窦房结功能障碍相关；②对β受体阻断剂不耐受；③β受体阻断剂治疗后仍有症状。某些遗传修饰基因的表达水平，可能影响β肾上腺素受体阻断剂的疗效。β受体阻断剂是对有晕厥、心脏骤停病史的长QT综合征患者预防性治疗的基础药物，可降低患者晕厥发生率，但β受体阻断剂不能完全预防心脏猝死的再发，即使是在依从性好、已使用负荷剂量的人群中。研究指出，β受体阻断剂对长QT综合征3型有时可诱发尖端扭转型室性心动过速。心脏电生理研究指出，成年男性长QT综合征患者，在使用β受体阻断剂后，QT间期缩短较明显，能降低复极离散度，因而一般有较好的疗效。

(2)钾离子/镁离子补充剂

钾离子补充剂对某些种类的长QT综合征有效，如长QT综合征2型与7型。镁离子补充剂对低镁血症所致的长QT综合征有效。补充钾离子或镁离子，也有利于抑制后除极活动、有利于抑制尖端扭转型室性心动过速的发生。

(3)埋藏式心脏复律除颤器

埋藏式心脏复律除颤器(ICD)可自动感知致命性心律失常，并立即对心脏进行电击治疗，可挽救生命，能减少心律失常性猝死，但考虑到其对生活质量的潜在危害，尚不清楚其益处到底有多大。一般认为，埋藏式心脏复律除颤器或埋藏式心脏复律除颤器/起搏器联合，可用于如下情况：①药物治疗无效，或个体无法接受药物的副作用；②患者的首发症状是猝死、复苏成功。起搏器或埋藏式心脏复律除颤器/起搏器可用于有严重心动过缓或窦房结功能障碍的长QT综合征患者。

(4)左颈胸交感神经切除术

在动物实验中发现，左颈胸交感神经切除术(LCSD)可提高心室颤动的阈值，减少心肌缺血相关的心律失常，同时不降低心率，不损害心肌收缩功能。研究表明，对高危的长QT综合征患者，左颈胸交感神经切除术一般可起到保护作用。左颈胸交感神经切除范围包括第1到第5胸交感神经，以及全部星状神经节或下1/3部分。有人采用创伤性较小的胸腔镜来施行此手术，相比于传统的左颈胸交感神经切除术，胸腔镜手术创伤性较小，恢复较快，疗效较好。

研究发现，高位左侧颈胸交感神经切除术，可用于治疗不能耐受β受体阻断剂、使用β受体阻断剂后仍反复发作晕厥的长QT综合征患者，还能用于不能行心脏复律除颤器植入术、植入除颤器后反复发作交感电风暴的患者。一项研究对85例行左颈胸交感神经切除术的长QT综合征患者进行分析，后者5年生存率为94%。另一项研究称，对147例高危长QT综合征患者行左颈胸交感神经切除术后，46%患者无症状发作。这些结果指出，使用β受体阻断剂后仍反复发作晕厥、心脏停搏的患者，左颈胸交感神经切除术是较有效的治疗策略；左颈胸交感神经切除术后，也可重新连接神经，以恢复神经功能。长QT综合征3型患者，对左侧颈胸交感神经切除治疗常不敏感，甚至有害。

(5)心脏起搏

在长QT综合征患者高危人群中行心脏起搏器植入术，常有很好的效果，可预防心动过缓、心脏骤停，能缩短QT间期，心脏起搏器可降低心动过缓患者心脏事件发生率；长QT综合征3型患者心脏起搏器植入的受益较明显，因这些患者心动过缓时其复极离散度显著增加。心脏起搏器治疗对一些长间歇引起的心律失常，也有较明显的疗效。

由于单纯永久性心脏起搏器植入，不能完全预防心脏事件的发生，有人提出，可联合β受体阻断剂；有研究指出，在长期联合治疗的37例患者中，28例无症状发作；然而这种联合治疗仍有较高的猝死率，总体发生率为24%，依从性高人群中为17%，因此在依从性较差的年轻患者，推荐备用植入式心脏复律除颤器。

(6)其他治疗策略

①钠通道阻断剂：有人基于按基因型治疗的策略，给予一些长QT综合征患者，如钠通道阻断剂，包括美西律、氟卡尼、利多卡因、喷替卡胺等，均可不同程度抑制钠电流增大、时间延长所致的QT间期延长。国外循证医学的结果认为，氟卡尼是较常用的抗心律失常药之一，我国抗心律失常治疗指南中，均提及氟卡尼的使用，但目前该药并未在我国上市。Ⅰc类抗心律失常药氟卡尼，可使QT间期恢复正常；但能频率依赖性阻断心脏快钠通道，可减慢心脏兴奋传导，诱发折返性心律失常，故对症状改善及生存率可能有影响。有人发现，当刺激频率加快时，氟卡尼可引起QRS波

明显增宽、QRS 波电交替，这是发生室性心动过速、心室颤动的先兆，可能使心梗患者用氟卡尼死亡率升高；氟卡尼有负性肌力作用，并随心率加快，其心脏功能的能力增强；故对氟卡尼的应用，尚要进一步进行大规模临床试验。

②钾通道激活、开放剂：钾通道激活、开放剂，包括尼可地尔、吡那地尔、色满卡林，能抑制钾电流异常导致的尖端扭转型室性心动过速。尼可地尔化学名为 N-2-(羟基乙基)烟酰胺硝酸酯，是第一个具有类硝酸酯作用并用于临床的 K_{ATP}通道开放剂，在结构上属于硝황盐类，能通过激活细胞内鸟苷酸环化酶，使细胞内环鸟苷酸(cGMP)水平、生理性一氧化氮水平升高，细胞质钙离子水平降低，引起血管平滑肌松弛(硝酸酯样作用)；但尼可地尔又区别于传统的硝酸盐类，作为 K_{ATP}通道开放剂，尼可地尔能促进钾离子从细胞流出，可引起细胞膜超极化、缩短动作电位时间，从而抑制钙离子流入，引起细胞质钙离子水平降低，致使血管舒张，增加冠脉血流，能减轻心肌前负荷(硝酸酯样作用)、心脏后负荷(钾通道开放剂作用)。

③钙通道阻断剂：钙通道阻断剂，包括维拉帕米等，能抑制钙离子进入心肌细胞内，减少钙离子电流所致的后除极及心肌运动异常。

④其他：蛋白激酶抑制剂 H-8 和 W-7，可显著缩短 QT 间期，抑制尖端扭转型室性心动过速的发生。最近也有报道，对长 QT 综合征患者室性期前收缩，行病灶点射频消融，常为一种控制心律失常的有效方法。

9. 预后

长 QT 综合征患者可有效治疗，猝死也可预防。并不是每个长 QT 综合征患者都需要植入埋藏式心脏复律除颤器；多达 50%的相关基因突变携带者，终生不发生心脏事件。对长 QT 综合征患者进行危险分层，可帮助他们选择最适合的个体化治疗方案，并取得最佳的疗效。

四、Brugada 综合征

Brugada 综合征(BS)是一种有明显遗传倾向和高猝死风险而心脏结构正常的原发性心脏疾病，因常并发心室颤动、导致年青人猝死而备受关注。遗传方式为常染色体显性遗传并外显不全。诊断主要依靠临床症状等，其心电图特点是右胸导联(V_1～V_3)ST 段马鞍型或穹隆型抬高，伴或不伴右束支传导阻滞，临床上常以晕厥和猝死为首发表现，夜间更常见；反复有晕厥、多形性室性心动过速，常并发心室颤动导致猝死，多发于青年男性。近年来 Brugada 综合征的患者数量呈指数增长，已引起医学界的关注。Brugada 综合征首次发作年龄平均为 40 岁，发病率约万分之五，在东南亚发病率较高。15%～30%的 Brugada 综合征由 SCN5A 基因突变引起，11%～12%由 CACNA1C、CACNB2 基因突变引起，其余由 GPD1L、SCN1B、SCN3B、KCNE3、HCN4 基因突变等引起。(表 19-3)

表 19-3　Brugada 综合征分类及其致病基因

类型	致病基因	外显子数	染色体位置	离子通道	编码蛋白	突变结果	遗传方式
1 型	SCN5A	28	3p21	I_{Na}	Na_v1.5α 亚单位	功能丧失	常染色体显性遗传
2 型	G3PD1L	8	3p24	I_{Na}	G3PD1L	功能丧失	常染色体显性遗传
3 型	CACNA1C	47	12p13.3	I_{Ca}	Ca_v1.2 α_1 亚单位	功能丧失	常染色体显性遗传
4 型	CACNB2	14	10p12.33	I_{Ca}	Ca_v β_2 亚单位	功能丧失	常染色体显性遗传
5 型	SCN1B	6	19q13.1	I_{Na}	$Na_v\beta_1$ 亚单位	功能丧失	常染色体显性遗传
6 型	KCNE3	3	11q13～q14	I_{Ks}/I_{to}	MiRP2β 亚单位	功能获得	常染色体显性遗传
7 型	SCN3B	6	11q23.3	I_{Na}	Na_v β3 亚单位	功能丧失	常染色体显性遗传
8 型	HCN4	8	15q23～q24.1	I_K,I_f	HCN	功能丧失	常染色体显性遗传

1991 年 Brugada 兄弟首次报道 8 例特发性多形性室性心动过速、特发性心室颤动患者，其静止心电图呈右胸导联持续性 ST 段抬高，伴或不伴右束支传导阻滞，而经超声心动图、心血管造影、心肌活检，并未发现器质性心脏病。之后又有同样类型的患者报道。1996 年将此种心脏病命名为 Brugada 综合征(BrS)。研究表明，15%～30%Brugada 综合征是钠离子通道蛋白 SCN5A 基因突变等引起的一种离子通道性心脏病、综合征，目前在世界各地报道逐渐增多，以亚洲特别是东南亚地区、日本较多见。

日本 2001 年报道的调查结果发现，符合 Brugada 综合征心电图改变者的患病率为 0.14%～0.7%。日本学龄儿童中有 Brugada 综合征心电图改变者的患病率，明显低于成年人，但随年龄增加而增多。欧洲健康人群中，有 Brugada 综合征心电图改变的患病率为 0.1%。目前我国尚无 Brugada 综合征患病率的统计资料，对香港患者研究分析，发现我国 Brugada 综合征发病特点，与西方 Brugada 综合征患者相似，多发于青/中年人，男女比例为 10∶1。

1. 流行病学

Brugada 综合征在全世界的发病率为(5～66)/10 万。在亚洲尤其是东南亚和日本，Brugada 综合征发病率高达 1%，有东南亚夜间综合征之称。国内 1998 年有人报道，中国内地 Brugada 综合征患者主要分布在东南沿海经济较发达地区。Brugada 综合征以 35～40 岁青年男性多见，发病年龄在出生 2 天～84 岁。据统计，Brugada 综合征占所有心源性猝死者的 4%～12%，占无器质性心脏病猝死者的 20%～60%。

2. Brugada 综合征的分子遗传学机制

Brugada 综合征是常染色体不全显性遗传疾病。位于 3 号染色体上编码心肌细胞电压门控钠通道 α 亚单位的 SCN5A 基因发生突变，与 Brugada 综合征密切相关；当钠通道电流减少时，心内膜电压升高，引起 ST 段抬高。此外 Brugada 综合征也与钠离子通道功能的调节基因发生突变有关，如 $Na_v1.5$ 的锚定蛋白 ankyrin 结合基序突变，可导致 $Na_v1.5$ 与其细胞内锚定蛋白 chaperonG 结合功能丧失，而引起 Brugada 综合征。研究发现，编码 L 型电压门控钙通道的基因突变，钙离子内流减少，也可引发 Brugada 综合征。正常情况下，心外膜短暂的外向钾离子电流 I_{to}，可引起动作电位切迹；Brugada 综合征时，心外膜短暂的外向钾离子电流 I_{to} 增强，可引起明显的动作电位切迹。心内膜一般无外向钾离子电流；Brugada 综合征时，心内膜有动作电位 2 相折返触发外向钾离子电流时，可产生跨心内膜电压升高，在体表心电图上表现为 J 波或与 Brugada 综合征相关的 ST 段抬高。

Brugada 综合征被引发时，如果心外膜复极在心内膜等之前，则心电图上 T 波为正向直立，并产生马鞍形 ST 段抬高。Brugada 综合征被引发时，钠通道电流进一步减少时，心外膜动作电位延长、切迹更明显，使复极方向变成由右心室内膜向右心室外膜，以至心内膜跨膜电压梯度方向发生逆转，可产生下斜型 ST 段的抬高、T 波倒置。Brugada 综合征心律失常的基础被认为是 1 相复极末期心内膜心肌细胞内外离子电流失衡的结果(包括 I_{Na} 和 I_{Ca} 内流的减少，或外向钾电流增加)，导致右心室心外膜动作电位平台期消失，引起心外膜复极化离散，进而产生易损窗。期前收缩落在易损窗时，通过动作电位 2 相折返引起局部的再激动，能进一步触发周期性的室性心动过速或室颤。

(1)Brugada 综合征 1 型和 SCN5A 基因突变

2001 年以来发现，SCN5A 基因至少有 80 余种突变与 18%～30%的 Brugada 综合征相关，家族性 Brugada 综合征患者比散发性患者的 SCN5A 基因突变率高。SCN5A 基因突变，主要为拼接-供体突变、框移突变、错义突变、缺失突变、插入突变等，可产生负显性效应，使钠离子通道功能降低，细胞内钠离子转运过程受阻，细胞膜功能性钠离子通道表达减少、钠离子通道失活后恢复减慢，或钠离子通道激活时间延长；最终可导致钠离子电流减小、时间延长，导致 Brugada 综合征。

SCN5A 基因定位于染色体 3p21，长约 80kb，含 28 个外显子，编码心肌细胞去极化内向钠离子电流相关的、电压门控钠离子通道($Na_v1.5$)的 α 亚单位，后者含 2016 个氨基酸残基，有 4 个同源跨膜结构域DⅠ～DⅣ，每个结构域都由6个跨膜螺旋S1～S6组成，S5、S6跨膜螺旋、P环连接为钠离子通道孔道，通过钠离子；一旦突变改变了孔道的空间构型，必将引起通道的动力学改变。S4跨膜螺旋有8个带正电荷的氨基酸残基，可随心肌细胞膜电位的改变而发生电荷移动，改变钠离子通道蛋白构象使通道孔开放。

电压门控钠离子通道 $Na_v1.5$ 有三大基本状态：激活、快速失活、缓慢失活。激活是钠离子通道开放、钠离子进入细胞的过程，这时心肌细胞膜去极化。快速失活是钠离子通道快速关闭、然后再快速打开（快速再激活）的过程；快速失活相关的是S4跨膜螺旋。DⅢ的S4和DⅣ的S4跨膜螺旋及DⅢ～DⅣ的胞膜联结区等，都对钠离子通道的快速失活至关重要。缓慢失活是100毫秒的通道关闭过程，且只能被缓慢再激活，主要与P环和DⅣ的S4跨膜螺旋相关。

Brugada综合征1型的SCN5A基因突变，大多是功能缺失型突变，导致钠通道功能降低/失活、失活后恢复较慢，钠通道阻断剂可诱发Brugada综合征的心电图改变，目前已知至少14个位点的30种功能缺失性突变与Brugada综合征相关，可引发：

——电压门控钠离子通道α亚单位滞留在内质网，使细胞膜表面功能性电压门控钠离子通道α亚单位减少。

——电压门控钠离子通道α亚单位失活加速、失活后恢复较慢，导致 I_{Na} 钠离子电流减小、时间延长。

——电压门控钠离子通道进入失活中间态，导致钠离子通道功能降低。

所有的功能缺失型突变能通过不同的机制，引起钠离子通道的功能缺失，而导致心律失常，可导致心肌细胞动作电位1相电压门控钠离子通道提前关闭，使瞬时外向钾离子电流无反向电流对抗而增强，导致J波、切迹，形成心内膜/心外膜平台期电流的透壁型梯度变化，可增加心内膜复极透壁离散度，从而导致心电图ST段抬高。研究表明，突变型电压门控钠离子通道可在体温升高时特异性激活。

（2）Brugada综合征2型和G3PD1L基因突变

Brugada综合征2型由3-磷酸甘油脱氢酶1样蛋白（G3PA1L）基因突变引起，G3PD1L基因定位于染色体3p24～p22，62kb，含8个外显子，主要在心脏表达，骨骼肌和其他脏器也有少量表达。3-磷酸甘油脱氢酶1样蛋白含351个氨基酸残基，有一个二氢尿嘧啶脱氢酶结合位点、一个3磷酸甘油脱氢酶1催化位点；突变的3-磷酸甘油脱氢酶1样蛋白，会影响电压门控钠离子通道与细胞膜的结合，使内向钠离子电流峰值降低，使电压门控钠离子通道功能下降，导致Brugada综合征的发生；但对钠离子电流激活、失活的动力学特征无明显影响。

最早发现的G3PD1L基因突变是A280V杂合错义突变，突变导致丙氨酸变为缬氨酸，外显率高达37%。A208V突变G3PD1L基因与野生型SCN5A基因共转染表达，并作细胞电生理分析后发现，突变G3PD1L能使内向钠离子电流峰值降低61.4%，G3PD1L可能是一种心脏离子通道调节蛋白。G3PD1L的A208V、E83K、I24V、R273C等突变，都能降低心肌细胞膜电压门控钠离子通道内向钠离子电流，与Brugada综合征2型的发生相关；G3PD1L突变型的电生理表型，也和SCN5A表达量减少相关。

（3）Brugada综合征3型和CACNA1C基因突变

Brugada综合征3型由CACNA1C基因突变所致，CACNA1C定位于染色体12p13.3，640kb。CACNA1C基因编码L型电压门控钙离子通道（$Ca_v1.2$）的形成孔道的 α_1 亚单位，该钙离子通道在心肌细胞膜去极化时被激活，使钙离子内流、产生 I_{Ca}。$Ca_v1.2$ 通道包含一个 α_1 亚单位、一个 β_2 亚单位、一个 $\alpha_{2\delta}$ 亚单位、一个γ亚单位。α_1 亚单位有4个同源结构域DⅠ～DⅣ，每个同源结构域含6个跨膜螺旋（S1～S6），S5～S6跨膜螺旋、P环连接成钙离子孔道，S4跨膜螺旋带负电、是电压感受器。$Ca_v1.2$ 的C端能结合钙调蛋白，$Ca_v1.2$ 的DⅠ～DⅡ能结合 $Ca_v\beta_2$，Cav1.2的DⅡ～DⅢ能结合兰尼碱受体（RyR）。

CACNA1C 基因突变，导致 L 型电压门控钙离子通道 $Ca_v1.2$ 关闭、去极化时钙离子内流减慢、钙离子内流时间延长、动作电位平台期的复极化延迟，引发 Brugada 综合征 3 型。

(4)Brugada 综合征 4 型和 CACNB2 基因突变

Brugada 综合征 4 型由 CACNB2 基因突变引起，CACNB2 基因定位于染色体 10p12，长约 421kb，含 14 个外显子，CACNB2 基因编码 L 型电压门控钙离子通道 $Ca_v1.2$ 蛋白的 $Ca_v\beta_2$b 亚单位，后者含 660 个氨基酸残基，为 $Ca_v1.2\alpha$ 的分子伴侣，能调节钙离子通道开关，增强 I_{Ca}电流，主要在心脏表达；蛋白激酶 PI3K 通路活化，能促进表达 $Ca_v\beta_2$。

最早发现的 CACNB2 基因突变是错义突变 S481L，位于靠近 L 型电压门控钙离子通道$Ca_v1.2$ 结合 $Ca_v\beta_2$ 处的 DⅠ～DⅡ，能干扰 Cavβ_2 结合 $Ca_v1.2$，干扰 $Ca_v1.2$ 的功能，使细胞膜 L 型电压门控钙离子通道 I_{Ca}电流明显减小、时间延长。G490R 和 A39V 突变可干扰 $Ca_v\beta_2$ 结合 $Ca_v1.2$，使 I_{Ca} 电流减小、时间延长。Brugada 综合征 4 型的发病机制和 3 型类似，其电生理变化机制，和心肌细胞膜去极化时 I_{Ca}电流的减小、时间延长有关。

(5)Brugada 综合征 5 型和 SCN1B 基因突变

Brugada 综合征 5 型由 SCN1B 基因突变所致。SCN1B 基因定位于染色体 19q13.1，长约 9.8kb，含 6 个外显子，编码传导 I_{Na}电流的心脏电压门控钠离子通道 Na_v 的 β_1 亚单位；编码电压门控钠离子通道 β 亚单位的 SCN1B 基因家族，有 SCN1B、2B、3B、4B 等基因，分别编码 β_1、β_2、β_3、β_4 亚单位。

心脏电压门控钠离子通道 Na_v 的 β_1 亚单位(含 213 个氨基酸残基)活化、开放后，能增加 I_{Na} 电流 69%；β_1 亚单位分子由 N 端细胞外免疫球蛋白样跨膜域、C 端胞内区所组成。缺乏 β_1 亚单位时，α 亚单位钠通道失活缓慢；α 亚单位结合 β_1 亚单位时，α 亚单位钠通道失活加快 5 倍。在 Brugada 综合征患者中，已发现 SCN1B 基因的 3 种突变，能使钠通道失活、关闭减慢，I_{Na} 电流减小、延长时间，导致 Brugada 综合征。

(6)Brugada 综合征 6 型和 KCNE3、KCNH2 基因突变

Brugada 综合征 6 型由 KCNE3 基因突变引起。KCNE3 基因定位于染色体 11q13～q14，13kb，含 3 个外显子。研究发现，KCNE3 编码的 MiRP2(为 KCNE 多肽)，含 103 个氨基酸残基，是 K_v 电压门控钾离子通道 5 的辅助性 β 亚单位。K_v 电压门控钾离子通道由 4 个 α 亚单位和 2 个 KCNE 多肽组成，是 6 聚体。KCNE 多肽调节心脏若干钾离子通道外向电流，其中包括 I_{to}等。由 KCNE1 基因编码的多肽 Mink，可缓慢激活通过 I_{Ks}电流的 KCNQ1 电压门控钾离子通道。而 MiRP2 与 KCNQ1 的复合体，也是通过 I_{Ks}电流的电压门控钾离子通道，MiRP2 是 1 型跨膜多肽，其跨膜区能结合 KCNQ1，可活化 KCNQ1 的 S4 跨膜螺旋。MiRP2 的胞浆区和通过 I_{Ks}电流的钾离子通道门控相关。突变型 KCNE3 基因编码的突变型 MiRP2，能使 K_v 电压门控钾离子通道5 关闭时间延长、钾离子外向电流 I_{to}时间延长、心肌复极期延长，能导致 Brugada 综合征 6 型。

有人发现，KCNH2 基因编码 K_v 电压门钾离子电流($K_v11.1$ 的 I_{Kr})通道 α 亚单位(而 MiRP1 或 Mink 等多肽为 β 亚单位)，它又称 HERG 基因；已在 SCNSA 基因突变阴性的 2 组 Brugada 综合征患者，发现 KCNH2 基因的 G8735 和 N985S 突变，可使 C 端结构域改变，可增加细胞膜 I_{Kr}电压门控钾离子通道密度，能增强钾离子电流、延长时间，使心肌复极期延长，进而引发 Brugada 综合征 6 型的 ECG 改变。

(7)Brugada 综合征 7 型和 SCN3B 基因突变

Brugada 综合征 7 型和 SCN3B 基因突变相关，SCN3B 基因定位于染色体 11q23，长约25.6kb，含 6 个外显子，编码传导 I_{Na}电流的心脏电压门控钠离子通道 β_3 亚单位($Na_v\beta_3$)，后者含 215 个氨基酸残基，分子内有一个 N 端胞外免疫球蛋白样域、一个跨膜域、一个 C 端胞内域。$Na_v\beta_3$ 在心脏、脑等表达，其在心脏的功能是增强 I_{Na}电流，活化钠离子通道功能。

SCN3B 突变能导致减小 I_{Na}电流、延长时间，使心肌复极期延长，进而引发 Brugada 综合征 7 型。

（8）Brugada 综合征 8 型和 HCN4 基因突变

Brugada 综合征 8 型由 HCN4 基因突变所致。HCN4 基因定位于染色体 15q23～q24.1，含 8 个外显子，编码超极化活化环核苷酸钾离子通道蛋白 4；后者含 1 203 个氨基酸残基，分子内有 6 个跨膜区、1 个孔区、一个环核苷酸结合区（CNBD）。HCN4 主要在心、脑、睾丸表达。

最早发现的 HCN4 基因突变，在第二外显子和第二内含子的剪接位点，有 4bp 插入突变（GTGA），从而导致阅读框移位和 C 末端形成功能不相关的 44 个多余氨基酸残基；突变的 HCN4 无法增加胞内的 CAMP 水平，可引起病态窦房结综合征。

（9）Brugada 综合征遗传学基因连锁分析的难点

多种原因能使 Brugada 综合征相关基因的连锁分析难度增加：

——Brugada 综合征患者易猝死，导致家族成员减少，从而限制了连锁分析的应用，也可导致血液标本难以收集。

——Brugada 综合征临床诊断较难。

——相关基因 DNA 外显子序列测定是目前常用的方法之一，然而相关基因的其他部分序列常不测定。

目前已经发现 100 多种突变定位于上述 8 个基因，均和 Brugada 综合征相关，最常累及 SCN5A，占突变总数的 15%～30%；其他基因包括 CACNA1C 和 CACNB2，共占 12%，G3PD1L、SCN1B、KCNE3、SCN3B、HCN4 共占约 58%。Brugada 综合征的相关基因突变的检测结果，目前还无法用于临床危险分层（因发病还与修饰基因等相关），但检测突变基因携带患者，可用于筛查无法临床诊断的患者、无症状的患者。因为 Brugada 综合征患者有猝死的风险，所以当临床诊断 Brugada 综合征困难时，进行 Brugada 综合征相关突变基因的检查较有价值。

3. 细胞离子通道改变与发病机制

（1）复极异常

研究证实，Brugada 综合征有右室流出道处心外膜的异常，且Ⅰc 类抗心律失常药物可增强这一异常，揭示 Brugada 综合征发生室速/室颤，与动作电位上 T 波切迹、2 相折返有关。Brugada 综合征心律失常的基础，被认为是Ⅰ相复极末期的内、外离子流再平衡异常，包括快钠通道内向电流和 L 型钙离子流内流的减少，或任何外向离子（如钾离子）流的增加。

I_{to}瞬时外向钾离子通道在右心室心外膜上最丰富，强大的 I_{to}瞬时外向钾离子外排，能使动作电位复极时程延长；而右心室心内膜 I_{to}瞬时外向钾离子通道密度分布不均衡时，能在右心室心内膜、心外膜间，产生一个跨心内膜电压梯度，在体表 ECG 上表现为 J 波，或表现为与 Brugada 综合征相关的 ST 段抬高。

当钠通道电流密度下降、钠电流减小时，跨心内膜电压梯度增加，心外膜动作电位的切迹加重，可引起明显的 J 波和 ST 段抬高。如果心外膜复极在心内膜之前，则 ECG 上 T 波为正向直立，并产生马鞍型 ST 段抬高。如果钠电流进一步减小，心外膜动作电位时间延长，切迹更明显，可使复极方向变成由右心室内膜向右心室外膜，跨膜电压梯度方向发生逆转，产生下斜型 ST 段的抬高和 T 波倒置。

右室心外膜的 I_{to}通道瞬时外向钾离子电流，一般比左室心外膜 I_{to}通道瞬时外向钾离子电流更占优势，其动作电位对 ECG 影响更明显，故 Brugada 综合征的 ECG 特征，定位在右胸前 V_1～V_3 导联。在 I_{to}瞬时外向钾离子通道占优势的右心室，心外膜动作电位平台期消失时，可引起心外膜复极化离散，从而可产生易损窗。室性期前收缩落在易损窗时，易出现折返性心律失常，即通过动作电位 2 相折返，引起局部的再激动，导致室速、室扑、室颤、晕厥、猝死。

（2）除极异常

最近发现，右室流出道心肌细胞钙离子电流传导减慢，也与 Brugada 综合征有关。右心室流出道为房室结样组织，具有依赖 I_{Ca}钙离子电流的缓慢传导特性，右心室壁处动作电位延迟时，能和右心室流出道之间形成明显的心内膜电压梯度，可引起局部电流环路形成。右心室流出道对应的体表电极记录到的信号，表现为 ECG 的 ST 段抬高；随后心动周期变化，电流发生逆转，则会表现为倒置的 T 波。

(3)性别差异

男性多发，可能是因为血雄激素水平升高，促进钾离子通道 Kv4.3 表达，增强心外膜短暂外向钾电流，使心肌细胞动作电位 1 相末期可复极化到更负的电位，动作电位 2 相消失，能形成 2 相折返及多形性室速。

4. Brugada 综合征的临床特点

Brugada 综合征患者平时通常无症状，发作时临床特征为晕厥或猝死。临床体检、生化检查、影像学检查、组织活检，常未能发现心脏有器质性病变。与长 QT 综合征不同，Brugada 综合征的猝死，多发生在夜间睡眠中，尤其在凌晨时分，可伴有呻吟、呼吸浅慢、呼吸困难；提示夜间的高迷走神经张力和交感神经活动降低，可能在 Brugada 综合征的致心律失常作用中起重要作用。有时心脏病突发或晕厥，发作时心电监护几乎均为室颤。患者实验室检查常无异常，但行心脏电生理检查时，大部分患者可诱发多形性室性心动过速或心室颤动。

5. Brugada 综合征的心电图改变

典型的 Brugada 综合征心电图表现为右胸导联 ST 段抬高、类右束支传导阻滞、T 波倒置，称为 Brugada 图形三联征，具体特征为：

——V_1～V_3 导联 ST 段抬高(0.1 mV 以上)，呈尖峰状、并迅速下降至等电位线下方，或呈鞍背状、拱状抬高。

——类右束支传导阻滞图形，主要见于右胸导联，左胸导联 S 波往往不宽。

——多源性室性期前收缩、多型性室性心动过速、心室颤动，室性心动过速呈短联律间期。

——QT 间期正常。

——部分患者有阵发性心房颤动，少数患者有窦房结病变或不同程度的房室传导阻滞。

Brugada 综合征心电图还具有三大特征：

一是隐匿性，一般情况下，Brugada 综合征图形不出现，应用Ⅰ类钠离子通道阻断剂阿义马林、氟卡尼、普鲁卡因胺、吡西卡尼静脉滴注等药物激发试验后能出现。

二是间歇性，即在不同时间或不同次的心电图记录中，患者的 Brugada 综合征图形时有时无。

三是多变性，其特征性改变在同一患者不同时间观察到的心电图图形不同，其三联征均具多变性，且三者的变化呈一定的同步性，随 ST 段的下降，右束支传导阻滞图形消失，T 波由倒置转直立，也可反向变化。Brugada 综合征的心电图主要表现为右胸前导联复极异常，心电图可以呈动态变化，有时诊断有困难。

6. 诊断标准

由于不同形态的 ST 段抬高的机制和诊断意义不同，2002 年欧洲心脏病协会总结了 Brugada 综合征的心电特征并将复极异常图形分为以下 3 型：

(1)Ⅰ型

Ⅰ型(穹隆型或弓背向上型)是主要型，突出表现为穹隆型 ST 段抬高、有 J 波幅度≥0.2 mV，伴随 T 波倒置，ST 段与 T 波之间极少有电位线。

(2)Ⅱ型

Ⅱ型(马鞍型或弓背向下型)是次要型，表现为 ST 段抬高，顶峰位于起始部，J 波幅度≥0.2 mV，可产生下斜型 ST 段抬高(ST 段终末部抬高仍在基线上方并≥0.1 mV)，伴随直立或双向 T 波，形成马鞍型图形。

(3)Ⅲ型

Ⅲ型(低马鞍型或低穹隆型)，表现为右胸前导联 J 波幅度≥0.2 mV，但 ST 段终末部抬高<

0.1 mV，其形态为低马鞍型或低穹隆型，也可混合出现。

Brugada 综合征的 ECG 波具有隐匿性、多变性、间歇性等特点，ST 段的改变是动态的，Ⅰ、Ⅱ、Ⅲ型 ECG 可自行或在药物作用下相互转换，或表现为正常 ECG。在以 ST 段尖峰状抬高的患者中，V_1 的 ST 段抬高尤为明显；在以 ST 段马鞍型抬高为主的患者中，V_2 的 ST 段抬高尤为明显。若胸前导联 V_1 或 V_2 呈右束支阻滞图形伴 ST 段抬高，是发生多形性室性心动过速或室颤的危险因子。仅有以上 ECG 改变的，称为 Brugada 波。除Ⅰ类抗心律失常药物外，抗抑郁药、电解质紊乱、感染、缺血、发热，都可引起 Brugada 样 ECG 改变，一些电复律后患者，也可出现 Brugada 样 ECG。

欧洲心脏病协会已完善了诊断标准，一般主要有典型的Ⅰ型 BrugadaECG 改变，具有下列临床特征之一即可确诊：①心室颤动或多形性室性心动过速；②有猝死家族史，死亡年龄＜45 岁；③家族成员存在Ⅰ型 Brugada 波，ST 段呈穹隆样改变等，电生理检查阳性，可以诱发出室速、晕厥、夜间呼吸困难；④QT 间期正常；⑤排除其他心脏疾病。

（4）辅助检查

血清心肌酶、血清肌钙蛋白、X 线胸片、心脏彩色超声、冠状动脉造影等无异常发现，心肌活检可鉴定出突变基因。

（5）危险分层

与危险分层相关的指标包括症状、家族史、突变基因、ECG、电生理检查、药物激发试验等，但目前对这些指标的价值，尚未达成一致看法。有人提出，按照心脏骤停危险程度分为 3 组：

——高危组：基础状态下 ST 段抬高，且存在晕厥发作史。

——中危组：基础状态下 ST 段抬高≥2 mm，无晕厥发作史。

——低危组：突变基因携带者，静息状态下无临床表现或经药物激发出现典型 ECG 改变，遗传学检测阳性。

男性一直被认为是 Brugada 综合征的独立危险因子。目前有人认为，家族史与 Brugada 综合征的预后，可能无明显相关性。

7. 治疗

药物治疗主要通过调节右心室心外膜早期动作电位电流的再平衡，来减轻动作电位的切迹形成、修复动作电位平台期，减少 2 相折返，降低恶性心律失常的发生。有人认为，具有心脏选择性和特异性阻断 I_{to} 的药物，可作为治疗 Brugada 综合征的首选，但要在临床上进一步研究。

对以往曾发生过室性心律失常的患者，应保护性植入除颤器。然而对那些有典型心电图表现而无临床症状患者的处理，目前存在着较大争议，有些学者认为，程序电刺激有助于识别高危患者；部分学者则不同意该观点。长期随访的前瞻性临床试验，将会给管理无症状患者提供更多的循证学依据。

（1）药物治疗

目前有效的治疗药物有：

①奎尼丁：为特异性Ⅰa 类药物，能特异性阻滞外向 I_{to} 钾离子电流，同时阻滞内向 I_{Na} 钠离子电流，恢复心外膜正常的动作电位 1 相、2 相，预防室速、室颤的发生，为治疗 Brugada 综合征的首选药物。

②西洛他唑：它是磷酸二酯酶抑制剂，通过增强钙离子电流内流和减少 I_{to} 钾离子电流外流，使抬高的 ST 段复原。西洛他唑是一种新型的抗血小板药物、属于喹啉类衍生物，主要通过抑制血小板及心血管平滑肌内磷酸二酯酶活性，从而升高血小板和心血管系统组织内 cAMP 水平，发挥抑制血小板聚集和舒张血管的作用；西洛他唑能可逆性抑制凝血酶、ADP、胶原、花生四烯酸、肾上腺素、血流状态改变等引起的血小板聚集，能促使细胞内 cAMP 产生增加，从而能减少肝细胞内 VLD3 的分泌和肝脏 TG 的分泌，引起血 TG 水平下降，升高血中 HDL-C 的水平。西洛他唑能扩

张血管、增加微循环血流、改善组织供氧供血，可抑制血管平滑肌增殖，能降低血液黏滞度，可抑制血栓素、抗凝、促纤溶，能使心肌细胞功能恢复。

③替地沙米：替地沙米可有效阻断 I_{to}、I_{Kr} 钾离子外流，同时对内向钠离子电流 I_{Na} 有一定抑制作用，是一种可能优于奎尼丁、更有优势的Ⅲ类抗心律失常药。

④异丙肾上腺素：异丙肾上腺素能调节 L 型电压门控钙通道钙离子内流，可使异常抬高的 ST 段回落，其低剂量静脉注射对 Brugada 综合征继发的心律失常电风暴有防治作用。胺碘酮和 β 受体阻断剂无效。Ⅰc 类抗心律失常药物氟卡尼、普罗帕酮和Ⅰa 类药物普鲁卡因胺、丙吡胺为禁忌药物。

(2)非药物治疗

①埋藏式心脏转复除颤器(ICD)：它是防治室颤、猝死的方法，适用于有症状的患者；对无症状、有自发 ECG 异常、程序电刺激能诱发出持续性室性心动过速的患者，需慎重考虑埋藏式心脏转复除颤器治疗(Ic)。

②射频消融：有人对 Brugada 综合征患者进行射频消融后随访，发现无室颤、晕厥、猝死的发生，能有效防治 Brugada 综合征的多种快速性心律失常，但还需大量临床研究验证。

8. 儿茶酚胺敏感性多形性室性心动过速

(1)概述

儿茶酚胺敏感性多形性室性心动过速(CPVT)，是一种遗传性心律失常综合征，多发生于心电 QT 间期正常、静息时心电图正常、心脏无器质性病变的青少年；患者运动或情绪激动时，可出现儿茶酚胺敏感性双向性或多形性室性心动过速，能导致晕厥和猝死。

1975 年有人首次报道了儿茶酚胺敏感性多形性室性心动过速。目前我国已有一些患者被诊断为儿茶酚胺敏感性多形性室性心动过速；1995 年有人研究了较大样本的患者，系统描述了该病的临床表现，并将具有这种临床特征的疾病，命名为儿茶酚胺敏感性多形性室性心动过速，是一种恶性室性心律失常，预后较差。如未及时诊治，40 岁以下的死亡率高达 30%～50%；随年龄的增加，患者发生猝死的可能性明显减少。

(2)CPVT 的分子遗传学与发病机制

儿茶酚胺敏感性多形性室性心动过速(CPVT)具有明显的家族性，分为常染色体显性遗传型、常染色体隐性遗传型，常染色体显性遗传型与编码心肌细胞肌浆网膜钙离子通道蛋白-兰尼碱受体(RyR2)基因突变相关，50%～70%CPVT 患者有 RyR2 基因突变；常染色体隐性遗传型与编码肌浆网中钙离子结合、缓冲的肌集钙蛋白基因 2(CASQ2)突变有关，1%～2%CPVT 患者有 CASQ2 基因突变；可能还有其他的相关基因，如锚定蛋白 B 基因突变，也可引起儿茶酚胺敏感性多形性室性心动过速。

RyR2 通道对细胞质游离钙离子水平的调节有重要作用；交感神经兴奋可使突变的 RyR2 通道开放异常增加，导致肌浆网舒张期钙离子外漏入细胞质，使细胞质钙离子超载，诱发延迟后除极。肌浆网释放钙离子时需要 CASQ2 与 RyR2 形成复合物，CASQ2 蛋白还参与肌浆网中与钙离子的储存、缓冲。突变的 CASQ2 蛋白可使心肌细胞肌浆网结合、储存、释放钙离子的能力降低；对患者心肌细胞进行起搏电刺激或暴露于去甲肾上腺素时，患者易出现舒张期心肌细胞肌浆网钙离子外漏入细胞质、心肌细胞膜电位剧烈振荡，并伴有延迟后除极。

(3)CPVT 的心电图改变

CPVT 患者静息心电图的形态无明显异常，QT 间期在正常范围内，QRS 波群常正常，但心率普遍偏慢，可出现加速性房室交界区心律、交界区性逸搏、房性心动过速，在不同患者表现有所不同。CPVT 发作时，特征性的心电图所见为双向性室性心动过速、右束支传导阻滞，电轴左偏与电轴右偏逐跳交替。也有一些患者表现为多形性室性心动过速或心室颤动。在患者运动负荷试验中，当心率达 120～130 次/分钟时，开始出现室性期前收缩；之后二联律或三联律的室性期前收缩的次数逐渐增多，并呈多形性，最终导致双向性或多形性室性心动过速。如停止运动，室性心动过速会转为室性期前收缩，且逐渐恢复为窦性心律。试验过程中，可经常出现房性心律失常，如心房颤动。应激状态和情绪激动可诱发室性心律失常，呈多形性或双向性，与洋地黄中毒或晚期后除极的触发活动诱发的心律失常相似，可进一步演变为心室颤动。

(4)CPVT 的临床特点

多数 CPVT 患者常在 10～20 岁出现症状，3 岁以前发病者罕见；典型症状是运动或情绪激动时发生晕厥，但成年患者发生晕厥者相对较少。发作时可表现面色苍白、头晕、全身无力，严重时可出现意识丧失，或伴有惊厥、抽搐、大小便失禁等，症状发作数秒钟或数分钟后，患者意识可自行恢复。有些患者症状发作时，即可发生猝死，儿茶酚胺敏感性多形性室性心动过速患者中 14%～33%有晕厥或猝死的家族史。RyR2 基因突变携带者出现症状的年龄，常比无 RyR2 基因突变者小，男性患者发生猝死的危险性更高。由于带有相同突变基因的患者数量较少，尚难以评价基因型和临床表型的联系，还不能通过基因型预测其表型。

9. 短 QT 综合征

(1)概述

短 QT 综合征(SQTs)是一种以体表心电图 QT 间期明显缩短为特点、伴或不伴各种房性/室性心律失常、有猝死风险的、常染色体显性遗传心脏离子通道病，是相对罕见的一种综合征。

1993 年有人回顾性分析 669 份动态心电图，发现 QT 间期延长、缩短时，均有高猝死危险。短 QT(QT＜400ms)者猝死危险性，为 QT 间期正常者的 2.4 倍，常高于长 QT 间期者的猝死危险性。2000 年有人提出短 QT 综合征的名称。短 QT 综合征的男女发病人数基本接近，发病年龄从新生儿到老年人均有报道，很可能是婴儿猝死综合征的重要原因。由于短 QT 间期通常在心率低于 80 次/分钟时较明显，而儿童心率通常在 100 次/分钟以上，因此儿童短 QT 综合征易被忽视。

(2)短 QT 综合征的分子遗传学与发病机制

短 QT 综合征是由编码心脏离子通道的一些基因突变所致，迄今已发现 3 个编码复极相关钾离子通道 KCNH2、KCNQ1、KCNJ2 的基因突变，与短 QT 综合征相关，并分别命名为短 QT 综合征 1、2、3 型。

①短 QT 综合征 1 型：它由编码 I_{Kr}钾离子通道 α 亚单位的 KCNH2 基因错义突变所致，能导致 I_{kr}钾离子通道活化、开放增加，可导致钾离子电流速度增加，从而缩短动作电位持续时间、QT 间期。KCNH2 基因位于 7 号染色体。有人发现，KCNH2 基因 N588K 突变导致心室钾离子电流速度增加，但相同的效应未出现在浦肯野纤维，即选择性缩短了心室的动作电位时程，加速心室复极。这种动作电位时间和有效不应期的不均一性，可能是再发心律失常的基础。

②短 QT 综合征 2 型：它由编码 I_{Ks}钾离子通道(KVLQT1)α 亚单位的 KCNQ1 基因功能获得性突变所致，能导致 I_{Ks}通道钾离子电流速度增加，从而缩短动作电位持续时间、QT 间期。而 KCNQ1 基因的一些功能获得性突变，与家族性房颤有关，但此类患者有时没有 QT 间期缩短的心电图表现。研究发现，KCNQ1 基因第 919 位核苷酸发生错义突变，能导致第 307 位密码子由 Val 替换为 Leu，使 I_{Ks}钾离子通道易在更负的电位上激活，易活化、开放，使 I_{Ks}电流速度增加，从而缩短 QT 间期。

③短 QT 综合征 3 型：它由编码延迟整流钾通道蛋白 K_{ir}2.1 的 KCNJ2 基因功能获得性突变所致，能导致心肌细胞复极末期 I_{K1}电流速度增加，从而缩短动作电位持续时间、QT 间期；这时心电图持续 QTc＜300 ms，可伴有高大、对称性的尖峰状 T 波。

研究发现，KCNJ2 基因第 514 核苷酸 G 突变为 A，导致 K_{ir}2.1 通道蛋白第 172 位密码子由天门冬氨酸被替换成天门冬酰胺，使 KCNJ2 通道获得功能活化、开放增益，I_{K1}电流速度增加，加速 3 相复极过程，使心肌细胞有效不应期缩短，心电图表现为 QT 间期缩短及特异性 T 波变化。近来有人报道，编码心脏 L 型电压门控钙离子通道 α_1 和 β 亚单位的基因发生功能丧失性突变，可导致

Brugada 综合征和短 QT 综合征共存。

(3)短 QT 综合征的心电图改变

短 QT 综合征的心电图，表现为短 QT 间期，ST 段几乎消失，右胸前导联出现高尖的 T 波，常伴有室性心动过速、心室颤动、心房颤动。

目前尚无公认的短 QT 间期的诊断标准，常用的一种标准是 QTc≤300 ms 为短 QT 间期。另一种是依据 QT 间期预测值(QTp)确定，QTp(ms)＝656/(1＋心率/100)，正常 QT/QTp 的下限为 88%，当 QT 间期小于 QTp 的 88%时判为短 QT 间期。正常的 QT 间期很难定义。心率为 60 次/分钟时，正常的 QT 间期一般都大于 360 毫秒。

(4)短 QT 综合征的临床特点

短 QT 综合征患者常见症状为头晕、心悸、反复发作的晕厥，甚至猝死，首发症状常为房颤引起的心悸、室性心律失常导致的猝死。多有家族史，心脏检查常无器质性改变，血液生化学检查结果常无异常。心源性猝死多发生在从睡眠中醒来、受到噪音刺激、劳累时，提示交感神经活动增强或血儿茶酚胺水平升高，可能与短 QT 综合征患者心律失常发作有关。

应用死后基因检测技术，已查出部分猝死者的死亡原因，可为相关基因突变所致的心脏离子通道性疾病，主要为 BS 综合征、长 QT 综合征、CPVT、短 QT 综合征等。考虑到短 QT 综合征患者心性猝死的高风险、而目前尚无有效的药物预防猝死的发生，应对这些高危及发生过心脏事件的患者植入 ICD 预防。

五、2010 年国际《遗传性心脏离子通道病与心肌病基因检测专家共识》的心肌病基因检测介绍

2010 年美国节律学会和欧洲心脏节律学会，联合颁布了国际首个《遗传性心脏离子通道病与心肌病基因检测专家共识》，首次系统评估基因检测在遗传性心脏疾病中的应用价值，重点阐述基因检测对不同心脏疾病的作用，及每种疾病的基因检测结果，对诊断、治疗、预后的影响。该共识对心脏科临床医生、科研工作者有指导意义。该共识由国际上遗传性离子通道病和心肌病遗传学研究的著名专家，基于自身的研究经历、疾病注册中心对患者的随访和相应事件记录、相关文献回顾分析，来评估基因检测在上述 2 大类疾病中的应用和作用。

心肌病基因检测的目的之一，是识别携带致病基因突变的高危亲属，并结合临床检测结果综合判断。目前心肌病基因检测，已在国外应用于临床。国际首个遗传性心脏病基因筛查共识，可指导我国遗传性心肌病基因检测、心肌病高发心源性猝死(SCD)的诊治，能使医生和患者重新认识基因检测给诊断、预后、治疗带来的影响，对家族性基因突变携带者长期随访观察，从而可降低猝死率。

本共识基因检测推荐原则：Ⅰ类推荐，已发现先证者基因突变，且基因检测结果能影响其治疗策略、预防措施、生活方式的选择。Ⅱ类推荐，基因检测结果对治疗或预防措施选择无影响，但对于生育咨询有益，或对患者要求了解自身遗传基因状况有益。Ⅲ类推荐：不推荐。

1. 肥厚型心肌病基因检测

肥厚型心肌病(HCM)表现为不明原因的心肌肥厚、心肌细胞排列紊乱、纤维化。多数典型肥厚型心肌病成人患者，表现为常染色体显性遗传；老年或非典型肥厚型心肌病患者，家族性发病率较低。大多数肥厚型心肌病患者无明显症状，因此难以预测心源性猝死(SCD)发生，家族性成员筛查为预防治疗提供了保障。

(1)肥厚型心肌病基因检测的诊断价值

①致病基因：β 肌球蛋白重链基因(MYH7)及肌球蛋白结合蛋白 C 基因(MYBPC)为肥厚型心肌病最常见的 2 个致病基因，突变率分别为 15%～20%、20%～45%，每种致病基因与肥厚型心肌病患者的(1/4)～(1/3)相关。其他的致病基因中，每种致病基因与 1%～5%甚至更少肥厚型心肌

病患者相关。少见的致病基因包括心脏肌钙蛋白 T 基因(TNNT2)、肌肉 LIM 蛋白的基因(CSRP3)、α 肌动蛋白 2 基因(ACTN2)、T-Cap 蛋白基因(TCAP)、ANKRD1 基因(CARP)、JPH2(junctophilin)基因等。该共识中提出类肥厚型心肌病表型概念,包括由 PRKAG2 基因突变所致的肥厚型心肌病伴预激综合征和传导异常、Fabry 病、Danon 病、线粒体 DNA 突变、Noonan 综合征。家族性肥厚型心肌病中,肌节蛋白基因(含 9 个基因)检测阳性率约为 60%。散发性肥厚型心肌病基因检测阳性率为 30%。约 5%肥厚型心肌病患者存在≥2 种基因变异(复合突变或双杂合突变)。

②先证者检测:一是诊断明确的肥厚型心肌病患者,推荐进行基因检测;二是未进行详细的临床和家族史评估者,或没有临床证据支持肥厚型心肌病诊断者,不推荐肥厚型心肌病基因检查。

③家族成员筛查:如果先证者中发现致病基因突变,基因检测推荐给予所有一级亲属(如后代、兄妹、父母)。建议家族成员中以前未诊断肥厚型心肌病而发生心源性猝死时,应考虑对死者样本行遗传学分析。儿童肥厚型心肌病风险较高,须重视家族中儿童的基因检测、遗传咨询、教育、心理学评估。

(2)肥厚型心肌病基因检测预后及治疗意义

基因突变对肥厚型心肌病危险评估和管理作用有限,肥厚型心肌病治疗和评估预后主要基于临床危险因素。通常 1 个基因检测结果,不是植入埋藏式心律转复除颤器(ICD)的一级预防指征。对典型的肌节蛋白突变相关肥厚型心肌病,目前无基因特异性的治疗方案。但疾病干预实验研究和小规模Ⅱ期临床试验(包括地尔硫䓬、血管紧张素受体阻断剂、醛固酮拮抗剂)已显示出良好的前景。针对基因型阳性肥厚型心肌病进行干预试验,可延缓或阻断疾病进展。

(3)专家共识建议

MYBPC3、MYH7、TNNI3、TNNT2、TPM1 基因检测,能推荐给予临床已确诊肥厚型心肌病的患者(Ⅰ类推荐);也能特定推荐给予家族成员及其他相关亲属(Ⅰ类推荐)。

2. 致心律失常型心肌病/致心律失常型右室心肌病

致心律失常型心肌病(ACM)是 35 岁以下人群发生室性心律失常和心源性猝死的主要原因。致心律失常型心肌病可累及 1 侧或 2 侧心室,典型致心律失常型右室心肌病(ARVC)以右室为主。致心律失常型心肌病的临床诊断,一般基于特征性心电图表现、心律失常、心脏结构、组织学异常。明确的家族史、致病基因突变有助于诊断。致心律失常型心肌病/致心律失常型右室心肌病,通常为常染色体显性遗传,常染色体隐性遗传较为罕见,可有心脏皮肤综合征(Naxos 和 Carvajal 综合征)。

(1)ACM/ARVC 基因检测的诊断价值

①致病基因:大多数致心律失常型心肌病/致心律失常型右室心肌病的致病基因,编码桥粒蛋白如:斑珠蛋白(JUP)、桥粒斑蛋白(DSP)、斑菲素蛋白 2(PKP2)、桥粒芯糖蛋白 2(DSG2)、桥粒胶蛋白 2(DSC2)。

桥粒以外的致病基因包括:跨膜蛋白 TMEM43、转化生长因子 β_3、RyR2。与 RyR2 基因突变有关的 ARVC2,特征性表现为年轻患者猝死、应激诱发的多形性室性心动过速(CPVT)。在临床表型和遗传学上,ARVC2 与 CPVT1 非常相似。ARVC2 可能是 CPVT 的一个类表型,而非真正的致心律失常型右室心肌病(ARVC)。典型致心律失常型心肌病患者,基因检测阳性率约为 50%,但是假阳性率高达 1/3,因此对基因检测结果的意义评价应该慎重。对于疑似患者,应该首先建议到有经验的医学专科中心进行临床评估。

②先证者检测:应用基因检测,能对可疑先证者进行基因分型确诊。由于已知致病基因检测阳性率有限,因此对于阴性结果不能排除疾病。

③家族成员筛查:致心律失常型心肌病外显率多变,使家族性致心律失常型心肌病亲属评价存在一定困难。先证者基因突变的发现,常为家族成员筛查提供了前提。常染色体显性遗传家系

中，约有一半成员基因检测阴性，从而可减轻这些家族成员的心理负担，也可避免对其孩子筛查。对基因检测阴性、具有症状的成员，排外致心律失常型心肌病时应谨慎。

(2)ACM/ARVC 基因检测的治疗和预后意义

目前已有许多有关致心律失常型心肌病基因型-表型关系的研究，但结论尚不明了。心源性猝死家族史，不是致心律失常型心肌病预后的关键预测因子，提示基因突变在致心律失常型心肌病危险分层中价值有限。

(3)专家共识建议

①在先证者发现致心律失常型心肌病/致心律失常型右室心肌病的致病基因突变后，推荐在家族成员及其相关亲属中，也进行该特定突变检测(Ⅰ类推荐)。

②在符合致心律失常型心肌病/致心律失常型右室心肌病诊断标准的患者中，进行选择性或全面性 ACM/ARVC 基因(DSC2、DSG2、DSP、JUP、PKP2、TMEM43)检测，能够获益(Ⅰa 类推荐)。

③符合 2010 诊断标准的可疑致心律失常型心肌病/致心律失常型右室心肌病患者(1 项主要标准或 2 项次要标准)，可考虑基因检测(Ⅱb 类推荐)。

④仅符合 1 项次要标准的患者(2010 年诊断标准)不推荐基因检测(Ⅲ类推荐)。

3. 扩张型心肌病基因检测

扩张型心肌病(DCM)特征性表现为收缩功能障碍、左室扩大。不明原因的扩张型心肌病，是特发性扩张型心肌病(IDC)的一种类型。有人对特发性扩张型心肌病患者一级亲属进行临床筛查(病史、体征、ECG、超声心动图)，发现 20%～35%特发性扩张型心肌病患者有家族史，若把左室扩大作为扩张型心肌病早期指标，48%特发性扩张型心肌病患者家族性发病。因此对不明原因扩张型心肌病先证者，建议行家族性临床筛查突变基因。对散发性扩张型心肌病，基因检测的作用与价值目前尚在研究中。对不明原因扩张型心肌病，建议进行家族性临床筛查 ACTN2 基因、TCAP 基因、ANLRD1 基因(CARP)、LPH2 基因。

该共识中提出类扩张型心肌病表型概念，包括由 PRIKAG2 基因突变所致的扩张型心肌病伴预激综合征和传导异常、Fabry 病、Danon 病、线粒体 DNA 突变、Noonan 综合征。家族性扩张型心肌病中，肌节蛋白基因(含 9 个基因)检测阳性率约为 60%。

(1)扩张型心肌病基因检测的诊断价值

①先证者检测：明确致病基因突变后，不携带此突变的家族成员，可以排除疾病发生可能，这对孩子尤为重要，可使他们恢复正常生活。扩张型心肌病患者可有常染色体异常。目前已发现 30 多个扩张型心肌病相关基因，主要包括细胞骨架蛋白基因、肌丝蛋白基因、核外膜蛋白基因、离子通道蛋白基因等。每个基因与不到 5%的家族性扩张型心肌病相关。其他遗传模式包括 X 连锁遗传、常染色体隐性遗传、线粒体遗传。先证者基因检测阳性率为 15%～25%。检测出的基因数目和检测个体的表型，常存在个体差别。携带致病基因突变的患者，常随年龄增长而外显率增加。心脏彩超和 ECG 无异常，一般不能排除扩张型心肌病晚发可能。

②家族成员筛查：对特发性扩张型心肌病先证者至少 3 代家族成员进行临床检测评估，是识别特发性扩张型心肌病潜在遗传致病因素及进行基因检测的关键。特发性扩张型心肌病先证者所有一级亲属，应进行超声心动图评价。基因检测结果，可能与心律失常风险相关。核纤层蛋白(LMNA)和结蛋白(DES)的基因突变携带者的心源性猝死危险性较高；特发性扩张型心肌病的预防治疗，不能仅参考射血分数。

(2)扩张型心肌病基因检测预后和治疗意义

除核纤层蛋白(LMNA)和结蛋白(DES)等基因突变相关的扩张型心肌病，常有高发心源性猝死的危险外，其他相关扩张型心肌病基因检测一般对预后评估没有意义。扩张型心肌病基因检测对治疗的意义在于，并发心脏传导阻滞(CCD)的扩张型心肌病，通常由核纤层蛋白(LMNA)基因突变所致。由于心脏传导阻滞(如Ⅰ度、Ⅱ度、Ⅲ度)和室上性心律失常,通常发生于致命性室性心律失常之前,因此在心源性猝死发生之前,建议早期ICD置入。对于携带基因突变的无临床表型者,早期药物治疗能否阻止或延缓疾病进展,尚不清楚。

(3)专家共识推荐

①核纤层蛋白(LMNA)、结蛋白(DES)、SCNA5A相关扩张型心肌病的基因检测,推荐给予伴有典型心脏传导阻滞(Ⅰ度、Ⅱ度、Ⅲ度)、有过早心源性猝死家族史的扩张型心肌病患者(Ⅰ类推荐)。

②基因检测可能有益于家族性扩张型心肌病患者明确诊断,能识别心律失常高危成员,可促进家族成员筛查,帮助制定家族成员管理方案(Ⅱa类推荐)。

③特定突变检测推荐给予家族成员及其他相关亲属(Ⅰ类推荐)。

4. 左室心肌致密化不全基因检测

左室心肌致密化不全(LVNC)是由于心脏发育障碍而导致晚期心肌不能完全致密化的遗传性心肌病,典型表现为左室心尖部、中侧壁/下壁异常肌小梁形成。左室心肌致密化不全的临床表型,可从无症状到严重心力衰竭和(或)心律失常,可并发肥厚型心肌病、扩张型心肌病、限制型心肌病、不同类型的先天性心脏病等。

(1)左室心肌致密化不全基因检测的诊断价值

①致病基因:左室心肌致密化不全遗传模式包括X连锁遗传、常染色体显性/隐性遗传、母系线粒体遗传。散发者常见,占60%～70%。约有15个基因参与左室心肌致密化不全的发生,如MYH7、ACTC1、TNNT2、MYBPC3、ZASP等基因及离子通道编码基因,每种基因的突变,与左室心肌致密化不全患者的2%相关,其中肌节蛋白相关基因突变最常见。X连锁的编码酰基转移酶taffazin(TAZ)基因突变,可导致Barth综合征,多见于年轻男性。线粒体异常为婴儿和年轻儿童左室心肌致密化不全的主要特征和原因。

②先证者检测:15%～20%左室心肌致密化不全患者存在相关基因突变,基因芯片技术可增加基因检测的阳性率。目前基因检测在明确诊断中的应用价值有限,未来更多致病基因的发现及基因检测费用的更合理化,可使左室心肌致密化不全基因检测有更多价值。

③家族成员筛查:部分左室心肌致密化不全存在X连锁遗传,其中男性患者疾病表型较明显,女性患者仅表现为轻微表型异常或正常,但女性患者能将疾病遗传给下一代而表型更典型。线粒体变异通常无遗传性,但需更多的临床和遗传学研究和遗传咨询。基于左室心肌致密化不全潜在遗传性,对先证者家族成员应进行至少3代成员的评估,所有左室心肌致密化不全的一级亲属,一般建议行超声心动图检查。

(2)左室心肌致密化不全基因检测预后和治疗意义

目前没有左室心肌致密化不全相关的基因型-表型关系研究的资料,因此基因检测对预后判断尚无作用。目前在携带突变先证者的家族成员中,明确诊断和预测疾病发生,是基因检测的惟一价值。目前左室心肌致密化不全基因检测,对治疗一般没有明确的意义。由于左室心肌致密化不全常伴线粒体疾病、代谢疾病、Barth综合征,因此患者及家族成员明确诊断,可以完善系统性治疗和改善预后。

(3)专家共识推荐

——推荐在家族成员及其他相关亲属中进行特定突变检测(Ⅰ类推荐)。

——临床已确诊左室心肌致密化不全的患者,基因检测可能获益(Ⅱa类推荐)。

5. 限制型心肌病基因检测

限制型心肌病(RCM)发病罕见,表现为心室充盈受损、舒张期心室容积减少,伴有正常或轻度异常的左室壁厚度、射血分数,常并发扩张型心肌病或肥厚型心肌病。限制型心肌病可分为原发性限制型心肌病、浸润性限制型心肌病,呈常染色体显性遗传、常染色体隐性遗传、X连锁遗传、母系线粒体遗传。显著广泛的心肌间质纤维化，是限制型心肌病典型的组织病理学改变。

(1)限制型心肌病基因检测的诊断价值

对家族性限制型心肌病进行遗传学评价，可明确诊断、预测并发疾病的特征、筛选高危患者、指导家族管理。家族性限制型心肌病常伴其他疾病(骨骼肌病)，基因检测有助于识别限制型心肌病与其他疾病并存的限制性心肌病。

常见限制型心肌病致病基因：患者存在遗传异质性。目前已发现，4 种编码肌节蛋白/肌丝蛋白的关键基因(MYH7、TNNT2、TNNT13、ACTC)与限制型心肌病发生相关，其中与 MYH7 或与 TNNI13 基因突变相关的限制型心肌病均占 5%。肌节蛋白基因相关限制型心肌病，一般仅表现为心脏表型。

①先证者检测：限制型心肌病基因突变的发现，多来自于小样本的遗传学研究。遗传性贮积性疾病，如血色素沉着症、糖原沉积病、家族性淀粉样变性(由甲状腺素转运蛋白基因突变所致)也可导致心肌病。Noonan 综合征是一种遗传和表型都异质性的疾病，特征为身材矮小，有特殊面部特征，蹼状颈。约 50%Noonan 综合征患者存在酪氨酸磷酸酶 PTPN11 基因突变。然而伴有肥厚型心肌病、限制型心肌病的 Noonan 综合征，却很少发生蛋白酪氨酸磷酸酶 PTPN11 基因突变。酪氨酸磷酸酶 PTPN11 突变携带者，心肌病发病率较低(仅 6%)，而小 G 蛋白 Raf1 基因突变携带者，心肌病发生率明显增加(占 95%)。因此 Noonan 综合征伴心肌病，较合适进行全面基因芯片检测。

②家族性筛查：早期限制型心肌病不易鉴别。若在先证者发现明确的致病基因突变，有助于对其他家族成员进行筛查，以识别限制型心肌病患者。尽管限制型心肌病不如 DCM 和 LVNC 的遗传性和家族性明显，然而对特发性限制型心肌病先证者，至少 3 代家族成员应进行评估，所有一级亲属应进行超声心动图评价。

(2)限制型心肌病基因检测预后和意义

限制型心肌病基因检测结果，目前尚不能直接应用于治疗，但可影响心律失常评估。TNNT2、DES、LMNA 基因突变相关限制型心肌病心律失常风险增加。对伴有多系统疾病的限制型心肌病，识别潜在的系统疾病，可发现心脏功能异常的原因，有助于疾病针对性治疗。DES 或 LMNA 的基因突变相关限制型心肌病的心源性猝死发生率较高，尤其并发房室传导阻滞或束支传导阻滞时，应该考虑 ICD 置入预防。

(3)专家共识建议

——对临床疑诊为限制型心肌病的患者，限制型心肌病相关基因检测可以考虑(Ⅱb 类推荐)。

——家族成员及其他相关亲属，推荐特定基因突变筛查(Ⅰ类推荐)。

6. 总结

先证者致病基因突变的发现，为判断其亲属是否存在致病基因提供了黄金诊断标准。对家族成员进行特定突变检测，具有诊断、预后及治疗意义。基因检测阴性的家族成员可以排外疾病，基因检测阳性可以早期诊断无临床表现的家族成员，从而使预防与治疗更有价值。对于无临床表型的家庭成员，基因检测的年龄和意义根据不同疾病而决定。但不管基因检测结果如何，疾病治疗不能仅依赖于遗传检测，而更应该基于全面综合的临床评估。

六、2011 年《心脏离子通道病与心肌病基因检测专家共识》

2011 年美国心律学会/欧洲心律学会发表了《心脏离子通道病与心肌病基因检测专家共识》，在有关长 QT 综合征的部分中，推荐对心脏病专家诊断或高度怀疑的长 QT 综合征患者，进行长 QT 综合征 1～3 型的相关基因如 KCNQ1、KCNH2、SCN5A 的检测；已在先证者发现长 QT 综合征致病基因突变者，推荐其直系亲属进行该特定突变的检测。如基因检测、病史、12 导联 ECG 均为阴性，方可排除长 QT 综合征。通过对患者进行基因检测、综合评估、危险分层，可帮助他们选择最适合的个体化治疗方案，并取得最佳的临床结果。《心脏离子通道病与心肌病基因检测专家共识》阐述了基因检测在遗传性心脏疾病中的作用，重点评估了基因检测对心脏疾病的价值及基因检测结果对诊断、预后和治疗的影响。

1. 长 QT 综合征基因筛查研究情况

目前已发现长 QT 综合征 13 个致病基因的 1 700 多种突变，这些长 QT 综合征相关基因是 KCNQ1（LQT1）、KCNH2（LQT2）、SCN5A（LQT3）、Ankyrin-B（LQT4）、KCNE1（LQT5）、KCNE2（LQT6）、KCNJ2（LQT7）、Cav1. 2（LQT8）、CAV3（LQT9）、SCN4B（LQT10）、AKAP9（LQT11）、SNTA1（LQT12）、KCNJ5（LQT13）等。其中前 3 个为 LQTS 常见致病基因，即 KCNQ1（LQT1）、KCNH2（LQT2）、SCN5A（LQT3），约占临床诊断的长 QT 综合征患者的 75%；如果加上 KCNQ1 和 KCNH2 拷贝数变异/基因重排的患者，这个值可达 80%。其他 4～13 型与约 5%长 QT 综合征患者相关。

即使检测所有已知 13 个基因，阴性率仍为 15%～20%。散发（或新发）突变的发生率，小于长 QT 综合征患者的 5%～10%。估计同时有耳聋表型的 JLNS 患者的患病率，约为百万分之一。所有一级亲属（父母、兄弟姊妹、子女）应进行特定基因突变检测。如果基因检测、病史、12 导心电图均为阴性，可以排除长 QT 综合征。

2 专家共识中对长 QT 综合征基因检测的推荐建议

①以下情况推荐对长 QT 综合征 1～3 型相关基因（KCNQ1、KCNH2、SCN5A）检测：基于病史、家族史、ECG 表型（静息 12 导联 ECGs、运动或儿茶酚胺应激试验）心脏病专家高度怀疑长 QT 综合征的患者；而无症状特发性 QT 间期延长者，其中青春前期 QTc＞480 毫秒或成人期 QTc＞500 毫秒，排除继发性 QT 间期延长因素，如电解质异常、药物、心肌肥厚、束支传导阻滞等。

②研究发现，以下情况可以考虑进行长 QT 综合征 1～3 型相关基因检测：无症状特发性 QT 间期延长者，其中青春前期 QTc＞460 毫秒，成人期 QTc＞480 毫秒。

③已在先证者发现长 QT 综合征致病基因突变者，推荐其家族成员及相关亲属进行该特定突变的检测。

④已发现 10%～20%的药物诱发长 QT 综合征患者，存在长 QT 综合征相关致病基因突变，所以对药物诱发尖端扭转型室性心动过速（TdP）的先证者，应考虑行基因检测，对其一级亲属推荐 12 导联 ECG 筛查。

⑤如果长 QT 综合征 1～3 型相关基因突变检测阴性，但有 QTc 间期延长，一般应该考虑基因再评价，包括重复基因检测，或进行其他更多的致病基因检测。

3. 长 QT 综合征相关基因检测的意义

（1）基因检测对诊断的意义

基于病史、家族史、T 波形态、运动或儿茶酚胺激发试验等情况，疑为长 QT 综合征的患者心脏病专家均建议行基因检测。只有晕厥史的患者，未经咨询心脏专科医生，不应进行长 QT 综合征基因检测。也不应该作为参加竞技运动之前的筛查，或者作为普遍筛查的手段。如果患者有运动诱发的心脏事件，QTc 轻度延长或静息时正常（通常＜460 毫秒），运动常引起多形性室性期前收缩，应考虑与儿茶酚胺多形性室性心动过速或 Andersen-Tawil 综合征相鉴别。即使没有症状，对那些诊断明确、排除了诸如电解质紊乱、药物、心脏肥大、传导阻滞、糖尿病等后，心电图上显示 QT 延长者（青春期前 QTc≥480 毫秒或成人期 QTc≥500 毫秒），建议进行长 QT 综合征相关基因检测。

对那些 12 导联 ECG 上（不是 24 小时 QTc 最大值）QTc≥460 毫秒的青春期前的青少年，或者 QTc≥480 毫秒的成人，可考虑进行基因检测。这些 QTc 值是人为设定的，高于 AHA/ACCF/HRS 指南中规定的男性 QTc≥450 毫秒、女性 QTc≥460 毫秒的标准。对 2～4 周婴儿 QTc≥470 毫秒者，基因检测的阳性率为 50%。先证者筛查出特定基因突变后，其一级亲属（父母、兄弟姊妹、子女)应进行该突变检查,不管其有无临床表型。只有基因检测阴性结果才能排除长 QT 综合征,单纯 QTc 正常不能排除。如果基因筛查阴性但又有 QTc 延长,应重复基因筛查或在更广泛的致病基因上进行筛查。

(2)基因检测对判断预后的意义

基因型-表型关系研究,已发现长 QT 综合征 1～3 型,均有基因型特异的 ECG 特征、触发因素、自然病史、基因型特异的药物治疗反应。基因筛查结果已经和传统的危险因素如性别、首次发病年龄、静息 QTc 值、晕厥史等,一并成为独立的预后危险因素。与常见的钾通道功能丧失亚型(LQT1、2)相比,长 QT 综合征 3 型患者有更高的死亡率。而对长 QT 综合征 1、2 型来讲,突变在通道蛋白上的某些特定位置,与 QTc＞500 毫秒一样,一般也是独立的危险因素。

(3)基因检测对治疗的意义

长 QT 综合征治疗的最终目标,是预防心脏骤停与猝死。对先天性长 QT 综合征,避免应用延长 QT 间期的药物,保持电解质平衡,避免突变基因作用相关的特异性情景或环境刺激因素,可降低心脏事件发生的危险性。治疗策略根据基因型与表型的严重程度而定。一般来说,先天性长 QT 综合征可用药物、器械、手术来治疗。对获得性长 QT 综合征,去除致病因素是关键。镁离子可有效抑制 TdP。β 受体阻断剂,是多数长 QT 综合征患者的一线治疗药物,在 3 种主要亚型中,β 受体阻断剂对长 QT 综合征 1 型最有效,对长 QT 综合征 2 型中等有效,而对长 QT 综合征 3 型,普萘洛尔加上美西律或氟卡胺或雷诺嗪可能是首选。治疗决策不能单纯基于基因型,也不能只依据某个特定致病突变,尤其是给一个无症状的长 QT 综合征 3 性患者安装埋藏式心脏转复除颤器的决定,必须包括基因型之外的危险因素在内。

4. 结语

长 QT 综合征患者是可以有效治疗的,猝死也是可以预防的。并不是每个长 QT 综合征患者都需要 ICD,多达 50%的突变携带者终生不发生心脏事件。通过对患者进行基因检测、综合评估、危险分层,可帮助他们选择最适合的个体化治疗方案,并取得最佳的临床结果。

七、欧洲心脏病协会 2010 年会心脏起搏和再同步治疗指南更新

欧洲心脏病协会(ESC)实践指南委员会(CPG)认识到,新的临床研究试验将对当前的指南建议产生影响。为了保持指南同实践的与时俱进,有必要根据最新的临床证据,对建议和证据水平进行适当调整。当前的心力衰竭(心衰)诊疗指南颁布于 2008 年,而心脏起搏治疗指南则发表于 2007 年。2010 年心衰设备治疗指南更新为实践指南并首次颁布。实践指南建议,指南应反映循证医学的证据,应是随机临床试验中符合入选标准患者的治疗结果。而更常见的是,有专家认为一些患者并不完全符合入选标准,应局限性改变治疗。

在多中心自动除颤器植入试验伴心脏再同步化治疗(MADIT-CRT)试验中,包括了心功能Ⅰ和Ⅱ(NHYA 分级)的患者,15%患者为心功能Ⅰ,其中多数无症状;入选的患者 QRS 宽度≥130 毫秒,但治疗获益的患者常为 QRS 宽度≥150 毫秒的患者。

1. NHYA Ⅲ/Ⅳ心衰患者的心脏再同步化治疗

(1)NHYA Ⅲ/Ⅳ心衰患者心脏再同步化治疗(CRT,CRT-P 为 CRT 起搏功能;CRT-D 为 CRT 除颤功能)证据的有效性(表 19－4)。心衰患者常承担较大的医疗费用,心脏再同步化治疗设备的植入,须根据患者能生存与否、发病率、生活质量等权衡其短期和长期的利弊,再进行决定。

表 19－4　纽约心脏协会(NYHA)Ⅲ/Ⅳ心衰患者的治疗建议

建议:CRT-P/CRT-D减少发病率和死亡率
患者人群:最佳药物治疗后心功能仍 NYHA Ⅲ/Ⅳ,可步行,左心室射血分数 LVEF≤35%,QRS>120 毫秒,窦性心律
建议等级:Ⅰ。证据水平:A

一项多中心的大规模随机试验,评价了心脏再同步化治疗的长期有效性。该试验采用交叉或平行分组,包括 CRT 起搏功能治疗组和 CRT 除颤功能组。荟萃分析表明,对左室射血分数(LVEF)减低的心衰患者,选择 CRT 除颤功能较好。

(2)心脏再同步化治疗对症状和运动耐受的影响

所有随机对照试验业已证实,心脏再同步化治疗能显著缓解症状,增加患者运动耐力。NYHA 心功能分级平均下降 0.5～0.8,6 分钟步行距离增加 20%,峰值耗氧量增加 10%～15%,生活质量和运动耐力持续改善。

(3)心脏再同步化治疗对发病率的影响

在心衰药物治疗、起搏、除颤对比试验中,心脏再同步化治疗(有或没有埋藏式心脏复律除颤器即 ICD),能降低全因死亡率 35%～40%,可减少心衰再住院率 52%～76%,能减少心血管事件住院人数 39%。

(4)心脏再同步化治疗对死亡率的影响

在一项试验中,心脏再同步化治疗的除颤功能,可减少全因死亡率 36%($P=0.003$),而心脏再同步化治疗的起搏功能,可降低全因死亡率 24%($P=0.059$)。另一项试验随访平均 29 个月,心脏再同步化治疗的起搏功能,可减低死亡相对危险 36%～40%,主要归因于心衰致死减少。

(5)心脏再同步化治疗对心脏结构和功能的影响

一些随机试验随访 6 个月以上,发现心脏再同步化治疗能缩小左室舒张末期内径(LVEDD)15%、提高 LVEF 6%。在一项研究中,心脏再同步化治疗 3 个月后,左室收缩末期容积(LVESV)减少 18%,18 个月时减少 26%;3 个月后 LVEF 增加 3.7%,至 18 个月时增加 6.9%。无心肌缺血、心衰的患者,上述效应较心肌缺血患者更加明显。心脏再同步化治疗逆转心室重塑的效应,是渐进性的、持续性的。

(6)对可步行的 NYHA 心功能分级Ⅳ心衰患者的研究

一项试验入选了 217 例 NYHA 心功能分级Ⅳ的心衰患者,患者预期生命超过 6 个月;与最佳药物疗效相比,心脏再同步化治疗除颤功能和心脏再同步化治疗起搏功能,能显著改善首次全因住院率,而全因死亡率未见明显收益。心脏再同步化治疗除颤和心脏再同步化治疗起搏组的两年死亡率分别是 55%和 45%,而对照组为 62%;心脏再同步化治疗除颤和心脏再同步化治疗起搏组患者的运动耐力明显改善。心脏再同步化治疗能改善可步行的心功能Ⅳ患者的心脏发病率(非死亡率)。

(7)预测因子

心脏再同步化治疗时的多元分析表明,PR 期延长和右束支传导阻滞是不良结局的预测因子,5%右束支传导阻滞患者可有特别高的事件发生率。

(8)选择

一项大规模多中心研究发现,LVEF≤35%和 QRS 宽度≥120 毫秒的心功能Ⅲ/Ⅳ患者,可选择心脏再同步化治疗除颤功能治疗,而不必选埋藏式心脏复律除颤器(ICD)。

2. 心脏再同步化治疗治疗

(1)治疗无或轻度症状患者的临床证据

3 个临床试验探讨了心脏再同步化治疗,对无或轻度症状心功能不全患者(LVEF 减低和宽 QRS 波)的作用。一项试验入选 186 例埋藏式心脏复律除颤器植入候选者,患者 NYHA 心功能分级Ⅱ级，LVEF≤35%，窦性心律，QRS宽度≥130毫秒，LVEDD≥55毫秒，接受心脏再同步化治疗除颤功能治疗后，85例患者左心室重塑得到显著改善，但运动耐力增加不明显。

另一项研究选择1820例心衰患者，其NYHA心功能分级Ⅰ级15%（缺血性）或Ⅱ级84%（任何原因），窦性心律，LVEF≤30%，QRS宽度≥130毫秒，731例患者接受埋藏式心脏复律除颤器治疗，1 089例患者接受心脏再同步化治疗除颤功能治疗。一级终点是全因死亡和非致死性心衰相关不良事件，平均随访2.4年，结果发现，与接受埋藏式心脏复律除颤器治疗组相比，心脏再同步化治疗除颤功能治疗组一级终点事件相对危险减少34%，非致死性心衰相关不良事件相对减少41%，两组每年的死亡率相似，均为3%。

有一个试验纳入610例经最佳药物治疗后NYHA心功能分级Ⅰ或Ⅱ级，LVEF≤40%，窦性心律，QRS宽度≥120毫秒，LVEDD≥55毫秒的心衰患者，一级终点是临床恶化，二级终点是左室收缩末内径（LVESD）改变；随访12个月发现，心脏再同步化仪治疗后，左心室重塑明显改善，LVESDD/LVEDDV缩小、LVEF增加。在一个欧洲的试验中，患者262例，随访24个月显示，有无LBBB，心衰患者的心脏再同步化仪治疗结局明显不同；QRS≥150毫秒的患者，能从心脏再同步化仪治疗中获益较大；研究发现，合并LBBB的女性心衰患者的反应尤其好。

（2）左心室重塑和临床结局

一个研究对心脏再同步化治疗中几乎所有的患者进行了超声配对研究（n=1809/1820），其中84%患者为心功能分级Ⅱ级；与埋藏式心脏复律除颤器植入组比，心脏再同步化仪组的左心室大小和功能、LVEF、右心室功能、左房大小、二尖瓣反流程度等均明显改善，并与超声研究结果一致。其中QRS宽度≥150毫秒、LBBB、非缺血性病因、女性患者的改善更明显。这些结果表明，心脏再同步化仪治疗，能减低心衰相关的不良事件，能通过逆转心室重塑而防止疾病的进展。然而还有待进一步研究证实。（表19-5）

表19-5 纽约心脏协会心功能Ⅱ级心衰患者的治疗建议

建议：更推荐心脏再同步化治疗除颤功能（CRT-D），能减少发病率或防止疾病进展
患者人群：纽约心脏协会心功能Ⅱ级，左心室射血分数LVEF≤35%，QRS≥150毫秒，窦性心律
建议等级：Ⅰ。证据水平：A

（3）NYHA心功能分级Ⅰ级患者

对NYHA心功能分级Ⅰ级患者，一项试验的结果，未显示出心脏再同步化治疗仪，较埋藏式心脏复律除颤器植入更能减低全因死亡率或心衰事件率。有研究显示，心脏再同步化仪治疗对NYHA心功能分级Ⅰ级患者的临床效益，不如其治疗NYHA心功能分级Ⅱ级患者。尚无令人信服的证据表明，心脏再同步化仪治疗，可用于无或轻度一过性症状的心衰患者。心脏再同步化仪治疗一般限应用于NYHA心功能分级Ⅱ级的患者。

（4）设备选择

对不太严重的心衰患者优先选择心脏再同步化治疗仪除颤功能（CRT-D）治疗，仍有许多争论。当前没有确凿的证据支持优先选择心脏再同步化治疗仪起搏功能（CRT-P）治疗。与心功能Ⅲ/Ⅳ级患者相比，心功能Ⅰ/Ⅱ级患者的年龄更轻、伴随疾病更少、生命预期更长，可能较适合应用心脏再同步化治疗仪除颤功能治疗。但是心脏再同步化治疗仪起搏功能治疗亦不能排除在外。

植入心脏再同步化治疗仪6～12个月后，许多心功能Ⅰ/Ⅱ患者的LVEF增加至35%（35%为心衰植入ICD的疗效阈值）以上。心脏再同步化治疗仪除颤功能治疗的相关并发症发生率，比心脏再同步化治疗仪起搏功能治疗似乎更高。最近的两项多中心、前瞻性、随机的试验显示，心脏再同步化治疗能减低轻度心力衰竭的发病率；试验中15%～18%患者心功能Ⅰ级，多数既往有发作症状，QRS≥150毫秒和（或）有典型LBBB的患者改善较明显。合并LBBB的女性患者的治疗反应尤其好。试验中逆转心室重塑与临床结局改善相关。

3. 心衰和永久性房颤患者的 CRT 起搏功能/CRT 除颤功能治疗

有人报道，欧洲接受心脏再同步化治疗的患者中，约 1/5 有永久性房颤。一般心衰患者普遍具有房颤，而房颤的发生率与心衰严重程度有关：心功能Ⅰ级者 5%合并房颤，而心功能Ⅲ/Ⅳ级则 25%～50%合并房颤。发生房颤和心室失同步性的患者多为老年人，预后常比窦性心律者差。合并房颤、有症状、LVEF≤35%的心衰患者，可能较适合埋藏式心脏复律除颤器植入。出现 QRS 波增宽的患者，更适合心脏再同步化治疗仪除颤功能治疗；建议心脏再同步化治疗仪除颤功能治疗仅限于 QRS≥130 毫秒者。（表 19－6）

表 19－6　心衰合并永久房颤患者的治疗建议

建议一：推荐心脏再同步化治疗起搏功能 CRT-P/除颤功能 CRT-D 减少发病率
患者人群：纽约心脏协会 NYHA 心功能分级Ⅲ/Ⅳ级，左心室射血分数 LVEF≤35%，QRS≥130 毫秒，消融房室结植入起搏器
建议等级：Ⅱa。证据水平：B
建议二：推荐心脏再同步化治疗起搏功能 CRT-P/除颤功能 CRT-D 减少发病率
患者人群：纽约心脏协会 NYHA 心功能分级Ⅲ/Ⅳ级，左心室射血分数 LVEF≤35%，QRS≥130 毫秒，心室率慢且频繁起搏
建议等级：Ⅱa。证据水平：C

有些永久房颤患者经过长期治疗或心房射频消融术可能会恢复窦性心律。对永久房颤的心衰患者应控制心率。为使临床收益最大化和改善永久房颤的预后，常需要消融房室结，完全阻断心脏传导，而药物控制静息和运动心室率的有效性并不充分。持续起搏定义为 95%的起搏依赖。目前绝大多数患者实行房室结消融；房室结消融（双心室起搏 100%有效）和心脏再同步化的治疗，能改善左心室功能和提高运动耐量。欧洲大约 1/5 的心脏再同步化治疗仪植入患者合并有永久房颤。有心力衰竭症状、心功能Ⅲ/Ⅳ级、LVEF≤35%，是植入埋藏式心脏复律除颤器的绝对适应证。为保证足够的起搏，有必要行房室结消融。

4. 适合起搏器植入的心衰患者的 CRT 起搏功能/CRT 除颤功能治疗

几个回顾性观察或小型的前瞻性试验显示，对无论有无 QRS 波增宽、伴右心室永久起搏的双心室起搏的患者，心脏再同步化治疗治疗有症状的严重心衰（NYHA Ⅲ）患者时，可获得较明显的临床效益。无论心律如何，对恢复正常激动顺序，双心室起搏是值得应用的。一旦明确体能严重下降与心功能不全有关，应用双心室起搏改善心功能不全症状是合理的。

右心室起搏对缺血性心衰患者的左心功能，可产生有害影响；因而左心功能不全的心衰患者，建议双心室起搏治疗，而避免右心室起搏。有症状的心衰患者给予β受体阻断剂，能降低心率。给予心脏再同步化治疗起搏功能和心脏再同步化治疗除颤功能治疗的患者，应用β受体阻断剂时，可逐渐增加剂量；植入心脏再同步化治疗仪的心衰患者，也可逐渐增加β受体阻断剂的剂量。（表 19－7）

表 19－7　心衰合并永久房颤患者的治疗建议

建议一：心脏再同步化治疗起搏功能 CRT-P/除颤功能 CRT-D 减少发病率
患者人群：纽约心脏协会 NYHA Ⅲ/Ⅳ，左心室射血分数 LVEF≤35%，QRS≥120 毫秒
建议等级：Ⅱa。证据水平：B
建议二：心脏再同步化治疗起搏功能 CRT-P/除颤功能 CRT-D 很可能减少发病率
患者人群：纽约心脏协会 NYHA Ⅲ/Ⅳ，左心室射血分数 LVEF≤35%，QRS<120 毫秒
建议等级：Ⅱa。证据水平：C
建议三：心脏再同步化治疗起搏功能 CRT-P/除颤功能 CRT-D 可能减少发病率
患者人群：纽约心脏协会 NYHA Ⅱ，左心室射血分数 LVEF≤35%，QRS<120 毫秒
建议等级：Ⅱb。证据水平：C

需植入起搏器的有症状、NYHA Ⅲ/Ⅳ、LVEF≤35%、QRS≥120 毫秒的心衰患者，同样适合 CRT 起搏功能/CRT 除颤功能治疗。右心室起搏能导致非同步性。左心功能不全的患者一般应避免右心室永久起搏。心脏再同步化治疗时，可允许β肾上腺素受体阻断剂逐渐增加剂量

6. 不适合心脏移植的严重心衰患者的左心室辅助装置终末期治疗

终末期心衰患者生活质量低下，死亡率极高，一般适合植入左心室辅助装置(LVAD)。心脏移植(CTX)的心脏来源较匮乏。随着左心室辅助装置植入技术的改进，使终末期心衰患者选择左心室辅助装置显得较合适，能作为心脏移植的过渡，也可作为终极治疗。患者的选择是至关重要的，有严重肾功能、肺功能、肝功能不全、严重感染、心源性休克的患者，要排除在外。

一项研究评价了以左心室辅助装置作为终极治疗的 200 例患者的疗效，患者随机分成持续灌注设备组和脉冲式设备组；患者的心功能为Ⅲ B/Ⅳ级，LVEF≤25%，峰值摄氧量≤每分钟 14 ml/kg；一级复合终点是 2 年无致残的中风、无因修复和更换设备；二级终点为生存率；患者平均年龄 64 岁，平均 LVEF 为 17%。持续流量设备组的 2 年无致残的中风、无因修复和更换设备率为 46%(对照组为 11%，$P=0.001$)，2 年生存率较高(58%：24%，$P=0.008$)。研究发现，临床实践中把左心室辅助装置当做终极治疗的患者不足 10%。植入左心室辅助装置前，患者主要应用机械辅助治疗。现有的证据表明，持续流量设备优于脉冲流量设备。(表 19-8)

表 19-8 严重心衰不适合移植患者的治疗建议

建议：左心室辅助泵 LVAD 可能是降低死亡率的终极治疗
患者人群：纽约心脏协会 NYHA Ⅲ B/Ⅳ，左心室射血分数 LVEF≤25%，峰值摄氧量＜每分钟 14 ml/kg
建议等级：Ⅱa。证据水平：B

(王爱玲　余元勋　陈　森　程景林　丁　平)

进一步的参考文献

[1] SCHWARTZ P. Practical issues in the management of the long QT syndrome: focus on diagnosis and therapy[J]. Swiss Med Wkly, 2013, 33: 231-243.

[2] BOS JM. Left cardiac sympathetic denervation in long QT syndrome: analysis of therapeutic nonresponders[J]. Circ Arrhythm Electrophysiol, 2013, 6(4): 705-11.

[3] SCHWARTZ PJ, ACKERMAN MJ. The long QT syndrome: a transatlantic clinical approach to diagnosis and therapy[J]. Eur Heart J, 2013, 34(40): 3109-3116.

第二十章　围生期心肌病

围生期心肌病(PPCM)是一种特发性、妊娠相关的心肌病,病因还在研究中。其主要特征是既往健康的孕产期妇女,在妊娠晚期至产后几个月期间发生左心室收缩功能减退和心力衰竭。当妊娠晚期或产后早期出现心力衰竭体征时,要高度怀疑围生期心肌病,并早期开始防治。孕妇应避免使用血管紧张素转换酶抑制剂、血管紧张素 AT1R 受体阻断剂、华法林,因为这些药有可能致畸。一旦分娩,就应进行标准的心力衰竭治疗。患过围生期心肌病的妇女再次妊娠复发本病的风险很高。目前中国网上已发布围生期心肌病研究进展与诊治进展、围生期心力衰竭研究进展、围生期心肌病临床治疗与发病机制研究进展、围生期心肌病预后探讨,围生期心肌病临床特征和处理、围生期心肌病病因诊断等,有较好的临床指导作用,可由网上学习。

围生期心肌病是妊娠最后 1 月至产后 5 个月内首次发生的累及心肌为主的收缩性心力衰竭,占孕期心血管并发症的 1%以下;围生期心肌病发病率为 1/(1 300～4 000);发病率因地域不同存在很大差异,美国平均为 1/2 300～1/4 000,发展中国家发病率较高;非洲国家为高发区,其地中海区妊娠妇女发病率为 1/300,亚撒哈拉地区为 1/100,南非为 1/1 000,海地为 1/299。目前国内尚无确切流行病学资料。

1971 年首次定义了围生期心肌病:即发生于妊娠最后 1 个月或产后 5 个月内,患者既往无心肌损害证据,且孕期无明显导致心衰的心脏疾患;超声心动图证实为左室收缩性心力衰竭。近年,由于对该病认识的不断深入,诊断技术的不断提高,全世界范围内围生期心肌病发病率有明显升高趋势。

围生期心肌病定义正在不断修改,2010 年欧洲心脏病学会的定义较明确:围生期心肌病是一种特发性心肌病,在妊娠末期或产后几个月内出现左室收缩功能障碍为主的心力衰竭,且无其他导致心衰的病因存在,该病的诊断主要靠排除法(排除其他原因引发的心力衰竭、左室射血分数降低);左心室不一定扩张,但射血分数几乎总是降低到 45%以下。

围生期心肌病易误诊、漏诊,因为其早期仅见下肢水肿、疲倦、劳力性呼吸困难,易与妊娠导致血容量增加相关症状混淆;对心力衰竭症状较轻的妊娠晚期患者,常要进行超声心动图检查。

围生期心肌病的危险因素主要有:高龄孕妇(>30 岁)、多次妊娠、多产等。围生期心肌病死亡率为 25%～50%。死亡原因主要是进行性心力衰竭、心律失常、血栓/栓塞等;其中 50%死于产后 3 个月内,30%死于栓塞。发病后 6 个月内心脏扩大逐渐恢复、心力衰竭逐渐好转的患者,预后较好;反之预后不佳,平均生存 4.7 年。

围生期心肌病的发病机制还在研究中,一些研究提出炎症、感染、自身免疫等假说。围生期心肌病的临床表现,类似于其他病因所致的收缩性心力衰竭,但可能有较高的栓塞发生率。围生期心肌病的诊断,常依据临床表现、超声心动图等。该病与妊娠相关,在诊断和治疗上具有一定的特殊性,近来的前瞻性研究认为,溴隐亭治疗围生期心肌病有良好的疗效,溴隐亭是多巴胺受体 D_2 激动剂,能抑制垂体释放催乳素,阻断催乳素受体信号通路,减少组织蛋白酶催化产生 16 kD 催乳素,能减少组织产生活性氧,减少心肌损伤,增加心肌组织毛细血管密度,减少纤维化,一般在基础治疗上增加溴隐亭(每次 2.5 mg,每天 1～2 次),能改善左室射血分数、左室收缩功能,还能预防再次妊娠发生围生期心肌病。

传统治疗包括利尿剂、血管紧张素转换酶抑制剂、β 受体阻断剂、血管扩张剂、洋地黄、抗凝药物等。围生期心肌病严重患者,还可试用静脉用丙种球蛋白、免疫抑制剂,可给予左心室辅助装置、主动脉内气囊反搏等。心功能未恢复正常的患者,建议不应再次妊娠。上述治疗无效的围生期心肌病患者，建议行心脏移植术。围生期心肌病的预后，主要取决于左室功能恢复程度，其死亡率较原发性扩张型心肌病为高。

围生期心肌病以心输出量降低导致血流灌注不足、肺毛细血管压升高为主。围生期心肌病多发生在产后5个月内，仅10%发生在产前的最后1个月。1937年有人首次报道了围生期心肌病是导致孕产妇心衰的原因之一。有人认为，围生期心力衰竭应指孕产妇在妊娠第28周至产后1周发生的心力衰竭。由于围生期特有的生理病理变化，孕前存在基础心脏疾病（如风湿性心脏病、先天性心脏病）易诱发心力衰竭；即使孕前健康的心脏，如果合并围生期心肌病、妊娠高血压综合征、羊水栓塞、贫血处理不当等，也易发生心力衰竭。

总体而言，约2%妇女妊娠时合并心脏病，而心力衰竭占妊娠心血管疾病总死亡率35%。心力衰竭的孕妇因其胎盘供血不足，心排出量减少，易造成胎儿宫内窘迫、胎死宫内，给患者及家属造成巨大精神创伤。因此应提高对本病的认识，防患于未然，必要时终止妊娠，确保母婴安全。

1. 流行病学

1937年后，多个国家相继报告了一些妊娠期充血性心力衰竭患者。围生期心肌病总体发病率较低，但发展中国家围生期心肌病发病率较高，原因可能是：当地经济落后、产后护理较差、生态因素不良、环境影响较大（如非洲国家潮热，当地居民高盐饮食等）、易误诊。近年来世界各地报道，围生期心肌病平均发病率约为1/(1 485～4 000)，而且发病率有逐年增加趋势。

2. 危险因素

它主要包括高龄产妇（>30岁）、慢性高血压、妊娠期高血压、贫血、糖尿病、多次妊娠、多产、双胞胎、黑人、肥胖、吸烟、保胎时间长、社会经济状况低下、营养不良、可卡因依赖等。此外青春期妊娠、产前保健不佳、哺乳、剖宫产、进食咖啡、心血管疾病家族史、双胞胎、嗜酒、滥用可卡因等，可能与围生期心肌病有关。来自热带、亚热带地区的资料显示：高热、潮湿、高盐、液体潴留相关的高血压、缺乏现代化的诊断设备等，可导致围生期心肌病发病率升高。有人发现，围生期心肌病还可能有家族聚集倾向。与过去相比，近期高血压、先兆子痫相关的围生期心肌病发病率有下降趋势。但由于缺乏大宗临床随机对照试验证实，危险因素尚需进一步临床研究评价。有人总结分析我国1097例围生期心肌病的流行趋势、发病特点，发现初产妇患者数多于经产妇，围生期心肌病患者合并贫血比例较高（51.4%），其次是妊娠期高血压（48.5%）。

3. 发病机制

围生期心肌病（PPCM）是产科、心内科、重症医学领域里的重要问题之一，至今尚在研究中。病毒感染、心肌炎、自身免疫反应、炎症因子、催乳素产生过多、先天性因素、营养不良、遗传因素、妊娠时产生的异常血流动力学反应等，可能与围生期心肌病发病相关。其中心肌炎、病毒感染假说证据最多。

（1）病毒感染

围生期心肌病患者病毒感染性炎症发生率较高。病原体有腺病毒、单纯疱疹病毒6、EB病毒、巨细胞病毒等，推测病毒感染可能是触发心肌病变的始动机制。有人首先在PPCM患者的心肌活检中发现了病毒基因组，（微小病毒B19、单纯疱疹病毒6、EB病毒）这些病毒只存在于与PPCM相关的炎症性心肌病中，在对照组中没有发现。

有人对扩张型心肌病心内膜活检，证实有病毒基因组（柯萨奇病毒、微小病毒B19、腺病毒、疱疹病毒）的存在；随病毒清除，左室收缩的功能得到改善。随后的很多研究均证实病毒在扩张型心肌病发病中的重要地位，提示上述病毒并非特异性的存在于PPCM患者。有人证实，96%PPCM患者衣原体IgG抗体阳性，而对照组为80%（$P<0.025$）。

（2）心肌炎

对围生期心肌病患者心肌活检发现：病变心肌中有大量淋巴细胞浸润、心肌细胞水肿/坏死/纤维化等，给予泼尼松、硫唑嘌呤治疗后，患者临床症状改善，复查心肌活检显示，淋巴细胞浸润等消失；推测病毒感染可能是触发心肌病变的始动机制。

孕产期妇女免疫力下降，易受病毒、其他微生物的感染。20世纪70年代就有学者在动物实验证实，孕期的鼠比非孕期更容易感染病毒；体内的病毒越多，心肌的病毒损害也越严重。

80年代有人报道，在PPCM患者心内膜活检中可发现间质淋巴细胞浸润、心肌纤维化和坏死，在应用强的松和咪唑硫嘌呤等免疫抑制剂后，患者的临床症状改善，心内膜活检显示炎症浸润减轻，从而提出心肌炎症是PPCM病因的假说；之后有人证实了心肌炎症在PPCM中的存在，但不同研究报道的检出率却有很大的差异性（最低8.8%，最高76%），造成这种差异的原因，可能与活检时间、症状发作时间有关，而单纯用组织学的观点来诊断心肌炎也具有一定的局限性。

有人发现，围生期心肌病患者血浆中的炎症因子，如肿瘤坏死因子α、C-反应蛋白、细胞凋亡标志物Fas等水平升高，认为可能与心肌细胞损伤、凋亡相关。有人发现，自身免疫可能与围生期心肌病发病相关，抗心肌蛋白的IgG1、IgG2、IgG3水平升高。

许多研究证实，PPCM是一项与孕期关联的特殊的自身免疫性疾病；与其他的自身免疫性疾病不同，PPCM具有明显的器官特异性并且进展迅速。在PPCM患者血浆中，有一些滴度升高的特异性心肌组织的抗体、肿瘤坏死因α、C-反应蛋白、IL-6、Fas等，其升高程度与左室的舒张末内径、左室射血分数的降低明显相关，提示异常的免疫活动和炎性介质在PPCM的发病机制中占据重要地位。产生自体免疫紊乱可能与孕产期血流动力学的改变、孕产妇对这种改变的不适应有关；研究发现，PPCM患者血浆中胎儿原始造血细胞进入母体循环，造成免疫改变，是PPCM进展的原因。在各种妊娠期心肌病动物模型里已证实有心肌细胞凋亡。实验证实，心肌Gαq蛋白的过度表达，会导致心肌细胞肥大和收缩功能紊乱，当血流动力学负荷改变时，易诱发心力衰竭，可导致心肌细胞凋亡。

研究报道，PPCM患者心内膜活检证实的心肌炎症检出率为8.8%，而扩张型心肌病组的检出率为9.1%，两者并未显示出差异性。研究表明，PPCM患者心内膜活检中心肌炎症是否存在，并不能作为预后的评价因素。单一的心肌炎症学说似乎并不能解释PPCM的发病机制及进展。

（3）围生期母体生理、病理变化及对心脏的影响

围生期母体会产生一系列变化，其中血流动力学变化最明显。孕晚期孕妇心排出量增加30%～50%，血容量增加50%，心率平均每分钟增加10次，舒张末期容积、左心室重量指数亦相应增大。肾素、血管紧张素激活，导致醛固酮增加，可引起水钠潴留，心脏做功量比妊娠前增加40%～50%。分娩期子宫阵缩，每次宫缩心排出量增加20%，肺循环静脉压力增大，心脏负担加重。产后盆腔静脉压力解除，妊娠期弥散至组织中的体液再吸收，使静脉回流至心脏血量增加，心脏处高负荷状态。因此，围生期心力衰竭高发期为妊娠32～34周至产后3天内。妊高征患者全身小动脉痉挛，左心室负荷加重，外周血管阻力增加；心肌缺血可引起心肌细胞水肿/变性；冠状动脉痉挛能使左心室前负荷大幅增加，均能导致心力衰竭。重度妊高征合并中重度贫血或低蛋白血症时，应避免过多液体输入，否则易诱发急性左心衰竭。

（4）围生期心力衰竭的疾病病因

在一些国家，先天性心脏病是围生期心力衰竭的主要原因，占妊娠期心脏病总数的75%；先天性心脏病患者孕产期并发症及新生儿并发症均显著增加。在发展中国家，风湿性心脏病是围生期心力衰竭的主要原因。研究表明，中/重度二尖瓣狭窄的孕产妇，若合并房颤、肺动脉高压，发生围生期心力衰竭、胎儿不良预后的风险较高。

对孕前无心脏疾病的孕产妇，发生围生期心力衰竭的主要原因是妊娠合并血压异常、围生期心肌病，少见的病因是贫血、病态肥胖、产后感染等。妊娠合并血压异常，包括原发性高血压合并妊娠妊高征，总体发生率可为12%～22%。过去10年的研究表明，胎盘或蜕膜组织缺血缺氧后，可产生一种加压物质，引起血管痉挛，是妊高征的主要发病机制。

4. 临床表现

围生期心肌病的主要表现常类似左室收缩性心力衰竭，常伴有栓塞并发症。在妊娠状态下，高水平黄体酮可导致通气过度及子宫增大挤压横膈，使妊娠女性出现呼吸困难、足部水肿等，且头晕、端坐呼吸等心衰症状也不少见。

妊娠妇女发生围生期心肌病常可被忽视，当患者水肿或其他心衰症状发展迅速时，要进一步检查。肺水肿、血栓栓塞是围生期心肌病的常见并发症，常发生于左室射血分数＜35％的患者，30％～50％围生期心肌病患者死亡原因为严重动脉栓塞并发症；常见临床表现有呼吸困难、呼吸急促、休息状态下心动过速、乏力、外周性水肿；其他症状有心悸、胸痛、端坐呼吸、咳嗽、咯血等。该病患者通常血压升高，但血压亦可正常或偏低；常发现心界扩大，心尖部横向或向下移位，肺部湿啰音、颈静脉压力增加、肝肿大等，可伴有运动障碍、心动过速、第三心音，是充血性心力衰竭的典型体征。对围生期心肌病患者来说，心衰的症状和体征常是非特异性的。

(1)症状

①呼吸困难：如活动后气短、夜间阵发性呼吸困难、端坐呼吸等，与其他原因所致的左心衰竭症状类似。

②全身性动脉栓塞：可有短暂性脑缺血发作、偏瘫、肺栓塞、急性心肌梗死、肠系膜动脉栓塞、肾梗死、脾梗死等表现。周围动脉栓塞后四肢缺血、坏疽也有报道。

③心律失常：如窦性心动过速、房性心动过速、室性心动过速、心房扑动、心房颤动、室性期前收缩、Wolfe-Parkinson-White 综合征等，均可见于围生期心肌病患者，室性心动过速导致心脏骤停者也曾有报道。

④器官衰竭：围生期心肌病患者可并发急性肝衰竭、致命性菌血症、多器官如心、肾、肝衰竭等。

⑤围生期胎儿/婴儿并发症：围生期心肌病可致早产，发生率高达 11％～50％；也可致低体重儿、胎儿宫内发育迟缓、宫内死胎等。

(2)体征

血压可正常。较常见颈静脉怒张、心动过速、奔马律、肝大、下肢水肿，还可闻及二尖瓣、三尖瓣的反流性杂音；部分围生期心肌病患者，可有肺动脉高压。

5. 诊断

(1)围生期心肌病诊断标准

它是发生于妊娠最后 1 个月至产后 5 个月内的症状性心力衰竭，无其他明确的心力衰竭原因，超声心动图证实为收缩性心力衰竭；诊断主要依靠超声学检查和临床检查，现有的诊断标准为：①妊娠期后 1 个月至产后 5 个月以内出现的继发于左室收缩功能减退的进展性充血性心力衰竭；②既往无心血管系统的疾病史；③排除了其他心肌病的诊断；④经典的超声学诊断标准：左室收缩功能减退，射血分数＜45％，舒张末内径＞2.71 cm/m^2 体表面积。

由于围生期心肌病发病原因不清，病理改变无特异性，临床表现无特征性，因此鉴别诊断显得尤为重要，要排除可能引起心功能不全的各种原因，包括妊娠前各种心脏疾病，如心瓣膜病、病毒性心肌炎、先天性心脏疾病，其他原发/继发的心肌病和高血压性心脏病等，并注意与妊娠期高血压病所致心力衰竭鉴别，也应与严重贫血、维生素 B_1 缺乏、羊水栓塞、肺栓塞等疾病引起相似症状的心力衰竭鉴别。妊娠期高血压病，由于外周阻力增加、冠状动脉痉挛，引起心肌缺血缺氧、间质水肿，甚至有点状出血坏死，以致心功能受损，患者在出现心衰前，可有不同程度的蛋白尿、水肿、高血压，心功能代偿期仅有心悸；超声心动图检查提示，心脏收缩/舒张功能有所减退，其他症状不明显；失代偿期可出现以急性左心衰为主的低排高阻的临床表现，常有心率增加、血压升高、肺充血水肿等。辅助检查包括实验室检查(血钾/钠、肌酐、血红蛋白、肝酶、甲状腺激素等)、心电图、超声心动图、胸部 X 线、心脏磁共振检查、心导管检查、血管造影术、肌钙蛋白 T 等有助于诊断围生期心肌病。超声心动图和心脏磁共振的检查具有确诊价值。

(2)心电图检查等

心电图检查有广泛性 S-T 段下降及 T 波倒置，常可见各种心律失常，部分围生期心肌病患者可发生类似急性心肌梗死的病理性 Q 波。胸部 X 线检查可提示心影扩大、肺淤血。超声心动图检查是诊断围生期心肌病的关键，所有患者均有左心室扩大、腔内径增大，以左心室腔增大为著，常能发现心脏结构/收缩/舒张的异常、心脏扩大等。

(3)心脏磁共振检查等

近年来，心脏磁共振检查在评估围生期心肌病中的价值引起重视，它能判断心肌纤维化程度，评估心脏形状、大小、功能、心室容量，一定程度上有助于围生期心肌病的诊断和鉴别诊断。有人认为，围生期心肌病心脏核磁共振常无特异性发现，而且心肌纤维化在心力衰竭诊断中发挥的作用有限，应进一步研究。

心脏导管植入和血管造影术，是判定心室收缩功能的金标准，围生期心肌病患者表现为心室收缩功能障碍，心输出量降低，充盈压增高，但冠状动脉压力正常；因其为有创性检查，限制了临床广泛应用。此外心衰患者血清肌钙蛋白 T 及肌酸激酶的水平升高，提示心肌细胞受损；临床治疗有效时，标志物水平下降。围生期心肌病为排除性诊断，需排除导致心力衰竭的其他常见病因。心力衰竭其他常见的原因包括：缺血性心肌病、高血压性心脏病、瓣膜病、感染、中毒、代谢性心肌病、肺栓塞、甲亢等。

由于孕产妇正常情况下也会产生呼吸短促、疲乏、心悸等表现，心力衰竭症状容易被掩盖，早期心力衰竭诊断有一定困难。如果孕产妇轻微活动后即出现胸闷气短，休息时呼吸频率＞20 次/分钟，心率＞110 次/分钟，肺底部有少量持续性湿啰音，且咳嗽后不消失，心脏听诊闻及 3 级以上收缩期杂音或任何舒张期杂音，需进一步超声心动图、心电图等检查，以确诊早期为围生期心力衰竭。若出现发绀、咳嗽痰中带血、端坐呼吸、颈静脉怒张、肝肿大、双肺底持续湿啰音，常提示晚期心力衰竭。重度妊高征患者小动脉痉挛，会引起心率代偿性增快，心电图表现为窦速；冠状动脉痉挛，则可引起心肌缺氧缺血，心电图表现为 ST 段下移、T 波低平及倒置、心律失常。当心电图有缺血缺氧表现时，说明心肌已有轻度损害，处于心力衰竭早期。

文献亦报道用 Framinghorm 心力衰竭的诊断标准，主要条件如下：①心脏扩大；②第三心音奔马律；③肺部啰音和/或呼吸音减弱，尤以肺底为明显；④夜间阵发性呼吸困难和/或睡眠时憋醒；⑤臂至心脏循环时间＞25 秒；⑥非洋地黄所致交替脉；⑦颈静脉怒张和搏动增强；⑧颈静脉压升高 15 cmH_2O；⑨急性肺水肿；⑩肝颈征阳性；X 线胸片见上肺纹理增粗，或见 Kerley 氏线，尤其 B 线。

次要条件如下：①劳力性呼吸困难；②胸腔积液；③肺活量降低至最大肺活量的 1/3 或 1/3 以下；④瘀血性肝大；⑤踝部水肿和/或尿量减少而体质量增加；⑥无上呼吸道感染仍夜间咳嗽；⑦心率(HR)＞120 次/分钟。判断方法：主要条件 2 项，或主要条件 1 项、次要条件 2 项，可确诊心力衰竭。

近 10 年研究表明，血清脑钠肽(BNP)水平在心力衰竭诊断方面存在明确的应用价值，并且其升高程度与心功能恶化程度呈正相关。目前尚无证据表明正常孕产妇血浆脑钠肽水平高于普通人群，在围生期孕产妇中进行脑钠肽水平测定，可协助围生期心力衰竭的诊断。

经常规治疗两周后无明显好转的围生期心肌病患者，可试行心内膜心肌活检；多聚酶链反应 PCR 可寻找心肌病毒感染证据，活检可见炎性细胞因子增加、大量淋巴细胞浸润等。但常规进行心内膜心肌活检是有争议的，据报道，其诊断敏感性仅为 50%，但其特异性可达 99%。其他检查包括：血培养寻找病原微生物、心导管检查(包括心内膜心肌活检)寻找心肌病毒感染证据等。已行心脏移植者可发生围生期心肌病，建议行心内膜心肌活检以除外移植排斥反应。心导管检查可用于评价围生期心肌病左室功能，同时能进行冠状动脉造影术、心内膜心肌活检，其检查指征为：重度心力衰竭、病情突然恶化、急性冠脉综合征表现、合并糖尿病需排除缺血型心肌病。

发病两周后，血清肌钙蛋白T水平可升高，它是简单、快速、敏感性高、非侵入性的检查方法，临床上广泛应用，敏感性54.9%、特异性90.9%，发病后连续6个月随访，可发现血清肌钙蛋白T水平常与左室功能受损程度呈负相关。

6. 治疗

2012年5月欧洲心脏病学会公布了最新的急/慢性心力衰竭诊断和治疗指南，围生期心肌病的治疗原则与其他类型心衰相似。及时正规的治疗，可缓解围生期心肌病症状、促进左室功能恢复、降低死亡率；药物治疗原则，类似慢性充血性心力衰竭。围生期心肌病确诊后，有心脏功能不全的患者应给予抗心力衰竭治疗。标准药物治疗包括：利尿剂、血管紧张素转换酶抑制剂、β受体阻断剂、血管扩张药、洋地黄、抗凝药等。但首先应注意药物对妊娠、哺乳的影响。

——分娩前：如血流动力学较稳定，可给予利尿剂（首选袢利尿剂，次选噻嗪类利尿剂）、β受体阻断剂（美托洛尔）、周围血管扩张药（肼苯哒嗪、硝酸异山梨醇类）。如血流动力学不稳定，可给予袢利尿剂（静脉应用）、周围血管扩张药（肼苯哒嗪、硝酸异山梨醇类）、血管收缩剂（多巴酚丁胺、多巴胺、米力农），考虑尽早分娩。

——分娩后：如血流动力学较稳定，可给予利尿剂（首选袢利尿剂，次选噻嗪类利尿剂）、β受体阻断剂美托洛尔（或ACEI、ARB）、醛固酮拮抗剂、周围血管扩张药（肼苯哒嗪、硝酸异山梨醇类）、地高辛。如血流动力学不稳定，可给予袢利尿剂（静脉应用）、周围血管扩张药（ACEI、肼苯哒嗪、硝酸异山梨醇类）、血管收缩剂（多巴酚丁胺、多巴胺、米力农）。

治疗方面，用于扩张型心肌病的治疗药物，一般可作为目前治疗PPCM的主要药物。非急性期患者的治疗仍以强心、利尿、扩血管为主。尽管洋地黄类正性肌力药物可在孕期安全使用，但有报道，女性患者过量使用洋地黄类药物会导致不良预后，因此仍应检测血浆中洋地黄的浓度。扩血管类药物中肼苯哒嗪常作为首选，钙通道阻断剂由于负性肌力不作为选择，而ACEI类药物由于可能致畸胎，仅限于产后使用。一些临床试验已证实，β受体阻断剂（包括卡维地洛）和ACEI联用，在心力衰竭患者中有益，能降低全因死亡危险达34%以上，但由于长期使用β受体阻断剂可能与低体重出生儿相关，因此在孕期使用时应格外谨慎。关于ACEI和β受体阻断剂的最佳停药时间，目前比较一致的观点是应用至少一年以上。利尿剂在PPCM患者的应用是安全的。由于PPCM患者有较高的血栓形成风险，有必要使用低分子肝素；对急性期患者，可考虑静脉用扩血管药（硝酸甘油、硝酸盐类）和正性肌力药物（多巴胺、多巴酚丁胺、米力农）以有效改善患者临床症状。需要注意的是，使用硝酸盐类药物可能会导致硫氰化物、氰化物在胎儿体内积聚。

对PPCM患者的进一步治疗，主要取决于对治疗的反应，包括在最初的数周里随访心脏超声以了解心室功能的恢复情况。对药物治疗无效或效果较差的患者，心脏移植或心室辅助装置是其选择。目前对围生期心肌病患者进行心脏移植的时机和指征判断方面仍在研究中，有研究者主张，在一次心力衰竭发作后6个月内，经积极内科治疗仍没有临床转归迹象或左心室功能进行性恶化的患者，可作为心脏移植的候选者。而对于植入心室辅助装置（LVAS）的患者，由于植入物所带来的血栓和感染的高风险性，一旦LVAS不能产生快速的心室功能恢复，应立即考虑心脏移植手术。需要指出的是，研究证实，心肌炎症的活动期是心脏移植的禁忌，主要因为心肌炎症活动期机体处于免疫应答的超敏状态，容易发生移植排斥及其他移植相关的并发症。除传统的治疗措施以外，免疫抑制剂和丙种球蛋白的应用均有报道，但没有确切的临床疗效证据支持。

（1）休息

每天至少睡眠10小时，消除顾虑，病情较重时应中断哺乳。严重围生期心肌病患者发病早期要求卧床休息6～12个月，可减轻心脏扩大的程度；但长期卧床，能致栓塞发生率明显增加，而适当有氧运动还可促进心功能改善。故不主张围生期心肌病心衰患者绝对卧床，要鼓励围生期心肌病心衰患者进行规律的有氧运动，以改善运动耐力、心脏功能。

（2）一般治疗

包括多学科健康管理、低盐饮食、加强营养、补充维生素、限制入液量、维持出入量负平衡；消肿时，钠盐每天 2～4g，少食多餐，补充蛋白质、维生素，可给予一些利尿剂，如双氢克尿噻每次 25 mg，每天 3 次；严重心力衰竭、明显水肿时，可给予呋塞米 20 mg。镇静时可给予安定、硝西泮等，避免应用吗啡。

（3）药物治疗

药物治疗是围生期心肌病治疗的关键，其原则类似治疗慢性充血性心力衰竭，即减轻心脏负荷、提高心肌收缩力、防止血栓形成。药物选择除考虑病情需要外，还要注意药物对妊娠和哺乳的影响。

2012 欧洲心脏病学会对心衰诊治的新指南指出，β 受体阻断剂、醛固酮受体阻断剂，对改变围生期心肌病心衰的病情是至关重要的，至少对每一位患者都应考虑，它们常与一种利尿剂联用，以改变围生期心肌病充血的症状与体征。其他药物包括洋地黄、抗凝药等。地高辛、β 受体阻断剂、袢利尿剂、减少前负荷的药物（如肼苯哒嗪、硝酸酯类）的安全性已被证实，是治疗妊娠期心衰的主要药物。ACEI 和 ARB 对心脏重构有一定的影响，可能造成胎儿畸形或死胎，因此在妊娠期禁用，但上述药物是治疗产后心衰妇女的主要措施；产后目标剂量是降压治疗最高剂量的 1/2。

安体舒通或地高辛适用于 NYHA 心功能分级Ⅲ、Ⅳ级的患者。安体舒通的目标剂量为 25 mg/d。卡维地洛和美托洛尔有益于围生期心肌病患者，两者目标剂量分别为每次25 mg（bid）及 100 mg（qd）。

醛固酮拮抗剂一般适用于已接受 ACEI/ARB 及 β 受体阻断剂治疗后仍然持续存在症状（NYHA Ⅱ～Ⅳ级）、EF≤35％的心力衰竭患者（Ⅰ类推荐，A 级证据）。起始剂量为螺内酯 25 mg/d或依普利酮 25 mg/d，靶剂量为螺内酯 25～50 mg/d 或依普利酮 50 mg/d。

围生期心力衰竭治疗应兼顾积极改善心功能和母婴安全。不同于普通人群心力衰竭，围生期心力衰竭所有治疗用药，需充分考虑胎儿安全，应由心血管科医生和妇产科医生共同确定治疗方案。

一般而言，利尿剂、β 受体阻断剂、洋地黄制剂等应用于围生期心力衰竭孕产妇，是相对安全的。血管扩张剂可扩张血管降低血压、减轻心脏前后负荷。洋地黄制剂可加强心肌收缩力，减轻心脏前负荷。房颤患者若血流动力学稳定可选择洋地黄制剂、β 受体阻断剂控制心室率；若血流动力学不稳定，则需紧急电复律。

围生期处于高凝状态，对于房颤栓塞高危人群可选择华法林、肝素抗凝治疗。对于有症状的心瓣膜病患者，在药物治疗基础上，行经皮瓣膜介入手术是安全有效的。

妊娠合并高血压的治疗许多年来无明显变化，控制血压的药物仍推荐拉贝洛尔、甲基多巴、肼屈嗪。对重度妊高征患者（子痫前期、子痫），需选用硫酸镁静滴治疗；如果药物治疗仍未缓解严重心力衰竭患者症状，需行紧急剖宫产以减轻心脏负担，以保证孕产妇生命安全。

血管扩张剂主要应用于急性心力衰竭或经利尿剂、洋地黄治疗无效时，可静脉滴注硝酸甘油、硝普钠等，仅应用于急性心力衰竭时；可改善症状，但不改善远期预后。要避免应用硝酸异山梨酯、异搏定、胍乙啶、利血平，以免对分娩、胎儿不利。

应用洋地黄等正性肌力药物时，患者常对洋地黄耐受性较差，病情较轻患者，起始可给予口服地高辛 0.125 mg；急性心力衰竭患者，可给予毛花苷丙 0.2 mg，起效后改为口服维持；也可给予多巴酚丁胺、多巴胺。女性尤其是孕产妇，对洋地黄类药物较敏感，易发生中毒，围生期心肌病患者应慎用；如必须使用应密切观察毒性反应。地高辛的目标剂量为维持血药浓度＜1.0 μg/L 的最小剂量。

应用血管紧张素转换酶抑制剂，可治疗心力衰竭，防止心脏重构，但孕期禁止应用，产后有慢性心力衰竭时可应用。血管紧张素转换酶抑制剂、β 受体阻断剂除了血流动力学效应外，可能还抑制过度激活的免疫系统功能，而后者是围生期心肌病可能的发病机制之一。β受体阻断剂，可改善围生期心肌病远期预后，适用于心功能Ⅱ～Ⅲ级(纽约心脏病协会 NYHA 分级)、无明显脏器淤血体征、已达干体重者；但有加重心力衰竭的危险，要注意及时利尿、密切观察病情变化。β受体阻断剂，可明显改善围生期心肌病症状、生存情况、左心室射血分数，因而被推荐使用。

(4)支持治疗

可给予维生素 B_1，每天 100 mg；可给予维生素 C、ATP、辅酶 Q10、FDP 等；但疗效不确切。

(5)免疫抑制剂

可改善左室功能、改善患者预后，可给予硫唑嘌呤、泼尼松，但妊娠期不应常规应用，正在进一步研究。心内膜心肌活检发现，围生期心肌病存在心肌炎证据者，建议免疫抑制剂治疗，治疗无效患者甚至需要心脏移植。部分患者长期左室功能极差，可能需要左室辅助装置以维持生命。免疫抑制疗法虽未被证实完全有效，但可用于已被证实有心肌炎的患者。

(6)抗凝治疗

由于围生期心肌病有较高的栓塞发生率，对左室射血分数＜35％者建议进行肝素、华法林抗凝治疗。围生期心肌病患者易并发血栓形成，妊娠期血中凝血因子Ⅱ、Ⅶ、Ⅷ、Ⅹ、纤维蛋白原水平升高，使血栓并发症风险增加，并持续至产后 6 周。特别是对于左心室射血分数低的患者，应选用肝素、华法林抗凝治疗。分娩前忌口服抗凝药，因其能透过胎盘屏障，有致畸作用；妊娠期间，低分子肝素是第一选择，它不透过胎盘屏障，不良反应较小，为了预防出血，分娩前可停止使用。由于肝素和口服抗凝药均不通过乳汁分泌，因此哺乳期妇女可以使用。研究发现，左室射血分数＜35％的围生期心肌病患者，发生栓塞风险较高。因此可考虑应用肝素抗凝治疗(皮下注射，5 000 U，每日 2 次)。

(7)新的治疗选择

除了传统的抗心衰药物治疗外，也有新的治疗选择；有人对围生期心肌病患者的研究显示，应用免疫调节药物如己酮可可碱治疗围生期心肌病后，患者血中 TNF-α、C-反应蛋白、Fas 水平明显下降，可改善左室功能，预后明显改善。但需大宗试验进一步证实。静脉滴注免疫球蛋白，可改善 LVEF，并显著降低血中炎症因子水平。有人证实，常规治疗效果欠佳的围生期心肌病患者，可试用静脉滴注人免疫球蛋白(IVIG)，能在一定程度上改善左室功能，但具体用量、疗程尚在研究中。有人研究利用溴隐亭治疗围生期心肌病，与传统治疗心力衰竭的方法相比，左心室功能明显改善，疗效较好，将来可能会成为主要的治疗方法；但缺乏大宗临床试验证实。

常规药物治疗效果不佳、心功能差的患者，可行机械性循环支持和心脏移植。对于有 2 个月以上严重心衰症状的患者，尽管给予最佳的药物和器械治疗，患者仍需要心脏移植，以改善症状及降低心衰过早死亡的风险，在等待移植期间，可进行左室或双心室辅助装置治疗。可给予供氧、抗心律失常。心脏移植的患者，2 年生存率为 80％，5 年生存率为 77％左右。围生期心肌病的心力衰竭发生在妊娠最后 3 个月，应缩短第二产程，早期引产。心力衰竭发生在妊娠最后 1 个月，应剖宫产。心脏持续扩大、左室功能持续低下的患者，不宜再次妊娠，再次妊娠死亡率为 8％～50％。

7. 预后

围生期心肌病(PPCM)同其他的非缺血性心肌病有很多共性，但心室功能的恢复较其他非缺血性心肌病要好。约 50％的 PPCM 患者可以在产后 6 个月内痊愈，这主要取决于心室功能的恢复情况，而慢性持续性病程(＞6 个月)往往提示预后不良，大约 20％的患者面临死亡或不得不选择心脏移植。更多的研究证实，PPCM 痊愈的患者再次受孕时会引起心肌病的复发或者原有的左室功能恶性加重，因此即使痊愈再次受孕仍然是禁忌的。

围生期心肌病患者预后主要与左室舒张末期内径、左室血栓、黑人等相关。左室功能严重障碍者，心脏恢复的可能较小，而且死亡率较高，死亡原因主要是栓塞、顽固性心力衰竭、严重心律失常等；黑人孕妇围生期心肌病预后较差。

有人在一项长达5年的前瞻性研究中发现，围生期心肌病的死亡率高达15%，31.5%的围生期心肌病患者能恢复正常的左室功能，而且证实在诊断后的2～3年中，患者的心功能仍在逐渐恢复，并未一定局限在诊断后的6～12个月以内。

左室缩短分数低于20%，左室舒张末期内径>60 mm者，发生心脏事件的危险较普通患者高3倍，再次妊娠后危险性较高。近年由于围生期心肌病诊断及时，治疗水平整体提高，因此围生期心肌病患者预后较前改善。左室功能严重障碍者恢复的可能较小，而且死亡率较高，死亡原因主要是栓塞、顽固性心力衰竭、严重心律失常等；在不同国家及地区，患者预后存在巨大差异，贫穷国家由于经济落后，不能定期随诊及规律服用治疗药物，使左室心功能恢复不良和生存率降低；黑人孕妇预后较差。

在南美洲，有人对围生期心肌病患者随访6个月，死亡率为10%，随访2年死亡率为28%。即使心功能完全复原，心脏恢复到正常大小，再次妊娠仍有高复发率的风险。对于有心衰病史、心功能未恢复正常者，建议不应再次妊娠。围生期心肌病作为一种独立疾病，总体发病率不高，但却可能危及母儿生命，因此广大临床医生应充分认知。目前围生期心肌病具体病因学及病理生理学改变尚未清楚，为预防围生期心肌病的发生，应避免多产、多胎、肥胖、感染、贫血、营养不良、妊娠期高血压疾病等情况发生。对于有危险因素的孕妇应加强产前检查与监测，认真评价心功能和结构，早期诊断及治疗对改善预后极为重要。

8. 围生期心力衰竭的预防

(1)妊娠期间加强随访，孕28周后每周随访1次，心内科、产科、麻醉科应通力合作，严密监测心功能状况，适时采取合理方式终止妊娠。

(2)对有器质性心脏疾病的育龄期妇女，要充分评估妊娠后孕产妇及胎儿风险，对于明确不宜妊娠者，避免妊娠，或者在器质性心脏疾病治疗后重新评估。

(3)严格避免心力衰竭的诱发因素：控制呼吸道、产褥感染，控制水分摄入，限制输血、输液量及滴速，避免痛刺激及精神刺激。有研究认为，89.8%的心力衰竭发作存在诱因，如贫血、精神紧张、肺部感染、低蛋白血症、肺动脉高压、高血压等。输血输液过多过快，增加心脏负担，也会诱导心力衰竭。

(4)积极治疗：围生期心力衰竭是妊高征的并发症，因此积极治疗原发疾病是预防围生期心力衰竭的最有效方法，如降压，解除血管痉挛，降低心脏后负荷，改善心脏供氧供血。有以下情况者预防性应用洋地黄类药物：心脏有明显扩大；有房颤；心脏代偿功能在Ⅱ级以上；轻度心力衰竭；心率经常在100次/分钟以上。

9. 围生期心力衰竭的产科处理

围生期心力衰竭多发于妊娠32～34周，病情凶险，不论孕周大小，为保证孕产妇安全，均应积极治疗心力衰竭，同时及时终止妊娠；因分娩时宫缩疼痛、疲劳、血液动力学变化，可能导致心力衰竭加重，增加抢救难度，甚至丧失抢救机会。原则上急性或慢性心力衰竭控制后，视病情轻重决定分娩方式，避免心力衰竭时分娩。文献报道，在腰麻+硬外麻下行剖宫产，血流动力学改变很小。心力衰竭控制后，短期内未能分娩者，可考虑剖宫产，剖宫产的血流动力学负荷小于阴道分娩，术前后需注意控制输液量在1 000～1 500 ml。在分娩过程中由于腹直肌及子宫收缩，使有效循环血量增加，心脏负担加重，易发生或再次发生心力衰竭。分娩后，也需密切关注因回心血量突然增加而导致的心力衰竭。

（陈　森　李从圣　王　勇）

进一步的参考文献

[1] ELIDRISSY AT, MUNAWARAH M, ALHARBI KM. Hypocalcemic rachitic cardiomyopathy in infants[J]. J Saudi Heart Assoc, 2013, 25(1): 25-33.

[2] WESTHOFF-BLECK M. Cardiovascular disorders in pregnancy: diagnosis and management[J]. Best Pract Res Clin Obstet Gynaecol, 2013, 27(6): 821-834.
[3] NANDA S, NELSON-PIERCY C, MACKILLOP L. Cardiac disease in pregnancy[J]. Clin Med, 2012, 12(6): 553-560.

第二十一章 克 山 病

一、克山病概述

克山病是一种原因未明的地方性心肌病，临床上分四种类型：急型、亚急型、慢型、潜在型。克山病主要侵犯心肌，表现为心肌的变性、坏死等改变。急型克山病主要发生在我国北方地区，以生育期妇女多发；亚急型克山病主要发生在我国西南地区，以 2～7 岁幼儿多发。克山病与膳食营养关系密切，膳食结构单一、营养低下、低硒等可使发病率增加。

克山病多发生在病区农村食用自产粮人群，食用非病区粮常不发病。克山病的临床表现，通常表现为全身不适，心中难受、胸闷、恶心、脸色苍白、下肢浮肿等。急型克山病治疗的关键是要做到三早：早发现、早诊断、早治疗，就地静脉推注大剂量维生素 C 和采取升压、扩容、亚冬眠、纠正心律失常等对症治疗措施，多数患者均能缓解症状。

亚急型小儿患者可按急型克山病与慢型克山病的治疗方法进行治疗。慢型克山病要注意治疗充血性心力衰竭。要抓住强心、利尿、扩张血管、纠正心律失常、营养心肌及对症治疗 6 项原则。克山病是可以预防的，要提高生活水平，改善膳食结构，增加营养，减少发病诱因；在病区大面积预防可投放硒盐，小面积预防可投放硒片。

克山病病因主要有三种学说，硒缺乏＋某些因子；与肠道病毒特别是柯萨奇病毒感染高度相关；谷物污染所产生的黄绿青霉素(CIT)。

硒是克山病发病的重要环境因素。20 世纪 60—70 年代，我国的克山病研究人员，经大量的生物样本和非生物样本监测发现，克山病常发生于低硒地区，当地居民食用当地生产的低硒的粮食及蔬菜，可造成人体硒水平低下。

我国克山病发病经过了爆发流行以及爆发流行后的局部病区活跃发病阶段，20 世纪 50 年代发病率为 52/10 万，70 年代发病率为 0.3/10 万，近 30 多年来急性克山病发病几乎消失、或散在发病，并且发病逐年减少，目前还有一些慢型克山病患者存在，常发生于低硒地区的交通不便、生活贫困、居住条件差、不卫生、多子女的家庭。随着我国经济的快速发展，病区农村生活水平的明显提高，那种克山病高发年代的原生态环境已难寻觅，随着克山病发病相关因素的进一步改善，预期克山病的发病将全面得到控制乃至消除。

二、微量元素硒与健康

微量元素硒在近半个世纪的研究中，特别是在世界卫生组织确定硒为机体生命活动的必需微量元素之一以后，对硒生物学作用的认识不断深入。

1. 硒与克山病、大骨节病

1973 年我国首次提出硒与克山病的发生相关，在进一步的研究中发现，部分病区体内外环境中除了低硒，且锰含量显著高于非病区，推测低硒不是单一的参与因素；可能还涉及体内维生素 E、锌的低水平等复合因素。实验证明，在低硒环境下，高锰能加速心肌损伤，而联合补充硒、维生素 E、锌，可降低心肌坏死率，从而肯定了补硒预防克山病的效果。动物实验证明，单纯低硒，常引起心肌代谢障碍或心肌超微结构等亚临床损害，常不造成发病。补硒预防克山病的机理在于保护心肌，防止发病。

硒与大骨节病的关系是 20 世纪 70 年代后提出来的，当时认为环境低硒与大骨节病的发生存在密切关系，并逐渐发展为硒缺乏学说。但随着研究的不断深入，发现许多证据不支持低硒是大骨节病的特异致病因子，低硒并非大骨节病的直接和唯一病因。目前多数学者认为，环境硒缺乏是大骨节病发病的重要环境因素之一。

2. 硒与肿瘤

硒与肿瘤的关系，是微量元素硒研究中最为关注的领域之一。国内外一些肿瘤流行病学研究表明，低硒很可能是肿瘤发生的危险因素，因为硒具有抑制某些肿瘤细胞、激发产生免疫球蛋白、增强机体免疫力的作用，因此硒有防肿瘤、抗肿瘤、防治心血管病、抗衰老的作用。硒可与维生素E配合，成为有效的抗氧化剂。

伴随血硒降低的肿瘤有：胃肠道肿瘤、口腔癌、鼻咽癌、膀胱癌、食管癌、胰腺癌等，可见硒水平与人类多种肿瘤的发病率呈负相关。硒化合物能抑制致肿瘤物诱导的DNA共价化合物的形成、DNA氧化损伤、DNA甲基化，抑制微核形成、染色体畸变。动物实验表明，硒对早期恶性转化细胞的细胞增殖和细胞周期转换有明显抑制作用，如利用亚硒酸钠，在早期就能降低大鼠胃黏膜上皮细胞异倍体的发生率，能预防和抑制胃癌发生。

3. 硒与心脑血管疾病

心血管疾病是常见的慢性病，而防治心血管疾病的关键，是预防动脉粥样硬化。缺硒被认为是冠心病发生的危险因素，硒与动脉粥样硬化、冠心病等的发生发展，存在负相关。流行病学研究表明，心血管疾病死亡率的分布有显著的地区性差异，此种差异与地区硒含量相关。

一般认为，高脂血症、高龄、吸烟、糖尿病、高血压等，都是动脉粥样硬化发生发展的危险因素。这些因素可通过不同途径和机制损伤内皮细胞，可造成内皮细胞膜的脂质过氧化反应等。缺硒后，可导致谷胱甘肽过氧化物酶活性下降，脂质过氧化物水平升高，能抑制血管壁前列腺环素(PGI_2)合成，导致血栓易形成，血管壁损伤区易发生胆固醇沉积、血管平滑肌增生，促进动脉粥样硬化。

世界卫生组织已将硒列入与冠心病有关的元素之一。低硒能直接促进冠心病的发展，是冠心病的死亡原因之一，特别是血清硒低于45 mg/L时，冠心病死亡率显著增加，其主要原因是高水平脂质过氧化物能对心肌组织损害。硒参与保护细胞膜的稳定性和正常通透性，抑制脂质过氧化反应，能消除活性氧，从而可维持心肌正常结构、代谢、功能。

4. 硒的适量补充

缺硒现象非常普遍，世界上有2/3的地区、中国有72%的县市存在不同程度缺硒。硒在人体内的营养剂量范围与毒性剂量范围间的差异不是很明显，因此应当确保每天必需的适量硒。过量的硒会造成硒中毒，导致秃顶、指甲脱落、疲倦、呕吐等。

中国预防医学科学院在低硒克山病地区和高硒湖北恩施地区，进行了长达8年的研究工作，结果表明，硒的最低需要量(以预防克山病)为17 μg/d，硒的生理需要量为40 μg/d，硒的最高安全摄入量为400 μg/d，硒的界限中毒量为800 μg/d。一般情况下，专家建议正常人每日摄入50～250 μg硒。上述数据已经为国际组织所认可并采用。由于不同的地区、不同的人群对硒的需求量会有所不同，所以在补硒时应根据不同地域及不同年龄来确定。

三、硒对人体健康影响的研究进展

硒是一种与人生理密切相关的微量元素，它兼具营养、毒性、解毒三重作用。缺硒可引起异常反应，高浓度硒又可引起中毒。只有适宜剂量的硒(符合WHO推荐量)对人体才有营养作用。因此要了解缺硒与补硒对人体健康的影响，提高对缺硒危害的认识，合理补硒。

1. 缺硒的危害

(1)克山病和大骨节病

克山病和大骨节病是地方病，病区基本上处于低硒的地区环境中，体内的低硒水平是克山病和大骨节病患者的共同特征，均与硒元素的缺乏相关，是克山病和大骨节病的主要致病因素之一。

(2)硒对机体内酶的活性及合成影响

硒是谷胱甘肽过氧化酶活性中心,是必需组成部分,硒缺乏会影响谷胱甘肽过氧化酶的合成。当硒缺乏时,谷胱甘肽过氧化酶的活性降低。有人研究富硒大米对小鼠谷胱甘肽过氧化酶活性的影响,低、中、高硒剂量组的谷胱甘肽过氧化酶活性,均随着硒摄入量的增加而明显增高,富硒稻米中、高剂量组与对照组比较,差异有统计学意义。

在红细胞膜上有一些硒依赖性的酶和蛋白,如谷胱甘肽过氧化酶、磷脂过氧化氢谷胱甘肽过氧化物酶等重要的含硒酶及硒蛋白P、硒蛋白W等,硒缺乏,会导致这些酶和蛋白减少、活性降低。缺硒可抑制超氧化物歧化酶的合成,使体内活性氧清除系统严重受损,氧化应激增强,活性氧大量产生,机体氧化-抗氧化能力失衡,超氧化物歧化酶活性降低。缺硒还可影响辅酶A、辅酶Q的合成,进而损伤蛋白质合成、糖代谢及生物氧化等。

(3)缺硒使机体处于氧化应激态

生物有机体内存在着许多抗氧化机制,包括非酶类抗氧化剂(GSH)和酶类抗氧化剂(SOD、谷胱甘肽过氧化酶),当抗氧化系统活性降低与氧化系统活性升高、失去平衡时,就会出现氧化应激态。硒是一种重要的抗氧化物质,缺硒会使机体处于氧化应激态,易造成细胞损伤,尤其对膜系统损伤,增加细胞膜通透性,甚至导致细胞凋亡。有人观察到,在低硒状态下,线粒体常受损伤,能活化线粒体凋亡通路,引发细胞凋亡;研究发现,低硒鼠体内癌基因发生的6个突变位点中,有3个发生在被氧化的鸟嘌呤处,认为氧化应激也是靶基因突变的原因。

(4)对机体免疫功能的影响

免疫系统包括体液免疫、细胞免疫和非特异性免疫。硒缺乏会导致细胞免疫抑制,能减少淋巴细胞增殖、分化、成熟、降低自然杀伤细胞的杀伤力,使抗感染力下降;可引起6-磷酸葡萄糖脱氢酶活性下降,导致磷酸己糖代谢途径功能抑制,可使白细胞功能下降,数量减少;还减少合成抗体,可导致体液免疫功能、中和抗体的水平下降,清除病毒能力下降,病毒在体内数量增加,毒力增强。

(5)对受精能力和胚胎发育影响

精子的形成和发育需要硒。精子硒含量随精子成熟而增加,硒存在于精子线粒体膜上,主要通过谷胱甘肽过氧化酶的抗氧化作用,保护精子线粒体膜免受氧化损伤。硒缺乏可导致精子受损,释放出谷草转氨酶,降低精子活力,从而影响受精能力和胚胎发育。

(6)影响抗病能力

流行病学研究发现,硒的摄入量与肿瘤发生率呈负相关,硒缺乏常伴随肿瘤发生率增加,包括前列腺癌、子宫颈癌、直肠癌、乳腺癌等。缺硒能促进甲状腺肿大,抑制合成、分泌甲状腺素,可引发甲状腺功能减退性侏儒症、免疫应答功能低下等。缺硒可引发肌营养不良,加重由病毒引发的心肌损伤、动脉粥样硬化、红细胞膜变性等。缺硒减少胰岛素分泌,降低胰岛中谷胱甘肽过氧化酶的活性,使内质网易受活性氧攻击。缺硒还抑制肝病的康复,血硒水平降低,肝中硒水平及谷胱甘肽过氧化酶活力降低,肝不能及时清除活性氧,可导致肝病恶化。长期缺硒会表现牙床萎缩、视力障碍、神经症状、进行性脑病、免疫力下降、心慌、肌肉酸痛、无力等症状。

(7)影响机体对氟、砷、铅毒性的拮抗作用

硒对氟、砷、铅毒性的拮抗作用,已成为研究热点。研究表明,不同浓度的硒对氟致大鼠睾丸损害的拮抗作用不同。给氟组睾丸硒含量最低。研究表明,在高砷伴低硒地区,砷中毒患者的血硒水平较低,适当补硒,能拮抗砷对抗氧化酶的抑制。有人在硒对铅暴露孕鼠胎盘作用的研究中,发现铅高剂量组胎盘光镜下可见间质水肿,正常细胞减少,组织结构紊乱;铅中剂量组胎盘光镜下细胞排列稍紊乱,局部血管轻度扩张;铅低剂量组胎盘光镜下可见血管扩张,红细胞淤滞。适量硒对氟、砷、铅毒性,有明显拮抗作用,而缺乏硒,则降低对氟、砷、铅毒性的拮抗作用。

2. 补硒与硒中毒

(1)补硒

人体补硒是一个世界性的医学难题,吃药补硒能取得阶段性效果;通过食物补硒较经济、安全、有效。补硒主要通过含硒食品及动物食品,缺硒患病时,则通过药物补硒。在硒严重缺乏的地区,特别是大骨节病、克山病等地方病流行地区,一般给予补硒盐;治疗大骨节病、克山病时主要给予药物补硒。应用生物硒,能治疗中度脂肪肝、轻度脑血栓、糖尿病。但不同地区,不同环境、不同年龄的人补硒剂量,应有所差别。调查发现,一些地区居民膳食硒摄入量较低,从膳食中得到的硒严重不足,<20 岁的初、高中学生更为严重,应合理补硒。有人对急性白血病耐药细胞株的研究提示,亚硒酸钠对这些细胞的生长抑制及凋亡诱导作用,可能是通过抑制氧化应激来实现,这为人类治疗肿瘤疾病开辟了一条可探讨的路径。

(2)硒中毒

超量补硒能对机体伤害,引发硒中毒。研究表明,给肝损伤小鼠适量补硒,能显著降低体内丙二醛含量,增加 SOD、过氧化物酶、谷胱甘肽过氧化酶活性,减少细胞凋亡;而补充大量硒,能明显增加体内丙二醛含量,降低 SOD、过氧化物酶、谷胱甘肽过氧化酶活性,增加细胞凋亡;说明适量硒可增加机体抗氧化性;大剂量硒则降低抗氧化能力,能使机体细胞硒中毒。大剂量的亚硒酸钠,会使孕鼠胎盘组织细胞内活性氧增多,导致明显的氧化应激,线粒体膜破裂、嵴溶解、断裂、空泡变性明显、内质网脱落。大剂量的亚硒酸钠处理神经细胞后,产生大量活性氧,使神经细胞受损,细胞 DNA、线粒体受显著破坏,可激发 DNA 内切酶的活性,产生 DNA 双链断片,可破坏细胞膜,开放钙离子通道,导致细胞质钙超载、促进细胞凋亡。

中国营养学会推荐,每日膳食营养供给量中,7 岁以上人群均为 50 μg/d,平均需要量 41 μg/d。应依照国际标准、中国标准,给予动物饲料加硒、植物喷施含硒药品、人体补硒,对补硒制品应制定其含硒标准,加强检测,预防硒含量过高而对人造成危害。近年来,人们对缺硒及硒中毒的危害进行了广泛的研究,并取得一定的进展,但在某些方面的作用机制还不十分清楚,有待于进一步研究。

四、预防与治疗

慢型克山病患者的预后,与心脏大小、心力衰竭程度、心力衰竭发生次数、长期合理治疗、生活行为等有关。慢型克山病病程较长,常会出现心律失常、心力衰竭,较重的患者经医院治疗后,应在专业人员指导下,在家中坚持常年服用洋地黄、适量利尿剂等,进行抗心力衰竭治疗,避免心功能进一步恶化。

1. 洋地黄

洋地黄的治疗量和中毒剂量十分接近,服用时要根据个体差异和患者的病情调整剂量,一般根据患者心功能情况给予地高辛片:①地高辛片 0.125 mg/次,每天 1 次;②地高辛片 0.125 mg/次,每天 2 次,每周服用 5 天,周六、周日停服;③地高辛片 0.125 mg/次,双日每天 2 次,单日每天1 次。

2. 利尿剂

利尿剂一般采用排钾利尿剂、保钾利尿剂联合使用,药物一般用螺内酯、双氢氯噻嗪,根据患者心脏功能、双下肢水肿程度,决定使用剂量和次数。服药期间要注意补充钾盐,避免出现低钾血症。

各级地方病专业人员,必须对慢型克山病患者加强随访;在实际工作中,可采用电话、书信等多种方式灵活随访,定期通知患者到县疾病预防控制中心进行体检及心电图、胸片等的检查。同时把地方病专业人员的电话告诉患者,以便患者随时咨询。

3. 克山病急性型治疗

克山病急性型：应早期发现、就地治疗。可给予大剂量维生素 C，5～10 g，静脉推注；2 小时后重复 1 次，最大剂量为每天 24 g。补液：静脉滴注 5%～10%葡萄糖，200～500 ml。升压药物：经以上治疗 6 小时后血压不回升，可给予多巴胺、酚妥拉明等静脉滴注。有充血性心力衰竭时，按慢性心力衰竭治疗。

4. 亚急性型、慢性型治疗

亚急性型、慢性型患者有充血性心力衰竭时，按慢性心力衰竭治疗。洋地黄应谨慎长期服用，在心脏功能恢复正常后停止药物。潜在型一般不需要药物治疗，可定期随访。

单纯西药组：严格按心功能不全的治疗原则为减轻心脏负荷，增强心肌收缩力，减轻水钠潴留。口服药用硝酸异山梨酯片每次 10 mg、每日 3 次，卡托普利每次 25 mg、每日 3 次，地高辛每次 0.25 mg、每日 1 次；间断联合使用口服利尿剂双氢克尿噻每次 25 mg、每日 3 次，螺内酯 50 mg、每日 3 次；部分患者用静脉点滴 5%葡萄糖 300 毫升加硝酸异山梨酯 10 毫克及多巴胺 20 毫克，每分钟 10～20 滴，每日 1 次，1 周为 1 个疗程，观察 3 个疗程。

中西医结合治疗：西药治疗同前，但剂量减半。中药治以益气活血，温阳利水法。药用黄芪 30 g，太子参 20 g，白术 10 g，云苓 20 g，泽泻 15 g，葶苈子 15 g，桂枝 10 g，附子 10 g，丹参 30 g，白茅根 30 g，益母草 30 g，川芎 15 g，麦冬 20 g，汉防己 10 g，炙甘草 15 g，车前子 15 g，每日 1 剂，3 周为 1 个疗程，再按上述比例制成粉剂，每次 15 g 冲服，日服 2 次，观察 3 个疗程。显效：心衰完全控制，心功能改善Ⅰ级以上。有效：症状及体征减轻，心功能改善Ⅰ级。无效：心功能改善不足Ⅰ级症状及体征无改善。结果：中西药结合组与单纯西药组分别总有效率为 91.6%、80%。中西药结合组明显优于单纯西药组。且有症状缓解快，毒副作用小的优势。

卡托普利与普萘洛尔：克山病目前的流行特点已由过去急性型、亚急性型多发，逐渐转变为以慢性型散在发生为主，慢性型克山病已成为当前克山病防治工作的重点，临床上主要表现为心脏扩大、心力衰竭及心律失常，病死率高，致残率高，迄今尚无特效治疗手段；有人在口服亚硒酸钠及利尿、强心常规治疗的基础上，联合应用卡托普利、普萘洛尔对慢性型克山病的治疗，治疗观察4 个月，治疗后心功能改善总有效率达 81.1%；治疗后异位心律消失率 37.5%，传导阻滞消失率2.7%，ST-T 改变消失率 26.9%。心功能Ⅱ级、Ⅲ级、Ⅳ级 3 组治疗后，心胸比值较治疗前均减小；心功能Ⅱ级组 EF 值治疗前后无统计学差异，心功能Ⅲ级、Ⅳ级 2 组治疗后 EF 值提高；能显著改善患者心功能，逆转心脏扩大，提高左室功能，并减少心律失常的发生，对轻、中、重患者均有满意疗效，而且费用低廉、安全性及依从性好，适合在克山病病区推广。

中国《克山病治疗原则与疗效判定标准》中指明：ACEI、β 肾上腺素受体阻断剂可作为慢型克山病心衰的治疗药物，但其疗效还有待更多的试验证实。一些研究考虑到克山病区的贫困现状，选择价格低廉的卡托普利（ACEI 类）、普萘洛尔（β 受体阻断剂类）、双氢氯噻嗪、螺内酯、地高辛为固定组方，对 76 例慢型克山病心力衰竭患者（NYHA 心功能Ⅱ～Ⅳ级）进行治疗，结果显示治疗后患者心功能显著改善，心脏缩小、左室功能提高，心律失常发生率减少。对于不同程度心功能的患者，治疗前后心胸比值均明显减小，心功能Ⅳ级、Ⅳ级组，治疗后左室射血分数提高，提示该组方对轻、中、重患者均有满意疗效；在 4 个月观察期内无死亡患者，对于是否影响病死率及生存率尚有待进一步研究。治疗过程中出现的主要不良反应是血压过度下降、心率减慢及咳嗽，通过减小卡托普利、普萘洛尔的服用剂量可使血压、心率在合理范围。

5. 预防

可给予口服亚硒酸钠，每 10 天口服 1 次，1～5 岁每次 1 mg，6～10 岁每次 2 mg，11～15 岁每次 3 mg，16 岁以上每次 4 mg；非发病季节停药 3 个月，同时要补充营养。

［梁有峰 冯 俊（合肥市二院）］

进一步的参考文献

[1] FAIRWEATHER-TAIT SJ. Selenium in human health and disease[J]. Antioxid Redox Signal, 2011, 14(7): 1337-1383.

[2] TURAN B. Role of antioxidants in redox regulation of diabetic cardiovascular complications[J]. Curr Pharm Biotechnol, 2010, 11(8): 819-836.

[3] MARINESCU V, MCCULLOUGH PA. Nutritional and micronutrient determinants of idiopathic dilated cardiomyopathy: diagnostic and therapeutic implications[J]. Expert Rev Cardiovasc Ther, 2011, 9(9): 1161-1170.

[4] ELIDRISSY AT, MUAWARAH M, ALHARBI KM. Hypocalcemic rachitic cardiomyopathy in infants[J]. J Saudi Heart Assoc, 2013, 25(1): 25-33.

第二十二章　尿毒症性心肌病

一、尿毒症患者心脏结构的变化

尿毒症性心肌病是指终末期肾脏功能衰竭时出现的心肌病，有心脏肥大、持续性心动过速、奔马律、心律失常、心力衰竭等。有人发现，尿毒症患者左房、左室的内径明显增大，室间隔厚度、左室后壁厚度明显增加，患者心脏结构明显变化。尿毒症性心肌病的病理表现，主要为心脏肥大，重量增加，以左室为主；镜下可见心肌纤维肿胀、空泡、脂肪变性、钙盐沉着，少数可有粟粒样（小灶性、散在性）心肌坏死，纤维化。病理上特征性的变化是心肌间质纤维化。

患者心腔扩大，以左心为著，左房增大的检出率较高，说明由于心肌损害，再加上循环血容量增加，左室松弛舒张功能差，首先引起左房增大，左心房与主动脉前后径比值常＞1.2。左房扩大是左室舒张功能损害的早期指标。一般来说，尿毒症终末期都有显著的左心室腔扩大，左房、左室内径明显扩大。尿毒症可引起左室肥厚，尤其是继发高血压性左室肥厚。高血压在左室肥厚形成中有重要作用，平均动脉压升高是导致左室肥厚的关键。肾功能障碍时，尿磷排出减少，血磷水平升高，血钙水平降低，钙沉积到心肌及血管壁，发生心肌内转移性钙化，导致心肌功能降低。尿毒症性心肌病时，超声心动图中相应改变为心肌肥厚，有回声增强、增粗，心室壁活动异常是尿毒症性心肌病的特征性改变之一。

左室肥厚是心脑血管疾病发病率及死亡率增加的独立的重要危险因素。左室肥厚的超声心动图表现为：室间隔及左室后壁增厚；二维超声心动图常显示，左室壁回声有不同程度增强，这是由于心肌钙化所致。尿毒症患者心脏结构常有明显改变，超声心动图检测对尿毒症左心室结构改变较敏感，可作为患者心脏结构量化评估的重要手段。

二、糖尿病性尿毒症性心肌病的心脏结构变化

目前糖尿病肾病发生率逐年上升，有报道称，糖尿病引起的尿毒症占尿毒症总数的42.6%，为第一大诱因。尿毒症是糖尿病患者死亡的主要原因，糖尿病尿毒症性心肌病患者中，64.2%有左心房增大，与文献报道一致，心肌损伤早期表现为左房增大、左室舒张功能下降；60.5%有左心室肥厚，42.0%有左心室扩大。

1. 超声心动图

目前超声心动图是评价左心室舒张功能的主要方法，有人报道，与二尖瓣口脉冲多普勒比，采用组织多普勒能更精确测量左心室舒张功能；研究显示，糖尿病性尿毒症性心肌病患者，85.1%有左心室舒张功能下降，14.2%有左心室收缩功能下降，左心室收缩功能大多正常，其结果与文献报道类似；研究报道，该尿毒症患者心肌损害时，25%～71%有血清肌钙蛋白T水平小幅度升高。核素心肌显像发现，心室壁呈花斑样改变，表明该尿毒症患者心肌损伤时，可有小灶状坏死。心肌损伤能导致左心室重构，在超声心动图上表现为心室壁增厚、回声减低、心腔扩大，左心室质量指数(LVMI)增加。

糖尿病尿毒症性心肌病时，临床表现常缺乏特异性，超声心动图是检测该尿毒症性心肌病较好的方法，具有一定的特征：表现为心腔扩大（顺序为：左心房、左心室、主肺动脉、右心房、右心室），室壁增厚，回声增强，左心室舒张功能减低、瓣膜反流、肺动脉高压、心包积液，可作为评估病情及其预后的依据，对临床诊断有重要意义。

2. 发病机制

糖尿病性尿毒症性心肌病时，心肌损伤的主要机制为：患者冠状动脉粥样硬化发生率较高，常进行性加重；水钠潴留，可导致心脏前负荷过重，而高血压可导致心脏后负荷过重，贫血、动静脉瘘、体外循环可导致高动力循环；低氧血症、代谢性酸中毒、高儿茶酚胺血症、肾素-血管紧张素-醛固酮系统活化、尿毒症毒素积聚等，均可损伤心肌，引起心肌细胞肥大、变性、水肿、坏死。高甲状旁腺激素血症、钙磷代谢异常、营养不良，能加重这些损害。

有人报道，36.9%本病患者有肺动脉高压，多为轻中度高压，少数重度高压。肺动脉高压发生的可能机制为：贫血、血氧含量降低、透析液使氧离曲线左移、水钠潴留，导致肺间质水肿等，促进发生低氧血症，可引起肺血管持续性收缩、肺血管系统结构改变，促进产生肺动脉高压；酸中毒可明显增加肺血管阻力，也可与低氧血症协同作用，促进产生肺动脉高压。高儿茶酚胺血症、钙磷代谢紊乱等，均可增加肺血管阻力，促进产生肺动脉高压。超声心动法测量肺动脉压力，与心导管检查的结果能较好相关。肺动脉高压的出现，常提示疾病预后不良。

三、慢性肾衰患者心血管改变的发病机制

(1)代谢紊乱：慢性肾衰时，甲状旁腺机能亢进、尿毒症等，可使心肌损害、功能障碍。

(2)血压升高：慢性肾衰时，由于肾素分泌增加、血钠水平增高、血浆容量增多，同时血浆中儿茶酚胺、前列腺素A增加，以致使血压升高，使心脏工作量增加，出现心脏扩大、心功能不全。

(3)左心室肥厚：为对左心室压力/容量的负荷过度的反应，是对心肌工作量长期增加的一种适应过程，心力衰竭患者常伴有左心室壁增厚、左心室腔扩大，组织学检查可见心肌细胞肥大、非心肌成分增生。

(4)心肌病：是指尿毒症毒素等所致的特异性心肌功能障碍，病理上特征性变化是心肌间质纤维化，发生原因有尿毒症毒素、脂代谢障碍、肉毒碱缺乏、局部血管紧张素Ⅱ作用增强、透析相关性淀粉样变；尤其是尿毒症时的血高水平甲状旁腺激素，被认为是尿毒症性心肌病的重要病因，能引起心肌内转移性钙化，抑制心肌细胞钙泵、钠泵活性，促进细胞质钙离子超载；临床上切除甲状旁腺、给予1,25$(OH)_2D_3$/钙通道阻断剂，可使尿毒症性心肌病有所缓解。临床上尿毒症性心肌病最突出的表现，为左室肥厚和左室舒张功能下降，还包括充血性心力衰竭、心律失常、缺血性心脏病。近年来，透析技术有了很大的发展，但终末期肾病长期血液透析患者，心血管病变病死率很高，已成为终末期肾病患者最主要的死亡原因。

很多研究报道，终末期肾病和心血管疾病病死率相关。终末期肾病患者死亡的最普遍原因是心血管疾病，占46%。据中华肾脏病学会报告，我国51%透析患者死于心脑血管疾病，心力衰竭占32%。近期研究指出，尿毒症心血管病变的发病机制较复杂，传统的危险因素如年龄、性别、家族史、吸烟、高血压、糖尿病、高胆固醇血症等，可能参与尿毒症心血管病变的发生，某些尿毒症毒素如甲状旁腺激素、内环境中某些非生理性因素、与透析相关因素，都能成为促发心血管病变的原因。

四、慢性肾脏病所致的心血管疾病

慢性肾脏病(CKD)是心血管疾病的高危因素，肾衰竭时心血管病变发生率尤高。据文献统计，透析患者的心血管病变发生率是同龄人群的5～8倍，透析患者的死亡原因约1/2是心血管病变事件。因此临床医生对慢性肾脏病导致的心血管病变应该非常重视。

1. 冠状动脉粥样硬化性心脏病

慢性肾脏病患者可通过传统因素及非传统因素，促进动脉粥样硬化性疾病(包括冠状动脉粥样硬化性心脏病)的发生。传统因素包括高龄、女性绝经后、吸烟、体力活动缺乏、高血压、脂代谢紊乱尤其是血清总胆固醇/低密度脂蛋白胆固醇/脂蛋白(a)的水平增高，血清高密度脂蛋白水平

降低、糖尿病及冠状动脉粥样硬化性心脏病家族史等；非传统因素包括蛋白尿（诱发脂代谢异常、凝血、纤溶障碍、营养不良，促进动脉粥样硬化发生）、肾性贫血（增加心脏输出量，致使心肌缺氧）、甲状旁腺功能亢进、钙磷代谢紊乱（导致冠状动脉及心肌的钙化）、血清同型半胱氨酸增高（损伤内皮细胞，刺激平滑肌细胞增生，加速血栓形成，参与动脉粥样硬化发病）、血清非对称二甲基精氨酸水平增高（抑制生理性一氧化氮生成，促进动脉粥样硬化）、氧化应激反应（损伤内皮细胞，产生脂质过氧化产物，促进动脉粥样硬化）、微炎症状态（导致营养不良，并促进动脉粥样硬化）、营养不良、血栓倾向、代谢性酸中毒（抑制心肌收缩）、水负荷过度（加重心脏负担）等。

2003年我国五省市自治区，对住院慢性肾脏病患者进行了调查，发现冠心病患病率占16.5%；冠心病患病率随慢性肾脏病分期增高/肾衰进展而增加，透析患者的冠心病患病率可高达20.0%。在慢性肾脏病患者中，糖尿病患者和老年患者（>65岁）的冠心病患病率尤高，糖尿病患者的患病率为40.4%，老年终末期肾脏病（ESRD）患者的患病率为36.0%；可表现为心绞痛、心肌梗死、缺血性心肌病、心力衰竭、心律失常，心律失常可引起猝死。冠状动脉造影检查，一般能发现冠状动脉相应部位狭窄，乃至闭塞。

对慢性肾脏病患者早期进行干预治疗，控制上述危险因素，是预防或延缓冠心病发生的关键，干预治疗包括：应用降血压药物联合治疗（慢性肾脏病高血压患者从开始治疗就应该联合用药），将血压控制于130/80 mmHg（老年人可适当放宽至150/80 mmHg）；给予调脂药物治疗，如应用他汀类药物，治疗高胆固醇血症，纠正脂代谢紊乱；给予抗糖尿病药物治疗，使糖代谢相关指标达标（空腹血糖<6.1 mmol/L，餐后2小时血糖<8.0 mmol/L，糖化血红蛋白<7%）。还应给予降高血磷药物、活性维生素 D_3，控制甲状旁腺功能亢进、钙磷代谢紊乱；可应用基因重组人红细胞生成素、铁剂，治疗肾性贫血，使血色素达标（110～120 g/L）；可应用超生理剂量叶酸、维生素 B_{12}，降低血清高水平同型半胱氨酸；可调整饮食并给予维生素、肉毒碱，改善营养状态等。当患者已达到肾脏替代治疗指标时，要及时进行充分透析（血液透析或腹膜透析），对纠正上述多数危险因素有重要意义。若能成功进行肾移植，对防治冠心病发生意义更大。

2. 尿毒症性心肌病

尿毒症性心肌病是终末期肾脏病时多重危险因素综合作用所导致的一种心肌病。其主要病理改变为心肌肥大、变性、心肌间质纤维化。影像学检查常可发现左心室壁肥厚、心腔增大、功能异常（收缩期或舒张期的功能减退等）。导致尿毒症心肌病的危险因素，部分与导致冠心病的危险因素重叠，包括：尿毒症毒素（对心肌具有毒性作用，能改变心脏结构及功能）、甲状旁腺激素（能损伤心肌，导致心肌间质纤维化）、钙磷代谢紊乱（导致心肌、瓣膜的钙化，诱发心力衰竭、心律失常、心脏传导阻滞）、肾性贫血（增加心脏做功负荷，心肌缺氧）、营养不良（蛋白质、微量元素、维生素、肉毒碱的缺乏，能加重心肌损害）、代谢性酸中毒（抑制心肌收缩）、水钠潴留（加重心脏负荷，诱发心力衰竭）、透析因素（动-静脉瘘、醋酸盐透析等，能诱发心力衰竭）。早期纠正以上危险因素，防止尿毒症心肌病发生是关键。达到透析指标时要及时充分透析。治疗相关措施与前述防治冠心病相同。目前网上已发布尿毒症性心肌病及心电图分析和研究近况、尿毒症性心肌病的左心功能研究与组织同步显像、尿毒症性心肌病的临床治疗及MRI研究和超声表现、尿毒症性心肌病的超声心动图表现等，有较好的临床参考价值，可由网上学习。

3. 尿毒症心包炎

（1）干性心包炎

常见于未透析的尿毒症晚期患者，其发生与尿毒症毒素刺激心包渗出纤维蛋白相关。患者常出现心前区不适、疼痛，心前区可闻及粗糙响亮的心包摩擦音。如不及时透析治疗，将很快因尿毒症死亡；但及时给予透析治疗，随体内尿毒症毒素被清除，此心包摩擦音会逐渐消失。

（2）心包积液

常见于透析欠充分的血液透析患者，患者出现心包积液或血性积液，严重时可致心包填塞，其发病机制可能与透析不充分、心包病毒感染、透析时用肝素致心包出血等相关。应先增加透析剂量，进行充分透析；部分患者在加强透析后，心包积液可消退；但如充分透析治疗后仍无效，且有心包填塞危险时，则应及时进行心包穿刺放液。

4. 脑卒中

由于高血压及动脉粥样硬化等因素，慢性肾衰竭（包括透析）患者的脑卒中（包括缺血性及出血性的脑卒中）患病率也很高。2003 年我国对住院慢性肾脏病患者进行调查的资料显示，脑卒中患病率为 5.6%，此患病率明显高于西方国家。其中糖尿病患者和老年患者（>65 岁）的脑卒中患病率尤高，糖尿病患者为 21.1%，老年终末期肾脏病患者为 13.2%。防治脑卒中发生的关键是治疗高血压、动脉粥样硬化，详见前述。

5. 外周动脉病

慢性肾衰竭患者外周动脉粥样硬化症发生率较高，加之慢性肾衰竭时常继发有甲状旁腺功能亢进、钙磷代谢紊乱，患者易出现动脉壁钙化，发生钙化性尿毒症动脉病变；结果都能导致外周动脉管腔狭窄，甚至闭塞。下肢动脉狭窄时，会出现间歇性跛行（行走时下肢供血不足，导致疼痛、跛行，患者要坐下休息，待下肢血供改善、疼痛消失，才能再次此行走，如此反复），严重时下肢常出现很难愈合的多发性溃疡，乃至最后需要截肢。2003 年我国对住院慢性肾脏病患者进行调查的资料显示，外周动脉粥样硬化性病变（包括超声检查证实的颈动脉病变、血管造影证实的肾动脉病变）患病率为 31.5%，其中糖尿病患者和老年患者（>65 岁）患病率尤高，糖尿病患者为 60.3%，老年终末期肾脏病患者为 60.0%。防治外周动脉病变的关键，是控制诱发动脉粥样硬化症的各个危险因素。慢性肾脏病导致的心血管疾病常有肾性高血压。

6. 尿毒症心肌病贫血的治疗

（1）纠正贫血等致病因素

纠正贫血对改善心脏功能很重要，可小剂量注射促红细胞生成素，每次 25～50U/kg，每周 2～3 次，皮下注射。频繁输血纠正贫血的疗效较差，而且有感染的危险。要纠正电解质、酸碱平衡，及时控制感染，补充蛋白质、必需氨基酸、维生素、微量元素、叶酸等。常规透析疗法能去除毒素。

促红细胞生成素是特异性作用于红系祖细胞的造血生长因子，有心脏保护作用，能改善左心室功能，减少心肌细胞、血管内皮细胞凋亡，可刺激内皮细胞有丝分裂，治疗合并贫血的慢性心力衰竭患者，可改善患者的心功能及临床症状，可提高血红蛋白浓度，提高运动耐力；尽管促红细胞生成素在治疗肾性贫血过程中，有时可能导致血压增高、血栓形成，但促红细胞生成素治疗心肌缺血和慢性心力衰竭一般是安全的，可开辟治疗慢性心力衰竭的新途径，但对慢性心力衰竭预后的影响，还需进一步研究，其长期治疗心脏的不良反应、促红细胞生成素起始治疗时间/选用方法、血红蛋白浓度的靶目标、作用机制，还需要进一步探讨。

促红细胞生成素是由肾脏分泌的一种活性糖蛋白，能和表达于骨髓中红系造血母细胞表面的促红细胞生成素受体结合，刺激其增殖和分化。当血红蛋白浓度>120 g/L 时，促红细胞生成素血浆水平较恒定；一旦<120 g/L 时，促红细胞生成素血浆水平即迅速上升。促红细胞生成素于 19 世纪被发现，并于 1988 年实现了基因重组人促红细胞生成素的生产，目前已广泛应用于临床，可治疗慢性肾性贫血，能治疗合并贫血的慢性心力衰竭患者，可改善心功能及临床症状；治疗慢性心力衰竭较安全。

（2）慢性心力衰竭时的贫血

一些研究发现，慢性心力衰竭患者的平均 Hb 水平是 120g/L，约 55%患者 Hb 水平低于此值。各项研究所报道的慢性心力衰竭患者贫血的患病率明显不同。有研究者在 4 102 例慢性心力衰竭患者中发现，49.0%患者存在贫血，Hb<120 g/L。有研究者对门诊慢性心力衰竭患者进行调查，结果发现，170 例患者中男性、女性的贫血总体患病率分别为 47.6%、47.1%。有人在 2 966 例慢性心力衰竭患者中发现，15.9%存在贫血，3.3%合并重度贫血。基线没有贫血的慢性心力衰竭患

者，在研究过程中也可能出现新发贫血，且发生率可很高。贫血的发病率及严重程度，与慢性心力衰竭的严重程度相关，随着心力衰竭的加重，Hb 水平下降，贫血的发病率、严重程度增加；平均 Hb 水平可从 NYHA Ⅰ级的 136 g/L，下降到 NYHA Ⅳ级的 109 g/L。有人发现，贫血患者的百分比在 NYHA Ⅰ～Ⅳ级，分别为 7%～9.1%、19.2%～36.14%、41%～52.6%、65.17%～79.1%。

(3)慢性心力衰竭时贫血发生的原因

——铁和叶酸缺乏：心力衰竭使胃肠道功能下降，铁摄入减少，引起缺铁性贫血；或预防性应用阿司匹林，使胃肠道出血而发生失血性贫血。

——促红细胞生成素分泌受损：应用血管紧张素转换酶抑制剂特别是大剂量应用时，能干扰肾脏产生促红细胞生成素和骨髓对红细胞生成素的反应。心力衰竭时，细胞因子如肿瘤坏死因子 α 活性增加，可干扰肾脏产生促红细胞生成素和骨髓促红细胞生成素活性，抑制铁离子从网状内皮系统释放。心力衰竭时肾脏灌注不足，肾功能减退，促红细胞生成素产生减少。心力衰竭时，可能发生蛋白尿，也可使促红细胞生成素、转铁蛋白从尿液丢失。

——促红细胞生成素抵抗：是机体对一定量的促红细胞生成素反应低于预期正常水平的一种现象。充血性心力衰竭患者循环血液的炎性细胞因子白介素 IL-1、IL-6、肿瘤坏死因子 α 水平升高，不仅抑制分泌促红细胞生成素，而且干扰促红细胞生成素对靶器官的作用，呈现促红细胞生成素抵抗。

——稀释性贫血：心力衰竭时，肾素-血管紧张素-醛固酮系统激活，血管紧张素分泌增加，产生水钠潴留。在对心力衰竭患者进行的回顾性研究中发现，58%慢性心力衰竭伴贫血患者，检测不到明确的贫血原因，认为它属于慢性疾病性贫血，可能与储存铁足够但铁利用不良有关。美国慢性心力衰竭住院患者中以 Hb＜110 g/L 作为临界值，贫血发病率是 14.4%，其中大部分患者，特异性正铁血红素缺乏不是贫血的主要原因，慢性疾病性贫血的病因，可能包括炎症细胞因子的激活等。

(4)促红细胞生成素的生理功能

研究证明，促红细胞生成素主要作用于红系祖细胞阶段，能对决定血红蛋白合成的遗传基因产生去阻遏因子的作用。促红细胞生成素对红细胞生成的作用为：①刺激有丝分裂，促进红系祖细胞的增生；②激活红系特异基因，诱导分化；③能显著减缓 CFU-E DNA 的降解速率，阻抑 CFU-E 的凋亡，能促进网织红细胞的释放，提高红细胞膜的抗氧化功能。

研究表明，促红细胞生成素的作用要比以前所认识到的广泛：①促红细胞生成素和促红细胞生成素受体，表达在不同的非红细胞生成组织；②促红细胞生成素能促进内皮细胞、神经元的存活；③促红细胞生成素受体可能在正常胚胎的脑发育中起作用；④可以在缺氧条件下促进红细胞生存。

(5)心力衰竭时促红细胞生成素的疗效

研究显示，治疗组给予静脉或口服补充铁剂，同时给予促红细胞生成素皮下注射每次 3 000 IU，每周 2 次；酌情增减至每周 3 次或每 2～3 周 1 次，至 Hb 达到并维持≥120 g/L 1～2 个月。有人分别于入院时及治疗 6 个月观察两组患者血 Hb、血浆 BNP 水平、心功能 NYHA 分级、6 分钟步行距离、左心室射血分数的变化，结果显示，治疗组与对照组相比，治疗组以上各项指标明显升高。

治疗组加用促红细胞生成素每次 2 000 IU，每周 1 次皮下注射，酌情增减至每周 2～3 次或每 2～3 周 1 次，至患者血红蛋白水平达到并维持在≥120 g/L，或用药达 2 个月；同时给予每周 1 次静脉滴注右旋糖酐铁 100～250 mg＋生理盐水 100 ml，至血红蛋白水平度达 120 g/L，或血清铁达 36 μmol/L，或治疗时间达 2 个月后，改为口服铁剂维持，随访 6.8 个月，将最后一次随访所测得指标与治疗前指标比较；结果发现治疗组于治疗后，其 NYHA 心功能分级、LVEF、6 分钟步行距离、血红蛋白水平、生活质量评分，较治疗前均有较明显改善。

临床研究表明，促红细胞生成素 α 可提高慢性心力衰竭合并贫血患者的 Hb 水平，改善心功能，提高运动耐量，增加红细胞总量，但血浆容量却呈代偿性减少，因此总血容量常无变化。促红细胞生成素α起始剂量为每次4 000 IU，皮下注射，每周1次，以维持血红蛋白120 g/L的目标值，以后按测值增减剂量，给药4周后评估，如血红蛋白增加在10 g/L或以下时，递增药物剂量至每次6 000 IU，每周1次；血红蛋白超过130 g/L，应停止给药，直至低于120 g/L，以后按75%初始剂量给药，以使血红蛋白维持在目标水平；给药2周后，Hb水平大于130 g/L时应减量，以后按75%初始剂量给药，使血红蛋白维持在目标水平。给药8周后，Hb水平超出基础值10 g/L时应停药。

(6)临床应用安全性评估

促红细胞生成素的常见不良反应包括发热、呕吐、腹泻、气短、感觉异常、上呼吸道感染；伴贫血者接受促红细胞生成素后，常见有血压升高，故血压未得到良好控制的高血压患者应禁用。其他不良反应有癫痫发作，由抗促红细胞生成素抗体所致。过度应用促红细胞生成素，有可能在心力衰竭时高凝和继发性纤溶亢进的基础上，进一步增大血栓风险；过高的Hb与血栓并发症间存在联系。血栓风险增加部分由Hb水平升高对血黏度的影响、血小板与红细胞的相互作用、促红细胞生成素对血小板或内皮细胞的直接作用所致。

因此促红细胞生成素剂量及血红蛋白目标值的选择，对避免血栓风险十分重要。目前对于心力衰竭时的血红蛋白目标值还在研究中但血红蛋白应＜140 g/L为多数学者认同。中国研究发现：慢性心力衰竭患者应用小剂量的国产促红细胞生成素后，具有肯定的升高Hb水平的作用，反映凝血系统活化及继发性纤溶亢进的4种标志物的血水平并无显著改变，提示以135 g/L作为Hb的目标值、总计应用10 000～15 000 IU的促红细胞生成素，常未增加心力衰竭患者的潜在血栓风险。

(7)红细胞生成素对慢性心力衰竭的作用

研究显示，单剂量促红细胞生成素，能在3～4天内增加血液网织红细胞数量，并且Hb水平于8～11天达峰值，从而增强携氧能力，但在24小时内网织红细胞数量却无明显增加，血液的携氧能力也无明显改变，提示促红细胞生成素的早期组织保护作用与其促进造血作用的关系不大。促红细胞生成素能抑制血管内皮细胞发生凋亡，刺激内皮前体细胞有丝分裂，促红细胞生成素是血管生长因子，能促进血管内皮细胞增殖，上调基质金属蛋白酶2表达水平，参与血管新生。促红细胞生成素的直接保护作用包括：①保护心室功能，使左心室收缩舒张功能改善，左室收缩压改善；②抗凋亡，能抑制缺血再灌注损伤后所引起的心肌内皮细胞的凋亡，抑制胱冬蛋白酶3活性；可提高患者生活质量和运动能力，纠正贫血，可使血液对氧的摄取、释放增加，进而改善心力衰竭、组织供氧、症状；但促红细胞生成素用于长期治疗心脏的不良反应有待进一步探讨。

7. 心力衰竭的治疗

血透析疗法前发生心力衰竭，可给予紧急透析，超滤脱水可使大部分难以控制的心力衰竭改善。透析疗法后发生心力衰竭时，一般应加强透析，增加透析频度，纠正低白蛋白血症，动静脉吻合口不宜过大。对容量负荷过大的患者，应注意调整负荷，及时纠正酸中毒，地高辛、ACEI可作为有心脏扩大患者的辅助治疗药物，可给予促红细胞生成素。

8. 心包炎的治疗

可给予透析治疗，一般每天透析1次，持续1周左右，可改善心包炎。有心脏压塞症状时，可给予心包穿刺，必要时应紧急做作心包切开引流、心包切开术。

9. 高血压的治疗

可给予充分透析，维持合理的干体重，可应用血液透析或血滤过，或两者交替，辅以一些降压药。透析治疗后，一般70%患者可恢复正常血压。由于高血压为血容量依赖性，应减少血容量，如患者尿量基本正常，可给予利尿剂，同时限制水/钠摄入，以呋塞米疗效较好，可给予每次40 mg，每天3次；必要时静脉给予。如利尿剂疗效不好，可给予透析脱水。

降压药可给予CCB、ACEI、β受体阻断剂、可乐定。ACEI对高肾素型高血压较有效，但要注意ACEI可引发高钾血症；在ACEI应用早期，一些患者血BUN水平可升高，但过一定时间，血BUN水平可降低。米诺地尔对一些难治性高血压有效。少数高肾素型高血压因为无法控制时，可给予肾移植。

高血压长期控制不良对心脑肾血管系统有严重不利影响，能影响患者的预后及病死率。对于终末期肾脏病，部分患者即使通过血液透析及多种高效降压药联合治疗，血压也很难控制到理想范围。以往这种顽固性高血压最终只有通过双侧肾脏切除术得以改善；后来研究发现，米诺地尔可治疗之，它为钾通道开放剂，可以直接松弛血管平滑肌、扩张小动脉，使外周血管阻力下降、血压降低，降压效果较显著，但对静脉容量血管无影响。肾功能不全伴顽固性高血压的血液透析患者，在使用常规降压药的同时，加用小剂量米诺地尔，血压常能控制在理想范围，舒张压、收缩压都能降低，降压药量也可减少，而且疗效不依赖于肾功能不全分期，部分因恶性高血压致急性肾功能衰竭者，经有效降压治疗后甚至可以脱离血液透析治疗。有研究发现，米诺地尔比口服扩血管药肼苯哒嗪有更强的降压效果，使用米诺地尔替代肼苯哒嗪后，血压降至平均142/92 mmHg。引起高血压的原发病不同，并不影响米诺地尔急性期及维持期的降压效果，如原发性高血压、肾血管性高血压、肾移植排斥性高血压、继发于慢性肾小球肾炎、系统性红斑狼疮肾炎的高血压等。难治性高血压患者长期应用米诺地尔，一般不对该药产生抵抗；而米诺地尔控制血压后，高血压靶器官如肾脏和心脏功能，功能常得到改善。

米诺地尔的不良反应常见的有多毛症、皮肤黝黑。多毛症主要累及面部、手臂及腿部，可给予巯基乙酸钙脱毛膏。服用米诺地尔能致钠潴留，可能有肾小管钠重吸收增加。该药可引起心房损伤、心肌坏死、心包积液、肺动脉高压，肺动脉压的升高是心输出量增加的结果。其他罕见副作用还包括妇女月经次数增多、眼结膜充血、血小板计数减少等。米诺地尔的副作用较多，应被限制应用于对足量传统降压药无效或有不能接受的药物并发症患者，而不能常规使用。

10. 抗动脉粥样硬化/心力衰竭、降低血脂

降低血脂可给予他汀类、贝特类、胆固醇合成抑制剂，其剂量应按肾小球过滤率进行调整，服用他汀类后，死亡率可降低31%。对慢性心力衰竭患者给予他汀类药物治疗，可延缓心力衰竭的进展，降低其病死率，可减少心肌梗死，改善心肌缺血、缺氧，保护心脏功能，延缓心力衰竭的发展；可以降脂，减少心肌炎性反应，改善心肌代谢、心肌细胞肥大、心肌细胞功能，促进心肌血管新生，动员骨髓干细胞，促进侧支循环形成，改善左室射血分数，可下调血管紧张素Ⅱ受体含量，改善心肌肥厚、心肌纤维化，改善心肌舒缩能力，可恢复心脏自主神经功能，抑制炎性因子，可调节副交感神经，恢复紊乱的自主神经，可抑制炎性因子的释放（如白介素6和肿瘤坏死因子），进而改善心力衰竭的严重程度，可减少产生活性氧，抗氧化，心脏功能的6分钟步行试验和左心室射血分数均可改善，能提高步行能力、运动耐受力。但他汀类降低辅酶Q10、血浆脂蛋白的水平，导致血浆脂蛋白对炎性细胞因子的清除作用减少，引起炎性水平的间接升高，对心力衰竭的预后有一定的影响。他汀类药物的使用不当，还会导致低胆固醇的发生。医生在临床工作中，要重视他汀类药物对患者的影响，使用合适的剂量，以提高临床治疗效果，改善心力衰竭的预后。

［孔德华　孙　震］

进一步的参考文献

［1］ MITSNEFES MM. Cardiovascular disease in children with chronic kidney disease[J]. Am Soc Nephrol，2012，23(4)：578-585.

［2］ SEMPLE D. Uremic cardiomyopathy and insulin resistance：a critical role for akt [J]. J Am Soc Nephrol，2011，22(2)：207-215.

［3］ HAWWA N. Pharmacologic management of chronic renocardiac syndrome[J]. Curr Heart Fail Rep，2013，10(1)：54-62.

第二十三章　心肌病的中医治疗

一、扩张型心肌病的中医治疗

扩张型心肌病是以左心室、右心室或双侧心室扩大，并伴有心肌肥厚为特征的一类常见的原发性心肌病。根据临床不同表现，本病可归属于中医学心悸、怔忡、水肿、喘证、胸痹等范畴。

1. 病因病机

中医认为本病是本虚标实之证，"邪之所凑，其气必虚"，本虚为气虚、阳虚，随着病情的发展出现血虚和阴虚，甚至阴阳两虚；标实指外感六淫，血瘀，痰阻，寒凝，气滞。有人认为，心气不足，外邪侵袭致使气滞、血瘀、痰浊、寒凝、热结闭塞心络为其病机；也有人认为，本病基本病机为本虚标实，本虚为心气不足，心肾阳虚，标实为邪毒、瘀血、痰饮相互交结。还有人认为，该病的基本病因病机是心肾阳气亏虚为本，血瘀水泛，上凌心肺，外溢肌肤为标。

2. 辨证分型

有人将本病分为心气亏虚/痰湿内蕴、气虚血瘀、心肾阳虚/水饮凌心三型。有人将本病分为心气阳虚、阳虚水泛、气虚血瘀、心阳衰竭四型。有人将该病分为痰热扰心/心脉痹阻、气血两虚、阳虚水泛三型。有人采用虚实辨证；虚证分为气虚、阴虚、阳虚，实证分为气滞证、血瘀证、痰浊证、寒凝证。有人将本病分为早期、发作期、缓解期进行论治，早期以邪毒入侵为主，中期以正虚邪恋为主，晚期以正气虚衰，标实加重，一般常累及肺、脾、肾诸脏。

3. 治疗

(1)分型治疗

有人提出四种治法：

①外疏内清、以败其毒法，用于初期兼见表证者，治以辛散，佐以甘寒败毒，如银翘散加减；

②理气化瘀、通心络法，用于气滞血瘀、络脉痹阻者，方用冠心Ⅱ号、血府逐瘀汤；

③益气养营、调理阴阳法，治以生脉散合黄连阿胶汤；

④化痰蠲饮、培补真元法，用栝楼薤白半夏汤合温胆汤。

有人主张扩张型心肌病早期用生脉散合桂枝甘草汤，发作后期以真武汤加红参、黄芪、赤芍等，缓解期治以补阳还五汤。有人以栝楼薤白白酒汤为主方进行分型治疗，痰热扰心/心脉痹阻型，治用栝楼薤白白酒汤合银翘散加减；气血两虚型，治用栝楼薤白白酒汤合归脾汤加减；阳虚水泛型，治用栝楼薤白白酒汤合五苓汤加减。有人治疗心气阴虚证，用生脉散加减；阳虚水泛证，用真武汤加减；气虚血瘀证，用保元汤合膈下逐淤汤加减；心阳虚衰证，用四逆合人参汤加味。

(2)专方专治

①经方应用：有人治疗116例扩张型心肌病患者，随机分为两组，治疗组在常规西药基础上加用茯苓杏仁甘草汤加味水煎服，治疗后两组间疗效在改善心功能、中医证候、心脏LVEF值等方面均有明显差异，治疗组疗效较好。

有人治疗37例扩张型心肌病患者，在静滴复方丹参液的基础上，同时口服生脉散加味，其中显效15例，有效20例，无效2例，总有效率88%。

有人将80例扩张型心肌病分为治疗组与对照组，两组均采用常规强心、利尿、扩血管、营养心肌等治疗，治疗组加用养心汤化裁，结果显示，治疗组心脏超声心动图心功能参数显著改善，死亡率明显下降。

有人运用补阳还五汤、真武汤合五苓散为基本方加减化裁，治疗扩张型心肌病，方中真武汤温阳利水，补阳还五汤益气化瘀，五苓散利水渗湿、通阳化气，全方合用，共奏温阳利水、益气化瘀之效，收效甚捷。

②自拟方：有人应用心力神（黄芪、党参、补骨脂、附子、茯苓、白术、防己、桂枝、丹参、赤芍、玉竹）合用常规西药，治疗扩张型心肌病，观察治疗前后的临床症状、心功能分级、左右心功能等指标，并与常规西药治疗对照组进行对比，结果心力神组的总体有效率为 93.8%，高于对照组的58.3%。

有人将 85 例扩张型心肌病患者随机分为 2 组，对照组用常规西药治疗，治疗组联用温阳益气、活血利水之健心汤（附子、白术、茯苓、白芍、当归、桃仁、桂枝、黄芪、人参、炙甘草、红花、生姜、肉桂），6 周后观察患者主要症状、体征、胸部 X 片、心脏超声心动图，结果治疗组疗效好于对照组。

有人将 98 例扩张型心肌病患者随机分为治疗组 50 例，对照组 48 例，两组均以西医药物为常规治疗，治疗组加用活力心浓缩水丸（人参、淫羊藿、葶苈、泽兰、五加皮、炙甘草、车前子、益母草、枳实、丹参、银花、黄连、苦参）治疗，结果治疗组总体有效率高于对照组。

③中成药治疗：有人观察稳心颗粒治疗 46 例扩张型心肌病室性心律失常的临床疗效和安全性，结果显效率 58.7%，总体有效率 89.1%。

有人将 41 例扩张型心肌病心功能不全患者，随机分成常规治疗对照组和常规治疗＋芪苈强心胶囊治疗组，观察芪苈强心胶囊治疗 6 个月后对心功能分级、左室舒张末内径、左室射血分值、血清 BNP 水平、6 分钟步行试验距离等的影响，结果治疗组有明显改善。

有人观察心元胶囊治疗 76 例扩张型心肌病心功能不全患者，随机分为常规治疗对照组与常规治疗＋心元胶囊治疗组，观察心功能分级、左室舒张末期内径、左室射血分数、6 分钟步行试验距离的变化，结果治疗组优于对照组。

有人观察 61 例扩张型心肌病患者，其中 31 例在常规基础上加用参附注射液，总体有效率明显高于常规治疗组。

（4）治疗研究

心肌病是一种由于心肌结构改变和功能受损而导致心脏进行性功能障碍的病变；其按病理可分为扩张型心肌病、肥厚型心肌病、限制型心肌病等。临床常见扩张型心肌病、肥厚型心肌病两类。

扩张型心肌病时，临床表现为胸闷、胸痛、气短心悸，动则加剧，面色苍白，神疲乏力等，属于中医胸痹、真心痛、心悸等的范畴，经方治疗心肌病，是治疗心肌病的新方向。通常把心肌病按病程长短、病势发展，分为以下几个证型：热毒侵心、阳虚气脱、气阴两虚、气虚血瘀，根据不同的证型治以不同的方药。

①热毒侵心：发病初期见发热身痛，鼻塞流涕，咽痒喉痛，咳嗽咯痰，腹痛泄泻，肌痛肢酸，继之心悸惕动，胸闷气短，舌质红，舌苔薄黄或腻，脉细数或结代。治宜清热解毒，滋养心阴。热毒侵心的病机为外邪侵袭，肺卫失宣。表现出咽赤、咽痛、咳嗽、痰黄、鼻塞、黄涕、发热等肺卫表证，而腹泻、恶心、呕吐等证为湿热蕴脾之征。心悸、气短、胸闷等则由邪毒侵心所致，乏力、苔黄干为热毒耗气伤阴之象，治疗则以清热解毒为主，用方为竹叶石膏汤加减。有人报道应用竹叶石膏汤治疗心脏疾病，包括病毒性心肌炎、心肌损伤、感染性心内膜炎、期前收缩等疾病。

②阳虚气脱：病程进展一段时间后心肌病表现起病急骤，气喘心悸，倚息不得卧，口唇青紫，烦躁不安，自汗不止，四肢厥冷，脉微欲绝，舌质淡白等阳虚气脱的症状。对证治疗时，应选用温补阳气的方药，如四逆汤、参附汤、桂枝汤类。

表里皆寒，阴盛阳衰，脾肾阳虚，阴寒内盛，甚则阴盛格阳，面赤足冷之虚阳欲脱之象时，急宜回阳救逆，引火归原，方用四逆汤、通脉四逆汤、白通汤；心肾阳虚，心阳不足，心悸、气短、形寒肢冷、起卧不安时，用桂枝甘草汤、桂枝去芍加蜀膝龙骨牡蛎汤补益心阳；若肾阳虚，见昼烦夜静，当用干姜附子汤力挽残阳。桂枝具有温经通脉作用，历代医家常用于治疗瘀血证；而桂枝甘草汤是温补心阳的总方。桂枝辛、甘、温，可出入气营之间，具有温经通阳之功效。甘草甘、平，补中益气。二者相伍，专行营分而走里，有辛甘化阳之力。且辛从甘化，使阳中有阴，内补营气而养血，振奋中宫而载运阳气，益心气、通心阳之功较著。桂枝汤类方对于心率的双向调节作用，对心阳虚所致异常心律的调节效果较好。

心阳虚而脉促，宜当用温，桂甘同用，温振心阳，则阳回而脉促复常。心阳不足除可见虚亢的脉象外，更多系迟缓无力之脉。参附汤具有回阳、益气、固脱之功效，用于元气大亏，阳气暴脱，症见手足厥冷、汗出，呼吸微弱，脉微等。而现代研究表明：参附汤能保护心肌、抗心律失常、抗脂质过氧化、调节免疫功能、改善血液流变学等。仲景诸方中有附子者均有温阳之功。人参大补元气，补脾益肺，生津止渴，安神增智，主要用于气虚欲脱、脾气不足、肺气亏虚；还可用于热病气津两伤、身热而渴、汗多、心神不安、失眠多梦、惊悸健忘等证。一切气、血、津液不足之症皆可应用。

③气阴两虚：疾病在发展过程中，可见气阴两虚，症见心悸怔忡，胸闷气短，神疲乏力，动则自汗，失眠多梦，舌质淡红少津，苔薄白，脉细数或结代。治宜益气养阴，安神定悸，常用炙甘草汤、生脉散。

有人运用经方炙甘草汤，对救治病毒性心肌炎及其他原因导致的脉结代、心动悸、心律不齐确有疗效。有人则选用生脉散加减治疗，认为外感时邪，热邪里陷内结久留，灼伤营阴，阴伤则营虚血少，心神失养则心悸，虚热内迫而心烦不安，阴虚则盗汗，心与小肠相表里，心热下移则小便黄少；营虚气滞，清阳受阻，肺失宣布则胸闷太息，因实而致虚，因热而伤阴血，脉中阴虚、脉道失利故细而促，舌红少苔为阴虚有热之象。生脉散中西洋参益气生津扶正培元，麦冬甘寒养阴生津，五味子酸甘化阴以养心阴，全方诸药合用，使气阴得复，心脉通利，故对气阴两虚一证可收其功。

④气虚血瘀：扩张型心肌病中可见气虚血瘀，症见心前区隐痛或刺痛，痛有定处，胸闷心悸，气短乏力，动则尤甚，唇色暗淡，舌质淡暗或有瘀斑、瘀点，脉细涩结代。治宜益气通阳，活血化瘀，多采用补阳还五汤治疗。补阳还五汤其组方思路，离不开气为血帅、血为气母的气血关系，以补气的黄芪为君，佐以养血活血之药，可用来治疗各种气虚血瘀导致的疾病，疗效都很好。现代药理研究表明，黄芪对心血管系统的作用，能使心脏收缩力加强，心输出量增加，心率变慢，对于扩张型心肌病有明显疗效，而补阳还五汤中黄芪为君药。有人用补阳还五汤治疗胸痹、真心痛，认为年过半百，病久致虚，血运迟涩，瘀阻心脉者，治疗上应通补兼施，调畅气机以治其本，补阳还五汤意在补虚祛瘀，加镇惊敛涩之品，遵血汗同源、汗为心液之意，使汗止血充，心得所养，动悸自除。补阳还五汤治疗心脏疾病疗效良好，对于部分心绞痛、心律失常都有明显治疗作用。气虚血瘀型胸痹证心痛病与补阳还五汤证同属一个病机，有异病同治之妙。补阳还五汤方中黄芪、党参益气补中养心；桃仁、红花活血化瘀，通络止痛；川芎走血分以行血中之气，为血中之气药，临床应用效果满意。

⑤其他：扩张型心肌病在临床上除了以上几个证型之外，临床基于经方思想的指导下，采用中成药和自拟方治疗者，其疗效亦较好。

有人采用生脉注射液治疗扩张型心肌病，其由红参、麦冬、五味子等提取制成。现代药理研究证明了人参能改善心肌代谢，增强心肌能量储备，加强心肌收缩力，特别对心力衰竭的心脏作用更加明显；麦冬能提高机体的耐缺氧能力，增强心肌收缩力，扩张周围血管，减轻心脏负荷；五味子能增强机体对各种有害物质刺激的非特异性抵抗能力，推迟休克发生及延长存活时间。三药协同具有抗心力衰竭，改善心肌组织代谢，促进损伤心肌功能恢复的作用，从根本上改善心脏功能，具有标本兼治作用。

有人认为该病以心气虚衰、心脉瘀阻为本，治疗重在益气养心、理气通脉，所立基本处方为生脉散合补阳还五汤加减，方中生黄芪、太子参、麦冬、五味子益气养阴；丹参、川芎活血通脉；香附、香橼、佛手、乌药理气以助通脉。该方适于扩张型心肌病属心气阴衰、心脉瘀阻证，病位在心者，症见心悸，气短，气喘，舌暗红少津，苔薄白，脉细数。

有人发现生脉饮、真武汤等中药，可以明显改善扩张型心肌病患者心脏功能，其中有一些能保护心脏和抗纤维化的药物，如丹参、当归、黄芪、茯苓等。有人用芪参益气滴丸治疗扩张型心肌病，其由黄芪、丹参、三七、降香制成现代中药滴丸剂型，方中重用黄芪，取其大补元气，气行则血行；丹参活血祛瘀，通经止痛，三七活血祛瘀，通络止痛，与丹参共为臣药；降香气香辛散，温通行滞；诸药合用益气活血，利水消肿，通络止痛，得以气血运行，诸证自愈。

中医药治疗扩张型心肌病有独到之处。经方治疗扩张型心肌病经过辨证论治，对不同证型给予不同方药，临床疗效满意，以其多靶向治疗的特点，可以保护心肌、维持心功能，抗心肌纤维化，能抗炎等。因此经方的灵活运用将是临床治疗扩张型心肌病的新方向。

二、糖尿病心肌病的中医治疗

张仲景《伤寒论》记载“消渴，气上撞心，心中痛热”；元代朱丹溪在《丹溪心法》中论述到“邪之所凑，其气必虚，热气上腾，心虚受之，心火散漫，不能收敛。胸中烦躁……病属上焦，谓之消渴”。中医认为：糖尿病心肌病为脾肺肾阴虚燥热，不断耗气伤阴，进而伤及心之气阴，导致气滞、血瘀、痹阻心脉，引发消渴病心病，即糖尿病心肌病。在治疗糖尿病心肌病时，单味中药的研究多集中在活血化瘀和补气健脾类药，中药复方多以益气养阴健脾、活血祛瘀通络为原则进行组方。糖尿病心肌病可诱发心力衰竭、心律失常、心源性休克和猝死等严重并发症。近年来，中医药治疗本病取得了较好疗效，已发现一些作用机制。

中医学治疗糖尿病及其并发症主要从益气养阴、活血化瘀、化瘀通络、清热解毒、健脾化浊、交通心肾、通阳宣痹、补肾助阳等方面入手，能取得较理想的疗效。随着现代分子生物学研究水平的不断提高，对于中医药治疗治疗糖尿病心肌病的作用机制的研究也逐渐深入。文献检索，目前运用中医药治疗糖尿病心肌病的作用机制主要集中在：抑制蛋白非酶糖基化，降低 AGE 水平；增加葡萄糖转运蛋白 4 的表达；增加抗氧化系统活性；抑制血管紧张素Ⅱ活性；减少心肌细胞凋亡；减少心肌细胞转化生长因子 β_1 表达等，从而减少心肌纤维化，保护心肌细胞。

——抑制蛋白非酶糖基化，减少终末晚期糖基化产物：有人采用灵芝多糖对 2 型糖尿病模型大鼠干预，结果表明灵芝多糖可减少糖尿病心肌组织中 AGE、RAGE，保护糖尿病心肌。有人利用酸味中药复方对糖尿病心肌病模型干预 12 周，结果提示酸味中药复方可减少糖尿病心肌组织中 AGE、RAGE，保护心肌组织。有人用通心络对 2 型糖尿病模型大鼠喂养 24 周后，糖尿病心肌组织中 RAGE 水平降低，能改善心肌超微结构，保护心肌。

——增加表达葡萄糖转运蛋白 4：葡萄糖转运蛋白 4 是心肌组织的葡萄糖转运蛋白，糖尿病心肌病变时，心肌细胞葡萄糖转运蛋白 4 表达减少。有人运用小檗碱对糖尿病大鼠模型灌胃 12 周，发现心肌细胞内葡萄糖转运蛋白 4 表达增强，表明小檗碱有延缓 2 型糖尿病大鼠心肌损害的作用。研究提示，复方苦荞麦煎剂也能促进糖尿病大鼠心肌表达葡萄糖转运蛋白 4，可防止心肌组织的重构与肥厚。有人把虫草菌粉溶液给予糖尿病大鼠模型灌胃，结果大鼠心肌葡萄糖转运蛋白 4 的表达增加，心肌超微结构显著改善。

——增加抗氧化系统活性：研究发现，糖尿病大鼠心肌线粒体活性氧与丙二醛水平显著增高，活性氧清除能力下降，导致线粒体膜结构破坏，心肌细胞凋亡。有人把银杏总黄酮给 2 型糖尿病模型大鼠灌胃 30 天后发现，血清及心肌组织超氧化物歧化酶活性升高，丙二醛含量降低，提示银杏总黄酮能减轻心肌氧化应激，对 2 型糖尿病心肌起保护作用；葛根素也有类似作用。

——抑制血管紧张素Ⅱ活性：能抑制糖尿病心肌纤维化的发生发展。有人观察到，麝香保心丸给 2 型糖尿病模型大鼠 12 周后，能明显降低血管紧张素Ⅱ的表达水平，逆转心肌纤维化。研究提示，黄芪多糖能下调心肌血管紧张素Ⅱ含量、保护心肌。有人运用生脉解毒通络胶囊，对 2 型糖尿病模型大鼠连续灌胃 12 周，发现心肌局部血管紧张素Ⅱ减少，糖尿病心肌病进程延缓。

——减少心肌细胞凋亡：研究表明，通心络可以抑制心肌细胞凋亡；葛根素可以降低糖尿病大鼠的胱冬蛋白酶 3、细胞色素 C 的水平，使心肌细胞凋亡率下降，保护心肌；研究表明，黄芩苷也可以抑制糖尿病大鼠心肌细胞凋亡，保护心肌。

——减少心肌表达转化生长因子 β_1：有人给予灯盏花素对 2 型糖尿病模型大鼠干预，结果表明，可减少表达转化生长因子 β_1，改善糖尿病心肌纤维化。有人利用生脉散对 2 型糖尿病模型大鼠给药 12 周后，结果发现心肌转化生长因子 β_1 表达水平降低，可抑制糖尿病心肌病变。目前对糖尿病心肌病有明确作用的中药主要有黄芪、麦冬、人参、五味子、丹参、银杏叶、葛根等，其功效为降糖、护心、抗氧化、提高免疫力等。

1. 单味中药

(1)活血化瘀类

此类中药大多可增加血液流动性，改善微循环，抑制炎症反应和细胞外基质增生，改善细胞环境。银杏叶提取物主要有效成分为黄酮类和萜类内酯化合物，研究发现，与替米沙坦合用后，抑制糖尿病心肌病大鼠的心肌肥大，改善心脏功能，显著提高替米沙坦保护心肌的作用，提示银杏叶提取物对糖尿病心肌病大鼠心肌具有协同保护作用。

研究发现，葛根素不仅能抑制糖尿病大鼠血糖持续升高，减少糖尿病引起的体重下降，显著减少糖尿病大鼠心室与体重的比例，而且能明显减少心肌胶原含量及心肌线粒体产生活性氧水平，减少心肌线粒体氧化应激产物丙二醛 MDA 的含量，增加心肌线粒体 SOD 活性。研究发现，糖尿病大鼠中，葛根素虽然降糖作用不明显，但能明显降低血 TG、总胆固醇、低密度脂蛋白的水平和大鼠心脏重量指数。电镜观察发现，葛根素治疗的糖尿病大鼠心肌微血管基底膜增厚减少，免疫组化法显示，心肌转化生长因子 β_1 表达水平降低，提示葛根素可能通过抑制炎症因子-转化生长因子 β_1 的表达，降低活性氧的产生水平，减轻炎症反应，起到缓解糖尿病心肌病的作用。

(2)补气健脾类

此类中药可增加糖尿病心肌病患者的免疫功能，提高应激反应的阈值，减少炎性介质和过氧化物的产生，从而改善糖尿病心肌病。研究发现，黄芪皂苷Ⅳ对 H_2O_2 诱导的大鼠心肌细胞损伤，有明显保护作用。有人发现，黄芪多糖明显提高大鼠缺氧/复氧损伤的心肌细胞的存活率，并能显著减少心肌凋亡，而反映细胞膜受损程度的心肌细胞内酶 LDH、CK、AST 的漏出减少，丙二醛(MDA)含量降低、SOD 活性增加，提示黄芪多糖可增强机体对活性氧的清除，减少细胞膜脂质过氧化损伤，保护细胞膜。黄芪味甘，性微温，归脾、肺经，功效为补气健脾、升阳举陷、益卫固表等。现代药理研究显示黄芪能降血糖、保护心血管、提高免疫力、促进机体代谢等。有人对链脲佐菌素诱导糖尿病模型大鼠，给予黄芪注射液治疗 8 周后，大鼠血浆晚期终末糖基化产物的生成明显减少，致病性一氧化氮含量显著降低，结果表明黄芪能抗脂质过氧化，保护心肌。研究表明，黄芪多糖可改善物质代谢、减少心肌局部生成血管紧张素Ⅱ，下调血管紧张素受体的表达水平，降低血糖、减少心肌细胞凋亡、改善心肌胰岛素抵抗、改善糖尿病心肌病变、改善胶原沉积、保护心肌结构。

研究发现，绞股蓝总苷可提高糖尿病心肌大鼠左室收缩压、左心室收缩末期压，加快左室内压最大上升速率和下降速率，改善心肌收缩和舒张功能，心肌细胞的超微结构也有所恢复，而生理性一氧化氮合酶、钠泵、钙泵活性的升高，可能是绞股蓝总苷改善病症的原因。

人参味甘微苦，性微温，归肺、脾、心经，其功效为大补元气、补脾益肺、生津安神等。人参皂苷为人参的有效活性成分之一，现代研究表明，其能降血糖、抗休克、抗心肌缺血等。有人在四氧嘧啶糖尿病模型小鼠，观察到人参皂苷 Rg1 能降低血糖，提高超氧化物歧化酶活性，能防治糖尿病微血管病变，可明显降低血清丙二醛、血浆/心肌的血管紧张素Ⅱ的水平，提示人参皂苷可增强心肌抗氧化能力，抑制肾素-血管紧张素系统活性，减少缩血管物质含量，延缓心室重构。

麦冬味甘微苦，微寒，归胃、肺、心经，能养阴润肺、益胃生津、清心除烦等，其有效成分为皂苷、多糖、黄酮等，可降血糖、抗氧化、保护心肌等。研究显示，麦冬总皂苷对实验性高血糖小鼠能明显降血糖，可稳定线粒体内膜电位、抗氧化，减少细胞凋亡，保护心血管系统。北五味子味酸甘，性温，归肺、心、肾经，能收敛固涩、益气生津、补气宁心等，可降血糖、降血压、增强免疫力等。研究表明，北五味子油可减轻β细胞损伤，调节血胰岛素和胰高血糖素的水平，能治疗糖尿病，可降低血清丙二醛水平，增加血清超氧化物歧化酶活性，促进肌肉组织表达葡萄糖转运蛋白 GLUT4，清除活性氧，保护心肌细胞。

丹参味苦，微寒，归心、心包、肝经，能活血调经、祛瘀止痛等，可降压、扩冠脉、降血脂、抗炎等。实验研究显示，丹参可逆转由高水平血管紧张素Ⅱ引起的心肌成纤维细胞的增生，减少成纤维细胞合成胶原，增加心肌细胞收缩蛋白含量，抑制心肌肥厚、心室重塑。现代中药学的研究，为治疗糖尿病心肌病的中药及其单体的开发研究，提供了实验依据。有证据表明，具有降糖作用的中药如石斛、五味子、枸杞、黄精、沙棘、葛根等，也能保护心肌细胞、抑制心肌细胞凋亡。

2. 中药复方

中药复方多以益气养阴健脾、活血祛瘀通络为原则进行组方；中药制剂大多在临床效果良好的复方基础上研制而成。有人给糖尿病大鼠灌喂不含山茱萸的六味地黄丸乙醇提取物，发现与模型对照组相比，肾脏内皮素 1 和内皮素 1 受体 A 表达水平下调，基质金属蛋白酶 2/9 表达水平升高，提示该提取物通过抑制内皮素受体信号通路，能减少糖尿病大鼠肾病的氧化应激，使基质金属蛋白酶 2/9 水平恢复正常。

消渴丸中含有黄芪、地黄、葛根、天花粉等和降糖的格列本脲，能滋肾养阴、益气生津，临床广泛用于糖尿病患者。有人研究了消渴丸＋不同剂量格列本脲对大鼠糖尿病心肌病变的缓解作用，发现高/中剂量格列本脲消渴丸组，心肌纤维排列明显改善，且染色均匀，横纹清晰，核呈卵圆形居中，间质血管未见扩张或狭窄，未见炎细胞浸润；Masson 染色和 PAS 染色均未见胶原纤维增多、糖原堆积，疗效比单用格列本脲和低剂量格列本脲消渴丸组好。

通心络是由人参、水蛭、全蝎、蜈蚣、土鳖虫、蝉蜕、赤芍、冰片等十二味益气及虫类通络中药组成的中成药，能益气活血，通络止痛，国内对通心络治疗糖尿病的研究很多，发现可显著减少糖尿病大鼠心肌纤维化，心肌基质金属蛋白酶 9、基质金属蛋白酶组织抑制物 1、转化生长因子 β_1 表达水平均下调。通心络为临床治疗糖尿病心肌病的药物，实验提示，能调节糖、脂肪、蛋白质代谢，减少心肌局部生成内皮素，改善心肌病变、心肌胶原沉积，改善糖尿病心肌病的左室功能，能有效减少心肌细胞凋亡，可防治糖尿病心肌病。

实验研究表明，糖心平（黄芪、太子参、刺五加等）可降低糖尿病心肌病大鼠的血糖，能改善血脂代谢紊乱，可调整心肌局部肾素-血管紧张素系统活性，降低血清心钠肽、血管紧张素Ⅱ的水平，减轻心肌病变，保护心肌。有人研制中药复方制剂糖心康（太子参、黄芪、麦冬、玉竹、丹参、枸杞、土鳖虫等），能益气养阴活血，可降糖、提高血胰岛素水平、减少蛋白的终末糖基化，能防治糖尿病心肌病。

有人对生脉散、丹参饮及其合剂研究，发现三者均可通过多条途径，抑制糖尿病心肌病的心肌纤维化，延缓糖尿病心肌病的发生发展。有人观察 2 型糖尿病心肌病大鼠心肌病理改变、血府逐瘀汤对糖尿病性心肌病的治疗作用，发现血府逐瘀汤能调节代谢，减轻心肌纤维化，减少心肌细胞凋亡，延缓糖尿病性心肌病发展。降糖三黄片（大黄、玄明粉、桂枝、桃仁、黄芪等）由经方桃仁承气汤加味研制而成，能清热养阴、活血化瘀。基础实验表明，降糖三黄片能降血糖、血脂，可提高胰岛素敏感指数，改善糖尿病心肌病的心肌超微结构，其效果与西药卡托普利相似。

3. 其他

大精酸是由大黄酸和 L-精氨酸合成的创新药，能缓解糖尿病大鼠肾脏炎症，可抑制肾脏内皮素 1 受体 A、PERK、Cx43、NADPH 氧化酶 p22phox、p47phox、p67phox 的表达，能逆转心肌细胞 FKBP12.6 表达异常。糖尿病心肌病是在高血糖和高血脂的长时间刺激下，心肌细胞发生过度应激反应，炎症因子被激活，产生过量的过氧化物而损伤细胞；如不能及时控制，心肌结构会改变，可导致糖尿病心肌病。研究发现，抑制炎症反应，阻断产生炎症因子，能改善心肌细胞环境、功能，保护细胞，是目前治疗糖尿病心肌病的主要手段。

有人研究糖尿病心肌病相关靶点，发现内皮素、活性氧、炎症因子可能介导糖尿病心肌病的发生，通过阻断内皮素受体通路等可改善症状。有人从改善内质网应激和胰岛素抵抗通路方面，对糖尿病并发症进行深入研究，观察中药的细胞保护的作用，以期发现新的靶点和治疗手段，有效缓解糖尿病心肌病并发症。然而，通过文献回顾也能发现一些问题，如研究对象局限于单味中药提取物或者个别成药，较为分散，缺乏系统研究，糖尿病心肌病辨证分型及中医治法与实验研究作用机制之间存在着哪些联系和效应尚未明确，有待进一步研究。

4. 中医治疗糖尿病心脏自主神经病变

糖尿病心脏自主神经病变，是由于支配心脏和血管的自主神经纤维受损，导致心率控制和血管动力学异常，普遍存在于糖尿病患者中。现已证实，在糖尿病早期患者已有心脏自主神经功能异常，是糖尿病患者发生心绞痛、心肌梗死、体位性低血压等的重要原因，严重影响糖尿病患者的预后。国外报道，糖尿病自主神经病变出现于糖尿病患者的60%以上，糖尿病伴自主神经病变的患者5年死亡率为50%，其中心脏性猝死占28%。糖尿病心脏自主神经病变临床表现主要有：持续性心动过速，休息时心率超过90次/分钟，甚至可达到120次/分钟，此种心律较固定；可出现直立性低血压，常出现头昏、眼前发黑、心悸、汗出、甚至突然昏倒；可有心肌缺血、心肌梗死，有不能解释的疲乏、迷糊、倦怠、浮肿、恶心、呕吐、出汗、心率紊乱、咳嗽、咳血痰、呼吸困难，有时有无痛性心肌梗死发生。加强治疗自主神经病变，可延缓自主神经病变的进展。

糖尿病心肌病病机，主要为肺、脾、肾阴虚燥热，不断耗气伤阴，致心脏气阴耗伤，心脉被阻，心神不安，遂形成消渴病心肌病。有人认为，糖尿病心肌病其病理基础，在于大血管与微血管病变，与中医血脉不通一致，然而消渴病气阴不足又为其病理基础，故气阴不足、瘀血阻络，可能为糖尿病心肌病的基本病机，已获同行共识。从气血阴阳痰瘀论治，是目前中医防治糖尿病心肌病的主要研究方向。研究发现，本病之血瘀证的发生率为7.3%，这与中医之“久病必虚，久虚必瘀”的理论相符。本病属本虚标实、虚实夹杂，气阴两虚为本，瘀血、痰浊阻滞心脉为标。

糖尿病心脏自主神经病变，多表现为心阴虚。多数研究认为，糖尿病病久致瘀，而成糖尿病性心肌病，消渴病病久入络，血脉瘀阻；消渴病又是病及多个脏腑的疾病，影响气血正常运行，且阴虚内热，耗津灼液，亦可使血行不畅而致血脉瘀滞。患者神经病变危害较严重，有自主神经功能异常的糖尿病患者预后常不良，严重患者预后更差。有人报道，50%患者于2.5年内死亡。研究显示，在新诊断的糖尿病患者中，神经病变的发生率常较高。

预防糖尿病的神经病变比较困难，应采取积极措施延缓神经病变发展，但目前尚无一种有效药物能早期预防与控制该病的发生与发展。祖国医学认为，糖尿病心脏自主神经病变，属中医学消渴、心悸、眩晕、胸痹的范畴，中医治疗主要体现整体观和辨证思想，治法有益气养阴、活血化瘀、化痰通络、补益心脾等。有人认为，应遵循“急则治标，缓则治本，标本兼治”原则，并注重抓主症，在此前提下，根据病情进行辨证论治。

有人将消渴证心悸分为两型：一是气阴不足，心阳浮越型，治以益气养阴，潜摄心阳，方选生脉散；二是气阳不足，血行不畅型，治宜益气升阳，活血化瘀，方选补中益气汤加减。通过辨证治疗，能明显改善症状。

有人采用自拟的益气养阴健脾方，对80例糖尿病性心脏自主神经病变的患者进行治疗，疗效较满意。有人运用理气活血化瘀、补肾健脾、涤痰散结、益气疏肝等法，均能改善脂质代谢、血小板功能、血液流变学，可抑制脂质过氧化反应，减轻血管内皮细胞损伤，能抗动脉粥样硬化。

有人认为，糖尿病自主神经紊乱，以阴虚血瘀为主，治以益气养阴方，用生脉饮合麦味地黄汤加减。综上所述，糖尿病心脏自主神经病变的发病率高，严重危害着人们的健康，目前西医治疗方法有限，中医治疗体现整体观和辩证思想，有着一定的优势，因此通过中医辨证施治来防治糖尿病心脏自主神经病变有着重要的意义。

三、甲亢性心脏病的中医治疗

甲亢性心脏病主要是指甲亢引起的期前收缩、心房颤动、心肌病，期前收缩、心房颤动常呈发作性或为持续性。甲亢患者因过多的甲状腺素直接作用于心肌细胞膜甲状腺素受体，加速心肌代谢、耗氧，影响心肌细胞钙离子、钾离子、磷酸根等的代谢，使心肌不应期缩短、兴奋阈降低，易导致房颤和其他快速性心律失常。文献报道，90％甲亢患者有心脏异常，甲亢性心脏病发病率仅次于甲亢危象，是甲亢患者死亡的重要原因。绝大多数患者系成年人，50～70岁的患者较多见，占甲亢患者的10％～22％。

1. 甲亢性心脏病病因病机

甲亢性心脏病属于中医瘿病、心悸范畴。本病病位虽在心，但由瘿病引起，好发于五志过极之人。从祖国医学的角度看，瘿病多因情志抑郁、忧患暴怒，肝失疏泄条达，肝气内郁，气机郁滞，津凝成痰，痰气交阻于颈，血行不畅，而成瘿肿。继则瘿病日久，肝阴被耗，肝阳偏盛，虚火内生，循经上犯，灼伤心阴，阴伤气耗而致心神不宁，出现心悸，烦躁，易汗，倦怠乏力，脉数等症。历代文献论述较丰，认识亦易。

瘿病首见于《诸病源候论・瘿候》，并指出瘿病的原因主要是情志内伤、水土因素，尤以情志内伤为主，即所谓“瘿者，由忧恚气结所生”，“动气增患”。此乃因喜怒忧思有所郁而成，随忧愁消长。《医学入门》中言“由忧恚所生。忧虑伤心，心阴虚损，证见心悸”。

2. 临证经验

结合临床所见，甲亢性心脏病起于瘿病，病之初起多实，以肝郁气滞痰凝，痰瘀交阻，郁久化火为主；病久火热伤阴，由实转虚，可成虚实夹杂，虚者以心、肝阴虚为主，或是火热耗气伤阴，而呈气阴两虚之证。心悸病位虽在心，但与肝密切相关。在生理上，心与肝的经络相连，经气相通，共同交于胸中。正如《灵枢・经别》云“合于厥阴，别者入季肋之间，循胸里属胆，散在肝，上贯心”。心肝相互滋生，相互协同。在功能上，肝主疏泄，心主神志，肝藏血，心主血，人动则血运于诸经，人静则血归于肝经，肝不藏血，则心无所主；肝郁化火伤阴，则心脉失养，出现心悸、心慌、心烦少寐；心藏神，肝藏魂，两脏都与精神情志活动有关，神志异常，情志不畅，皆会使两脏的功能失调。《备急千金要方・肝脏》篇云“肝气虚则恐”，这里的恐即是心悸的表现。《傅青主男科・怔忡惊悸门》中直接指出“亦有肝气不上于心而成此证者”。徐春甫在《古今医统大全》正式提出了“心悸从肝论治”这一学术思想，认为“治惊悸有从肝胆二经”。这充分说明，肝脏在中医脏象理论中，与甲亢性心脏病发病和治疗占有重要地位。

按照“虚则补其母”“滋水涵木”的原则，临床上多采用益气养阴之法，以黄芪、党参、麦冬、生地、酸枣仁，意在补益心肝之气阴。并注意在整个治疗过程中，不拘泥于以补气而补气、为补阴而补阴，要在补气补阴的同时，佐以重镇安神，如重用珍珠母50 g左右，重视整体调理，标本兼顾，虚实并进，以达到脏腑协调、气血和畅、阴阳交通、邪气消散以定悸的目的。基于以上分析，治疗气阴两虚之心悸时，在注重益气养阴的同时，可兼疏肝解郁，使肝气条达，心血和畅，心脉得以充养，则心悸可愈。

3. 病案举例

何某，女，51岁。于2009年9月1日初诊。心悸反复发作15年，加重1周。患者15年前无明显诱因而出现心悸症状，就诊于当地医院，发现血 FT_3、FT_4 水平升高，血TSH水平下降，被诊为甲亢，后应用丙基硫氧嘧啶治疗。1年后查甲状腺功能正常，自行停药。5年前再次出现心悸症状，发现血 FT_3、FT_4 水平升高，血TSH水平下降，后间断应用抗甲亢药物，1周前自行停药，上述症状加重，来本院门诊。现症见：心悸，乏力，胸闷气短，消瘦，夜寐差，病来无发热，无胸痛，无晕厥，无黑矇发作，双下肢浮肿。平素性情急躁易怒。查体：T36.5℃，心率100次/分钟，呼吸18次/分钟，血压130/85 mmHg，舌质淡，苔白少津，脉促。双眼凸眼，辐辏不良，双侧甲状腺Ⅱ度肿大，双肺呼吸音清，未闻及干湿性啰音，心律不齐，第一心音强弱不等，心脏瓣膜未闻及病理性杂音。超声检查发现：甲状腺弥漫性肿大。动态心电图发现：房颤，ST 段改变，心室率 200 次/分钟。中医诊断：心悸（气阴两虚）；西医诊断：弥漫性甲状腺肿伴甲状腺功能亢进症，心律失常（房颤）。

治则：益气养阴、宁心安神。方用甲亢 2 号方加减：黄芪 25g，党参 15g，麦冬 10g，酸枣仁 15g，黄精 15g，川芎 15g，远志 10g，龙眼肉 20g，茯苓 20g，生地 10g，白术 15g，柏子仁 15g，香附 10g，郁金 10g，夏枯草 30g，珍珠母 50g，水煎服，日 1 剂，早晚温服。连续服药 10 剂，心悸症状明显缓解，患者自觉良好。患者因瘿病日久，肝阴被耗，虚火内生，灼伤心阴，而致心阴亏虚，故见心悸、失眠、多梦、烦躁、脉促；阴血不足，形体失养，而见形体消瘦；伤阴则耗气，故见乏力、胸闷气短等症。

方中黄芪、党参相须为用，奏补气生津、补气生血之功效；麦冬、生地养心阴，除烦安神；酸枣仁养心阴，益肝血而宁心安神，柏子仁养心气、益智宁神；黄精补气养阴；龙眼肉、茯苓补益气血，宁心安神；远志、珍珠母定心气，止惊悸；川芎活血行气；白术健脾益气、燥湿利尿；香附、郁金、夏枯草均能疏肝解郁，行气调中。纵观全方，在大队益气滋阴药中，少佐疏肝理气之品，使行气而无伤阴之弊，益气滋阴而无滞气之害，因而气血得补，肝气得舒，则诸证自愈。

4. 中医药治疗

甲亢性心脏病的治疗关键是有效地控制甲亢。甲状腺功能亢进症属中医瘿病范畴，是以甲状腺肿大、基础代谢率增加、自主神经系统功能失常为特征的一种常见内分泌疾病。20～50 岁中青年女性多见；一般认为本病是先天禀赋不足、后天调养失度、外邪侵袭所致。甲亢的治疗，一般主张早期宜疏肝理气、化痰散结、滋阴泻火；恢复期宜益气理气，温阳化瘀。

一般根据临床表现，甲亢性心脏病可分为气盛型、血盛型、热盛型、寒盛型 4 型，应对症施治。有人采用中医药治疗甲亢性心脏病，均获得满意的疗效，处方中主要有丁香、降香、肉豆蔻、沉香、木香、阿魏、大蒜、广枣、檀香、红花等药，均有平气血不和、调胃火、开胃功效，活血滋养增精，温补心胃功能。诸药配伍，有温阳益气活血，疏肝行气，宁心安神的良效。

步长稳心颗粒是一种纯中药制剂，根据临床上的验方制成，其组方配伍合理、用药精炼，主要有党参、黄精、三七、琥珀、甘松等，其中党参为君，黄精为臣，三七、琥珀为佐，甘松为使。有人采用步长稳心颗粒治疗 66 例甲亢性心动过速患者，总体有效率达 91.18%，说明对甲亢性心动过速有良好治疗作用。

有人治疗甲亢的基本方为益气消瘿汤。治疗甲亢性心脏病，要在积极控制甲亢的同时，给予强心、利尿、扩血管及抗心律失常等治疗。甲亢方（含生地、白芍、夏枯草、知母、玄参、丹参、龙胆草等）能有效改善甲亢患者的能量代谢，并显著改善神经兴奋症状。

有人认为，甲亢的病机为本虚标实，阴虚为本，郁火、痰浊、瘀血为标，治疗上以益气养阴为主，配以疏肝理气、清热泻火、活血化瘀、化痰软坚散结之品；基本方：黄芩、夏枯草、生地、丹皮、赤芍、白芍、五味子、白芥子、茯苓、天冬、麦冬、丹参、生牡蛎、生甘草。加减：胸闷不畅者，加香附、郁金；脉数、心悸者，加茯神；多汗者，加糯稻根、浮小麦；手指颤抖者，加钩藤、珍珠母、龙骨；能食善饥者，加生石膏、知母；消瘦、便溏者，加白扁豆；眼球突出者，加石决明、决明子；睡眠欠佳者，加夜交藤；突眼严重者，可配合外用药物（桃仁、蒲公英）熏洗，每日 1 次，用之临床每获满意效果。

四、病毒性心肌炎的中医治疗

病毒性心肌炎（VMC）是一种病毒感染引起心肌炎症病变为主的疾病，近年来有逐渐增多的趋势，约 12.5% 急性病毒性心肌炎可转化为扩张性心肌病，部分患者可死亡，已成为危害青少年健康的常见病。该病属祖国医学温病范畴，由感受风热或湿热邪毒所致，为本虚标实之病。正气不足，尤以心肺阴虚为主，温热邪毒侵心，是本病发生的病因病机。治宜分期论治。急性期以清热解毒、驱邪外出为主，中后期重在解毒，后遗期以活血通络为要，同时益气养阴当贯穿始终。有人总结了当代各家对病毒性心肌炎的临证经验，认为中医治疗病毒性心肌炎有其优势，疗效确切。

病毒性心肌炎是指由多种嗜心脏病毒侵犯心脏，引起心肌细胞变性、坏死、间质炎性细胞浸润、局限性/弥漫性的心脏非特异性炎症。大多数患者以心律失常为主诉，常见心悸、胸闷、心前区隐痛、头晕、乏力等症状。本病好发于夏秋两季，以儿童和40岁以下的成年人居多，男性患者多于女性患者。根据临床表现，当属祖国医学风温、湿温、心悸、胸痹、虚劳等范畴。病毒性心肌炎的发病机制尚不完全清楚，目前西医以对症支持治疗为主，尚无特效疗法，而中医药辨证论治病毒性心肌炎因其整体性、多靶点的特色，显示出独特的优势和良好疗效。

1. 病毒性心肌炎的病因病机及论治

当代中医各家对病毒性心肌炎的病因病机和演变过程认识都比较统一，认为本病属温病范畴，由感受风热或湿热邪毒所致，属本虚标实之病。《素问・痹论篇》云："脉痹不已，复感于邪，内舍于心。"《诸病源候论》则谓"心藏神而主血脉，虚劳损伤血脉，致令心气不足，因为邪之所乘，则使惊而悸动不安"。故正气不足，尤以心肺阴虚为主，温热邪毒侵心是本病发生的病因病机。

本病按病程可分为急性期、恢复期、迁延期、后遗症期，亦有笼统称早期、中期、晚期者，反映了整个疾病过程中的邪正相争、阴阳盛衰的病理变化。临床各医家也多分期论治，在此基础上常又分型而治。叶天士云"温邪上受，首先犯肺，逆传心包"。外感热毒从口鼻而入，首先伤及肺之气阴，故急性期表现为发热、咳嗽、咽痛口干、舌红脉数等风热犯肺证。心肺同属上焦，共司全身之气血运行，若由于素体气阴不足或外感热毒较重，导致风热毒邪羁留不去，内舍于心，耗损气血造成心气不足，血不养心，心脉不利，出现心神不宁，心脉不整，心络不通，甚至神脱脉代而亡。此期若得到合理治疗，可邪去病愈；若失治误治，则气阴更虚，气行不畅，血脉瘀滞，水液代谢失常，津聚为痰或热毒炼液成痰而成变证，阴阳失衡，疾病迁延难愈。瘀血、痰浊为病变过程的病理产物，也是后期的主要病理因素，而气阴两虚为贯穿整个疾病过程的主要病理变化。故病机关键可总结为虚、瘀、毒。

治疗时益气养阴当贯穿始终，急性期以清热解毒、驱邪外出为主，恢复/迁延期重在解毒，后遗症期以活血通络为要。同时，"治心不止于心，调理他脏以治心"。心肺关系最密切，亦与肝脾肾有关，故治疗可从他脏入手以调心。虽然当代各医家在病因病机、分期治则上有统一认识，但具体证治方面都有自己的侧重点，现分述如下。

研究表明，宗气虚损，气机下陷，气机升降失常，是病毒性心肌炎发病主要机理，有人提出病毒性心肌炎的8个证候类型，同时指出气机下陷证是病毒性心肌炎后期最常见的证型，气短、咽中拘急、胸中闷胀，脉搏不调，心电图多表现为期前收缩，治法当以益气升陷为主，兼以解毒、化痰、健脾、养阴、温阳等法，选用升陷汤加减应用。

有人强调急性期治疗不应以肺卫表证的消除而过早弃用解毒祛邪之品，应注意诊察有无余邪稽留，彻底清除隐患。益气养阴法当贯穿治疗的始终，活血化瘀不容忽视。有人认为邪毒入血，皆可循经入心，是心肌炎发生发展中的一个重要病因病机。故在治疗心肌炎过程中，依据经络循行规律，采用内外并治的原则，外用自制利咽清心之咽炎糖（组成：冰片、薄荷冰、硼砂、玄明粉、珍珠粉），内服经辨证论治之方药汤剂，共达解毒利咽、安神定悸之目的。咽炎糖作为治疗常规药物，辅助治疗心肌炎，舌下含化，成人每2小时含化1粒，每日4～6粒，儿童为成人量的一半。

有人总结出风毒内客包络，胸阳不展，气血瘀阻，久则伤阴耗气，正虚邪实的病机，并拟定了清热解毒、散风活血、益气养阴的治疗原则，扶正祛邪并举，自创中成药"君康口服液"（党参、丹参、玉竹、羌活、七叶一枝花等10余味中草药）具有广泛的抗病毒作用，可有效控制心律失常，在临床上取得了显著疗效。

有人以炙甘草汤为主方化裁论治病毒性心肌炎后遗症期，认为"此仲景治邪少虚多，脉结代之圣方也"。临证时，还根据瘀血的轻重而选用不同的活血药。从丹参、川芎、当归到桃仁、红花、降香、姜黄、延胡索、乳香、没药、莪术等。同时，注重结合现代药理研究成果，组方中多配伍苦参、甘松等有效抗心律失常的中草药。

有人多年来致力于病毒性心肌炎慢性期心肌纤维化的研究，认为热毒稽留，气阴耗伤，血瘀阻络，是慢性心肌炎迁延不愈出现心肌纤维化，发展成扩张型心肌病的重要病理机制。治以益气养阴，佐以活血通络、清热解毒，自拟“心肌康”，在临床上已得到很好的验证。

有人对于小儿病毒性心肌炎提出“从肺论治”，以调肺窍，驱邪逐寇外出，将疾病消灭在萌芽阶段，且能强肺固卫，增强抵抗外邪的能力。强调从肺论治，早期宣肺通窍，祛邪护肺，中期肃肺祛邪，调肺养心，后期益肺固表，护卫止汗。在宣肺畅气机的同时，以养心复脉为主，改善心肺功能，使心有所养，肺窍通利，能起改善小儿病毒性心肌炎症状和体征的作用。

有人对小儿病毒性心肌炎过程中最常见的疫毒伤心、气阴虚损、心脉瘀阻三型，自拟清热解毒汤、养心复脉饮、通脉逐瘀汤，并针对出现的常见变证给出治则和自拟方，如“喘大气”、胸痛、舌暗苔腻、脉弦滑的痰气互结，胸痹不宣证，予舒心通脉饮，理气化痰、宽胸宣痹；表现为快速性心律失常的，予益气生脉饮，益气复脉、育阴潜阳；若病程迁延或病情急重，心血久耗出现慢性心律失常的，予温阳复脉饮，益气养血、温阳复脉。

有人论治小儿病毒性心肌炎时，注重病因辨证与脏腑辨证的结合。早期温热之邪由口鼻而入，首先犯肺；湿热之邪从口而入，首犯胃肠；再累及心脏。故早期病位在肺脾，并产生痰浊、瘀血，其中痰浊又与肺脾肾三脏相关，瘀血与心脾肝肾四脏相关。至心肌炎病变后期，影响及肾，气损及阳，血亏及阴，终致气血阴阳的失调。同时指出汗为心之液，多汗易伤阴损心，故早期驱邪切不可妄汗。病情演变过程中，疏肝也尤为重要，而活血化瘀与安神类药应贯穿始终。

有人采用益肾疏肝法（养心安胶囊、脉通宁冲剂）治疗病毒性心肌炎中后期，效果颇佳。对病毒性心肌炎中后期病情缠绵，反复难愈，治疗必须缓缓图之，服药必须持之以恒，方能达到修复心肌细胞，改善心脏功能，最终痊愈之目的。

有人以生脉饮为基础方治疗慢性期及恢复期病毒性心肌炎，选用黄芪、太子参、麦冬、五味子、甘松、玉竹、丹参、川芎、黄芩、连翘、炙甘草等药物。指出应重用黄芪，且黄芪用量不必拘泥于常规，主张大剂量使用，一般 30～60 g，用药时机也不局限于气虚证，除非实邪炽盛，否则即使在急性感染期也应参酌使用。黄芪甲苷能提高感染 CVB3 病毒的小鼠的生存率、改善心肌组织病理改变、减轻炎性细胞浸润及坏死病灶的作用，有明显的量效关系。

有人注重实验研究，强调西为中用，尤擅用甘松治疗病毒性心肌炎合并快速性心律失常。有人认为病毒性心肌炎当以防为主，防治结合，要未病先防，既病防变，急性期当防邪陷，恢复期当防邪恋，慢性期当防邪复。

2. 病毒性心肌炎规律服药的研究

有人指出，病毒性心肌炎中后期病情反复，缠绵难愈，必须缓缓图之，治疗方案当简便易行，但中药汤剂煎煮较繁琐，医院代煎效果不理想，且汤剂口感不好，小儿难以坚持服药。故近年来中药剂型的改良成为临床上的研究热点。复方丹参注射液、黄芪注射液、生脉注射液、参附注射液、清开灵注射液等，已广泛用于病毒性心肌炎急性期的治疗。

有人开展试验，对照组采用青霉素加能量合剂治疗，结果显示生脉注射液组总体有效率较高，对该病治疗较有效。有人通过临床对比试验发现，生脉胶囊在辅助治疗病毒性心肌炎的过程中，不仅在改善患者胸闷、心悸、乏力等临床症状方面，而且在改善心电图 T 波倒置、期前收缩、心肌酶水平等方面，都有较好的疗效。研究发现，每日 3 次（8：00，13：00，20：00）内服中药对小儿病毒性心肌炎急性期有更确切的疗效，于胃经、心经、心包经功能旺盛的时间段服药，有利于药物的消化吸收，增加心肌的力量。

3. 问题与展望

（1）病毒性心肌炎的早期诊断

病毒性心肌炎重在早期诊断、早期治疗，通过治疗减轻心肌的炎性反应，使心肌损伤范围缩小，心肌纤维化程度减轻。小儿因为脏腑娇嫩，卫外不固，脾常不足，冷暖不知自调，若护理不当，易遭温热毒邪侵袭，比成人更易患病毒性心肌炎，这也是流行病学上病毒性心肌炎多见于儿童的原因。且小儿为纯阳之体，病情瞬息万变，传变较迅速，治疗不及时易出现心脏扩大、心衰等危象。成人抵抗力较强，急性期症状不明显易被误诊，治疗时机延误，易留后遗症。

有人发现，成人病毒性心肌炎患者就诊时多气虚征象，瘀血和痰浊往往不明显，且邪毒不限于温热邪毒，风寒、湿毒也为常见原因。所以病毒性心肌炎的早期诊断至关重要，诊断标准需根据临床实际不断充实和完善。有人提出，有病毒感染史的患者出现明显肌痛症状，应早期做心电图及相关检查。

(2)病毒性心肌炎的预防问题

有人提出以防为主的观点，与中医“治未病”的思想一致。节饮食、畅情志、适寒温、勤锻炼，是预防病毒性心肌炎的主要内容。有人指出，未病先防应顾护正气、季节性地预防；既病防变，应积极治疗急性发作期；病后防反复，应避免劳累、调畅情志，防止病毒反复感染。

(3)注射液的问题

临床上多采用中西医结合治疗病毒性心肌炎，多项研究证明，西药联合中药注射液治疗，疗效比单纯西药好。但有人指出，医院在使用中药注射剂过程中面临两个问题，一为注射剂的质量问题；二为注射剂的配伍问题。注射剂与抗生素配伍后有时微粒增加，且易受酸碱度的影响。

综上所述，对病毒性心肌炎的早期诊断、预防和中药新剂型的开发，需要更多的关注和研究。同时各医家临证时所呈现的百家争鸣，使中医治疗病毒性心肌炎常缺乏统一的辨证和规律，所创的自拟方剂也各有千秋，今后临床研究宜以老中医经验为源头，开展多中心、多协作的试验，研发出更多疗效似“丹参滴丸”的新药。

4. 益气养阴法治疗病毒性心肌炎

病毒性心肌炎是严重危害人类健康的心肌疾病。它是由病毒感染引起的，以心肌细胞变性、坏死、间质炎细胞浸润、纤维渗出为主要改变。中医认为气阴两虚是病毒性心肌炎的基本病因病机，贯穿该病始终，故在本病治疗的整个过程中均需补益心气，顾护阴液，即“益气养阴”。因此，益气养阴法在病毒性心肌炎的治疗上得到了广泛应用。

(1)立法依据

气阴两虚是病毒性心肌炎的主要病因病机，《内经》中“邪之所凑，其气必虚”、“脉痹不已，复感外邪，内舍于心”；《诸病源候论》云“心藏神而主血脉，虚劳损伤血脉，致令心气不足，因为邪之所乘，则使惊而悸动不安”等，均认为正气不足、邪毒侵心是本病发生的关键。

病毒性心肌炎的发病虽与感受温热毒邪有关，但起决定作用的是人体正气的不足。《景岳全书》中亦说：“怔忡之类，惟阴虚劳损之人乃有之。”对于本病来说，虚主要是指心肺气阴两虚。温热毒邪致病，传变迅速，极易耗气伤阴，“温邪时毒，伤人阴血津液为其常，阳气耗损为其变”。总之，气阴两虚为病毒性心肌炎病本之所在，是其发生的主要病理基础，是疾病整个演变过程中的主要病理变化。

证随法出，法随证立，益气养阴法是治疗病毒性心肌炎的基本大法，依据“治病必求于本”“形不足者温之以气，精不足者补之以味”“虚则补之”“损者益之”的原则，益气养阴法是治疗病毒性心肌炎的基本大法。《景岳全书·阴阳篇》中指出：真阴(包括阴气、元精和元气在内)为“性命之本”，告诫医者要重视养阴益气之治疗大法。《景岳全书·怔忡惊恐》在治疗上主张“速宜养气养精，滋培根本”。近代医家认为，气阴两虚不仅是病毒性心肌炎发病的内因，还是病变的必然结果，存在于疾病发展过程的各个环节，益气养阴法当贯穿治疗始终，对改善血液循环状态，增强心肌收缩力，提高体质，防止复发都有意义。文献报道，益气养阴法能提高机体免疫功能、抗心律失常、防治心肌损伤和心肌细胞凋亡，这为益气养阴法治疗病毒性心肌炎提供了现代科学依据。

(2)应用概况

①结合兼证，辨证施治：可益气养阴与清热解毒并用。正气虚弱，外感邪毒是病毒性心肌炎的基本病因，且毒邪内侵，极易耗气伤阴。病程初期，毒邪盛，气阴伤。治疗当以扶正祛邪，予益气养阴配合清热解毒。有人自拟养心解毒汤治疗病毒性心肌炎患者 236 例，总有效率为 91.1%；全方

益气养阴治其本，活血解毒治其标，从而标本同治，扶正不留邪，祛邪不伤正。

②益气养阴与活血化瘀并用：病毒性心肌炎中期气阴已虚，脾气虚则脾失健运，肺阴虚则肺失宣肃，水液不能正常输布，停而成饮，聚而成痰；心主血脉，气能行血，心气亏虚则鼓动无力，阴血亏虚则血液运行涩滞，络脉阻塞，瘀血内停。终致气阴两伤，痰瘀互结。治宜益气养阴、活血化痰。有人采用益气养阴活血法治疗病毒性心肌炎患者 50 例，总体有效率为 96%。有人应用具有益气养阴，活血化瘀作用的中药复方治疗病毒性心肌炎 46 例，总体有效率达 93.5%。

③益气养阴与宁心安神并用：气阴两虚是病毒性心肌炎的主要病机，贯穿病程始终。在病毒性心肌炎中后期，心阴耗损更加突出。阴血亏虚，心失所养，不能藏神，故神不安，志不宁。治宜益气养阴，清热宁神。有人采用具有益气养阴，宁心安神作用的中药汤剂随症加减治疗病毒性心肌炎 50 例，总体有效率为 92%。

④益气养阴与温阳复脉并用：病毒性心肌炎病程日久，迁延不愈。气虚及阳，终至心阳亏虚。阴液亏耗，不能荣养心血，阳气虚损，不能宣通脉气，遂为阴阳两虚之候。治宜益气养阴温阳，方可用炙甘草汤化裁。有人应用炙甘草汤配合黄芪注射液治疗病毒性心肌炎 50 例，取得了满意的临床疗效。

(3)其他应用

①活用经典方剂：生脉散是治疗气阴两虚证的代表方剂。《医方集解》说："人有将死脉绝者，服此能复生之，其功甚大。"全方药仅三味：人参、麦冬、五味子，一补一滋一敛，共奏益气复脉、养阴生津功效。现代被广泛应用于病毒性心肌炎的治疗，以生脉饮为基本方随证加减，获得显效。有人应用生脉饮合玉屏风散治疗病毒性心肌炎 48 例，总体有效率为 92%。有人应用生脉散合归脾汤加减治疗病毒性心肌炎患者 21 例，临床疗效颇好。有人应用自拟益气养阴宁心汤治疗慢性病毒性心肌炎 34 例，总体有效率达 91.2%。

②中西医结合提高临床疗效：将中医"治病求本"与西医"对症治疗"相结合治疗病毒性心肌炎，可取得满意疗效。有人应用具有益气养阴作用的黄芪生脉饮配合西药随证加减，治疗病毒性心肌炎患者 56 例，总体有效率为 100%。有人在西医综合对症疗法的基础上，应用生脉饮加味治疗病毒性心肌炎患者 48 例，总体有效率为 95.16%。

③改良汤药剂型增加患者依从性：近年来研究人员对于一些有明显疗效的方药方剂，进行了有效成分的提取和剂型改革，研制出疗效确切、不良反应小、便于患者携带和使用的针剂、冲剂、丸剂、口服液等，增加了患者的依从性，进一步稳定和提高了病毒性心肌炎的治愈率。有人运用心复康口服液合参麦注射液，治疗小儿病毒性心肌炎迁延期辨证属气阴两虚患者 30 例，总体有效率达 86.67%。有人应用生脉注射液治疗病毒性心肌炎患者 80 例，临床疗效确切。有人应用步长稳心颗粒治疗病毒性心肌炎患者 91 例，取得了较好的临床疗效。有人应用益气养心丸治疗病毒性心肌炎 106 例，疗效满意。

(4)注意问题

①益气养阴，贯穿始终：由于气阴两虚存在于病毒性心肌炎发生、发展过程中的各个环节，故益气养阴法当贯穿治疗始终。患者发病本由于"正气不足，邪之所凑"，早期治疗当以扶正祛邪并施，早予益气养阴配合疏解清热，又因病毒性心肌炎易于反复，所以应时时注意培气护阴。有人认为治疗病毒性心肌炎应早施益气养阴；重用益气养阴；长期益气养阴。

②灵活运用益气养阴法：本病辨证总属本虚标实，本虚方面以气阴两虚为主；邪实则以瘀血、湿热、痰浊等常见，治疗上要辨证施治，针对不同兼症综合采用养阴、益气、活血、化痰、清热、安神之法；随症加减，根据感邪的轻重和体质的差异，因人因时因地制宜。还要注意气血阴阳并调，可活血益气，可阳中求阴。

5. 病毒性心肌炎的辨证施治

(1)辨证分型施治

辨证治疗是中医治疗病毒性心肌炎的基础。众多学者对病毒性心肌炎的辨证分型施治都提出了自己的观点。有人将其分 5 个证型：邪毒内侵型：治以清热解毒、养心安神，方用银翘散加减；气阴两虚型：治以益气养阴、宁心定志，方用炙甘草汤加减；痰湿内阻型：治以祛痰化湿、通心阳，方用栝楼薤白半夏汤加减；气滞血瘀型：治以理气活血、化瘀止痛，方用血府逐瘀汤加减；阳气亏虚型：其中阳虚水泛者，治以温阳利水，方用真武汤加减；亡阳虚脱者，治以回阳救，方用参附汤。有人辨证分型施治临床治疗病毒性心肌炎 51 例，总体有效率为 90.2%。

有人将病毒性心肌炎分为本虚证和标实证两个方面。标实证分为邪热侵心型、痰湿内阻型、气滞血瘀型，分别采用银翘散、栝楼薤白半夏汤合二陈汤、柴胡疏肝散合血府逐瘀汤加减。本虚证分为气阴两虚型、心脾两虚型、阳气虚衰型，分别采用生脉散合炙甘草汤、天王补心丹、养心汤合归脾汤加减。

有人将本病分为 4 型进行论治：

——热毒炽盛型：采用清热解毒，宣肺清心法。组方为：大青叶、板蓝根、银花、连翘、牛蒡子、薄荷、生栀子、桔梗、淡竹叶、黄芩、生甘草；

——气阴两伤型：采用益气养阴，安神定志法。组方为：北芪、太子参、麦冬、酸枣仁、生地、白芍、炙龟板、黄精、五味子、珍珠母、琥珀粉、生甘草；

——气虚血瘀型：采用补益心气，活血通络法。组方为：北芪、太子参、丹参、麦冬、桃仁、红花、赤芍、川芎、桔梗、五味子、生甘草；

——阳虚痰阻型：采用温振心阳，化瘀通络法。组方为：栝楼、薤白、茯苓、黄芪、丹参、半夏、陈皮、生白术、制附子、桂枝、枳壳、炙甘草。

有人治疗本病分为 8 种证型：即热毒侵心证、痰阻心络证、心血瘀阻证、大气下陷证、心脾两虚证、阴虚火旺证、气阴两虚证、阴阳两虚证，分别采用竹叶石膏汤、枳实薤白桂枝汤、血府逐瘀汤、升陷汤、养心汤、天王补心丹、生脉饮、炙甘草汤加减进行治疗。

(2)自拟方及基础方加减治疗

自拟方及基础方随症加减治疗是目前中医药治疗病毒性心肌炎的常用方法，大量学者对此进行了研究。有人以自拟方益气清心饮（西洋参、桂枝、葛根、炒酸枣仁、炒柏子仁、金银花、连翘、贯众、炙甘草）为基础方，随症加减治疗病毒性心肌炎患者 60 例，总体有效率为 95.0%。有人以养心灵汤治疗小儿病毒性心肌炎患者 25 例，治疗 4 周后，结果表明本方能较好的改善心肌细胞代谢、营养心肌及促进心肌恢复。有人以益气振心方（黄芪、党参、麦冬、五味子、制附子、玉竹、当归、三七粉、白芍、甘草）为基础方，随症加减治疗本病 50 例，总体有效率为 88.1%。

有人采用益气养阴、解毒活血之法，拟方血府益气解毒汤治疗病毒性心肌炎 60 例，结果表明本方能明显改善患者症状，提高临床疗效，缩短病程。有人临床以解毒益心汤治疗急性病毒性心肌炎 40 例作为治疗组，结果显示治疗组在心率变异性、心肌酶水平恢复方面均有明显改善，优于西药对照组。

有人用中药治疗病毒性心肌炎 30 例，方选生脉饮合血府逐瘀汤加减，总体有效率为 93.3%。有人根据黄连解毒汤和清营汤化裁而成三连解毒汤治疗本病 92 例作为治疗组，常规西药治疗 92 例作为对照组，连续治疗 4 周后，两组有效率分别为 93.5%、81.5%，治疗组疗效明显优于对照组。

(3)中成药制剂

近年来，随着医疗条件及制药水平的逐渐提高，中成药越来越多的应用于临床，并取得良好的效果。有人采用黄芪注射液治疗病毒性心肌炎 58 例，总体有效率为 56.9%，明显优于对照组的 37.5%的有效率。

有人以丹参注射液联合生脉注射液治疗病毒性心肌炎 38 例为治疗组，对照组予西医常规治疗，结果显示：治疗组在改善患者临床症状、纠正异常心电图、降低心肌酶谱等方面优于对照组。

有人以心肌宁水丸治疗病毒性心肌炎 30 例，临床疗效显著。有人通过观察羚桂龙牡颗粒对病毒性心肌炎小鼠 IL-4 和 INFγ 水平的影响，总结出羚桂龙牡颗粒能增强 Th1 细胞介导的免疫应答，有利于缩短病毒性心肌炎病程，促进康复。

有人用参松养心胶囊治疗病毒性心肌炎气阴两虚型 34 例，结果表明其能显改善患者症状，对心电图期前收缩有效，对实验室检查指标如血清 ESR、AST、LDH、CPK、CK-MB 均有明显的改善。

(4)中西医结合治疗

越来越多的学者对中西医结合疗法治疗病毒性心肌炎进行研究。有人采用稳心颗粒结合西药治疗小儿病毒性心肌炎 30 例，并与仅采用西药治疗的对照组比较，连续治疗 4 周后，治疗组的总体疗效、心电图显示疗效均优于对照组。

有人对 80 例病毒性心肌炎患者进行研究，随机分为两组，对照组给予西医常规治疗，治疗组在此基础上加服中药汤剂(红景天、黄芪、红参、桂枝、金银花、连翘、大青叶、板蓝根、苦参、生地、丹参、赤芍、红花、水蛭、炙甘草)，两组均 2 周为 1 个疗程，2 个疗程后，治疗组在有效率、改善症状方面均优于对照组。

有人用中西医结合方法即以人参芍药散配合西药治疗病毒性心肌炎 68 例，疗效优于单纯用西药治疗。有人用养心汤联合西药治疗病毒性心肌炎 80 例，与单纯西药治疗比较，应用养心汤中西结合治疗病毒性心肌炎疗效较显著。有人采用黄芪生脉散加味结合西医常规疗法治疗儿童及青少年急性期病毒性心肌炎，临床效果满意。

益气养阴法作为治疗病毒性心肌炎的基本大法，其在临床上的应用得到了广泛认同和重视。但从研究和运用的整体情况看，还具有一定的主观性和局限性，存在一定问题。在基础研究方面，多局限于临床疗效的报道，今后要不断加强益气养阴法治疗病毒性心肌炎作用机制和益气养阴中药复方药理作用的研究，使其更加科学和全面。

在辨证施治方面，宜先明辨气阴亏虚之先后主次，斟酌选用益气养阴药物。对如何根据患者的临床表现判断气虚与阴虚的程度、选用益气养阴药物的品种及用法用量，还应进一步研究与规范。

中医根据病毒性心肌炎的发病特点和临床表现，采用辨证分型施治、自拟方及基础方加减、中成药及中西医结合治疗，疗效显著，总结出许多行之有效的用药经验及治疗方法，有良好的发展前景。但目前对本病治疗并没有形成统一的辨证分型与疗效评定标准，不利于进行疗效评价。今后应在大量临床治疗的基础上，逐步制定和完善辨证分型和疗效评定标准，为推广中医药治疗病毒性心肌炎提供依据。

五、中医治疗心血管疾病的临床特色及优势

近年来中医药在心血管疾病的防治上取得了长足的进展。在中医理论研究领域，血瘀证与活血化瘀研究逐步走向成熟，芳香开窍法治疗冠心病的理论与基础研究不断深入，冠心病痰瘀互阻病机也有了进一步深入的研究，冠心病瘀毒阻络的病机逐步受到重视，络病理论成为中医心血管领域学术研究的一个热点。在基础研究领域，中医药以活血、化痰、解毒、通络、益气等方法为指导的基础研究在内皮功能、易损斑块、血小板活化、缺血再灌注、缺血预适应、左室重构、血管重构、血管新生、微循环等热点领域广泛开展，并取得了长足的进步。在临床研究领域，循证医学的方法逐步开始应用于临床研究，血脂康调整血脂对冠心病二级预防的研究、芎芍胶囊防治冠心病介入治疗再狭窄的研究，均显示了中医药在心血管疾病的一级预防、二级预防、三级预防方面，具有良好的作用。

大量中药研究显示，中药在防治心血管疾病方面往往显示出多靶点效应，体现了中医药的整体特色优势。在急性心血管疾病方面，速效救心丸等已成为冠心病心绞痛常用速效制剂；静脉滴注这类中药在降低急性心肌梗死病死率的各项措施中的贡献度亦位居前列。尽管如此，中医理论创新与基础研究的临床应用尚有很长的路要走，中医药的特色优势还有待进一步的发挥。

我国自20世纪50年代以来心血管疾病的发病率明显上升。有专家用流行病学的方法预测，到2020年中国非传染性疾病死因，将上升至全部死因的79%，心血管疾病将居首位。心血管疾病已经成为我国一个重要的公共卫生问题，因此提高我国心血管疾病的防治水平刻不容缓。近年来，中医药工作者在心血管病的防治领域，开展了大量卓有成绩的工作，取得了长足的进展。在中医理论研究领域，血瘀证与活血化瘀研究逐步走向成熟，2002年度获国家科学技术进步奖一等奖，这是中医药研究领域迄今获得的最高科学技术奖。与此同时，芳香开窍法治疗冠心病的理论与基础研究不断深入，对于冠心病痰瘀互阻病机也有了进一步深入的研究，冠心病瘀毒阻络的病机逐步受到重视，络病理论的提出，成为中医心血管领域学术研究的一个热点。

在基础研究领域，活血化瘀研究建立了中医药研究技术平台，并对多种活血化瘀中药进行了多靶点、多层次、多学科研究，研究人员为此已发表论文200余篇，国际SCI收录59篇。以芳香开窍法为主的中药促血管新生研究也取得了重要的进展；络病理论治疗心病的代表方剂通心络已经有300余项研究成果发表。中医药活血、化痰、解毒、通络、益气等治法的基础研究已在内皮功能、易损斑块、血小板活化、缺血再灌注、缺血预适应、左室重构、血管重构、血管新生以及微循环等热点领域广泛开展，并取得了不少进展。2001年以来，北京地区首次组织了中医医院急性心肌梗死患者临床流行病学调查。中医学具有治未病、整体观念、辨证施治及简、便、廉、验的特色优势，中医药防治心血管疾病在这些方面具有自己独到的临床特色优势。

1. 中医治未病在心血管疾病防治中的特色优势

“上工治未病”是中医学最为传统的医学理念。新中国成立以来，从事中医、中西医结合心血管病防治的学者不断努力，在这方面做出了卓有成效的成绩。20世纪70年代上海邝安堃老先生对556例原发高血压患者长达22年的随访研究显示，配合中医综合疗法，可以有效地降低高血压患者的卒中率和病死率，这是我国心血管疾病一级预防最早的循证医学研究。

国家“九五”重点攻关课题中国冠心病二级预防研究——血脂康调整血脂对冠心病二级预防的研究，1994年由中国医学科学院阜外心血管病医院牵头，国内66个中心对4870例冠心病患者进行了平均4年的跟踪研究，观察中药红曲提取物制成的国产中药降脂药物血脂康的调整血脂对冠心病二级预防的效果。历时10年的研究，显示中医药在冠心病二级预防中有良好作用。结果发现：与安慰剂组比较，血脂康治疗能显著降低冠心病患者非致死性心肌梗死及冠心病死亡的发生率，能显著减少对PCI、CABg的需求，长期服用副作用小，安全性高，可使冠心病事件危险下降45.1%，冠心病的死亡危险下降31.0%，并且能显著减少肿瘤死亡及各种原因的死亡。中药血脂康能在东方人群中按照大规模的、前瞻性、多中心、双盲、随机对照的方法进行研究，而且完全站在国际同一个水平上研究，是我国也是世界首次应用中药制剂针对冠心病终点事件的大规模循证医学研究。这一研究被称为是中国心血管病防治的重大突破，是中国循证医学的破冰之旅。

陈可冀、史大卓、徐浩等在中药传统活血化瘀方剂血府逐瘀汤的基础上精选川芎、赤芍中的有效成分制成芎芍胶囊，采用随机、双盲、安慰剂对照的方法，观察了335例冠心病介入治疗成功的患者血管再狭窄及临床事件。结果显示，治疗组冠脉造影再狭窄发生率与临床事件发生率明显低于安慰剂对照组，活血化瘀中药制剂对于冠心病介入治疗后患者的三级预防安全有效。以上3项研究显示，中医药在心血管疾病的一级预防、二级预防和三级预防方面均具有良好的作用，充分体现了中医药治未病的特色优势。

2. 整体观念在心血管疾病防治中的特色优势

整体观念是中医的特色。在基础研究方面，现代西医学研究的药物作用靶点较为单一，而大量中药研究显示，无论是单味中药的组分，还是中药复方制剂，在防治心血管疾病方面往往显示出多靶点效应。中药在某一单一作用方面可能不及西药，但是多靶点的综合效应，常能体现中医药的整体特色优势。

以冠心病应用最为广泛的中药丹参为例，中医有“一味丹参功同四物”之说，现代药理研究提示，丹参具有脂溶性成分丹参酮和水溶性成分丹参素与丹酚酸等多种药理作用成分。丹参酮具有广泛的心血管药理作用，主要表现为对内皮细胞缺血再灌注损伤的保护作用、抗心肌缺血作用、抑制低密度脂蛋白的氧化、从而能改善脂质代谢过程；丹参素能抗血小板聚集、抗血栓形成、促进纤维蛋白降解、抑制胆固醇合成等；丹酚酸可降低心室纤颤发生率，减轻心肌细胞超微结构的破坏；对多种因素引起的血小板聚集均有抑制作用，可改善脂质及糖的代谢。

在临床研究方面，尽管西医学改善患者生存的循证医学证据不断涌现，但是仍然不能解决许多患者规范化治疗后存在的许多身体上的不适感。大量现代医学研究显示，多种西药的循证使用，可以使人群总体病死率降低，但是一些患者的生存质量没有得到改善，甚至因为治疗而降低。中医药学的整体观念可以在改善患者生存质量方面发挥优势。

目前临床研究显示，多数中药与西药对照药物的疗效相当，但是中医的辨证施治在改善全身证候方面具有优势，提示中医辨证施治的个体化诊疗方案，在改善患者的生活质量方面具有自己的特色。比如一些长年患高血压病的患者，在经过西药治疗后血压下降至正常水平，患者因此减少了心血管事件的发生率，但是由于血压的快速下降或药物副作用引起头晕、面赤、心悸等不适，使患者的日常生活质量受到影响，而中医中药则可以辨证施治改善患者的临床症状。中西医药结合，既可以延长患者的寿命，又可以改善患者的生活质量。

一些心绞痛患者在常规西药治疗不能控制病情的情况下，进一步加用西药可以获效，而加用中药组则显示在同样获效的同时，还可以改善疲乏无力等全身不适。还有报告显示，心力衰竭患者在规范西药治疗基础上加用中药，可以进一步改善患者的运动耐量。

3. 辨证施治在心血管疾病防治中的特色及优势

辨证施治是中医的特色，在心脏病学科也有充分的体现。在近现代中医发展历程中，有诸多中医名家在心血管疾病的辨证治疗方面积累了丰富的经验。以心肌梗死为例，已故名医施今墨擅用汤剂行气活血、丸方强心养阴；蒲辅周主张以补为主、以通为用；秦伯未倡导行气活血、祛瘀生新；任应秋以益气扶阳、养血和营、宣痹涤饮、通窍宁神为法；郭士奎老先生自创益气活血的促愈合合剂等，为心肌梗死的辨证论治积累了独到的临床经验。

当代中医、中西医结合名家也在心肌梗死的辨证治疗方面形成了独特的学术思想，如邓铁涛认为，本病以气虚痰瘀为主要病机。临床治疗主张以攻瘀为重点，一切治疗都应着眼于通，同时治本。通，有芳香开窍、宣痹通阳、活血化瘀等法；补，有补气、温阳、养阴等法。朱良春以用药见长，擅用化瘀通脉、降脂解凝之水蛭、解痉通络之蝉衣。

路志正认为，究心肌梗死病因，惟血与气，而气血与营卫息息相关；其病机为胸中阳气虚衰，邪气乘虚入侵阳位，闭阻气机。辨证治疗营卫之病，重在调和，方选桂枝汤为基础方进行加减。任继学依心肌梗死的不同时期，治以活络行瘀，清心解毒，方用验方新编四妙勇安汤；益气养阴，活络和营，方用《医宗粹言》的滋阴生脉散；益气和中，养心和营，方用生脉建中汤。

陈可冀认为，心肌梗死以气虚、气滞、血瘀、痰阻、气阴两虚、心阳不振为临床常见证候，各证型均不离瘀血内阻，治疗方面开创了当代活血化瘀治疗心血管疾病的崭新局面。

这些丰富的辨证经验和独到的学术思想，为心血管疾病的辨证治疗提供了百花齐放、百家争鸣的多种治疗途径，深入地挖掘和继承，将会进一步发挥中医药防治心血管疾病的特色优势。

4. 中医简、便、廉、验的治疗方法在心血管疾病防治中的特色优势

简、便、廉、验是中医的特色，在中医药防治心血管疾病领域应该得到更加充分的发挥。在仍然处于经济相对不发达的中国广大农村地区、在城市基层社区卫生服务网点、在国家基本医疗保险中，便捷、有效的中医治疗方法，仍然是人民群众防病治病的重要手段。

上海高血压研究所邝安堃领导的课题组的22年的随访研究为我们提供了很好的具有中医特色的高血压综合防治模式。研究显示，在高血压的急诊治疗中，中医针刺攒竹、阴郄、太冲等穴位，可以有效地降低血压，即刻效果与应用西药硝苯地平、卡托普利效果相当。

5. 中医药在心血管急危重证方面的特色优势

在人们的传统观念中，中医在慢性疾病的调养中更具有优势。追溯中医学的发展历史，中医药治疗急危重证也有着悠久的历史。长沙马王堆汉墓出土的《五十二病方》中即有心痛的记载。两千年前的中医经典著作中记述的“真心痛”，与现代医学的急性心肌梗死类似，并提出了心痛宜食薤的治疗方法。几千年来，中医不乏扁鹊、华佗、张仲景、叶天士这样起死回生的中医名家，更有许多像《肘后备急方》《千金方》这样的中医著作。事实上，中医学几千年的发展历程中，历代医家多是以治疗急危重证和瘟疫时病而成为一代名医的。

1972 年，以陈可冀院士为首，北京西苑医院、阜外医院等 20 余家医院参加的冠心病协作组，开展了急性心肌梗死的中西医结合治疗工作，在当时缺乏急诊再灌注治疗手段的条件下，中西医结合治疗急性心肌梗死取得了接近国际先进水平的临床疗效。

近年来，在急性心血管疾病方面，速效救心丸、复方丹参滴丸、麝香保心丸已成为冠心病心绞痛常用的速效制剂。与此同时，还开发出多种治疗心血管疾病的中药静脉注射制剂，如参附注射液、生脉注射液、丹参注射液等广泛应用于急性心肌梗死的治疗。葛根素在缩小心肌梗死面积方面有着独特的作用，北京地区心肌梗死协作组 2001 年临床流行病学调查显示，在多因素分析中，静脉滴注中药在降低急性心肌梗死病死率各项措施中的贡献度位居第三。这一结果在一定程度上印证了 20 世纪 90 年代中期在上海所做的另一个回顾性心肌梗死临床流行病学调查结果，丹参注射液可以降低急性心肌梗死合并心源性休克的男性患者的病死率。

近期关于中药静脉制剂治疗急性心肌梗死的 Meta 分析显示，中药静脉制剂在降低病死率、减少并发症及减少再发心血管事件方面具有独到的临床作用。北京地区中医医院急性心肌梗死住院患者治疗状况的临床流行病学调查显示，患者平均年龄已经进入老年期，医疗费用低于同期北京地区的西医医院，中西医结合治疗的病死率，明显低于美国达特茅斯医学院等报告住院 30 天 18％的病死率。

尽管中医药防治心血管疾病近年来在中医、中西医结合工作者的不懈努力下成为中医药学科最为活跃的研究领域，但是发展中依然面临诸多问题和艰巨的工作。中医理论创新与基础研究的临床应用尚有很长的路要走；临床研究中的相同水平重复广泛存在，且缺乏基于循证医学的科学研究；临床诊断与治疗的规范化任重道远，中医药的特色优势有待进一步的发挥。

目前面临的问题是，如何将已有的循证医学证据推广应用于临床，充分发挥中医药在心血管疾病各级预防中的作用，充分发挥中医药治未病的特色优势；如何将大量的中医药基础研究迅速转化为临床效益，让辨证施治的经验转化为循证医学的证据应用于临床，使广大患者获益；如何将各种便捷、有效的中医疗法，广泛收集、深入挖掘、整理并加以推广，特别是在农村医疗、社区卫生和基本医疗保险领域进行。与此同时，不应忽视中医药在心血管急危重证方面的重要作用和特色优势，应组织全行业的力量深入研究、联合攻关。

六、心肌缺血中医治疗疗效观察

中医根据心肌缺血病理过程中所表现出的症状多将其归属于胸痹、心悸、真心痛等范畴。中医认为，虚为缺血、缺氧之本，而致虚的根源则在于气血阴阳的平衡失调，其病理状态则以虚实夹杂、本虚标实为多见。其机制或因寒湿外侵，气血运行受阻；或因饮食不节，损伤脾胃，滋生痰湿，阻碍心脉；或因劳逸失度，损伤心脾，气血化源不足；或因七情内伤，气血瘀滞；或因先天不足，加之调养失当，久病及心，致心脏阴阳气血虚损而发病。

1. 辨证施治

(1)活血化瘀法

《素问·痹论》曰：“心痹者，脉不通。气郁日久，久病入络，瘀血内停，脉络不通，故见胸部刺痛。”临床多采用活血化瘀法治疗，可改善症状，能调整病理状态，从而获得好的疗效。

(2)益气养阴法

心肌缺血属气阴两虚,气虚则无力行血,阴虚则脉络涩滞,均可使血行不畅,气血瘀滞。《灵枢·刺节真邪》篇曰:"宗气不下,则脉中之血凝而留止。"气虚日久,损耗心阴,可见心肌收缩力减弱、心率减慢、心排出量减少,致心肌缺血缺氧、心绞痛、心肌梗死,宜采用益气养阴法治疗,疗效显著。

(3)通阳豁痰散结法

饮食失当,损伤脾胃,运化失健,脾胃阳虚,聚湿成痰,寒痰壅塞脉络,络脉痹阻,心肌缺血而心失所养,致胸闷如窒而痛。对于痰浊阻滞、痹阻心阳而阳气失畅,张仲景开创通阳宣痹疗法,给予栝楼薤白白酒汤及栝楼薤白半夏汤。在此基础上,近代又发扬光大,认为冠心病急性期治疗应以化痰浊、通胸阳为主,同时注重调脾胃、畅气机,即所谓通阳泄浊、豁痰散结。

(4)疏肝理气泄浊法

肝失疏泄,气机不畅,则津血的输布失常,可化生痰浊、瘀血。精神抑郁,情志不畅,肝失疏泄,即可形成气滞不行,血行不养的胸闷胸痛,并兼有其他气血不畅症状。由于该病病位在心,但心之气血运行与肝之疏泄、藏血互相联系,相互影响,因此以疏肝理气佐活血通络之剂治疗冠心病心绞痛,一般疗效较显著。

(5)温阳散寒、通痹化湿法

《证治类裁·胸痹》曰:"胸痹胸中阳微不运,久则阴乘阳位,而为痹结也。"此类患者病机在于素体阳虚,胸阳不振,阴寒之邪乘虚侵袭,气机痹阻,发为胸痹。因此,治当以温阳通痹为主,使阳气得补,寒邪痹阻得通,则病症可除。

(6)补肾祛瘀化痰法

人过中年,肾元亏虚,精气渐衰。若肾阳虚,则水不生土,衍生痰浊;肾阴虚,更可火化生热,炼液为痰,痰浊壅塞脉道,血滞成瘀。痰瘀互结,着于血脉,交结凝聚,即形成动脉粥样斑块。故据此病机,法宜补肾祛瘀化痰。偏肾阳不足者,宜温补肾阳为主;偏肾阴亏虚者,宜滋补肾阴、宁心安神。

(7)芳香温通法

胸痹心痛患者多素体阳虚,常于阴冷气候时感寒诱发卒心痛。因夜半之时,阳气不足,阴气较盛,素体阳虚,阴寒之邪极易盘踞胸中。寒主收引,使心脉细急,心痛卒然发作,且疼痛较甚。正如《素问·举痛论》所云:"寒气客于脉外则脉寒,脉寒则缩蜷,缩蜷则脉细急,细急则外引血络,故卒然而痛。"可以芳香温通法治疗。

(8)清热解毒法

痰瘀蓄积于络,日久自成痰热、瘀毒,毒积日渐,营卫失和,气血津液生化不足,输布障碍,瘀滞络脉,郁而化火,火毒损络,毒与邪结,复壅滞瘀阻络脉,脉络空虚而滞涩,毒邪渐次深入,久病入络。治宜清热化痰、解毒通络。此外尚有回阳固脱、益气活血法,益气复脉、活血通络法,温阳养阴法等。

2. 方药

(1)活血化瘀类

以活血化瘀法治疗冠心病心肌缺血是最常见的治法之一,其代表方剂血府逐瘀汤,可降低缩血管因子水平、提高舒血管因子水平、减少细胞黏附分子等,改善血管内皮的功能,能提高治疗不稳定型心绞痛的疗效;可保护缺血心肌,降低血液黏度,改善血液流变性,提高生理性一氧化氮含量,降低血内皮素1水平。桃红四物汤合丹参饮,有活血化瘀、行气止痛之功,治疗血瘀气滞之心腹诸痛,药性平和、气血并治,而重在养血活血化瘀,使血充、瘀化、气畅,则疼痛止。

复方丹参片能明显改善冠心病患者心绞痛症状、血液流变性、心功能变化,可提高运动耐量。丹参饮合炙甘草汤,能明显改善患者心肌缺血,减少心肌丙二醛含量,提高超氧化物歧化酶活性,减少心肌细胞质钙离子超载,保护线粒体功能,抑制黄嘌呤氧化酶生成活性氧,防止脂质过氧化。

必达康胶囊能明显改善心血瘀阻型冠心病患者的胸痛、胸闷、心悸、气短心绞痛症状。丹参注射液可明显减少心肌细胞凋亡的发生，能抑制蛋白激酶 C，抑制钠离子/钙离子交换，防止心肌细胞质钙离子超载。

当归注射液能上调心肌细胞周期蛋白依赖性激酶 2 的表达，促进心肌细胞存活。益母草能改善心肌缺血再灌注损伤的心功能，减轻心肌酶的漏出，减少脂质过氧化，保护抗氧化酶，减轻心肌细胞质钙离子超载，活化 ATP 合成酶。

川芎嗪能降低心肌组织磷酸肌酸激酶和乳酸脱氢酶的水平，减少心肌细胞凋亡，能提高超氧化物歧化酶和谷胱甘肽过氧化物酶的活性，抑制丙二醛生成，减少细胞色素 C 等的降解。

丹参酮ⅡA 静脉注射剂能下调血肌酸激酶、乳酸脱氢酶的水平，降低丙二醛产量，活化超氧化物歧化酶、谷胱甘肽过氧化物酶。

三七总皂苷通过抑制 NF-κB，能下调中性粒细胞黏附分子的表达，减少中性粒细胞与内皮细胞黏附，改善心肌微循环；能降低左室舒张末期压，提高心室壁顺应性，改善心脏功能。

红花黄色素能抑制心肌缺血所致的血压的降低，下调丙二醛、血游离脂肪酸的水平，活化心肌 ATP 合成酶，降低心电图 T 波倒置的阳性率。

(2)益气养阴类

人参能使缺血再灌注致的心肌细胞凋亡减少，能保护心肌。人参 Rb 皂苷能缩小心肌梗死范围，降低血清天门冬氨酸氨基转移酶、乳酸脱氢酶、肌酸激酶同工酶的活性水平，活化超氧化物歧化酶及谷胱甘肽过氧化物酶，可下调血栓素 A_2，能上调前列腺环素水平，可减少血小板聚集。西洋参总皂苷能增加冠脉血流量，减少心肌耗氧量，缩小心肌梗死范围，降低血肌酸激酶、乳酸脱氢酶、丙二醛的水平，提高超氧化物歧化酶活性。党参能明显调节心肌缺血时的心率，对缺血心肌有保护作用。

黄芪生脉饮、黄芪桂枝五物汤、补心软胶囊等益气养阴活血类方剂，在冠心病防治中有较好的疗效。黄芪生脉饮能缩小心肌梗死范围，改善心脏血流动力学。黄芪桂枝五物汤能抗心肌缺血，降低血清乳酸脱氢酶、肌酸激酶、血栓素的水平，提高前列腺素 $F_{1\alpha}$的水平。补心软脉胶囊对缺血心肌有保护作用，能缩小梗死范围，减少丙二醛的产量，提高超氧化物歧化酶活性。

黄芪能显著抑制缺血再灌注损伤，能加快心脏功能的恢复，可降低血乳酸脱氢酶、肌酸激酶、丙二醛的水平，增强超氧物歧化酶的活性。黄芪多糖能清除氧自由基，可提高心肌超氧物歧化酶的活性，减少过氧化脂质，有明显扩张冠脉作用。

(3)通阳豁痰散结类

运用栝楼薤白半夏汤加味治疗心肌缺血，效果稳定，复发率低，且无耐药性；能升高血生理性一氧化氮的水平，减少心肌细胞肌酸激酶外漏，能保护心肌细胞。化痰通阳汤有化痰降浊、通阳宣痹、行气止痛之效，治疗心绞痛疗效显著。栝楼薤白白酒汤治疗冠心病，总体有效率为 92.5%。

(4)疏肝理气泄浊类

以疏肝理气为主的疏肝解郁汤治疗心绞痛，疗效显著。枳壳化滞汤治疗餐后冠心病心绞痛，总体有效率为 95%，心电图总体有效率 73.3%。而小柴胡汤、丁郁四神散治疗冠心病心绞痛，疗效较明显。

(5)温阳散寒通痹类

当归四逆汤治疗寒凝心脉型冠心病，疗效显著，能保护心肌，可改善缺血性心电图，降低血乳酸脱氢酶、肌酸磷酸激酶活性水平，提高超氧化物歧化酶活性。冠心通汤防治不稳定性心绞痛，疗效显著。温阳益气化痰通脉方，能降低心肌耗氧量，减少心绞痛发作次数，缩短心绞痛持续时间。

(6)补肾祛瘀化痰类

补肾化痰汤可显著改善肾虚夹瘀型中老年患者冠心病心绞痛症状，疗效显著。补肾通脉汤治疗冠心病取得很好的治疗效果。补肾养心汤对于缓解冠心病心绞痛作用显著。淫羊藿提取物淫羊藿总黄酮，对缺血心肌有保护作用，可明显减少心肌缺血。

(7)芳香温通类

芳香温通方(桂枝、细辛、木香、檀香、高良姜、淫羊藿、补骨脂、黄精、川芎、延胡索、甘草)治疗变异型心绞痛疗效较好。麝香保心丸(由麝香、苏合香、人参、冰片、肉桂、蟾蜍、牛黄组成)治疗不稳定性心绞痛疗效满意，无不良反应，能保护缺血的心肌，可缩小心肌梗死面积。

(8)清热解毒类

黄连温胆汤能降低心绞痛患者血胆固醇、三酰甘油、血浆黏稠度、红细胞压积、凝血因子水平。穿心莲内酯、小檗碱、黄芩苷等中药有效成分，能保护缺血的心肌，可对抗脂质过氧化。

通过总结发现，治标以活血化瘀、化痰散结为常见治法，而治本则多以温阳益气治法为主，上述治法固然符合冠心病心肌缺血的主要病机，但由于本病在漫长的疾病过程中，常会出现阳损及阴及久病伤阴，因此在温阳益气的同时，还要注意养阴滋阴。冠心病是一种慢性炎症过程，基于此，抗炎作为该病的基本对症治疗已经成为一个新的研究课题。

3. 治疗冠心病心绞痛中药有效成分

近年来，已从250余种中草药成分中分离出很多治疗冠心病心绞痛的有效成分，如丹参酮、川芎嗪、五味子醇、靛玉红、青蒿素、穿心莲内酯、汉防已甲素/乙素等，可调节脂质代谢、抗脂质过氧化、抑制炎症反应、改善血液流变学、抑制血管平滑肌细胞增殖、调节血管活性物质的释放等，改善心肌缺血。

(1)葛根

葛根黄酮能扩张冠状动脉，增加冠脉血流量，活化抗凝血酶及组织纤溶酶原激活物，降低血清纤溶酶原激活物抑制物1的水平，促进纤溶，下调血内皮素的水平，上调血生理性一氧化氮的水平，保护内皮细胞，预防血栓形成。葛根素注射液是有效成分黄酮苷的中药制剂，治疗经皮冠状动脉腔内成形术加支架术的心绞痛，疗效肯定。

(2)丹参

丹参有活血祛瘀、养血安神之功，能扩张冠脉、增加冠脉血流量、防止心肌缺血和心肌梗死、改善微循环、保护心脏。丹参酮是脂溶性有效成分，能抗动脉粥样硬化、降低心肌耗氧量、抑制血栓形成。丹参的水溶性有效成分丹酚酸，对防治动脉粥样硬化有重要作用。雷氏丹参片治疗冠心病心绞痛，可改善症状、缓解心绞痛、抑制斑块形成、延缓病情发展、降低心肌梗死发生率，对心肌缺血缺氧所致的心肌损伤有保护作用。

(3)川芎

川芎嗪是一种活性生物碱——四甲基吡嗪，可扩张冠状动脉、降低冠脉阻力、增加冠脉血流量、改善心肌供氧，可抑制血小板膦酸酯酶 A_2，抑制血小板聚集，对已聚集的血小板有解聚作用。全威舒平是川芎生物碱，能有效改善心肌缺血，缓解心绞痛，是一种安全、有效的药物。

(4)银杏

银杏黄酮苷、萜内脂，能清除活性氧、抗氧化应激损伤、抗衰老、抑制血小板聚集、舒张血管平滑肌，可改善冠状动脉内皮功能，增加冠脉血流量。舒血宁注射液主要成分为银杏叶黄酮和内酯类物质，能缓解冠心病心绞痛、改善心电图、改善缺血等，未发现不良反应。

(5)苦楝子

苦楝子有清热解毒、排毒、止痛之效，其化学成分主要有倍半萜内酯、黄酮、三萜等，能降低红细胞聚集性、增强红细胞变形能力、降低血液黏滞性。苦楝子注射液作为防治心血管疾病用药已多年，主要成分为腺苷，能治疗冠心病心绞痛，未发现毒副作用。

(6)灯盏细辛

灯盏细辛的有效成分野黄芩苷、总咖啡酸酯、灯盏细辛乙素等黄酮类化合物，能强心、扩张血管、减慢心率、改善微循环、增加心肌血氧供应、减小心肌耗氧量、降低血液黏稠度、抗血小板及红细胞聚集、增加红细胞变形性及组织血液灌注量、消除活性氧对抗脂质过氧化及缺血再灌注损伤，并能抑制毛细血管通透性，降低白细胞趋化。从灯盏细辛提取出有效成分制成的有灯盏细辛注射液，能缓解冠心病心绞痛，减轻临床症状，无明显副作用。

七、心肌缺血的中西医结合治疗

心肌缺血是由于冠状动脉狭窄或闭塞后慢性心肌缺血而导致的严重心肌功能障碍。心肌缺血可因冠状动脉狭窄而造成心肌细胞凋亡、坏死及心肌重构，进而发生心力衰竭。心衰是各种心血管疾病的终末阶段，病死率较高，严重影响患者的生活质量。改善心衰患者心功能，改善预后，提高患者生存率是治疗目标。近年来，中西医结合治疗心衰取得满意的效果。

有人研究心功能Ⅱ～Ⅳ级的心肌缺血患者120例，男77例，女43例；年龄49～81岁；中医辨证为心肾阳虚证（症见胸闷气短，遇寒则痛，心痛彻背，形寒肢冷，动则气喘，心悸汗出，不能平卧，腰酸乏力，面浮足肿，舌淡胖，苔白，脉沉细或脉微欲绝）47例，气阴亏虚证（症见心胸隐痛，反复发作，胸闷气短，心悸易汗，倦怠懒言，兼有神疲头晕，口干，失眠多梦，颧红，舌红少苔，头晕耳鸣、五心烦热，舌淡，苔薄少津，脉细数或沉细）73例；NYHA心功能分级Ⅱ级23例，Ⅲ级61例，Ⅳ级36例。排除急性心肌梗死、不稳定型心绞痛、急性肺水肿或慢性心力衰竭急性恶化期、低血压、心动过缓和Ⅱ度以上房室传导阻滞、有精神异常及不愿合作者。按随机数字表法分为治疗组和对照组，各60例，两组患者年龄、性别、心功能级别、6分钟步行试验及中医辨证分型具有可比性。

治疗方法：两组均给予阿司匹林、硝酸酯、血管紧张素转换酶抑制剂或血管紧张素受体阻断剂、利尿剂、β受体阻断剂、洋地黄等西医常规治疗；治疗组在此基础上进行中医辨证施治。心肾阳虚证予以自拟心衰一号方以益气强心、利水消肿，方药组成：生黄芪40 g，人参须6 g，葶苈子15 g，汉防己12 g，桂枝6 g，车前子15 g（包煎），泽兰15 g，泽泻15 g，红花4 g，枳壳10 g，益母草15 g，附子6 g。气阴亏虚证予以自拟心衰二号方以养阴益气、活血宁心，方药组成：太子参15 g，玉竹20 g，干地黄15 g，女贞子20 g，生黄芪40 g，丹参15 g，川芎8 g，葶苈子15 g，五味子10 g，麦冬15 g。两方中根据该病特点皆佐以行气活血化瘀方药。以上统一熬制，浓煎100 ml，早晚饭后2小时服用。治疗30天。

——观察指标：所有患者治疗前后分别进行临床随诊、体检、心电图和实验室检查（血尿常规、肝肾功能、电解质、血糖、血脂、脑钠肽），并根据NYHA心功能分级对患者进行心力衰竭分级，根据6分钟步行试验评价心功能，观察两组患者治疗前后中医证候及西医症状、体征，心功能分级、超声心动图指标。超声心动图用飞利浦2540A型彩超，探头频率2.0～4.0MHz，心脏超声资料录像以供回放分析，固定一高年资医师进行心脏超声检测。测量舒张末期左心室内径、左室短轴缩短率、二尖瓣心室充盈早期血流速度峰值（E峰）与晚期心室充盈心房收缩血流速度峰值（A峰）的比值，按美国超声心动图学会推荐方法，于心尖四腔切面以单平面法测量左室射血分数（LVEF）。

——疗效评定标准：心功能疗效判定标准，根据NYHA级别变化判断疗效，NYHA改善2级为显效，改善1级为有效，未改善为无效。

中医证候疗效评定标准：按主证、次证评分评定。

心肾阳虚主证：气喘、胸痛、水肿，舌淡胖，苔白，脉沉细或脉微欲绝。次证：形寒肢冷，心悸汗出，不能平卧，腰酸乏力，面浮足肿。

气阴亏虚主证：胸闷、气短，舌淡，苔薄少津，脉细数或沉细。次证：心悸盗汗、倦怠懒言，兼有神疲头晕，口干，失眠多梦，颧红，头晕耳鸣、五心烦热。

次证：无症状或已恢复正常计0分；症状轻或偶尔出现计1分；症状时轻时重或间断出现计2分；症状较重或持续出现计3分。主证：计分加倍，舌脉见证为最高分（6分）。

显效：主兼证全部消失，0积分或治疗后积分减少≥70%；有效：治疗后积分在50%～70%；无效：治疗后积分减少不足50%；加重：治疗后积分超过治疗前积分。

观察西医常规治疗配合中医辨证施治治疗缺血性心肌病的疗效，120 例 NYHA 分级Ⅱ～Ⅳ级的患者分为治疗组和对照组各 60 例，两组均予西医常规治疗，治疗组在常规治疗的基础上，根据中医辨证加用自拟心衰一号或心衰二号方治疗 30 天。治疗前后分别观察两组患者的中医证候及西医症状、体征，NYHA 心功能分级，6 分钟步行试验和超声心动图指标改善情况。结果两组患者治疗后中医证候及西医症状、体征、心功能分级和超声心动图指标较治疗前均有显著改善（P 均＜0.05），治疗组中医证候及心功能较对照组改善较明显（P 均＜0.05）。提示在西医常规治疗基础上对心功能不全患者进行中医辨证施治，可明显改善患者的心功能。

冠心病是在冠状动脉粥样硬化病变基础上，急性或慢性冠状动脉严重狭窄，或因血管痉挛、心肌缺氧，不能为心肌的氧化代谢提供充分的氧和清除代谢产物，而致心肌缺血，长期心肌缺血导致心脏扩大、心衰。慢性心衰作为心脏功能失代偿的一种综合征，是由各种原因而造成心脏病的终末阶段，是机体通过 Frank-Starling 机制、心肌肥厚、神经内分泌系统的变化等机制代偿，最终导致心肌损害和心室结构、功能不全等生理病理不可逆性改变，是心血管疾病死亡的主要原因。

目前对于慢性心衰的治疗西医以强心、利尿、扩血管等为主，虽然降低了病死率，但往往难以达到理想效果，患者生活质量得不到明显改善。心衰在祖国医学中属“胸痹”“心悸”“喘证”“水肿”等范畴，病位在心与肺、脾、肾关系密切，系因各种原因导致心气不足、失于温煦，累及脾肾，阳虚不运、水饮内停、聚生痰浊，渐而阻滞气机，凝成瘀血，日久终致心肾阳虚或气阴两虚证。因此，治疗上应以补益心气、养心安神为主，并辅以活血利水。本研究对心肾阳虚证应用心衰一号方治疗，方中重用生黄芪、人参为君药，以补益心气，并鼓舞气血运行；以附子、桂枝共为臣药，温养心肾、温经通脉、化气行水；佐以葶苈子泻肺降气，利水消肿，泽兰、泽泻、汉防己、益母草、车前子共奏利水消肿之功，其中泽兰、益母草兼活血化瘀，合红花增强活血散瘀之效，佐以枳壳破气、行痰、消积，成破气行血之功，以上诸药共达益气强心、温阳利水之效。

对气阴亏虚证应用心衰二号方治疗，方中重用太子参、黄芪以益心气养心阴，补而不腻，为君药；地黄、麦冬、玉竹、女贞子养阴清热，补肝肾，并滋阴养血，共为臣药；加五味子敛气生津，补肾宁心，增强益气养阴之效；丹参、川芎、赤芍以活血化瘀，其中川芎兼行气开郁；葶苈子苦以坚阴、利水平喘，同为佐使，则诸药合用共奏养阴益气、活血宁心之功。

现代药理研究表明，人参、黄芪等益气药能明显增强心肌收缩力，改善心脏泵血功能；黄芪是一种新型的非洋地黄类强心药，具有正性肌力作用，有扩血管、抗缺氧、强心利尿等作用。附子具有强心作用，对离体动物也具有明显强心作用，煎煮愈久强心作用愈显著，毒性愈低，并能改善外周和冠脉血循环。

人参、麦冬、五味子具有正性肌力作用，并能增加冠脉流量，改善心肌缺血，提高心肌的抗缺氧能力，同时减轻心脏前后负荷，有助于改善心脏功能；五味子还能增强机体对各种有害刺激的非特异性抵抗能力，其中五味子素对中枢神经系统有兴奋作用，能使脊髓反射增强，增强膈肌收缩，改善肺内淤血和水肿并能祛痰。

补气中药人参、黄芪，温阳药附子，活血药丹参，利水药茯苓均具有强心作用，可通过正性肌力作用，扩张血管作用，利尿作用等起到治疗心衰的效果。丹参具有抗凝、抗血栓形成作用，可改善微循环，扩张冠状动脉，抗心肌缺血，可加强心肌收缩力而不增加心肌耗氧量，减慢心率，抗动脉粥样硬化，能镇静止痛。

现代中医研究认为充血性心衰的基本病机为本虚标实，心气虚是其发病基础。一般早期或轻度心衰患者以气阴虚为主，随着心衰加重，表现为气阴虚向心阳虚转化的趋势。鉴于此种情况，本研究选择心肾阳虚和气阴亏虚患者，分别用自拟方心衰一号益气强心、温阳利水，应用心衰二号养阴益气、活血宁心。结果显示：在西医常规治疗基础上加用中医辨证论治能够显著改善患者心悸、咳喘、水肿等症状及心功能，充分体现了中药辨证施治在治疗心衰方面具有标本兼治、多途径、多环节、多靶向、不良反应小等优势。中西医结合治疗心衰优势互补，比单用西药疗效更佳，值得推广研究。

八、中医治疗心力衰竭

充血性心衰(简称CHF)是慢性原发性心肌病变和心室长期压力负荷、容量负荷过量,导致慢性心功能不全的一组综合征,是导致内科危重、患者死亡的原因之一。中医传统文献中无心力衰竭的病名,而根据其临床特征,可归属于喘证、水肿、心悸、怔忡、肺胀、心痹、心水等疾病范畴。近年来随着中医治疗急症研究的深入,对该病的治疗取得一定进展。

1. 病因病机

有关心力衰竭的病因病机,多认为本病外因常为风、寒、湿、热、饮食失宜、七情内伤等,脏腑内伤为其内因;病性多属本虚标实,涉及心、脾、肾、肺诸脏,气、血、水湿、痰瘀相互为病。

有人认为,心力衰竭多为正虚基础上兼有标实,气虚血瘀是最常见的证候,其他证候可由此演变而成。气虚血瘀进一步发展可致气阳两虚,阳气虚脱,水湿内停,痰浊内停等一系列虚实夹杂的证候群。

有人认为,风湿性心脏病心力衰竭主要病机为阳虚水泛,血脉瘀滞,而以阳虚为本,痰瘀为标,治疗当以温阳益气为主,利水化痰为次;重用黄芪、附子治疗心力衰竭,初期以利水消肿为主,辅以温阳益气,逐邪涤饮,利水消肿;缓解期以温阳益气为主,辅以消炎化饮,培本固元,使阳气得充,阴霾自散,方选真武汤加黄芪,温阳益气,化气利水以治本。苓桂汤及五皮饮,利水消肿,宁心定悸以治标。

有人认为,心力衰竭本虚以气虚、阳虚、阴虚为主,标实以外邪、血瘀、痰饮、水湿居多,心气亏虚是心力衰竭最基本的病机,病久可损及阳或阴,发病多在感受外邪、劳倦太过、情感刺激、饮食不节等诱因作用下,心之阴阳气血俱损,影响到五脏六腑产生瘀血、痰饮、水湿等病理产物,此类病理产物又可作为新的致病因素,形成恶性循环。

有人认为心力衰竭的主要病因是气虚痰饮,早期症状为心悸、气短、呼吸困难,心力衰竭较重时,气阳衰弱、水瘀互阻,表现为水肿、发绀;脏腑俱损、阴阳离绝时表现出喘脱昏厥的危候。心力衰竭病位始在心、肺,进而累及阳气虚损,瘀血、水湿乃阳气虚损的病理产物,气、血、水相互为病,相互转化,进一步加重心力衰竭。

有人强调,痰邪内伏是心力衰竭的基本病理,心气虚、血瘀内停都是生痰之源,也是心力衰竭病理演变的必然结果。

2. 临床研究

(1)辨证分型

有人将心力衰竭分为心悸气短型、心咳喘满型(可见咳血)、心水肿胀型、心脱肺绝型,治法主要选用补益心气法、温阳强心法、活血利水法,并着重提出从肺论治四法:宣肺解表法、清肺化痰法、肃肺平喘法、泻肺利水法,多用于合并感染或痰饮喘咳明显者。

有人认为,心力衰竭与五脏相关,以心为主。心力衰竭虽有气血阴阳的不同,但气属阳、血属阴,心气虚日久损及阴阳,故将心力衰竭分为心阳虚型和心阴虚型两大类。

有人认为,心力衰竭乃水湿为病,强调利水湿是重要环节,提出温阳化气、调气血,调畅三焦、宣气等清利水湿四法,分别治疗肾虚不主气化、水液不行,阳虚水泛、水气凌心,肝郁气滞、水瘀交阻,湿浊弥漫三焦、湿邪阻遏气机、表里皆有湿停或内有湿浊、兼有表气不通之证。

有人认为,心力衰竭首先要分辨左心衰与右心衰,再各自细分证型,左心衰分为心气虚、心气阴两虚、心阳虚肺瘀血证;右心衰分为心肺气阴两虚、血瘀水瘀、胃肠血瘀证;全心衰分为心阳暴脱证、血瘀证。

(2)一方为主,辨证加减

有人用中药心复康(黄芪、丹参、制附子、川芎、淫羊藿、灵芝等)治疗气虚血瘀型心力衰竭

33例，对照组以西药常规抗心力衰竭治疗16例；2周为1个疗程，结果发现，治疗组显效率(69.7%)明显高于对照组(56.3%)($P<0.05$)，治疗组在改善射血分数(EF)、心排出量、舒张早期与舒张晚期充盈速度比值(E/A)等指标方面，优于对照组(均$P<0.05$)。

有人将92例老年难治性心力衰竭患者分为3组，A组应用常规抗心力衰竭治疗，B组服用中药"强心基本方"结合常规治疗，C组应用纯中药"强心基本方"治疗(高丽参或党参、黄芪、莪术、丹参、红花、葶苈子、杏仁、薏苡仁、大腹皮、车前子、通草)；结果发现，B组显效率及总体有效率(40.6%和87.5%)均高于A组(16.7%和63.3%)及C组(13.3%和63.3%)。治疗前每搏输出量、射血分数、动脉血氧分压降低，全血黏度增高；治疗后均获相应改善，以B组最明显，与A、C组比较有显著差异。

有人用心衰灵(五味子、干姜、北五加皮、黄连、附子、枳实、葶苈子、半夏等)治疗慢性心力衰竭21例，治疗前后患者症状和体征有明显改善，总体有效率为90.4%，心功能提高者占90.5%。治疗后心率有下降($P<0.01$)，心功能3项指标(每搏输出量、心输出量、心功能指数)较治疗前有显著提高($P<0.01$)。心衰灵对大鼠心脏灌流实验研究表明，它可使心脏搏动时间延长($P<0.01$)，可使心脏停搏后至复跳时间缩短($P<0.01$)，而且作用优于阳性对照药。

有人将150例轻、中度充血性心力衰竭患者随机分为3组，A组单用中药(黄芪、人参、丹参、制附子、麦冬、檀香、五味子、当归尾、泽兰)，B组单用卡托普利+倍他乐克，C组中西药联合(A+B)应用；结果发现，心功能改善总体有效率A组为72%，B组为86%，C组为94%；超声心动图左室舒张末期内径C组较A、B两组明显缩小($P<0.05$)，射血分数C组比A、B两组明显提高($P<0.05$)，24小时动态心电图C组室性期前收缩数比A、B组明显减少($P<0.05$)。

(3)中药注射剂的应用

①人参注射液：有人对62例慢性心力衰竭患者在常规疗法的基础上，加用人参注射液治疗，对照组48例采用单纯常规疗法；结果两组总体有效率分别为91.3%和77.1%($P<0.01$)；治疗组在总体有效率和平均疗程上均优于对照组，同时对心悸、气急、腹胀、水肿、紫绀等症状改善及心功能指标改善方面，治疗组明显优于对照组($P<0.01$)；认为人参注射液能纠正心力衰竭，可改善心功能。

②参麦注射液：有人应用交叉对比方法对16例慢性心力衰竭患者进行参麦注射液和门冬氨酸钾镁治疗比较，结果发现，参麦注射液可使68.5%患者心功能改善，门冬氨酸钾镁可使37.5%患者心功能改善，但LVEF无明显变化。

有人将40例慢性心力衰竭患者随机分为2组，治疗组20例在常规强心、利尿、扩张冠脉治疗基础上加用参麦注射液治疗，对照组20例采用单纯常规疗法；结果发现，两组总体有效率分别为95%和65%($P<0.05$)，治疗组明显优于对照组，且心功能改善时间提前，衡量心功能的客观指标(EF)有显著性改善。

参麦注射液经现代临床研究表明，能加强心肌收缩力、减轻心脏负荷，适用于心力衰竭的治疗；其加强心肌收缩力作用机制，与参麦注射液能兴奋心脏肾上腺素受体有关；其减轻心脏负荷的机制，是因人参皂苷有扩张血管作用。参麦注射液能增加冠脉血流量，改善心肌血供，降低心肌耗氧量，可调整自主神经功能，有利于慢性心力衰竭的治疗。

③参附注射液：有人用参附注射液治疗慢性心力衰竭40例，显效17例，有效6例，总体有效率为82.5%；治疗前后监测超声心动图，发现用参附注射液治疗后，心力衰竭患者SV、CO、EF、左室短轴分数等指标有明显改善，与治疗前比较有显著($P<0.05$)改变。

④生脉注射液：有人用生脉注射液治疗老年心力衰竭患者58例，心功能分别为Ⅱ～Ⅲ级，随机分为治疗组36例，对照组23例，疗程4周，观察治疗前后心功能各项指标的变化，结果发现，治疗组患者心率减慢，收缩压升高，LVEF、CO增加，左室舒张末期压力降低，心胸比缩小，但舒张压变化不大，治疗的总体有效率为89.0%。

⑤黄芪注射液：有人用黄芪注射液合并洋地黄治疗心力衰竭 45 例，对照组单用洋地黄治疗 36 例，比较治疗前后临床有效率、心率、LVEF 及治疗过程中洋地黄中毒发生情况，结果发现，两组患者临床症状、心率、LVEF 均有明显改善，且治疗组的 LVEF 改善明显优于对照组($P<0.05$)，洋地黄中毒发生率也明显低于对照组。有人认为，黄芪注射液除有助于改善心功能、清除活性氧、保护心肌细胞结构、稳定细胞膜、正性肌力，能缩小心电图 QT 离散度(QTd)，可预防心脏猝死。

目前中药治疗慢性心力衰竭的报道很多，普遍认为中药能改善心功能、缓解临床症状、改善客观心功能指标。在西医基础治疗上应用中药，是治疗本病的主要趋势，其临床疗效较优。在传统剂型上也进行了一定改革，如有参麦、参附、生脉、黄芪的注射剂等。但在探讨中药治疗心力衰竭的机制研究较为薄弱，科学、合理、符合临床实际的动物模型研究尚不理想，需深入探讨证候的内在机理。

九、左室舒张功能障碍的中医治疗

近年来有人指出，在左室舒张功能障碍(LVDD)引起的充血性心力衰竭(CHF)治疗中，应重视进行临床研究；左室舒张功能障碍患者由于心室充盈压升高，可导致肺循环瘀血。左室舒张功能障碍多是中老年疾病，可发生于冠心病、高血压性心脏病之时，多伴有不同程度的肾虚，其发病率约占全部心力衰竭的 20%，与年龄呈正相关；常发生于心力衰竭早期、收缩性心衰之前。

肾虚是左室舒张功能障碍的病理基础，本虚标实为其基本病机，要及早辨认和治疗左室舒张功能障碍，防止其转化为心力衰竭。心肾在生理上相关，心居上焦属阳主火，肾居下焦，肾水上济于心，使心火不亢；心火下降于肾，如此心肾交通，阴阳协调，水火互济，谓之心肾相交。

冠心病等左室舒张功能障碍的发生，是一个慢性的病理过程，有心火下降于肾，助肾阳气化津液，有素体、情志、饮食、劳欲、阴阳偏盛偏衰、禀赋不足、脏腑亏损等交互作用，过度劳倦、情志刺激、饮食不节多为发病外因。其病理因素以虚、瘀、痰饮为多。其病位多认为在心肾。

有人认为，机体功能减弱，正气不足，心气虚或心气阴两虚，使肾虚成为主要病机。有人认为，瘀阻心络为发病之本，风、痰、水为标实之邪。在气虚的基础上并发瘀血，心肾气虚则无力行舟，肾阴虚则无水行舟，终致血行阻滞、心脉不畅，构成本病的标实；血瘀日久，由瘀生水，导致水失畅，瘀阻心脉，而发为胸痹；若肾气亏虚，气化失司，水液运化失常，聚生痰浊，内阻脉道，亦发为胸痹。

可见因虚致实，本虚标实，是左室舒张功能障碍、心力衰竭的基本病机。心力衰竭一旦形成，痰瘀阻痹，气血失畅，心肾失却濡润温养，久则致心肾亏虚进一步加重，形成恶性循环，引起诸多并发症。

1. 左室舒张功能障碍、心力衰竭与虚证分型的关系

长期以来，心虚证的研究主要集中在心脏的收缩功能上。研究表明：心排血量减少，外周灌注不足是心虚证产生的原因。然而有些心虚证患者，特别是心力衰竭早期，虽出现心虚证候，但收缩功能指标并无明显异常，而此时却已出现明显舒张功能障碍。

有人应用超声心动图、左室阻抗微分图等检查，可说明心力衰竭虚证分型与 LVDF 之间的关系。有人采用超声心动图，分别测定 41 例心气虚、29 例心阴虚、14 例心阳虚、部分气阴两虚患者的心脏舒张功能指标，研究结果显示，4 组心虚证患者 LVDF 均有不同程度下降，与健康组比较有统计学意义；组间比较研究显示，LVDD 的加重程度依次为：心阴虚＜心气虚＜心阳虚＜气阴两虚。

有人以超声心动图对 44 例心气虚、13 例心阴虚患者测定二尖瓣-室间隔间距、EF 斜率、快速充盈期左室后壁运动总幅度、左室运动总幅度，研究表明，全部患者均存在舒张功能指标的异常，但心阴虚患者＜心气虚患者。

有人应用核素心功能测定仪对心力衰竭心气虚患者进行检测，结果发现心气虚轻、重证均有左室舒张功能障碍(LVDD)。有人应用心电图进行检测，亦发现心气虚患者均有左室舒张功能障碍，且随心气虚的加重而加重。

有人用心电图对心血虚患者静息、负荷刺激后左心功能状况进行检测，结果表明，心血虚患者有潜在的左室舒张功能障碍，虽暂无临床症状，但已较健康人对环境刺激的耐受力差。

有人应用超声心动图测定76例慢性心功能不全患者的左室舒张功能障碍（LVDD），发现左室舒张功能均有不同程度的降低，与正常组对比有统计学意义；其程度呈心肾阳虚组＞气滞血瘀组＞心血虚组关系。有人用超声心动图、左室阻抗微分图检测发现，52例老年左室舒张功能不全患者几乎都有气虚证（92.3％）并多兼有血瘀证（69.2％）。通过心虚证与舒张功能之间关系的研究，能澄清中医不同分型之间的主次关系，心虚证分型能反映左室舒张功能障碍（LVDD）受损的程度和预后。许多学者提出，可以将左室舒张功能障碍的指标，作为评定心虚证、对心虚证疗效的客观定量指标。

2. 冠心病与血瘀证

冠心病左室舒张功能障碍（LVDD）患者普遍存在血瘀证，临床表现为胸部刺痛、舌质紫暗有瘀斑瘀点，实验室检查常表现为血流变异常。有人观察89例冠心病左室舒张功能障碍心气虚患者，发现血流变指标显著差于正常人，且心气虚的舌脉症表现越明显，则血流变的异常性越显著。

有人通过对63例冠心病左室舒张功能障碍（LVDD）患者进行观察，认为血流变异常是左室舒张功能障碍发病的重要病理生理基础之一；并发现，活血化瘀中药对左室舒张功能障碍有良好的作用。

3. 冠心病左室舒张功能障碍的临床诊治

目前西药对左室舒张功能障碍（LVDD）、心力衰竭的治疗，常是对症的，有其局限性。因此新的治疗左室舒张功能障碍（LVDD）、心力衰竭的有效药物有待开发研究，近几年中医药在治疗左室舒张功能障碍、心力衰竭中已取得较明显的疗效，中药治疗后LVDF改善，症状减轻，心功能有提高，超声心动图、心电图等检查各项指标改善。

（1）自拟经验方

有人自拟益心合剂（人参、黄芪、丹参、泽泻、甘草）治疗64例心虚证左室舒张功能障碍（LVDD）患者，经1个月治疗，临床症状改善，心功能提高，心电图反映左室舒缓性能指标有不同程度的改善，与动物实验研究结果一致。

有人对31例心脏病辨证为气虚或气阴两虚伴左室舒张功能障碍患者，拟用舒心饮（黄芪、生地、熟地、党参、枸杞子、桑寄生、麦冬、葛根），经30天治疗，超声心动图及心电图明显改善，血脂下降。

有人用补气强心汤（黄芪、党参、丹参、红花、当归）治疗52例心气虚兼血瘀的老年左室舒张功能障碍患者，2个月后，患者心功能改善，心气虚程度下降，超声心动图及左室阻抗微分图明显改善；认为能控制原发病病因，有钙通道阻断剂样效应。

有人以丹苓通络汤（丹参、茯苓、桂枝、白术、泽兰、黄芪、汉防己等）治疗45例血瘀兼水证的左室舒张功能障碍（LVDD）患者，经8周治疗，心功能提高；与尼群地平和异山梨酯组比，有统计学意义。

有人对90例合并高血压的左室舒张功能障碍（LVDD）患者，以补肾益心片（淫羊藿、车前子）治疗4周，临床症状及超声心动图均有改善。有人自拟益心饮（党参、黄芪、生地、玄参、麦冬）对38例高血压并左室舒张功能障碍患者治疗2个月，LVDF指标改善。

（2）中成药

有人应用济生肾气丸治疗冠心病左室舒张功能障碍（LVDD）患者，4周后临床症状及心功能改善。有人对454例心脏病左室舒张功能障碍患者应用山海丹胶囊治疗6个月，患者LVDF指标改善，认为能改善心肌缺血，改善心脏舒张功能。

有人对46例冠心病左室舒张功能障碍患者应用地奥心血康治疗（4～8）周后，超声心动图显示，左室舒张、泵血功能改善，并建议以左室舒张功能障碍(LVDD)为主的心脏病治疗，本品应作为治疗药物。

(3)单味中药提取的成分

有人报道，用白果制剂天宝宁治疗冠心病左室舒张功能障碍(LVDD)30例，症状控制有效率为83.4%，能改善心肌缺血，改善LVDF。有人应用三七总皂苷观察对30例心脏病劳累型心绞痛患者左室舒张功能障碍的影响，结果显示，该药能抗血小板聚集、抗凝、扩张冠脉，可改善心肌缺血，能逆转有左室舒张功能障碍的早期心衰。

4. 药理实验研究

(1)单方的实验研究

有人造成家兔充血性心力衰竭模型，以中药益气活血方(党参、黄芪、丹参、川芎)注射液治疗，观察家兔心力衰竭前、后及治疗后左室收缩、舒张的性能指标；结果表明，益气活血方能显著改善心力衰竭家兔的心肌收缩和舒张性能。

(2)单味中药药理研究

有人在24只麻醉开胸犬上观察丹参对心肌缺血时在体心脏LVDF的影响，发现冠脉狭窄15分钟后，左心房注射丹参，可使心室主动充盈及顺应性提高，可改善心脏舒张功能。

有人发现，肉桂水提取物、挥发油，对大鼠心脏血流动力学、舒缩功能的改变有对抗作用。动物实验报道，淫羊藿能对抗大白鼠心肌缺血，可使离体兔心冠状动脉血流量平均增加66%，使离体狗心冠状动脉血流量增加134%，并降低冠脉阻力68%，降低左室舒张末压，改善LVDF。

十、心律失常的中医治疗

心律失常有心动过速、心动过缓、期前收缩、心房纤颤、房室传导阻滞等，多见于冠心病、心肌病、风心病、心力衰竭，常与情绪激动、精神紧张、饮酒等有关。本症属中医学“惊悸”“怔忡”范畴，常见证型有心气不足、心阴亏虚、心脾两虚、肝肾阴虚、肝肾阳虚、痰浊阻滞、血脉瘀阻等。在辨证施治基础上配合专方专药可提高疗效，防止复发。

1. 辨证施治、治病求本

《难经》有“迟则为寒，数则为热”的论述。但有人认为，不应拘泥“数脉独主热”之说。如《景岳全书》谓“凡阴虚而数者，脉必数而无力……又有阴虚而数者，脉必数而弦滑”，《四诊抉微》亦云“病见脉数或滑数空软，阳浮于上，治当温补；沉数细涩，阳竭于下，治必滋阴”，指出数脉有阳虚、阴虚的差别，要制定不同的治疗原则。心主血脉，心气推动血液在脉内运行，心功能失常可出现数、促、迟、结等脉；脉型有诊断价值，可反映病情轻重。

针对引起心律失常的原发病如冠心病、心肌炎等的治疗，有人认为，各种器质性心脏病所引起的期前收缩，患者一般有心悸、气短、胸闷、心痛等症状，劳累、感冒发热后，期前收缩发作频繁，辨证为心气不足、气滞血瘀，治宜益气养心、宽胸活血，可选黄芪、麦冬、玉竹、丹参、川芎等，能增加冠脉血流量、改善微循环、增加心肌营养。临床上遇冠心病心律失常者，可加入有扩张冠状动脉血管作用的丹参、鹿衔草、栝楼等；对心肌炎急性期心律失常者，可加入金银花、板蓝根以抗病毒，力图治本。

2. 专方专药、灵活运用

尽管心律失常有不同的病因病机、可发生于不同的原发疾病，然而既有心律失常，势必有某些环节上同样的病理变化。如快速型心律失常为异位起搏点自律性增高或折返运动引起，缓慢型心律失常多系传导阻滞或自律性降低，这些正是其共性。因此治疗心律失常时，应有针对共同病理变化的基本治法。如苦参具有奎尼丁样效应，对心肌有直接抑制作用，用于治疗各种快速型心率失常有一定疗效；桑寄生有类似异搏定样作用，对房性及室性期前收缩、阵发性房颤有一定疗效；鹿衔草能增强心搏，可使心律不齐恢复正常；附子的活性成分为消旋去甲乌药碱，其作用与异丙肾上腺素相似，可增加心率；人参、桂枝等益气温阳药能加快心率，提高窦房结的兴奋性。

因此在临床上治疗快速型心率失常时多配用苦参、桑寄生、鹿衔草，治疗缓慢型心律失常时常加入制附子、人参、桂枝等，此种针对病源、病理变化选配专药专方，在某种意义上讲也是符合辨证施治精神的，应予重视和推广。虽然专药专方针对性较强，但由于有的药味性质过热或苦寒，甚至有小毒，如苦参易致流涎、步伐不整、呼吸脉搏加速、惊厥，甚至呼吸停止等，故应由小剂量开始，逐渐递增，并辨证施治。

3. 祛除诱因、护养心神

心律失常者，每因兼症而发作、加重，如老年人多因痰饮、久病而加重心律失常；青年人常因感冒而加重心律失常，故在心律失常治疗中，应注意治疗兼症，根据病情及诱发因素，分别应用温化痰饮、解表清热等法，可使对心律失常的疗效提高。心律失常者多有心中悸动不安，此乃伤及心神所致，故可在补虚、祛邪的基础上，酌情配伍养心安神（炒酸枣仁、柏子仁）或镇心安神（琥珀、龙骨、牡蛎、磁石等）之品。

4. 巩固疗效、杜绝复发

临床上确有部分患者易反复发作，有人认为，为了解决这个问题，除嘱患者注意调护外，维持长期治疗也是不可忽视的环节。提倡中药用至心律失常纠正 1 个月后再缓缓停药，即先隔日服药 1 剂，再后每 3 日服 1 剂，直至停药。如此常可使多数患者痊愈。

5. 典型病例

刘某，女性，26 岁，2010 年 4 月 13 日诊。患者工作繁忙，导致长期情绪不畅，善忧思焦虑，常心悸烦闷，胸肋胀满；月经延后、量少、带紫黑血块。来诊时述 1 周来心悸加重，查舌暗苔薄黄，脉弦数而结。心电图示心率 130 次/分钟；有期前收缩，14 次/分钟，提示频发室性期前收缩。辨证属肝郁血瘀、热扰心神，治以疏肝化瘀清热，药用：柴胡 15g，枳壳 11g，香附 15g，郁金 15g，炒白芍 20g，陈皮 10g，川芎 20g，丹参 30g，五灵脂 10g，蒲黄（包煎）10g，淡豆豉 15g，栀子 15g。水煎服，每日 1 剂。5 天后症减，继进 3 剂而消；嘱服逍遥丸 3 个月。随访 1 年，心悸基本未作。

十一、参附注射液治疗围生期心肌病

有人探讨参附注射液（SFI）治疗围生期心肌病（PPCM）的临床疗效和安全性，将符合围生期心肌病诊断标准的患者分为治疗组、对照组，2 组均给予吸氧、利尿保钾、扩张血管、营养心肌，同时服用阿司匹林预防血栓形成，必要时应用小剂量洋地黄治疗心衰等常规治疗，孕妇适时终止妊娠。治疗组在对照组治疗的基础上加用参附注射液 50～80ml 加入 5％葡萄糖注射液 250ml，缓慢静脉滴入，每天 1 次，2 周为 1 个疗程。观察比较 2 组相关检验、心电图、心脏超声治疗前后的变化。结果发现，治疗组总体有效率为 93.33％；对照组总体有效率为 82.14％；两组临床疗效差异有显著性（$P<0.05$）。参附注射液治疗围生期心肌病，能缩短疗程，临床效果显著，无不良反应，对孕产妇及新生儿是安全的。

围生期心肌病的病因目前仍不明确，其发病及心功能异常与妊娠有关，是首发累及心肌为主的特殊心肌病，国内以高龄多产、多胎有妊娠中毒史者发病率较高。围生期心肌病的临床表现有劳力性呼吸困难、咳血性泡沫痰、心悸、水肿等，常见典型的急性充血性心力衰竭的症状与体征，临床症状、组织病理改变，与扩张型心肌病相似。由于心肌变性，肌纤维瘢痕组织形成，心脏收缩和舒张障碍，治疗以强心、利尿、扩血管降压、改善心肌代谢、抗凝、卧床休息、吸氧为主。由于心肌缺氧，对洋地黄耐量降低，易致中毒。围生期心肌病预后较原发性扩张型心肌病好，但其病死率仍较高。

围生期心肌病中医属于心悸、痰饮、水肿、子满等范畴，病因病机是阳气亏虚、水饮内停、脾肾阳虚、血运无力。其病位在心，与肺、脾、肝、肾有关，属于危重之证。其心气不足，心、脾、肾阳虚为本；邪毒、痰浊、水饮为标，故治疗本病当以补益心、脾、肾阳气，化饮利水为主。《沈氏女科辑要笺正》云：“妊身发肿，良由真阴凝聚，以养胎元，肾家阳气，不能敷布，则水道泛溢莫制。”本病患者，平素阳虚，产前、产后阴血聚下，阳气不能敷布，化气行水，聚水成饮；命门火衰，不能温煦心阳，上凌于心而发心悸、怔忡。又如《理虚元鉴》云：“回衰甚之火者，有相激之危；续清纯之气者，有冲和之美。此益气之所以妙于益火也。”故治以益气温阳为主，佐以化饮利水。选用参附注射液，其药源于南宋名医陈自明《妇人良方大全》中的参附汤（人参、附子）发展而来的新剂型，具有回阳救逆、益气固脱功效。

现代研究表明：人参能增强心肌收缩力、降低周围血管阻力及心肌耗氧量、清除活性氧、抑制脂质氧化反应、保护心肌。附子的有效成分对衰竭心脏有强心作用。由两药组成的参附注射液能改善心功能。目前参附注射液已广泛用于临床各科疾病，如心肌梗死、心脏衰竭、心律失常、扩张型心肌病、支气管哮喘、化疗、外科等，均有明显疗效。临床观察表明，参附注射液配合常规治疗围生期心肌病，可使心脏缩小，心律失常好转，心功能改善明显，临床症状缓解快，疗程缩短，疗效稳定，对孕产妇及婴儿安全无毒副反应，是治疗围生期心肌病首选方药。

十二、病态窦房结综合征的中医治疗

病态窦房结综合征属中医心悸、怔忡、眩晕、厥证、迟脉症等范畴，临床多见于老年人，大多起病隐匿，病史较长，进展缓慢，常见病因为冠心病、风湿性心脏病、心肌病、心肌炎、甲状腺功能亢进、心脏手术及放射治疗等，亦有部分属特发性硬化退行性变所致，临床症状主要以心律缓慢致脑、心、肾等脏器供血不足，尤其是脑供血不足为主，轻者乏力、头昏、眼花、失眠、记忆力差、反应迟钝或易激动等；重者有阿斯综合征发作或猝死；亦可合并快速心律失常，至今西医仍无特效药物治疗方法，而安装起搏器又价格昂贵。中医中药之独特疗效深受患者欢迎。有人治疗病态窦房结综合征常用温阳补肾、燥湿化痰、活血通脉诸法，收效较满意。

1. 温阳补肾法

病态窦房结综合征以缓慢性心律失常为特征，故属中医迟脉症。《内经》云：“迟者为阴。”《诊家枢要》云：“迟为阴盛阳亏之候，为寒、为不足。”《濒湖脉学》云：“迟来一息至唯三，阳不胜阴气血寒。”阳气虚衰为病态窦房结综合征的基本病理基础，肾为先天之本，水火之宅，肾阳是人体阳气之根本，对各脏腑组织起着温煦生化的作用。

人至中老年，随着年龄增长，肾阳日渐虚衰，而久病、过劳、生育过度等，也可耗伤肾阳。肾阳不足，不能温煦心阳，心肾阳虚，阴寒内盛，血脉凝涩，甚则阴阳之气不相顺接，发为病态窦房结综合征。故临床常见心悸气短，动辄加剧，形寒肢冷，面色㿠白，眩晕耳鸣，腰膝酸软，小便清长，甚则突然昏仆，舌淡苔白，脉沉迟结代等。治宜温阳补肾。常用麻黄附子细辛汤加味，药如麻黄、附子、细辛、桂枝、淫羊藿、补骨脂、肉苁蓉等。因阴阳互根，在用温阳药之同时，必须适当加用滋阴药如地黄、麦冬、五味子、枸杞子、当归等，既可防止温阳药温燥太过，耗伤阴液，又可使“阳得阴助而生化无穷”。现代药理研究证实，麻黄能兴奋 α、β 肾上腺素受体，增快心率，作用缓和而持久。附子能提高心率，改善窦房或房室传导阻滞，对病态窦房结综合征的作用如异丙肾上腺素。细辛对动物心脏有兴奋作用，能使心肌收缩力增强，心率加快，持续时间较久，且能增加冠脉血流量，故麻黄附子细辛汤为治疗病态窦房结综合征的基础方。

2. 燥湿化痰法

李时珍云：“迟司脏病或多痰。”《证治汇补》云：“痰迷于心，为心痛惊悸怔忡恍惚。”可见痰湿阻络亦能导致心律失常。痰湿是水液代谢障碍而产生的病理产物，主要是肺脾肾三脏功能失调所致。病态窦房结综合征患者肾阳虚衰，蒸化无力，水不得化气，又肾阳不足，不能温煦脾阳，致脾阳不振，运化无权，水湿停聚，导致痰湿内生。痰湿既成，阻滞气机，阻遏阳气，脉道不畅，或致肺失宣肃，故见心悸气短，或咳嗽有痰，胸闷胸痛，头晕目眩，舌苔腻，脉迟弦滑等。治宜燥湿化痰。有人用《济生方》导痰汤加味，药如半夏、茯苓、橘红、枳实、天南星等，若舌苔黄腻加黄芩、苦参或黄连，胸闷、胸痛酌加佛手、丹参、川芎、檀香等。痰浊既化，胸阳得以舒展，离照当空，血脉通畅，有利于窦房结功能之恢复。

3. 活血通脉法

《濒湖脉学》云："结脉皆因气血凝。"心主血脉，血脉瘀滞是导致心律失常的重要条件。人体血液的正常运行需要心气的推动，肺气的敷布，肝气的疏泄，即所谓"气为血之帅"，"气行则血行"。气虚、气滞、血寒等均可使血液运行不畅而成瘀。病态窦房结综合征患者阳气不足，鼓动无力，阴寒内盛，血脉凝涩，痰浊内生，阻滞心脉，以及气机郁滞，久病入络，均可导致脉道不畅，血液瘀滞，临床常见心悸胸闷，胸痛牵及肩背，唇甲黯红甚则青紫，舌质黯红或瘀点、瘀斑，脉涩或结代。治宜活血通脉。方用化瘀汤加减，药如当归、赤芍药、牡丹皮、丹参、川芎等。阳虚加附子、红参，气虚加党参、黄芪，夹痰夹湿合用导痰汤等。

现代药理研究证实，活血化瘀之品对改善微循环，增加冠脉流量，抗心律失常等有良好功效，从而亦有利于改善窦房结血供进而改善其功能。总之，病态窦房结综合征为本虚标实之证，本虚主要为心肾阳虚，标实乃痰浊、瘀血，临床三者每错杂相见，当四诊合参，遵循古训，细细辨察，辨证论治，灵活应用，庶几可获良效。

十三、尿毒症心肌病中西医结合治疗

有人比较中西医结合治疗与单用中医治疗、西医治疗尿毒症心肌病的疗效，中西医结合治疗组 23 例，中医辨证论治＋西医基础治疗组 23 例，单纯西医治疗组 23 例；三组疗程均为 9 个月。结果发现，中西医结合治疗组治疗前后左室结构功能指标改善（$P<0.05$），疗效优于西医治疗组、中医治疗组。以痰瘀为主的中医辨证论治及结合西医降压等对症治疗，可在一定时期内改善尿毒症心肌病，且优于单纯的中医、西医治疗。尿毒症心血管并发症是一组常见的、严重的、复杂的并发症，几乎 80％以上尿毒症患者均有心血管损害，而尿毒症死亡原因中心血管并发症达 35％左右。

尿毒症心血管并发症中，常以心肌的损害为主。尿毒症心肌病是慢性肾衰竭进展过程中，多种因素对心脏结构和功能的不利影响导致的心脏并发症，其主要病变在心肌，但也可累及心内膜与心包。尿毒症心肌病的临床表现非常复杂，主要表现为左室收缩功能障碍、左室扩张。国内有人对肾移植术前的 142 例患者进行超声心动图检查发现，左室增厚的检出率为87.5％。本病可见于透析前、透析期间、透析后。不论其临床表现轻或重，也不论其见于透析前或后，其危害的严重性是显而易见的。因此重视本病的研究对降低尿毒症的死亡率具有重要的临床意义。

尿毒症心肌病的心肌增生、肥厚，类似于中医的癥瘕、痞积，因此其中医病机主要是痰、瘀两个方面。因为尿毒症心肌病的本病在肾，属中医的慢性肾衰竭病证范畴，乃因脾肾亏虚所致，一方面脾失健运而生痰，另一方面痰阻脉络，血运不畅，加之脾肾亏虚推动无力而生瘀，痰瘀互结，聚而不散，致心肌增生、肥厚而成尿毒症心肌病。临床上表现为痰阻而胸闷、恶心欲呕等，血瘀而唇舌紫暗，心肌肥厚等。若痰郁化热，则见口苦、口干、大便秘结、舌苔黄等痰热内阻的证候；若脾肾亏虚累及心阳，则可见心悸等心阳不振的表现。因此治疗上当在健脾补肾、益气养阴的基础上，从化痰与活血两方面入手，攻补兼施。

尿毒症心肌病发病原因非常复杂，有报道认为与高血压、毒素等关系密切，而其中心肌间质纤维化是本病的病理基础。目前认为，ACEI 和钙通道阻断剂对逆转心肌纤维化有一定疗效。因此为尽快控制并改善病情，部分患者可同时口服中药；通过对尿毒症并发心肌损害并有左室肥厚的 23 例患者观察，结果发现该法在一定时期内可改善尿毒症心肌病患者的左心功能及左心结构，治疗前后比较心脏功能指标的改善，有显著性差异，表明本治疗方法对尿毒症心肌病有较好效果。

［何光远　沐露霞　彭杰成　吴　颖　冯　俊（合肥二院）］

附录　专用名词英汉对照

acarbose	阿卡波糖
activator protein-1(AP-1)	活化蛋白 1
activins	激活素
adiponectin	脂联素
advanced glycosylation end products(AGEs)	晚期终末糖基化产物
agonist	激动剂
aldose reductase(AR)	醛糖还原酶
androgen receptor(AR)	雄激素受体
apoptosis	凋亡
apoptosis inducing factor(AIF)	凋亡诱导因子
apoptosome	凋亡小体
arachidonicacid(AA)	花生四烯酸
autocrine	自分泌
benazopril	贝那普利
calmodulin(CaM)	钙调蛋白
cAMP response element binding protein(CREB)	cAMP 反应元件结合蛋白
captopril	卡托普利
caspase	胱冬蛋白酶
catalase(CAT)	过氧化氢酶
celanepril	西拉普利
cell adhesion molecule(CAM)	细胞间黏附分子
cell extracellular matrix(CEM)	细胞外基质
ceramide	神经酰胺
chemokine	趋化因子
chlorpropamide	氯磺丙脲
chylomicron(CM)	乳糜微粒
colony stimulating factor(CSF)	集落刺激因子
continuos ambulatory peritoneal dialysis(CAPD)	连续腹膜透析
continuous subcutaneus insulin infusion(CSII)	连续皮下胰岛素注射泵
cross-talking	信号交流
cyclin-dependent protein kinase(CDK)	周期素依赖性蛋白激酶
cytokine	细胞因子
death effector domain(DED)	死亡效应域
diabetes mellitus(DM)	糖尿病
diabetic lactic acidosis(DLA)	糖尿病乳酸性酸中毒
diabetic nephropathy(DN)	糖尿病肾病
DNA-binding domain(DBD)	DNA 结合域
ebdothelin 1(ET1)	内皮素 1

E-cadherin	上皮钙黏素
effector	效应分子
enalpril	依那普利
endocrine	内分泌
endoplasmic reticulum stress(ERS)	内质网应激
endoscopic ultrasonography(EUS)	超声内镜
engulf	内吞
epidermal growth factor(EGF)	表皮生长因子
estrogen receptor(ER)	雌激素受体
excendin-4	艾桑丁-4
extracellular signal related kinase(ERK)	细胞外信号相关激酶
ezrin	埃兹蛋白
Fas-associated death domain protein(FADD)	Fas 相关死亡域蛋白
fibroblast growth factor(FGF)	成纤维细胞生长因子
focal adhesion kinase(FAK)	黏附斑激酶
free fatty acids(FFA)	游离脂肪酸
free radical	自由基
frizzled protein(Frz)	卷曲蛋白
G protein-coupled receptor(GPCR)	G 蛋白耦联受体
gastric inhibitory polypeptide(GIP)	抑胃肽
GDP-exchange factor(GEF)	GDP 交换因子
genome-wide association study(GWAS)	全基因组关联研究
gestational diabetes mellitus(GDM)	妊娠期糖尿病
glibenclamide	格列苯脲
gliclazide	格列齐特
glicokinase	葡萄糖激酶
glimepiride	格列美脲
glipizide	格列吡嗪
glucagon	胰升糖素
glucagon-like peptide1(GLP-1)	胰升糖素样肽-1
glucose toxicity	葡萄糖毒性
glucose(GS)	葡萄糖
glucose-transporter(GLUT)	葡萄糖转运体
glutamic acid decarboxylase antibody(GADA)	谷氨酸脱羧酶抗体
glycosylated hemoglobin(GHb)	糖化血红蛋白
G-protein	G 蛋白
growth factor receptor binding protein2(Grb2)	生长因子受体结合蛋白
growth factor(GH)	生长因子
GTPase activating protein(GAP)	GTP 酶激活蛋白
heat shock protein(HSP)	热休克蛋白
helix-loop-helix motif	螺旋-环-螺旋基序
hemodialysis(HD)	血液透析
heterodimer	异源二聚体

hexosamine	己糖胺
high-density lipoprotein(HDL)	高密度脂蛋白
histone deacetylase(HDAC)	组蛋白去乙酰化酶
hormone	激素
hormone response elements(HRE)	激素反应元件
human epidermal growth factor receptor(HER)	人表皮生长因子受体
human leucocyte antigen(HLA)	人白细胞抗原
8-hydroxyguanine	8-羟-鸟嘌呤
hyperpolarization	超极化
impaired fasting glucose(IFG)	空腹血糖受损
incretins	肠促胰岛激素
induced nitric oxide synthase(iNOS)	诱导型一氧化氮合酶
inhibitor of apoptosis protein(IAP)	凋亡抑制蛋白
insulin aspart	门冬胰岛素
insulin autoantibody(IAA)	胰岛素自身抗体
insulin determir	地特胰岛素
insulin glargine	甘精胰岛素
insulin glulisine	赖谷胰岛素
insulin lispre	赖脯胰岛素
insulin receptor (InsR)	胰岛素受体
insulin receptor substrates(IRSs)	胰岛素受体底物
insulin similitude	胰岛素类似物
insulin(Ins)	胰岛素
insulin-like growth factor(IGF)	胰岛素样生长因子
insulinoma-associated protein2(IA-2)	胰岛素瘤相关蛋白 2
integrin	整合素
interferon(IFN)	干扰素
intermediate density lipoprotein(IDL)	中间密度脂蛋白
ion-channel-linked receptor	离子通道型受体
islet cell antibody(ICA)	胰岛细胞抗体
islet cell surface antigen(ICSA)	胰岛细胞表面抗原
Jun N-terminal kinase(JNK)	Jun N 端激酶
juvenile-onset diabetes mellitus	幼年型糖尿病
laminin	层连蛋白
lectin	凝集素
leptin	瘦素
leucine zipper motif	亮氨酸拉链基序
leukotrines(LTs)	白三烯
ligand binding domain(LBD)	配体结合域
lipoprotein(a)	脂蛋白(α)
lipoprotein(LP)	脂蛋白
low- density lipoprotein(LDL)	低密度脂蛋白
lymphokine	淋巴因子

major histocompatibility complex(MHC)	组织相容性复合体
malondialdehyde(MDA)	丙二醛
MAPK kinase(MEK)	MAPK 的激酶
matrix metalloproteinases(MMPs)	基质金属蛋白酶
maturity onset diabetes of young(MODY)	青少年发病的成年型糖尿病
maturity-onset diabetes mellitus	成年型糖尿病
metabolic syndrome(MS)	代谢综合征
metformin(MET)	二甲双胍
mitogen-activated protein kinase(MAPK)	丝裂原活化蛋白激酶
monocyte chemoattractant protein-1(MCP-1)	单核细胞趋化蛋白 1
motif	基序
myosin light chain kinase(MLCK)	肌球蛋白轻链激酶
nateglinide	那格列奈
N-cadherin	神经钙黏素
nerve growth factor(NGF)	神经生长因子
neurotransmitter	神经递质
non receptor tyrosine kinase	非受体酪氨酸激酶
non alcoholic fatty liver disease(NAFLD)	非酒精性脂肪肝
non enzymatic glycosylation	非酶糖基化
nuclear factor kappa B(NF-κB)	核因子 κB
nuclear factor of activated T cell(NF-AT)	活化 T 细胞核因子
nuclear location sequence(NLS)	核定位序列
oral glucose tolerance test(OGTT)	口服葡萄糖耐量试验
oxidative stress	氧化应激
p38 mitogen-activated protein kinase(p38 MAPK)	p38 丝裂原活化激酶
pancreas duodenum homebox-1(PDX-1)	胰十二指肠同源异型盒蛋白-1
paracrine	旁分泌
paxillin	桩蛋白
phosphatidil inositol 3-kinase(PI3K)	磷酸肌醇 3 激酶
phosphatidil inositol(PI)	磷脂酰肌醇
phospholipase C(PLC)	磷脂酶 C
plasminogen activator inhibitor type 1(PAI-1)	纤溶酶原活化物抑制剂 1
platelet derived growth factor(PDGF)	血小板源性生长因子
pleckstrin homology domain	PH 结构域
positron emission tomography(PET)	正电子发射断层扫描
preproinsulin	前胰岛素原
primary prevention	一级预防
proinsulin	胰岛素原
prostacyclin	前列环素
prostaglandins(PGs)	前列腺素
protamine zinc insulin(PZL)	鱼精蛋白锌胰岛素
proteasome	蛋白酶体
protein kinase C(PKC)	蛋白激酶 C

protein kinase G(PKG)	蛋白激酶 G
protein phosphatase 2A(PP2A)	蛋白磷酸酶 2A
protein tyrosine kinase(PTK)	蛋白酪氨酸激酶
protein tyrosine binding domain	PTB 结构域
p-Tyr	磷酸化酪氨酸
rapamycin	雷帕霉素
reactive oxygen species(ROS)	活性氧
receptor tyrosine kinase(RTK)	受体酪氨酸激酶
regular insulin(RI)	正规胰岛素
repaglinide	瑞格列奈
reporter gene	报告基因
resistin	抵抗素
retinol	维生素 A
sarcoplasmic reticulum Ca^{2+} ATPase(SERCA)	肌浆网钙泵
scavenger receptor(SR)	清道夫受体
second messenger	第二信使
secondary prevention	二级预防
selectin	选择素
Ser/Thr protein kinase	丝氨酸/苏氨酸蛋白激酶
signal transductor and activator of transcription(STAT)	信号转导子和转录激活子
single nucleotide polymorphism(SNP)	单核苷酸多态性
sitagliptin	西格列汀
Sma and Mad homologue	转录因子 Smad
small G protein	小 G 蛋白
soluble adhesion molecules(SAM)	可溶性黏附分子
somatostatin	生长抑素
sorbitol dehydrogenase(SDH)	山梨醇脱氢酶
Src homology 2 domain	SH2 结构域
Src homology 3 domain	SH3 结构域
steroid hormone receptor(SHR)	固醇类激素受体
suppressor of cytokine signaling(SOCS)	细胞因子信号抑制物
talin	踝蛋白
tertiary prevention	三级预防
TGF-β receptor(TβR)	转化生长因子 β 受体
thiozolidinediones(TZDs)	噻唑烷二酮
thyroid hormone receptor(TR)	甲状腺激素受体
tissue factor pathway inhibitor(TFPI)	组织因子途径抑制物
TNF receptor associated death domain(TRADD)	TNF 受体死亡结构域
TNF receptor associated factor(TRAF)	TNF 受体相关因子
TNF-related apoptosis inducing ligand(TRAIL)	TNF 相关凋亡诱导配体
tolazamide	妥拉磺脲
tolbutamide	甲苯磺丁脲
total cholesterol(TC)	总胆固醇

transforming growth factor-β(TGF-β)	转化生长因子
transmembrane domain(TM)	跨膜域
trigliceride(TG)	三酰甘油
tumor necrosis factor(TNF)	肿瘤坏死因子
type 1 diabetes mellitus (IDDM)	1 型糖尿病
type 2 diabetes mellitus(NIDDM)	2 型糖尿病
vascular endothelial cell growth factor(VEGF)	血管内皮生长因子
vasoactive agent	血管活性物质
very low caloric diet(VLCD)	极低热量饮食
very low- density lipoprotein(VLDL)	极低密度脂蛋白
vildagliptin	维格列汀
visfatin	内脂素
vitronectin	玻连蛋白
voglibose	伏格列波糖
zinc finger domain	锌指域
zinc finger motif	锌指基序
β-catenin(β-cat)	β-连环蛋白

［杨善志　冯俊(合肥二院)　陈　根　解杨婧　何进舟］